Auf einen Blick

Zellbiologie — 1

Molekulare Biologie — 2

Genetik — 3

Humangenetik — 4

Cytogenetik — 5

Populationsgenetik — 6

Evolution — 7

Fortpflanzung und Ontogenese — 8

Immunbiologie — 9

Mikrobiologie — 10

Virologie — 11

Gentechnologie — 12

Parasitologie — 13

Ökologie — 14

Glossar

Sachverzeichnis

„Professor DNA", elektronenmikroskopische Aufnahme einer DNA mit Dekoration
(Aufnahme: G. Klotz, Ulm)

Biologie für Mediziner
und Naturwissenschaftler

Monica Hirsch-Kauffmann
Manfred Schweiger

5., überarbeitete Auflage

418 meist zweifarbige Abbildungen in
590 Einzeldarstellungen
 74 Tabellen

Georg Thieme Verlag
Stuttgart · New York

Für Katja, Susann und Michal-Ruth

Prof. Dr. med. Monica Hirsch-Kauffmann,
verh. Schweiger
Prof. Dr. med., Dr. rer. nat. Manfred Schweiger
Max-Planck-Institut für molekulare Genetik
Ihwestr. 73
14195 Berlin

Bibliografische Information Der Deutschen Bibliothek

Die Deutsche Bibliothek verzeichnet diese Publikation in
der Deutschen Nationalbibliografie; detaillierte bibliografische Daten sind im Internet über http://dnb.ddb.de ab-
rufbar.

1. Auflage 1987
2. Auflage 1992
3. Auflage 1996
4. Auflage 2000

Wichtiger Hinweis: Wie jede Wissenschaft ist die Medizin
ständigen Entwicklungen unterworfen. Forschung und
klinische Erfahrung erweitern unsere Erkenntnisse, insbesondere was Behandlung und medikamentöse Therapie
anbelangt. Soweit in diesem Werk eine Dosierung oder
eine Applikation erwähnt wird, darf der Leser zwar darauf
vertrauen, dass Autoren, Herausgeber und Verlag große
Sorgfalt darauf verwandt haben, dass diese Angabe **dem
Wissensstand bei Fertigstellung des Werkes** entspricht.
Für Angaben über Dosierungsanweisungen und Applikati-
onsformen kann vom Verlag jedoch keine Gewähr übernommen werden. **Jeder Benutzer ist angehalten,** durch
sorgfältige Prüfung der Beipackzettel der verwendeten
Präparate und gegebenenfalls nach Konsultation eines
Spezialisten festzustellen, ob die dort gegebene Empfeh-
lung für Dosierungen oder die Beachtung von Kontraindi-
kationen gegenüber der Angabe in diesem Buch abweicht.
Eine solche Prüfung ist besonders wichtig bei selten verwendeten Präparaten oder solchen, die neu auf den Markt
gebracht worden sind. **Jede Dosierung oder Applikation erfolgt auf eigene Gefahr des Benutzers.** Autoren und Verlag
appellieren an jeden Benutzer, ihm etwa auffallende Ungenauigkeiten dem Verlag mitzuteilen.

© 1987, 2004 Georg Thieme Verlag
Rüdigerstraße 14
D-70469 Stuttgart
Unsere Homepage: http://www.thieme.de

Printed in Germany

Zeichnungen: J. Gratzer
Umschlagsgestaltung: Thieme Verlagsgruppe
Satz: primustype R. Hurler GmbH, D-73274 Notzingen
Druck: aprinta, Wemding

ISBN 3-13-706505-4   1 2 3 4 5 6

Geschützte Warennamen (Warenzeichen) werden **nicht**
besonders kenntlich gemacht. Aus dem Fehlen eines solchen Hinweises kann also nicht geschlossen werden, dass
es sich um einen freien Warennamen handele.
Das Werk, einschließlich aller seiner Teile, ist urheber-
rechtlich geschützt. Jede Verwertung außerhalb der engen
Grenzen des Urheberrechtsgesetzes ist ohne Zustimmung
des Verlages unzulässig und strafbar. Das gilt insbesondere für Vervielfältigungen, Übersetzungen, Mikroverfil-
mungen und die Einspeicherung und Verarbeitung in
elektronischen Systemen.

Vorwort

Wegen seiner großen Bedeutung bei der Analyse von Genfunktionen haben wir das **Zebrafischchen** mit an den Anfang des Buches gesetzt. Es wurde uns von Patrizia Ruiz, Berlin, zugeschickt.

Was bietet dieses Buch?

In diesem Buch, das dank seiner einhelligen Akzeptanz durch unsere Leser nun bereits in seiner fünften, neu überarbeiteten Auflage vorliegt, präsentieren wir **biologisches Grundlagenwissen** in lesbarer, didaktisch einprägsamer Form. Die Biologie spielt eine immer zentralere Rolle in unserer Gesellschaft und liefert darüber hinaus den Zugang zum Verständnis so wichtiger Fächer wie Biochemie, Pathologie, Physiologie und Pharmakologie.

Um die Fülle des relevanten Stoffs zu bündeln, haben wir uns am **Gegenstandskatalog** für die Ausbildung der Mediziner im Fach Biologie orientiert. Dieser Gegenstandskatalog ist 2001 vom Institut für Medizinische Prüfungsfragen (IMPP) in einer völlig neuen Fassung herausgegeben worden. Wir haben deshalb in dieser Auflage das gesamte Buch in enger Anlehnung an diesen Gegenstandskatalog (GK 1) überarbeitet, ohne uns in kleinen Details zu verlieren. Wir empfehlen deshalb zur direkten Prüfungsvorbereitung gegebenenfalls den Gegenstandskatalog aus dem Internet zu beziehen (www.impp.de/pdf/gk05.pdf).

Auf vielen Gebieten ist die Entwicklung rasant vorangeeilt. Wir haben dem Rechnung getragen und, wie auch in den vergangenen Auflagen, Kapitel der Zellbiologie, Molekularbiologie, Virologie, Gentechnologie u.a. auf den neuesten Wissensstand gebracht. Wir haben versucht, ein möglichst breites Spektrum biologischer Grundprinzipien in straffer Form anzusprechen, ohne dabei Individualvorlesungen oder weiterführender Fachliteratur Konkurrenz machen zu wollen.

Das Buch möchte Begeisterung wecken für die Faszination der Biologie und ihre Zusammenhänge. Es möchte eine Hilfe und ein ständiger Begleiter während des Studiums sein, eine lebendige Informationsquelle für Biologie-relevante Fragen.

Wen spricht dieses Buch an?

Für die **Mediziner** ist die Biologie ein zentrales Grundlagenfach. Kapitel wie Fortpflanzung und Ontogenese des Menschen oder Parasitologie, aber auch zahlreiche medizinische Bezüge in fast allen Kapiteln verweisen auf die Bedeutung dieses Wissensgebiets für die spätere klinische Ausbildung. Auch andere **Naturwissenschaftler**, wie z. B. Chemiker, Physiker, Biochemiker oder Pharmazeuten, benötigen ein biologisches Rüstzeug und finden mit diesem Buch eine Möglichkeit, in vertretbarer Zeit biologische Grundlagen zu erlernen.

Ganz allgemein ist dies ein Buch zum Lernen und Lesen für alle Interessierten, seien sie Lernende oder Lehrende, seien sie Laien oder Teilnehmer von Biologie-Leistungskursen.

Wie vermittelt dieses Buch seine Inhalte?

Dieses Buch ist nach modernen didaktischen Gesichtspunkten aufgebaut. Zahlreiche **anschauliche Abbildungen** mit ausführlichen Legenden begleiten den Text und tragen zum leichten Verständnis bei.

Die Bereiche der Biologie werden in **14 übersichtlich gegliederten Kapiteln** präsentiert. Obwohl die Fülle der Information zur Knappheit zwang, war nicht immer Kürze um jeden Preis Leitmotiv dieses Buches. Häufig wurden Vorgänge ausführlicher dargestellt, damit sie in ihrer Komplexität besser erfasst werden können. Eine unterschiedliche **Gewichtung der Inhalte** wurde durch die Typographie kenntlich gemacht: Zusatzinformationen und neuester Forschungsstand, die dem besonders interessierten Leser zugute kommen sollen, erscheinen in Kleindruck.

Um die Aneignung von Wissen auch im Hinblick auf Prüfungsvorbereitungen zu erleichtern, haben wir ein **Repetitorium** (R) in das Lehrbuch integriert, dessen Bestandteile (Tabellen, Abbildungen und Grundlagenwissen in Stichworten) durch den roten Hintergrund ins Auge stechen. Außerdem gehören alle Überschriften zum Repetitorium, die in Form von Merksätzen den Leitfaden des entsprechenden Abschnitts zusammenfassen. In dieser fünften Auflage wurden darüber hinaus die **klinischen Bezüge** vertieft; damit sie schnell auffindbar sind, wurden Krankheitsbezeichnungen sowie klinisch relevante Begriffe im Sachverzeichnis rot markiert.

Besondere Sorgfalt wurde bei der Erstellung des **Glossars** aufgewendet, das sich durch eine rote Randmarkierung als zum Repetitorium gehörend ausweist. Dieses Glossar soll dem Studenten u. a. zur Eigenkontrolle dienen: er schlägt ein Stichwort auf und kann selbst überprüfen, ob die entsprechenden Aspekte bereits zu seinem Wissensschatz gehören.

Auf Beispiele von Prüfungsfragen wurde bewusst verzichtet; einschlägige Schriften stehen zu diesem Zwecke zur Verfügung.

Wem ist dieses Buch zu Dank verpflichtet?

Dieses Buch verdankt zum großen Teil seine Entstehung dem zeichnerischen Talent von Jakob Gratzer, der, selbst einst Medizinstudent, mit großer Ausdauer und hohem

Sachverstand unsere Vorlagen in die Zeichnungen dieses Buches umsetzte. In so mancher schlaflosen Nacht überwand er Frustrationen zugunsten neuer künstlerischer Eingebungen. Kleine, zeichnerische Details fügte er liebevoll ein, die das Erarbeiten von Lerninhalten zur Freude machen.

Wir, die Autoren, danken ganz besonders herzlich unseren vielen Freunden und Kollegen, die uns ihre schönsten Fotos von verschiedensten biologischen Objekten zur Verfügung gestellt haben. Die Namen sind unter den Bildern vermerkt.

Viele Kollegen haben unermüdlich von Auflage zu Auflage mit konstruktiver Kritik und ermutigender Zustimmung zur Verbesserung des Buches beigetragen.

Mannigfache Hilfestellung haben wir durch unsere Mitarbeiter in Innsbruck, später dann in Berlin erhalten. Nicht zuletzt haben unsere Töchter Katja, Susann und Michal-Ruth, die zunächst aus diesem Buch lernten, mit Sachverstand Anregungen gegeben und Fehler beseitigt.

Wesentlich erleichtert wurde unsere Aufgabe durch die für uns in jeder Richtung erfreuliche Zusammenarbeit mit dem Georg Thieme Verlag, früher mit Herrn Dr. Heinrich und Frau Hieber, später dann mit Herrn Krüger und Herrn Dr. Lüthje, Frau Mauch und Frau Dr. Kundmüller, die in der vorliegenden Auflage von Frau Jürgens unterstützt wurden.

Besonderer Dank geht an alle unsere Studenten und Leser, die in ihren Zuschriften nicht nur auf Fehler aufmerksam gemacht haben, sondern auch ihrer Freude an diesem Buch Ausdruck verliehen haben. Möge diesem Buch dieses Wohlwollen erhalten bleiben!

Berlin, Juli 2004　　　　　　　　　　Monica Hirsch-Kauffmann
　　　　　　　　　　　　　　　　　　Manfred Schweiger

Titelbild. Gezeigt ist der gespreitete Zellkern (blau) einer Spermatocyte der Maus nach Immunfärbung für die Chromosomenenden (Telomere, rot) und die Achsen meiotischer Chromosomen (SYCP 3 Protein, grün) (Aufnahme: Harry Scherthan, München).

Inhaltsverzeichnis

1 Zellbiologie 1

1.1 Methoden der Zellbiologie 2

1.2 Die eukaryontische Zelle besteht aus Membranen, Cytosol und Organellen 3

1.3 Membranen 5
1.3.1 Membranen haben viele Funktionen 5
1.3.2 Membranen ähneln sich in ihrem Aufbau 6
1.3.3 Wichtigstes Merkmal einer Membran: Ihre Fluidität 7
1.3.4 Lipide und Glycolipide sind asymmetrisch verteilt 7
1.3.5 Biologische Membranen enthalten Proteine und bestätigen das Fluid-Mosaic-Modell 8
1.3.6 Die Zellen sind außen von einer Glycokalix umgeben 9
1.3.7 Die Erythrocyten-Membran eignet sich besonders gut als Untersuchungsobjekt 10
1.3.8 Die Hauptmembran-Proteine der Erythrocyten-Membran sind Spectrin, Glycophorin und Band-III-Protein 10
1.3.9 Physikalische und biologische Methoden charakterisieren die Fluidität einer Membran .. 12
1.3.10 Stoffaustausch durch Membranen 14
1.3.11 Cytosen 17
1.3.12 Zellkontakte 21
1.3.13 Intrazelluläre Membransysteme 29
1.3.14 Membran-begrenzte Organellen: Lysosomen, Peroxisomen 36
1.3.15 Mitochondrien sind Doppelmembranbegrenzte Organellen 39
1.3.16 Chloroplasten sind auch von Doppelmembranen begrenzt 42
1.3.17 Der Nucleus besitzt ebenfalls eine Doppelmembran 44

1.4 Der Zellkern ist das Organell der genetischen Information 47
1.4.1 Im Kern ist die DNA zusammen mit Proteinen zu Chromatin organisiert 47
1.4.2 Spiralisierungs- und Faltungsprozesse packen die DNA auf kleinsten Raum 47
1.4.3 Die DNA wird zu Nucleosomen verpackt, zur 30-nm-Fiber spiralisiert und in Schleifen gelegt 47
1.4.4 In polytänen Chromosomen werden Gene als Banden sichtbar 49

1.4.5 Transkription der DNA erfordert Dekondensierung des Chromatins 49
1.4.6 Das Chromatin kommt in zwei Formen vor: als Euchromatin und als Heterochromatin 50
1.4.7 Konstitutives Heterochromatin steht fakultativem gegenüber 51
1.4.8 30% der DNA wird transkribiert, 70% besteht aus repetitiven Sequenzen 51
1.4.9 Im Nucleus liegt der Nucleolus, der Ort der rRNA-Synthese 52

1.5 Zellcyclus 53
1.5.1 Der Zellcyclus unterteilt sich in die Phasen G_1, G_2 und Mitose 53
1.5.2 Die Kern- und Zellteilung ist der Höhepunkt des Zellcyclus 55
1.5.3 Der Zellcyclus wird intensiv kontrolliert 57

1.6 Meiose 58
1.6.1 Die Prophase I ist in fünf Phasen gegliedert ... 59
1.6.2 Metaphase I, Anaphase I, Telophase I ähneln den Stadien einer Mitose 61
1.6.3 Die zweite Teilung, die Meiose II, ist eine Mitose ohne DNA-Replikation 61

1.7 Cytoskelett 62
1.7.1 Mikrotubuli 63
1.7.2 Mikrofilamente 68
1.7.3 Das Cytoskelett ist an der Zellbewegung beteiligt 72
1.7.4 Elemente des Cytoskeletts durchziehen die Mikrovilli 75

1.8 Extrazelluläre Matrix 76

Weiterführende Literatur.................... 77

2 Molekulare Biologie 79

2.1 Das genetische Material ist Desoxyribonucleinsäure (DNA) 79
2.1.1 Mit Hilfe von virulenten und avirulenten Pneumokokken bewies Avery die Transformation 80
2.1.2 Auch Phagenexperimente bewiesen die DNA als Informationsträger 81
2.1.3 Auch RNA kann Informationsträger sein 81
2.1.4 DNA-abhängige Enzymsynthese *in vitro* rundet die Beweiskette ab 81

2.1.5	Nucleinsäuren sind fadenförmige Makromoleküle	82
2.1.6	Die Struktur der DNA erklärt ihre Funktion	84

2.2 DNA-Replikation 85

2.2.1	Die DNA-Replikation braucht einen Startpunkt	85
2.2.2	Die Eukaryonten-DNA hat mehrere Replikations-Startpunkte	86
2.2.3	Die *DNA-Polymerase* ist das Replikationsenzym	87
2.2.4	Ein RNA-Startermolekül beginnt die Kette	87
2.2.5	Die Polymerisation erfolgt in 5'-3'-Richtung	88
2.2.6	Die RNA-Starter werden durch DNA ersetzt	89
2.2.7	Die DNA-Fragmente werden durch *DNA-Ligase* verbunden	89
2.2.8	Die *Telomerase* beugt der Verkürzung der Chromosomen vor	89

2.3 Mutation und Rekombination 90

2.3.1	Spontane und induzierte Mutationen ändern die Basensequenz	90
2.3.2	Chemische Substanzen können Mutationsauslöser sein	92
2.3.3	Auch Strahlen lösen Mutationen aus	94
2.3.4	Der Mensch kann nur eine gewisse Strahlendosis tolerieren	95
2.3.5	Die Mutagenität von Noxen wird durch Mutagenitätstests ermittelt	95
2.3.6	DNA-Schäden können durch DNA-Reparatur eliminiert werden	96
2.3.7	Genetisches Material kann durch Rekombination durchmischt werden	100
2.3.8	Rekombination erfolgt durch Bruch und Wiedervereinigung	101

2.4 Transkription und Reverse Transkription ... 102

2.4.1	RNA-Moleküle sind charakterisiert durch den Gehalt an Ribose, Uracil und ihre Einzelsträngigkeit	102
2.4.2	Die *Reverse Transkriptase* schreibt RNA in DNA um	102
2.4.3	Transkription ermöglicht Botenfunktion, Regulation und Vervielfältigung	103
2.4.4	Die DNA-abhängige *RNA-Polymerase* ist das Enzym der Transkription	103
2.4.5	mRNA, rRNA und tRNA sind die Transkriptionsprodukte	105
2.4.6	Viele RNAs werden als Vorstufen synthetisiert und während eines Reifungsprozesses zurechtgeschnitten	106
2.4.7	Die eukaryontische mRNA entsteht durch Spleißen aus hnRNA und durch Modifikation ihrer Enden	108
2.4.8	RNA-Redaktion (RNA-Editing) fügt ein, verändert oder entfernt Nucleotide von der mRNA	110
2.4.9	Ribonucleinsäuren (RNAs) können als Enzyme wirken: „*Ribozyme*"	110
2.4.10	Pseudogene werden nicht in Proteine übersetzt	111

2.5 Proteinsynthese – Translation 111

2.5.1	Die Proteinsynthese findet an Ribosomen statt	111
2.5.2	Die tRNA ist das Verbindungsmolekül zwischen Nucleotid-Code und Aminosäure	112
2.5.3	Die Bindung von Aminosäuren an ihre tRNA wird durch *Aminoacyl-tRNA-Synthetasen* katalysiert	113
2.5.4	Nucleotid-Tripletts bilden die Grundlage des genetischen Codes	113
2.5.5	Der genetische Code ist degeneriert, nicht überlappend, interpunktionslos und universell	115
2.5.6	Synthetische, definierte Basensequenzen führten zur Entzifferung des Codes	115
2.5.7	Der Mechanismus der Translation ist komplex	116

2.6 Die Gen-Expression wird mannigfaltig reguliert 123

2.6.1	Die Rolle der Regulation ist ökonomischer Natur	123
2.6.2	Die DNA kann eliminiert oder amplifiziert werden	124
2.6.3	Auf dem Transkriptionsniveau wird durch kontrollierte Bereitstellung von Messenger reguliert	124
2.6.4	Die Mechanismen zur Regulation auf dem Translationsniveau sind zahlreich	131
2.6.5	Auch während der Proteinreifung kann reguliert werden	132
	Weiterführende Literatur	132

3 Genetik 133

3.1	**Weismann und Mendel sind die Begründer der Genetik**	133
3.2	**Experimente an Erbsen zeigten die Grundgesetze der Genetik auf**	134
3.3	**Homozygotie und Heterozygotie für ein dominantes Merkmal werden im Testkreuz erkannt**	136
3.4	**Erbmerkmale werden unabhängig voneinander vererbt**	137
3.5	**Allele sind die Zustandsformen eines Gens**	139
3.6	**Das genetische Kombinationsquadrat zeigt die Genotypen und Phänotypen der nächsten Generation**	141
3.7	**Gene des gleichen Chromosoms werden gekoppelt vererbt**	141
3.8	**Rekombination schränkt die Kopplung ein**	141
3.9	**Tetradenanalyse bei *Neurospora* beweist: Rekombination durch Chromatidenüberkreuzung (Crossing-over)**	143
3.10	**Die Häufigkeit der Rekombination zwischen zwei Genen gibt ihre Entfernung an**	146

| 3.11 | Der Prozentsatz der Rekombination entspricht dem Verhältnis von Rekombinanten zu Gesamtnachkommen .... | 146 |

| 3.12 | Die physikalische Chromosomenkarte korreliert gut mit der genetischen .... | 147 |

| 3.13 | Die Chromosomenzuordnung von Genen erfolgt über Aberrationen, über den Erbgang (X-Chromosom) oder über somatische Zellgenetik .... | 148 |

Weiterführende Literatur 152

4 Humangenetik 153

| 4.1 | Schwierigkeiten der Humangenetik sind bedingt durch die Art der Vermehrung und die Komplexität des Genoms .... | 153 |

| 4.2 | Die Stammbaumanalyse ergibt den Genotyp und den Typ des Erbgangs .... | 153 |

| 4.2.1 | Bei der Codominanz werden beide Allele ausgeprägt .... | 153 |

| 4.2.2 | Beim autosomal-dominanten Erbgang wird der Phänotyp vom dominanten Allel bestimmt ... | 158 |

| 4.2.3 | Beim autosomal-rezessiven Erbgang wird der defekte Phänotyp nur bei Homozygoten ausgeprägt .... | 160 |

| 4.2.4 | Bei der X-chromosomal-dominanten Vererbung sind auch die weiblichen Individuen betroffen .... | 164 |

| 4.2.5 | Bei der X-chromosomal-rezessiven Vererbung sind vor allem die Männer betroffen, die Frauen meist Konduktorinnen .... | 165 |

| 4.2.6 | Die Lyon-Hypothese: Nur ein X-Chromosom bleibt aktiv, alle anderen werden inaktiviert ... | 167 |

| 4.3 | Die Ausprägung des Phänotyps unterliegt Variationen .... | 169 |

| 4.3.1 | Genetische Konstitution und Umwelt beeinflussen die Ausprägung des Phänotyps .... | 169 |

| 4.3.2 | Penetranz und Expressivität bestimmen die Ausprägung des Genotyps .... | 170 |

| 4.3.3 | Viele Merkmale werden polygen vererbt ..... | 170 |

| 4.3.4 | Das Zusammenspiel von Polygenie und Umweltfaktoren führt zur kontinuierlichen Varianz des Phänotyps .... | 171 |

| 4.3.5 | Die genetisch bedingte Variabilität wird durch die Heritabilität ausgedrückt .... | 172 |

| 4.3.6 | Monozygote Zwillinge sind isogene Menschen .... | 173 |

| 4.3.7 | Abweichung vom Normdurchschnitt offenbart multifaktorielle Erbleiden .... | 173 |

| 4.3.8 | Elterliche Prägung von Genen (imprinting of genes) kann zur Variabilität der Ausprägung führen .... | 174 |

Weiterführende Literatur 176

5 Cytogenetik 177

| 5.1 | Chromosomen können spezifisch angefärbt werden .... | 177 |

| 5.1.1 | Zur Darstellung werden die Chromosomen in der Metaphase fixiert .... | 178 |

| 5.1.2 | Ein Chromosom besteht aus zwei Schwesterchromatiden, die im Zentromer zusammengehalten werden .... | 179 |

| 5.1.3 | Die Nucleolus-Organisator-Region liegt an Satelliten .... | 179 |

| 5.1.4 | Die Chromosomen werden nach Größe, Form und Banden klassifiziert .... | 180 |

| 5.1.5 | Chromosomale Polymorphismen sind charakteristische Merkmale .... | 181 |

| 5.2 | Chromosomen können Abnormitäten, Aberrationen zeigen .... | 181 |

| 5.2.1 | Bei nummerischer Aberration ist die Zahl der Chromosomen verändert .... | 181 |

| 5.2.2 | Strukturelle Aberrationen sind sichtbare Veränderungen der Chromosomen .... | 187 |

| 5.3 | In der pränatalen Diagnose können Chromosomenaberrationen und Stoffwechseldefekte festgestellt werden .... | 198 |

Weiterführende Literatur 199

6 Populationsgenetik 201

| 6.1 | Die Populationsgenetik untersucht das Schicksal von Allelen in Populationen ...... | 201 |

| 6.2 | Die Allelfrequenzen charakterisieren den Gen-Pool .... | 202 |

| 6.3 | Die Heterozygotenhäufigkeit kann aus der Anzahl der Homozygoten ermittelt werden . | 203 |

| 6.4 | Aus der Allelfrequenz kann die Zahl der Heterozygoten und der Homozygoten ermittelt werden .... | 204 |

| 6.5 | Kleine Populationen unterliegen leicht Veränderungen .... | 204 |

| 6.6 | Separationsmechanismen von Populationen führen zur Entstehung neuer Arten .... | 205 |

| 6.7 | Inzucht beeinflusst nicht direkt die Allelfrequenz .... | 206 |

| 6.8 | Genetische Risikoabschätzung erfolgt über das Bayes-Theorem .... | 208 |

Weiterführende Literatur 209

7 Evolution 211

| 7.1 | Mutationen sind die Grundlage ständiger Veränderungen der Arten .... | 211 |

| 7.2 | Die Einführung der Abstammungslehre war eine geistige Revolution .... | 212 |

X Inhaltsverzeichnis

7.3 Die Abstammungslehre oder Evolution formuliert die Regeln und Gesetzmäßigkeiten der Entwicklung der Arten 213

7.3.1 Eine Art ist ein Kollektiv, das gegen die anderen Arten abgegrenzt ist und dessen Mitglieder miteinander unter natürlichen Bedingungen fertile Nachkommen zeugen können 213

7.4 Alle Organismen sind untereinander mehr oder weniger verwandt 214

7.4.1 Enge Verwandtschaften können aus morphologischen und physiologischen Kriterien abgelesen werden 214

7.4.2 Die DNA/RNA beweist die Verwandtschaftsgrade 214

7.4.3 Über die Verwandtschaft chromosomaler Proteine können auch Viren in den Stammbaum eingeordnet werden 215

7.4.4 Sequenz-Übereinstimmungen homologer Proteine sind ebenfalls geeignet, Verwandtschaften zu beweisen 216

7.4.5 Die Verwandtschaftsbeziehungen aus molekularbiologischen und klassischen Methoden stimmen überein 217

7.5 Der radioaktive Zerfall von ^{14}C bzw. ^{40}K ermöglicht die rückwirkende Zeitmessung in der Evolution 218

7.6 Ein Netzwerk von Beweisen belegt die Abstammungslehre 219

7.6.1 Die Phylogenie (Stammesentwicklung) ist durch die Paläontologie dokumentiert 219

7.6.2 Lebende Fossilien vermitteln Vorstellungen zu Übergängen der Evolution 220

7.6.3 Die geographische Verbreitung der Arten belegt die Evolution (Biogeographie) 220

7.6.4 Weitere Indizien für die Evolution können aus der Individual-Entwicklung abgeleitet werden . 220

7.7 Alle Fakten zusammen liefern den Entwicklungsstammbaum der Organismen 229

7.7.1 Am Anfang entstand die Erde 229

7.7.2 Das Leben entstand in einer langen Periode schrittweise 229

7.7.3 Die nächste entscheidende Entwicklungsstufe: Energiegewinnung aus dem Sonnenlicht ... 230

7.7.4 Ein weiterer Schritt der Entwicklung: die Übertragung der Energie des Protonengradienten auf ein Diphosphat zur Bildung einer neuen Phosphat-Anhydrid-Bindung 230

7.7.5 Die Einführung eines Redox-Nucleotids war ein kleiner, aber wichtiger Schritt 230

7.7.6 In 750 Millionen Jahren entwickelten sich aus den Probionten die Prokaryonten mit komplettem Intermediärstoffwechsel, Phospholipiden und Murein 231

7.7.7 Durch die Photosynthese entstand die Sauerstoff-Atmosphäre 231

7.7.8 Prokaryonten übernahmen in Symbiose mit großen kernhaltigen Zellen die Atmung und entwickelten sich zu Mitochondrien 231

7.7.9 Zellen vereinigten sich zu Kolonien, einzelne Zellen spezialisierten sich – es entwickelten sich Vielzeller 231

7.7.10 Die Chorda ist charakteristisch für die Chordaten 234

7.7.11 Die Entwicklung der Primaten wurde bedingt durch die fünffingrige Greifhand und räumliches Sehvermögen 235

7.7.12 Aus den Hominoidea entwickelten sich die Hominiden: *Ramapithecus, Australopithecus, Homo erectus und Homo sapiens* 235

Weiterführende Literatur 238

8 Fortpflanzung und Ontogenese des Menschen 239

8.1 Bei Pflanzen und Tieren kann die Fortpflanzung vegetativ oder sexuell erfolgen 239

8.1.1 Vegetative Fortpflanzung erfolgt durch Sprossung, Teilung oder Sporulation 239

8.1.2 Die sexuelle Fortpflanzung beginnt mit der Bildung von Gameten und deren Kopulation .. 239

8.2 Beim Menschen werden die Keimzellen bereits im frühen Embryo angelegt 239

8.2.1 Die Sex-Determination erfolgt in der Embryonalentwicklung durch das SRY-Genprodukt (sex reversal on Y) 240

8.2.2 Spermien werden während der gesamten Zeit der sexuellen Reife gebildet 241

8.2.3 Die weiblichen Keimzellen werden im Embryo vorgefertigt und dann später abgerufen 242

8.2.4 Im Monatscyclus erfolgt die Bereitstellung der befruchtungsfähigen Eizelle (Menstruationscyclus) 245

8.2.5 Die Befruchtung ist ein sehr komplexer biochemischer Prozess, der in der Ampulle des Oviducts stattfindet 247

8.2.6 Während der Wanderung der befruchteten Eizelle vom Oviduct in den Uterus finden die ersten Teilungen statt 249

8.3 In der frühen Phase der Embryonalentwicklung der Vertebraten werden die Stadien Morula, Blastula und Gastrula durchlaufen .. 250

8.3.1 In der Gastrula entstehen die Keimblätter: Ektoderm, Entoderm und Mesoderm 250

8.3.2 Die Gewebe entstehen durch Zelldifferenzierung und Zellkontakte 251

8.3.3 Ein Teil des Mammalia-Embryos spezialisiert sich auf die Nahrungsaufnahme 253

8.3.4 Die drei Keimblätter entwickeln sich zu Organgruppen 253

8.3.5 Die Doppelschicht Ektoderm/Entoderm zwischen Amnion und sekundärem Dottersack bildet den Embryonalschild 255

8.4 Placenta, Allantois und Dottersack sind für die Entwicklung notwendig 256

| 8.5 | Die fortgeschrittene Embryonalentwicklung des Menschen offenbart die phylogenetische Abstammung | 258 |

8.5 Die fortgeschrittene Embryonalentwicklung des Menschen offenbart die phylogenetische Abstammung 258

8.5.1 Die Entwicklung von Kiemen belegt die phylogenetische Verwandtschaft mit den Fischen .. 258

8.5.2 Die Lunge entwickelt sich aus einer Darmknospung 259

8.5.3 Aus dem Ektoderm bildet sich die Neuralplatte, aus der das Nervensystem hervorgeht . 259

8.5.4 Die Augen sind eine Spezialentwicklung des Zentralnervensystems 260

8.5.5 Anhand der Embryogenese des Kreislaufs lässt sich besonders gut die phylogenetische Herkunft des Menschen dokumentieren 262

8.5.6 Beim menschlichen Embryo werden wie in der Phylogenie Vor-, Ur- und Nachniere angelegt . 263

8.5.7 Die Embryonalentwicklung unterliegt bei Metazoen vergleichbaren Mechanismen 264

Weiterführende Literatur 268

9 Immunbiologie 269

9.1 Das Immunsystem 269

9.1.1 Antikörper dienen der Infektionsabwehr 269

9.1.2 Die Entdeckung der Immunität war einer der entscheidenden Fortschritte der Medizin 269

9.1.3 Antikörper und Antigen bilden Komplexe 269

9.1.4 Weiße Blutzellen können primäre und sekundäre Immunantwort vermitteln und immunologisches Gedächtnis entwickeln 270

9.1.5 Neben der durch Antikörper gebildeten humoralen Immunität spielt die zelluläre Immunität eine Rolle 271

9.1.6 T-Lymphocyten erkennen fremde Histocompatibilitätsgene 272

9.1.7 T-Lymphocyten unterscheiden sich nach ihrer Funktion in cytotoxische T-Lymphocyten und T-Helferzellen 273

9.2 Immunglobuline 274

9.2.1 Die Immunglobuline bestehen aus leichten und schweren Ketten 274

9.2.2 Die verschiedenen Immunglobulinklassen haben unterschiedliche Aufgaben 276

9.2.3 Die Individualität der Antikörper wird durch ihre Bildung bestimmt 277

9.3 Eine funktionierende Immunabwehr erfordert das Zusammenspiel hoch differenzierter Zellen 279

9.3.1 Lymphocytenstimulierung erfolgt durch Bindung des Antigens an das spezifische Oberflächen-Ig von B-Lymphocyten 280

9.3.2 Die Proliferation eines Lymphocyten führt zu monoklonalen Antikörpern 281

9.3.3 Pathologische Veränderungen des Immunsystems führen zu ernsten Krankheiten 282

Weiterführende Literatur 283

10 Mikrobiologie 285

10.1 Prokaryonten sind kernlose Zellen 286

10.1.1 Die Bakterienzellen haben Murein-haltige Zellwände 286

10.1.2 Die bakterielle Zellwand trägt Kapsel, Pili und Flagellen 289

10.1.3 Bazillen und Clostridien sind Sporenbildner ... 290

10.1.4 Bakterien synthetisieren ihre Bestandteile aus einfachen Bausteinen 291

10.1.5 Spezielle Bedürfnisse einzelner Bakterienstämme können für „biologische quantitative Tests" ausgenutzt werden 291

10.1.6 Bakterien vermehren sich unter optimalen Bedingungen exponentiell 293

10.1.7 Mikroorganismen werden durch Desinfektion oder Sterilisation abgetötet 294

10.1.8 Die genetische Konstellation von Bakterien kann durch DNA-Transfer verändert werden .. 300

10.2 Spezielle Bakteriologie: Die Einteilung der Bakterien kann unter den verschiedensten Gesichtspunkten erfolgen 304

10.2.1 Bakterien werden nach ihrer Färbbarkeit in grampositiv und gramnegativ eingeteilt 304

10.2.2 Bakterien können auch nach Gestalt oder nach physiologischen Kriterien eingeteilt werden ... 305

10.2.3 Obligat parasitäre Bakterien (bakterienähnliche, prokaryonte Mikroorganismen) können sich nicht unabhängig vermehren 306

10.3 Pilze 308

10.3.1 Pathogene Pilze haben besonders in der Dermatologie Bedeutung 309

10.3.2 Pilze mit großem Fruchtkörper synthetisieren viele eigenartige, teilweise giftige Verbindungen 309

Weiterführende Literatur 310

11 Virologie 311

11.1 Bakterielle Viren (Bakteriophagen) sind ausgezeichnete Modelle für die Molekularbiologie 311

11.1.1 Grundtechnik der Phagenforschung ist die Plaquebildung auf einem Bakterienrasen 311

11.1.2 Viren sind Nucleinsäure-Protein- Komplexe ... 312

11.1.3 Ein spezifisches Methyl-Muster der DNA (Modifikation) ermöglicht es der Zelle, Fremd-DNA zu erkennen 313

11.1.4 Viren haben raffinierte Strategien entwickelt, um die Gen-Expression umzusteuern 314

11.1.5 Das Genom einiger Viren kann in das Wirtsgenom einrekombiniert werden und so persistieren, bis es wieder ausgeschnitten wird: Lysogenie 315

11.2 Tierische Viren haben große praktische Bedeutung 317

XII Inhaltsverzeichnis

11.2.1 Viren können in Tieren oder in Zellkultur gezüchtet werden 317

11.2.2 Viren können wie große Proteine gereinigt werden 317

11.2.3 Viren werden wie Makromoleküle charakterisiert 317

11.2.4 Viren sind phylogenetisch mit Zellen verwandt . 318

11.2.5 Die Virusentwicklung hat eine Frühphase, in der der Wirt entmachtet wird, und eine späte oder Replikationsphase 319

11.2.6 Schutzimpfung ist das beste Mittel gegen Virusepidemien 324

11.2.7 Virusinfektionen während der Schwangerschaft können zu Missbildungen führen 325

11.2.8 Interferone sind zelleigene Abwehrproteine ... 325

11.2.9 Tumorviren 325

11.2.10 Oncogene aktivieren die Proliferationssignalkette 328

11.2.11 Tumorsuppressorgene bremsen die Tumorentstehung 331

11.2.12 Viroide 332

Weiterführende Literatur 332

12 Gentechnologie 333

12.1 Die Strategie der Klonierung beinhaltet das Einsetzen der Passagier-DNA, das Einschleusen des beladenen Vektors und seine Vermehrung 333

12.1.1 Isolierung der Passagier-DNA 333

12.1.2 Der Vektor muss autonom replizieren, Passagier-DNA aufnehmen und in Wirtszellen eingeschleust werden können 335

12.1.3 Entscheidend ist der gezielte Einbau der Passagier-DNA in den Vektor 340

12.1.4 Einschleusen des Vektors mit der Passagier-DNA in die Wirtszelle erfolgt durch DNA-Transformation, Infektion oder Elektroporation 342

12.1.5 Die Vermehrung von beladenen Vektoren erfolgt als Plasmid oder als Virus 342

12.1.6 Die Selektion für spezifische, klonierte DNAs kann über die DNA oder die Genprodukte erfolgen 342

12.1.7 Präparation der klonierten Passagier-DNA 343

12.2 Die durch Gentechnologie gewonnene DNA kann analysiert und als Matrize für die Produktion spezifischer Genprodukte benutzt werden 345

12.2.1 Charakterisierung von Genen und der dazugehörigen Signale 345

12.2.2 Produktion schwer zugänglicher Proteine 350

12.2.3 Transgene Tiere zeigen die funktionelle Rolle eines Gens 351

12.2.4 Stammzellen – ein mögliches Therapeutikum? 353

12.2.5 Microarrays – eine neue Methode zum Verständnis der differenziellen Genexpression . 353

Weiterführende Literatur 354

13 Parasitologie 355

13.1 Allgemeine Parasitologie 355

13.1.1 Mehr als eine Milliarde Menschen leiden unter Parasiten 355

13.1.2 Die sexuelle Vermehrung der Parasiten erfolgt im Endwirt, die asexuelle im Zwischenwirt 355

13.1.3 Die Pathogenitätsmechanismen der Parasiten sind sehr unterschiedlich 356

13.1.4 Um den Wirt ausnutzen zu können, müssen die Abwehrmechanismen überlistet werden .. 357

13.1.5 Der Nachweis des Parasitenbefalls erfolgt direkt oder über serologische und immunologische Techniker 357

13.2 Spezielle Parasitologie 359

13.2.1 Einteilung 359

13.2.2 Parasitäre Protozoen (Einzeller) 359

13.2.3 Plathelminthes (Plattwürmer) und Nemathelminthes (Schlauchwürmer) 364

13.2.4 Arthropoden (Gliederfüßler) 370

Weiterführende Literatur 375

14 Ökologie 377

14.1 Die Autökologie analysiert die Wechselwirkung des Einzelorganismus mit der Umwelt 377

14.1.1 Die Umwelt setzt sich aus belebten (biotischen) und unbelebten (abiotischen) Faktoren zusammen 377

14.1.2 Biotop und Biozönose bilden das Ökosystem .. 378

14.1.3 Organismen, die an enge Bedingungen gebunden sind, sind stenopotent (stenök), anpassungsfähige nennt man eurypotent (euryök) .. 378

14.1.4 Tiere mit konstanter Körpertemperatur sind homoiotherm, die mit wechselnder poikilotherm 379

14.1.5 Ein weiterer lebensnotwendiger abiotischer Faktor ist das Sonnenlicht 379

14.2 Biotische Faktoren regulieren die Populationen des Ökosystems (Synökologie) 380

14.2.1 Konkurrenz führt zur Einnischung 380

14.2.2 Endogene Rhythmen sind wichtige biotische Faktoren 380

14.2.3 Das Räuber-Beute-Prinzip ist eine Grundlage des Ökosystems und Beispiel für ein biozönotisches Gleichgewicht 383

14.2.4 Symbiosen sind Lebensgemeinschaften zum gegenseitigen Nutzen 384

14.2.5 Beim Parasitismus ist der Nutzen einseitig 384

14.3 Im Ökosystem sind die Organismen durch Kreisläufe der Energie und von Stoffen, die abgegeben und aufgenommen werden, miteinander verbunden 385

14.3.1 Der Kreislauf der Energie geht von den autotrophen Pflanzen über die heterotrophen Konsumenten und Destruenten 385

| 14.3.2 | Kreisläufe der Elemente Stickstoff, Kohlenstoff und Sauerstoff sind wichtig für die Biomasse . . | 385 |

14.3.2 Kreisläufe der Elemente Stickstoff, Kohlenstoff und Sauerstoff sind wichtig für die Biomasse . . 385

14.3.3 Jede Konsumentenstufe reduziert die Energieausbeute auf ein Zehntel 386

14.4 Die Bedingungen im Ökosystem regulieren die Population (Populationsökologie) 387

14.4.1 Die Populationsgröße wird von dichteunabhängigen (abiotischen) und dichteabhängigen (biotischen) Faktoren bestimmt 387

14.4.2 Populationspyramiden geben Aufschluss über die Struktur der Population 387

14.4.3 Die natürlichen Faktoren versagen, um die menschliche Population zu regulieren 388

14.4.4 Die Bevölkerungsexplosion gefährdet die Ökosphäre 389

14.4.5 Die katastrophale Verschmutzung der Gewässer zeigt die ruinöse Wirkung der menschlichen Population auf die Ökosysteme . 389

14.4.6 Die Ozonschicht der Stratosphäre schützt vor kurzwelligem UV 390

14.4.7 Bodennahes Ozon ist ein starkes Gift 391

14.4.8 Das zunehmende CO_2 der Atmosphäre verursacht den Treibhauseffekt 391

Weiterführende Literatur 392

Glossar 393

Sachverzeichnis 407

1 Zellbiologie

Die Aufgabe dieses ersten Kapitels ist es, die Zelle mit ihren vielfältigen Strukturen zu besprechen. Neben der reinen Morphologie, in die wir dank des Licht- und Elektronenmikroskops Einblick erhalten haben, wird uns die Frage nach dem molekularen Aufbau der einzelnen Bestandteile beschäftigen. Was aber brächte diese Betrachtungsweise ohne die ständige Frage nach der Funktion? Die Funktionen der diversen Zellstrukturen innerhalb der Zelle und jene, die die Wechselwirkungen der Zellen untereinander ermöglichen, sind zum Verständnis der Biologie der lebenden Zelle unerlässlich. Das gilt sowohl für einzellige, kernlose Organismen, die Prokaryonten, als auch für die komplexeren, kernhaltigen Zellen und Gewebe der Eukaryonten, die in erster Linie Gegenstand dieses Kapitels sein werden.

Robert Hooke beschrieb erstmals 1665 an dem dünnen Schnitt eines Korkens Zellen, wie sie sich ihm als einzelne abgeschlossene Räume im **Lichtmikroskop** darstellten. Es waren dies tote leere Zellen eines pflanzlichen Gewebes. Erst Ende der 30er-Jahre des letzten Jahrhunderts veröffentlichten Mathias Jakob Schleiden und Theodor Schwann Beobachtungen, mit denen sie die Cytologie begründeten. Sie erkannten, dass alle Lebewesen und alle Gewebe zellulär organisiert sind. Damit war die Zelle definiert als kleinste, in ihren Strukturen vergleichbare Funktionseinheit eines lebenden Organismus. 1855 führte der Berliner Virchow diese Erkenntnis weiter. Der Ausspruch „Jede Zelle entsteht aus einer Zelle" verweist auf den allen Lebewesen gemeinsamen Vermehrungsmodus, die Zellteilung.

Trotz der Kleinheit des Beobachtungsobjektes – die Größe von Zellen, und dazu gehören auch Bakterien, reicht von 0,2 μm bis 80 μm – waren schon in der zweiten Hälfte des 19. Jahrhunderts wesentliche Zellbestandteile, wie Kern, Chloroplasten, Zentriol, Golgi-Apparat und Mitochondrien, mit Hilfe des Lichtmikroskops beschrieben worden. Eingehendere Strukturanalysen oder Aussagen über die Funktion waren jedoch wegen der Kleinheit (0,2 bis 0,001 μm) dieser Zellbereiche nicht möglich. Erst die Entwicklung des Elektronenmikroskops, die Einführung spezifischer Färbetechniken und die Ultrazentrifugation ermöglichten einen Einblick in makromolekulare Bereiche

Abb. 1.**1 Größenskala biologischer Strukturen.** Größenangaben biologischer Strukturen in Relation zum Auflösungsvermögen von Auge, Licht- und Elektronenmikroskop; Größenangaben als Bruchteile eines Meters.

der Zelle. So können unter anderem Viren im **Elektronenmikroskop** sichtbar gemacht werden. Neben einer Schnitttechnik, die ultradünne „Scheiben" produziert, gehen verschiedenste Aufarbeitungsmethoden der eigentlichen Mikroskopie voraus, deren ausführliche Beschreibung den Rahmen dieses Kapitels sprengen würde.

Die Anordnungen von Molekülen und Strukturen, die kleiner als 1 nm sind, müssen durch die **Röntgenstrukturanalyse** aufgeklärt werden (DNA, RNA, Proteine etc.) (Abb. 1.**1**).

1.1 Methoden der Zellbiologie

Die **Cytochemie** macht sich die Tatsache zunutze, dass nach Fixierung, d. h. Abtötung der Zelle, wie bei einer Momentaufnahme die Strukturen erhalten bleiben. Chemische Gruppen im Zellmaterial gehen spezifische Reaktionen mit bestimmten Farbstoffen ein (z. B. Methylenblau, Eosin). Auch Fluoreszenz-Farbstoffe können eingesetzt werden (Abb. 1.2).

Bei der **Immunfluoreszenz** werden Antikörper, die gegen bestimmte biologische Strukturen (Antigene) gerichtet sind, mit Fluoreszenz-Farbstoffen markiert. Durch die Ausbildung von Antigen-Antikörper-Komplexen werden die Antigene in der Zelle sichtbar gemacht.

Eine andere Methode der Auffindung und Zuordnung zellulärer Strukturen in der lebenden Zelle bietet die **Isotopenmarkierung** und anschließende Autoradiographie (z. B. Zuordnung der rRNA-Synthese zu akrozentrischen Chromosomen).

Sehr wertvoll für die Analyse einzelner Zellstrukturen war die Einführung der **Ultrazentrifugation.** Hierzu müssen die Zellen homogenisiert werden. Die Zellmembran wird

Abb. 1.2 Methoden zur Darstellung zellulärer Bestandteile
a Augenlinsen-Epithelzellen vom Kaninchen: Darstellung von Intermediärfilamenten durch Immunfluoreszenz mit Antikörpern gegen Vimentin (Aufnahme: P. Traub, Heidelberg).
b Menschliche Fibroblasten: Darstellung der *Topoisomerase* im Kern durch Fluoreszenz-markierte Antikörper (Aufnahme: G. Wick, Innsbruck).
c Menschliche Fibroblasten: Autoradiographische Darstellung der DNA-Synthese im Kern durch Einbau radioaktiv markierten Thymidins. Grains (schwarze Körnchen) geben Ort und Menge der DNA-Synthese an (Aufnahme: H. Schwaiger, Innsbruck).
d Chromosomen aus menschlichen Lymphocyten: Darstellung der Schwesterchromatide durch Spezialfärbung; Pfeile kennzeichnen Stellen des so genannten Schwesterchromatid-Austausches (SCE) (Aufnahme: H. Schwaiger, Innsbruck).

Tab. 1.1 **Methoden zur Charakterisierung von Zellstrukturen zur mikroskopischen bzw. biochemischen Analyse**

Cytochemie	chemische Farbreaktionen
	Fluoreszenzfärbung
	Enzymreaktionen
	UV-Absorption
	Isotopenmarkierung und Autoradiographie
Immunchemie	Antigen-Antikörper-Reaktionen
Ultrazentrifugation	differenzielle Zentrifugation
	Dichtezentrifugation (z. B. CsCl)
	Zonensedimentation (z. B. Saccharose)
Andere Methoden	Elektrophorese
	Säulenchromatographie

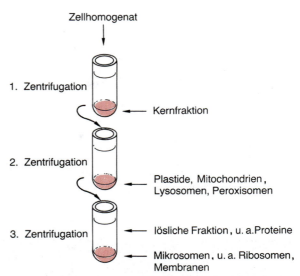

Abb. 1.3 **Isolierung intrazellulärer Strukturen durch Differenzialzentrifugation.** Die Zellmembran wird mechanisch aufgebrochen und das Homogenat durch Zentrifugation mit unterschiedlicher Geschwindigkeit aufgetrennt.

geöffnet (Methoden hierzu: Enzyme, Ultraschall, nichtionische Detergenzien und Homogenisatoren). Eine differenzielle Zentrifugation trennt zunächst die Kerne ab. Sie sind die größten und schwersten Zellpartikel. Im Überstand verbleiben alle anderen Zellbestandteile. Dieser Überstand wird stärker zentrifugiert: Mitochondrien und Plastide setzen sich ab. Nach weiterer Zentrifugation des verbleibenden Überstandes setzen sich die Mikrosomen ab. Im Überstand der löslichen Fraktion bleiben z. B. Proteine gelöst (Abb. 1.3).

Zur Erlangung eines höheren Reinheitsgrades können die einzelnen Fraktionen wiederholt zentrifugiert werden. Auch andere Zentrifugationstechniken können zur weiteren Reinigung und Konzentrierung bestimmter Strukturen angeschlossen werden (Dichtezentrifugation, Zonensedimentation, s. Kap. **2**).

Auch die löslichen Bestandteile können weiter aufgetrennt werden, z. B. durch **Elektrophoresen** und **chromatographische Methoden** (z. B. Säulenchromatographie, Tab. 1.1).

1.2 Die eukaryontische Zelle besteht aus Membranen, Cytosol und Organellen

Die Zelle (Abb. 1.**4**) ist bei allen Organismen die Grundeinheit des Lebens. In der Evolution entwickeln sich die Zellen und spezialisieren sich zu: kernlosen Zellen der Bakterien und Blaugrünalgen (**Prokaryonten**) und kernhaltigen Zellen der **Eukaryonten**. Letzteren wurde ihre Komplexität durch Kompartimentierung und Entwicklung von Organellen ermöglicht. Dabei wird angenommen, dass Mitochondrien und Chloroplasten – Organellen in tierischen bzw. pflanzlichen Zellen – ursprünglich eigenständige Organismen waren, die durch Endocytose von Zellen aufgenommen und als Symbionten zur Energiegewinnung benutzt wurden (s. S. 231 **Endosymbionten-Theorie**). Eine Zusammenstellung der Unterscheidungsmerkmale von Pro- und Eukaryonten findet sich auf Seite 286.

R 1.1 Chemische Zusammensetzung des Protoplasmas

H_2O	ca. 70 %
Protein	15–20 %
Fette	2– 3 %
Kohlenhydrate	1 %
Mineralsalze	1 %
Nucleinsäuren	10 %

Tab. 1.2 **Bestandteile des Cytosols**

Lösliche Fraktion

Wasser
Enzyme
Lipide
Kohlenhydrate
tRNAs
Ribosomen
Proteine
Tubulin — bildet → Mikrotubuli ⎫
Actin ⎱ bilden → Mikrofilamente ⎬ Cytoskelett
Myosin ⎰ Myofibrillen ⎭

1 Zellbiologie

Abb. 1.4 **Eukaryontische Zellen; Objekt: Rattenleberparenchymzelle** (elektronenmikroskopische Aufnahme)
ER Endoplasmatisches Reticulum
GK Gallenkanälchen
KPl Karyoplasma
M Mitochondrien
N Nucleus
No Nucleolus
PL Plasmalemm
(Aufnahme: S. Berger, H. G. Schweiger, Heidelberg; M: 1 cm ≙ 1 µm).

Als **Protoplasma** bezeichnet man die gesamte strukturierte lebende Substanz der Zelle, die vom **Plasmalemm** (Zell- oder Plasmamembran) umgeben wird. Bei allen Zellen außer den Bakterien und Cyanobakterien (Blau-Grünalgen), die kernlos sind, wird das Protoplasma unterteilt in **Cytoplasma** (Zellplasma) und **Karyoplasma** (Kernplasma). Nucleinsäuren, Lipide, Kohlenhydrate, Spurenelemente, Proteine und Wasser sind die chemischen Grundbausteine (Rep. 1.1), wobei die im Wasser dispergierten Proteine das im Lichtmikroskop homogen erscheinende **Cytosol** (Grundplasma) bilden. Viele der Proteine sind Enzyme, die wichtige biochemische Reaktionen katalysieren wie z. B. die Synthese von Zuckern, Fetten, Aminosäuren und Nucleotiden. Im Cytoplasma finden Glykolyse, Gluconeogenese und Proteinsynthese statt. Hier ist auch der Ort der Ubiquitinilierung von Proteinen und ihr Abbau über Proteasomen (s. S. 123). Pathologische Zustände können sich in sichtbaren Ablagerungen im Cytoplasma niederschlagen. So finden sich vermehrt Fetttropfen beim Krankheitsbild der Fettleber oder Glykogen bei Glykogenspeicherkrankheiten.

R **1.2 Plasmatische Bestandteile der Eurkaryontenzelle**

Im Cytosol (Tab. 1.2) eingebettet finden sich die verschiedensten **Zellorganellen** (Kern, Mitochondrien, Golgi-Apparat, Zentriolen, evtl. Chloroplasten bei Pflanzen etc.), von denen der **Zellkern** die prominenteste ist. Die übrigen Zellorganellen sind, je nach Zellart und Zellfunktion, in wechselnder Menge ausgebildet (Rep. 1.2). Auch in Bezug auf Größe und Form gibt es bei Eukaryonten eine große Variabilität.

So ist das rote Blutkörperchen (Erythrocyt) mit seinen 7 μm Durchmesser ebenso wie eine Leberzelle (20 μm) und die menschliche Eizelle mit ca. 100 μm nur im Lichtmikroskop, die Eizelle des Krallenfrosches (*Xenopus laevis*) mit 1 mm Durchmesser jedoch noch mit freiem Auge sichtbar. Eine Zelle des quergestreiften Muskels (Myofibrille) kann bei einem Durchmesser von 50 μm mehrere Zentimeter, ein Axon einer menschlichen Nervenzelle (Neuron) sogar mehr als 1 Meter lang werden!

1.3 Membranen

1.3.1 Membranen haben viele Funktionen

Die Aufgaben der Membranen sind mannigfaltig (Rep. 1.3, 1.4). Sie dienen zur **Abgrenzung** nach außen und nach innen. Sie bieten der Zelle Schutz und halten den Zellinhalt zusammen. Sie ermöglichen den selektiven Austausch von Substanzen. Permeabilität und **Transporte** für bestimmte Moleküle müssen sowohl von außen nach innen als auch in entgegengesetzter Richtung möglich sein. Membranen helfen der Zelle, ein von der Umgebung unterschiedliches **Ionenmilieu** aufrechtzuerhalten. So ist z. B. die Konzentration vieler Stoffe im Serum gänzlich anders als innerhalb der Zellen. Als Permeationsschranke halten Membranen nicht erwünschte Stoffe fern und verhindern das Ausrinnen lebenswichtiger Substanzen.
Die Membranen sorgen mit Hilfe von spezifischen Strukturen, den Rezeptoren, für **interzelluläre Kommunikation.** Membrangebundene Strukturen sind es auch, die den Zellen ihre **Individualität** verleihen und körpereigene von körperfremden Zellen unterscheiden helfen (Blutgruppen, Antigene). Membranen bilden **Kompartimente.** In diesen Räumen können störungsfrei spezifische Funktionen ablaufen. So werden z. B. in Lysosomen Verdauungsenzyme verpackt, die frei herumschwimmend in der Zelle unkontrollierte Verdauungsvorgänge katalysieren würden. Im Kernkompartiment wird die genetische Information auf kleinstem Raum aufbewahrt. In den Mitochondrien und Chloroplasten führen stark gefaltete Membranen zu einer enormen Oberflächenvergrößerung und bieten somit möglichst vielen für die Energieversorgung der Zelle lebenswichtigen Enzymen Platz. Kompartimente haben weiterhin den Vorteil, dass an ihren Membranen Konzent-

R **1.3 Aufgaben von Membranen**

- Bildung von Kompartimenten
- Oberflächenvergrößerung
- Selektiver Austausch von Substanzen: selektive Permeabilität (erleichterte Diffusion) Transporte für Aufnahme und Abgabe
- Aufrechterhaltung von Gradienten
- Erkennungsfunktion – Rezeptoren
- Erregungsleitung

R **1.4 Aufgaben von Plasmamembranen**

- Schutz nach außen
- Abgrenzung außen gegen innen
- Zusammenhalt des Zellinhalts
- Aufrechterhaltung eines von der Umgebung abweichenden intrazellulären Milieus
- Ausprägung der Zellindividualität (HLA; Blutgruppen, außen Glycosylierung)
- Ausbildung eines molekularen Erkennungssystems durch zellspezifische Oligosaccharid-Muster
- Interzelluläre Kommunikation durch Rezeptoren

rationsgefälle **(Ionengradienten)** aufgebaut werden können, die im kleinen Raum viel effektiver wirksam werden, als sie es in der riesigen Weite einer Zelle könnten. Auch die **Erregungsleitung** der Nerven ist ein Problem, das mit Hilfe von Membranen gelöst wird (Abb. 1.5).

1 Zellbiologie

Abb. 1.5 Nerven in verschiedenen Myelinisierungszuständen (elektronenmikroskopische Darstellung)
a Querschnitt durch einen myelinarmen Nerv (Nervus opticus, Süßwasserschnecke); M: 1,58 cm = 0,05 µm.
b Markscheide eines Axons der weißen Maus (Aufnahmen: J. Klima, Innsbruck; M: 2 cm ≙ 0,15 µm).

Die Nervenfortsätze (Axone) bestimmter Nervenzellen (Neurone) bei Vertebraten sind von einer dicken **Myelinscheide** umgeben. Dieses Myelin wird von speziellen Stützzellen (Gliazellen) des Nervengewebes gebildet, indem diese ihre eigene Plasmamembran in engen Lagen um die Nervenfaser herumwickeln. Spezifische Proteine, das basische Myelinprotein und ein Proteolipid, fördern die enge Vernetzung der Plasmamembranschichten. Viele dieser Zellen – sie werden im peripheren Nervensystem **Schwann-Zellen** genannt – lagern sich dem Nervenfortsatz in seinem Verlauf an und bilden um ihn dicke, ca. 1 mm lange Isoliermäntel. Dort, wo die Myelinscheide einer Zelle an die der nächsten stößt, bleibt ein Myelin-freier Spalt, der **Ranvier-Schnürring**. Hier liegen die für die Erregungsbildung notwendigen Na$^+$-Kanäle. Dank der Isolierung großer Teile des Nervenfortsatzes setzt sich die Erregung unter Überspringen der Myelinscheide von Schnürring zu Schnürring mit großer Geschwindigkeit fort. Auch im zentralen Nervensystem gibt es Zellen (Oligodendrozyten), die Nervenfasern mit Myelin umkleiden. Bei der neurodegenerativen Erkrankung **Multiple Sklerose** wird das Myelin in weiten Bereichen des Gehirns und des Rückenmarks zerstört. Höchstwahrscheinlich zählt diese Krankheit zu den Autoimmunerkrankungen (s. Tab. 9.**3**). Die Patienten synthetisieren Autoantikörper gegen ein körpereigenes Myelin-Antigen, das Zentralnervensystem-spezifische Myelin/Oligodendrocyten-Glycoprotein.

1.3.2 Membranen ähneln sich in ihrem Aufbau

Membranen (Rep. 1.**5**) bleiben mit ihrem Durchmesser von 6 bis 10 nm für das Lichtmikroskop unsichtbar. Im Elektronenmikroskop stellen sie sich, entsprechend ihrem chemischen Aufbau, dreischichtig dar: eine innere hellere Schicht (hydrophobe Anteile) wird von zwei elektronendichteren, dunkleren Schichten (hydrophiler Anteil und Proteine) begrenzt. Dieses Erscheinungsbild ist gleich, sowohl bei den zellbegrenzenden Plasmamembranen als auch bei intrazellulären Membranen und hat zu dem allgemein gebrauchten Begriff der „**Einheitsmembran**" geführt. Obwohl sich das basale Strukturprinzip und die Funktionen sehr gleichen, ist diese Terminologie irreführend, da die chemische Zusammensetzung der Grundbausteine von Membran zu Membran sehr unterschiedlich ist. Das zentrale Bauelement ist eine **Lipid-Doppelschicht** (Bilayer). 50% der Masse der meisten Plasmamembranen tierischer Zellen besteht aus Lipiden. **Phospholipide** machen den Löwenanteil aus (Abb. 1.**6**), gefolgt von **Cholesterol** und einem kleinen Teil **Glycolipide** (zuckerhaltige Lipide). Diese Moleküle sind **amphipathisch**, d. h. sie bestehen aus einem **polaren** (hydrophilen = wasserfreundlichen) und einem **apolaren** (hydrophoben = wasserabstoßenden bzw. lipophilen = fettfreundlichen) Anteil. Den polaren Kopf bildet, außer beim Sphingomyelin, das sich vom Sphingosin ableitet, bei den Glycerolphosphatiden das zentrale Glycerin, dessen eine Hydroxygruppe mit Phosphorsäure verestert ist, die ihrerseits wieder Ester mit verschiedenen polaren Molekülen (z. B. Cholin, Serin, Ethanolamin) bilden kann. Der apolare Schwanz besteht aus zwei langkettigen aliphatischen Fettsäuren, von denen häufig eine ungesättigt ist, d. h. sie enthält eine oder mehrere Doppelbindungen. Diese Doppelbindungen steigern die wichtigste Eigenschaft der Membran: ihre **Fluidität**. Phospholipide haben die Eigenschaft, sich im wässrigen Milieu spontan aneinanderzulegen, indem sie bestrebt sind, ihre hydrophoben Schwänze vom Wasser weg zu orientieren. Das können sie entweder dadurch erreichen, dass sie Micellen bilden (kreisrunde Gebilde), in denen die polaren Köpfe zu einer Kugel geordnet sind und in deren Zentrum alle Schwänze hineinragen. Oder sie formen Einheitsmembranen (Bilayer) (Abb. 1.**7**). Die Köpfe werden hierbei dem Wasser zugekehrt, die hydrophoben Anteile liegen geschützt im Inneren. Derartige bimolekulare Lipidfilme bauen Zellmembranen auf, die extrazelluläre von intrazellulären Räumen trennen und von beiden Seiten von wässrigem Milieu umgeben sind. Einen Beweis für die Doppelschichtigkeit gibt unter anderem die Methode der **Gefrierätzung** in der Elektronenmikroskopie. Hierbei wird die Doppelschicht in der Mitte gespalten, und zwei Einzelschichten entstehen.

1.3.3 Wichtigstes Merkmal einer Membran: Ihre Fluidität

Künstliche Membranen haben über das Verhalten der einzelnen Moleküle Aufschluss gegeben. Kovalente Bindungen werden nicht ausgebildet. Dadurch ist die seitliche Beweglichkeit eines Moleküls hoch. Ein Molekül führt ca. 10^7-mal pro Sekunde einen Partnerwechsel durch; d. h., ein Lipidmolekül innerhalb einer Erythrocyten-Membran kann diese innerhalb von vier Sekunden einmal umrunden. Auch Rotation und Beugung der Moleküle innerhalb der Einzelschicht einer Membran sind möglich. Außerordentlich selten hingegen ereignet sich ein sog. Flip-Flop, der Wechsel eines Moleküls von einer zur anderen Membranschicht. Eine Membran ist umso fluider, je mehr ungesättigte Fettsäuren sie enthält. Eine gleich bleibende Fluidität der Membran ist entscheidend für eine Zelle, da andernfalls lebenswichtige Transportmechanismen in Gefahr geraten. Von der Umwelttemperatur abhängige Organismen (Poikilotherme) wie Bakterien sind deshalb in der Lage, die Bausteine ihrer Membran auszuwechseln. Sinken die Temperaturen, dann werden Phospholipide mit mehr ungesättigten Fettsäuren eingebaut als bei hoher Temperatur.

In Membranen der Eukaryonten sichert das Cholesterol eine gewisse Stabilität des Flüssigzustandes innerhalb der Membran und hilft, die Fluidität auch bei einem Temperaturabfall konstant zu halten. Bei Tieren, die in kalten Regionen leben, haben die Fettsäuren andere Sättigungsgrade als bei denen in wärmeren Regionen (Rep. **1.6**). Lipid-Flöße **(lipid rafts)** in Membranen sind Mikrodomänen aus Cholesterol und Sphingomyelin, die von fluideren Lipiden umgeben sind. Hier sammeln sich Rezeptorproteine, die Signale aus der Umwelt an intrazelluläre Strukturen weitergeben können (s. auch Caveolae S. 20).

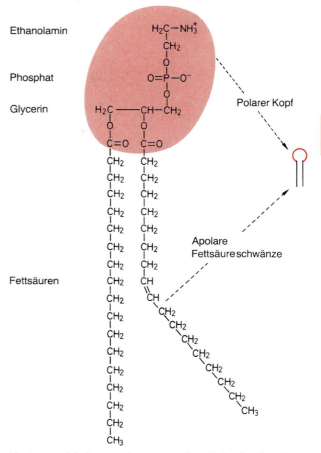

Abb. **1.6 Molekulare Struktur eines Phospholipids.** Phosphatidyl-Ethanolamin als Beispiel für ein Phospholipid mit polarem Kopf und apolarem Schwanz; eingeblendet ist eine symbolische Schreibweise.

1.3.4 Lipide und Glycolipide sind asymmetrisch verteilt

Die Lipide werden im Cytoplasma am **Endoplasmatischen Reticulum** (S. 31) gebildet und bauen erst die innere (dem Cytosol zugewandte) Membranschicht auf, um dann in die äußere überzuwechseln.

Die Innenseite einer Membran ist immer cytoplasmawärts gerichtet. Bei Plasmamembranen ist die Außenseite der Membran dem Interzellularraum, bei inneren Membranen dem Inneren der Organellen zugewandt (Abb. **1.8**). Es kommt zu einer asymmetrischen Verteilung der verschiedenartigen Phospholipide im inneren und äußeren Anteil der Membran, die sich auch in ihrer Ladung unterscheiden. Die Glycolipide sind gänzlich der äußeren Membranschicht vorbehalten. Über ihre Funktion ist nicht viel bekannt. Das Glycolipid G_{M1}, ein Gangliosid, liefert z. B. den Oberflächenrezeptor für das Choleratoxin. Dieses Bakterientoxin ist für die Cholera-Diarrhoe (Durchfall) verantwortlich. Glycosphingolipide tragen Antigene des ABO-Blutgruppensystems.

Neben ihrer Funktion, die Fluidität einer Membran zu garantieren, sind Lipide notwendig, um die enzymatische

1.5 Gemeinsamkeiten von Membranen

Dicke	6–10 nm
Aufbau	Lipid-Doppelschicht mit asymmetrischer Verteilung der Bestandteile
Bestandteile	Lipide (Phospholipide, Cholesterol, Glycolipide) Proteine (periphere, integrale, Glycoproteine)
Wichtigste Eigenschaften	Fluidität Bildung einer Permeationsschranke

= Flüssigkeitszustand

1.6 Die Fluidität der Membran nimmt zu bei Erhöhung

- ihres Gehalts an Lipiden
- ihres Gehalts an Cholesterol
- des Anteils der ungesättigten Fettsäuren
- der Temperatur

Abb. 1.7 Mögliche Anordnung von Phospholipiden in wässrigem Milieu (schematische Darstellung). Phospholipide ordnen sich in wässrigem Milieu spontan zu Micellen bzw. Membranen, indem sie ihre polaren Köpfe zum Wasser hin, ihre apolaren Schwänze vom Wasser weg orientieren.
a Verhalten im Wasser: Ausbildung von Micellen.
b Verhalten an Wasseroberflächen: Ausbildung von Einschichtmembranen (Monolayer).
c Verhalten zwischen zwei wässrigen Phasen: Ausbildung einer Einheitsmembran (Bilayer).

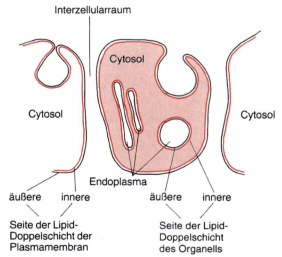

Abb. 1.8 Die Innenseite der Membrandoppelschicht schaut immer cytosolwärts. Schematische Darstellung von Zellen mit Organellen. An das Endoplasma im Inneren der Organellen grenzt die Außenschicht des Membran-Bilayers, während die Innenschicht dem Cytosol zugewandt ist.

Aktivität der in die Membran eingelagerten Proteine zu erhalten. Der Bacillus, der Gasgangrän hervorruft, löst z. B. mit einer *Phospholipase C* Lipide aus der Membran heraus. Dadurch wird das Enzym *Glucose-6-phosphatase* restlos inaktiviert und die Nutzung der Glucose unmöglich gemacht.

1.3.5 Biologische Membranen enthalten Proteine und bestätigen das Fluid-Mosaic-Modell

Die zweite wesentliche Komponente im Membranaufbau sind Proteine. Hatte man lange Zeit, angeregt durch elektronenmikroskopische Bilder, geglaubt, dass Proteine beiderseits der polaren Schichten der Lipid-Doppelmembran aufgelagert sind, so entwickelten 1972 Singer und Nicolson das **Fluid-Mosaic-Modell** (Abb. 1.9). Anhand von elektronenmikroskopischen Daten, gewonnen durch Gefrierätzung, Immuncytochemie und biologische Tests, geht dieses Modell mit der biologischen Funktion der Membran konform und berücksichtigt in besonderem Maße die Dynamik der Membranen.
Bildet die Lipid-Doppelschicht die strukturelle Grundlage einer Membran, so reflektieren Art und Menge der Proteine die Funktionen der Membranen. Proteine bilden dabei wichtige Enzyme und dienen als Transportsysteme (Tab. 1.3). Das Lipid-Protein-Verhältnis ist in verschiedenen Membranen unterschiedlich, ebenso die Zusammensetzung der Proteine selbst. So beträgt z. B. der Proteingehalt des **Myelins,** jener vielschichtigen Membranscheide, die Nervenfasern isoliert, weniger als ein Viertel der Lipidmenge. **Mitochondrien-Membranen** mit ihren wichtigen Transportfunktionen enthalten dreimal so viel Proteine wie Lipide. In der Erythrocytenmembran ist das Verhältnis 1 : 1 (Abb. 1.**10**).
Das Fluid-Mosaic-Modell lässt einen engen Kontakt zwischen strukturellen und funktionellen Elementen der Membran erkennen. Die Proteine, ebenso wie Lipide amphipathische Moleküle, sind mit ihren hydrophoben Anteilen in die Lipid-Doppelschicht eingesenkt. Einige Proteine sind **Transmembranproteine.** Sie grenzen an der äußeren und der inneren Membranseite an wässriges Milieu. Proteine der Plasmamembran-Innenseite können zu Strukturen des Cytoskeletts Kontakt gewinnen. Proteine der Membran-Außenseite können mit Kohlenhydratketten versehen sein, sie sind glycosyliert. Je nach Polarität der Phospholipide können Proteine mit unterschiedlichen polaren Anteilen in der Membran „gelöst" werden. Auch die Proteine sind zwischen „außen" und „innen" asymmetrisch verteilt. So finden sich **Glycoproteine** ausschließlich außen an der Membran. Möglicherweise führt der Synthesemodus zu dieser unterschiedlichen Verteilung.

Alle Proteine werden an Ribosomen gebildet. Proteine der Membran-Innenseite werden von frei im Cytoplasma schwimmenden Ribosomen synthetisiert. Anders entstehen jene, die an die Außenseite der Membranen sezerniert werden sollen. Diese müssen durch die hydrophobe Lipid-Doppelschicht hindurchgeschleust werden. Zu diesem Zweck werden die Ribosomen an die Membran-Innenseite (dem Cytoplasma zugekehrt) des En-

1.3 Membranen

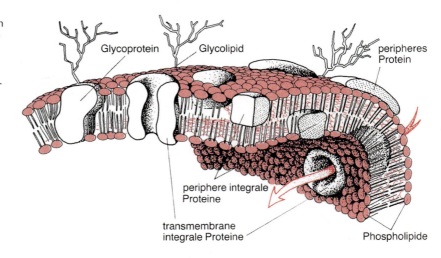

Abb. 1.9 Fluid-Mosaic-Modell. Schematische Darstellung einer Membran mit Proteinen, die der Phospholipid-Doppelschicht ein-, an- und aufgelagert sind, entsprechend der Modellvorstellung von Singer und Nicolson. Verzweigte Oligosaccharide machen Proteine zu Glycoproteinen, Lipide zu Glycolipiden, wie sie in der Glycokalix zu finden sind.

doplasmatischen Reticulums geheftet (S. 30). Das wachsende Protein wird – das zuerst gebildete NH$_2$-Ende voraus – im noch ungefalteten Zustand durch die Membran ins Lumen des Endoplasmatischen Reticulums geschoben. Zu diesem Zeitpunkt kommt die hydrophile Eigenschaft der Proteine noch nicht voll zum Tragen. Außerdem beginnen diese Proteine alle mit einer „Signalsequenz" (s. Kap. 2), die besonders viele hydrophobe Aminosäuren trägt. Diese Sequenz wird, hat sie die Membran durchquert, abgespalten. Proteine, die im weiteren Verlauf ihrer Polypeptidkette eine hydrophobe Sequenz besitzen, werden an die Fettschicht der Membran assoziiert und bilden die integralen oder Transmembran-Proteine.
Die Glycosilierung beginnt im Endoplasmatischen Reticulum und wird im Golgi-Apparat perfektioniert. Von ihm aus werden Glycoprotein-tragende Membranfragmente im Zuge des dauernden Membranauf- und -abbaus in Form von Transportvesikeln an die Plasmamembran herangeführt und in diese durch Membranverschmelzung integriert.

Nicht nur die Lipide, auch die Proteine sind in der Membran beweglich. Sie können um die eigene Achse rotieren und lateral diffundieren. Ein Flip-Flop findet nicht statt. Auch die laterale Beweglichkeit kann eingeschränkt sein. Das gilt z. B. für Proteine, die an Zellkontakten beteiligt sind. Zellkontakte wie die *Zonula occludens* (Verschlusskontakte) bilden eine Barriere für die freie Beweglichkeit. Dadurch werden Proteine mitsamt ihren Funktionen streng an bestimmte Zellmembranregionen gebunden.
Auch Aggregation von mehreren Proteinen kann zu einer langsameren und trägeren seitlichen Diffusion führen. Ebenso beeinträchtigt die Verknüpfung von Proteinen mit dem Cytoskelett ihre Beweglichkeit.

1.3.6 Die Zellen sind außen von einer Glycokalix umgeben

Der äußeren Zellmembran ist eine zusätzliche Schicht, eine Membran-Deckschicht, aufgelagert, die je nach Zellart und Funktion unterschiedlich stark ausgeprägt ist. Diese Schicht (sie ist 10 bis 20 nm dick) heißt **Glycokalix**

Abb. 1.10 Lipid-Protein-Verhältnis in Membranen unterschiedlicher Herkunft. Der Lipid- bzw. Proteinanteil der Membranen verschiedener biologischer Strukturen ist durch Balken symbolisiert, deren unterschiedliche Länge das Verhältnis dieser beiden Komponenten widerspiegelt.

Tab. 1.3 Aufgaben von Membranlipiden und Membranproteinen

Lipide	Proteine
Struktur	Struktur
Fluidität	Enzymaktivität
Antigene	Bestandteile von Zellkontakten Antigene Zellrezeptoren Regulation
Essenziell für Funktion membrangebundener Proteine	Transmembrantransporte Zellerkennung

und besteht bei menschlichen Zellen aus Glycoproteinen, Glycolipiden (auch Glycosphingolipiden) und **Proteoglycanen** (proteinhaltige Polysaccharide). Der Kohlenhydrat-Gehalt der Membranen beträgt zwischen 2% und 10%. An der Verbindung zwischen Epithel- und Bindegewebszellen schließt sich der Glycokalix die **Basalmembran** an. An ihrem Aufbau sind die in der Außenschicht der Plasmamembran enthaltenen Glycoproteine ebenso beteiligt wie solche, die nach Sekretion in den Extrazellularraum von außen an die Membran adsorbiert werden. Die Glycokalix schützt zum einen die Zelloberfläche, zum anderen dienen die eingelagerten Kohlenhydrate als Marker für verschiedenste Zell-Zell-Interaktionen.

So ermöglichen z. B. derartige Erkennungssignale den Leukocyten, aus dem Blutstrom auszutreten, indem sie an die Endothelzellen der Blutgefäße andocken. Die Endothelzellen exprimieren zu diesem Zweck Transmembranproteine, sogenannte Selectine, die spezifische Oligosaccharide an der Leukocytenoberfläche erkennen. Kleine sekretorische Proteine (**Chemokine**) und andere Entzündungssignale aktivieren darüber hinaus in den Leukocyten die Expresssion von **Integrinen** (S. 21), die die flüchtige Bindung der Leukocyten an die Endothelzellen intensivieren. Derart adhärent gewordene Leukocyten können dann z. B. eine Entzündungsreaktion in zerstörtem Gewebe vermitteln.
Eine genetisch bedingte Verminderung der Synthese eines Leukocyten-Integrins führt zu einer Defizienz in der Leukocyten-Adhäsion und damit bei den Patienten zu einer hohen Anfälligkeit für bakterielle Infekte.

Die eingelagerten Kohlenhydrate setzen sich aus einigen wenigen Zuckern (Oligosacchariden) zusammen (unter anderem Galactose, Fucose, Glucose, Mannose). Das häufige Vorkommen von **Neuraminsäure** am Kettenende ist mitverantwortlich für die insgesamt gesehen negative Außenladung eukaryonter Zellen.
Besonders reich an Neuraminsäure sind Erythrocyten. Durch die entstehende negative Ladung stoßen diese Zellen sich gegenseitig im Blutstrom ab. Im Alter vermindert sich der Neuraminsäure-Anteil und es kann zu Verklumpungen und zum Aussortieren dieser Erythrocyten in der Milz kommen. Bei den löslichen Glycoproteinen des Blutplasmas bestimmt der Kohlenhydratanteil deren Lebensdauer. Viele von ihnen besitzen endständig Sialinsäure (N-Acetyl-Neuraminsäure), nach deren Abspaltung das Glycoprotein je nach exponiertem Zucker (Galactose oder Mannose) von der Leber durch spezifische **Asialo-Glycoprotein-**Rezeptoren aufgenommen und abgebaut wird.
Viele Rezeptoren an Zelloberflächen sind Glycoproteine, so z. B. die Rezeptoren für das Apolipoprotein B (S. 110), das Cholesterol- und Triglycerid-haltige Proteinpartikel an Zellen andockt und somit den Cholesterolspiegel des Serums regelt. Mutationen im Rezeptor bzw. ein genetischer Mangel an funktionellem Rezeptor führen zum Krankheitsbild der familiären Hypercholesterolämie mit hohen Cholesterol-Serumwerten, Arteriosklerose und Herzinfarkten bereits bei Jugendlichen (S. 19).
Rezeptoren, die als Liganden das Fc-Fragment von Antikörpern (Immunglobulinen) binden, finden sich z. B. in großer Zahl auf Mastzellen und Makrophagen. Bei ersteren kommt es im Rahmen einer allergischen Reaktion (S. 283) zur Bindung von spezifischen Immunglobulinen (IgE), die eine Ausschüttung von Histamin bewirken. Histamin führt zu Erweiterung und Permeabilitätserhöhung von Blutgefäßen. Blutdruckabfall und Flüssigkeitsaustritt ins Gewebe (Ödeme) bis hin zum lebensbedrohlichen Zustand des anaphylaktischen Schocks sind die Folge. Makrophagen binden im Zuge der Körperabwehr mit Antikörpern besetzte Bakterien und machen sie durch Phagocytose unschädlich (S. 21).
Auch die hormonelle Wirkung des Adrenalins (u. a. Bereitstellung von Glucose zur Energiegewinnung) wird über ein glycosyliertes Transmembranprotein, den β-adrenergen Rezeptor, vermittelt (S. 130).
Oligosaccharide der Erythrocytenglycokalix wirken als Antigene des ABO-Blutgruppensystems (S. 152). Auch die Histokompatibilitätsantigene sind glycosylierte Transmembranproteine (S. 272). Bei Tumorzellen (S. 325) wird die Aufhebung der Kontaktinhibition u. a. Veränderungen der Glycokalix zugeschrieben.

1.3.7 Die Erythrocyten-Membran eignet sich besonders gut als Untersuchungsobjekt

Die am besten untersuchte Plasmamembran ist die **Erythrocyten-Membran** (Abb. 1.11). Das hat viele Gründe:

- Erythrocyten sind leicht zu gewinnen
- Erythrocyten besitzen keine störenden inneren Membranen
- Möglichkeit der Herstellung von Erythrocytengeistern ist gegeben: Erythrocyten schwellen bei der Behandlung mit hypotonen Lösungen. Hämoglobin, das Haupt-Nichtmembranprotein, fließt aus. Es bleiben reine Membranen zurück, die man willkürlich zu „Außen-außen"- bzw. „Innen-außen"-Vesikeln schließen kann

Die Lage der Proteine in einer Membran kann anhand ihrer Herauslösbarkeit bestimmt werden. Aufgelagerte Proteine lassen sich leicht, integrierte nur nach Zerstörung der Membran, z. B. durch Detergenzien, entfernen. Um integrale Proteine – ihr Anteil an Membranproteinen ist 70% – anzureichern und zu untersuchen, werden proteolytische Enzyme benutzt, die die äußeren und inneren peripheren Proteine verdauen. Es verbleiben Proteine, die integral und wasserunlöslich sind. Sie werden mit Detergenzien ausgelöst. Ihre Trennbarkeit über Gel-Elektrophorese ermöglicht es, sie einzeln zu studieren (Abb. 1.**12**).

1.3.8 Die Hauptmembran-Proteine der Erythrocyten-Membran sind Spectrin, Glycophorin und Band-III-Protein

Spectrin liegt der Membran-Innenseite auf. Es ist fädig und myosinartig. Seine Verbindung zum Cytoskelett hilft dem Erythrocyten, seine Form zu wahren und trotzdem verformbar zu sein. Ist das Spectrin defekt, kommt es zum Krankheitsbild der **hereditären Sphärocytose.**
Ein wesentliches transmembranes Protein ist das **Glycophorin** (700 000 Kopien pro Erythrocyt). Seine 131 Aminosäuren liegen zu 60% an der Membran-Außenseite. Dieser hydrophile Teil ist mit kurzen Kohlenhydrat-Ketten besetzt und mit Blutgruppen-Eigenschaften (MN-System) assoziiert. Der in der Lipid-Membran eingelagerte Teil be-

1.3 Membranen

Abb. 1.11 **Teil der Erythrocyten-Membran** (schematische Darstellung). Gezeigt sind Glycoproteine, die mit ihren Oligosaccharidanteilen gemeinsam mit denen der Glycolipide an der Außenseite der Membran die Glycokalix bilden. Das Band-III-Protein liegt als Dimer vor und bildet dadurch einen Kanal durch die Membran. Es verankert sich an der Membran-Innenseite über das Protein Ankyrin mit Spectrinmolekülen. Diese stehen ihrerseits mit Actinfilamenten des Cytoskeletts in Verbindung.

steht aus 20 zum größten Teil lipophilen Aminosäuren. Daran schließt sich das hydrophile Carboxylende an.

Spectrin, das mit Actinfilamenten an der Membran-Innenseite in Verbindung steht, ist über das **Band 4.1 Protein** mit dem Glycophorin assoziiert. Auch ein weiteres Transmembranprotein, das **Band III Protein**, wird über **Ankyrin** an Spectrin und damit an das Cytoskelett gekoppelt. Dieses Protein wird nach seiner Position in der SDS-Gel-Elektrophorese benannt und durchzieht die Membran mehrmals als globuläres Protein. Es liegt dimer vor und bildet einen Anionenkanal, durch den CO_2 in Form von HCO_3^- gegen Cl^- ausgetauscht wird (Abb. 1.11).

Das im Gewebe gebildete CO_2 wird vom Blut aufgenommen und diffundiert in die Erythrocyten. Hier wird es mit Hilfe der **Carboanhydrase** zu HCO_3^- und H^+ umgewandelt:
$$H_2O + CO_2 \rightarrow H^+ + HCO_3^-$$
Das Hämoglobin der Erythrocyten gibt Sauerstoff an das Gewebe ab. Dabei ermöglicht eine Konformationsänderung des Hämo-

Abb. 1.12 **Anreicherung und Gewinnung integraler Proteine.** Schematische Darstellung des experimentellen Vorgehens: Membranfragmente schließen sich spontan zu Vesikeln, deren Membranen entweder außen-außen oder umgekehrt, d. h. innen-außen, orientiert sind. Nach proteolytischem Verdau der peripheren Proteine werden die Vesikel geöffnet und in umgekehrter Orientierung wieder geschlossen. Erneuter Verdau der peripheren Proteine hinterlässt Membranvesikel, die ausschließlich integrale Proteine enthalten.

globins Bindung der Protonen. HCO$_3^-$ wird über das Band-III-Protein im 1 : 1-Austausch gegen Cl$^-$ aus den Erythrocyten transportiert. Auf diese Weise schützen sich die roten Blutkörperchen vor einer toxischen Anhäufung von HCO$_3^-$ und einer Alkalisierung des zellulären Milieus. In der Lunge wird hingegen Sauerstoff an Hämoglobin gebunden, wodurch die Protonen abdissoziieren. In diesem Fall wird HCO$_3^-$ im Austausch gegen Cl$^-$ in die Zellen hineintransportiert, wo es unter H$^+$-Aufnahme zu Wasser und CO$_2$ zerfällt und schließlich abgeatmet werden kann.

1.3.9 Physikalische und biologische Methoden charakterisieren die Fluidität einer Membran

Wesentliches Charakteristikum einer Membran ist ihre Fluidität. Hierfür gibt es Testmethoden (Tab. 1.4).

Tab. 1.4 **Fluiditätsbestimmungen an Membranen**

Physikalische Methoden:
– Laserstrahlen-Technik

Biologische Methoden:
– Durchmischung von Antigen-Antikörper-Komplexen in Hybridzellen
– „Capping" an Lymphocyten-Membranen
– Nachweis funktionstüchtiger Hormonrezeptor-Komplexe in Hybridzellmembranen

Physikalische Methode

Pyrene sind chemische Stoffe, die in Membranen eingelagert und durch Laserstrahlen in Schwingungen versetzt werden können. Diese Schwingungen werden als Fluoreszenz sichtbar. Die **Fluoreszenz** erlischt, sobald der Stoff mit einer wässrigen Phase in Berührung kommt. Ist die Membran fluide, wird das Pyren sehr schnell auf eine Flüssigkeitsphase auftreffen und „gelöscht" (gequenched) werden. Ist die Membran starrer, hält die Fluoreszenz länger an.

Biologische Methoden

Fluidität kann auch durch die **Geschwindigkeit der Fusion** zweier Membranen gemessen werden. Gegen Mauszellen und menschliche Zellen, die sich in ihren gewebsspezifischen Antigenen unterscheiden, werden Antikörper hergestellt, die mit Fluoreszenz-Farbstoffen markiert werden. Mit speziellen Methoden werden diese Zellen verschmolzen (hybridisiert). Sie fusionieren zu einer einzigen Zelle, einem Heterokaryon. Die Zugabe von Antikörpern führt zur Bildung von Antigen-Antikörper-Komplexen. Zunächst bleiben diejenigen von Maus und Mensch in der gemeinsamen Plasmamembran getrennt. Nach einiger Zeit durchmischen sie sich, deutlich sichtbar an dem Fluoreszenz-Verteilungsmuster; ein Beweis dafür, dass Membranproteine, in diesem Fall Antigene, dank der fluiden Membran lateral beweglich sind (Abb. 1.13).

Abb. 1.13 **Fluiditätsbestimmung durch Fusion von Zellen.** Schematische Darstellung eines Fusionsexperimentes: Antigene auf Mausbzw. Menschzellen werden durch fluoreszierende Antikörper markiert. In der Hybridzelle vermischen sich langsam die Antigene dank der Fluidität der Plasmamembran.

1.3 Membranen

Abb. 1.**14** **Fluiditätsbestimmung durch „Capping" der Lymphocyten.** Schematische Darstellung der Möglichkeit, Antigene, die sich auf der Lymphocyten-Oberfläche befinden, durch Zugabe von bivalent bindenden Antikörpern in Regionen zusammenzuziehen. Dieser Vorgang, ebenso wie das extreme „Capping", ist ein Zeichen für die Fluidität der Plasmamembran.

Abb. 1.**15** **Fluiditätsbestimmung durch Aktivierung der *Adenylatcyclase* nach Zellfusion.** Schematische Darstellung der Vereinigung von zwei Proteinen (Hormonrezeptor der einen Zelle mit der *Adenylatcyclase* der anderen Zelle) zum aktiven Komplex. Der Nachweis desselben ergibt sich durch cAMP-Produktion nach Hormoneinwirkung.

Ein anderer Beweis für Fluidität wird durch das **Capping** in Lymphocyten geführt (Abb. 1.**14**). Antikörper sind bivalent, d. h. sie können Antigene miteinander verknüpfen. Mit Hilfe von Antikörpern, die gegen Lymphocyten-Oberflächen-Antigene gerichtet sind, kann das Phänomen des „Capping" verfolgt werden: Werden Fluoreszenz-markierte Antikörper an die Lymphocyten-Membran gebunden, verknüpfen sie mit ihren beiden Valenzen jeweils zwei Antigene. Da sich im Experiment fluoreszierende Flecke bilden, die auf das Vorliegen großer zusammenhängender Antigen-Antikörper-Komplexe hinweisen, wird angenommen, dass diese durch Zusammenziehung der auf der Lymphocyten-Oberfläche verstreuten Antigene zustande gekommen sind. Diffusion der Proteine innerhalb der fluiden Membran hat dazu geführt. Dieser passive Vorgang der „Patch-Bildung" wird noch im sog. Capping fortgesetzt. Unter Energieverbrauch werden die Antigen-Antikörper-Komplexe schließlich an einem Pol der Lymphocyten zusammengezogen, wo sie dem Lymphocyten wie ein Käppchen aufsitzen. Wie das Käppchen zustande kommt, ist noch nicht geklärt. Eine Hypothese macht cytoplasmatische Actinfilamente für das Zusammenziehen der Proteinkomplexe verantwortlich. Eine andere Möglichkeit ist durch den konstanten Membranfluss gegeben, der an einem Zellpol Membranvesikel endocytiert, um sie am anderen Pol zu integrieren. Auf diese Weise können die Proteinflecke an einem Zellpol zusammengeschwemmt werden. Capping der Lymphocyten kann auch mit **Lectinen** durchgeführt werden. Lectine sind pflanzliche Proteine, die bivalent an spezifische Zuckermoleküle binden und damit die Glycoproteine der Membran fixieren.

Ein weiterer Vorgang beruht ebenfalls auf Fluidität der Membran: Einige Glycoproteine der Glycokalix haben **Rezeptorfunktion.** Sie nehmen Reize aus der Umgebung auf und bewirken eine zelluläre Reaktion auf den Reiz durch die Bildung von cAMP. Diese ist abhängig vom Vorhandensein eines Membran-gebundenen Enzyms, der *Adenylatcyclase* (s. Kap. **2**). Der Rezeptor muss mit einem derartigen Enzym in Verbindung treten und es nach Reizempfang aktivieren. Rezeptoren und Enzyme sind frei beweglich, treffen bei Bedarf aufeinander und wirken als Funktionseinheit.

Tatsächlich bestätigt das folgende Experiment diese Forderung (Abb. 1.15): Zellen werden miteinander fusioniert. Die einen besitzen Hormonrezeptoren, aber keine funktionstüchtige *Adenylatcyclase*. Die anderen besitzen *Adenylatcyclase*, aber keinen Hormonrezeptor. Vor der Fusion kann es deshalb in keiner der beiden Zellenformen zur cAMP-Produktion nach Hormoneinwirkung kommen. Anders im Heterokaryon: Die Rezeptoren der einen Zelle finden die *Adenylatcyclase*-Moleküle der anderen Zelle durch laterale Diffusion in der Membran. Binden die Rezeptoren das angebotene Hormon, so induzieren sie die funktionstüchtige *Adenylatcyclase* zur cAMP-Produktion. Das beweist, dass Proteine in der Membran beweglich sind.

1.3.10 Stoffaustausch durch Membranen

Membranen bilden Permeationsschranken

Die Membranen grenzen die Zelle gegen ihre Umgebung ab und bilden eine **Permeationsbarriere.** Diese Barriere darf aber keineswegs völlig undurchlässig sein, sollen in der Zelle physiologische Bedingungen erhalten bleiben (Rep. 1.7). **Abfallprodukte** müssen die Zelle verlassen und **Nährstoffe** müssen aufgenommen werden können. Der **osmotische Druck** (Abb. 1.16) muss erhalten bleiben, soll die Zelle nicht durch Wasserverlust kollabieren oder durch übermäßige Wasseraufnahme platzen (s. Abb. 1.20). Zellen sind von flüssigem Milieu umgeben. Bei höheren Organismen sind dies Interzellularflüssigkeiten wie Serum oder Lymphe. Moleküle müssen intrazellulär so konzentriert werden, dass sie den Lebensfunktionen der Zelle, z. B. der Energiebereitstellung, optimal dienen, unabhängig davon, in welcher Konzentration sie extrazellulär angeboten werden (Tab. 1.5).

Liegen Stoffe in zwei verschiedenen Konzentrationen vor und werden diese durch eine permeable Membran voneinander getrennt, dann gleichen sich die Konzentrationen mit der Zeit aus: Vom Ort höherer Konzentration diffundieren Teilchen zum Ort niederer Konzentration entlang dem Konzentrationsgefälle. Dieser Vorgang heißt **Diffusion** und ist ein passiver, ohne Energieverbrauch ablaufender Prozess (Abb. 1.17).

Durch die Lipid-Doppelmembran können nur lipophile Stoffe, wie z. B. CO_2, O_2, N_2, H_2O, Harnstoff und Ethanol, diffundieren (Tab. 1.6). Für andere Moleküle ist die Zellmembran selektiv permeabel. Sie organisiert **Transportmechanismen** unter Zuhilfenahme von Membranproteinen.

Ein passiver Transportvorgang: die erleichterte Diffusion

Prinzipiell müssen passive, nicht Energie-verbrauchende von aktiven, Energie-verbrauchenden Transporten unterschieden werden. Untersucht man Diffusionsvorgänge an einer isolierten Membran, z. B. der der Erythrocyten, so diffundieren einige Stoffe schneller, als sie ihrer chemischen Natur nach dürften. Dazu gehört z. B. die hydrophile Glucose. Glucose wird dabei entlang ihres Konzentrationsgefälles befördert. Da der Transport aber leichter geht,

1.7 Stoffaustausch durch Membranen

Passive Transporte: nicht Energie-verbrauchend in einem Konzentrationsgefälle
- Diffusion: Molekülbewegung vom Ort höherer zum Ort niederer Konzentration
- erleichterte Diffusion: Diffusion durch Membranen mit Hilfe von Permeasen (Transporter); molekülspezifisch(!)
- Osmose: Wasser-Diffusion durch semipermeable Membranen

Aktive Transporte: Energie-verbrauchend(!) auch gegen ein Konzentrationsgefälle
- Pumpen: z. B. Na^+/K^+-Pumpe, Ca^{2+}-Pumpe
  a) Symporte
  b) Antiporte
- Cytosen:
  a) Exocytose
  b) Endocytosen: Pinocytose, Phagocytose

Abb. 1.16 **Apparatur zur Messung des osmotischen Drucks.** Eine Salzlösung wird mit Hilfe einer semipermeablen Membran vom Wasser getrennt. Da zwar das Wasser, nicht aber das Salz diffundieren kann, strömt das Wasser ein, um einen Konzentrationsausgleich zu schaffen. Die Volumenvergrößerung führt zum Anstieg der Lösung im Steigrohr. Der osmotische Druck kann so direkt abgelesen werden.

Abb. 1.17 **Diffusion.** Darstellung des Konzentrationsausgleiches zwischen zwei Lösungen, die durch eine **permeable** Membran getrennt sind. Der Ausgleich erfolgt vom Ort der höheren zum Ort der niederen Konzentration ohne Energieaufwand.

als es ihren osmotischen Eigenschaften entsprechen würde, nennt man diese Diffusion **erleichterte Diffusion** (Abb. 1.18). Sie verläuft passiv, ohne Energieaufwand. Die Beschleunigung wird durch Membranproteine erreicht: Sie werden deshalb auch **Transporter** genannt. Derartige

Membranproteine sind **spezifisch für ein bestimmtes Molekül**, für das sie einen **spezifischen Kanal** bilden, durch den das hydrophile Substrat geschleust wird. Ist viel Substrat zu transportieren, dann wird so viel transportiert, wie es die Kapazität des Transporters erlaubt. Die Spezifität derartiger Transporter kann erreicht werden, indem das zu transportierende Molekül am Ort höherer Konzentration an das Membranprotein bindet. Eine durch die Bindung ausgelöste Konformationsänderung des Transmembranproteins führt zur Öffnung eines spezifisch geformten Kanals. Nach Durchtritt des Moleküls schnellt der Transporter in seine Ausgangskonfiguration zurück. Einige dieser Transporter (Kanäle) können, je nach Bedarf, geöffnet oder geschlossen werden. „Kanaldeckel" gibt es z. B. bei Na^+- und K^+-Kanälen. Nur wenn sie geöffnet sind, können die für die Zelle so lebenswichtigen Ionen entsprechend ihrem Konzentrationsgefälle passiv fließen. Öffnungsreize bieten dazu extrazelluläre Proteine oder das Erreichen einer gewissen Konzentration eines dieser Ionen. Soll z. B. möglichst viel Glucose durch erleichterte Diffusion transportiert werden, dann muss die Zelle möglichst lange ein hohes Konzentrationsgefälle aufrechterhalten. Dies kann sie mit Hilfe eines Tricks erreichen: Sie verändert intrazellulär das Substrat derart, dass es nicht mehr zur Konzentrationserhöhung beiträgt. So wird Glucose z. B. zu Glucosephosphat.

Aktive Transporte können gegen Konzentrationsgefälle laufen und verbrauchen Energie

Häufig müssen Substanzen **gegen ein Konzentrationsgefälle** transportiert werden. Wieder sind für Moleküle oder Molekülgruppen spezifische Transporter vorhanden, die aber **unter Energieverbrauch** arbeiten (Mutationen in derartigen Transportsystemen sind Ursachen erblicher Krankheiten). Die benötigte Energie für den Transport kann aus der Hydrolyse des **Energielieferanten Adenosintriphosphat (ATP)** oder aus **Ionengradienten** geschöpft werden. Über ATP-Hydrolyse werden Na^+, K^+, Ca^{2+} und H^+-Ionen transportiert. Andere Moleküle, wie Cl^-, HCO_3^-, Zucker, Aminosäuren etc., benutzen Energie aus Na^+-Konzentrationsgradienten. Misst man mit Mikroelektroden die Ladung im Inneren von Erythrocyten, dann ist die Plasmamembran innen relativ zu außen negativer geladen. Dieses elektrische **Ruhepotenzial** beträgt je nach Zellart zwischen 20 und 150 mV. Die K^+-Ionen-Konzentration innerhalb der Zelle ist im Gegensatz zu außen hoch – eine Notwendigkeit für das Funktionieren der Proteinbiosynthese und der Glycolyse. Entsprechend dem Konzentrationsgefälle fließen K^+-Ionen durch Rest-Diffusion nach außen: Die Membran wird innen negativ. Na^+-Ionen, die außen höher konzentriert sind als innen, strömen langsam in die Zelle entlang ihres Konzentrationsgefälles ein, gefördert von der innen vorherrschenden negativen Ladung. Durch seine große Hydrathülle behindert, diffundiert das Na^+-Ion viel schwerfälliger als die K^+-Ionen. Trotzdem würde die Diffusion der Ionen zu einem langsamen Konzentrationsausgleich und einer völligen Depolarisation der Membran führen, gäbe es nicht einen Transportmechanismus, der aktiv K^+-Ionen in die Zelle hinein und Na^+-Ionen hinausbefördert.

Abb. 1.18 Erleichterte Diffusion. Lösungen eines hydrophilen Stoffes, z. B. Glucose unterschiedlicher Konzentration, sind durch eine biologische Membran getrennt. Die Diffusion der Glucose vom Ort höherer zum Ort niederer Konzentration wird durch Glucose-spezifische Membranproteine (Transporter) erleichtert. Im Diagramm ist der Molekültransport pro Zeiteinheit aufgetragen. Deutlich mehr Moleküle diffundieren bei erleichterter Diffusion (obere Kurve) als bei einfacher Diffusion.

Tab. 1.5 Konzentration einiger wichtiger Ionen in Mammaliazellen und im Serum

Ion	Zelle (mM)	Serum (mM)
Na^+	12	145
K^+	139	4
Mg^{2+}	0,8	1,5
Ca^{2+}	10^{-4}	1,8
Cl^-	4	116
HCO_3^-	12	29

Fixierte Anionen im Cytoplasma wie Proteine, Nucleinsäuren etc.

Tab. 1.6 Der Einfluss verschiedener Faktoren auf die Membrangängigkeit eines Moleküls

Faktor	Membrangängigkeit
Fettlöslichkeit	positiv
Polarität	negativ
Hydrathülle	negativ
Größe	negativ

Aktive Transporte arbeiten nach dem Prinzip einer Pumpe

Dieser aktive Transport arbeitet im Sinne einer **Pumpe:** Unter Energieverbrauch werden Ionen gegen ihr Konzentrationsgefälle bergauf gepumpt (Abb. 1.19). Diese Pumpe ist eine Na^+-K^+-*ATPase*, ein **Protein** (Enzym), das in Abhängigkeit von Na^+ und K^+ ATP spaltet. Diese *ATPase* reicht durch die Membran hindurch. An der cytoplasmatischen Seite befinden sich Bindungsstellen für ATP und Na^+-Ionen. An der extrazellulären Seite sind die K^+-Bindungsstellen. Wird ATP an das Enzym angelagert, so wird es bei Anwesenheit von Na^+- und K^+-Ionen gespalten. Das freiwerdende Phosphat phosphoryliert eine Proteinuntereinheit der Pumpe und ermöglicht die Bindung von drei Na^+-Io-

Abb. 1.19 **Die Na⁺-K⁺-Pumpe als Modell für einen aktiven Transport.** Im energetisierten Zustand besitzt die Na⁺-K⁺-Pumpe an der Membran-Innenseite drei Bindungsstellen für Natrium-Ionen. Drei Na⁺-Ionen werden nach außen gebracht und entlassen. In diesem Zustand hat die Pumpe zwei Bindungsmöglichkeiten für Kalium-Ionen. Wenn an der Membraninnenseite die K⁺-Ionen abgegeben worden sind, ist die Pumpe entspannt. Durch Energiezufuhr wird die Pumpe wieder energetisiert, d. h. gespannt. Die Energie wird aus der Spaltung von ATP bezogen. Ein neuer Aktionscyclus beginnt, bei dem drei Na⁺-Ionen von innen nach außen und zwei K⁺-Ionen von außen nach innen transportiert werden. (Die beschriebenen Vorgänge sind schematisch von links nach rechts dargestellt.)

nen. Gleichzeitig werden außen zwei K⁺-Ionen in der K⁺-Bindungsstelle angelagert. Eine Konformationsänderung führt zu einer Rotationsbewegung des Proteins und führt die Na⁺-Bindungsstelle an die extrazelluläre, die K⁺-Bindungsstelle an die intrazelluläre Membranseite. Die Ionen werden abgegeben. Das Protein wird dephosphoryliert und schnell wieder in seine Ausgangsstellung zurück. Der Prozess kann von neuem beginnen. Ein Drittel der gesamten Zellenergie wird in die Na⁺-K⁺-Ionen-Pumpe gesteckt. Es gibt auch andere Pumpen, z. B. eine **Ca²⁺-Ionen-Pumpe**, die Ca²⁺-Ionen aus der Zelle herauspumpt.

Ein weiteres ATP-getriebenes Transportsystem hat bei Eukaryonten Bedeutung. Es ist verantwortlich für therapeutisch unliebsame Resistenzentwicklung von Tumorzellen gegen verschiedene Drogen. Das Transportprotein, ein Glycoprotein P170 (M_r 170 000), befindet sich bevorzugt in Membranen von Leber-, Nieren- und Darmzellen, wo es für den Transport und die Ausscheidung von Toxinen sorgt. Dieses, seiner Funktion nach **Multidrogen-Resistenz-Protein (MDR)** genannt, gehört zu der sog. **ABC-Transporter-Superfamilie,** die in Bakterien für den Transport unterschiedlichster Moleküle sorgt und deren Proteine sich durch hoch konservierte ATP-Bindungsstellen auszeichnen. Das MDR-Protein pumpt aus Eukaryontenzellen verschiedenste Drogen hinaus, die durch ihre Hydrophobie in die Zelle hineindiffundieren konnten. Behandlung von Tumorzellen, z. B. mit einem Cytostatikum, kann zur Induktion dieses Transporters und damit zur Resistenz gegen alle möglichen anderen Drogen führen. Auch für die medizinisch bedeutungsvolle Resistenzausbildung gegen das Malariamittel Chloroquin (drei Millionen Menschen sterben jährlich an Malaria) scheint ein MDR-Protein in der Membran des Malariaerregers *Plasmodium falciparum* verantwortlich zu sein. Immer mehr Transportproteine der ABC-Familie werden bei Eukaryonten gefunden. So liegt z. B. einer genetischen Krankheit, der cystischen Fibrose, eine Mutation im „Cystische-Fibrose-Transmembran-Regulator (CFTR)-Protein", einem Cl⁻-Kanal, zugrunde, der zu den ABC-Transportern gehört (S. 163).

Ionengradienten sind für Zelltransporte lebenswichtig

Ionengradienten liefern Energie zum Transport lebenswichtiger Moleküle. Derartige Transporte sind **Cotransporte,** wobei man **Symporte** von **Antiporten** unterscheidet. Bei den Symporten wird der Metabolit in die gleiche Richtung wie das Ion transportiert, bei den Antiporten in die dem Ionentransport entgegengesetzte Richtung.

So können **Glucose-Transport** oder **Aminosäure-Transport** als Na⁺-Symporte ablaufen. Holt der Na⁺-Ionen-Transporter Na⁺-Ionen entsprechend dem Konzentrationsgefälle in die Zelle hinein, so bricht das Membranpotenzial langsam zusammen. Die dabei frei werdende Energie wird genutzt, um aktiv Glucose, auch gegen ein Konzentrationsgefälle, in die Zelle zu ziehen. Eine regional begrenzte Verteilung von Transportern innerhalb einer Zelle kann z. B. zum interzellulären Transport eines Metaboliten ausgenutzt werden.

Transporter im apicalen Bereich der Darmepithelzellen sorgen für einen Na⁺-Symport von Glucose aus dem Darmlumen. Im basalen und lateralen Bereich derselben Zellen finden sich Na⁺-Ionen-unabhängige Transportproteine, die die Glucose entlang ihrem Konzentrationsgefälle durch erleichterte Diffusion ans Blut abgeben. In die Zelle eingeströmte Na⁺-Ionen werden mittels der *Na⁺-K⁺-ATPase* wieder hinausbefördert und damit die Membran neu energetisiert.

Ionengradienten sind für die Konstanterhaltung des Zellvolumens nötig

Die Zellmembranen sind durchlässig für Wassermoleküle. Man nimmt an, dass zahlreiche permanent offene Poren für Wassermoleküle die Lipidmembran durchsetzen. Diese Kanäle werden durch **Aquaporine** gebildet, eine Familie der Wasser-Kanal-Proteine, die in biologischen Membranen für eine hohe Wasserpermeabilität sorgen. So findet sich Aquaporin 1 in der Erythrocytenmembran, während Aquaporin 2 in der Niere für Wasserrückresorption aus dem Urin sorgt. Ist dieses Protein mutiert, kommt es zum **Diabetes insipidus**, einem Krankheitsbild mit literweisen Urinausscheidungen. Die Menge Wasser, die eine Zelle aufnimmt oder abgibt, hängt von der Osmolarität ab, d. h. von der Konzentration der in ihr und im umgebenden Milieu gelösten Teilchen (Abb. 1.20). Herrscht intrazellulär die gleiche Konzentration wie extrazellulär, so spricht man von Isotonie. Isotonie existiert z. B. zwischen den Erythrocyten und dem Serum. Wird das intrazelluläre Ionenmilieu aber z. B. durch Na^+-Einstrom erhöht, dann strömt gleichzeitig Wasser ein – es findet also Osmose statt –, um die entstandene Hypertonie auszugleichen. Die Zelle schwillt und platzt im Extremfall (Hämolyse). Wird hingegen die Osmolarität im Serum erhöht, d. h. herrscht Hypotonie im Zellinnern, dann strömt Wasser aus den Erythrocyten aus. Diese schrumpfen und bilden die sog. **Stechapfelform**. Aufrechterhaltung des Ionenmilieus ist somit auch aus der Sicht der Osmolarität eine Notwendigkeit für jede Zelle.

1.3.11 Cytosen

Endo- und Exocytosen sind aktive Transporte

Sonderformen der aktiven Transporte sind die **Cytosen** (Rep. 1.8). Über **Exocytosen** geben Zellen Makromoleküle, aber auch kleinere Partikel nach außen ab. Über **Endocytosen** nehmen sie derartige Stoffe auf. Das Prinzip dieser Transportvorgänge besteht darin, dass die Substanzen in Membran-umschlossenen Bläschen, sog. **Vesikeln**, verpackt und mittels Membran-Verschmelzungsprozessen (Fusion) durch die Membranen hindurchgeschleust werden.

Transport über Vesikel, wie er in vielfältiger Form in Zellen zwischen Membranen verschiedener Kompartimente, also nicht nur an der Plasmamembran, stattfindet, setzt folgende Prozesse in Gang:
1. Umformung planer Membranbilayer-Abschnitte zu Vesikeln durch reversible Polymerisierung einer Hülle aus löslichen cytosolischen Proteinen um die sich bildende Ausstülpung. (Beteiligte Proteine: **Clathrin** und sog. **Coatomere**, Coat-Proteine oder COPs). Die Art der verwendeten Coatproteine ist abhängig von der weiteren Bestimmung des Vesikels. Die Zugehörigkeit einiger dieser Proteine zur Familie der kleinen G-Proteine vermittelt diesen GTPase-Aktivität (S. 329): Dabei führt die Bindung von GTP bzw. GDP zu Konformationsänderung der Coat-Proteine und ermöglicht nach Bedarf die Bildung oder Rückbildung einer Vesikelhülle.
2. Selektion und Anreicherung der zu transportierenden Substanzen innerhalb des Vesikelareals mit Hilfe von spezifischen Membran-Rezeptorproteinen. Hierbei spielen **Adap-**

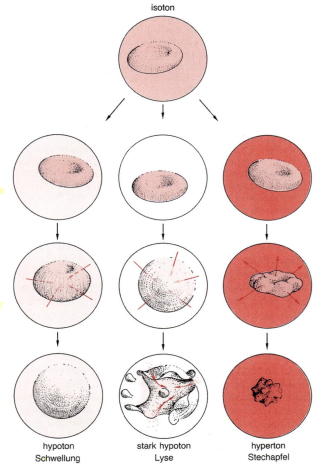

Abb. 1.**20 Osmose an biologischen Membranen.** Dargestellt ist das Verhalten eines Erythrocyten in Medien unterschiedlicher Ionenkonzentrationen. Ausgehend von einem isotonen Medium (Ionenkonzentration innerhalb und außerhalb des Erythrocyten gleich), wird der Erythrocyt in ein Medium niedrigerer Ionenkonzentration bzw. in ionenfreies Wasser überführt. Schwellung bzw. Lyse ist die Folge. Überführung des Erythrocyten in ein Medium höherer Ionenkonzentration führt zu Wasserentzug und Schrumpfung des Erythrocyten (Stechapfelform). Ionengradienten liefern die Energie, um durch Transporte die Isotonie zwischen Zellen und Umgebung aufrechtzuerhalten.

1.8 Cytosen sind aktive Transporte

Exocytose: Sekretion, Ausstoßung von Schadstoffen
- konstitutiv
- reguliert, induzierbar

Apocytose: Abschnürung von Vesikeln
- spezifisch
- unspezifisch

Endocytose: Aufnahme, Ernährung; Körperabwehr
- Pinocytose
  Aufnahme kleiner Partikel und Flüssigkeiten
  (alle Zellen!)
- Transcytose
  Transport von Endocytosevesikeln durch Zellen
- Phagocytose
  Aufnahme großer Partikel durch Makrophagen,
  Leukocyten (spezialisierte Zellen!)

tine eine Schlüsselrolle. Sie interagieren mit Sortierungsmotiven besagter Transmembranrezeptoren.
3. Auffinden der Zielmembran mit Hilfe weiterer Proteine nach Auflösung der Hülle unmittelbar nach Fertigstellung der Vesikel. Diese Proteine, Angehörige der Rab-Familie, sind ebenfalls kleine G-Proteine und ermöglichen die Spezifität des Vesikeltransports durch Freilegung transmembraner Rezeptorproteine, den **SNAREs**.
4. Derartige „Postleitzahlen" befinden sich sowohl auf den Vesikel(v)- als auch auf den Ziel(t = target-)Membranen. Die enge Verflechtung α-helicaler Proteinbereiche derartiger v-SNAREs mit t-SNAREs bewirkt die Fusion.
5. Auflösung der fusionierten SNAREs zu deren neuerlicher Verwendung wird durch zusätzliche Proteine und Energiezufuhr aus ATP erreicht. Der dabei wirksame Komplex beinhaltet u. a. das cytoplasmatische Chaperonprotein NSF (**N**-**E**thylmaleimid-**s**ensitives **F**usionsprotein) und SNAPs (**s**oluble **N**SF **a**ttachment **p**roteins).

Die Endocytoseleistung von Zellen ist, wenn auch von Zellart zu Zellart verschieden, bemerkenswert. Ein **Makrophage** verdaut z. B. in zwei Stunden ein Volumen, das 50% seines eigenen entspricht bzw. in 15 Min. ein Volumen, das 50% seiner Plasmamembran entspricht. Da die Größe der Zelle nicht abnimmt, muss die endocytierte Membran durch gleichzeitige exocytotische Prozesse ersetzt werden. Endo- und Exocytose finden an allen Membranen, also auch an den zellinternen, statt. Alle Zellen sind in der Lage, kleinere Partikel und Flüssigkeiten zu endocytieren. Diese Endocytose heißt **Pinocytose** (die Transportvesikel sind klein). Werden größere Partikel, z. B. Bakterien, defekte Erythrocyten oder dergleichen, der Zelle einverleibt, spricht man von **Phagocytose** (Transport in großen Vesikeln bzw. Vakuolen). Phagocytose ist bestimmten Zellen vorbehalten, z. B. Makrophagen oder polymorphkernigen Leukocyten.

Die Exocytose ist eine Sekretion

Im Verlauf der Exocytose (Abb. 1.21) werden Stoffe, die die Zelle verlassen sollen, wie **Schadstoffe** oder **Sekrete**, im Golgi-Apparat (S. 33) von Membranen eingeschlossen. Membranvesikel lösen sich vom Golgi-Apparat ab, werden mit Hilfe des Cytoskeletts (S. 62) durch die Zelle geleitet und heften sich an der Plasmamembran-Innenseite an. Auf diese Weise sind gleiche Membranseiten – in diesem Fall cytoplasmatische – einander angelagert. Der Zusammenbruch des Membranpotenzials an den Kontaktstellen verhindert eine gegenseitige Abstoßung. Während der nun folgenden Membranverschmelzung wird die Vesikelmembran in die Plasmamembran unter Ausbildung einer Pore inkorporiert und der Bläscheninhalt nach außen abgegeben. Die Oberfläche einer Zelle, die maximal sezerniert, kann durch einfusionierte Vesikel enorm vergrößert werden. Die Abgabe eines Sekrets kann permanent (**konstitutiv**) oder schubweise (**reguliert**) erfolgen. Ersteres trifft zu für das Kollagen der Fibroblasten, die Abgabe von Serumproteinen aus Leberzellen und von Antikörpern aus B-Lymphocyten. Letzteres ist bei der Ausschüttung von Neurotransmittern oder der Abgabe von Verdauungsenzymen oder Hormonen (Insulin, Glucagon etc.) der Fall. Die Vesikelentleerung ist induzierbar und von der intrazellulären Ca^{2+}-Konzentration abhängig. Ca^{2+}-bindende Proteine, die **Annexine**, können an der Membran Ca^{2+}-Kanäle bilden und sind an der Vesikel-Membran-Fusion maßgeblich beteiligt. Die Abgabe zellulärer Komponenten nach außen kann auch über **Apocytose** erfolgen. Im Gegensatz zur Exocytose werden hierbei Membranbläschen zusammen mit ihrem Inhalt abgeschnürt. **Unspezifische** Apocytose zeichnet sich durch Abschnürung kleiner Plasmamembranareale aus, z. B. zur Erneuerung der Mikrovilli

Abb. 1.21 Exocytose
a Schematische Darstellung der Ausschleusung eines sekrethaltigen Vesikels durch die Plasmamembran. Membran-Außenseite bzw. Membran-Innenseite sind als solche markiert. Gleichartige Membranseiten lagern sich aneinander, die Vesikelmembran wird in die Plasmamembran integriert und das Sekret nach außen abgegeben. **b** Zymogengranulom im Pankreas (Aufnahme: H. F. Kern, Marburg; M: 2 cm ≙ 0,2 μm).

(S. 75) in Darm- und Nierenepithelien. Auch die Absonderung wichtiger Calcifizierungsenzyme in **Matrixvesikeln** durch Osteoblasten im verkalkenden Knochen erfolgt auf diese Weise.
Spezifische Apocytose liegt u. a. der Sekretion von Milchfetttropfen in der Brustdrüse, der Ausstoßung des Kerns aus reifenden Erythrocyten und der Abschnürung von Viruspartikeln aus infizierten Zellen zugrunde.

Durch Endocytose ernährt sich die Zelle und wehrt Schadstoffe ab

Die Endocytose (Abb. 1.22, 1.23) ist eine Umkehr der Exocytose. Material, das in die Zelle aufgenommen werden soll, z. B. **Nahrungsstoffe,** wird an bestimmten Zellmembranregionen an **Rezeptoren** gebunden (Rezeptor-vermittelte Endocytose). Diese Regionen stehen mit intrazellulären **Actinfilamenten** in Verbindung. Die Substrat-Rezeptor-Bindung führt zu einer **Invagination,** d. h. einer Einstülpung der Zellmembran. Der Hals dieser Einstülpung wird immer länger und immer enger, bis gegenüber liegende **Membranen aneinanderstoßen** (wieder gleiche Plasmamembranseiten – in diesem Fall extrazelluläre). Die Membranen verschmelzen zu einer intakten Zellmembran und die Einstülpung wird unter Beteiligung eines cytosolischen Proteins, dem **Dynamin,** als **Membranvesikel ins Innere der Zelle entlassen** (**Endosom**). Derartige Vesikel besitzen an ihrer cytoplasmatischen Seite oder Außenseite einen Kranz regelmäßiger Stäbchen oder Zacken (**Stachelsaum-Vesikel, „coated vesicles").** Das Hauptprotein derartiger Hüllen ist das **Clathrin,** das wie ein Korbgeflecht das Vesikel umgibt (Abb. 1.24).
Stachelsaum-Vesikel sind auch bei der **Cholesterol-Aufnahme** der Zelle über Low-density-Lipoproteine (LDL), der Transportform des an Proteine gebundenen Cholesterols im Blut, beteiligt. Die Substrat-Rezeptor-Bindung konzentriert mit Hilfe von **Adaptinen** die endocytierte Substanz im Vesikelinneren. Wie wichtig die ordnungsgemäße Konzentration der Rezeptoren in der Region der Stachelsaum-Vesikel ist, zeigt eine Form der familiären Hypercholesterolämie (S. 10): Mutationen im LDL-Rezeptor behindern dessen Konzentration und damit eine erfolgreiche Endocytose. Auch Invagination von nicht Rezeptor-tragenden Plasmamembran-Anteilen ist möglich. Dabei wird unselektioniert extrazelluläres Material eingefangen und es entstehen glatte Vesikel (Endosom). Die Endosomen können durch die Zelle hindurchtransportiert und ungeöffnet exocytiert werden, wie es häufig bei Endothelzellen der Fall ist (**Transcytose**). Oder die Endocytosevesikel fusionieren im Zellinneren untereinander bzw. mit primären **Lysosomen** (S. 36) und bilden sekundäre Lysosomen. Die in den Lysosomen kompartimentierten Verdauungsenzyme besorgen den Abbau der eingeschleusten Materialien. Unverdauliches bleibt liegen und bildet **Residualkörper**

Abb. 1.22 Endocytose: Rezeptor-vermittelte Endocytose. Schematische Darstellung der Endocytose kleiner Partikel. Moleküle (Liganden) werden an Rezeptoren der Membranaußenseite gebunden, und zwar oft in Regionen, in denen die Membraninnenseite Stacheln trägt (coated pits). Intrazelluläre Actinfasern (stressfibers) sind am Vorgang der Invagination und Vesikelbildung beteiligt. Schließlich erfolgt die Abschnürung eines Vesikels (Stachelsaum-Vesikel, coated vesicle).

Abb. 1.23 **Endocytose in der elektronenmikroskopischen Darstellung**
a Endocytose von kationischem Ferritin, Adenokarzinom des Pankreas des Menschen (M: 2,4 cm ≙ 0,2 μm).
b Endocytose, coated pit, coated vesicle, Adenokarzinom des Pankreas des Menschen (M: 1,5 cm ≙ 0,15 μm).
c Endothel einer Kapillare, Nachweis der Endocytose, Gefrierbruchtechnik (M: 2 cm ≙ 0,2 μm).
d Kapillare aus dem Pankreas des Menschen, Beispiel für Pinocytose; Pfeile zeigen auf coated pits (Aufnahmen: H. F. Kern, Marburg; M: 2 cm ≙ 0,5 μm).

(S. 36). Bevor es zur Fusion des Endocytosevesikels mit Lysosomen kommt, wird ein für die Zelle außerordentlich ökonomischer Schritt eingeschaltet: Die Rezeptoren (z. B. für LDL) werden vom Liganden getrennt und an die Zellmembran zurückgeschickt. Dieser Vorgang findet sich fast immer bei Rezeptor-vermittelten Endocytosen, und es bedarf eines besonderen Tricks, um die zunächst so feste und spezifische Bindung vom Rezeptor an seinen Liganden zu lösen. Die Regulation erfolgt über Veränderungen des pH-Milieus. Dazu verschmilzt der vom Clathrin befreite Vesikel (frühes Endosom) mit einem sog. späten Endosom. In diesen Vesikeln herrscht ein saurer pH von ca. 5,0, der durch eine wandständige ATP-abhängige Protonenpumpe aufrechterhalten wird. (Schon ca. 10 Protonen genügen in einem Vesikel von der Größe eines Endosoms – ca. 80 nm –, um den pH-Wert von 7,0 auf 5,0 zu senken!) Unter diesen Bedingungen löst sich der Rezeptor vom Liganden. Die Rezeptoren werden vom Endosom in einem eigenen Vesikel abgeschnürt und zur Plasmamembran transportiert. Auch die **Eisenaufnahme** in Zellen funktioniert mittels Rezeptor-vermittelter Endocytose (Transferrin-Rezeptoren) und **Viren,** wie z. B. das Influenzavirus, werden über spezifische Zellrezeptoren aufgenommen (S. 319).
An Plasmamembranen finden sich bei Mammalia Invaginationen, **Caveolae,** deren Lipidzusammensetzung einen in etwa stationären Zustand des Membranareals gewährleistet (Lipid-Flöße, S. 7). An den Caveolae, deren cytoplasmatische Seite von **Caveolin,** einem Transmembranprotein bedeckt ist, befinden sich verschiedene Rezeptoren und Signalproteine. Hier findet sich offenbar ein Ort der Kom-

munikation zwischen extra-und intrazellulären Signalen. Die Endocytose großer Materialien, die **Phagocytose,** ist die Aufgabe spezifischer Phagocytosezellen (Abb. **1.25, 1.26**). Ein Teil der Körperabwehr funktioniert über diesen Mechanismus, z. B. die Phagocytose von Bakterien. Außerdem werden Membranbruchstücke und überalterte Erythrocyten – mehrere Milliarden pro Tag – beseitigt. Auch hier spielen **Rezeptoren,** z. B. für die Fc-Fragmente von Antikörpern (S. 275), eine wichtige Rolle. Ein eindringendes Bakterium wird zunächst von Antikörpern besetzt und dadurch für die Makrophagen mundgerecht gemacht. Gerät ein derartig hergerichtetes Bakterium in die Nähe eines Makrophagen, dann umfließt dieser mit langen zellulären Fortsätzen (Lamellipodien) seine Beute. Die Plasmamembran hangelt sich dabei von einem Antigen-Antikörper-Komplex zum anderen, bis das Bakterium in eine Membranvakuole (Phagosom) eingeschlossen ist. Der Makrophage verschlingt und verdaut es mit Hilfe der Lysosomen (Abb. **1.26** und S. 36).

1.3.12 Zellkontakte

Höhere Organismen sind **multizellulär.** Unzählige individuelle Zellen bilden Gewebe und Organe, wobei jede Zelle im Kontakt mit ihrer Umgebung am harmonisch funktionierenden Ganzen mitwirken muss. Zu diesem Zweck sind die Zelloberflächen zur **Kommunikation** ausgebildet. Dass Zellen „spüren", wenn sie eine andere Zelle berühren, zeigt sich in der Zellkultur (Abb. **1.27**). Hier wachsen Fibroblasten nur so lange, bis sie an allen Seiten an Zellen anstoßen. Dann stellen sie die Vermehrung ein: **Kontaktinhibition.** Krebszellen haben diese Reaktionsmöglichkeit verloren. So finden sich z. B. (s. u.) in Tumorzellen Mutationen in den Genen für Adhäsionsmoleküle (Cadherine) oder deren Adaptermolekülen (Catenine). Eine Hypermethylierung des Promotors des E-Cadheringens z. B. bewirkt dessen Produktionsminderung und führt damit zu einer Beeinträchtigung der Zelladhäsion: Zellen wachsen ungehemmt, können ihren Zellverband verlassen und Tochtergeschwülste **(Metastasen)** ausbilden.
Zellkommunikation wird im Wesentlichen durch vier transmembrane Adhäsionsproteingruppen (CAMS = Cell-Adhäsions-Moleküle) vermittelt: **Selectine, Integrine,** Mitglieder der Immunglobulin-(Ig-)Superfamilie (z. B. das interzelluläre Adhärens-Molekül **ICAM**) und durch **Cadherine.** Dabei können transiente (vorübergehende) Kontakte ausgebildet werden, wie z. B. zwischen Leukozyten und Kohlenhydraten auf Endothelzellen (S. 10). Es können gleichartige, aber auch unterschiedliche Adhäsionsmoleküle zum Kontakt interagieren. **Cadherine** (ihre Wirkung wird durch Ca^{2+} beeinflusst: „**C**alcium **adher**ing") vermitteln stabile Kontakte, z. B. in den Desmosomen und den Verschlusskontakten, haben aber auch große Bedeutung bei Signaltransduktion und Differenzierung.
Zellkontakte (Tab. **1.7**) haben verschiedenen Aufbau und verschiedene Funktionen. Sie spielen z. B. eine wesentliche Rolle zwischen Epithelzellen. Diese Zellen bedecken als Gewebe die Oberfläche unseres Körpers und kleiden alle inneren Hohlräume aus.

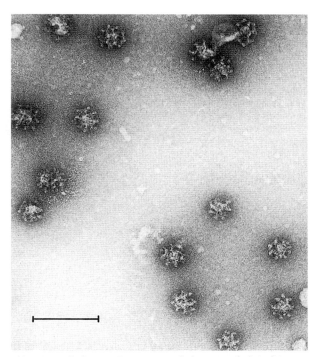

Abb. **1.24 Clathringerüste um Stachelsaumvesikel, isoliert aus Rindergehirn** (Aufnahme: E. Robbins, D. Sabatini, New York; M: 2,5 cm ≙ 0,15 μm).

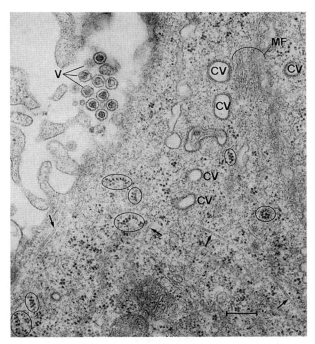

Abb. **1.25 Ausschnitt aus einem Makrophagen mit phagocytierten Viren**
CV coated vesicles
MF Actin-Mikrofilamentbündel
V Virus
↑ Mikrotubuli im Längsschnitt
○ Kreise umgeben freie Ribosomen
(Aufnahme: E. Robbins, D. Sabatini, New York; M: 1,5 cm ≙ 0,25 μm).

Abb. 1.26 Phagocytose eines Bakteriums (schematische Darstellung). Die Rezeptoren an der Membran-Außenseite binden an Antikörper, die am Bakterium haften. Die Membran bildet eine Vakuole um das Bakterium. Der Vakuolen-Eingang wird immer enger. Schließlich vereinigen sich die Membranen. Die so entstandenen Phagosomen gelangen ins Zellinnere, wo sie mit Verdauungsvesikeln verschmelzen.

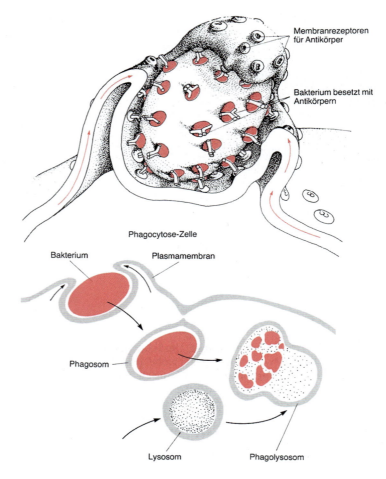

Tab. 1.7 **Zell-Zell-Kontakte** (in multizellulären Organismen)

Name	Synonym	Form	Interzellularraum	Hauptaufgabe
Verschlusskontakt	*Zonula occludens*, Tight-junction	gürtelförmige Nähte	nicht mehr vorhanden	Permeationseinschränkung
Gürtel-Desmosom	*Zonula adhaerens*	gürtelförmiges Band	normal (20 nm)	mechanischer Zellzusammenhalt
Punkt-Desmosom	*Macula adhaerens*	druckknopfartig	normal bis breiter (20–30 nm)	mechanischer Zellzusammenhalt
Kommunikations-Kontakt	elektrische Synapse, Nexus, Gap-junction	fleckförmig	verengt (2–4 nm)	interzellulärer Substanzaustausch
Hemi-Desmosom		kein eigentlicher Zellkontakt		Verschweißung von Epithelzellen mit Bindegewebe (Basalmembran)

Die interzellulären Verbindungen werden, entsprechend ihren Funktionen, in drei Hauptgruppen unterteilt

– Die **Zonula occludens** (**Verschlusskontakt**, tight junction) macht Zellschichten **impermeabel**. Funktion: Aufrechterhaltung eines interzellulären Milieus, das sich von dem der Umgebung unterscheidet
– **Zonula adhaerens** bzw. **Macula adhaerens** (Gürtel-Desmosom und Punkt-Desmosom). Funktion: feste Verankerung der Zellen untereinander zum **Schutz gegen Scherkräfte**
– **Kommunikationskontakte** oder **Nexus** (elektrische Synapse, gap junction) bilden ein Rohrpostsystem zwischen den Zellen. Funktion: Ermöglichung direkten Stoffaustausches von Zelle zu Zelle

Erregungsfortleitung zwischen Zellen mit Hilfe von **Neurotransmittern** – und deshalb kein Kontakt im engeren Sinn – ist die Funktion einer vierten Gruppe, der chemischen **Synapsen.**

Hemi-Desmosomen sind keine eigentlichen Zellkontakte. Sie verschweißen Epithelzellen mit dem darunter gelegenen Bindegewebe.

Zellkontakte unterscheiden sich

– durch ihre Ausdehnung:
  Zonula: gürtelförmig um die Zelle herumführende Kontaktlinien
  Macula: punktförmige Kontakte zwischen den Zellen

1.3 Membranen

Abb. 1.**27** **Fibroblasten in Kultur** (Rasterelektronen-mikroskopische Aufnahmen)
a Logarithmisch wachsende Zellen (M: 4 cm ≙ 10 μm).
b Kontaktinhibierte Zellen (M: 4 cm ≙ 100 μm) (Aufnahmen: S. Berger, H. G. Schweiger, Heidelberg).

– durch die Breite des interzellulären Spaltes:
Adhaerens: ein interzellulärer Spalt bleibt erhalten
Occludens: der interzelluläre Spalt verschwindet

Verschlusskontakte machen Epithelien undurchlässig

Verschlusskontakte (tight junctions) (Rep. 1.**9**) bilden **Permeationsschranken** und finden sich z. B. an der apicalen Seite der Epithelzellen, die das Dünndarmlumen auskleiden. In den Verschlusskontakten sind die äußeren Plasmamembran-Schichten zweier benachbarter Zellen dicht aneinander gerückt, so dass der Interzellularraum zwischen ihnen verschwindet (Abb. 1.**28**). Transmembranproteine (Occludin, Claudin) von beiden Seiten rücken Kopf an Kopf dicht zusammen und bilden eine feste Naht, die gürtelförmig um die Zellen verläuft. Je mehr derartige Nähte aneinander gelegt sind, umso undurchlässiger ist der Kontakt (Abb. 1.**29**).
Die Verschlusskontakte im Dünndarmepithel haben zwei Funktionen:

– Die Epithelzelle nimmt aus dem Darmlumen selektiv Nährstoffe auf, z. B. Glucose. Die Verschlusskontakte am apicalen Zellpol verhindern den Rückfluss der Glucose via Interzellularraum, in den sie durch Transportmechanismen gelangen kann.
– In der Epithelzelle findet ein gerichteter Transport der Glucose statt: apicale Resorption aus dem Darmlumen und basaler und lateraler Export der Glucose in den Interzellularraum und in die Blutgefäße. Die Verschlusskontakte ermöglichen eine regionale Anordnung von Transportproteinen: Sie sind eine **Barriere** für die **Lateraldiffusion** der Proteine in der fluiden Membran (S. 9). Bakterielle Toxine (z. B. das des Cholerabakteriums) verändern die Permeabilität der Verschlusskontakte (S. 299). Sie bewirken massive Ionen- und Wasserausscheidung ins Darmlumen (Diarrhoe).

Verschlusskontakte sind wesentlich an der Aufrechterhaltung der **Blut-Hirn-Schranke** beteiligt. Die Blut-Hirn-Schranke schützt das Gehirn vor dem Übertritt schädigender Substanzen aus dem Blutstrom in die empfindliche Gehirnmasse. Außer Glucose und Neurohormonen werden viele Moleküle an der Permeation stark behindert – leider weder Alkohol noch Morphium. Diese Tatsache bietet ein großes therapeutisches Handikap: Z. B. sind Antibiotica, die gegen Meningitis eingesetzt werden, nicht in der Lage, diese Schranke zu überwinden. Auch die Behandlung des Morbus Parkinson bietet Probleme.
Verschlusskontakte an der vorderen Augenkammer sorgen für die Aufrechterhaltung eines hohen Ionenmilieus. Verschlusskontakte wurden schon im Zweizellstadium des Embryos nachgewiesen und sind entscheidend für die ordnungsgemäße Embryonalentwicklung.

Desmosomen sorgen für den mechanischen Zusammenhalt von Gewebszellen

Diese Kontakte (Rep. 1.**10**) finden sich besonders zwischen Zellen, die einer intensiven mechanischen Belastung standhalten müssen, wie z. B. Epithelzellen und Herzmuskelzellen. Zwei Verbindungsarten können unterschieden werden: **gürtelförmige** und **punktförmige Desmosomen**. **Gürtelförmige Kontakte** schließen bei den Epithelzellen bzw. Endothelzellen unmittelbar basalwärts an die Verschlusskontakte an (Abb. 1.**30**, 1.**31**). Hier ist der Interzellularraum wieder vorhanden. Er ist mit filamentösem Mate-

1.**9** **Verschlusskontakte**

Aufbau	– Verzahnung von Plasmamembran-Proteinen benachbarter Zellen
	– mehrere Nähte können untereinander liegen und miteinander verzweigen
Aufgaben	– Verschluss des Interzellular-Raumes des Epithels
	– Permeationsschranke
	– Einschränkung der Lateraldiffusion von Transportproteinen in einer Membran
Häufiges Vorkommen	– in Epithelzellen des Dünndarms
	der Niere
	der Blase
	der Gehirngefäße (Blut-Hirn-Schranke)
	der vorderen Augenkammer

24 1 Zellbiologie

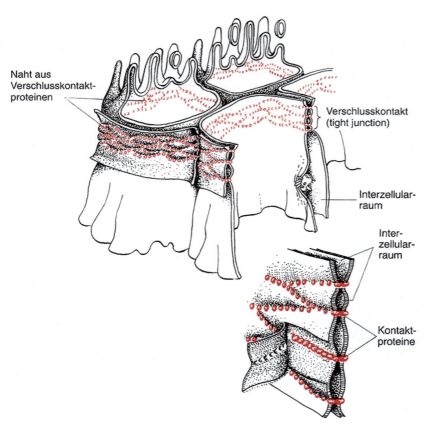

Abb. 1.28 **Verschlusskontakte.** Schematische Darstellung übereinander liegender Reihen von Verschlusskontakten am apicalen Rand von Zellen. Am Ort der Kontakte rücken die Membranproteine zweier benachbarter Zellen Kopf an Kopf zusammen, sodass zwischen ihnen der Interzellularraum verschwindet. Es bildet sich eine feste Naht.

rial angefüllt. Im Bereich des Desmosomenbandes verlaufen intrazellulär unterhalb der Plasmamembran **kontraktile Actinfasern,** die über Adapter-Proteine (**Catenine**) an die transmembranen Cadherine des Interzellularraums gebunden werden. Diese Art der Kontakte spielt in der **Embryonalentwicklung** eine wichtige Rolle: Durch Kontraktion dieser Actinfilamente werden linear angeordnete Epithelzellen in ihrem oberen, lumenwärts gerichteten Bereich zusammengerafft und die Epithelzellreihe ordnet sich zu einem Rohr, dem Neuralrohr (s. Kap. **8**).

Die **punktförmigen Desmosomen** sind wie Druckknöpfe zwischen den Zellen verteilt. Sie sind für ihre Aufgabe, die Zelle gegen mechanische Belastungen widerstandsfähig zu machen, mit einem besonderen Fasersystem ausgerüstet. Der Interzellularraum ist mit Glycoproteinen und Mucopolysacchariden vollgepackt. In der Mitte verdickt sich diese Kittsubstanz zu einem Streifen, dem **zentralen Stratum.** Cytoplasmawärts finden sich an den Membran-Innenseiten plattenartige Verdickungen, in die sich, senkrecht zur Plasmamembran ziehend, Bündel von Fibrillen, sog. **Tonofilamente,** senken. Diese Tonofilamente sind nicht kontraktil. Sie bestehen aus Keratin, durchziehen die ganze Zelle und strukturieren das Cytoplasma. Auch durch den Interzellularraum ziehen derartige Tonofilamente und verankern sich im zentralen Stratum, in dem Mitglieder der Cadherin-Superfamilie liegen (Desmogleine und Desmocolline). Diese nehmen über die cytoplasmatischen Plaques Verbindung zu Intermediärfilamenten benachbarter Endothelzellen auf. Autoantikörper gegen Desmoglein führen zum

R 1.10 Desmosomen

Gürtel-Desmosomen

Aufbau	– Interzellularraum gefüllt mit filamentösem Material
	– Actin-Filamente parallel zur Plasmamembran
	– Cadherine als transmembrane Zell-Adhäsions-Moleküle (CAMS)
	– Integrine als Adaptor-Proteine
Aufgaben	– mechanischer Zusammenhalt
	– Beteiligung auch an embryonaler Organbildung
Häufiges Vorkommen	– Epithelzellen im Anschluss an Verschlusskontakte

Punkt-Desmosomen

Aufbau	– Interzellularraum normal bis leicht verbreitert, gefüllt mit filamentösem Material – **Zentralstratum-Tonofilamente** (nicht kontraktil) ankern in scheibenförmigen Verdickungen unter der Plasmamembran – ziehen zum Stratum – strukturieren das Cytoplasma
Aufgabe	– mechanischer Zusammenhalt
Häufiges Vorkommen	– Epithelzellen der Haut
	– Epithelzellen des Uterushalses
	– Herzmuskelzellen

Hemi-Desmosomen: keine Zell-Zell-Kontakte!

Aufbau	– scheibenförmige Verdickungen an der cytoplasmatischen Seite der Plasmamembran mit Tonofilamenten
Aufgabe	– Verankerung der Epithelzellen mit der Basalmembran, dem Bindegewebe
Vorkommen	– Basalmembran

1.3 Membranen

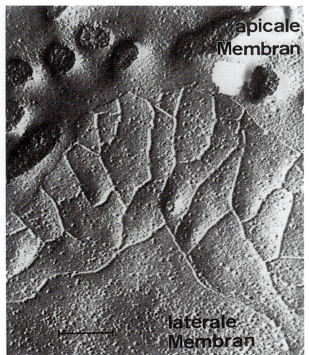

Abb. 1.29 Verschlusskontakte im elektronenmikroskopischen Bild
a und **b** Gefrierbruchaufnahmen von Verschlusskontakten (tight junctions); in den Bildmitten ist deutlich die verzweigte Anordnung der Partikelreihen zu erkennen.
Ap apicale Region, Bl basolaterale Region (Aufnahme: E. Robbins, D. Sabatini, New York; M: 1,9 cm ≙ 0,5 µm).
c und **d** Verschlusskontakte, tight junctions, Pankreas des Menschen in zwei verschiedenen Vergrößerungen (Aufnahme: H. F. Kern, Marburg; M c: 2 cm ≙ 1 µm und d: 1,9 cm ≙ 0,2 µm).

Krankheitsbild des **Pemphigus vulgaris** (s. Tab. 9.3). Das gehäufte Auftreten von Mitochondrien im Bereich der Desmosomen spricht dafür, dass der Zusammenhalt dieser Zellkontakte möglicherweise Energie verbraucht. Hauptvorkommen: Herzmuskel, Uterushals und Haut.

Kommunikationskontakte ermöglichen den Stoffaustausch zwischen Zellen

Kommunikationskontakte (Nexus, **gap junctions**) (Rep. 1.11), die zum Informationsaustausch zwischen Zellen dienen, sind die häufigsten Kontakte und können überall fleckförmig auf der Zellmembran vorkommen. Der Interzellularraum ist stark eingeengt (2–4 nm) und wird von Proteinen durchquert, die kanalartig die Zellmembranen zweier aneinander grenzender Zellen durchziehen (Abb. 1.32, 1.33). **Connexin,** für das mehrere Gene existieren, ist das Hauptprotein, dessen sechs Untereinheiten einen Zylinder bilden; diese Röhren haben eine Porengröße von 1,5 nm und lassen wasserlösliche Moleküle bis zu einer rel. Molekülmasse (Mr) von etwa 1500 direkt hindurch. Zu solchen Molekülen zählen Disaccharide, Aminosäuren, Nucleotide, Vitamine, Steroidhormone und cAMP. Gibt man eine Fluoreszenzmarkierung in eine Zelle, so taucht die Markierung unmittelbar in der benachbarten Zelle auf. Gibt man hingegen die Substanz in den Interzellularraum, dann breitet sie sich zwar zwischen den Zellen aus, erscheint aber nicht intrazellulär.

Die Kommunikationskontakte verbinden Zellen unter Überbrückung des Interzellularraums auf dem kürzesten Weg. Diese Tatsache erklärt ihre Funktion.

Eine Information kann sich von einer Zelle mit hoher Geschwindigkeit auf andere ausbreiten. Dazu gehören elektrische Impulse. Dieser Kontakt wird deshalb auch elekt-

26 1 Zellbiologie

Abb. 1.30 Zellkontakte
a Komplex von Kontakten zwischen zwei aneinander grenzenden Hepatocyten unmittelbar im Anschluss an einen Gallenkanal.
D   Desmosom mit Tonofilamenten
GJ Gap Junction
GK Gallenkanal
M   Mitochondrium
RER Raues Endoplasmatisches Reticulum
TJ Tight Junction
(Aufnahme: E. Robbins, D. Sabatini, New York; M: 2,28 cm ≙ 0,4 µm).
b Verschlusszonen in Azinuszellen, Pankreas der Ratte.
D   Desmosom
ZA Zonula Adhaerens
ZO Zonula Occludens
c Desmosom und Intermediärfilamente. (Aufnahmen: H. F. Kern, Marburg; M b: 2 cm ≙ 0,5 µm und c: 2 cm ≙ 0,2 µm).

rische Synapse oder Nexus genannt. Die Signale werden ohne Zwischenschaltung eines Neurotransmitters (s. chemische Synapsen, nächster Abschnitt) weitergegeben. Mit Hilfe von Kommunikationskontakten ist eine Erregungsleitung während der Embryonalentwicklung noch vor Ausbildung der ersten Nervenendplatten möglich. Die Kopplung elektrischer Impulse wird durch derartige Kontakte mit besonderer Exaktheit erreicht, so z. B. im Myocard **(Herzmuskulatur)** oder bei der **Darmperistaltik.** Kommunikationskontakte werden auch im Zentralnervensystem gefunden.

Wie wichtig die Zellkommunikation über Kommunikationskontakte ist, zeigt sich besonders in der **Embryonalentwicklung.** Wachstumsfördernde Stoffe können von einer Zelle auf andere übergehen. Auch der Nahrungstransport zwischen embryonalen Zellen vor Ausbildung

1.3 Membranen

1.11 Kommunikationskontakte

Aufbau	– Interzellularraum eingeengt
	– transmembrane, zylindrische Proteine (**Connexin**) verbinden Intrazellularräume, Öffnung 1,5 nm
	– Ausbildung der Kontakte erst bei Zellberührung, Ca^{2+}-abhängig
Aufgaben	– **Zellkommunikation:** Passage von Disacchariden, Aminosäuren, Nucleotiden, Vitaminen, Steroidhormonen, cAMP möglich
	– metabolische Synchronisation der Gewebsdifferenzierung und embryonale Wachstumskontrolle
	– **elektrische Kopplung:** Erregungsleitung im embryonalen Gewebe; am adulten Myocard; bei der Synchronisation der Dünndarmperistaltik
	– **Abkopplung** toter Zellen aus dem Zellverband
	– eventuelle Beteiligung an der Kontaktinhibition: einige Krebszelltypen defekt in Kommunikationskontakt-Bildung
Vorkommen	– in allen Zellen an beliebigen Stellen der Plasmamembran

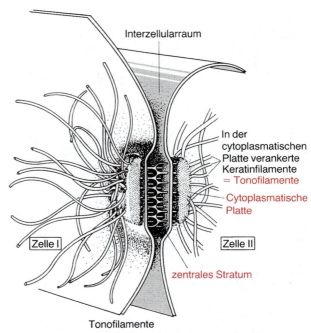

Abb. 1.**31** **Desmosomen.** Skizze eines Desmosoms zwischen zwei Zellen. Erweiterter Interzellularraum mit zentralem Stratum. Transmembranfilamente verbinden dieses mit der cytoplasmatischen Platte. Tonofilamente durchziehen die Cytoplasmen und senken sich in die cytoplasmatische Platte ein.

des Blutgefäßsystems erfolgt über Kommunikationskontakte.

Die Ausbildung von Kommunikationskontakten setzt erst ein, wenn Zellen Kontakt zueinander aufgenommen haben. Sie ist stark von **Ca^{2+}-Ionen** abhängig. Die intrazelluläre Ca^{2+}-Ionen-Konzentration ist 10 000fach niedriger als die extrazelluläre. Strömen Ca^{2+}-Ionen in die Zelle ein, z. B. als Folge einer Verletzung, dann werden die Kommunikationskontakte sofort verschlossen, um das Ausfließen lebenswichtiger Stoffe zu verhindern. Dieses Kollabieren der Kontakte bei Ca^{2+}-Ionen-Einstrom ermöglicht es dem Organismus, tote Zellen vom Gewebe abzu-

Abb. 1.**32** **Kommunikationskontakte.** Die röhrenförmigen Kommunikationskontakte, die aus sechs Untereinheiten zusammengesetzt sind, verbinden Zelle 1 mit Zelle 2. Der Interzellularraum ist dabei stark eingeengt.

28 1 Zellbiologie

Abb. 1.33 Elektronenmikroskopische Gefrierbruchaufnahmen von Kommunikationskontakten (gap junctions). Die Pfeile bezeichnen Aggregationen von Kommunikationskontakten (Aufnahmen: E. Robbins, D. Sabatini, New York; M: 0,8 cm ≙ 0,1 µm).

koppeln, da die Membran toter Zellen für Ca^{2+}-Ionen permeabel wird.
Mutationen in den Connexingenen führen zu genetischen Krankheiten wie z. B. neurosensorischer Taubheit, Herzfehlbildungen oder der progressiven Degeneration peripherer Nerven bei einer Form der Charcot-Marie-Tooth Erkrankung.

Die gängige Art der Reizleitung erfolgt über chemische Synapsen

Synapsen (Rep. 1.12) finden sich

- an Muskelzellen, als motorische Endplatten (neuromuskulär)
- an Sinneszellen (neurosensorisch)
- an Drüsenzellen (neuroglandulär)
- zwischen Neuronen (neuroneural)

An der Synapse unterscheidet man **präsynaptische** und **postsynaptische** Elemente (Abb. 1.34). Beide werden durch den **synaptischen Spalt** getrennt, der mit 25 bis 35 nm breiter ist, als ein normaler Interzellularraum. Im präsynaptischen Element, einer knopfartigen Verdickung der Nervenendigung, werden in den Vesikeln Überträger, also **Neurotransmitter** wie z. B. Acetylcholin, Adrenalin, Serotonin, Dopamin, gespeichert. Wird durch Reizleitung die präsynaptische Membran depolarisiert, verschmelzen die Vesikel mit dieser über einen Proteinkomplex zwischen **Synaptobrevin** (v-SNARE) und **Syntaxin** (t-SNARE) und der Vesikelinhalt wird in den synaptischen Spalt exocytiert. Der Neurotransmitter diffundiert durch den Spalt und wird von Membranrezeptoren der postsynaptischen Empfängerzelle gebunden. Es kommt zur Depolarisierung dieser Membran und damit zur Fortleitung der Erregung. Der Neurotransmitter wird schnell enzymatisch inaktiviert. Bei der Spaltung des Acetylcholins entstehendes Cholin wird von der präsynaptischen Zelle resorbiert und mit Hilfe der *Acetylcholin-Synthetase* zu Acetylcholin aufgebaut und erneut gespeichert.

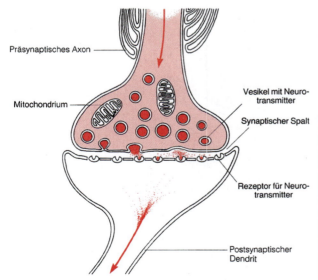

Abb. 1.34 Chemische Synapse (schematische Darstellung)

	1.12 Chemische Synapsen
Aufbau	– Nervenendigung verdickt zum präsynaptischen Element
	– Speicherung von Neurotransmittern in Vesikeln
	– synaptischer Spalt (25–35 nm) trennt präsynaptische Membran von postsynaptischer, die Neurotransmitter-Rezeptoren trägt
Aufgabe	– Erregungsleitung
Vorkommen	– Muskelzellen
	– Sinneszellen
	– Drüsenzellen
	– zwischen Neuronen

Ein anderer Transmitter, z. B. überschüssiges Glutamat, das an bestimmten Synapsen Neurotransmitterfunktion ausübt und zu diesem Zweck in hohen Konzentrationen in den synaptischen Spalt exocytiert wird, muss wegen seiner hohen Toxizität unschädlich gemacht werden. Na$^+$-getriebene Glutamattransporter, z. B. in Gliazellen, ziehen das Glutamat im Verhältnis 3 Na$^+$: 1 Glutamat aus dem Verkehr.

Nervengifte greifen an den verschiedenen Stellen dieses Prozesses ein: **Curare,** das Gift der Indianerpfeile, bindet an die Acetylcholin-Rezeptoren der motorischen Endplatte und blockiert diese. **Botulin,** das Toxin von *Clostridium botulinum,* und **Tetanospasmin,** das Toxin von *Clostridium tetani* (S. 299) sind *Endopeptidasen,* die an Synaptobrevin, das Protein der v-SNAREs binden und es spalten. Dadurch kommt es zu keiner Vesikel-Membran-Fusion und die Ausschüttung von Neurotransmittern wird verhindert. Botulin reagiert spezifisch an peripheren Nervenendigungen. Ohne Ausschüttung von Acetylcholin kommt es zu einer **schlaffen Lähmung** (Paralyse). Tetanustoxin bindet ebenfalls an periphere Nervenendigungen, wandert dann aber bis ins Zentralnervensystem und unterbindet die Ausschüttung von inhibitorischen Neurotransmittern an Motoneuronen. Das führt zu Dauererregung (**spastische Lähmung**) und den Symptomen des Tetanus mit seiner hohen Mortalität. **E 605,** ein Insektizid, hebt die Wirksamkeit der *Acetylcholinesterase* auf, Acetylcholin kann nicht mehr abgebaut werden – es kommt zu einer Dauererregung.

R 1.13 Membran-begrenzte Kompartimente

Endomembran-system	– Endoplasmatisches Reticulum
	– Golgi-Komplexe
	– Kernhüllen
Membran-umschlossene Organellen	– Kern
	– Mitochondrien
	– Chloroplasten (in Pflanzenzellen)
	– Lysosomen
	– Peroxisomen (Glyoxisomen in Pflanzenzellen)

R 1.14 Aufgaben des Endomembransystems

– Trennung bzw. Assoziation von Enzymsystemen durch Kompartimentierung
– Bildung von Diffusionsbarrieren
– Aufbau von: Ionengradienten
   pH-Gradienten
   Membranpotenzialen
– Oberflächenvergrößerung

1.3.13 Intrazelluläre Membransysteme

Membranen durchziehen das Cytosol

Das Cytoplasma einer Eukaryontenzelle zeigt eine hoch differenzierte Ultrastruktur: Im Cytosol, dem Grundplasma, eingebettet liegt ein dreidimensional netzförmig die Zelle durchziehendes Kanalsystem. Membranen bilden die Wände der Becken und Röhren, deren Zahl die Funktion der jeweiligen Zelle widerspiegelt. Zu diesem **endomembranösen System** gehören: **Kernhüllen, Endoplasmatisches Reticulum, Golgi-Apparat.**

Außerdem umschließen Membranen Hohlräume und bilden **Organellen.** Dazu gehören: **Kern** (Nucleus), **Mitochondrien, Chloroplasten** (bei Pflanzen), **Lysosomen** und **Peroxisomen** (Rep. 1.**13**).

Diese Membransysteme bewirken eine Kompartimentierung innerhalb der Zelle (Rep. 1.**14**). Solche Kompartimente sind essenziell, denn sie separieren in der Zelle verschiedene enzymatische Aktivitäten (z. B. gegenläufige wie Aufbau und Abbau einer Substanz). Durch Abgrenzung kleinerer Bereiche können in der Zelle unterschiedliche pH-Gradienten und Ionengradienten aufgebaut werden, eine hohe Flexibilität intrazellulärer Aktivitäten wird ermöglicht. Ein weiterer Vorteil des Membranreichtums ist der Gewinn an Oberflächen, die lebenswichtigen membrangebundenen Enzymen Platz bieten.

Alle Membran-umschlossenen Kompartimente sind vom Cytosol, dem Grundplasma, umgeben, das ca. 55% des Cytoplasmas ausmacht. Hier ist der Ort des Intermediärstoffwechsels. Enzyme, Proteine, tRNAs und Ribosomen sind im Cytosol enthalten. Außerdem befinden sich hier die Proteine des Cytoskeletts: Tubulin, aus dem sich Mikrotubuli und mikrotubulinhaltige Organellen (Cilien, Zentriolen) zusammensetzen, bzw. Actin und Myosin, aus denen sich Mikrofilamente bilden (s. Tab. 1.**2**). Im Cytosol

werden in manchen Zellen auch Speicherprodukte wie Glycogen oder Fett eingelagert.

Die **intrazellulären Membranen** sind für die jeweiligen Funktionen spezialisiert. Ihr Aufbau gleicht dem jeder biologischen Membran: eine Lipid-Doppelschicht mit auf- und eingelagerten Proteinen. Diese Schichten sind im Aufbau asymmetrisch, und es muss unterschieden werden zwischen der dem Cytosol zugewandten, cytoplasmatischen Seite und der dem Lumen des Kompartiments zugekehrten endoplasmatischen Seite. (Das im Lumen einer Organelle eingeschlossene Cytoplasma heißt Endoplasma.) Die endoplasmatische Seite entspricht in ihrem Aufbau der extrazellulären Seite der Plasmamembran (s. Abb. 1.**8**).

Das Endoplasmatische Reticulum (ER) ist ein weit verzweigtes Kanalsystem

Dieses Membransystem, mengenmäßig von Zelltyp zu Zelltyp verschieden, entwickelt sich im Laufe der Zelldifferenzierung. Es besteht aus einer großen Zahl **anastomosierender,** Membran-begrenzter **Röhren** und **Becken (Zisternen)** (Abb. 1.**35**). Zum Verständnis seiner Entstehung hilft am besten folgende Vorstellung: Ein riesiges Membrantuch schließt sich um einen Teil des Cytoplasmas zu einem schlaffen Sack. Dieser Sack wird in unzähligen Windungen hin und her gefaltet, der Innenraum, das endoplasmatische Lumen (lichte Weite 5 bis mehrere 100 nm), zieht sich wie der Gang eines Labyrinths durch die Zelle. Die endoplasmatische Membran setzt sich auf die äußere Kernhülle fort. Das Lumen bekommt Kontakt zum perinucleären Raum und über die Kernporen zum Karyoplasma. Ebenso besteht eine Verbindung zum extrazellulären Raum.

Abb. 1.**35** **Stark ausgebildetes Raues Endoplasmatisches Reticulum (RER) in zwei Pankreaszellen der Ratte.** Im Bindegewebe (BG) zwischen den Zellen liegt ein markloses Nervenbündel (NB); B Basalmembran, F Fibroblastenfortsatz, M Mitochondrium (Aufnahme: E. Robbins, D. Sabatini, New York; M: 2,25 cm ≙ 0,5 µm).

Abb. 1.**36** **Raues Endoplasmatisches Reticulum.** Membran-gebundene Ribosomen sind deutlich als schwarze Punkte auf den Membranschläuchen sichtbar.
Ly Lysosom, M Mitochondrium
(Aufnahme: S. Berger, H. G. Schweiger, Heidelberg; M: 1,5 cm ≙ 0,25 µm).

Das Endoplasmatische Reticulum wird in ein **Raues (granuläres) (RER)** und ein **Glattes (samtenes) ER (SER)** unterteilt.
(Um eine Vorstellung über die Menge an Endomembranen zu geben: 1 ml Lebergewebe enthält 10 m² ER, davon entfallen 2/3 auf das RER.) Die Funktion des Endoplasmatischen Reticulums ist unterschiedlich.

Am Rauen Endoplasmatischen Reticulum (RER) werden Proteine synthetisiert

Das **RER** (Rep. 1.**15**) ist besonders stark in **sekretorischen Zellen** mit intensiver Proteinbiosynthese entwickelt. Beispiele: Insulin-produzierende Zellen der Bauchspeicheldrüse, Kollagensynthese in Bindegewebszellen, Immunglobulin-Synthese in Plasmazellen, Nissl-Schollen in Nervenzellen. In diesen Zellen ist die cytoplasmatische Seite der Membran des Endoplasmatischen Reticulums perlschnurartig mit kleinen schwarzen Granula besetzt, den **Membran-gebundenen Ribosomen** (Abb. 1.**36**). Bis zur Hälfte aller Ribosomen können am RER gebunden sein. Eine intensive Proteinsynthese kann sogar zu einer Ausweitung des Lumens des ER führen, so z. B. bei Antikörper-Produktion in Plasmazellen. Die Proteine sind entweder für die eigene Zelle oder zum Export bestimmt; Letztere werden sekretorische Proteine genannt.

Das ER hat neben der Syntheseleistung noch die Aufgabe des Transportes. Die Proteine werden zum Transport in Membranvesikel verpackt. Von hieraus wandern die Vesikel, geleitet von der Spezifität der Coatomere, zum Golgi, zu den Lysosomen und zur Plasmamembran.

Proteine, die für das ER selbst bestimmt sind, sind durch eine spezifische Aminosäure-Sequenz am C-terminalen Ende des Peptids gekennzeichnet (Lys-Asp-Glu-Leu bzw. KDEL nach dem Ein-Buchstaben-Code für Aminosäuren). Im Zuge der posttranslationalen Modifikation findet z. B. die **Hydroxylierung** von den im Kollagen häufigen Aminosäuren Prolin und Lysin statt.

Das beteiligte Enzym die *Hydroxylase* enthält zweiwertiges Eisen (Fe^{2+}), das durch Ascorbinsäure vor Oxidation zu Fe^{3+} geschützt wird. Bei massivem Vitamin C-Mangel kommt es zu Störungen in der Kollagensynthese. Knochen- und Gelenkveränderungen, Zahnfleisch- und Hautblutungen sind die fatalen Symptome von **Skorbut**.

Auch **Disulfidbrücken** werden in Proteine eingeführt, die am RER synthetisiert wurden (*Disulfid-Isomerase*). Spezielle Enzyme, wie die an Polypeptidketten bindenden **Chaperone**, sorgen für eine ordnungsgemäße **Faltung** der Proteine und halten fehlgefaltete Proteine zurück, sodass diese durch die Translocons ins Cytoplasma zurückbefördert und über Proteasomen abgebaut werden können.

Eine Punktmutation im Gen für α1-**Antitrypsin** bewirkt eine fehlerhafte Faltung dieses Proteins und Aggregation im RER. Das Protein kann dadurch seine normale Funktion, die Inhibition von Trypsin und der Blut-Protease *Elastase* nicht ausüben. Die Protease verdaut das zur Sauerstoffabsorption notwendige Lungengewebe: Es resultiert das Krankheitsbild eines **Lungen-Emphysems**.

Proteine, die aus mehreren Polypeptidketten bestehen, werden im RER zu **Multimeren** zusammengefügt. Proteine, die mit Zuckerketten versehen werden sollen, werden im ER zur Glycosylierung vorbereitet, indem ein an einem Lipidanker vorgefertigtes Oligosaccharid (S. 35) auf spezifische Asparagine der wachsenden Peptidkette übertragen wird.

Nicht alle Proteine werden an Ribosomen des RER synthetisiert. So werden u. a. Histone, einige mitochondriale und ribosomale Proteine an freien Ribosomen direkt im Cytosol gebildet. Wie weiß die Zelle, welche Proteine am RER produziert werden sollen?

Die Ribosomen werden über Signalsequenzen der gebildeten Proteine an das RER gebunden

Sekretorische Proteine besitzen eine **Signalsequenz,** für die die Information auf der mRNA festgelegt ist (s. Kap. 2). Die Signalsequenz schließt unmittelbar an das Startcodon an. Sie codiert für 15 bis 30 meist hydrophobe Aminosäuren, die sich am NH_2-Terminus der wachsenden Polypeptid-Kette befinden. Sobald diese Sequenz an Ribosomen des Cytosols synthetisiert worden ist, bindet ein **Signal-Erkennungspartikel** (SRP = signal recognition particle) des Cytosols an diese Sequenz und das Ribosom, verhindert die Fortsetzung der Translation und führt das Ribosom samt Messenger und begonnener Polypeptidkette zum ER. Hier helfen Rezeptoren, den Ribosomenkomplex an die Membran zu binden. Nach Ablösung des SRP wird das Ribosom an einen Translocations-Komplex **(Translocon)** gebunden, der aus drei Transmembranproteinen besteht. Diese formen einen Tunnel, in den die wachsende Peptidkette eingefädelt wird. Die Signalsequenz des zukünftigen Proteins erreicht das Lumen des ER, wobei das Ribosom wie mit einer Stecknadel auf der cytoplasmatischen Seite der ER-Membran fixiert ist. Die Signalsequenz wird enzymatisch abgespalten (Abb. 1.**37**), die Proteinsynthese geht weiter, und die Polypeptidkette wird ins Innere der Zisternen hineingeschoben. Proteine, die für die Sekretion nach außen oder für den Transport in andere Zellorganellen bestimmt sind, werden ganz ins ER-Lumen sezerniert, die Polypeptidkette zum aktiven Protein gefaltet.

Viele Proteine werden zum weiteren Modifizieren, z. B. zum Glycosylieren, in den **Golgi-Apparat** transportiert. (Im Cytosol synthetisierte Proteine sind nie glycosyliert!) Andere Proteine bleiben transmembranös in der ER-Membran stecken. Diese können mitsamt einem kleinen Membranstück (Vesikel) ausgebaut und in eine andere Membran, z. B. in die Zellmembran, eingebaut werden. Die Ribosomen fallen nach Fertigstellung des Proteins vom ER ab und stehen im Cytosol zur neuen Initiation zur Verfügung.

Zellen, in denen das RER besonders dicht gepackt ist, z. B. exokrine Pankreaszellen oder Nissl-Schollen der Nervenzellen, können wegen ihres hohen Anteils an rRNA mit basischen Farbstoffen angefärbt werden. Diese schon im Lichtmikroskop sichtbaren Cytoplasmaregionen werden in der Cytologie als Ergastoplasma bezeichnet und erweisen sich im Elektronenmikroskop als dicht gepacktes RER.

Am Glatten Endoplasmatischen Reticulum (SER) werden Lipide und Steroide synthetisiert und transportiert

Das **Glatte Endoplasmatische Reticulum** (Abb. 1.**38**) ist nicht in allen Zellen gleich gut ausgebildet (Rep. 1.**16**). Es ist zur **Synthese** folgender Moleküle ausgerüstet: **Triglyceride, Phospholipide, Ceramide, Cholesterol** und **Steroidhormone.** Hauptsächliches Vorkommen ist deshalb in Darmzellen, Leberzellen (Hepatocyten), Talgdrüsenzellen, Nebennierenrindenzellen und Steroidhormon produzierenden Zwischenzellen der Gonaden. Neben der Synthese-

1.15 Raues Endoplasmatisches Reticulum (RER)

Aufbau	– anastomosierendes **Kanalsystem** aus fluiden Membranen
	– cytoplasmatische Membranseite mit Ribosomen besetzt
Aufgaben	**Synthese** von
	– strukturellen Proteinen (z. B. Kollagen, Membranproteine)
	– sekretorischen Proteinen (Mucin, Albumin, Immunglobin)
	– enzymatischen und proteolytischen Proteinen (z. B. lysosomale Proteine, Trypsin in der Bauchspeicheldrüse)
	Transport
	– Proteine zum Golgi-Apparat
	– transmembrane Proteine innerhalb der Zelle
	Posttranslationale Modifikation
	– Hydroxylierung
	– Disulfidbrücken-Bindung
	– Vorbereitung der N-Glykosylierung
	– Korrekte Proteinfaltung
	– Verknüpfung zu Multimeren
Vorkommen	– besonders in sekretorischen Zellen

1.16 Glattes Endoplasmatisches Reticulum (SER)

Aufbau	– anastomosierendes **Kanalsystem** aus fluiden Membranen
	– hoher Enzymgehalt der Membranen und des Lumens
Aufgaben	**Synthese** von
	– Triglyceriden
	– Phospholipiden
	– Ceramiden
	– Cholesterol
	– Steroidhormonen
	enzymatische Leistungen
	– Glycogenmobilisierung (*Glucose-6-phosphatase* in Leberzellen)
	– Calciumbereitstellung, Calciumspeicherung (*ATPase* im SER der Myofibrillen)
	– Proteinreifung (*Peptidasen, Glycosyl-Transferasen, Hydroxilasen* im SER-Lumen)
	Transport neu synthetisierter Membranteile in Form von Vesikeln zum Golgi-Apparat
	Entgiftung:
	– Cytochrom P450 in der Leber
	– Oxidation von Pestiziden und Drogen
	– fettlösliche Stoffe werden wasserlöslich (nierengängig)
Vorkommen	bevorzugt in
	– Darmzellen
	– Leberzellen
	– Talgdrüsenzellen
	– Nebennierenrindenzellen
	– Steroidhormon produzierenden Zellen der Gonaden

Abb. 1.37 **Schematische Darstellung der Synthese eines sekretorischen Proteins nach Blobel.** Eine mRNA, die die Information für ein sekretorisches, ein lysosomales oder ein integrales Protein trägt, wird von freien Ribosomen besetzt und translatiert. Sobald die Signalsequenz am Ribosom erscheint, blockiert ein Partikel unter Bindung an das Ribosom die weitere Translation. Dieses Partikel wird SRP (signal recognition particle) genannt und besteht aus 6 Polypeptidketten und einer kleinen RNA. Das SRP wird seinerseits von einem SRP-Rezeptorprotein, einem integralen Protein der ER-Membran, gebunden. Diese Fixierung ermöglicht eine Bindung des Ribosoms an andere integrale Membranproteine. Es wurde gezeigt, dass diese Proteine einen Tunnel bilden, durch den die hydrophile Polypeptidkette ins Innere des ER-Lumens geschoben wird. Die Ablösung vom SRP und seinem Rezeptor bewirkt die Fortsetzung der Translation. Die Signalsequenz kann von einer *Peptidase* abgespalten werden. Das fertige Protein wird ins Lumen entlassen, integrale Proteine werden in der Membran festgehalten. Die Ribosomen fallen ab, dissoziieren und werden in den Ribosomen-Cyclus eingeschleust. Auch die mRNA und die beteiligten Proteine (SRP etc.) stehen zur neuerlichen Verwendung zur Verfügung.

leistung hat das SER die Aufgabe, die Syntheseprodukte zu transportieren. Die Phospholipid-Synthese, die zur Membranbildung erforderlich ist, findet nur an der cytoplasmatischen Seite der Membran-Doppelschicht des SER statt. Neue Lipide werden in der angrenzenden Einzelschicht eingebaut und durch Transportproteine (Flippasen) auf die lumenwärts gelegene Schicht transferiert. Aus der so vergrößerten Membran des ER werden Stücke abgespalten, in sich circular zu Vesikeln geschlossen und zusammen mit intramembranen Proteinen über den Golgi-Apparat zu den Lysosomen und zur Plasmamembran transportiert. Da glycosylierende Enzyme nur im Lumen des ER vorhanden sind, ergibt sich daraus die Asymmetrie der Membranschichten, d. h. die Zuckerketten befinden sich nur an der endoplasmatischen Membranseite.

Neben Lipidsynthese und Transport kommen den Enzymen des SER weitere wichtige Aufgaben zu. So findet sich z. B. in der Leber das **Cytochrom P450,** ein Enzym mit stark oxidativer Wirkung. Durch Oxidation **entgiftet** dieses Enzym körperfremde Stoffe **(Xenobiotica)** wie z. B. Pestizide und Drogen (z. B. Barbiturate). Die Entgiftung des Organismus besteht darin, fettlösliche Stoffe wasserlöslich und damit nierengängig, d. h. ausscheidungsfähig zu machen. Die Überfunktion einer derartigen Oxidationsleistung kann allerdings auch nachteilige Folgen haben. So führen Gaben von Phenobarbital, einem Schlafmittel, bzw. Hormone zur Hypertrophie des SER und zur Induktion der dort befindlichen Enzyme. Wird dem Organismus nun z. B. Benzpyren, ein an sich harmloses Produkt, zugeführt, so wird es durch Oxidation in ein potentes Karzinogen umgesetzt.

Weiterhin befindet sich im SER der Leberzellen das wichtige Enzym *Glucose-6-phosphatase.* Mit Hilfe dieses Enzyms kann aus Glucosephosphat Glucose gebildet werden,

Abb. 1.38 **Hepatocyt einer gehungerten Ratte.** Neben den gebundenen Ribosomen des RER (Pfeile) ist eine Region mit Glattem Endoplasmatischem Reticulum (SER) zu sehen.
CV Coated vesicles
G Glycogen-Speicherareal, das entleert ist
M Mitochondrium
(Aufnahme: E. Robbins, D. Sabatini, New York; M: 2,5 cm ≙ 0,4 µm).

die in der dephosphorylierten Form aus der Zelle hinausgelangen und ans Blut abgegeben werden kann: Die Folge ist die Mobilisierung der Glycogen-Reserven der Leber.

Bei der seltenen angeborenen **Defizienz der *Glucose-6-Phosphatase*** kann Glucose aus der Leber nicht mehr freigesetzt werden und es kommt zu einer Störung des Glykogenabbaus **(Glykogenose Typ I)** mit Lebervergrößerung und Hypoglykämie.

Auch im **Lumen des SER** finden sich Enzyme. Wir haben sie bei der Prozessierung der Proteine bereits als *Peptidase* und glycosylierende Enzyme kennen gelernt. Eine Sonderform des SER umgibt die Myofibrillen der quergestreiften Muskulatur: das **Sarcoplasmatische Reticulum**. In diesem Reticulum liegt die *Calcium-ATPase*, die die für die Muskelkontraktion notwendigen Ca^{2+}-Ionen in die Zellen pumpt.

Der Golgi-Apparat besteht aus Stapeln von Zisternen

1898 beschrieb Camillo Golgi ein intrazelluläres Membransystem, das aber erst nach der Entdeckung des Elektronenmikroskops etabliert wurde. **Golgi-Komplexe** (Rep. 1.17) kommen in allen eukaryonten Zellen vor; eine Ausnahme davon bilden einige hochspezialisierte Zellen, wie z. B. Erythrocyten. Obwohl Golgi-Komplexe in verschiedenen Zellen verschieden stark ausgeprägt sind, ist ihr Erscheinungsbild charakteristisch (Abb. 1.39, 1.40, 1.41, 1.42). Von glatten Membranen umschlossene, **flache Zisternen** sind suppentellerförmig übereinander gestapelt. Fünf bis sieben derartige Zisternen bilden eine Einheit, einen Stapel, auch **Diktyosom** genannt. Die Zahl solcher Stapel kann zwischen 1 und 100 variieren. Sie können verstreut über die ganze Zelle oder gehäuft an einer Stelle auftreten. In den Schleim sezernierenden Becherzellen des Dünndarms machen die Golgi-Zisternen einen Großteil des Cytoplasmas aus. In Leberzellen finden sich ca. 50 derartige Strukturen, diese entsprechen 2% des Cytosols. Bei den Vertebraten liegen sie am häufigsten in Kernnähe. Mehrere Stapel, die über Vesikel miteinander in Verbin-

---

1.17 Der Golgi-Komplex

Aufbau	– Membran-umgebene Hohlräume (Zisternen) suppentellerartig aufeinander gestapelt
	– 5–8 **Zisternen** bilden ein Diktyosom, mehrere dieser Stapel bilden den Golgi-Komplex
	Polarität
	– konvexe Seite liegt Nucleus-seitig = Bildungsseite = Regenerationsseite = cis-Seite
	– konkave Seite liegt Plasmamembran-seitig = Reifungsseite = Sekretionsseite = trans-Seite
Aufgaben	**Posttranslationale Proteinmodifikation**
	– Glycosylierung von Proteinen (und Lipiden)
	– Anheftung von Sulfaten (Mucopolysaccharide)
	– Phosphorylierung lysosomaler Proteine
	– kovalente Anheftung von Fettsäuren
	Umschlagplatz für Makromoleküle
	– sekretorische Proteine
	– Membranproteine
	– Proteoglycane
	– lysosomale Enzyme
	Vesikelbildung zur Speicherung zum gezielten Transport zur Sekretion
Vorkommen	– in eukaryonten Zellen

34 1 Zellbiologie

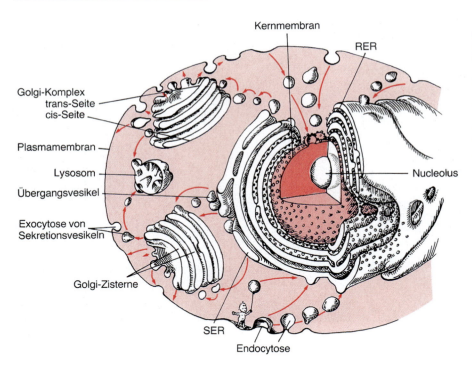

Abb. 1.**39** **Schema zur Membrandynamik mit Darstellung der Orientierung des Golgi-Komplexes innerhalb der Zelle.** Aus dem Endoplasmatischen Reticulum abgeschnürte Membranvesikel wandern durch die Zisternen des Golgi-Apparates und werden an der Reifungsseite als Vesikel abgeschnürt, deren Membranen durch Exocytose in die Plasmamembran inkorporiert werden können. Membranstücke der Plasmamembran gelangen ihrerseits auf dem Wege der Endocytose zurück zum Golgi-Apparat bzw. zum SER und erneuern auf diesem Weg auch das Raue Endoplasmatische Reticulum bzw. die Kernmembran.

Abb. 1.**40** **Golgi-Komplexe von *Acetabularia mediterranea*.** Deutlich sichtbar sind die Zisternenstapel (D). Von der Reifungsseite haben sich große Golgi-Vesikel (Gv) abgeschnürt. M Mitochondrium; die Pfeile zeigen auf Polysomen (Aufnahme: S. Berger, H. G. Schweiger, Heidelberg; M: 2 cm ≙ 0,3 µm).

Abb. 1.**41** **Großaufnahme eines Golgi-Komplexes von *Acetabularia mediterranea*.** D Zisternen-Stapel, GV Golgi-Vesikel (Aufnahme: S. Berger, H. G. Schweiger, Heidelberg; M: 2,4 cm ≙ 0,2 µm).

dung stehen, bilden den Golgi-Komplex. Die Golgi-Zisternen sind halbmondförmig gebogen (Abb. 1.**41**, 1.**42**). Dabei ist die konvexe Seite dem Kern, die konkave der Zellmembran zugekehrt. Entsprechend diesen Seiten unterscheidet man die konvexe oder **Regenerationsseite** bzw. cis-**Seite** (Bildungsseite) von der konkaven oder **Sekretionsseite** bzw. trans-**Seite** (Reifungsseite). Diese Polarität zeigt sich auch in der Membrandicke: Die Membran der konvexen Seite ist dünner als die der konkaven. Ein steigender Cholesterolgehalt in den Membranen ist dafür verantwortlich. Die Regenerationsseite ist dem ER zugekehrt. Von diesem lösen sich Übergangsvesikel ab, die mit den Golgi-Zisternen verschmelzen, ihr Sekret ins Innere des Golgi-Lumens abgeben und mit ihrem Membrananteil den Golgi-Apparat regenerieren (**cis-Golgi-Netzwerk**). Abschnürung und Aufnahme von Vesikeln ermöglichen den Transport von einer Zisterne zur nächsten. An der Sekretionsseite werden vom Golgi-Komplex große Sekretionsvesikel abgeschnürt, die ihrerseits mit anderen Organellen (Lysosomen) oder der Zellmembran verschmelzen. Dieser Sekretionsvorgang bedeutet für den Golgi-Komplex einen dauernden Membranverlust. Neue Membranen werden an der Regenerationsseite aus dem ER nachgeliefert; auch aus dem Plasmalemm werden Membranvesikel reinkorporiert, ein unermüdlicher Kreislauf der Erneuerung (**trans-Golgi-Netzwerk**).

Im Golgi-Apparat werden Proteine und Lipide modifiziert

Die Aufgaben des Golgi-Apparates bestehen im Wesentlichen im Modifizieren und Transportieren von Makromolekülen (Rep. **1.17**). Proteine, auch Lipide, werden im Golgi-Lumen durch Wirkung von *Glycosyltransferasen*, die ein Anhängen von **Kohlenhydraten** bewirken, modifiziert (**σ-Glycosylierung**). Es entstehen Proteine der Glycokalix, z. B. Oberflächenerkennungsmoleküle (S. 9). In Tumorzellen führt eine Verminderung der *Glycosyltransferasen* im Golgi-Apparat zu einer Oberflächenveränderung. Auch die Immunglobuline sind Glycoproteine. Ebenso werden **Sulfate** an Proteine angeheftet; hierzu gehören beispielsweise die schwefelhaltigen Glycoproteine (Mucopolysaccharide) der Knorpelzellen. Andere Proteine werden durch Anhängen von Fettsäuren **acyliert**.

Manche Polypeptide werden in größeren Vorstufen vom Trans-Golgi aus sezerniert (**Proproteine**) und in den Vesikeln proteolytisch gespalten. Hierher gehört auch das in den Langerhans-Inseln des Pankreas gebildete **Insulin**, das zum Erreichen seiner aktiven Form mehrmals gespalten wird. Es resultieren die durch Disulfidbrücken verbundenen N-terminale B- und die C-terminale A-Kette und das zentrale C-Peptid. Störungen dieser Spaltung führen zum Insulinmangel und **Diabetes mellitus**.

Proteine werden im Golgi-Apparat verpackt und sezerniert

Der Golgi-Apparat ist ein **Umschlagplatz für Makromoleküle**. Hier werden Moleküle sortiert und das Schicksal jedes einzelnen Moleküls bestimmt. Fertiggestellte Sekrete (Hormone, Enzyme, Enzymvorstufen) können in Membranvesikeln verpackt und gespeichert werden. Zu diesem Zweck wird das Sekret häufig eingedickt. So hat mehr abzuspeichernde Substanz Platz und steht für den Bedarfsfall bereit. Neurotransmitter werden in den Synapsen gespeichert. Die Möglichkeit, Zellprodukte in Speichern zu lagern, schützt die Zelle auch vor momentaner Überproduktion.
Manche Sekrete sind für den intrazellulären Gebrauch bestimmt. Dazu gehören die lysosomalen Enzyme. Andere

Abb. 1.42 Golgikomplexe einer reifenden Eizelle eines Muschelkrebses. (Aufnahme: J. Klima, Innsbruck; M.: 1,9 cm ≙ 1 μm).

werden nach außen sezerniert. Verpackung in Vesikeln garantiert in jedem Fall einen schnellen und gerichteten Transport unter Abschirmung gegen störende Einwirkungen des Zellmilieus. Die Mechanismen, die es ermöglichen, zielgerichtet bestimmte Proteine in bestimmte Vesikel zu verpacken und diese an den richtigen Bestimmungsort zu befördern, sind teilweise bereits bekannt. Diverse Signalsequenzen in Proteinen und passende Membranprotein-Rezeptoren ermöglichen eine spezifische Beladung von Vesikeln, deren Hüllproteine wiederum spezifisch für ausgewählte Ziele sind (S. 17/18).

So gibt es z. B. genauere Vorstellungen über den Mechanismus der intrazellulären Auswahl und des Weitertransports von **lysosomalen Proteinen**. Zuvor soll jedoch kurz der Vorgang der **Reifung** von Glycoproteinen im RER und Golgi erwähnt werden. Wird ein sekretorisches Protein ins Lumen des RER sezerniert, dann wird ein vorgefertigtes **Oligosaccharid** N-glycosidisch an bestimmte Aminosäuren des Peptids gebunden. Dieses Oligosaccharid, das aus drei Molekülen Glucose, neun Molekülen Mannose und zwei N-Acetyl-glucosamin-(NAcGlc-)Resten besteht, wird an **Dolichol,** einem in der Lipidschicht der RER-Membran befestigten Donormolekül, synthetisiert. Viele solche Mannose-haltigen Ketten werden angefügt, von denen anschließend, noch im RER, die drei Glucose-Moleküle und bis zu vier Mannose-Moleküle abgespalten werden. Weitere Modifikationen – Abspaltung oder Anhängen von Mannose-Molekülen, Anhängen von zusätzlichen NAcGlc-Resten, von Galactose, Neuraminsäure und Fucose – finden in verschiedenen Regionen des Golgi-Apparates statt. Hier befinden sich die entsprechenden Enzyme in Kompartimenten der cis-Seite bzw. der Golgi-Mitte bzw. der trans-Seite. Lysosomale Proteine werden als typische Mannose-reiche Glycoproteine im RER synthetisiert und beschnitten (getrimmt). Die Erkennungssequenz, ein **Mannose-6-phosphat-Rest,** wird in cis-Zisternen des Golgi-Apparates angehängt. Mannose-6-Phosphat-Rezeptoren im Trans-Golgi-Netzwerk erkennen und binden diesen Marker. Die Vesikel verlieren ihre Hülle und fusionieren mit späten Endosomen. Der leicht **saure pH** dieses Kompartiments ermöglicht die Lösung des lysosomalen Enzyms vom Rezeptor und eine *Phosphatase* entfernt das endständige Phosphat. Vesikel lösen sich vom Endosom und führen den M6P-Rezeptor zurück zum Trans-Golgi bzw. zur Plasmamembran, wo er evtl. sezernierte lysosomale Enzyme auffangen kann. Das Endosom fusioniert mit Lysosomen, sodass die lysosomalen Enzyme an den Ort ihrer Wirkung gelangen. Oft sind diese Enzyme noch inaktiv (**Proenzyme**) und werden erst durch *Proteasen* zu aktiven Enzymen gespalten.

Ein erblicher Defekt im Enzym, das die Mannose in Position 6 phosphoryliert, bewirkt, dass die *Hydrolasen* nicht in die Lysosomen aufgenommen werden. Sie werden vielmehr in Vacuolen im Cytoplasma gespeichert (inclusion bodies) und führen zum Krankheitsbild **I-cell disease** (I-Zellen-Krankheit, Mucolipidose II).

Membranen unterliegen einer ständigen Membrandynamik

Durch den Transport von Vesikeln ist der Golgi-Apparat wesentlich an der **Membrandynamik** beteiligt (Rep. 1.**18**). Membranen werden **nie** *de novo* gebildet. (Bei der Differenzierung der Erythrocyten ausgestoßene Membranen werden deshalb nicht mehr nachgebildet.) Sollen Membranen vermehrt werden, so werden vorhandene vergrößert und anschließend geteilt. Wie Zellen von Zellen, so stammen Membranen immer von Membranen ab. Grundmembranen werden modifiziert. Die einzelnen Membranbestandteile unterliegen einem dauernden Erneuerungsprozess (**turn-over**). Nach maximal 20 Tagen ist eine Membran von Grund auf erneuert. Nicht, dass ein Alterungsprozess Bestandteile unbrauchbar gemacht hätte, es werden vielmehr alle Membranbausteine völlig unabhängig von ihrem Alter ausgetauscht. Die Membrandynamik trägt zu diesem Erneuerungsprozess bei: Membranen des SER gelangen über die Golgi-Vesikel in die Zellmembran, dort wiederum führen Endocytoseprozesse zur Membraninkorporation in die Zelle und zum Einbau derselben in endomembranöse Systeme – ein dauernder Prozess der Recyclisierung (s. Abb. 1.**39**).

1.3.14 Membran-begrenzte Organellen: Lysosomen, Peroxisomen

Lysosomen verdauen zelleigenes und zellfremdes Material

Lysosomen sind Magen und Abfalleimer der Zelle zugleich. Sie sind Membranvesikel, die von der Reifungsseite des Golgi-Apparates als kleine, schmale Vesikel, die primären Lysosomen, abgeschnürt werden. In ihrem In-

---

R 1.18 **Membrandynamik**

Membranen gehen aus Membranen hervor:
- Membranvermehrung erfolgt durch Vergrößerung und Teilung vorhandener Membranen
- Membranen gehen ineinander über; durch Exocytose an die Zellmembran verlorene Membranen werden durch endocytierte ersetzt (Recyclisierung)
- Membranbestandteile unterliegen einer dauernden Erneuerung (Halbwertszeit 1–10 Tage)
- Membranen werden entsprechend den Erfordernissen der Umgebung modifiziert

---

neren befinden sich **Verdauungsenzyme mit Hydrolaseaktivität.** Da diese Enzyme ihre Wirkung nur bei einem für die Zelle erstaunlich niedrigen pH-Wert entfalten, herrscht hier der saure pH-Wert von 5. Eine wandständige Protonenpumpe pumpt H^+-Ionen von außen nach innen, wobei schon einige wenige Ionen genügen, um in diesen kleinen Kompartimenten eine deutliche pH-Erniedrigung zu erreichen. Lysosomale Enzyme werden am RER synthetisiert, durch das SER in den Golgi-Apparat transportiert und hier in Lysosomen verpackt. Lysosomenmembranen sind so beschaffen, dass sie von ihren eigenen Enzymen nicht angegriffen werden können. Wird die Membran jedoch von außen verletzt oder dringt ein zur Verdauung geeignetes Substrat in die Lysosomen ein, dann werden die Enzyme aktiv. Lysosomen sind in der Lage, sowohl zelleigenes **(Autophagie)** als auch zellfremdes **(Heterophagie)** Material zu verdauen. Dieser Vorgang wird durch Fusion der **primären Lysosomen** mit Membran-umgebenen Substraten eingeleitet. Es entstehen **sekundäre Lysosomen,** Autophagosomen zur Verdauung zelleigener Substrate und Heterophagosomen – nach Fusion mit Phagocytose-Vesikeln – zum Verdauen zellfremden Materials (Abb. 1.**43**, Rep. 1.**19**).

Durch die Hydrolyse der Substrate (wobei ein Lysosom ein oder mehrere Enzymarten enthalten kann) gewinnt die Zelle lebenswichtige Grundbausteine. Diese werden durch aktive bzw. passive Transportvorgänge ins Cytoplasma transportiert. **Unverdauliche Reste,** wie z.B. Schwermetalle oder das Alterspigment Lipofuscin, werden entweder durch Exocytose aus der Zelle entfernt oder sie bleiben im Lysosom zurück und bilden **Residualkörper,** sog. **Telolysosomen.** Möglicherweise tragen Anhäufungen derartiger Residualkörper zum Altern eines Organismus bei.

Beim Menschen sind die polymorph-kernigen, granulären **Leukocyten** und die **Makrophagen** besonders zur Phagocytose befähigt. Leukocyten enthalten mehrere Lysosomen. Ist deren Kapazität erschöpft, stirbt der Leukocyt. Makrophagen gibt es in den verschiedenen Geweben: Im Bindegewebe sind es die Histiocyten, im blutbildenden und lymphatischen System die Reticulumzellen. Die **Heterophagolysosomen** spielen in diesen Zellen durch Verdau invasierender Mikroorganismen eine bedeutsame Rolle bei der Infektionsabwehr.

1.3 Membranen   **37**

Abb. 1.43 **Lysosomen (L) im Cytoplasma zweier Leberzellen um einen Gallenkanal (GK)**
G Golgi, GJ Gap Junction. N Nucleus, P Peroxisomen (Aufnahme: E. Robbins, D. Sabatini, New York; M: 2,27 cm ≙ 1 μm).

Lysosomale Enzyme aktivieren Enzyme und Hormone

Die Aufgaben der Lysosomen werden durch die Vielfalt der **lysosomalen Enzyme** – es sind etwa 40 – bestimmt. Es werden nicht nur Substrate (Rep. 1.20) verdaut, es werden auch **inaktive Vorstufen,** z. B. von Hormonen, enzymatisch in aktive Formen überführt. In der Schilddrüse wird die Speicherform des Schilddrüsenhormons, das Thyreoglobulin, in Tri- und Tetrajodthyronin überführt. Lysosomale Enzyme, von Osteoklasten, sezerniert können auch Knorpel und Knochen abbauen. Weiterhin sorgen sie für den **Zellabbau** beim organischen Zelltod. Der Abbau alter Erythrocyten und die Thrombenauflösung gehören ebenso zu ihren Aufgaben wie die Beseitigung überalterter Mitochondrien. (Die Halbwertszeit von Lebermitochondrien beträgt beispielsweise 10 Tage.) Auch der Zellabbau während der Entwicklung wird durch lysosomale Enzyme garantiert (Larvengewebe, Müllerscher- und Wolffscher Gang, unbefruchtete Eizellen, Rückbildung des Uterus nach der Schwangerschaft, mit einer Gewichtsreduktion auf 1/40 innerhalb von 10 Tagen). Lysosomale Enzyme ermöglichen die Befruchtung: Das **Akrosom** des Spermiums, ursprünglich ein Lysosom, setzt *Hyaluronidase* frei und bahnt dem Spermienkern den Weg ins Ei. Ausfälle eines der lysosomalen Enzyme bzw. Wirkung der lysosomalen Enzyme am falschen Ort führen zu zahlreichen **Krankheiten** (Tab. 1.8). Es sei erwähnt, dass bei entzündlichen Prozessen lysosomale Enzyme in die Umgebung freigesetzt werden. Cortisone wirken entzündungshemmend, indem sie die Lysosomenmembran stabilisieren.

Peroxisomen enthalten *Oxidasen* und *Katalasen*

Eine von den Lysosomen abgrenzbare Vesikelgruppe bilden die **Peroxisomen** oder **Microbodies** (Rep. 1.21, Abb. 1.44). Sie enthalten *Oxidasen* (die *Urat-Oxidase* in der Matrix, die *α-Hydroxysäure-Oxidase B* in den Margi-

1.19 Lysosomen

Aufbau	– schmale Membranvesikel werden als **primäre Lysosomen** von der Golgi-Reifungsseite abgeschnürt – sie enthalten Verdauungsenzyme; pH-Wert = 5,0! – **sekundäre Lysosomen** entstehen durch Fusion mit Substratvesikeln – polymorphes Aussehen
Aufgaben	– Verdauung von zelleigenem (**Autophagie**) bzw. zellfremdem (**Heterophagie**) Material – Ernährung – Fremdkörperabwehr (Müllabfuhr)

Autophagosomen

Entstehung	– Fusion primärer Lysosomen mit zelleigenem Material
Aufgaben	– Abbau zelleigenen Materials – Rückgewinnung verwertbarer Substanzen – Einschluss unverdaulicher Reste in Residualkörpern (Telolysosomen; dense bodies)

Heterophagosomen

Entstehung	– Fusion von primären Lysosomen mit zellfremdem Material
Aufgaben	– Abbau zellfremden Materials – Rückgewinnung verwertbarer Substanzen – Fremdkörperabwehr – Einschluss unverdaulicher Reste in Residualkörpern

1.20 Lysosomale Enzyme

Bildung	– als Sekretionsproteine am RER, Transport über SER in Golgi-Komplex, Einschluss in primäre Lysosomen
Aufgabe	– hydrolytische Spaltung von Makromolekülen; Abbau
Enzyme	– *Phosphatasen, Esterasen, Nucleasen, Proteasen, Peptidasen, Kollagenasen, Glycosidasen, β-Galactosidase, Hexosaminidasen, Neuraminidase, α-Glucuronidase, Phospholipase, Sphingomyelinase, Hyaluronidase* etc.

nalplatten an der Membran) und *Katalasen* und sind zur β-Oxidation sehr langkettiger Fettsäuren z. B. der Prostaglandine und Leukotriene und zur Synthese der Plasmalogene (Phospholipide besonders in Gehirn und Muskel) fähig.

Bei der X-chromosomal erblichen **Adrenoleukodystrophie** ist ein ABC-Transportprotein (S. 16) in der Peroxisomenmembran defekt, dessen Aufgabe es ist, sehr langkettige Fettsäuren zur Oxidation in die Peroxisomen zu transportieren. Diese Fettsäuren reichern sich im Cytosol an und schädigen das Gewebe. Neurologische Ausfälle und früher Tod sind die Folge.

Abb. 1.44 **Leberperoxisom (P).** Das Peroxisom enthält ein kristallines Core des Enzyms *Uratoxidase*; M = Mitochondrium (Aufnahme: E. Robbins, D. Sabatini, New York; M: 2 cm ≙ 0,2 µm).

Durch Oxidation entstandenes Wasserstoffperoxid, das extrem giftig für die Zelle ist, kann mit Hilfe der *Katalase* in Wasser und Sauerstoff gespalten werden. Vorkommen: besonders in Leber- und Nierenzellen.

Peroxisomen vermehren sich durch Wachstum und Teilung. Da sie aber, anders als Mitochondrien und Chloroplasten, keine DNA enthalten, müssen sie alle Proteine aus dem Cytosol importieren. Dafür tragen viele dieser Proteine ein Erkennungssignal:

R 1.21 Peroxisomen

Aufbau	– kleine Membranvesikel gefüllt mit *Peroxidasen* und *Katalasen*
Aufgabe	– Abbau von Wasserstoffperoxid – β-Oxidation langkettiger Fettsäuren
Vorkommen	– besonders in Leber- und Nierenzellen
Anmerkung	– in Pflanzenzellen finden sich **Glyoxisomen** (Abb. 1.45). Sie enthalten Enzyme, die für die Zuckersynthese der Samenzellen notwendig sind (Glyoxylatcyclus)

Tab. 1.8 **Lysosomale Fehlleistungen**

Speicherkrankheiten

Ursache: genetisch bedingte Reduktion der Abbauaktivitäten von lysosomalen Enzymen

	Krankheit	betroffenes Enzym	Folge
Glycogenosen II	Pompe	*Glucosidase*	Speicherung von Glycogen in Leber und Muskel
Glycosphingo-lipidosen	Tay-Sachs	*Hexosaminidase*	Speicherung von Gangliosid bzw.
	Niemann-Pick	*Sphingomyelinase*	Sphingomyelin in Lysosomen besonders im Gehirn
	Gaucher	*Glucocerebrosidase*	Speicherung von Glucocerebrosid in Makrophagen von Leber und Milz
Mucopoly-saccharidosen	heterogen Typ I–VII	Glycosamino-Glycan-Abbau-enzyme	Speicherung diverser Abbauprodukte mit Entwicklungsstörungen, Skelettveränderungen, Hornhauttrübungen

Transportstörungen

Ursache: Ungenügender Abtransport eines Hydrolyseproduktes ins Cytoplasma
Beispiel: **Cystinose.** Die Aminosäure Cystin wird in Lysosomen verschiedener Organe angehäuft

Fehlwirkungen lysosomaler Enzyme

Ursache: Brüchigwerden der Lysosomenmembran, z. B. durch Überschuss an **fettlöslichen** Vitaminen (A, K, D und E)
Schädigung der Lysosomenmembran durch angesammelte Harnsäure bzw. Silikatkristalle
Beispiele: **Hypervitaminose A, Gicht, Silikose**
Freisetzung von lysosomalen Enzymen z. B. aus Osteoklasten:
Spontanfrakturen, Entzündungsreaktionen

Enzymlose Lysosomen

Ursache: Defekt bei der Synthese des Erkennungssignals verhindert Enzymtransport in Lysosomen
Krankheit: **I-cell-Erkrankung** (Mucolipidose II). Lysosomale Enzyme werden im Cytoplasma in Vesikeln als Einschlusskörperchen (inclusion bodies) abgelagert

Abb. 1.45 **Glyoxisom (Gl) mit Proteinkristall von *Euphorbia*.** Ch Chloroplast (Aufnahme: J. Klima, Innsbruck; M: 1,2 cm ≙ 0,5 µm).

Am Carboxylende befindet sich eine Sequenz aus 3 Aminosäuren (Ser-Lys-Leu), die ein Rezeptorprotein auf der Außenseite der Peroxisomen erkennt. Das Transportsystem kann gefaltete Proteine, auch sehr große, importieren. Die katastrophale Auswirkung fehlerhaften Transports demonstriert die schwere erbliche Krankheit **Zellweger-Syndrom:** Diese Patienten haben funktionsuntüchtige Peroxisomen und sterben früh an Veränderungen in Gehirn, Leber und Niere (Cerebro-Hepato-Renales Syndrom).

1.3.15 Mitochondrien sind Doppelmembran-begrenzte Organellen

Zu den Organellen, die von Doppelmembranen umgeben sind, gehören Mitochondrien, Chloroplasten und der Nucleus.

Mitochondrien sind die Energieproduzenten der Zelle

Bereits in der Mitte des 19. Jahrhunderts wurden von **Flemming** färbbare Granula im Cytoplasma beschrieben, die später in fast allen Zellen gefunden wurden. Aussagen über die biochemische Funktion dieser **Mitochondrien** (Rep. 1.**22**) konnten allerdings erst gemacht werden, nachdem man sie mit Hilfe der Zellfraktionierung reinigen und konzentrieren konnte. Die Zahl der Mitochondrien wechselt von Zelltyp zu Zelltyp. Haben Erythrocyten keine, so können Leberzellen 1000 bis 2000 dieser kleinen 1 bis 5 μm langen Organellen enthalten. Im Allgemeinen gilt, dass Zellen, die Energie verbrauchende Funktionen haben, besonders reich an Mitochondrien sind, so z. B. die Herzmuskulatur, die Nierentubuli oder die Spermiengeißel. Diese Tatsache und ihr Aufbau reflektieren die Aufgabe der Mitochondrien, nämlich die Bereitstellung von leicht zugänglicher **Energie.**
Der Aufbau der Mitochondrien (Abb. 1.**46**, 1.**47**) ist in allen Zellen vergleichbar: Eine **Doppelmembran** unterteilt das Mitochondrium in einen inneren **Matrixraum** und in einen schmalen, zwischen den Membranen gelegenen, **intermembranösen Raum.** Jede einzelne der Membranen besteht aus einer Lipid-Doppelschicht. Die **äußere Membran** dient dem Schutz des Organells. Sie wird durch **Porin**, ein transmembranes Kanalprotein, für viele Substanzen durchgängig. Die **innere Membran** ist durch Falten, Röhren oder säckchenartige Ausstülpungen stark **vergrößert.** Diese Cristae, Tubuli oder Sacculi können, je nach Aktivität des Mitochondriums, vermehrt werden. In tierischen Zellen überwiegt der Cristaetyp. In Testes, Ovar und Nebennierenrinde findet man hauptsächlich den Tubulus-Typ.
An den inneren Membranen sitzen die **Enzyme der Atmungskette.** Dem Matrixraum zugekehrt liegt das ATP-bildende Enzym, die *ATP-Synthetase.* Die Permeabilität dieser Membran wird durch die Konzentration an **Cardiolipin** (Diphosphatidyl-Glycerol) eingeschränkt. *Permeasen*, das sind Transporter, die ihre Energie aus der Spaltung von ATP schöpfen, ermöglichen den Durchtritt von Aminosäuren, Zuckern, Vitaminen, Peptiden u. ä.

Durch Mitochondrien werden Abbau- und Aufbauprozesse getrennt

Im Mitochondrien-Innenraum sind Substrat-abbauende Enzyme kompartimentiert; unter anderem die Enzyme des **Citronensäure-Cyclus** und des Fettsäurekatabolismus, der sog. **β-Oxidation.** Durch den Besitz derartiger Kompartimente ist es der eukaryonten Zelle möglich, komplizierte Synthesewege (anabolische Prozesse), die sich im Cytoplasma abspielen, von Abbauwegen (katabolische Prozesse) zu trennen.

Das Mitochondrium ist ein Calciumspeicher

Eine weitere wesentliche Funktion des Mitochondriums ist die **Ca^{2+}-Ionen-Speicherung.** Da Calcium eine Reihe von Stoffwechselwegen aktiviert, würde eine freie Speicherung im Cytoplasma zum Chaos führen. Mit Hilfe der Mitochondrien werden Ca^{2+}-Ionen aus dem Verkehr gezogen, um bei Bedarf wieder entlassen zu werden. Calcium wird im Mitochondrium-Inneren als Calciumphosphat präzipitiert.

Die Mitochondrien sind autonom

Die Mitochondrien-Membranen nehmen nicht an der Membrandynamik des endomembranösen Systems teil. Die Mitochondrien sind quasi **autonom.** Sie enthalten, ähnlich wie der Nucleus, **eigene DNA** (mtDNA). 0,5% der gesamten Zell-DNA in Mammalia entfällt auf mitochondriale DNA. Die mitochondriale DNA (16 569 bp) ist ringförmig an die innere Membran gebunden und liegt in mehreren identischen Kopien vor.

Die DNA ist doppelsträngig bis auf eine kleine Region, in der ein kurzes DNA-Stück einen dritten Strang (D-Schleife) bildet. Nach Denaturierung sedimentieren die DNA-Einzelstränge mit unterschiedlicher Dichte. Man unterscheidet einen schweren H-

---

1.22 Mitochondrien

Aufbau	– 1–5 μm lang
	– eine **Doppelmembran** begrenzt den intermembranösen Raum
	– die **äußere Membran** ist permeabel, Porin
	– die **innere Membran** (gefaltet als Cristae, Tubuli oder Sacculi) durchzieht den Matrixraum, *Permeasen*, Cardiolipin
	– die innere Membran enthält Enzyme der Atmungskette
	– der **Matrixraum** enthält abbauende Enzyme: Citratcyclus, Fettsäureabbau etc.; DNA; 70S-Ribosomen
Aufgabe	– Energieproduzent (ATP)
	– Trennung von Auf- und Abbauprozessen
	– Calciumspeicherung
	– cytoplasmatische Vererbung
Vorkommen	vermehrt in Energieverbrauchenden Zellen:
	– Herzmuskel
	– Nierentubuli
	– Spermien

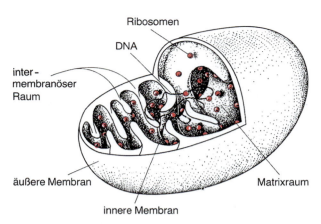

Abb. 1.46 **Mitochondrium** (schematische Darstellung)

Abb. 1.47 **Mitochondrien**
a Ausschnitt aus einer Leberzelle der Ratte mit zahlreichen Mitochondrien.
G Golgi-Apparat mit Lipoprotein-Partikeln, N Nucleus, Nu Nucleolus, RER Raues Endoplasmatisches Reticulum, SER Glattes Endoplasmatisches Reticulum (Aufnahme: E. Robbins, D. Sabatini, New York; M: 2,2 cm ≙ 1 μm).
b Mitochondrium von *Acetabularia mediterranea* (Aufnahme: S. Berger, H. G. Schweiger, Heidelberg; M: 2 cm ≙ 0,3 μm).
c Mitochondrium, Pankreas der Ratte (Aufnahme: H. F. Kern, Marburg; M: 2 cm ≙ 0,2 μm).

1.3 Membranen

Strang (heavy) und einen leichten L-Strang (light). Ersterer enthält die meisten Gene, die, **ohne Introns**, dicht gepackt sind und für 13 Proteine, 2 RNAs und 22 tRNAs codieren.

Infolge der gesteigerten Produktion von **Sauerstoff-Radikalen** im Verlauf der Atmung ist die mtDNA zehnmal so mutationsanfällig wie Kern-DNA. (Hierin liegt vermutlich ein Grund für das Altern eukaryontischer Zellen.) Alle von der mtDNA codierten Proteine sind Bestandteile der Atmungskette. Eigene **70S-Ribosomen,** eigene **tRNA** und **Enzyme** helfen bei der Expression mitochondrial codierter Proteine. Ein Großteil der mitochondrialen Enzyme wird vom Kern codiert, an Ribosomen des Cytosols synthetisiert und in die Mitochondrien transportiert. Einen Gegentransport von Proteinen oder Nucleinsäuren aus den Mitochondrien ins Cytosol gibt es nicht.

Beim Import von Proteinen aus dem Cytosol in den Matrixraum müssen zwei Membranen und der intermembranöse Raum überwunden werden. Dieser Prozess ist dank intensiver Forschung sehr gut verstanden: Proteine, die für die Mitochondrien bestimmt sind, tragen, wie Gottfried Schatz erstmals beschrieben hat, am N-Terminus eine ca. 15–35 Aminosäuren lange **Presequenz.** Diese Sequenz wird von Rezeptorproteinen erkannt, zum Mitochondrium geführt und an einen Proteinkomplex gebunden, der die Translocation durch die äußere Membran bewerkstelligt. Bindung an einen weiteren Proteinkomplex auf der inneren Membran ermöglicht den Transport auch durch diese. Die Presequenz wird im Mitochondrium abgespalten. Da Proteine nur im teilweise entfalteten Zustand durch Membranen hindurchtreten können, binden Faltungsproteine, sog. **Chaperone**, nicht nur im Cytosol, sondern auch nach dem Transfer in den Matrixraum an das Protein. Hier wird das Protein mit Hilfe der Chaperone nicht nur wieder ordnungsgemäß gefaltet, sondern auch aktiv in den Innenraum hineingezogen. Sowohl die Translocation als auch die Faltungen benötigen Energie aus dem Membranpotenzial der inneren Membran und aus ATP.

Die Vermehrung der Mitochondrien erfolgt immer durch Wachstum und Teilung bereits vorhandener Organellen. Diese Vermehrung kann während der gesamten Interphase der Zelle erfolgen. Auch die damit verbundenen Organellen-DNA-Synthese ist autonom und nicht an die S-Phase der Zelle gekoppelt.

Die Gene der Mitochondrien-DNA werden cytoplasmatisch vererbt

Mitochondrien werden bei der Zellteilung, dem Zufall folgend, mit dem Cytoplasma auf die Tochterzellen verteilt. Deshalb unterliegen die mitochondrialen Gene in ihrer Vererbung nicht den Mendelschen Gesetzen. Man spricht von **cytoplasmatischer** oder **extrachromosomaler Vererbung.** Zahlreiche Beispiele für derartig vererbte Merkmale existieren.

Zur Veranschaulichung soll die Vererbung des Merkmals „mickrig" („poky") in *Neurospora crassa* dienen. Dieser Schimmelpilz kann diploide und haploide Zellen ausbilden (s. Kap. **3**). Werden zwei haploide Zellen gekreuzt, die eine davon sei normal, die andere „mickrig", dann verschmelzen diese zur diploiden Zygote. Im Cytoplasma sind die Mitochondrien beider Zellen vertreten. Während der folgenden mitotischen Teilungen der Zygote, auch vegetatives Wachstum genannt, werden das Cytoplasma und die darin enthaltenen Mitochondrien auf die Tochterzellen verteilt. Da das Merkmal „mickrig" einen Defekt in mi-

Tab. 1.9 Einige Mitochondriale Erkrankungen des Menschen

Krankheit	klinische Symptome	Mutationstyp
– Lebersche Hereditäre Optikus Neuropathie (LHON)	bilaterale Erblindung im frühen Erwachsenenalter	Missense-Mutation (*NADH-Dehydrogenase*)
– Mitochondriale Encephalomyopathie, Lactat-Acidose mit Schlaganfall-ähnlichen Symptomen (MELAS)	Epileptische Anfälle, Erbrechen	Mutation im Bereich der 16S-RNA
– Myoklonische Epilepsie der Ragged Red Fibers (MERRF)	Myoklonische Epilepsie, Myopathie	Punktmutation in der Lys-tRNA
– Neurogene Muskelschwäche mit Ataxie und Retinitis pigmentosa (NARP)	Retinitis pigmentosa, Ataxie, Krämpfe, Demenz, prox. Muskelschwäche	Punktmutation in Untereinheit 6 der *Synthetase*
– Kearns-Sayre-Syndrom	Augenlähmung, Retina-Depigmentierung, Taubheit, Cardiomyopathie	große Deletionen

tochondrial codierten Ribosomen darstellt, können wir das Schicksal der Mitochondrien an der Ausprägung dieses Merkmals verfolgen. Sporulieren nach vielen Teilungsrunden die vegetativen *Neurospora*-Zellen, dann bilden sich, nach erfolgter Meiose, haploide Zellen im Ascosporus, deren jede zu Hyphen auswächst. Einige Sporen wachsen zu mickrigen, andere zu normalen Hyphen heran. Das lässt darauf schließen, dass im Verlauf des vegetativen Wachstums der Elternzellen eine mitotische Segregation stattgefunden hat. Einige Zellen haben im Cytoplasma nur Mitochondrien mit dem genetischen Merkmal „mickrig", andere nur normale Mitochondrien erhalten. Das Merkmal „mickrig" hat sich nicht der Chromosomenverteilung entsprechend vererbt, sondern ist über die Mitochondrien-DNA cytoplasmatisch weitergegeben worden. Da in vielen Organismen das Cytoplasma hauptsächlich über die mütterliche Eizelle in die Zygote eingebracht wird, spricht man auch von **maternaler Vererbung.**

Beim Menschen gibt es zahlreiche **Erkrankungen,** die auf Mutationen (Punktmutationen, Deletionen, Duplikationen) des mitochondrialen Genoms zurückzuführen sind, und die anhand bestimmter Kriterien diagnostiziert werden können:

Da mtDNA Enzyme der **oxidativen Phosphorylierung** codiert, sind atmungsintensive Organe wie Herz, Muskel, Nervengewebe, Niere und Leber besonders betroffen (Tab. 1.**9**). Entsprechend der cytoplasmatisch maternalen Vererbung der Mitochondrien werden diese Krankheiten von erkrankten Müttern auf alle Nachkommen übertragen. Kranke Väter haben gesunde Kinder.

Mitochondriale Krankheiten zeichnen sich durch große Variabilität aus. Diejenigen Zellen und Gewebe sind am schwersten betroffen, die die meisten defekten Mitochondrien erhalten haben. Das gleichzeitige Vorhandensein von Mitochondrien mit defekter und gesunder DNA in einer Zelle bezeichnet man als **Heteroplasmie.**

Extrachromosomale Vererbung gibt es auch bei den **Pflanzen.** Hier sind auch die **Chloroplasten** Träger von DNA. Beim Löwenmäulchen z. B. gibt es gescheckfarbige Blätter, in denen, je nach Chlorophyllgehalt, helle und dunkle Plastiden, Chloroplasten, zu finden sind. Die Teilung derartiger Blattzellen kann zur Tren-

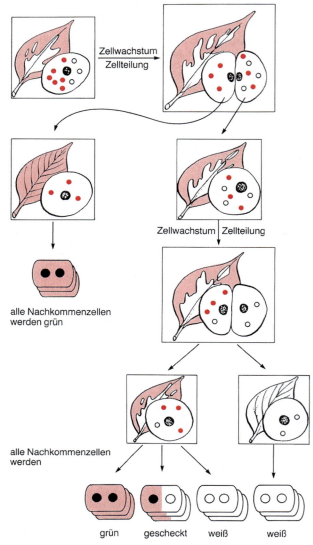

Abb. 1.48 **Cytoplasmatische Vererbung am Beispiel der *Mirabilis jalapa*.** Die Eigenschaft *Blattfärbung* wird nur über das Cytoplasma vererbt, da sie durch den Chlorophyll-Gehalt der Chloroplasten bestimmt wird.

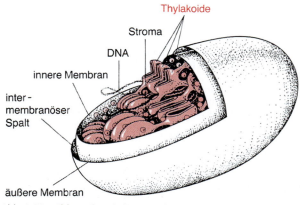

Abb. 1.49 **Chloroplast** (schematische Darstellung)

nung dunkler von hellen Plastiden und damit zu einheitlich dunklen oder hellen Blättern führen (Abb. 1.48).

1.3.16 Chloroplasten sind auch von Doppelmembranen begrenzt

In den Chloroplasten findet Photosynthese statt

Chloroplasten (Rep. 1.23) sind Organellen in **Pflanzenzellen,** die zur **Photosynthese** spezialisiert sind. Sie sind in ihrer Energieproduktion abhängig vom Tageslicht. Während der Dunkelheit sorgen ausschließlich die Mitochondrien der Pflanzenzellen für ATP-Nachschub. Die Chloroplasten ähneln in vielem den Mitochondrien. Auch sie sind von **Doppelmembranen** umgeben, deren äußere permeabel ist, deren innere einen zentralen Raum, das **Stroma,** umgibt und zwischen denen ein schmaler **intermembranöser Spalt** bleibt (Abb. 1.49).

In den Chloroplasten gibt es ein System gefalteter, flacher, miteinander kommunizierender Säcke im Stromaraum, die **Thylakoide** (Abb. 1.50). In sie sind das **Chlorophyll** – das photochemische Pigment –, Enzyme der **Elektronentransport-Kette** und eine *ATPase* integriert. Die Chloroplasten enthalten, wie die Mitochondrien, **DNA, RNA, Ribosomen** und **Enzyme,** sie vermehren sich durch Teilung während des Zellwachstums. Wird im Herbst das Chlorophyll in den Blättern abgebaut, dann verursachen Carotinoide die Buntfärbung. Die Chloroplasten werden zu **Chromoplasten.** Die geordnete Thylakoid-Struktur verschwindet.

Sowohl Mitochondrien als auch Chloroplasten weisen eine große Ähnlichkeit mit bakteriellen Systemen auf: Während der Entwicklung der Eukaryonten wurden Bakterien als **Symbionten** aufgenommen – die heutigen Mitochondrien. Als Tier- und Pflanzenzellen sich voneinander trennten, nahmen die späteren Pflanzenzellen nochmals Bakterien endocytotisch auf, die sich zu Chloroplasten gewandelt haben (s. Kap. 7).

> **R** 1.23 **Chloroplasten**
>
> Aufbau
> - **Doppelmembran** begrenzt intermembranösen Spalt
> - **Thylakoide** befinden sich im zentralen **Stroma**
> - DNA, 70S-Ribosomen, tRNAs liegen im Stroma
>
> Aufgabe — Photosynthese – Energiegewinn
>
> Vorkommen — Pflanzenzellen

Der Protonengradient ist die zentrale Form der Energie der Zelle

Die Organellen, Mitochondrien und Chloroplasten, sind die wichtigsten **Energielieferanten.** In den Mitochondrien wird die Energie von organischen Substanzen in der Atmungskette in Energie, die die Zelle für ihre Lebensprozesse benötigt, umgesetzt. In den Chloroplasten wird die Energie der Lichtquanten des Sonnenlichts in Zellenergie umgewandelt. Das gemeinsame Prinzip dieser Energieumwandlungen wurde 1961 von Peter Mitchell erkannt. Es ist erstaunlich einfach. Verbindendes Glied ist der **Protonengradient** (Abb. 1.51). Im Mitochondrium werden durch die in der inneren Membran lokalisierte Atmungskette Protonen von innen nach außen befördert. Dadurch entsteht ein Konzentrationsanstieg von innen nach außen (Gradient). Wenn außen mehr Protonen als innen sind, ist die äußere Seite der Membran positiv geladen und die innere negativ. Dieses Potenzial ($\Delta\psi$) ist eine Komponente der Energie des Protonengradienten, und zwar die **elektrische.** Daneben gibt es die **chemische Energiekomponente,** die von Konzentrationsgradienten dargestellt wird. Der elektrochemische Protonengradient ($\Delta\mu H^+$) setzt sich also zusammen:

$$\Delta\mu H^+ = \Delta\psi - 2{,}3\,\frac{RT}{F}\,\Delta pH$$

R Gaskonstante
T Temperatur in Kelvin
F Faraday-Konstante

Variabel ist im zweiten Ausdruck der pH-Wert. Da der pH-Wert der negative Logarithmus der Protonenkonzentration ist, folgt

$$\Delta pH = -\log [H^+]_{außen} + \log [H^+]_{innen}$$

oder

$$\Delta pH = \log \frac{[H^+]_{innen}}{[H^+]_{außen}}$$

Das heißt, entscheidend für den Konzentrationsgradienten ist das Verhältnis der Konzentrationen innen zu außen. Kleine Zellen – Bakterien – können einen Protonengradienten zwischen dem kleinen Zellvolumen und dem umgebenden Medium aufbauen. Durch die Vergrößerung der Zellen infolge differenzierterer Aufgaben in der Phylogenese wurde die Einführung eines kleinen Raumes für die

Abb. 1.50 Chloroplasten von *Acetabularia mediterranea*
Ch Chloroplast, E Hüllmembran, G Granum, M Mitochondrium, S Stroma, Sth Stromathylakoid (Aufnahme: S. Berger, H. G. Schweiger, Heidelberg; M: 1,5 cm ≙ 0,5 μm).

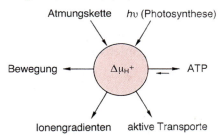

Abb. 1.51 Der elektrochemische Protonengehalt ist der Hauptumschlagplatz der Zellenergie

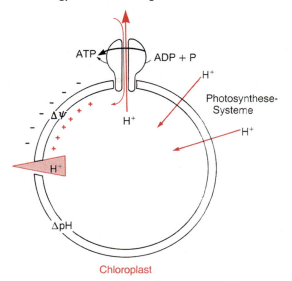

Abb. 1.52 Der Protonengradient bei Mitochondrien und Chloroplasten. Bei Mitochondrien werden durch die Atmungskette, bei Chloroplasten durch das Photosynthesesystem Protonen durch die Membran bewegt. Dadurch wird ein Protonenkonzentrationssprung, Protonengradient, aufgebaut, der aus der Konzentrationsdifferenz △ pH und der Ladungsdifferenz △ ψ besteht. Die Energie des Protonenrückflusses wird zur ATP-Synthese genutzt.

Errichtung von ausschöpfbaren Protonengradienten notwendig. Es entwickelten sich Mitochondrien und Chloroplasten.

Wie bei den Mitochondrien werden auch bei den Chloroplasten Protonengradienten aufgebaut. Die Bestandteile der Lichtreaktion sind in Membranen lokalisiert. Hier wird jedoch der Protonengradient im Gegensatz zum Mitochondrium von außen nach innen aufgebaut. Die Protonen werden bei der Energiekonservierung von außen nach innen gepumpt (Abb. 1.52).

Die **Energie** der elektrochemischen Protonengradienten kann bei Bakterien direkt für die **Fortbewegung** benutzt werden oder zur Errichtung der für die Zelle notwendigen **Ionengradienten** und damit zur Aufrechterhaltung des osmotischen Drucks dienen. Diese Energie kann auch direkt für **aktive Transporte** herangezogen werden. Der elektrochemische Protonengradient ist die wichtigste Quelle chemischer Energie der Zelle, des **ATP** (Abb. 1.51). Das Bergabfließen der Protonen treibt die in der Membran befindliche Protonen-getriebene *ATP-Synthetase* an, die aus dem Protonengradienten ATP erzeugt (Abb. 1.52). Bei den Chloroplasten ist die *ATP-Synthetase* natürlich gegensätzlich zu Mitochondrien orientiert.

Der elektrochemische Protonengradient ist das wichtigste generelle Energieprinzip der Zelle, für dessen Entdeckung Peter Mitchell mit dem Nobelpreis ausgezeichnet wurde.

1.24 Nucleus

Aufbau	– eine **Doppelmembran** begrenzt den perinucleären Raum
	– die Membranen sind von **Poren** durchsetzt
	– die äußere Membran ist mit Ribosomen besetzt
	– die innere Membran trägt karyoplasmawärts eine **nucleäre Lamina** (3 Hauptpolypeptide sind eingebettet in fibrösem Material)
	– das **Karyoplasma** enthält Chromatin und Nucleoli
Aufgabe	– Schutz der DNA
	– Ort der DNA-Replikation
	– Ort der RNA-Synthese
	– Organisation des Chromatins (nucleäre Lamina)
Vorkommen	– in allen eukaryonten Zellen (Ausnahme: Erythrocyten der Mammalia)

1.3.17 Der Nucleus besitzt ebenfalls eine Doppelmembran

Die äußere Membran des Kerns ist RER

Eine der auffälligsten und bereits im Lichtmikroskop wahrnehmbare Organelle der eukaryonten Zelle ist der **Zellkern** (Rep. 1.24). Das Kernplasma (Karyoplasma) ist vom Zellplasma (Cytoplasma) durch eine **Doppelmembran** (Karyolemm, Kernhülle) getrennt, die zwischen sich einen 20 bis 40 nm breiten Spalt, den **perinucleären Raum**, lässt. Dieser Raum steht in direkter Verbindung mit dem Lumen des Endoplasmatischen Reticulums, und die äußere Kernmembran ist eine direkte Fortsetzung des Rauen Endoplasmatischen Reticulums (RER) (Abb. 1.53). Demzufolge kann sie dicht mit Ribosomen besetzt sein. Der **inneren Kernhülle** lagert sich karyoplasmawärts eine **fibröse nucleäre Lamina** auf, die in allen eukaryonten Zellen zu finden ist und der bei der Organisation des Chromatins und beim Auf- und Abbau der Kernmembran während der Zellteilung eine wesentliche Funktion zukommt. In Säugetierzellen aggregieren und disaggregieren die drei Hauptpolypeptide (Lamine A, B, C) der Lamina je nach ihrem Phosphorylierungszustand spontan. Unphosphoryliert vernetzen sich diese Polypeptide zu Intermediärfilamenten (S. 62), die gemeinsam ein regelmäßiges Netzwerk bilden.

Die Organisation des Kerninhalts in einem Kompartiment hat außerordentliche Bedeutung. Auf diese Weise können, anders als bei Prokaryonten, Prozesse, die im Cytoplasma ablaufen, z. B. die Proteinsynthese, strikt von solchen des Karyoplasmas, z. B. der RNA- oder DNA-Synthese, getrennt werden. Außerdem wird das Informationsgut der Zelle, die DNA, bestmöglich geschützt und ein Zuschneiden der RNA vor ihrer Verwendung als „messenger" ermöglicht (Kap. 2).

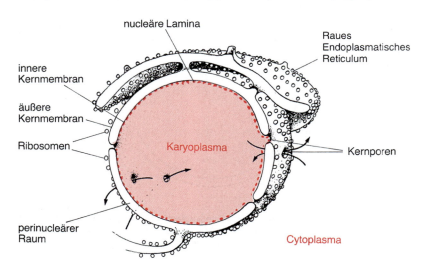

Abb. 1.53 Der Kern und seine Membranen

1.3 Membranen

- cytoplasmatische Filamente
- äußere Kernmembran
- zentraler Transporter
- innere Kernmembran
- nucleäres Netz

Abb. 1.**54 Schnitt durch die Kernmembranen mit Kernporen** (schematische Darstellung). Ringförmige Poren sind in die Kernmembran eingelassen, an deren Rändern äußeres und inneres Kernmembranblatt miteinander verschmelzen. Die Poren werden umgrenzt von Porenproteinen, die einen inneren Kanal frei lassen. In diesem Kanal liegt ein zentraler Transporter.

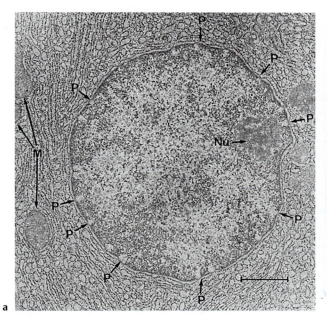

Abb. 1.**55 Die Kernmembran und ihre Poren**
a Kern einer Pankreaszelle der Ratte. Die Kernmembran ist von Poren (P) durchsetzt. Die äußere Kernmembran strotzt von Ribosomen. Das umgebende Cytoplasma ist angefüllt mit Rauem Endoplasmatischem Reticulum. Vereinzelte Mitochondrien (M); im Kern liegt ein Nucleolus (Nu) (Aufnahme: E. Robbins, D. Sabatini, New York; M: 2,2 cm ≙ 1 µm).

b *Acetabularia mediterranea:* Kernmembran, quer geschnitten. K Zellkern, Km Kernmembran. Die Pfeile zeigen auf die Kernporen (Aufnahme: S. Berger, H. G. Schweiger, Heidelberg; M: 1,5 cm ≙ 0,17 µm).

Karyoplasma und Cytoplasma stehen durch Poren in der Kernmembran miteinander in Verbindung

Eine Doppelmembran bietet besondere Transportprobleme. Um dennoch einen Austausch zwischen Kern und Cytoplasma zu ermöglichen, wobei Proteine importiert, RNA-Moleküle exportiert werden müssen, sind in die Kernmembran Poren eingelassen, die beide Membranblätter durchsetzen. Ca. 2000 Poren existieren pro Kern (Rep. 1.**25**). Die Porenkomplexe werden durch Proteingranula gebildet, die einen dreilagigen oktaederförmigen Ring um einen zentralen Transporter formen und am Rande des Porenlumens die Doppelmembranen miteinander verschweißen (Abb. 1.**54**–1.**56**).

Die Proteingranula setzen sich aus über 50 Proteinen (**Nucleoporinen**) zusammen, aus denen karyoplasmawärts Filamente ziehen, die mit der nucleären Lamina in Verbindung stehen und an ihrem distalen Ende durch einen Proteinring Fischernetz-artig zusammengezogen werden. Auch in Richtung Cytoplasma ziehen Filamente.

1 Zellbiologie

Abb. 1.56 **Die Kernmembran und ihre Poren**
a *Acetabularia mediterranea:* Kernmembran (Km), tangential geschnitten. Die Pfeile zeigen auf die Kernporen. Deutlich erkennbar auch das zentrale Granulum (M: 1,8 cm ≙ 0,5 µm) (Aufnahme: S. Berger, H. G. Schweiger, Heidelberg).
b Kernmembran mit Kernporen, Gefrierbruchschnitt (Aufnahme: H. F. Kern, Marburg; M: 1,6 cm ≙ 0,5 µm).
c *Acetabularia mediterranea:* isolierte Kernmembran mit Kernporen. In der Mitte eine einfache Membranlage (Aufnahme: S. Berger, H. G. Schweiger, Heidelberg; M: 1,8 cm ≙ 1,5 µm).

Moleküle bis zu einem Mr von 40 000 können durch diese Poren frei permeieren. Größere Moleküle wie z. B. Transkriptionsfaktoren, *RNA-* und *DNA-Polymerasen*, tRNAs, mRNAs oder Ribosomen müssen transportiert werden. Dieser Import und Export verläuft mit Hilfe von löslichen Transporterproteinen: **Importine** und **Exportine**, die spezifische Aminosäure-Sequenzen in den zu transportierenden Proteinen (Kernlokalisations-Signale) erkennen. Mit ihrer Ladung im Schlepptau interagieren sie mit den Nucleoporinen der Kernpore, indem sie sich von Porin zu Porin hangeln. Für diese Art Diffusion ist vermutlich keine Energiezufuhr über ATP-Hydrolyse nötig. Die Bindung und Lösung von den Transportern wird durch das *GTPase*-Aktivität besitzende G-Protein *Ran* vermittelt, das je nach Bindung von GTP oder GDP eine Konformationsänderung in den Transportproteinen bewirkt.

1.25 Kernporen

Aufbau	– Porenkomplexe bestehen aus 8 oktaederartig angeordneten symmetrischen Proteineinheiten, die Ringstrukturen auf äußerer und innerer Kernmembran bilden (Nucleoporine)
	– an diesen Stellen fusionieren die Membranen
	– zentraler Transporter
	– innerer Porendurchmesser: ca. 40 nm
Aufgabe	– selektiver Transport von Partikeln, z. B. Ribonucleoproteine
Vorkommen	– ca. 2000 Poren bedecken ca. ein Fünftel der Kernoberfläche

1.4 Der Zellkern ist das Organell der genetischen Information

1.4.1 Im Kern ist die DNA zusammen mit Proteinen zu Chromatin organisiert

Die Poren sind für DNA undurchlässig. Sie bleibt in Form von riesigen Nucleinsäure-Molekülen (beim Menschen sind dies $3 \cdot 10^9$ Nucleotidpaare [3000 Mbp], verteilt auf 23 Chromatinfäden) als fädiges Netzwerk im Kern liegen (Tab. 1.10). Bei den Dimensionen eines DNA-Fadens mit 2 nm Durchmesser bei einer durchschnittlichen Länge von 5 cm pro menschlichem Chromosom erhebt sich die absolute Forderung nach einem Ordnungsprinzip. (Auch ein Gartenschlauch muss aufgewickelt werden, will man lästige Verknotungen und Verwirrungen vermeiden.) Unter Zuhilfenahme von spezifischen DNA-Bindungsproteinen, sog. Histonen, wird die DNA organisiert. Als **Chromatin** bezeichnet man das Nucleoprotein, d. h. die DNA mit ihren Proteinen. Zu diesen Proteinen zählen neben den basischen Histonen auch Nicht-Histon-Proteine, die unter anderem regulatorische und als Matrix-Proteine strukturelle Aufgaben erfüllen. Alles in allem macht die DNA weniger als 20% des Chromatins aus; 80% sind Proteine. Chromosomen bestehen aus Chromatin, das durch seine besonders enge Verpackung (Kondensierung) im Mikroskop zum Zeitpunkt der Teilung (Mitose) sichtbar wird.

Jedes Chromosom besteht aus einem durchgehenden Chromatin-Faden (uninemes Chromosom), dessen Länge sich entweder anhand seiner Viskosität – je länger, umso visköser – oder durch Ausmessen im Elektronenmikroskop bestimmen lässt.

(Die DNA der Prokaryonten bildet ausschließlich netzartige Knäuel. Auch hier ist die DNA in Schleifen organisiert, aber durch fehlende Kondensierung im Lichtmikroskop nicht sichtbar, ebensowenig wie die von Mitochondrien oder Chloroplasten.)

Bei einer schweren Autoimmunerkrankung, dem **systemischen Lupus erythematodes** (s. Tab. 9.3), bilden die Patienten Antikörper gegen verschiedenste Kernkomponenten: DNA, Histone, chromosomale Nicht-Histon-Proteine, snRNA des Spleißosoms etc. Die Krankheit tritt häufiger bei Frauen auf als bei Männern (ca. 1500 : 1 Mill. Frauen mittleren Alters). Die Ablagerungen der Antigen-Antikörper-Komplexe in den Organen und Verstopfung kleiner Blutgefäße, z. B. der Niere, führen u. a. zu Arthritis und Nierenversagen. Die Ursache der Entgleisung der Immunregulation ist bisher unbekannt.

1.4.2 Spiralisierungs- und Faltungsprozesse packen die DNA auf kleinsten Raum

Die Gesamt-DNA menschlicher Chromosomen ist, könnte man sie lang ausgestreckt messen, ca. 1 m lang (pro haploide Zelle). Der Kerndurchmesser beträgt aber nur ca. 5 μm (0,000005 m). Um dieses Missverhältnis zu überwinden, wird die DNA durch Zuhilfenahme der DNA-Bindungsproteine, der **Histone**, intensiv gefaltet. Diese Proteine haben viele basische Aminosäuren, sodass sie durch ihre positive

Tab. 1.10 Vergleich der DNA-Molekül-Längen einiger Pro- und Eukaryonten (einfacher Chromosomensatz)

Art	Länge	Basenpaare (bp)
Simian Virus 40 (SV 40)	1,7 μm	5 226
ψ x174	1,7 μm	5 375
T7	12,5 μm	38 000
Escherichia coli	1,36 mm	4 000 000
Hefe	4,6 mm	13 500 000
Drosophila	5,6 cm	160 000 000
Mensch	0,93 m	3 000 000 000

Ladung eine hohe Affinität zur negativen Ladung der DNA bekommen. Histone haben ihre Aminosäuresequenz im Verlauf der Evolution konserviert, was die funktionelle Bedeutung erhellt. Vier verschiedene Histone **(H2A, H2B, H3 und H4)** lagern sich zu einer an den Polen abgeflachten Proteinkugel zusammen, einem Oktamer aus den Dimeren jedes einzelnen Histons. Viele Millionen Histone müssen pro Zelle gebildet werden. Ihre Synthese findet hauptsächlich während der DNA-Synthese-Phase statt. Da sie in derartig großer Menge benötigt werden, gibt es für jedes Histon mehrere Gene, an denen bei Bedarf gleichzeitig mRNA transkribiert wird. Um jene Proteinkugeln wird der DNA-Faden schraubenförmig gewunden, es entsteht ein **Nucleosom** (Abb. 1.57, 1.58). In der sog. **Linker-Region,** dem DNA-Stück zwischen zwei derartigen Nucleosomen, liegt ein fünftes Histon, **H1,** das evolutionär weniger konservativ ist als die anderen.

Die Histone unterliegen starken **Modifikationen:** Sie können methyliert, acetyliert und phosphoriliert werden, es können Ubiquitin und ADP-Ribose-Moleküle angehängt werden; die DNA-Packung kann dadurch geändert werden, das Chromatin wird variabel.

1.4.3 Die DNA wird zu Nucleosomen verpackt, zur 30-nm-Fiber spiralisiert und in Schleifen gelegt

Im Elektronenmikroskop betrachtet, erscheinen die **Histonkomplexe** perlschnurartig aneinander gereiht. Jede Perle bildet ein Nucleosom (Abb. 1.57 b), das mit Hilfe von Verdauungsexperimenten näher analysiert wurde: *Endonucleasen* schneiden die nicht Protein-gebundene DNA. Es entstehen Einheiten, in denen DNA mit einer Länge von ca. 200 Basenpaaren (bp) in 1,7 Touren um ein Histonoktamer gewunden ist. *Exonuclease*-Verdau der überstehenden DNA-Enden in der Linker-Region reduziert die Zahl der Basenpaare auf 147 und lässt das Core des Nucleosoms übrig. Die Verteilung der DNA auf Linker und Core mag z. B. bei der Reparatur von DNA-Fehlern eine Rolle spielen. Im Linker ist die DNA Enzymen leichter zugänglich als im Core. Eine Verschiebung der DNA vom Core in die Linker-Region und umgekehrt ist möglich.

Abb. 1.57 **Nucleosomen**
a Schematische Darstellung der Nucleosomenstruktur.
b Oocytenchromatin einer reifen *Rana esculenta* Oocyte (Aufnahme: H. Spring, Heidelberg; M: 2 cm ≙ 0,5 μm).

Eine weitere Verkürzung des DNA-Fadens wird durch die H1-Histone erreicht, mit deren Hilfe mehrere Nucleosomen helical aufgedreht werden. Eine 40fache Verkürzung ist die Folge. Der so entstandene Chromatinfaden, wegen seiner Dicke **30-nm-Fiber** genannt, wird weiter um das ca. 20fache durch **Schleifenbildungen** verkürzt, wobei die Schleifen unterschiedlich groß sind. Gleichartige Schleifen werden wieder zu sog. **Domänen** zusammengefasst, um schließlich im Metaphasechromosom nochmals aufgewunden zu werden. Dadurch wird insgesamt eine ca. 20000fache Verkürzung des DNA-Fadens erreicht (Abb. 1.58 a).

Die Schleifenböden werden an Nicht-Histon-Proteine, die die Kernmatrix (engl.: scaffold) bilden, angeheftet. Die Anheftungsstellen **SARs** (**s**caffold **a**ttachment **r**egions) binden bevorzugt AT-reiche DNA-Regionen. Regionen eines Chromosoms, in de-

1.4 Der Zellkern ist das Organell der genetischen Information

Abb. 1.58 Nucleosomen
a Schematische Darstellung der Aufwindung der Nucleosomen zum kompakten Chromatin.
b Nucleosomen-Dimere (Aufnahme: R. Marx, D. Doenecke, Marburg; M: 2,5 cm ≙ 100 µm).

nen zahlreiche kurze Schleifen nebeneinander liegen, lassen sich bevorzugt mit Giemsa oder Quinacrin anfärben und lassen auf repetitive DNA schließen (S. 177).
Zu den Matrixproteinen gehört u. a. *Topoisomerase II*, ein Protein, das mithilft, bestimmte DNA-Abschnitte zur Transkription bereitzustellen (s. 2.4) und Proteine (**Kondensine**), die die Chromatinkondensation fördern.

1.4.4 In polytänen Chromosomen werden Gene als Banden sichtbar

Jeder Schleifenkomplex kann im Metaphasechromosom durch Spezialfärbung sichtbar gemacht werden (**Chromomere**). Solche Banden enthalten beim Menschen mehr als 10^6 bp und damit das Material meistens mehrerer Gene. Besonders gut sichtbar werden die zu einer Bande zusammengefassten Domänen bei den **Riesenchromosomen** der Speicheldrüsen von *Drosophila* (Taufliege) (Abb. **1.59**). Diese Chromosomen entstehen durch Endoreduplikation, d. h. über zehn DNA-Synthesecyclen hin werden die Chromosomen repliziert, ohne sich voneinander zu trennen (Endomitose) führt zu **polytänen Chromosomen** (Abb. **1.59**, **1.60**). Diese Chromosomen, bestehend aus einem Bündel von 1024 stark gestreckten Chromatiden, sind wegen ihrer Dicke (bis 10 µm!) auch im Interphasekern zu sehen. Sie sind über 100-mal so lang wie Metaphasechro-

mosomen. Die Homologen sind gepaart und damit auch identische Genabschnitte bzw. Schleifenkomplexe. So entstehen in Regionen starker Kondensation ca. 5000 Querbanden (Chromomere). Auch die Zwischenbanden sind informativ: Jede trägt die Information für ein Protein.

1.4.5 Transkription der DNA erfordert Dekondensierung des Chromatins

Wird eines der Gene transkribiert, entfaltet sich die DNA der Schleifenstruktur, und es entstehen sog. **Puffs** als Zeichen genetischer Aktivität. Besonders große Puffs werden als **Balbiani-Ringe** bezeichnet (Abb. **1.59**, **1.60**). Ähnliche Beobachtungen können an anderen, gut sichtbaren Chromosomen gemacht werden, die sich in Oocyten finden. Diese **Lampenbürsten-Chromosomen** (Abb. **1.61**) wurden wegen ihrer besonderen Größe hauptsächlich in Amphibieneiern untersucht. Treten **Oocyten** in die Meiose ein, durchlaufen die Chromosomen zunächst in der Interphase die DNA-Synthese, sodass sie anschließend aus zwei Chromatiden bestehen. Gepaarte homologe Chromosomen bilden eine Tetrade aus vier Chromatiden und können in diesem Zustand (Diktyotän, s. Kap. **8**) lange Zeit verharren. Da das unreife Ei während dieses Ruhestadiums **RNA-Vorrat** produzieren muss, werden Regionen der Oocytenchromosomen zur Transkription entfaltet. Die DNA, an diesen

1 Zellbiologie

Abb. 1.59 **Polytäne Chromosomen**
a Polytänes Chromosom von *Chironomus* (Zuckmücke).
b Polytänes Chromosom von *Chironomus* (Zuckmücke) mit Balbiani-Ring (Aufnahmen: J. E. Edström, Heidelberg; M: 2 cm ≙ 20 µm).

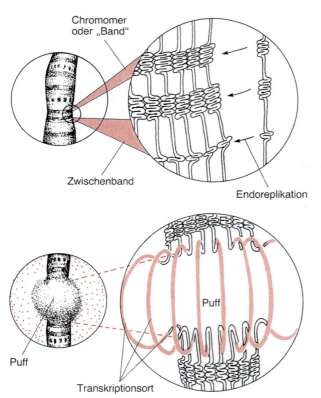

Abb. 1.60 **Polytänes Chromosom mit Puffbildung** (schematische Darstellung)

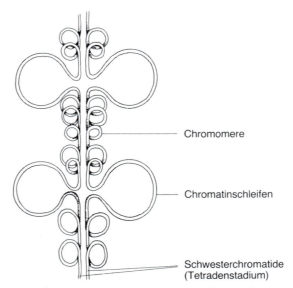

Abb. 1.61 **Lampenbürsten-Chromosom** (schematische Darstellung)

Prinzip: Gene können nur dann aktiv sein, wenn ihr Chromatin entfaltet, dekondensiert ist. Die in der Mitose maximal kondensierten Chromosomen werden nicht transkribiert, sie sind für die Enzyme der Transkriptionsmaschine nicht zugänglich.

1.4.6 Das Chromatin kommt in zwei Formen vor: als Euchromatin und als Heterochromatin

Berücksichtigt man, dass die menschliche DNA aus $3 \cdot 10^9$ Nucleotidpaaren pro haploider Zelle besteht, dann erhebt sich die Frage, ob überhaupt zu irgendeinem Zeitpunkt im Zellcyclus das gesamte genetische Material transkribiert bzw. jemals die gesamte DNA voll dekondensiert wird. Be-

Stellen nur noch über Histonkomplexe organisiert und mit Transkriptionsprodukten dicht bepackt, steht in Schleifen aus den Chromosomen heraus. Diese haben zu der Bezeichnung „Lampenbürsten-Chromosomen" geführt (Abb. 1.61). (Ihre Form erinnert an die Bürsten, die man in vergangener Zeit zur Reinigung der Öllampen benötigte.) Sowohl die Puffs polytäner Chromosomen als auch Lampenbürsten-Chromosomen offenbaren ein wesentliches vor in neuester Zeit die Sequenzierung ganzer Genome, inklusive des menschlichen, Aufschluss über die genaue Basenfolge der DNA geben konnte, haben Zellbiologen das Chromatin bereits entsprechend seinem Kondensierungszustand in zwei Gruppen unterteilt (Rep. 1.26): das weniger kondensierte, daher potenziell aktive Euchromatin und das inaktive Heterochromatin. Prinzipiell kann jede Chromosomenregion durch Kondensation heterochromatisch werden. Einige Regionen sind permanent (konstitutiv) heterochromatisch. Sie sind auch im Interphasekern sichtbar, werden nicht transkribiert, spät repliziert und als Heterochromatin auf die Tochterzellen vererbt.

1.26 Chromatin

1.4.7 Konstitutives Heterochromatin steht fakultativem gegenüber

Konstitutives Heterochromatin kommt in allen Zellen eines Organismus vor. Dazu gehört z. B. das Chromatin der **Zentromerregion,** jene Region, durch die die beiden Chromatiden eines Chromosoms zusammengehalten werden. Dieses Heterochromatin hebt sich sogar während der Mitose in Präparaten durch seine intensive Färbung vom übrigen ab. Es kann mit Spezialmethoden, wie z. B. der C-Bandierung, angefärbt werden. Die Basensequenz bietet eine Besonderheit: Sie ist hochrepetitiv, d. h. kurze Sequenzen, 6 bis 250 bp, wiederholen sich ständig. (10% der Gesamt-DNA ist hochrepetitiv und kann als sog. Satelliten-DNA im CsCl-Gradienten dargestellt werden.) Zentromer-DNA wird besonders spät, erst während der Mitose, repliziert.

Fakultatives Heterochromatin spiegelt den physiologischen Zustand bzw. den Entwicklungszustand einer Zelle wider. So haben embryonale Zellen wenig, ausdifferenzierte Zellen viel Heterochromatin. Gene, die nicht mehr gebraucht werden, können durch Kondensierung stillgelegt werden. Ruhigstellung der Genaktivität durch Heterochromatin-Bildung ist somit eine Möglichkeit der Genregulation. Ein Beispiel für fakultatives Heterochromatin ist das **Sexchromatin,** jenes X-Chromosom in Zellen weiblicher Individuen, das zum Gen-Dosis-Ausgleich mit männlichen Zellen inaktiviert wird. Es kann im Interphasekern durch Anfärbung als Barr-Körper sichtbar gemacht werden. Fakultatives Heterochromatin hat keine Besonderheiten in Bezug auf die Basensequenz.

1.4.8 30% der DNA wird transkribiert, 70% besteht aus repetitiven Sequenzen

Setzt man die durchschnittliche rel. Molekülmasse eines Proteins mit 40 000 an, dann codieren etwa 1200 Nucleotide für ein Protein. Damit hätte die menschliche DNA die Kapazität für mehr als 1 Million Proteine. In der menschlichen Zelle werden aber nach heutiger Schätzung nur etwa 30 000 Proteine ausgeprägt. Mit einem enormen materiellen Aufwand werden seit einigen Jahren Genome höherer Organismen durchsequenziert, inzwischen sind die Genome von Viren, Bakterien, Hefen, der Fruchtfliege *Drosophila melanogaster*, des Zebrafischs und des Rundwurms *Caenorhabditis elegans* u. a. m. bekannt. 2002 wurde das menschliche Genom erstmals weitestgehend von einer amerikanischen in Konkurrenz zu einer europäischen Gruppe (HUGO: Human Genome Organization) durchsequenziert. Seither wird intensiv versucht, Gene zu lokalisieren und Regulationsprinzipien aufzudecken.
Im Laufe dieser Bemühungen wurde deutlich, dass nur ca. 30% der genomischen DNA in hnRNA transkribiert wird. 95% dieser umgeschriebenen DNA ist **nicht-codierend**. D. h., nach augenblicklichen Schätzungen codiert nur 1,5% der in Genen organisierten DNA für Proteine. Dabei gibt es auf den Chromosomen Gen-reiche und Gen-arme Regionen. So liegen Gene mitten in nicht-codierenden Genomabschnitten und die codierende DNA der meisten Gene (**Exons**) ist ihrerseits von nicht-codierenden Abschnitten (**Introns**) unterbrochen (S. 109). Daraus erklärt es sich auch, dass der DNA-Gehalt einer Art an sich noch nichts über deren Entwicklungsgrad aussagt: die Lilie hat z. B. mehr DNA als der Mensch (Tab. 1.11). Etwa 50% der Protein-codierenden Gensequenzen sind **einmalig**. Bei der anderen Hälfte liegen **Duplikationen** vor, die durch ungleiches Crossing over (S. 193) entstanden sind. Die Sequenzen dieser Gene sind nicht gleich, aber sehr ähnlich. Liegen mehrere dieser Gene beieinander, handelt es sich um **Genfamilien,** wie z. B. beim β-Globingen. Die Bedeutung der übrigen (70%) sich in unterschiedlichem Ausmaß wiederholenden (**repetitiven**) DNA-Sequenzen, ist weitgehend unbekannt. Ein Teil von ihnen (0,3%) wiederholt sich in Tandemform und codiert für tRNA, 5S-RNA, Histone und die zahlreichen Gene für rRNA. Letztere sind hintereinandergeschaltet auf den kurzen Armen aller Satellitentragenden Chromosomen, mit Ausnahme des Y-Chromosoms, lokalisiert (Rep. 1.27). Zu den nicht-codierenden Sequenzen zählen mit 3% die **hochrepetitiven** Satelliten-DNAs (so genannt wegen ihres Verhaltens bei der Dichtegradienten-Zentrifugation von DNA: durch ihren hohen

Anteil an Adenosin und Thymidin bilden sie neben der Bande der Gesamt-DNA „Satelliten"-Banden). Sie zeichnen sich durch kurze, monotone Tandem-Wiederholungen aus und werden als konstitutives Heterochromatin hauptsächlich im Zentromer- und Telomerbereich gefunden. **Verstreute repetitive Sequenzen** (interspersed repeats) sind länger, werden von einmaligen Sequenzen unterbrochen und machen den größten Teil der repetitiven DNA aus. Die meisten dieser Sequenzen (ca. 45 % des Gesamtgenoms!) werden dabei „beweglichen Elementen", Transposons und Retrotransposons (S. 304) zugeschrieben (Tab. 1.12).

Die **Häufigkeit von Sequenzen** innerhalb des Genoms lässt sich anhand von Kinetiken der Geschwindigkeit der Selbst-Hybridisierung von DNA ermitteln. Dazu muss die DNA, z. B. durch Erhitzen, zu Einzelsträngen denaturiert und anschließend fragmentiert werden. Die Geschwindigkeit, mit der die einzelnen DNA-Fragmente wieder zum Doppelstrang renaturieren, gibt Auskunft über ihre Basenzusammensetzung: Häufig wiederkehrende Sequenzen werden schnell, einmalige Sequenzen viel langsamer zueinander finden.

Die **hochrepetitiven Sequenzen** können anhand ihrer Größe noch in zwei große Gruppen, Tandemwiederholungen und verstreute Sequenzwiederholungen, unterteilt werden. Diese lassen sich wiederum definierten DNA-Regionen zuordnen (Tab. 1.12).

Die Wiederholungen der **Satelliten-DNA** sind 14–500 bp lang und können sich über 20–100 kb erstrecken. Neben regelmäßigen Sequenzwiederholungen gibt es komplexere Wiederholungsmotive, die z. B. die α-Satelliten aus 171 bp mit ca. 100 000 Kopien und die β-Satelliten aus 68 bp ebenfalls mit ca. 100 000 Kopien in der Zentromerregion bilden.

Entsprechend ihrer Größe werden Satelliten (sie liegen häufig Telomer-nahe) mit Wiederholungen bestehend aus 15–100 bp und einer Länge von 1–5 kb als **Minisatelliten** bezeichnet. Die Längen der Wiederholungscluster sind „hypervariabel", d. h., jedes Individuum hat eine variable Anzahl derartiger Tandem-Wiederholungen (s. VNTRs, Kap. 12), die mit Hilfe gentechnologischer Methoden einen persönlichen „Fingerabdruck" ermöglichen.

Noch kürzere Wiederholungen finden sich in den **Microsatelliten**. 1–13 bp werden wiederholt. Zahlreich sind Wiederholungseinheiten von 1–4 bp auf einer Länge von 150 bp, die über alle Chromosomen verteilt vorkommen. Sie bieten ebenfalls durch die Variation ihrer Längen eine Möglichkeit zur Personenidentifizierung. Manchmal können sie, besonders wenn sie innerhalb von Genen liegen, in der Länge expandieren und zu „Triplett-Wiederholungen mit variabler Ausdehnung" führen (S. 91).

Die Länge der **verstreuten Sequenzwiederholungen** variiert von mehreren 100 bis mehreren 1000 bp. Sie treten ca. alle 6000 bp auf. Einige werden als Pseudogene transkribiert. Wegen ihrer großen Zahl und der Möglichkeit, in Gensequenzen „hineinzuspringen" und dadurch Krankheiten auszulösen, sind zwei Familien beim Menschen von Interesse: die **Alu-Familie** (so genannt wegen einer Schnittstelle für die *Restriktionsendonuklease AluI*), die zu den „**s**hort **i**nterspersed **n**uclear **e**lements" **SINE** gehört, und die **Kpn-Familie** (Schnittstelle für die *Endonuklease KpnI*), die zu den selteneren, längeren (6kb) „**l**ong **i**nterspersed **n**uclear **e**lements" **LINE** gehört.

Tab. 1.12 Einteilung hochrepetitiver DNA-Sequenzen

I. Tandem-wiederholungen	1. Satelliten	α-Satelliten β-Satelliten Zentromerregion
	2. Minisatelliten	u. a. VNTRs (hypervariabel) Telomer-nahe
	3. Microsatelliten	u. a. „Fingerabdrücke" Triplett-Wiederholungs-Expansion
II. verstreute Sequenzwiederholungen	Transposons Retrotransposons SINE (Alu) LINE (Kpn)	

Tab. 1.11 Haploider DNA-Gehalt verschiedener Spezies

Spezies	Haploider Chromosomensatz	Basenpaare (bp)	Teilchenmasse (m)	DNA-Länge (in m)
Lilie	11	$3 \cdot 10^{11}$	$2 \cdot 10^{14}$	100
Mais	10	$6{,}6 \cdot 10^{9}$	$4{,}4 \cdot 10^{12}$	2,2
Mensch	23	$2{,}75 \cdot 10^{9}$	$1{,}9 \cdot 10^{12}$	0,93
Kuh	30	$2{,}45 \cdot 10^{9}$	$1{,}6 \cdot 10^{12}$	0,83
Drosophila	4	$1{,}75 \cdot 10^{8}$	$1{,}2 \cdot 10^{11}$	0,0595
Hefe	18	$1{,}75 \cdot 10^{7}$	$1{,}2 \cdot 10^{10}$	$6 \cdot 10^{-3}$
T4-Phage	1	$1{,}75 \cdot 10^{5}$	$1{,}2 \cdot 10^{8}$	$6 \cdot 10^{-5}$
λ-Phage	1	$4{,}65 \cdot 10^{4}$	$3{,}3 \cdot 10^{7}$	$1{,}6 \cdot 10^{-5}$
SV40-Virus	1	5226	$3{,}5 \cdot 10^{6}$	$1{,}7 \cdot 10^{-6}$

1 bp entspricht $M_r \approx 660$
1 μm entspricht $M_r \approx 2 \cdot 10^{6}$

1.27 Chromatin: Häufigkeiten von DNA-Sequenzen

30% **einmalige** Sequenzen (davon ~1,5% codierende DNA)

70% **repetitive** Sequenzen

~3% hoch repetitiv – Satelliten-DNA (z. B. Zentromerregionen)

~67% einfach repetitiv davon 0,5% codierend (u. a. für rRNA-Gene 5S-RNA-Gene tRNA-Gene)

1.4.9 Im Nucleus liegt der Nucleolus, der Ort der rRNA-Synthese

Die Transkription der rRNA-Gene führt zur Bildung des im Nucleus auffälligen **Nucleolus** (Rep. 1.28). Der Nucleolus ist der **Bildungsort der Ribosomenuntereinheiten.** Seine Größe entspricht der Aktivität der Zelle. Er wird am Ende der Mitose, der Telophase, gebildet und bleibt während der Interphase erhalten. Manche Zellen haben mehrere Nucleoli entsprechend der Zahl der Chromosomen, die rRNA-Gene tragen. Die menschlichen diploiden Zellen haben zunächst zehn kleine Nucleoli, die dann zu einem großen fusionieren. Im Elektronenmikroskop zeigt sich, dass der Nucleolus keine Membran hat (Abb. 1.62). Er besteht aus drei Bestandteilen:

– **DNA-Schleifen,** die die rRNA-Gene tragen. Diese Schleifen heißen Nucleolus-Organisator-Region und erscheinen in Metaphasechromosomen als sekundäre Kon-

Abb. 1.62 **Nucleoli** (elektronenmikroskopische Aufnahmen)
a Zellkern (K) mit mehreren Nucleoli (Nu) in einer Leberzelle der Ratte (M: 1,4 cm ≙ 0,5 μm).
b Nucleoli (Nu) bei *Acetabularia mediterranea* (M: 1,8 cm ≙ 3 μm). K Zellkern, fz fibrilläre Zone, gz granuläre Zone (Aufnahmen: S. Berger, H. G. Schweiger, Heidelberg).

striktionen unterhalb der Satelliten. Diese DNA wird sehr spät repliziert;
- fibrillärem Material, das wiederum aus **rRNA-Transkripten** besteht, an die aus dem Cytoplasma importierte ribosomale Proteine gebunden sind;
- granulärem Material, das aus fertigen und unfertigen **ribosomalen Untereinheiten** aufgebaut ist. Die großen Untereinheiten sind teilweise inkomplett, sie werden erst beim Transfer ins Cytoplasma fertiggestellt: ein spezieller Mechanismus, der verhindert, dass Ribosomen bereits im Kern an die hnRNA, Vorstufen der mRNA, gebunden werden.

Ribosomale RNA wird in rasantem Tempo transkribiert, oft gleichzeitig an allen rRNA-Genen. In Zellen besonderer Aktivität, z. B. Amphibien-Oocyten, können an der Nucleolus-Organisator-DNA die wachsenden RNA-Ketten im Elektronenmikroskop sichtbar gemacht werden. Die verschieden langen Transkripte sind mit der pyramidenförmigen Anordnung der Zweige eines Christbaumes vergleichbar (Kap. **2**).

1.28 Nucleolus

Aufbau	– membranlos
	– **zentral:** fibrilläres Material, DNA-Schleifen, die rRNA-Gene tragen, rRNA-Transkripte (45-S-Vorstufen)
	– **peripher:** granuläres Material ribosomale Untereinheiten (z. T. inkomplett)
Aufgabe	– Produktion der ribosomalen Untereinheiten
Vorkommen	– in allen Zellkernen während der Interphase
	– an der Nucleolus-Organisator-Region (NOR) akrozentrischer Chromosomen

1.5 Zellcyclus

1.5.1 Der Zellcyclus unterteilt sich in die Phasen G₁, G₂ und Mitose

Beobachtet man eine Zelle über einen längeren Zeitraum hinweg, beispielsweise menschliche Hautzellen in Kultur über 24 Stunden, dann wächst die Zelle so lange, bis sie eine gewisse Größe erreicht hat, und teilt sich anschließend, um erneut zu wachsen. Die Periode von einer Zellteilung bis zur nächsten heißt **Zellcyclus** (Rep. **1.29**) und wird in einzelne unterschiedlich lange Phasen unterteilt (Abb. **1.63**).
Das markanteste Ereignis ist die Zellteilung, die **Mitose,** der der übrige Zellcyclus als **Interphase** gegenübersteht. Herausragendes Ereignis der Interphase ist die Verdoppelung der DNA. Diese DNA-Replikation ist notwendig, damit die Tochterzellen, die aus dem Teilungsprozess hervorgehen, die gleiche DNA-Menge erhalten, wie sie die Mutterzelle hatte. Die Replikationsphase der DNA wird als

1.29 Die Phasen des Zellcyclus

Abb. 1.63 Zellcyclus mit Mitose-Phasen in schematischer Darstellung. Die Zellcyclus-Phasen sind im Kreis aufgetragen – mit Angabe der ungefähren Zeitdauer jeder Phase (ermittelt an Zellen in Zellkulturen). Der einfache Chromatin-Gehalt des diploiden Chromosomensatzes (2n, 2C) wird während der DNA-Synthese (S-Phase) verdoppelt (2n, 4C), um im Verlauf der Stadien der Mitose wieder halbiert zu werden (2n, 2C).

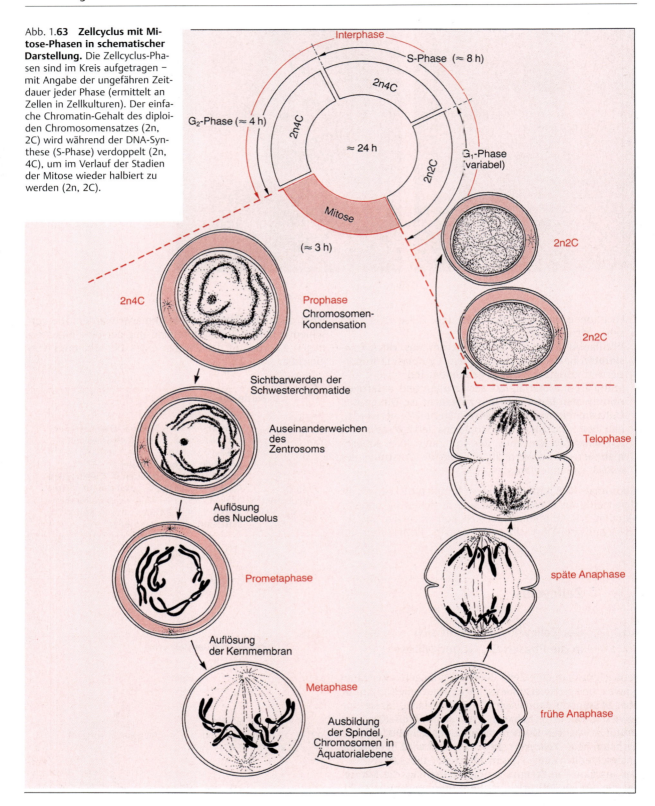

S-Phase, Synthesephase, bezeichnet. Die zwischen Mitose und S-Phase einerseits und zwischen S-Phase und nächster Mitose andererseits verbleibenden Perioden sind die **G-Phasen** (G = gap) G_1 und G_2. Während Proteine innerhalb des gesamten Zellcyclus in annähernd gleicher Menge produziert werden, werden Histone hauptsächlich während der S-Phase synthetisiert, was aus ihrer Funktion als DNA-Bindungsproteine leicht verständlich ist. Die **G_1-Phase** ist die intensive **Wachstumsphase** der Zelle. RNA- und Proteinsynthese laufen auf Hochtouren.

In der späten G_1-Phase werden außerhalb des Kerns im Cytoplasma die Zentriolen verdoppelt.

In der S-Phase wird durch semikonservative Replikation die DNA verdoppelt: Aus einem Chromatinfaden, einem Chromatid, werden zwei Chromatinfäden, sog. **Schwesterchromatiden.** Sie werden durch einen Proteinkomplex zusammengehalten. Während der Kondensation des Chromatins in Mitose und Meiose wird dieser **Cohesinkomplex** auf die Region des Zentromers beschränkt, das somit die Schweißstelle für die Chromatiden bildet.

1.5.2 Die Kern- und Zellteilung ist der Höhepunkt des Zellcyclus

Das Ende der Replikation markiert den Beginn der **G_2-Phase.** Jetzt können **Korrekturen,** wie Reparaturen, an der DNA vorgenommen werden. Spezifische, zur Zellteilung notwendige Proteine werden synthetisiert. Dazu gehört eine Proteinkinase, die das H1-Histon phosphoryliert, das die dichte Packung chromosomalen Materials bewirkt. Auch werden die Polypeptide der nukleären Lamina phosphoryliert, die in der Prometaphase disaggregiert werden, und die Kernmembran löst sich auf. Der Zugriff cytoplasmatischer Spindelelemente zu den Chromosomen wird ermöglicht.

Liegen während der G_2-Phase die verdoppelten Chromatiden entwunden als Netzwerk vor, dann kündigt eine zunehmende Spiralisierung – Kondensierung – das Nahen der Mitose an.

Die Mitose läuft in sechs aufeinanderfolgenden Stufen ab (Rep. **1.30**, Abb. **1.64**). Liegen am Ende der G_2-Phase alle Chromosomen kondensiert vor, so ist die erste Phase der Mitose, die Prophase, erreicht (Abb. **1.64a**). In menschlichen Zellen finden sich zu diesem Zeitpunkt 46 Chromosomen, deren jedes aus zwei Chromatiden besteht.

In der Prophase der Mitose wird der Nucleolus aufgelöst, es bildet sich der Spindelapparat

Der **Nucleolus,** dessen Chromatinschleifen ebenfalls kondensieren und nun nicht mehr transkribiert werden, löst sich in der **Prophase** auf und **verschwindet.**

Im Cytoplasma werden **Mikrotubulus-Strukturen** der Interphasezelle disaggregiert. Mikrotubuli sind Strukturen des Cytoskeletts (S. 62), die aus Tubulinuntereinheiten bestehen, aus denen im Verlauf der Kernteilung der zur Verteilung der Chromosomen nötige Spindelapparat aufgebaut wird. Der Ausgangspunkt der Spindelpolymerisation ist das **Mikrotubulus-Organisationszentrum (MTOZ),** dessen Mittelpunkt die in der späten G1-Phase verdoppelten **Zentriolen** (S. 64) bilden. Es entstehen im Verlauf der Mitose drei Sorten von Mikrotubuli: im direkten Umfeld der Zentriolen die **Astralfasern.** Sie fixieren die Zentriolen an den Zellpolen. Weiterhin entstehen zu Beginn der Mitose **polare** Spindelfasern, die zur Zellmitte hin polymerisieren und einander überlappen. Sie sind zu unterscheiden von den **Kinetochor-Spindelfasern,** die an den Zentromeren der Chromosomen ansetzen (S. 65). An der Organisation dieser Fasern sind **Motorproteine** aus der **Dynein-** und **Kinesinfamilie** beteiligt (s. auch S. 68). Sie binden an die Mikrotubuli (MAPs, **M**ikrotubulus **a**ssoziierte **P**roteine) und wandern an ihnen entlang. Mit Hilfe von Energie, die sie aus der Hydrolyse von ATP gewinnen, ermöglichen sie, bei zunehmender Länge der polaren Spindeln, die Verschiebung der Zentrosomen an entgegengesetzte Zellpole.

1.30 Mitose – der Vorgang der Zellteilung

Prophase	– maximale Kondensierung des Chromatins zu Chromosomen, H1-Histon-Phosphorylierung
	– Sichtbarwerden der Chromatiden
	– Auflösung des Nucleolus
	– Bildung der polaren Spindelfasern an den Mikrotubulus-Organisationszentren
	– Verschiebung der Zentriolen an die Zellpole
	– Phosphorylierung der Lamine
Prometaphase	– Zusammenbruch der Kernmembran
	– Ausbildung der Kinetochor-Spindelfasern
Metaphase	– Orientierung der Chromosomen in der Äquatorialebene durch Zug und Gegenzug der Spindelfasern
Anaphase	– Lösung des Cohesinkomplexes im Zentromerbereich
	– Verschiebung der Chromatiden zu den Zellpolen
Telophase	– Ausbildung eines Teilungsringes
	– Bildung neuer Kernmembranen
	– Dekondensation des Chromatins
	– Beginn der rRNA-Synthese
	– Formierung der Nucleoli
Cytokinese	– Durchschnürung der Mutterzelle und Bildung von zwei Tochterzellen unter Verteilung der Organellen

In der Prometaphase löst sich die

Diese Phase (Abb. **1.64**
bruch der Kernm
mine der K
Dies g
und C
Faktors
an den si
menten h
mine im Cyt
Kerns gelegen
tochor-Spindel
men (S. 65).

1 Zellbiologie

Abb. 1.64 **Stadien der Mitose.** Objekt: *Batophora oerstedii* (einzellige Grünalge). Ch Chloroplast, M Mitochondrium, N Zellkern, Nu Nucleoli, Kernmembran
a Prophase mit kondensiertem Chromatin (M: 2,2 cm ≙ 1 µm).
b Prometaphase: Das Chromatin ist stark kondensiert, die Nucleoli sind aufgelöst (M: 2 cm ≙ 1 µm).
c Metaphase: Die Chromosomen sind in der Äquatorialplatte angeordnet. Im Zellkern sind die Mikrotubuli (längs geschnitten) sichtbar (M: 1,5 cm ≙ 1 µm).
d Anaphase: Die Chromosomen sind zu den Polen gezogen (M: 2,5 cm ≙ 2,5 µm).
e Telophase: Der Zellkern ist geteilt (2 Teile) (M: 2,5 cm ≙ 5 µm) (Aufnahmen: S. Berger, H. G. Schweiger, Heidelberg).

Metaphase: Die Chromosomen werden „an die Leine gelegt"

In diesem Stadium haben die Kinetochoren-Spindelfasern alle Chromosomen an die Leine gelegt. Dabei setzen die Fasern der entgegengesetzten Pole jeweils an den ihnen gewandten Kinetochoren der einzelnen Chromatiden. Sie orientieren die Chromosomen und halten sie in der torialebene durch Zug und Gegenzug in der Schwebe 64 c). Die maximal kondensierten Chromosomen kurzfristig in der **Metaphaseplatte**. Dabei liegen mere der Chromosomen einander so gegenüber, druck einer Sternfigur (**Monaster**) entsteht. t der Metaphase ist es möglich, Chromoso- urchzuführen (S. 178).

Anaphase: Trennung der Chromosomen

Wenn die Kinetochoren aller Chromatide erfolgreich an Mikrotubuli angebunden sind, wird der Cohesinkomplex im Zentromerbereich durch eine **Separase** gespalten. In der **frühen Anaphase** werden die **Chromatiden** durch **Depolymerisation** der Kinetochor-nahen Anteile der kinetochoren Mikrotubuli mit einer Geschwindigkeit von 1 nm pro min an die **Zellpole** gezogen, jede Chromatide eines Chromosoms an einen entgegengesetzten Pol (Abb. 1.64 d). Diese Teilungsphase imponiert im Mikroskop durch die Entstehung eines **Diasters**. Das Motorprotein Kinesin achtet darauf, dass die Bindung des Chromosoms an den depolymerisierenden Mikrotubulus erhalten bleibt. Im **späten** Teil der **Anaphase** werden die Zellpole mittels der polaren Spindelfasern weiter auseinandergeschoben. Hierbei ermöglicht das Kinesin das Aneinandervorbeigleiten der durch Dynein verlängerten polaren Fasern (S. 65).

1.5 Zellcyclus

Abb. 1.65 **Der Zellcyclus unterliegt strengen Kontrollen.** Kritische Punkte im Zellcyclus werden scharf kontrolliert, bevor der Startschuss zum Beginn einer weiteren Cyclus-Phase gegeben wird. Bei Nichterfüllung der Kriterien des „Technischen Überwachungsvereins (TÜV)" der Zelle wird der Zellcyclus in der jeweiligen Phase angehalten, bis die Mängel beseitigt sind, oder die Zelle wird ausrangiert.

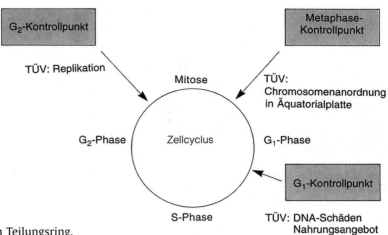

Telophase: Abschluss der Kernteilung

In Höhe der Äquatorialplatte bildet sich ein Teilungsring. Die Chromosomen an beiden Zellpolen werden von Kernmembranfragmenten umhüllt, die zu einheitlichen Membranen zusammenfließen. Die phosphorylierten Lamine werden durch *Phosphatasen* dephosphoryliert und aggregieren unter Bildung einer nucleären Lamina. Die Chromosomen dekondensieren, die rRNA-Synthese beginnt, und die Nucleoli formieren sich wieder (Abb. **1.64 e**).

Cytokinese: Teilung des Cytoplasmas

Die eigentliche Mitose wird jetzt abgeschlossen. Das Cytoplasma wird geteilt, indem sich ein Teilungsring aus Myosin II und Actinfasern bildet. Phosphorylierung des Myosins sorgt dafür, dass eine Interaktion mit Actin erst stattfindet, wenn die Zelle zur Teilung des Cytoplasmas bereit ist. Der Ring vertieft sich mehr und mehr. Schließlich bleibt nur noch eine feine Brücke erhalten, nach deren Zusammenbruch **zwei selbstständige Tochterzellen** entstehen, jede mit dem artspezifischen diploiden Chromosomensatz. Während des Teilungsvorganges müssen auch Organellen verteilt werden. So erhält z. B. jede Zelle ein Zentriolenpaar. Da zwei Zellen mehr Plasmamembran brauchen als eine, werden in der mütterlichen Zelle bereits Reservemembranstücke unter der Plasmamembran gespeichert. Der Spindelapparat wird abgebaut zugunsten von Mikrotubulus-Bestandteilen des Cytoskeletts in Interphasezellen.

1.5.3 Der Zellcyclus wird intensiv kontrolliert

Das gesunde Überleben eines Organismus ist abhängig von dem korrekten Wachstum seiner Zellen, der exakten Verdoppelung seiner DNA und der fehlerlosen Verteilung der Schwesterchromatiden auf einwandfreie, zum weiteren Wachstum befähigte Tochterzellen. Äußere und innere Signale müssen ineinander greifen, um die jeweilige Situation im Zellcyclus zu prüfen und die nächsten Schritte vorzubereiten. Zu diesem Zweck gibt es an den entscheidenden Übergängen von einer Phase zur anderen **Kontrollpunkte,** an denen der Zellcyclus angehalten wird, und erst nach erfolgreicher Qualitätskontrolle wird, der nächste Schritt freigegeben (Abb. **1.65**). Drei derartige Kontroll-

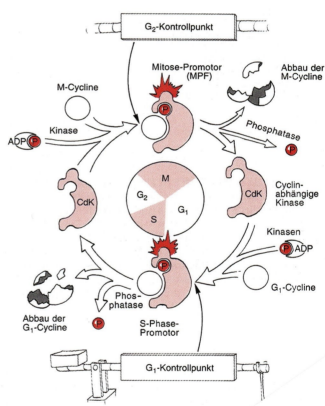

Abb. 1.66 **Die Triebfedern des Zellcyclus sind Cyclin-abhängige Proteinkinasen.** Eintritt in Mitose Austritt aus der Mitose werden durch Auf- u Cycline bewerkstelligt, die ihrerseits ko teinkinasen aktivieren. Empfänglichke vierung wird durch Phosphorylier lierung (Phosphatasen) regul tose- und S-Phase-Promo die in der jeweiligen

punkte sind bekannt: 1. der G_2-**Kontrollpunkt** am Übergang G_2/Mitose, 2. der **Metaphase-Kontrollpunkt** am Übergang Mitose/G_1 und 3. der G_1-**Kontrollpunkt** am Übergang G_1-/S-Phase. Das gesamte Kontrollsystem beruht auf zwei großen Gruppen von Proteinen (Abb. 1.**66**): Die eine Gruppe treibt durch Phosphorylierung diverser Strukturen den Ablauf des Zellcyclus voran. Diese Proteine sind Kinasen (Phosphat-übertragende Enzyme). Sie heißen wegen ihrer Abhängigkeit von der zweiten Proteingruppe **Cyclin-abhängige (dependent)-Protein-Kinasen (CdK)** und sind **konstitutiv** vorhanden. Ihre Aktivität wird durch Phosphorylierung und durch Assoziation an **Cycline** reguliert. Die Cycline ihrerseits – man kennt inzwischen die Gruppen A – H – unterliegen einem periodischen Auf- und Abbau. Die G_1-**Cycline** binden während der G_1-Phase an CdKs und sind mitverantwortlich für den Eintritt in die S-Phase (S-Phase-Promotor). Die G_2-**Cycline** sind mitotische Cycline. Sie aktivieren CdKs während der G_2-Phase und sorgen für den Eintritt in die Mitose. Ein wichtiger Vertreter ist **Cyclin B.**

Dieses Protein hat zwei funktionelle Domänen. Die C-terminale Domäne zur Bindung und Aktivierung von Cdc2, einer Untereinheit der CdK. Die N-terminale Domäne beinhaltet eine Signalsequenz, die sog. destruction-box, die den Abbau des Cyclins fördert. Dieser Abbau wird über ein Protein-abbauendes System bewerkstelligt, das die abzubauenden Proteine durch Ubiquitin-Modifikation kennzeichnet.

Am G_2-Übergang wird der Mitose-Promotor-Faktor aktiv

Steigende Produktion von Cyclin B führt zur Bindung an Phosphat-aktiviertes Cdc2. Es bildet sich der **Mitose-Promotor-Faktor (MPF)**. MPF ist eine aktive **Proteinkinase,** die durch Phosphorylierung zahlreiche Zellkomponenten zum Eintritt in die Prophase und für die Teilung vorbereitet. Dazu gehört die Kondensierung der Chromosomen (MPF phosphoryliert auch **Histon H 1**), die Reorganisation des Cytoskeletts und des Spindelapparates (MPF phosphoryliert **Mikrotubuli-assoziierte Proteine**) und damit die ordnungsgemäße Anordnung der Chromosomen in der Äquatorialplatte sowie die Auflösung der Kernmembran (MPF phosphoryliert die **Lamine** der Lamina interna).

Am Metaphase-Anaphase-Übergang wird die Chromosomenanordnung kontrolliert

Sind alle Chromosomen in der Metaphase geordnet, wird das Ende der Mitose eingeleitet. Phosphatgruppen müssen durch Phosphatasen wieder abgebaut werden. MPF induziert den Abbau von Cyclin B (Aktivierung des proteolytischen Systems) und führt zu seiner eigenen Inaktivierung, die für die Cytokinese wichtig ist.

Der G_1-Übergang bestimmt den Eintritt in die S-Phase

Die Synthese von G_1-Cyclinen stoppt zunächst den Abbau von Cyclin B durch Inaktivierung des proteolytischen Systems. Mitotische Cycline regenerieren sich langsam wieder. Den Eintritt in die S-Phase bewerkstelligt Cdc2, diesmal in Assoziation mit G_1-Cyclinen. Der Kontrollpunkt zur S-Phase ist der strikteste im Zellcyclus. Hier hält die Zelle inne, kontrolliert, ob sie groß genug ist, d. h. ob der Nährstoffgehalt korrekt ist (so werden Zellen in Zellkultur z. B. durch Serumentzug in ein Wartestadium, die G_0-Phase, versetzt), und vor allem, ob keine DNA-Schäden vorliegen. Diese Kontrolle wird mit Hilfe des Proteins **p53** durchgeführt. Ist dieses Protein mutiert, wird der Zellcyclus nicht mehr in G_1 arretiert: Es kommt zur Replikation mutierter DNA. Entgleisung der kontrollierten Zellproliferation und krebsige Entartung sind die Folge. (In zahlreichen Tumoren sind Mutationen von p53 gefunden worden.) Auch andere Funktionsstörungen in den Kontrollpunkten können zur Krebsentstehung führen. So kann ein Zuviel an Cyclin oder ein Zuwenig an Inhibitoren den Weg der normalen Zellvermehrung durcheinander bringen.

Der **Mitoseindex** gibt Auskunft über die Geschwindigkeit, mit der sich die Zellen eines Gewebes vermehren (z. B. Tumorgewebe). Dabei wird zu einem bestimmten Zeitpunkt die Anzahl der Mitosen einer bestimmten Zellpopulation (z. B. 1000 Zellen) in Prozent bzw. Promille angegeben.

Die Zellcyclus-Kontrollen stehen unter dem Einfluss von **Wachstumsfaktoren.** Einer Proliferationsentgleisung wirken Produkte der **Tumorsuppressorgene** entgegen.
Nicht alle Zellen sind jederzeit zur Vermehrung bereit. Einige Zellen, z. B. ausdifferenzierte Gehirnzellen, bleiben zwar vital, teilen sich aber nicht mehr. Diese Ruheperiode wird auch als G_0-**Phase** bezeichnet.

1.6 Meiose

Zellen, die zur geschlechtlichen Vermehrung bestimmt sind, d. h. die **Zellen der Keimbahn,** sind zu einer besonderen Form der Zellteilung befähigt, der Reduktionsteilung der **Meiose** (Rep. 1.**31**, Abb. 1.**67**).
dieses speziellen Teilungsvorganges ist es, den diploi-romosomensatz (2n) auf die Hälfte, d. h. auf den ha-Satz (1n) zu reduzieren. Nur so kann aus der Verei-weier Geschlechtszellen (Gameten) ein neues In-das Zellen mit diploidem Chromosomensatz vorgehen.

Der Prozess der Meiose besteht aus zwei aufeinander folgenden Teilungsvorgängen, deren erster die eigentliche Reduktion zum haploiden Chromosomensatz beinhaltet – die **Reduktionsteilung.** Der zweite verläuft im Wesentlichen wie eine Mitose – **Äquationsteilung.** Beide Prozesse durchlaufen die Hauptstadien Prophase, Metaphase, Anaphase und Telophase, die der Zusatz I bzw. II zuordnet. Aus einer diploiden Ausgangszelle entstehen über zahlreiche Schritte vier haploide Zellen. Beim Mann gehen auf diese Weise aus der Spermatocyte I. Ordnung die Spermatiden

1.6 Meiose

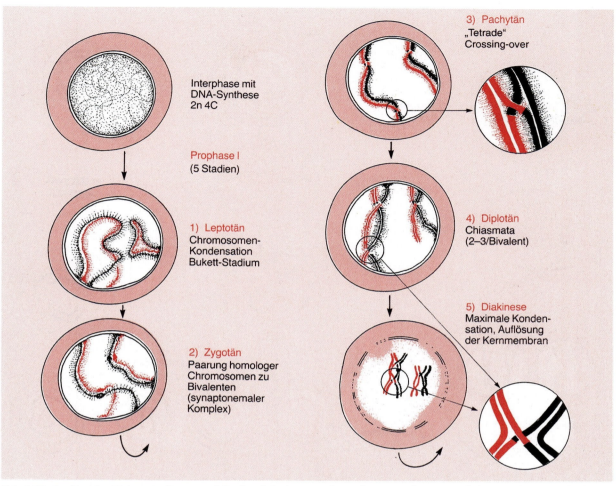

Abb. 1.**67 Stadien der Meiose.** Stellvertretend für den diploiden Chromosomensatz von 23 homologen Paaren beim Menschen werden zwei homologe Chromosomenpaare durch die Stadien der Meiose verfolgt. Vor der Prophase I findet in der S-Phase der Interphase eine Verdopplung des Chromatin-Gehaltes von 2n, 2C zu 2n, 4C statt. Während des Pachytäns der Prophase I findet das Crossing-over mit Stückaustausch statt; der Vorgang ist vergrößert herausgezeichnet, ebenso ein Chiasma. Nach der Metaphase I werden homologe Chromosomen in der Anaphase I getrennt. In der Telophase I besitzen die Zellen einen haploiden Chromosomensatz mit noch verdoppeltem Chromatin-Gehalt 1n, 2C. Trennung der Chromatiden in der Anaphase II führt zu Zellen mit haploidem Chromosomensatz und einfachem Chromatin-Gehalt 1n, 1C.

hervor, die zu reifen Spermien ausdifferenzieren. Bei der Frau entstehen aus der Oocyte I. Ordnung durch ungleiche Verteilung des Cytoplasmas eine reife Eizelle und drei Polkörperchen (s. Kap. **8**).
In der einer meiotischen Teilung vorausgehenden **Interphase** wird die DNA während der **S-Phase** verdoppelt. Jedes der dekondensierten Chromatiden wird dabei repliziert. Wie während jeder Interphase bleiben diese Schwesterchromatiden eng gekoppelt. Erst in der späten Prophase I wird ein Spalt zwischen ihnen sichtbar.

1.6.1 Die Prophase I ist in fünf Phasen gegliedert

Die Prophase I der Meiose wird durch Ko genetischen Materials eingeleitet und ristischen Schritten.

Leptotän

Chromosomen, beferenzierbaren Sch
färbung sichtbar. Mi
des Chromosom an
nennt diesen Zustand B

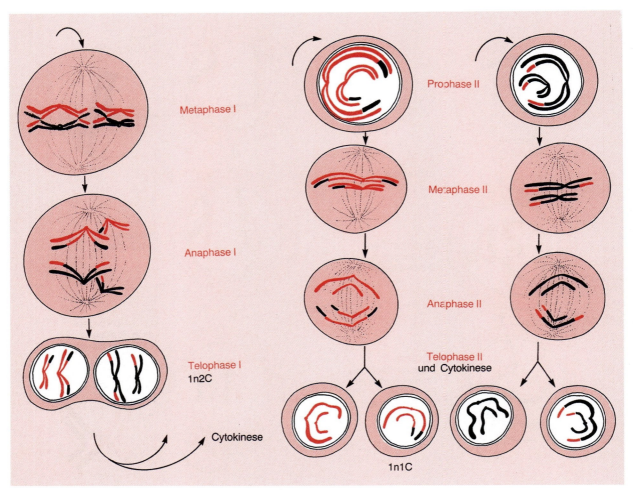

Abb. 1.**67** (Fortsetzung)

Zygotän

Der wesentliche Vorgang dieses Stadiums ist die **Synapsis**. Anders als bei der Mitose werden in der Prophase I der Meiose **homologe Chromosomen gepaart**. Darunter versteht man Paare gleicher Chromosomen, die als Erbteil von Vater und Mutter im neuen Individuum vereinigt wurden. Die exakte Paarung derartiger Homologen ist außerordentlich wichtig und beginnt, indem die Enden eines Chromosomenpaares durch ihre Anheftung an der Kernmembran einander finden und erkennen. Sobald die Enden gepaart sind, erfolgt die Aneinanderlagerung reißverschlussartig von beiden Seiten gleichzeitig. Dieser Vorgang muss exakt erfolgen: Gleiche Genloci müssen einander gegenüberliegen. Jedes Chromosom wird in seiner Achse durch ein proteinartiges Band verstärkt, an das Schwesterchromatiden seitlich angelagert sind. Proteinachsen beider Homologen liegen einander . Im zwischen ihnen frei liegenden Raum, der 100 nm ist, werden Querverbindungen sichtbar, leiterartiges Gerüst, der **Synaptonemale Kom-** plex, entsteht (Abb. 1.68). Mit Hilfe dieser Schienung und durch Verzahnung der Leitersprossen werden gleiche Regionen erkannt und exakt gepaart. Die gepaarten homologen Chromosomen bilden ein **Bivalent**. Da jedes Chromosom bereits aus zwei Chromatiden besteht, ist auch die Bezeichnung **Tetrade** geläufig. Cohesine (S. 55) halten diese Tetraden zusammen.

Die Paarung von X- und Y-Chromosom beim männlichen Chromosomensatz erfolgt in einem sog. **Sex-Vesikel**. Hier lagern sich die pseudoautosomalen Regionen der kurzen Arme von X- und Y-Chromosom (S. 168) aneinander und erlauben Paarung homologer Gene. Der Gehalt an repetitiven Sequenzen in diesen Bereichen führt zu einer außergewöhnlich hohen Rekombinationsrate.

Pachytän

Während dieses Stadiums findet das für die Durchmischung des genetischen Materials so wichtige **Crossing-over** statt. Nicht-Schwesterchromatiden überkreuzen sich und Gene werden durch Rekombination (s. Kap. **2** u. **3**) ausgetauscht. Knoten erscheinen auf dem Synaptonemalen Komplex, die den zur Rekombination nötigen Multienzymkomplexen entsprechen.

Diplotän

Der Synaptonemale Komplex löst sich auf. Da die Proteine des Cohesinkomplexes gespalten werden, können die **homologen Chromosomen** auseinander weichen. Allerdings verhindert ein spezielles Protein die Auflösung der Cohesine im Bereich der Zentromere, sodass die Schwesterchromatide nicht vorzeitig voneinander getrennt werden. Allerdings bleiben sie an den Stellen des Crossing-over – 1 bis 3 pro Chromosom – verbunden. Diese Kreuzungsstellen werden als **Chiasmata** sichtbar und rücken, je weiter die Chromosomen auseinander weichen, an deren Enden. Diesen Vorgang nennt man **Terminalisierung.**

In den Oocyten kann dieses Stadium als **Diktyotän** Jahrzehnte bestehen bleiben – bis zur Ovulation der entsprechenden Oocyte. Die Chromosomen werden dabei dekondensiert, sodass RNA-Synthese stattfinden kann. Die Chiasmata bleiben erhalten.

Diakinese

Dieses letzte Stadium der Prophase I führt in die Metaphase I über. Die Chromosomen kondensieren weiter, werden von der Kernmembran abgelöst und der Spalt zwischen den Schwesterchromatiden der Bivalente wird sichtbar. Die Schwesterchromatiden bleiben im Zentromer gekoppelt. Nicht-Schwesterchromatiden hängen noch immer im Bereich der Chiasmata zusammen.

1.6.2 Metaphase I, Anaphase I, Telophase I ähneln den Stadien einer Mitose

Die nun folgenden Phasen der Meiose gleichen denen zweier aufeinander folgender mitotischer Teilungen. In der Metaphase I werden die gepaarten homologen Chromosomen in der Äquatorialebene ausgerichtet. In der **Anaphase I** lösen sich die Chiasmata, und es werden, anders als in einer Mitose, die **homologen Chromosomen,** jedes bestehend aus zwei Chromatiden, voneinander getrennt. Die Telophase I produziert zwei Zellen mit je einem haploiden Chromosomensatz. Die eigentliche Reduktion ist erfolgt. Jetzt enthält jede Zelle entsprechend zufälliger Verteilung von jedem Chromosomenpaar entweder das mütterliche oder das väterliche Chromosom. Bei einem haploiden Chromosomensatz von n = 23 gibt es demnach theoretisch 2^{23} = 8 388 608 verschiedene Chromosomenkombinationen in den haploiden Gameten.

1.6.3 Die zweite Teilung, die Meiose II, ist eine Mitose ohne DNA-Replikation

Meiose I ist von Meiose II durch eine kurze Interphase II getrennt, die aber keine S-Phase beinhaltet, denn jedes Chromosom liegt ja bereits repliziert vor. Die Meiose II entspricht in allen Einzelheiten einer Mitose mit Prophase II, Metaphase II, Anaphase II und Telophase II. Während der **Anaphase II** werden die **Schwesterchromatiden** jedes Chromosoms voneinander getrennt. Aus einer diploiden Zelle gehen im Verlauf der Meiose vier Zellen mit haploidem Chromosomensatz und einfachem DNA-Gehalt hervor. Fehler in Zellteilungsprozessen können zu Chromosomen-Fehlverteilungen (s. Kap. 5) führen.

R 1.31 Die Meiose

Reifeteilung zur Bildung befruchtungsfähiger Gameten
Zwei Teilungsschritte:
- Meiose I = Reduktionsteilung
- Meiose II = Äquationsteilung (s. Mitose, Rep. 1.**30**)

Meiose I
Prophase I verläuft in 5 Stufen:

1. Leptotän:	Sichtbarwerden des kondensierten Chromatins als Chromosomen (2n, 4C), Fixierung der Chromosomenenden an der nucleären Lamina: **Bukett-Stadium**
2. Zygotän:	Paarung homologer Chromosomen: **Synapse** **Synaptonemaler Komplex** garantiert exakte Paarung Ergebnis: Bivalente bzw. Tetraden
3. Pachytän:	**Crossing-over** bewirkt Durchmischung des genetischen Materials
4. Diplotän:	Auflösung des Synaptonemalen Komplexes leichtes Auseinanderrücken der homologen Chromosomen **Chiasmata** werden sichtbar
5. Diakinese:	Weitere Kondensierung lässt Schwesterchromatiden sichtbar werden
Metaphase I:	Anordnung der Bivalente in der Äquatorialebene
Anaphase I:	Trennung **homologer** Chromosomen unter Lösung der Chiasmata
Telophase I:	Aus einer Keimzelle mit diploidem Chromosomensatz entstehen zwei Zellen mit haploidem Satz und durchmischtem genetischen Material (1 n, 2 C)

Meiose II
Prophase II, Metaphase II, Anaphase II und Telophase II entsprechen den Phasen einer Mitose, Interphase zwischen Meiose I und Meiose II kurz und ohne S-Phase
Anaphase II trennt **Schwesterchromatiden** voneinander
Endresultat:
Entstehung von vier Zellen
mit haploidem Chromosomensatz
(1 n, 1 C)

---

n = Chromosomensatz, C = Anzahl der homologen Chromatiden = Chromatin-Gehalt

Abb. 1.68 **Vorkommen und Struktur von Synaptonemalen Komplexen**
a Übersichtsaufnahme eines Ultradünnschnitts durch den Oocytenkern eines Insekts *(Dytiscus)* des Pachytän-Stadiums der meiotischen Prophase. Segmente synaptisch gepaarter Pachytän-Chromosomen sind durch SK markiert (M: 2 cm ≙ 1 μm).

b Die Ausschnittvergrößerung zeigt die Strukturelemente des Synaptonemalen Komplexes (M: 1,75 cm ≙ 0,25 μm) (Aufnahmen: M. Trendelenburg, Heidelberg).

1.7 Cytoskelett

Im Gegensatz zu Bakterien- und Pflanzenzellen sind tierische Zellen nicht von einer festen Zellwand, sondern nur von einer Plasmamembran umgeben. Trotzdem sind sie in der Lage, ihre Gestalt zu wahren. Diese Fähigkeit verdanken sie einem feinen Netz von Röhren (**Mikrotubuli**) und Fasern (**Mikrofilamente**), die das Cytoplasma durchziehen und in ihrer Gesamtheit das **Cytoskelett** der Zelle ausmachen (Abb. 1.69). Neben diesen Strukturen gibt es die Gruppe der sog. **intermediären Filamente.** Zu ihnen gehören z. B. die **Cytokeratinfilamente** der Desmosomen.

Mutationen in einem Keratingen (K14) haben sich als Ursache für eine autosomal-dominante Erbkrankheit, die **Epidermolysis bullosa simplex,** herausgestellt. Geringe Traumatisierung der Haut führt bei Patienten mit dieser Krankheit zu extensiver Blasenbildung, da die Ausbildung geordneter Zell-Zell-Kontakte gestört ist.

Finden sich Mikrotubuli und Mikrofilamente in allen Zellen, so sind die **Intermediärfilamente** für spezifische tierische Zellen charakteristisch. Es fügen sich α-helical gewundene Polypeptidketten zu kurzen Filamenten zusammen. So findet sich z. B. das weit verbreitete **Vimentin** (S. 2, Abb. 1.2a) in Leukocyten, Fibroblasten, Endothelzellen, **Desmin** in Muskelzellen, **Peripherin** in Neuronen, **GFAP** (**G**lial **f**ibrillary **a**cidic **p**rotein) in Gliazellen und **Neurofilamente** im neuronalen Axon. Die Stabilität und Spezifität dieser Filamente wird für die **Tumordiagnostik** genutzt. Oft ist die Morphologie einer Tumorzelle durch die Entartung derart verändert, dass man ihr Herkunftsgewebe nicht mehr identifizieren kann. Mit Hilfe von Antikörpern gegen bestimmte Intermediärfilamente kann die Zuordnung erfolgen, sodass eine gewebsspezifische Therapie eingeleitet werden kann. Ebenfalls aus Intermediärfilamenten besteht die **nucleäre Lamina** (S. 44), die unterhalb der inneren Kernmembran liegt.

Die Elemente des Cytoskeletts haben neben der statischen auch eine dynamische Funktion: Einmal bewegen sie die Chromosomen (Spindelapparat) und bewirken die Cytokinese (Zellteilung), zum anderen verschieben sie intrazellulär Organellen und Transportvesikel. Außerdem verhelfen sie bestimmten Zellen zur Eigenbeweglichkeit (S. 72). Die Grundbausteine des Cytoskeletts sind Proteine – **Tubulin** für Mikrotubuli, **Actin** für Mikrofilamente –, die im Cytosol liegen und je nach Bedarf polymerisieren und wieder dissoziieren (Tab. 1.13).

1.7 Cytoskelett

Neben diesen labilen Strukturen treten Tubuli und Filamente zu geordneten, stabilen Systemen zusammen: den Cilien und Geißeln, den Basalkörpern und Zentriolen und Myofibrillen.

1.7.1 Mikrotubuli

Mikrotubuli sind Zylinder aus Tubulin

Die **Mikrotubuli** (Rep. 1.32) sind Strukturen, die sich durch Autoaggregation aus Tubulin aufbauen. **Tubulin,** ein globuläres Protein, kommt in einer α- und einer β-Form mit sehr ähnlicher Aminosäure-Sequenz vor und hat eine rel. Molekülmasse von 54 000. Bei der Polymerisation zum Mikrotubulus lagern sich α- und β-Monomere mit Hilfe von S–S-Brücken zu Heterodimeren aneinander und bilden kettenförmige **Protofilamente.** 13 derartige Protofilamente lagern sich parallel, über Wasserstoff-Brücken verbunden, aneinander, wobei die Ketten immer um 1 Monomer versetzt sind, und bilden einen Hohlzylinder mit einem Durchmesser von 18 bis 25 nm. Die Ketten umwinden dabei diesen Zylinder leicht schraubenförmig (Abb. 1.**70**, 1.**71**).

Da die Tubulindimere Heterodimere sind, die Kopf-an-Schwanz polymerisieren, entstehen die Protofilamente als gerichtete Moleküle mit einem schnell wachsenden Plus- und einem Minuspol, der dem **Zentrosom** (Zellzentrum) zugekehrt ist. Die freien, zur Polymerisation bereiten Tubuline haben GTP gebunden und können nur an GTP-tragende Tubuline angefügt werden. Solange im Cytoplasma ein Überschuss an GTP-Tubulin vorliegt, kommt es deshalb zur Filamentverlängerung. Allerdings tendiert das GTP des polymerisierten β-Tubulins dazu, zu GDP + P zu hydrolysieren, wodurch die Depolymerisation eingeleitet wird. Man spricht von einer **dynamischen Instabilität:** Das Ende eines Mikrotubulus, das GTP-gebundene Tubuline trägt, ist stabil und wächst, während gleichzeitig eine vermehrte GTP-Hydrolyse das andere Ende schrumpfen lässt.

Die Mikrotubulus-Polymerisation kann durch **Gifte** unterbunden werden. So bindet das **Colchicin** (Colcemid), ein Alkaloid der Herbstzeitlosen, an die Tubulin-Dimere und verhindert ihre Polymerisation. Auf diese Weise wird die Ausbildung der Spindelfasern blockiert und die Zellen werden an der Teilung gehindert (s. Kap. **5**). **Vinblastin** ist ebenfalls ein Mitosegift. Es präzipitiert die Tubulinkomplexe. **Taxol** verhindert die Depolymerisation der Mikrotubuli. Alle diese Drogen werden wegen ihres Einflusses auf die Mitosespindel therapeutisch gegen entartete, sich schnell teilende Tumorzellen verwendet.

Mikrotubuli sind in Kernnähe am dichtesten, von hier aus verteilen sie sich netzartig bis zur Zellperipherie.

Der Spindelapparat besteht aus Mikrotubuli

Zum Zeitpunkt der Ausbildung der Spindelfasern während der Mitose (Prophase) werden zahlreiche Mikrotubuli polymerisiert. Diese entspringen einem **Mikrotubulus-Organisationszentrum** (MTOZ, Zellzentrum, oder Zentrosom), das häufig Zentriolen enthält (Ausnahmen: höhere Pflanzen, Mäuseoocyten) und in der Mitose die Spindelpole bildet. Die Spindelfasern ziehen entweder als polare Mikrotubuli zur Äquatorialebene oder als Kinetochor-Mikrotubuli zu den Kinetochoren. Kinetochoren sind am Zentromer eines Chromosoms einander gegenüberliegende Spindelansatzregionen jeder Chromatide. Bei menschlichen Chromosomen können bis zu 40 Spindelfasern an einem Kinetochor ansetzen. Cirka 3000 Mikrotubuli werden zum Aufbau des Spindelapparates benötigt. Die Chromo-

Abb. 1.**69 Teil des Cytoskeletts (Mikrotubuli) von Fibroblasten in Kultur.** Zur Darstellung wurde ein fluoreszierender Antikörper gegen Tubulin verwendet (Aufnahme: G. Wiche, Wien).

Tab. 1.**13 Filamente des Cytoskeletts**

Name	Vorkommen	Protein-untereinheit	Durchmesser
Mikrotubuli	generell	α-, β-Tubulin	12–25 nm
Intermediär-filamente	spezialisiert	Keratin Desmin Vimentin	10 nm
Mikrofilamente Myofilamente	generell	Actin Myosin	6 nm 15 nm

Rep. 1.32 Mikrotubuli

Aufbau
- **Protofilamente:** Filamentöse Ketten (4–5 nm dick) aus Tubulinuntereinheiten α- und **β-Tubulin** (globuläre Proteine) bilden Heterodimere
- 13 parallele Protofilamente umwinden helical ein Zentrum und bilden einen Hohlzylinder (18–25 nm)
- labile Struktur: dauernder Aggregation und Disaggregation unterworfen

Aufgaben
- Prägung und Erhaltung der Zellform
- Verteilung von Organellen und Makromolekülen
- Polarität der Bewegung

Vorkommen in Eukaryonten:
- Cytoplasma
- Spindelapparat
- Zentriolen (Basalkörper)
- Cilien
- Geißeln

Abb. 1.**70 Aufbau eines Mikrotubulus.** Die Wand eines Mikrotubulus wird aus 13 Protofilamenten gebildet, die sich ihrerseits aus α- und β-Tubulin-Untereinheiten zusammensetzen.

somen wirbeln so lange ungeordnet zwischen den beiden Zellpolen hin und her, bis ihre Kinetochoren von Spindelfasern wie mit einem Lasso eingefangen und fixiert werden. Dabei setzen immer gleich viele Fasern an beiden Kinetochoren an, orientieren damit die Chromatiden gegen die beiden Zellpole hin und halten das Chromosom in der Äquatorialebene in der Schwebe.

Ziehen die Spindelfasern von beiden Kinetochoren eines Chromosoms zu einem Pol, so entsteht ein kritischer Zustand. Löst dieser sich nicht, kommt es zu Chromatid-Fehlverteilungen, **Non-disjunction,** Anaphase-Lage (s. Kap. **5**). Die Anaphase, das Auseinanderweichen der Chromatiden zu den Zellpolen, kommt nur scheinbar durch eine Kontraktion der Kinetochor-Mikrotubuli zustande. Vielmehr kommt es zu einer einseitigen Verkürzung der Chromosomen-Spindelfasern am Kinetochor durch Depolarisation. Außerdem schiebt eine, ebenfalls einseitige, Verlängerung der polaren Mikrotubuli im Bereich der Äquatorialebene die Pole weiter auseinander (Abb. **1.72**).

Basalkörper und Zentriolen bestehen aus neun Mikrotubulus-Tripletts

Basalkörper (Kinetosome) und **Zentriolen** sind Konstruktionen aus Mikrotubuli, die, im Cytoplasma gelegen, häufig im Mikrotubulus-Organisationszentrum zu finden sind. Beide Organellen haben gleiche Struktur und sind auch funktionell vergleichbar (Rep. 1.**33**). Sie bestehen jeweils aus Mikrotubuli in der Anordnung **9×3**. Dabei bilden neun Dreiergruppen einen kurzen, dicken Zylinder.

Diese Tripletts sind aus einem vollständigen Mikrotubulus, der aus dreizehn Protofilamenten besteht, und zwei unvollständigen Mikrotubuli zusammengesetzt. Diese ergänzen ihre zehn Protofilamente durch drei des jeweiligen Nachbarringes, an dem sie partizipieren. Die neun Tripletts sind miteinander verbunden. Radiäre Strukturen ziehen besonders im basalen Anteil zum Zylinderinneren (Abb. **1.73**).

Zentriolen scheinen aus Basalkörpern hervorzugehen. So werden z. B. die Basalkörper des Spermiums zu den Zentriolen des befruchteten Eies und ermöglichen die erste mitotische Teilung. An zahlreichen Beispielen lässt sich belegen, dass Basalkörper zu Zentriolen werden, wenn die Zelle zur Teilung bereit ist.

Zentriolen kommen **paarweise** vor. Dabei liegen beide Zylinder im rechten Winkel zueinander (Abb. **1.74**). Ihre Ver-

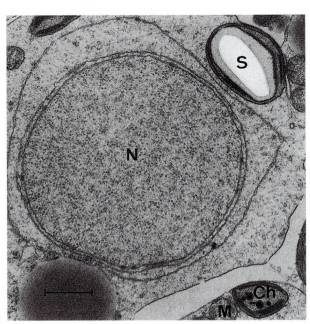

◁ Abb. **1.71 Mikrotubuli**
a Querschnitt durch ein unmyelinisiertes Nervenbündel; Objekt: Meerschweinchendarm.
Gruppen von Mikrotubuli (MT) und Neurofilamenten (Intermediärfilamente, NF) sind eingekreist, SV synaptische Vesikel
(Aufnahme: E. Robbins, D. Sabatini, New York; M: 2 cm ≙ 0,2 μm).
b Quer geschnittene Mikrotubuli in einem Mitosekern von *Acetabularia mediterranea.*
Ch Chloroplast, M Mitochondrien, N Zellkern, S Stärke
(Aufnahme: S. Berger, H. G. Schweiger, Heidelberg; M: 1,8 cm ≙ 1 μm).

1.7 Cytoskelett

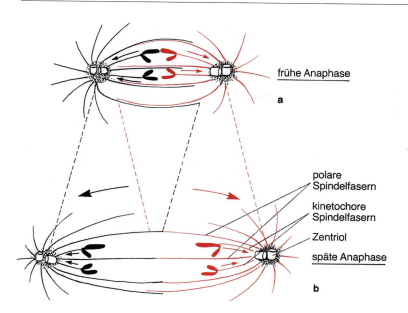

Abb. 1.72 **Der Spindelapparat besteht aus polaren und kinetochoren Spindelfasern**
a Polare Fasern schieben die Mikrotubulus-Organisationszentren an entgegengesetzte Zellpole. Nach Auflösung der Kernmembran: Angriff der kinetochoren Spindelfasern an den Zentromerregionen (Kinetochoren) der Chromosomen.
b Depolarisation der polnahen Anteile der kinetochoren Spindelfasern und Verlängerung der polaren Mikrotubuli im Bereich der Äquatorialebene bewirken ein Auseinanderweichen der Chromatiden.

1.33 Basalkörper und Zentriolen

Aufbau	kurze **Zylinder**: Durchmesser 150–250 nm, Länge bis 500 nm; Grundelemente: Mikrotubuli Anordnung: Ring aus 9 Mikrotubuli-Tripletts (9×3) **Triplett**: – A-Tubulus komplletter Mikrotubulus (13 Protofilamente) – B-Tubulus inkompletter Mikrotubulus (10 Protofilamente) – C-Tubulus inkompletter Mikrotubulus (10 Protofilamente) – radiale Strukturen zum Zentrum – keine Membran
Aufgabe	– Organisation von Cilien und Geißeln als Basalkörper (essenziell) – Organisation von Spindelfasern als Zentriol (nicht essenziell, z. B. nicht in höheren Pflanzen)
Vorkommen	– in eukaryonten Zellen

Abb. 1.73 **Zentriolen bzw. Basalkörper.** Schematische Zeichnung eines Zentriols als Hohlzylinder, bestehend aus 9 Tripletts von Mikrotubuli: Radspeicherähnliche Strukturen ziehen im unteren Teil des Zentriols ins Innere des Zylinders, Verbindungen zwischen den A- und C-Tubuli halten auf der gesamten Länge des Zentriols die Tripletts zusammen.

doppelung fällt im Zellcyclus mit dem Zeitpunkt des Beginns der DNA-Synthese zusammen. Vor der Verdoppelung weicht das Zentriolenpaar auseinander und jedes Zentriol bildet einen neuen Partner. Es gibt auch Zentriolensynthese *de novo*, z. B. in unbefruchteten Eiern bei der Parthenogenese.

Cilien und Geißeln haben eine charakteristische Tubulusanordnung

Die Basalkörper bilden das Organisationszentrum für Cilien und Geißeln und kommen in allen eukaryonten Zellen vor, die Cilien und Geißeln ausbilden.
Cilien (Kinocilien) sind kurz (5–10 μm) und zahlreich, **Geißeln** sind lang (ca. 150 μm) und stehen vereinzelt (Rep. **1.34**). Beide Strukturen sind ihrem Aufbau nach einander ähnlich.

66 1 Zellbiologie

Abb. 1.**74 Zentriolen.** Querschnitt und Längsschnitt durch Zentriolen (Aufnahmen: H. F. Kern, Marburg; M: Querschnitt 1,8 cm ≙ 0,1 µm; Längsschnitt 1,6 cm ≙ 0,25 µm).

Abb. 1.**75 Querschnitt durch ein Cilium** (schematische Darstellung). Die Pfeile zeigen die Bewegungsrichtung an.

Die Cilien zeigen im Verlauf der Evolution eine Konservierung ihrer Struktur: ein wichtiger Hinweis auf die gemeinsame Evolution eukaryonter Organismen. Folgende **Funktionen** kommen diesen Fortsätzen an der Zelloberfläche zu:

a) Fortbewegung der Zelle, z. B. Spermiengeißel
b) Nahrungssuche, z. B. Protozoen
c) bei statischen Zellen Bewegung der zellumgebenden Flüssigkeit:

– Flimmerepithel des Bronchialgewebes: Reinigung der Atemwege
– Flimmerepithel des Genitaltraktes: Fortbewegung der Eizelle im Ovidukt

d) nicht bewegliche Cilien: sensorische Rezeptoren, z. B. in den Stäbchenzellen der Retina

Auf Cilien und Geißeln, die dünne Ausläufer des Cytoplasmas sind, setzt sich die Plasmamembran fort. Im Zentrum findet sich eine fädige Struktur, der sog. **Axialfaden.** In ihm

1.34 Cilien und Geißeln

Aufbau dünne cytoplasmahaltige Ausstülpungen der Plasmamembran mit zentralem, semirigidem Axialfaden; in ihm Fortsetzung der Mikrotubulus-Tripletts des Basalkörpers als **Mikrotubulus-Dupletts**
Anordnung: Ring aus 9 Mikrotubulus-Duplets plus 2 zentralen Mikrotubuli (9 × 2) + 2
Duplett:
- A-Tubulus, kompletter Mikrotubulus (13 Protofilamente)
- B-Tubulus, inkompletter Mikrotubulus (10 Protofilamente)

proteinhaltige Brücken **(Nexin)** verbinden die Duplets
Hakenpaar an A-Tubulus besteht aus **Dynein** (Protein mit *ATPase*-Aktivität)
zentrale Mikrotubuli: verbunden durch Proteinbrücke, umgeben von Proteinscheide
radiale Speichen: dyneinhaltige Zacken vom A-Tubulus zur zentralen Scheide hin

Cilien kurz (5–10 μm), zahlreich
Geißeln lang (bis 150 μm), vereinzelt
Aufgaben Zellbewegung
Mediumbewegung
Partikelbewegung
Vorkommen **Cilien:** undulierende Membran
Flimmerepithelien (Respirationstrakt, Urogenitaltrakt, Eitransport)
nicht bewegliche Cilien:
Sensorische Rezeptoren u. a. in Stäbchen und Zapfen der Retina
(Aufbau: (9 × 2) + 0)
Geißeln: Spermium-Schwanz
(Achtung: Bakteriengeißeln sind aus Flagellin aufgebaut!)

werden die Mikrotubuli-Tripletts der Basalkörper als Duplets weitergeführt. Der dritte Mikrotubulusring wird beendet. Dafür treten zwei zentrale Mikrotubuli auf. Die charakteristische **(9×2)+2**-Struktur entsteht und erstreckt sich über die ganze Länge der Fortsätze. Neun Mikrotubuluspaare bilden einen Kranz, in dessen Zentrum zwei einzelne Mikrotubuli liegen. In den Doppelstrukturen ist, vergleichbar mit den Basalkörpern, nur der äußere A-Mikrotubulus vollständig (13 Protofilamente). Der B-Tubulus besteht aus zehn Protofilamenten und teilt sich die drei weiteren mit dem A-Tubulus. Die Doppelringe sind durch Proteinbrücken **(Nexin)** miteinander verbunden. Außerdem trägt jede A-Subfiber ein Hakenpaar, das aus dem Protein **Dynein** besteht (Abb. **1.75**, **1.76**). Dieses Dynein ist eine *ATPase*: Bekommt ein Dyneinarm Kontakt zum benachbarten Doppelring, dem *B*-Tubulus, dann wird ATP, das aus umliegenden Mitochondrien bereitgestellt wird, gespalten. Die frei werdende Energie reicht aus, den kontaktierten Mikrotubulus-Doppelring ein wenig in Richtung Cilienspitze zu verschieben. Dieses Verschieben der Mikrotubuli-Doppelringe gegeneinander ist der Gleitmechanismus, der zur Beugung des Ciliums führt. Die Lösung des Dyneinarmes von der benachbarten Subfiber führt

Abb. 1.**76** **Cilien**
a Querschnitt durch Cilien (C), nahe der Basis geschnitten. BK Basalkörper (die zentralen Mikrotubuli fehlen noch) (Aufnahme: J. Klima, Innsbruck; M: 1,3 cm = 0,25 μm).
b Cilien in der Trachea des Hundes, längs geschnitten (Aufnahme: H. F. Kern, Marburg; M: 1,6 cm ≙ 1 μm).

68 1 Zellbiologie

> ℞ **1.35 Elemente eines Skelettmuskels**
>
> Muskel besteht aus Muskelfasern = Syncytium
>
> | | |
> |---|---|
> | Syncytium | Zusammenschluss vieler Zellen unter Verlust der Zellgrenzen, vielkernig, lang gestreckt, Durchmesser 50–200 μm |
> | Sarcolemm | umgibt sarcosomenreiches Sarcoplasma |
> | Sarcoplasma | durchzogen von Myofibrillen |
> | Myofibrillen | bestehen aus Myofilamenten, umgeben von Sarcoplasmatischem Reticulum (Durchmesser 1–3 μm) |
> | Sarcoplasmatisches Reticulum | steht durch Transversaltubuli mit Sarcolemm in Verbindung |
> | Sarcomer | kontraktile Einheiten (Länge 2,5 μm) einer Myofibrille, enthalten Myofilamente |
> | Myofilamente | faserige Proteine, machen 80% einer Myofibrille aus |
> | Dünne Myofilamente | Durchmesser 5 nm, Länge 1,0 μm **F-Actin** (fibrillär) polymerisiert aus **G-Actin** (globulär) 2 Actinketten helixartig umeinander gewunden |
> | Dicke Myofilamente | Durchmesser 15 nm, Länge 1,5 μm **Myosin** – stark asymmetrisches Molekül 2 schwere Ketten, helixartig umeinander gewunden, bilden Schaft und globulären Kopfbereich 4 leichte Ketten addieren sich im Kopfbereich Kopf hat *ATPase*-Aktivität bindet an Actin |

zum rhythmischen Zurückschlagen des Ciliums. Die Cilienbewegung kommt also durch relative Verschiebung der Mikrotubuli innerhalb des Axialfadens zustande. An diesem Gleiten beteiligen sich auch dyneinartige **radiäre Strukturen,** die dicht an die zentrale Scheide heranreichen. Die **zentrale Scheide** besteht aus Proteinarmen, die von den beiden inneren Mikrotubuli ausgehen, die ihrerseits durch Brückenproteine verbunden sind. All dies sind Strukturelemente, die für den geordneten Bewegungsablauf sorgen.

Der geschilderte Bewegungsablauf gilt auch für alle Geißeln der Eukaryonten. (Nicht verwechselt werden sollten diese mit den Geißeln der **Prokaryonten,** den **Flagellen,** deren Protein das Flagellin ist und deren Bewegung durch einen turbinenartigen Antrieb ausgelöst wird; s. Kap. **10**.)

Ausfallerscheinungen im Bereich dieser Bewegungselemente führen zu diversen Krankheitserscheinungen. Bei einer Erbkrankheit, dem **Kartagener-Syndrom,** fehlen die Dyneinarme der Cilien und Geißeln. Die Patienten sind wegen der Unbeweglichkeit ihrer Spermien unfruchtbar. Da auch die Cilien im Flimmerepithel des Respirationstraktes betroffen sind, gehören rezidivierende Bronchitiden sowie chronische Stirn- und Kieferhöhlenerkrankungen zum Krankheitsbild. Besonders bemerkenswert ist das gehäufte Auftreten eines *Situs inversus,* d. h. alle im Körper asymmetrisch angelegten Organe liegen seitenverkehrt. Die Schlussfolgerung liegt nahe, dass der Cilienschlag in der frühembryonalen Entwicklung eine ausschlaggebende Rolle bei der richtigen Organanordnung spielt.

Zahlreiche Proteine sind Mikrotubulus-assoziiert

Mikrotubulus-assoziierte Proteine (MAP) sind weit verbreitet, wurden aber bevorzugt in Nervenzellen untersucht, wo sie einerseits zur Stabilität der Mikrotubuli beitragen, andererseits als **Motorproteine** den Transport von Vesikeln und Organellen entlang den Mikrotubuli vorantreiben. Diese MAPs besitzen zwei Bindungsdomänen, von denen nur eine an Mikrotubuli bindet. Die andere stellt den Kontakt zu anderen Zellbestandteilen her. So quervernetzt und stabilisiert z. B. die Proteingruppe TAU Mikrotubuli in Nervenzellaxons. Veränderungen in den Eigenschaften von TAU werden bei der Genese der Alzheimer-Krankheit diskutiert.

Sowohl mitotisch und cytoplasmatisch wirksame **Kinesine** als auch cytoplasmatisch wirksame **Dyneine** sind **richtungsspezifische Motorproteine.** Ihre Mikrotubulus-bindenden Domänen haben *ATPase*-Funktion und können auch entlang von Mikrofilamenten transportieren (S. 55).

1.7.2 Mikrofilamente

Mikrofilamente sind Bestandteile der „Zellmuskulatur"

Neben den Mikrotubuli bilden die Mikrofilamente das zweite große Strukturelement des Cytoskeletts. Diese Filamente sind in allen eukaryonten Zellen vertreten und bestehen aus **Actin**, das, außer mit zahlreichen anderen Proteinen, mit dem Myofilament **Myosin** assoziiert sein kann. Tatsächlich sind Actin und Myosin die Strukturelemente der Muskelzellen, sei es im Herzmuskel, der glatten Muskulatur oder dem quer gestreiften Skelettmuskel. Actin ist das Hauptprotein der Mikrofilamente und macht 5–10% des gesamten Zellproteins aus. In Assoziation mit Myosin bildet es in Nicht-Muskelzellen kleine „Mini-Sarcomere", z. B. im Teilungsring bei der Zellteilung, in den Stressfasern unterhalb der Zellmembran und im Blutpfropf bei der Thrombocytenaggregation. Actin kann, muss aber nicht mit Myosin assoziiert sein. Ohne Myosin ist es nicht kontraktil und übernimmt strukturelle Funktionen.

Obwohl das Protein Actin von verschiedenen Genen codiert wird und sich je nach Zellart immer ein wenig unterscheidet, ist seine Sequenz stark konserviert, wohingegen das Myosin in vielen verschiedenen Arten vorkommt. Um über Aufbau und Funktion dieser Proteine Näheres zu erfahren, bietet sich als Untersuchungsobjekt die **quer gestreifte Muskulatur** mit ihrem Reichtum an Actin und Myosin an (Rep. 1.**35**).

Die Muskelfaser ist die Zelle des Muskelgewebes, sie enthält Actin und Myosin

Der Muskel besteht aus **Muskelfasern.** Diese sind mehrkernige Zellen **(Syncytium)** mit einem Durchmesser von 50 bis 200 μm und einer Länge von mehreren Zentimetern. Die Plasmamembran dieser Zellen heißt **Sarcolemm,** das Cytoplasma **Sarcoplasma,** in dem sich, wegen des hohen Energiebedarfs, viele Mitochondrien, die **Sarcosomen,** befinden. Die Plasmamembran steht mit T-Tubuli, transversalen Einstülpungen mit dem Endoplasmatischen Reticulum – in der Muskelzelle **Sarcoplasmatisches Reticulum** genannt –, in Kontakt. Dieses umgibt mit einem dichten Netzwerk die intrazellulären Bündel von **Myofibrillen,** die sich ihrerseits aus den Myofilamenten Actin und Myosin zusammensetzen. Die Myofibrillen, die 1 bis 3 μm dick sind, erscheinen im Elektronenmikroskop durch hellere und dunklere Bänder gestreift. In ihnen befindet sich die eigentliche kontraktile Einheit, das **Sarcomer** (Abb. 1.77 a). Dieser 2,5 μm lange Abschnitt wiederholt sich mehrere Hundert Mal im Verlauf einer Myofibrille. Da die Sarcomere benachbarter Myofibrillen mit ihrer Bänderung genau parallel zueinander angeordnet sind, ergibt sich im Mikroskop eine Streifung (Abb. 1.78, 1.79). Die Sarcomere sind durch den **Z-Streifen** gegeneinander abgegrenzt. Ein schmales, helleres **I-Band** (isotrop) schließt sich an und geht in ein breites, dunkleres **A-Band** (anisotrop) über. Dieses wird in der Mitte durch ein **H-Band** aufgehellt, dessen Mittellinie die **M-Linie** (bestehend aus einem M-Protein) markiert. Bänder und Linien ergeben sich durch das Vorkommen von Proteinen. Zu ihnen gehören die Myofilamente Actin und Myosin, die mit 80% den Löwenanteil der Myofibrillen-Proteine ausmachen. Sie sind parallel angeordnet. Actin ist an die Z-Linie, die hauptsächlich aus dem Faserprotein **α-Actinin** besteht, angeheftet, verläuft aber nicht durch die gesamte Breite des Sarcomers. Die Myosinfilamente ziehen von einer I-Bande zur nächsten. Die **Actinfilamente** sind halb so dick wie die **Myosinfilamente.** Im Querschnitt betrachtet, werden die Myosinfilamente, die die Ecken eines Sechsecks markieren, von jeweils sechs Actinfilamenten umgeben. Die Regelmäßigkeit der Struktur erinnert an einen Kristall (Abb. 1.79 b). Während des Kontraktionsvorganges kann sich ein Sarcomer bis um 1 μm – das sind fast 50% seiner Länge – verkürzen. Dabei kontrahieren sich die Myofilamente nicht, sondern verschieben sich gleitend gegeneinander und verzahnen sich dabei (Abb. 1.77 c).

Myofilamente sind aus Protein-Einheiten aufgebaut

Actin besteht aus globulären Monomeren, dem **G-Actin,** wie es auch in Fibroblasten vorkommt. Dieses Protein (Mr 41 800) bindet je ein Molekül Calcium und ATP. Im normalen Milieu des Cytosols polymerisieren diese Moleküle energieunabhängig zum strangförmigen **F-Actin** mit doppelhelicaler Struktur (Abb. 1.**80**).

Globuläre Actine haben zwei Enden, sodass bei der gerichteten Zusammenlagerung von Kopf- an Schwanzenden ein polares Molekül mit einem Plus (+)- und einem Minus (–)-Pol entsteht. Die Polymerisation am Plus-Pol geht schneller voran als am Minus-Pol. Nach der Polymerisation hydrolysiert das ATP zu ADP, das am Actin hängen bleibt und eine neuerliche Polymerisation erschwert. Auch ein dem Actin assoziiertes Protein regu-

Abb. 1.77 Schematische Darstellung der Bänder und Linien, die die Querstreifung der Skelettmuskulatur im Mikroskop hervorrufen
a Darstellung eines Sarcomers, der kleinsten Längeneinheit einer Myofibrille (Näheres s. Text).
b Ansicht der Actin- und Myosinfilamente im Querschnitt; Schnitthöhe im Bereich der A-Bande.
c Verzahnung der Myofilamente bei der Muskelkontraktion.

Abb. 1.**78 Quer gestreifte Muskulatur.** Weißer, Mitochondrienarmer, quer gestreifter Muskel. Die dunkleren Z-Streifen (durch Doppelpfeile gekennzeichnet) heben sich von den helleren M-Streifen (durch Einfachpfeil gekennzeichnet) im Sarcomer gut ab. Die Myofibrillen sind regelmäßig angeordnet (Aufnahme: J. Klima, Innsbruck; M: 1,7 cm ≙ 2 μm).

70 1 Zellbiologie

Abb. 1.**79** **Quer gestreifte Muskulatur**
a Roter (Mitochondrien-reicher) quer gestreifter Muskel. Zahlreiche Mitochondrien liegen zwischen den Myofibrillen (M: 1,6 cm ≙ 0,5 μm).
b Krötenmuskel. Querschnitt durch die A-Bande, wobei die Myosinfilamente leicht schräg getroffen sind, sodass reine Myosingitter mit solchen mit zusätzlichen Actinfasern in der Überlappungszone abwechseln. Die Myofibrillen sind durch das Sarkoplasmatische Reticulum voneinander getrennt. (M: 1,3 cm ≙ 0,25 μm).
M M-Streifen, MT Mitochondrien, Z Z-Streifen (Aufnahmen: J. Klima, Innsbruck).

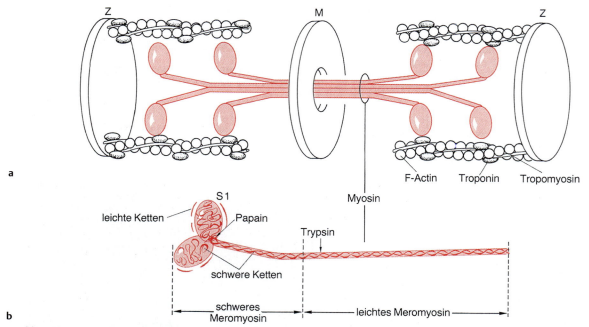

Abb. 1.**80** **Actin und Myosin** (schematische Darstellung)
a Zwei Actinketten sind umwunden von Tropomyosin. Troponin sitzt in Abständen auf diesen Komplexen, die an den Z-Strukturen verankert sind. Die Myosinmoleküle kommen mit M-Strukturen in Berührung.
b Myosin kann duch Trypsin oder Papain in die Bruchstücke leichtes und schweres Myosin und in die S1-Fragmente mit den leichten Ketten zerlegt werden.

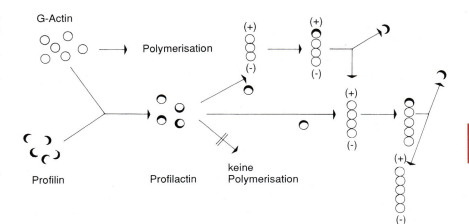

Abb. 1.**80c** **Die Wirkung von Profilin auf die Aggregationsfähigkeit von Actin.** Actinmonomere können spontan zu F-Actin aggregieren, wobei die Verlängerung am Plus-Pol schneller vonstatten geht als am Minus-Pol. Die Anlagerung von Profilin an Actin ist ein Hilfsmechanismus, um zu schnelle Aggregation zu verhindern, da sich aus Profilactin keine Polymerisationskerne bilden können. Profilactin kann sich jedoch am Plus-Pol eines wachsenden Filaments anlagern und dieses nach Abspaltung von Profilin um ein Monomer verlängern.

liert pH-abhängig die Polymerisation zum F-Actin. Dieses **Profilin** (Mr 15 000) bindet mit einer 1 : 1-Rate an G-Actin. Der Komplex **Profilactin** kann keinen Proliferationskern bilden und verhindert auf diese Weise einen verfrühten Beginn der Polymerisation. Profilactin kann jedoch an F-Actin binden, allerdings nur an den Plus-Pol. Nach der Bindung dissoziiert Profilin vom nun verlängerten F-Actin ab. Im Gegensatz zu Muskel-Actin können die Nicht-Muskel-Actine einem starken Auf- und Abbau unterworfen sein (Abb. 1.**80c**).

Myosin ist komplexer aufgebaut als Actin. Es besteht aus einem **fibrillären Schaft** und einer **globulären Kopfregion.** Im Schaft sind zwei Polypeptid-Ketten in Helixstruktur umeinander gewunden (Mr 200 000). Im Kopfbereich weichen beide Ketten auseinander, um ihr *N*-terminales Ende globulär aufzuknäulen. Zu jedem globulären Kettenende treten hier im Kopf noch kurze, leichte Ketten hinzu (Mr 15 000 bis 27 000). Behandelt man das Myosin mit Trypsin, spaltet dieses den Schaft in der Mitte. Es entstehen ein leichtes und ein schweres Halbmyosin, das **Meromyosin.** Verdaut man das Molekül mit Papain, so trennt man den Kopf vom Schaft. Der Kopf zerfällt in zwei **S1-Fragmente** (Abb. 1.**80b**). Myosinmoleküle lagern sich zu Bündeln zusammen, indem sich die Schäfte aneinander legen und rechts und links vom Molekül die Köpfe wie aus einem doppelseitigen Blumenstrauß herausstehen (Abb. 1.**80a**). Jedes dicke Filament hat ca. 500 Myosinköpfe. Der Kopf ist die aktive Region des Myosins. Er besitzt *ATPase*-**Aktivität** und kann an Actin binden.

Jedes Actinmonomer hat eine Bindungsstelle für ein S1-Fragment eines Myosins. Diese Bindung an Actin wiederum stimuliert die *ATPase*-Aktivität. Jedes Myosinmolekül kann 5 bis 10 ATP-Moleküle pro Sekunde hydrolysieren. Die ATP-Moleküle werden von Mitochondrien geliefert, dabei bedient sich die Zelle eines ATP-Speichers: **Kreatinphosphat** kommt in der Muskelzelle in fünffach höherer Konzentration als ATP vor und kann im Bedarfsfall sein Phosphat mit Hilfe der *Kreatinphosphokinase* auf ADP unter Bildung von ATP übertragen (Abb. 1.**81**).

1.36 Kontraktion am quer gestreiften Muskel

1. Reizauslösung	– in der motorischen Endplatte Reizübertragung durch Acetylcholin →
	– Membran-Depolarisation
	– Depolarisation überträgt sich über T-System (Transversaltubuli) auf Sarcoplasmatisches Reticulum (Ca^{2+}-Vesikel)
	– Ausstrom von Ca^{2+} aus den Zisternen in die Zelle
2. Wirkung am Actin	– Ca^{2+} bindet an Troponin C
	– Konfigurationsänderung von Tropomyosin
	– Freilegung der Myosin-Bindungsstellen
3. Wirkung am Myosin	– Hydrolyse des ATP am Myosinkopf zu ADP + P
	– frei werdende Energie „hebt" Myosinkopf
	– Bindung an Actin
	– ADP und P fallen ab
	– Kopf entspannt sich und schiebt an Z-Linie fixiertes Actinfilament in Richtung M-Linie
	– ATP bindet an Myosinkopf und löst ihn vom Actin ab
	– ATP-Hydrolyse: Kopf richtet sich auf
	weiter wie oben

Die elementare Muskelkontraktion besteht aus Einzelschritten

Bei der Muskelkontraktion bedarf es zunächst eines **Reizes,** der durch einen Nerv an den Muskel herangetragen wird (Rep. 1.**36**). Nerv und Muskel stehen an der motorischen Endplatte über den synaptischen Spalt durch die Freisetzung von Neurotransmittern miteinander in Verbindung (S. 22). Die Bindung des Neurotransmitters an Re-

72 1 Zellbiologie

Abb. 1.**81** **Kreatinphosphat als Energiespeicher**

zeptoren der Muskelzellen führt zur Eröffnung von Ionen-kanälen und zu einer Depolarisation der Membran (Ruhe-Membranpotenzial 100 mV). Diese Depolarisation setzt sich schlagartig über das T-System auf das Sarcoplasmatische Reticulum fort und führt zu einer Permeabilitätssteigerung für Ca^{2+}-Ionen. Diese strömen aus den Zisternen durch die geöffneten Calciumkanäle in die Zelle. Die Molarität für **Calcium** wird auf das Hundertfache angehoben und bietet einen Stimulus für die *Myosin-ATPase*.

Es geschieht dabei zweierlei (Abb. 1.**82**, Rep. 1.**36**):
– Das am Myosinkopf angelagerte **ATP** wird gespalten. ADP und P bleiben an Ort und Stelle, die frei werdende **Energie** ist in der Lage, den Myosinkopf im Gelenk zwischen Kopf und Schaft zu heben. Der **„aufgerichtete" Kopf** bildet eine Querverbindung hin zum Actin und ist bereit, sich an die Actinbindungsstelle anzulagern.
– Calcium-Ionen bereiten das Actinmolekül auf die Bindung des Myosins vor: F-Actin wird von einem Proteinmolekül, dem **Tropomyosin,** derart umwunden, dass alle Bindungsstellen für Myosin blockiert sind. Besonders an dieser Blockade beteiligt sind Untereinheiten des **Troponins,** ein Protein, das in Abständen dem Tropomyosin aufgelagert ist (Abb. 1.**80 a**). An diese Moleküle bindet das Calcium und führt zu einer Konfigurationsänderung, sodass das Tropomyosin ins Innere des Actinfilamentes gedrängt wird und die Bindungsstellen frei zugänglich werden.

Der erhobene Myosinkopf lagert sich an die **Actin-Bindungsstelle** an. ADP und P fallen ab. Der Myosinkopf entspannt sich, der Hals wird länger und schiebt das Actinfilament in Richtung M-Linie. Da das Actin im Z-Streifen fixiert ist, wird dieser mitgezogen (s. Abb. 1.**77 a**). Ein neues ATP kommt heran, schiebt sich zwischen Actin und Myosin, lagert sich an den Myosinkopf an und löst diesen dabei vom Actin ab. ATP wird durch die aktive *ATPase* gespalten, der Myosinkopf wird aktiviert, richtet sich auf und lagert sich an das nächste Actinmonomer an. Neuerliche Entspannung führt zum Weiterschieben des Actins um eine

Actineinheit. Die Myosinköpfe einer Filamentseite greifen alle in der gleichen Richtung an. Die Polarität rechts und links einer M-Linie ist entgegengesetzt: Actin-Filamente ziehen die Z-Linien hin zur Mittellinie.

Da ein dickes Myosinfilament bis zu 500 Myosinköpfe besitzen kann, deren jeder 5- bis 10-mal pro Sekunde an Actin binden und abfallen kann, kommt es zur kurzen und kräftigen Kontraktion der quer gestreiften Muskulatur. Kontraktionen der **glatten Muskeln** sind langsamer, dafür dauerhafter, so wie es z. B. die Darm-Peristaltik erfordert. Die Regulation dieser Bewegung verläuft über eine Phosphorylierung der leichten Ketten des Myosins.

1.7.3 Das Cytoskelett ist an der Zellbewegung beteiligt

Actinfilamente beeinflussen die Zellgestalt

Actinfilamente bilden in Assoziation mit zahlreichen anderen Proteinen unterhalb der Zellmembran ein Netzwerk, das für Form und Funktion der Zelle entscheidend ist. So bindet **Spectrin** an Actin, und beide Proteine bekommen durch **Ankyrin** Kontakt zur Erythrocytenmembran (S. 10). Auch Dystrophin, ein Protein, dessen mutierte Formen zur erblich bedingten Erkrankung der Muskeldystrophie Duchenne führen (S. 167), stellt durch seine Bindung an das Actin-Netzwerk eine Verbindung zwischen Plasmamembran und extrazellulärer Matrix her. **Stressfasern** (sie verhelfen u. a. den Endothelzellen zur Widerstandsfähigkeit gegen Belastung und ermöglichen Fibroblasten das Haften an Oberflächen) sind Actinbündel, die durch das Vorhandensein von Myosin in Minisarcomeren kontraktil werden. In den stark adhäsiven Kontakten (Verschlusskontakte, Desmosomen) sorgen Actinfilamente entlang der Plasmamembran über Adapter-Proteine (Integrine) für festen Kontakt zu den Cadherinen (transmembrane Adhäsionsmoleküle) in den beteiligten Membranen (S. 23).

1.7 Cytoskelett

Abb. 1.82 **Vorgänge während der Muskelkontraktion**
I ATP bindet an Myosin. Der Myosinkopf ist gespannt. Troponin hält Tropomyosin in einer Position, in der es die Myosin-Bindungsstelle am Actin blockiert.
II Die *Myosin-ATPase*-Aktivität spaltet ATP. Die Erregung erfolgt durch Ca^{2+}-Ionen (Konzentration 10^{-7} bis 10^{-5} mol/l) aus dem Sarcoplasmatischen Reticulum. Die Ca^{2+}-Ionen binden an Troponin und drücken Tropomyosin in eine Rille des Actinfilaments. Die Myosinbindungsstelle wird frei.

III Phosphat spaltet ab. Der Myosinkopf wird entspannt; dadurch erfolgt eine Winkeländerung! Myosin bindet an Actin; die Folge ist Kontraktion.
IV ADP spaltet ab. Der Myosinkopf wird weiter entspannt ⇨ Winkeländerung! Kontraktion.
V und **VI** ATP bindet an den Myosinkopf. Dieser wird gespannt und löst sich aus der Actinbindungsstelle. Weiter wie **II**. Am Ende der Kontraktion lösen sich die Ca^{2+}-Ionen vom Troponin ab und werden wieder im Sarcoplasmatischen Reticulum gespeichert.

Actin-assoziierte Proteine beeinflussen die Cytoplasmakonsistenz

Koordiniertes Zusammenwirken der Komponenten des Cytoskeletts ermöglicht die Zellbewegung. Diese Form der Bewegung wird besonders deutlich bei Einzellern, den Amöben (Abb. 1.83, 1.84 a), und ist als **amöboide Bewegung** bekannt. In ähnlicher Weise, wenn auch sehr viel langsamer, bewegen sich die Leukocyten (weiße Blutzellen) fort (Abb. 1.84 b), auch bei Fibroblasten in Zellkultur können derartige Kriechbewegungen beobachtet werden (Abb. 1.84 c u. d).
Während des Bewegungsablaufs werden Fortsätze (Pseudopodien = fingerförmige, Lamellipodien = schaufelförmige Scheinfüßchen) aus dem Cytoplasma ausgestülpt und der Zellkörper nachgezogen. Dieser Vorgang wird durch die spezifische Beschaffenheit des Cytoplasmas ermöglicht.

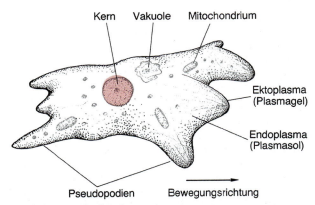

Abb. 1.83 **Amöbe bei der Fortbewegung**

74 1 Zellbiologie

Abb. 1.84 **Zellen, die zu amöboider Bewegung fähig sind**
a Amöbe mit Pseudopodien; *A. proteus,* polytaktische Form (M: 1,75 cm ≙ 50 μm)
→ Strömungsrichtung, HE Hinterende, VE Vorderende (Aufnahme: W. Stockem, Bonn).
b Leukocyt (L) in Sinusoid (Sn) einer Rattenleber (M: 2 cm ≙ 2 μm), E Erythrocyt, M Mitochondrium; Pfeile zeigen auf Mikrovilli (Aufnahme: S. Berger, H. G. Schweiger, Heidelberg).
c Filopodien (F) eines Fibroblasten in Kultur (M: 2 cm ≙ 40 μm)
d wie c, nur stärker vergrößert (M. 2 cm ≙ 5 μm) (Rasteraufnahmen: S. Berger, H. G. Schweiger, Heidelberg).

Bei den Amöben können zwei cytoplasmatische Regionen unterschieden werden. Ein flüssiges Cytoplasma – **Endoplasma** oder **Plasmasol** – im Zellinneren wird umgeben von einem festeren, durchsichtigen Cytoplasma, dem **Ektoplasma** oder **Plasmagel** (Abb. 1.83). Wird die Bewegung durch Ausstülpen der Plasmafortsätze initiiert, so strömt flüssiges Endoplasma in die Pseudopodien hinein und verfestigt sich zu Plasmagel. Gleichzeitig wird Ektoplasma zu Endoplasma verflüssigt. Dieser dauernde Wechsel von solartigem und gelartigem Zustand wird durch das Zusammenspiel von Actin mit verschiedenen anderen Proteinen, unter anderem Myosin, bewirkt.

Filamin kann (ähnlich wie Villin) mit seinen beiden Enden an Actinfilamente binden und sie zu einem dreidimensionalen Geflecht vernetzen, das dem Cytoplasma eine gelartige Konsistenz verleiht. Im Gegensatz dazu ist **Gelsolin** in der Lage, Actinfila-

1.7 Cytoskelett

Abb. 1.85 **Villin und Gelsolin wirken auf Actinfilamente.** Villin ist in der Lage, bei niedrigem Ca²⁺-Gehalt in den Mikrotubuli durch Bindung seines N- und C-terminalen Endes Actinfilamente quer zu vernetzen. Steigt der Ca²⁺-Gehalt an, löst sich das C-terminale Ende vom Filament und das andere wird neben der Bindungsstelle des N-terminalen Endes in Richtung zum Plus-Pol gespalten. Ebenso wirkt Gelsolin, das allerdings nur mit seinem N-Terminus und nur bei hohem Ca²⁺ an F-Actin bindet. F-Actin wird dann geschnitten und dadurch im Cytoplasma der Amöben der Gel- in den Solzustand überführt.

mente zu fragmentieren. Abhängig von der Ca²⁺-Konzentration und dem pH-Wert bindet das sonst freie Gelsolin an Actin und führt zu Brüchen im Molekül und zum Übergang vom Gel- zum Solzustand (Abb. 1.85).

1.7.4 Elemente des Cytoskeletts durchziehen die Mikrovilli

Actin und Actin-bindende Proteine verleihen den Mikrovilli eine rigide Struktur

Cytoplasmatische Fortsätze ganz besonderer Art finden sich an Epithelzellen der inneren Körperoberfläche. **Mikrovilli** (Rep. 1.37) sind Ausstülpungen der Zellmembran, die, sind sie wie im Dünndarmepithel regelmäßig angeordnet, bereits im Lichtmikroskop als **Bürstensaum** zu erkennen sind. Die Mikrovilli haben die Aufgabe der Oberflächenvergrößerung. Besonders gut sind sie an resorbierenden Epithelien ausgebildet, wie im Dünndarm oder in den Nierentubuli. Die gewisse Stabilität der senkrecht zur Zelloberfläche stehenden Mikrovilli wird durch Filamentbündel bewirkt, die von der Spitze der Fortsätze bis zur Basis ziehen und dort Anschluss an das Cytoskelett der Zelle finden.

Die Filamentbündel bestehen aus parallel angeordneten Actinfilamenten, die mit Hilfe verschiedener Proteine untereinander vernetzt und an der Zellmembran bzw. am Übergang zur Zelloberfläche fixiert werden (Abb. 1.85, 1.86).
Das wichtigste Protein, das dem Gelsolin (s. oben) gleicht, aber nur in Mikrovilli vorkommt, ist **Villin**. Dieses Protein kann, im Gegensatz zu Gelsolin, mit seinen beiden Enden an Actin bin-

	1.37 **Mikrovilli**
Aufbau	– Cytoplasma-haltige Ausstülpungen der Zellmembran **(Bürstensaum)**
	– beweglich
	– Actin-Filamentbündel im Inneren gewinnen Anschluss an Cytoskelett im apikalen Zellbereich
Aufgabe	– Oberflächenvergrößerung
	– Resorption
Vorkommen	an resorbierenden Epithelien:
	– Dünndarm
	– Nierentubuli

den, allerdings nur bei niedrigem Ca²⁺-Gehalt. Bei hoher Ca²⁺-Konzentration (μM-Bereich) verändert es seine Struktur so, dass es nur noch einseitig Actin binden kann. An der Bindungsstelle wird Actin fragmentiert, was z. B. bei bestimmten Diarrhöen zur Auflösung der Mikrovilli führen kann.
Besonders spezialisierte Mikrovilli **(Stereocilien)** vermitteln in den Haarzellen des Gehörs anhand von Vibrationen die Wahrnehmung von Geräuschen.

Abb. 1.**86 Mikrovilli**
a Azinuslumen, Pankreas, Mensch (M: 2 cm ≙ 0,5 µm).
b Duodenum, Ratte (M: 2,5 cm ≙ 0,25 µm) (Aufnahmen: H. F. Kern, Marburg).

1.8 Extrazelluläre Matrix

Obwohl die Zelle autonom ist, muss sie sich im multizellulären Organismus zu Geweben und Organen zusammenfügen. Die Zellen stehen dabei durch Zellkontakte miteinander in Verbindung, und die Zellzwischenräume werden von einer **extrazellulären Matrix** ausgefüllt (Rep. 1.38), deren Bestandteile von den Zellen selbst sezerniert werden. Diese Substanz ist weit mehr als ein einfacher Kitt. Je nach ihrer Zusammensetzung hat sie mannigfaltige Rückwirkungen auf die Zelle: Sie bestimmt die **Form**, die **Beweglichkeit**, die **Aktivität** einer Zelle und nimmt Einfluss auf ihre **Entwicklung**.

Je nach Art des multizellulären Komplexes variiert ihre Konsistenz: Bindegewebe, Bänder, Knorpel, Knochen charakterisieren die verschiedenen Gewebsarten.

> **R 1.38 Extrazelluläre Matrix**
>
> | Aufbau | – gelartige Grundmasse aus **Proteoglycanen** |
> | | – Faser bildende Proteine **(Kollagen, Elastin, Fibronectin)** |
> | Aufgabe | – Beeinflussung der Zellen im Hinblick auf Form, Beweglichkeit, Aktivität und Entwicklung |
> | Vorkommen | – Interzellularraum, von Zellen sezerniert |

In dieser Matrix durchziehen **Faser bildende Proteine**, wie Kollagen, Elastin, Fibronectin, eine gelartige Grundmasse aus Proteoglycanen.

Kollagen (Abb. 1.**87**) ist eines der häufigsten Proteine. Drei Polypeptidketten von je ca. 1000 Aminosäuren mit einem auffallenden Reichtum an Prolin und Glycin sind α-helical zu einem Strang umeinander gewunden. Kollagen (es gibt mehrere Typen) wird im Rauen Endoplasmatischen Reticulum synthetisiert und nach Sekretion in den Golgi-Apparat glycosyliert. Im Extrazellularraum lagern sich Kollagenmoleküle zu Fibrillen und Fasern zusammen. Je straffer das Bindegewebe sein soll, umso stärker werden sie quer vernetzt. Zahlreiche genetische Krankheiten resultieren aus fehlerhafter Kollagensynthese. Zu den Kollagenosen gehört z. B. das **Marfan-Syndrom** und die Osteogenesis imperfecta (Glasknochenkrankheit).

In Geweben mit großer Elastizität, wie Haut oder Blutgefäßen, wird ein anderes Protein, das **Elastin**, sezerniert. Ein weiteres Faser-bildendes Protein ist das **Fibronectin**. Es ist bei der Anheftung der Zellen an Oberflächen, z. B. *in vitro* an Kulturschalen, beteiligt und ist auffällig vermindert in Tumorzellen. Dank seiner Fähigkeit zur Adhäsion nimmt es offensichtlich Einfluss auf die Zellbeweglichkeit.

Die **gelartige Grundmasse** wird von einer Reihe von Molekülen gebildet, die früher unter dem Begriff Mucoproteine bzw. Mucopolysaccharide bekannt waren, heute als **Proteoglycane** definiert werden.

Glycane sind lange, unverzweigte Polysaccharidketten, die aus Disacchariden aufgebaut werden. Häufig finden sich Einbau von Schwefel im Molekül sowie Bindung an Proteine (Proteoglycane). Hyaluronsäure, ein Glycan, und Heparin, ein Proteoglycan, sind einige Vertreter dieser Gruppe. Pathologische Speicherung dieser Moleküle führt zu schweren genetischen Krankheiten, den **Mucopolysaccharidosen** (Tab. 1.8).

Die genannten Moleküle sind häufig auch Bestandteil der Glycokalix, sodass die Übergänge dieser Strukturen zur extrazellulären Matrix fließend sind.

Abb. 1.**87** **Isolierte Kollagenfaser aus Mäuseschwanz.** Das Bandenmuster ist typisch für Typ-I-Kollagen (Aufnahme: E. Robbins, D. Sabatini, New York; M: 1,7 cm ≙ 0,1 μm).

Weiterführende Literatur

Alberts, B., D. Bray, J. Lewis, M. Raff, K. Roberts, J. D. Watson: Molecular Biology of the Cell. 2nd ed. Garland, New York 1989

Carnell, J., H. Lodish, D. Baltimore: Molecular Cell Biology. 2nd ed. Freemann, New York 1990

Karp, G.: Cell Biology. 2nd ed. Mc Graw-Hill, New York 1984

Kleinig, H., P. Sitte: Zellbiologie. 4. Aufl., Urban & Fischer, München 1999

de Robertis, E. D. P., E. M. F. de Robertis: Cell and Molecular Biology. 7th ed. Saunders, Philadelphia 1987

Sheeler, P., D. E. Bianchi: Cell Biology: Structure, Biochemistry and Function. 3rd ed. Wiley, Chichester 1987

Ude, J., M. Koch: Die Zelle. 2. Aufl., Fischer, Stuttgart 1994

2 Molekulare Biologie

Ein wesentliches Merkmal alles Lebendigen ist die Fähigkeit zur Reproduktion, zur Vermehrung der eigenen Art. Form, Gestalt und Eigenschaften werden an die Nachkommen weitergegeben, sie werden vererbt. Die biochemische Analyse der Natur der Erbfaktoren, der DNA, ihrer Vermehrung, Weitergabe und Ausprägung sowie ihrer Veränderungen wird als molekulare Biologie zusammengefasst. Im Zentrum stehen die Nucleinsäuren.

2.1 Das genetische Material ist Desoxyribonucleinsäure (DNA)

Von den Makromolekülen einer Zelle wurden lange Zeit Proteine als Träger des genetischen Materials favorisiert. Erst 1944 lieferten Avery und Mitarbeiter den klaren Beweis, dass das **Genmaterial** aus **Nucleinsäure** besteht.

Abb. 2.**1** **Experimentserie zur Transformation:** Apathogene Kokken werden durch die Zugabe von pathogenen, jedoch durch Hitze inaktivierten Keimen pathogen.

2 Molekulare Biologie

Abb. 2.2 **Das Experiment von Avery zum Nachweis der DNA als das transformierende Agens.** Zellextrakt von pathogenen Bakterien wurde mit DNA- bzw. Protein-zerstörenden Enzymen behandelt. Der *DNAase*-behandelte Extrakt verlor seine Pathogenität.

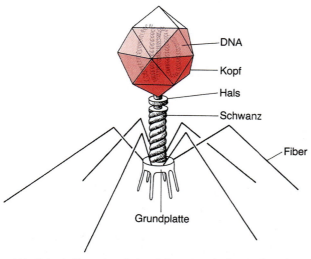

Abb. 2.4 **Aufbau eines bakteriellen Virus (Bakteriophage)**

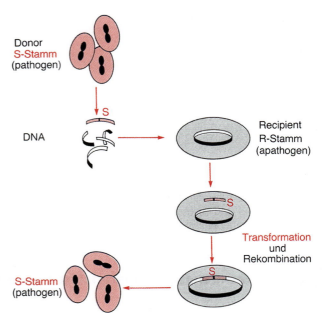

Abb. 2.3 **Transformation von apathogenen Zellen durch die DNA pathogener Zellen.** Die DNA mit dem Marker für Pathogenität wird durch die Zellmembran einer apathogenen Recipientenzelle aufgenommen und in das Genom eingebaut. Es entsteht ein pathogener Zellstamm.

2.1.1 Mit Hilfe von virulenten und avirulenten Pneumokokken bewies Avery die Transformation

Die grundlegenden Experimente dazu wurden an Bakterien gemacht. Das eigentliche Experiment reicht in das Jahr 1928 zurück. Damals arbeitete der englische Bakteriologe **Fred Griffith** mit Pneumokokken, bakteriellen Erregern der Lungenentzündung (Pneumonie). Er machte folgende Beobachtung: Pneumokokken bilden eine Polysaccharid-Kapsel, die ihren Kolonien ein glattes, glänzendes Aussehen verleiht. Er nannte sie deshalb „smooth" (S). Nach längerer Züchtung im Labor können Mutanten auftreten, die ihre Fähigkeit zur Kapselbildung verloren haben. Sie haben eine rauhe Oberfläche und werden als „rough" (R) bezeichnet. Spritzt man Mäusen S-Zellen, so sterben diese innerhalb kürzester Zeit an Lungenentzündung, während R-Bakterien praktisch unschädlich sind. Sie haben ihre Virulenz verloren. S-Zellen können durch Erhitzen abgetötet werden (schädigende Proteine werden denaturiert). Griffith fand, dass eine Mischung von abgetöteten S-Zellen und avirulenten R-Zellen, Mäusen gespritzt, zu deren Tod führte (Abb. 2.1). Aus den Mäusen konnten wieder virulente Kapsel bildende Zellen isoliert werden. Anhand von Typenanalyse wurde sichergestellt, dass die lebenden, aber unschädlichen R-Zellen zu virulenten Zellen vom Typ der abgetöteten S-Zellen geworden waren. Das heißt, die toten Zellen hatten ihre Eigenschaft, Kapseln zu bilden, und damit ihre Virulenz, auf die lebenden Zellen übertragen. Eine **Transformation** hatte stattgefunden (Abb. 2.3). Dieses Experiment wurde drei Jahre

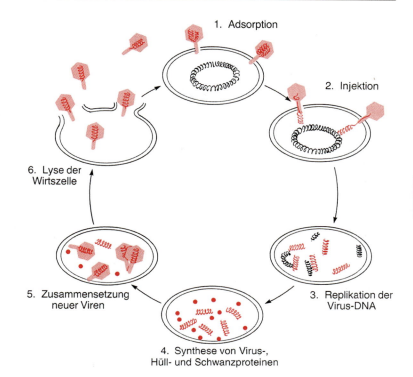

Abb. 2.5 **Infektionscyclus eines bakteriellen Virus**
1. Adsorption: Anheftung der Spikes an Membranrezeptoren
2. Infektion: Einschleusen der viralen DNA
3. Replikation viraler DNA
4. Synthese viraler Proteine
5. Bildung neuer Viren
6. Lyse der Wirtszelle
7. Entlassung zahlreicher infektiöser Viren

später in verfeinerter Form im Reagenzglas wiederholt. Extrakte von S-Zellen waren geeignet, R-Zellen zu transformieren. Die Erklärung für dieses Phänomen fand **O. T. Avery** 1944 (Abb. 2.**2**). Er identifizierte in Zellextrakten die DNA als transformierendes Agens. Sein Beweis: Ein DNA-zerstörendes Enzym, die *DNAase,* verhindert die Transformation, während Inaktivierung der anderen Bestandteile des Zellextraktes, wie z. B. der Proteine oder Lipide, keinen Einfluss hatte. Mit dieser Erkenntnis war der Grundstein für die molekulare Genetik gelegt.

2.1.2 Auch Phagenexperimente bewiesen die DNA als Informationsträger

Noch ein anderes Experiment soll seiner Bedeutung wegen erwähnt werden, das das Wissen um die DNA als Träger der genetischen Information bestätigte. 1952 machten **Hershey** und **Chase** Experimente mit Phagen (Abb. 2.**4**). Diese bakteriellen Viren sind auf einen Wirt, z. B. eine Bakterienzelle, angewiesen, in den sie eindringen und dessen Stoffwechsel sie in schmarotzender Art und Weise zur Reproduktion ihrer eigenen Information ausnutzen. Sind genügend neue Phagen produziert, bricht die Wirtszelle auseinander (lysiert) und entlässt die Viren (Abb. 2.**5**). Mit solchen Viren (T-Phagen) bewiesen Hershey und Chase, dass nur DNA die genetische Information gespeichert hat (Abb. 2.**6**). Sie vermehrten Viren in Bakterien, die in Medium wuchsen, das entweder radioaktives Methionin (^{35}S) oder radioaktiv markiertes Phosphat (^{32}P) enthielt. Die Phagen bauten das **markierte Methionin** in ihre **Proteinhülle** ein. Das **markierte Phosphat** benutzten sie beim Aufbau ihrer **DNA.** Mit derartig ausstaffierten Viren wurden Bakterien infiziert. Die Phagen heften sich während der Adsorption mit ihrer Grundplatte an Rezeptoren der Bakterienwand (dieser Vorgang kann elektronenmikroskopisch verfolgt werden) und entlassen den Inhalt der Proteinhülle, die DNA, ins Innere der Wirtszelle (Infektion). Die Hülle selbst bleibt außen am Bakterium hängen und kann mechanisch abgetrennt werden. Verwendeten die Forscher Viren, deren DNA mit Phosphor markiert war, so fand sich die Radioaktivität in den Bakterien und in Phagen-Nachkommen wieder. Waren die Phagen jedoch in ihrer Proteinhülle mit Schwefel markiert, blieb die Radioaktivität im Überstand und weder Bakterien noch Phagen-Nachkommen besaßen Markierung. Damit war gezeigt: Nur die DNA wird zur Vermehrung eines Individuums benötigt. In ihr liegt die Information zur Synthese der für den Gesamtorganismus notwendigen Bausteine gespeichert. Die DNA legt fest, ob Pneumokokken eine Polysaccharid-Kapsel bilden sollen oder nicht, und sie enthält auch das Rezept zur Bildung der Phagen-Proteinhülle.

2.1.3 Auch RNA kann Informationsträger sein

Nicht nur DNA wurde auf diese Weise als genetisches Material erkannt. Auch die Nucleinsäure **RNA** kann **Informationsträger** sein. **Schramm** und Mitarbeiter isolierten RNA aus Tabakmosaik-Viren. Rieben sie diese RNA unter Verletzung der Oberfläche in Tabakblätter ein, zeigten diese Pflanzen alle Zeichen einer Virusinfektion: Die RNA war demnach voll infektiös.

2.1.4 DNA-abhängige Enzymsynthese *in vitro* rundet die Beweiskette ab

Der letzte und endgültige Beweis, dass die DNA Träger der genetischen Information ist, wurde durch die **DNA-gesteuerte Enzymsynthese** *in vitro* erbracht. 1966/67 wurde als

Abb. 2.6 **Das Experiment von Hershey und Chase zum Nachweis der DNA als Träger der genetischen Information.** Die unterschiedliche radioaktive Markierung von DNA und Protein von Viren ermöglicht es, die DNA als einzigen Informationsträger für die Virussynthese zu identifizieren.

erstes ein T3-Phagenenzym, das das physiologische Methylierungssubstrat der Zelle, S-Adenosylmethionin (SAM) hydrolysiert, gemacht. **M. Schweiger** gelang es, diese *SA-Mase*, codiert von T3-DNA, im Reagenzglas zu synthetisieren.

2.1.5 Nucleinsäuren sind fadenförmige Makromoleküle

1871 wurden **Nucleinsäuren** erstmals von Miescher im menschlichen Eiter entdeckt, als riesige **fadenförmige Makromoleküle** (rel. Molekülmasse mehrere Millionen) beschrieben und Nuclein genannt. Grundsätzlich müssen zwei Sorten von Nucleinsäuren unterschieden werden, einmal die **DNA** (Desoxyribonucleinsäure), von der im Weiteren zunächst die Rede sein wird als dem genetischen Material der meisten Arten mit Ausnahme einiger Viren, und zum anderen die **RNA** (Ribonucleinsäure), die wir später als Zellbestandteil mit verschiedenen Aufgaben kennen lernen werden. Die Bausteine der Nucleinsäuren sind die **Nucleotide,** die ihrerseits aus drei Komponenten bestehen: einer **Pentose** (Fünfringzucker), einer **Base** und einer **Phosphorsäure.** Zucker und Base allein werden auch als **Nucleosid** bezeichnet. Die Base (Abkömmling von Purin bzw. Pyrimidin) ist N-glycosidisch an das C1-Atom der Pentose gebunden, während die Phosphorsäure eine Esterbindung mit der Hydroxy-Gruppe des C5-Atoms des Zuckers eingeht. Nucleotide werden zu Polymeren (Polynucleotiden) verknüpft, indem es zwischen der Hydroxygruppe des C3-Atoms der Pentose eines Nucleotids und der Hydroxygruppe der Phosphorsäure eines zweiten unter Wasserabspaltung zur Esterbindung kommt. Die Nucleotide der Desoxyribonucleinsäure besitzen als Zucker eine 2-Desoxyribose und die Basen **Adenin** (A), **Guanin** (G), **Cytosin** (C) bzw. **Thymin** (T).

Die Nucleotide der Ribonucleinsäuren (Adenosin-, Guanosin-, Cytidin-, Uridin-Monophosphat) enthalten, wie der Name sagt, eine Ribose und statt der Base Thymin die Base **Uracil** (U) (Abb. 2.7).

2.1 Das genetische Material ist Desoxyribonucleinsäure (DNA)

Abb. 2.7 **Bausteine von Nucleinsäuren**

Polynucleotid (Kurzschreibweise)

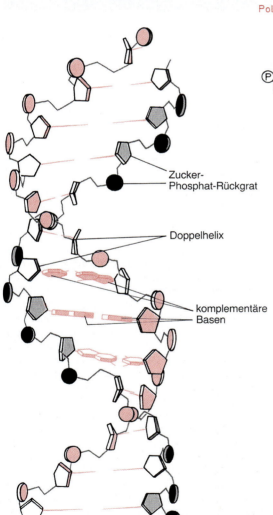

Abb. 2.8 **Struktur der DNA.** Doppelstrang-Helix mit Basenpaarungen.

Tab. 2.1 **Verhältnis der Basen in DNAs verschiedener Herkunft**

	A	T	A/T	G	C	G/C
Mensch	30,9	29,4	1,051	19,9	19,8	1,005
Huhn	28,8	29,2	0,986	20,5	21,5	0,954
Weizen	27,3	27,1	1,007	22,7	22,6	1,004
Hefe	31,3	32,9	0,951	18,7	17,1	1,094
E. coli	24,7	23,6	1,047	26,0	25,7	1,012
Mittelwert			1,008			1,014
Fazit	**A = T**			**G = C**		

R 2.1 Bauprinzipien der DNA

1. **Doppelhelix** aus zwei um eine gemeinsame Achse gewundenen Polynucleotid-Strängen
   Rückgrat: Zucker-Phosphat-Ketten
   im Inneren: Basen – buchartig aufeinander gestapelt
2. Beide Stränge zueinander **komplementär**
   Gesetz der spezifischen Basenpaarung: A = T
   G ≡ C
3. Richtung der Stränge: **antiparallel**
4. Zusammenhalt: Wasserstoff-Brücken und hydrophobe Bindungen
   - Primärstruktur: Reihenfolge der Nucleotide
   - Sekundärstruktur: Doppelstrang-Helix (Wasserstoff-Brücken)
   - Tertiärstruktur: räumliche Struktur des ganzen Moleküls (z. B. Ringform bei Bakterien)

Abb. 2.9 Computerdarstellung der Basenpaarung
a B-DNA, 20 Basenpaare
b B-DNA, 10 Basenpaare
c B-DNA entlang der Helixachse
(Aufnahme: H. Bossard, Heidelberg, EMBL).

2.1.6 Die Struktur der DNA erklärt ihre Funktion

Avery und nach ihm Hershey und Chase hatten gezeigt, dass die Übertragung von genetischer Information an DNA gebunden ist. Es galt nun, zu erklären, wie ein Molekül, dessen Variationsmöglichkeit durch nur vier Basen gegeben ist, eine solche Fülle von verschiedenen Informationen speichern kann, wie sie zum Aufbau eines Organismus benötigt werden. Durch **Röntgenstrukturanalyse (Rosalind Franklin** und **Wilkens)** lernte man, dass der DNA-Faden aus **zwei Ketten** zusammengesetzt ist. **Chargaff** veröffentlichte 1950 chemische Analysen verschiedenster DNAs, woraus hervorging, dass die Menge des Purins Adenin stets der des Pyrimidins Thymin entspricht und die des Purins Guanin der des Pyrimidins Cytosin (Tab. 2.1). Eine **spezifische Paarung** zwischen den entsprechenden Basen wurde demzufolge im doppelsträngigen Molekül angenommen. **Pauling** hatte bereits bei Proteinmolekülen eine schraubenförmige Struktur eines linearen Polypeptid-Stranges beschrieben, die sog. α-**Helix**. Alle diese Faktoren zusammen ermöglichten schließlich **Watson** und **Crick**, 1953 das Modell der DNA vorzustellen (Rep. 2.1).

Ein DNA-Molekül setzt sich aus zwei fadenförmigen Polynucleotid-Strängen mit **gegenläufiger Polarität** (Richtung) zusammen. Eine Phosphorsäure am C5-Atom der Pentose des Start-Nucleotids markiert das 5'-Ende, eine freie OH-Gruppe am C3-Atom der Pentose des wachsenden Polynucleotidstrangs das 3'-Ende (Abb. 2.7). Die Aneinanderreihung der Nucleotide ergibt die **Primärstruktur** des Moleküls. Das Rückgrat des Moleküls, die hydrophilen Ketten aus Zucker und Phosphat, liegt außen, die hydrophoben Basen verbergen sich im Inneren: Damit besitzt die DNA im wässrigen Zellmilieu eine optimale Ausrichtung hydrophiler und hydrophober Reste (Abb. 2.8, 2.9). Die beiden Fäden mit 2 nm Durchmesser sind schraubenförmig aufgewunden (α-**Helix).** Dadurch bekommt das Molekül eine spezifische Geometrie **(Sekundärstruktur),** die zur Paarung gegenüber liegender Basen unter Ausbildung von **Wasserstoff-Brücken** führt. Durch die räumliche Beschränkung im Molekül werden nur Adenin und Thymin unter Ausbildung von zwei Wasserstoff-Brücken und Guanin und Cytosin unter Ausbildung von drei Wasserstoff-Brücken zur Paarung zugelassen. Diese Basen sind somit **komplementär.** Die Basen liegen mit ihren 0.34 nm dicken Ringen wie Bücher aufeinander gestapelt, wobei als Folge

Abb. 2.10 **DNA des Plasmids pBR322.** Die DNA-Moleküle sind in vertwisteter und in entspannter ringförmiger Form dargestellt (Aufnahme: G. Klotz, Ulm; M: 2,45 cm ≙ 10 µm).

der schraubigen Aufwindung des DNA-Fadens jedes Basenpaar zum darunterliegenden um 36 Grad verdreht wird. Nach 10 Nucleotiden (Basenpaaren) ist eine volle Drehung erreicht. Jede Windung der DNA hat eine Höhe von 3,4 nm. Durch die Asymmetrie der Basen entstehen die großen und die kleinen **Gruben** an der Außenseite des DNA-Fadens: Hier können DNA-bindende Proteine die im Inneren verborgenen Basen „erfühlen" und sich sequenzspezifisch anlagern. Die feste Packung der Ringe (hydrophobe Wechselwirkungen) und die Ausbildung der Wasserstoff-Brücken zwischen A und T und G und C bewirken die **Stabilität** der DNA. Die geometrisch spannungslose Einpassung der Basenpaare AT und GC in das DNA-Molekül erlaubt eine beliebige Reihenfolge der Basen im Verlauf des DNA-Fadens. Es treten keinerlei Verzerrungen im Molekül auf, solange die komplementäre Paarung eingehalten wird. Austausch ganzer Basenpaare ist ebenso möglich wie Positionswechsel innerhalb eines Paares von einem Strang zum anderen. So wie die Morseschrift Textinformation mit Hilfe von drei Symbolen ausdrückt, verschlüsselt die Reihenfolge der vier Basen im DNA-Molekül die genetische Information (S. 113). Bemerkenswert ist, dass ein DNA-Molekül jede Information doppelt speichert. Denn die Basensequenz eines Stranges zieht notwendigerweise durch komplementäre Paarung die des anderen nach sich. Dieses gleichzeitige Vorkommen von „Positiv" und „Negativ" garantiert eine der fundamentalen Fähigkeiten der DNA: die identische Selbstverdopplung.

2.2 DNA-Replikation

2.2.1 Die DNA-Replikation braucht einen Startpunkt

Biologische Vorgänge sind am leichtesten mit Hilfe einfacher, einzelliger Organismen zu analysieren. So wurde auch die **Replikation** (Rep. 2.2, Abb. 2.11) des genetischen Materials an Bakterien studiert, deren DNA „nackt" im Zellcytoplasma liegt. Mehrere Enzyme sind am Vorgang der Replikation beteiligt **(Multienzymsystem).** Sie sind in Form eines Replikationskomplexes Zellmembran-gebunden.

Bei **Bakterien** beginnt die Replikation von einem **einzigen Startpunkt** aus, dem sog. Ursprung der Replikation (Abb. 2.12, 2.13). Hier muss zunächst die Doppelhelix aufgewunden werden – Aufgabe einer *„Helicase",* die mit 9000 Umdrehungen pro Minute die beiden Stränge umeinander dreht. Zur Verminderung der Spannung werden vereinzelt Einzelstrangbrüche in die DNA gesetzt. Dies ist Aufgabe der *Topoisomerase.* Ein weiteres Enzym spreizt die beiden Polynucleotid-Stränge so, dass Einzelstrangregionen von ca. 2000 Basenpaaren (bp) Länge frei werden und sich die Wasserstoff-Brücken zwischen den Basen lösen. **DNA-Bindungsproteine** stabilisieren die einzelsträngige DNA, indem sie eine neuerliche Nucleotidpaarung sterisch verhindern. Jetzt kann die eigentliche Replikation beginnen, deren zentrales Enzym eine *DNA-Polymerase* ist (Mr 109 000). Die Replikationsgabel schreitet vom Ursprung der Replikation nach beiden Seiten fort. Repliziert

Abb. 2.11 **Vorgänge bei der DNA-Replikation.** *Helicase* und DNA-Bindungsproteine entwinden den DNA-Doppelstrang unter Energieaufwand und stabilisieren die Einzelstränge. Replikation durch *DNA-Polymerase III* in 5'→ 3'-Richtung, beginnend an RNA-Primer. Ersatz der RNA-Primer mittels *DNA-Polymerase I* durch DNA. Ligieren der neuen DNA-Stücke durch die *DNA-Ligase*.

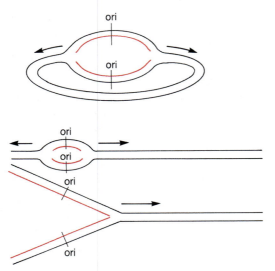

Abb. 2.**12 Startpunkte (Initiation) der Replikation bei Prokaryonten.** Startpunkte (ori) und Replikationsrichtung für zirkuläre *(Escherichia coli)* und lineare (Phage T7) DNA-Moleküle.

Abb. 2.**13 Replikations-Loops (Sternchen) in einem *PvuII*-Fragment von *Euglena*-Chloroplasten-DNA.** (Aufnahme: B. Koller, H. Delius, Heidelberg; M: 2,5 cm ≙ 1 µm).

wird dabei an beiden Strängen gleichzeitig. Eine Replikationsrunde dauert bei *Escherichia coli* ca. 40 min. Die Replikationsgeschwindigkeit beträgt dabei 12 µm pro Minute. Schnelleres Replizieren wird nur dadurch ermöglicht, dass bereits neue Replikationsrunden gestartet werden, bevor die alte beendet ist.

2.2.2 Die Eukaryonten-DNA hat mehrere Replikations-Startpunkte

Bei **Eukaryonten** gibt es **mehrere Startpunkte** (ca. 1×10^4–1×10^5), die gleichzeitig oder zeitlich versetzt zum Zeitpunkt der Synthesephase (S-Phase) gestartet werden (Abb. 2.**14**). Allerdings gibt es während einer Replikationsrunde keine Neuaktivierung eines einmal benützten Startpunktes. Die Replikationsgabel schreitet bei Eukaryonten viel langsamer fort. Möglicherweise ist dies auf eine sterische Behinderung der Replikationsenzyme durch die

Organisation der DNA in Nucleosomen (s. Kap. 1) zurückzuführen. Viele Replikations-Startpunkte sind für die Mammalia-Zelle essenziell. Bedenkt man, dass ein DNA-Stück im menschlichen Zellkern bis zu $2 \cdot 10^5$ μm (0,2 m!) lang ist, so würde die Replikation, einen einzigen Startpunkt vorausgesetzt, 4000 Stunden (etwa 2 Wochen) dauern, statt, wie in Wirklichkeit, 8 bis 12 Stunden!

Die Abstände der Startpunkte sind von Organismus zu Organismus verschieden. Sie betragen durchschnittlich 10 bis 100 μm. Aber auch innerhalb eines Organismus können sich die Abstände verändern, so z. B. in der Furchungsphase des Eis (Blastula). Hier dauert eine Replikationsrunde nur 10 bis 15 Minuten, ohne dass die Replikationsgabel schneller wandern würde. Es werden einfach zusätzliche Startpunkte eröffnet – die Abstände werden somit (dadurch) kürzer.

2.2.3 Die *DNA-Polymerase* ist das Replikationsenzym

Das eigentliche Replikationsenzym ist eine *DNA-Polymerase*, die die einzelnen Nucleosidtriphosphate zu einer langen Kette polymerisiert. Das Strickmuster findet sie aufgezeichnet in den Basen des auseinander gespreizten DNA-Stranges, der Matrize. Für jede Base muss das Enzym das komplementäre Nucleotid beschaffen und auf diese Weise einen Tochterstrang zusammenstellen. Es gibt **mehrere Polymerasen,** deren Aufgaben unterschiedlich sind (Tab. 2.**2**). In den Bakterien übernimmt die *Polymerase III* die eigentliche Replikation. Ihre Funktionsfähigkeit ist von mehreren Bedingungen abhängig:

- Sie kann nur an einzelsträngiger DNA arbeiten
- Alle vier Nucleotide müssen in Form von Nucleosidtriphosphaten in der Zelle vorliegen. Sie werden enzymatisch bereitgestellt
- Sie braucht ein Startermolekül

2.2.4 Ein RNA-Startermolekül beginnt die Kette

Wozu dient ein **Startermolekül**? Die *DNA-Polymerase* kann nur reine Polymerisationsfunktion ausüben, aber keine neue Kette starten. An die freie 3'-OH-Gruppe der wachsenden Polynucleotid-Kette lagert sie das neue Nucleotid so an, dass sie unter Abspaltung von Pyrophosphat eine Brücke zu der am 5'-C-Atom der Pentose hängenden Phosphat-Gruppe schlägt. Die Freisetzung von Pyrophosphat liefert dabei die Energie zur Ausbildung der Phosphodiester-Bindung.

Die Kette wird von einem Enzym, der *Primase,* gestartet, das eine kleine Ribonucleotid-Kette synthetisiert. Auch dieses Enzym findet sich im Replikationskomplex, bei Eukaryonten ist es Teil der *Polymerase α*, hat als Polymerisationsprodukt allerdings eine **RNA**. Dieses Startermolekül (Primer), ein RNA-Stück von 20 bis 500 Nucleotiden Länge, wird, wenn die DNA-Replikation begonnen hat, durch ein Korrekturenzym *(DNA-Polymerase I* bzw. *Polymerase β)* abgebaut und durch DNA ersetzt.

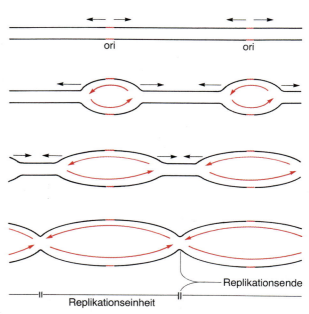

Abb. 2.**14 Startpunkte (Initiation) der Replikation bei Eukaryonten.** Mehrere Startpunkte (ori) werden auf dem Chromosom gleichzeitig zur Replikationsinitiation benutzt. Replikationseinheit beim Menschen ~ 30 μm, bei der Maus ~ 50 μm.

2.2 DNA-Replikation

1. **Semikonservativ**
2. **Replikation an beiden Strängen zugleich**
   Problem: 5'-3'-Replikation, daher:
   - Vorwärtsreplikation nur an einem Strang
   - am gegenläufigen Strang Replikation in kleinen Stücken (sog. Okazaki-Stücke ≈ 1000 Nucleotide lang)
   - Replikation am Membran-gebundenen Replikationskomplex (Multienzym)

Initiation
Wo? – am Ursprungspunkt auf der DNA (Prokaryonten: einer, Eukaryonten: viele)
Wie? – regionale Entwindung der Helix *(Helicase)*
   - Bruch eines Stranges *(Topoisomerase)*
   - Auseinanderweichen der Einzelstränge
   - Stabilisierung der entschraubten DNA (Proteine)

Elongation
Wo? – am freien 3'-OH-Ende der wachsenden Kette
Wie? – *DNA-Polymerase III* knüpft in 5'-3'-Richtung dNTP an unter ⓅˆⓅ-Abspaltung (Energiegewinnung! Anknüpfungsrate ≈ 2000 Nucleotide je Sekunde)
   - sofortiges Korrekturlesen (*Exonuclease*-Aktivität des Enzyms)
   - Abbau der RNA-Starter durch *DNA-Polymerase I* (*Exonuclease*-Aktivität des Enzyms)
   - Zupolymerisieren der Lücke in 5'-3'-Richtung unter Korrekturlesen (*Exonuclease*-Aktivität des Enzyms); Geschwindigkeit ≈ 60–100 Nucleotide je Sekunde

Ligieren
Wo? – Spaltstellen zwischen Replikationsfragmenten und Initiationsbruchstellen
Wie? – durch *Ligase* Vereinigung von 5'-Enden mit 3'-Enden der DNA

88   2 Molekulare Biologie

Abb. 2.15 Die Richtung der Nucleotid-Polymerisation.
Die *DNA-Polymerase* verbindet das 3'-OH-Ende eines Polynucleotids mit dem α-Phosphat eines Nucleosidtriphosphats unter Abspaltung von Pyrophosphat.

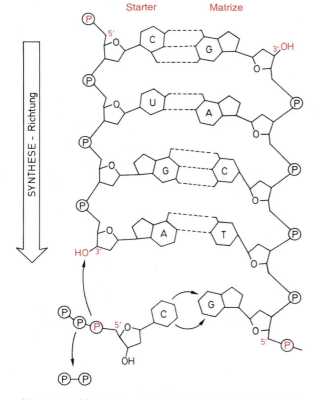

Abb. 2.16 Addition eines Nucleotids bei der DNA-Replikation.
Die *DNA-Polymerase* selektioniert das Nucleosidtriphosphat, dessen Base zu der des zu kopierenden Einzelstranges komplementär ist. Dieses Nucleotid wird an den RNA-Starter unter Abspaltung von Pyrophosphat und Wasser anpolymerisiert.

2.2.5 Die Polymerisation erfolgt in 5'-3'-Richtung

Sobald am Startpunkt der Replikation der RNA-Starter synthetisiert worden ist, verlängert die *DNA-Polymerase III* die Kette fortlaufend in der **5'-3'-Richtung** des wachsenden Tochtermoleküls (Abb. 2.15). Sie sucht sich dazu ein Desoxyribonucleosid-Triphosphat, lagert es probehalber an die zu kopierende Base der Matrize an, verwirft es, wenn es sich als nicht komplementär erweist, und probiert so lange, bis sie das passende gefunden hat. Mit diesem verlängert sie dann die wachsende Kette (Abb. 2.16). Ein Handikap ist allen *Polymerasen* gemeinsam: Sie können ihre einmal begonnene Kette nur in 5'-3'-Richtung verlängern. Das Enzym behält, bildlich gesprochen, während des Nähens die 5'-Phosphat-Gruppe im Rücken, das freie 3'-OH-Ende im Auge. Dieser **Richtungszwang** ist kein Problem für die Synthese des Vorwärtsstrangs (Leitstrangs), der von dem zu dieser Richtung komplementär laufenden Matrizeneinzelstrang abgelesen wird. Wir wissen aber, dass beide DNA-Stränge gleichzeitig repliziert werden. Was passiert am anderen, der Polymerisationsrichtung gleichsinnigen, Strang? Da das Enzym eine Syntheserichtung beibehalten muss, benutzt es einen Trick: Es repliziert rückwärts, d. h. es läuft vom Startpunkt aus ein Stückchen den Matrizenstrang entlang, findet dort einen kurzen RNA-Starter vor und polymerisiert in gewohnter 5'-3'-Richtung „zurück" zum Start (Rückwärtsstrang,

Tab. 2.2 *DNA-Polymerasen*

Aufgabe	Prokaryonten	Eukaryonten
Replikation	*Polymerase III*	*Polymerase α, δ*
Korrektur, Reparatur	*Polymerase I*	*Polymerase β*
Replikation der Mitochondrien-DNA		*Polymerase γ*
Reparatur?	*Polymerase II*	
Replikation, Reparatur		*Polymerase δ, ε*

Folgestrang). Dann springt es wieder ein Stück vor, diesmal etwas weiter als zuvor, und verlängert ein weiteres RNA-Startermolekül zu einer DNA-Kette. Auf diese Weise, vorausspringend und zurückreplizierend, werden DNA-Kettenstücke von ca. 1000 bis 2000 Nucleotiden Länge bei Bakterien, 200 Nucleotiden bei Eukaryonten synthetisiert, die nach ihrem Entdecker **Okazaki-Stücke** genannt werden.

2.2.6 Die RNA-Starter werden durch DNA ersetzt

Um die vielen kleinen RNA-Starterfragmente wieder zu beseitigen, wird die *DNA-Polymerase I* eingesetzt. Dieses Enzym arbeitet sehr viel langsamer (100 bis 1000 Nucleotide pro Sekunde gegenüber der *Polymerase III* mit ca. 2000 bis 10 000 Nucleotiden pro Sekunde), dafür aber auch sorgfältiger, und findet seine Aufgabe hauptsächlich im **Korrekturlesen**. Das ist dadurch möglich, dass der Fähigkeit zum Polymerisieren auch eine solche zum Ausschneiden (*Exonuclease*-Aktivität) beigegeben ist. Die *Polymerase I* kann Fehler in der Polymerisationsrichtung 5'-3' ausräumen, d. h. sie kann nachträglich falsche Nucleotide, auch mehrere, ausschneiden und gleichzeitig durch neue, richtige, ersetzen. Auf diese Weise baut sie die RNA-Starter ab und sorgt für einwandfreie DNA-Ketten. Auch die *Polymerase III* kann ein falsch angelegtes Nucleotid ausschneiden. Diese den *Polymerasen* beigegebenen Korrekturfunktionen sind außerordentlich wichtig. Nur so können spontane Fehler beim Replizieren der DNA (einer pro 10^4 bis 10^5 Nucleotide!) auf Größenordnungen von einem Fehler pro 10^9 Nucleotide reduziert und die Konstanterhaltung der genetischen Information gewährleistet werden.

2.2.7 Die DNA-Fragmente werden durch *DNA-Ligase* verbunden

Bleibt noch die Notwendigkeit, DNA-Fragmente zum einheitlichen Strang zu verbinden. Diese Aufgabe erfüllt die *DNA-Ligase*. Sie verknüpft freie 3'-OH-Enden mit freien 5'-Phosphat-Resten unter Wasseraustritt und sorgt für ein lückenloses Phosphodiester-Rückgrat der neu gebildeten DNA-Tochterstränge (Abb. 2.17). Jeder Tochterstrang bildet dann zusammen mit seiner Matrize (einem Einzelstrang des elterlichen Doppelstranges) das neue DNA-Molekül. Diese Art der **Replikation** nennt man **semikonservativ:** Die Hälfte (semi) des elterlichen DNA-Materials wird in der Tochter-DNA konserviert.

2.2.8 Die *Telomerase* beugt der Verkürzung der Chromosomen vor

Der Richtungszwang der Replikation führt bei der Verdopplung eukaryotischer Chromosomen zu einem Problem am 5'-Ende der neu synthetisierten linearen DNA: Hier kann die *DNA-Polymerase* nach Abbau des endständigen RNA-Starters die entstehende Lücke nicht mit DNA

Abb. 2.**17 Die Reaktion der *DNA-Ligase*.** Brüche im DNA-Strang werden mit Hilfe der *DNA-Ligase* gekittet, die ein freies 3'-OH mit der OH-Gruppe einer Phosphorsäure unter Wasserabspaltung und Energieaufwendung (ATP → AMP + PP) verbindet.

ausfüllen, da zum Synthesebeginn kein freies 3'-OH-Ende zur Verfügung steht. Als Konsequenz wäre eine Chromosomenverkürzung von Replikation zu Replikation unvermeidlich. Dieser Gefahr wird folgendermaßen vorgebeugt: 1. Die **Telomere** (distale Enden) der Chromosomen enthalten keine codierenden Sequenzen, sondern **Minisatelliten-DNA** (S. 52, Tab. 1.11), die z. B. beim Menschen aus bis zu 1000 Wiederholungen eines G-reichen **Hexanucleotids (GGGTTA)** besteht. 2. Es existiert ein spezifisches Enzym, die *Telomerase,* das Telomere repliziert. Dabei wird zunächst das 3'-Ende des Elternstranges verlängert, damit anschließend mit Hilfe dieses zusätzlichen Matrizenstücks neue Nucleotide an den Tochterstrang angefügt werden können. Wie ist die *Telomerase* für diese Aufgabe ausgerüstet? Das Enzym enthält eine **RNA** mit einem kleinen Stückchen Telomersequenz (ca. 1 1/2 Wiederholungen), das zum DNA-Elternstrang komplementär ist. Mit einigen dieser komplementären Basen lagert sich die *Telomerase* an das 3'-Ende des parentalen Stranges an (Abb. 2.18). Sie schient dabei den überhängenden Einzelstrang und bietet gleichzeitig die Matrize für die Verlängerung um eine Telomer-Wiederholung. Als *Reverse Transkriptase* (Enzym, das RNA in DNA übersetzt) fungierend, fügt sie in 5'-3'-Richtung neue DNA-Nucleotide an den Elternstrang an. Ist eine Telomer-Einheit fertig, springt sie an deren Ende und beginnt von neuem. An das so verlängerte Strangende kann ein neuer RNA-Starter binden, an dem nun die *DNA-Polymerase,* ebenfalls in 5'-3'-Richtung, das Tochterstrang-Telomer verlängert. Nicht im Doppelstrang fixierte Enden falten zu **Haarnadelstrukturen** zurück und bilden vermutlich komplexe 4-strängige polyG-Regionen, die die Telomerenden versiegeln.

Die *Telomerase* ist auch in der Lage, Chromosomen, die z. B. ein Telomer durch ein Bruchereignis verloren haben und deren nun „klebriges" Ende Gefahr läuft, mit einem anderen Chromosom zu verkleben, mit einem neuen Telomer zu versehen. Interessanterweise findet sich beim Menschen eine enzymatisch aktive *Telomerase* nur in den Keimzellen, nicht aber in den Körperzellen. Auf diesen

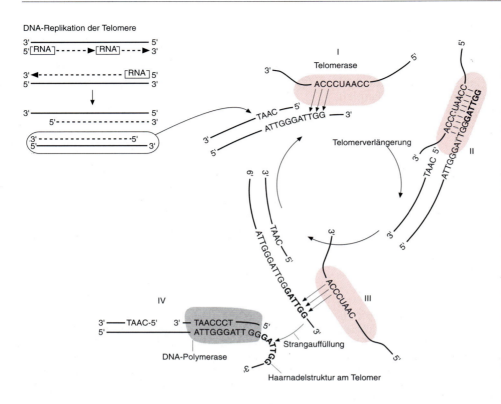

Abb. 2.**18 Die *Telomerase* wirkt der Verkürzung der Telomere entgegen.** Nach Abbau der RNA-Starter am 5'-Ende der neu synthetisierten Stränge verbleiben Lücken, die im Laufe der Zeit zur Chromosomenverkürzung führen würden. Die *Telomerase* enthält in ihrer RNA 1 1/2 Sequenzmotive der repetitiven Telomerhexamere, die dem 5'-3' parentalen Strang als Matrize dienen. Mit ca. 3 Nucleotiden bindet die *Telomerase* an die Endnucleotide dieses Stranges (I), sodass dieser in 5'-3'-Richtung verlängert werden kann (II). Die *Telomerase* löst sich ab und rückt ein Hexamer weiter (III). Ist der parentale Strang lang genug, kann ein neuer RNA-Starter binden, an dem die *DNA-Polymerase* in 5'-3'-Richtung den Tochterstrang auffüllt. Überstehende Einzelstrangenden klappen um, bilden komplexe Quadruplices und verschließen die Chromosomenenden. S. Titelbild.

Umstand führt man den Befund zurück, dass in menschlichen Zellen die Telomere immer kürzer werden, sodass man die **Telomerlängen** in direkten Zusammenhang mit dem **Alterungsprozess** von Zellen bringt. Andererseits findet sich in Tumorzellen, die sich unbegrenzt teilen und nicht altern, aktive *Telomerase*.

2.3 Mutation und Rekombination

2.3.1 Spontane und induzierte Mutationen ändern die Basensequenz

Welche Möglichkeiten gibt es, **Schäden** in der DNA zu erzeugen (Rep. 2.3)?
Generell müssen wir zwei große Gruppen unterscheiden.

1. **Spontanmutationen.** Sie entstehen spontan in einer Häufigkeit von 1 pro $1 \cdot 10^9$ bis $1 \cdot 10^{10}$ Nucleotiden. Sie werden durch Synthesefehler, aber auch durch Sauerstoffradikale, die u. a. bei der Atmung entstehen, verursacht. Spontane Basenverluste kommen durch DNA-Hydrolyse bei 37 °C zustande.
2. **Induzierte Mutationen.** Sie werden durch ein Mutagen ausgelöst und können in Häufigkeiten bis zu 1 pro $1 \cdot 10^2$ Nucleotiden auftreten.

Mutationen sind Veränderungen der DNA. Sie werden sowohl von den Replikationsenzymen als auch den Transkriptionsenzymen, die der Umschreibung der DNA in RNA dienen, also allgemein bei der Verarbeitung der Information, als Fehler weitergegeben. Mutationen sind nicht gleichmäßig über das Genom verteilt. Vielmehr gibt es Ballungszentren, sog. „**hot spots**". Es hat sich herausgestellt, dass Deletionen und Additionen hauptsächlich in Regionen mit repetitiven Sequenzen vorkommen. Erstaunlicherweise gibt es auch für die Punktmutationen Cluster. Sie entstehen vorrangig an den Dinucleotiden CpG, wenn das C methyliert ist. Durch hydrolytische Deaminierung des Methylcytosins entstehen Thymine, die vom Reparatursystem nicht erkannt werden können. 1/4 bis 1/3 aller Nucleotid-Austausche gehen auf dieses Konto.

2.3 Mutation und Rekombination

Tab. 2.3 Krankheiten mit expandierten Triplett-Wiederholungen

Krankheit	Häufigkeit	Erbgang	Triplett	Norm.	Prämutation	Mutation	Gen/Lokalisation
Fragiles X	500	X	CGG/5'-UTR	6–54	bis 200	bis 4000	FMR1/Xq27.3
Myotone Dystrophie	120	ad	CTG/3'-UTR	5–35	bis 100	bis > 1000	MTPK/19q13.3
Chorea Huntington	100	ad	CAG/Exon 1	11–34		42–100	IT15/4p16.3
Kennedy disease	< 20	X	CAG/Exon1	11–34	keine	40–62	AR/Xq11–12
Spinocerebellare Ataxie	selten	ad	CAG/Exon1	19–36		43–81	6p22–23
Dentatorubrale pallidolysiane Atrophie	selten	ad	CAG/Exon1	7–23		50–75	12p12–13
Fragiles XE mentale Retardierung	selten	X	GCC/?	6–25	bis 150	bis > 850	Xq28
Machado-Joseph-Disease	selten	ad	CAG/ORF	13–36		68–79	14q32.1

Häufigkeit: pro 1 Million
ad: Autosomal dominant, X: X-chromosomal
UTR: Untranslatierte Region
ORF: Offener Leserahmen (open reading frame)

FMR1 Fragiles X mentale Retardierung
MTPK Myotonin Protein Kinase
IT15 Huntington
AR Androgenrezeptor

Deshalb finden sich in codierenden Bereichen im Lauf der Evolution immer weniger CpGs.

Nur solche Veränderungen werden als Mutation beobachtet, die sichtbare Folgen haben. So werden alle **„letalen"** Mutationen erkennbar, da sie den Tod der Zelle bewirken. Auch grobe Abweichungen vom Normaltyp, dem sog. Wildtyp, können als Mutationsfolgen realisiert werden. Sehr viele Mutationen bleiben aber unbemerkt, da sie sich nach außen hin neutral verhalten **(stille Mutationen).** Ganz besonders gilt das auch für Organismen mit doppeltem Chromosomensatz. In ihnen können sich Mutationen häufig erst dann ausprägen, wenn sie zufällig in beiden Chromosomen, dem vom Vater und dem von der Mutter ererbten, auftreten.

Bei den Mutationsarten müssen **Punktmutationen** von **Blockmutationen** unterschieden werden. Punktmutationen betreffen nur eine einzige Base. Die Basen können dabei durch eine falsche ersetzt werden **(Substitution).** Es können Basen eliminiert **(Deletion)** oder hinzugefügt werden **(Addition).** In fast allen Fällen führen die Veränderungen in der Basensequenz der DNA zu einer Veränderung der Aminosäuresequenz im entsprechenden Protein, die unterschiedliche Auswirkungen auf die Qualität des gebildeten Produktes hat.

Bei der zweiten Mutationsart, den Blockmutationen, werden mehrere Nucleotide betroffen. Solche Mutationen können am Chromosom zu sichtbaren Strukturveränderungen führen.

Eine erst seit 1991 als Ursache wichtiger, wenn auch seltener genetischer Krankheiten erkannte Mutationsart ist die der **Triplett-Wiederholungen mit variabler Ausdehnung (triple repeat expansion).** Im betroffenen Gen selbst oder in angrenzenden untranslatierten Regionen findet sich in Mikrosatelliten-DNA eine über die Norm gehäufte Anzahl von Wiederholungen eines bestimmten Tripletts. Die Zahl der Triplett-Wiederholungen verhält sich in Zellen der Keimbahn, aber auch in somatischen Zellen instabil. So kann ein Elternteil z. B. eine sog. **Prämutation** tragen: mehr Wiederholungen als normal, aber noch nicht genug für die volle Ausprägung des Krankheitsbildes. Die Nach-

---

R **2.3 Entstehung und Einteilung von Mutationen**

1. **Spontanmutationen**
   1 pro 10^9 bis 1 pro 10^{10} Nucleotide/Genom/Generation
   Atmung (Sauerstoffradikale)
   Spontanhydrolyse der DNA
   Anstieg im Alter

2. **Induzierte Mutationen**
   bis 1 pro 10^2 Nucleotide/Genom/Generation
   verursacht durch:
   – Strahlen
   – chemische Agenzien
   – Umweltschäden
   – Viren

   Mutationsarten:
   – Punktmutationen (revertierbar)
   – Substitution
   – Addition ⎫ von Basen führt zu
   – Deletion ⎭ Leseraster-Verschiebung
   – Triplett-Wiederholungen
   – Blockmutationen

---

kommen können plötzlich eine enorme Vervielfältigung der Triplettzahl erfahren, die in weiteren Generationen noch erhöht werden kann mit Erschwerung des Krankheitsbildes oder früherem Krankheitsbeginn **(Antizipation).** Derartige Mutationen sind bisher ausschließlich beim Menschen gefunden worden und betreffen Krankheitsbilder, die alle mit **neurodegenerativen Symptomen** einhergehen. Die bekanntesten Krankheiten sind **Chorea Huntington** (S. 170), **Myotone Muskeldystrophie** mit spätem Beginn, verzögerter Muskelentspannung (starres Gesicht), Muskelschwäche und Linsentrübung etc. sowie **Fragiles X-Syndrom** (Martin-Bell-Syndrom) mit geistiger Retardierung beim Mann und Hodenvergrößerung (Makroorchismus). Weitere molekularbiologische Daten s. Tab. 2.3. Die Kenntnis dieser Mikrosatelliten-Expansion ermöglicht eine genaue Diagnostik mit Hilfe gentechnologischer Methoden (s. VNTR-Bestimmung, Kap. **12**).

Deaminierung durch:

Nitrosamin   Nitrat   Nitrit

Cytosin → Uracil

5-Methylcytosin → Thymin

Abb. 2.19 Mutagene Veränderungen von Nucleotiden der DNA: DNA-Deaminierung. Die deaminierende Wirkung einiger chemischer Agenzien führt zur Substitution der ursprünglichen Base durch eine andere. Siehe zum Beispiel Überführung von Cytosin in Uracil und von Methylcytosin in Thymin.

Benzpyren → (+)anti BP-7,8 Diol-9,10 Epoxid (Oxidation zum Epoxid)

+ DNA Reaktion mit Guanin

Abb. 2.20 Wirkung des Benzpyrens (BP). Durch Oxidation wird es aktiviert. Das aktivierte Epoxid reagiert mit Guanin der DNA.

Abb. 2.21 Struktur des Aflatoxin B$_1$ des Schimmelpilzes *Aspergillus*

Mutationen sind wichtig bei der Aufklärung der genetischen Grundeinheit, des Gens, und seiner Ausprägung im **Phänotyp, Gene** und ihre Veränderungen können nur bedingt direkt beobachtet werden. Sie müssen sich durch ihre genetische Wirkung zu erkennen geben. Polysaccharid-Kapseln der Pneumokokken, Haarfarbe eines Menschen oder Form und Größe einer Frucht sind nur der Ausdruck dafür, dass durch die Aktivität von Genen der Organismus in der Lage war, sich in dieser oder jener Form auszuprägen. Der **Genotyp** eines Individuums, also die Gesamtheit aller Gene, wird in den Phänotyp, das äußere Erscheinungsbild, umgesetzt. Mutationen in einem Gen führen zu einem von der Norm **(Wildtyp)** abweichenden Genprodukt und ermöglichen Rückschlüsse auf die Genfunktion, seine Lage im Chromosom, seine Regulation etc.

2.3.2 Chemische Substanzen können Mutationsauslöser sein

Chemische Agenzien können direkt auf die Base eines Nucleotids wirken. Salpetrige Säure (HNO$_2$) führt zur **Deaminierung** (Abb. 2.19). Die Aminogruppe (-NH$_2$) von Cytosin, Adenin und Guanin kann verloren gehen. Cytosin wird dadurch zu Uracil. Paarte sich Cytosin mit Guanin, dann paart sich jetzt Uracil mit Adenin. Eine solche Mutationsauswirkung wird bei der Replikation zum Tragen kommen.

Nicht alle mutagenen Substanzen, die man dem Organismus zuführt, sind sofort als Mutagene wirksam. Zu ihnen zählen das **Nitrosamin** und das **Benzpyren,** beides Bestandteile im **Zigarettenrauch,** die erst durch Umsetzungen im Organismus selbst zu Mutagenen werden (s. Kap. 1). Benzpyren gehört zur Gruppe der polycyclischen Kohlenwasserstoffe. Hierher gehört auch das Aflatoxin B, ein Produkt des Schimmelpilzes *Aspergillus* (Abb. 2.21). Polycyclische Kohlenwasserstoffe und andere schwer lösliche organische Verbindungen werden im Samtenen Endoplasmatischen Reticulum (SER) enzymatisch oxidiert. Dadurch werden sie aktiviert, und es entstehen gleichzeitig aggressive Sauerstoffradikale. Die aktivierten Kohlenwasserstoffe können mit der DNA reagieren und wirken dadurch kanzerogen (Abb. 2.20). Wegen des Aflatoxins wird vor dem Genuss verschimmelter Nahrungsmittel gewarnt.

So genannte **alkylierende Substanzen** sind ebenfalls chemische Mutagene (Abb. 2.22). Zu ihnen zählen Gruppenüberträger, z. B. für Methylgruppen (CH$_3$) oder Ethylgruppen (CH$_2$CH$_3$). Wird eine Base in der DNA alkyliert, so können diese Schäden im Zuge der Reparatur zu Brüchen im DNA-Strang führen. Werden diese Brüche dann mit Hilfe einer inkorrekten Base repariert, kann es zu einer bleibenden Mutation kommen.

2.3 Mutation und Rekombination 93

Alkylierung durch:
(CH$_3$)$_2$SO$_4$ (CH$_3$)$_2$N—N=O
Dimethylsulfat   Dimethylnitrosamin   Stickstoff-Lost-Derivate

Abb. 2.22 Mutagene Veränderungen von Nucleotiden der DNA: DNA-Alkylierung. Alkylierung von Basen durch einige chemische Agenzien kann zu einer Veränderung der Basenpaarung führen. Zum Beispiel paart Guanin mit Cytosin, 6-O-Methylguanin mit Thymin.

Abb. 2.23 Mutagene Wirkung von Basenanalogen. Basenanaloge werden statt einer üblichen Base in die DNA eingebaut. Durch Umlagerungen innerhalb des Moleküls kommt es dann zu einem veränderten Paarungsverhalten.

Mutierend können auch **Basenanaloge** wirken (Abb. 2.23). Diese Substanzen ähneln den normalen Nucleotidbasen. Hierzu gehört das **5-Bromuracil**. Bei dieser Substanz ist die Methylgruppe des Thymins durch ein Bromatom ersetzt. Da sich sonst beide Molekülformen nicht unterscheiden, kann Bromuracil ohne Schwierigkeiten anstelle von Thymin in die Nucleinsäure eingebaut werden und würde auch zu keinen weiteren Folgen führen, wenn nicht die Bromseitengruppe der Base die Ausbildung der Enolform des Bromuracils begünstigen würde. Diese Enolform ist in der Lage, eine dritte Wasserstoffbrücke zu schlagen, und zwar statt zum Adenin zum Guanin. Auch bei dieser Substanz kommt es erst dann zu einer bleibenden Mutation, wenn das Bromuracil zur Paarung einer falschen Base geführt hat, d. h. also nur in replizierenden DNA-Molekülen.

Acridin-Farbstoffe führen zur Addition oder zur Deletion einer Base (Abb. 2.24). Diese Moleküle drängen sich zwischen zwei benachbarte Basen in der DNA und verlängern auf diese Weise das Molekül. Ihre Größe entspricht genau der einer DNA-Base. Kommt es an einer derartig verlängerten DNA zur Replikation, so wird das Acridin-Molekül als zusätzliche Base gelesen und führt zur bleibenden Verlängerung des DNA-Strangs. Wird der Acridin-Farbstoff aber in eine replizierende Kette eingebaut, kann das zur Folge haben, dass im Elternmolekül eine Base bei der Replikation ausgelassen wird und es zu einer Deletion in der eigentlichen Information kommt.

Deletionen und Additionen sind Gefahren für die Zelle, denn es kommt zu sog. **Leseraster-Mutationen,** die meist für die Zelle fatal sind, da es zu keinem funktionstüchtigen Genprodukt mehr kommen kann.

Eine Substitution kann zu einer **„Nonsense"-Mutation** führen. Sie führt zu Kettenabbruch, zu einem unsinnigen Produkt, während Mutationen, die zwar zu einem veränderten, aber noch brauchbaren Produkt führen, als **„Missense"-Mutationen** bezeichnet werden (Abb. 2.25).

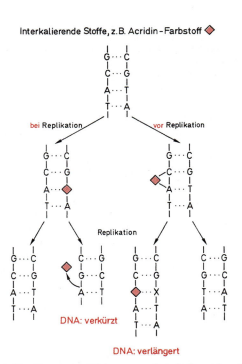

Abb. 2.24 Mutagene Wirkung von interkalierenden Substanzen. Entscheidend für die mutagene Wirkung der interkalierenden Substanzen auf die DNA ist, ob sie vor oder erst während der Replikation der DNA anwesend sind. Vor der Replikation schiebt sich ein derartiges Molekül zwischen zwei Basen, wird bei der Replikation als Nucleotid gewertet und daher repliziert. Das Ergebnis ist eine DNA-Verlängerung. Bei Anwesenheit während der DNA-Replikation wird die interkalierende Substanz anstelle eines Nucleotids in die DNA eingebaut. In der nächsten Replikationsrunde wird die Fehlerstelle wieder ausgelassen und es entsteht eine verkürzte DNA.

DER HUT IST ROT	Wildtyp
DER HUT ISS ROT	„stille" Mutation – sinngemäß –
DER HUT IST TOT	Missense Mutation – Sinn fehlt – (Protein z. B. mit einer veränderten Aminosäure)
T ↗ DER HUI STR OT	Deletion – Leserasterverschiebung – (kein funktionierendes Protein)
↘ DER IHU TIS TRO T	Addition – Leserasterverschiebung – (kein funktionierendes Protein)
DER HUX	Nonsense Mutation – Kettenabbruch durch Nonsense Triplett – (kein funktionierendes Protein)

Abb. 2.25 Verschiedene Punktmutationen in der DNA und ihre Folgen

2.4 Strahlenschäden

Dosis für energiereiche = ionisierende Strahlen:
alt: 1 Röntgen (R): induziert in 1 cm³ Luft
(NTP*: 760 mmHg, 0 °C)
$2,08 \cdot 10^9$ Ionenpaare
neu: 1 C/kg Ionendosis
Umrechnung: 1 R = $2,58 \cdot 10^{-4}$ C/kg
C = Ladungseinheit, Coulomb, gilt nur für Luft!

Strahlenwirkung:
alt: 1 rad (radiation absorbed dose)
= 100 erg/g = Energiedosis
gilt für jede Art Materie
1 erg = 10^{-7} J
neu: 1 Gray = 1 J/kg
Umrechnung: 100 rad = 1 Gray (Gy)

Strahlenbelastung:
alt: rem (radiation equivalent men)
gilt nur für den Menschen – Äquivalentdosis
1 rem = $QF \cdot$ rad
QF = Qualitätsfaktor, der die schädigende Wirkung der Strahlen angibt
neu: Sievert 1 Gy = 1 J/kg
1 Sv = $QF \cdot$ Gy
Umrechnung: 100 rem = 1 Sv

Qualität der Strahlen:

QF	Strahlenart
1	harte β, γ, Rö
1,7	weiche β, γ, Rö ($E < 35$ keV)
10	α
3–10	Neutronen (QF hängt von der Energie ab)

* NTP: Normaltemperaturdruck

2.3.3 Auch Strahlen lösen Mutationen aus

Die zweite große Gruppe Mutations-auslösender Faktoren sind **energiereiche** und **ionisierende Strahlen**. Dazu gehören elektromagnetische (UV-, Röntgen-, γ-) und korpuskulare (α-, β-, Höhen-) Strahlen (Rep. 2.4).

Strahlung wird in **Röntgen (R)** gemessen. 1 R ist dabei die Strahlenmenge, die in Luft einer Ionendosis von $2,58 \cdot 10^{-4}$ Coulomb/kg entspricht. Da hauptsächlich die **schädigende Wirkung** von Strahlen auf lebende Zellen interessiert, wurde diese früher aus rad **(radiation absorbed dose)** berechnet. (Heute benutzt man die **Einheit Gray [Gy]**, die 100 rad entspricht und deren Dimension in J/kg angegeben wird.) Um der verschiedenen Qualität der einzelnen Strahlen in Bezug auf ihre **schädigende Härte** gerecht zu werden, gibt es für jede Strahlungsart einen „Qualitätsfaktor" (QF), mit dem die Energiedosis rad-multipliziert die eigentliche Strahlenbelastung angibt. Die **Strahlenbelastung** für den Menschen wurde durch rem **(radiation equivalent men)** charakterisiert. Neuerdings wird die **Einheit Sievert (Sv)** benutzt, wobei 100 rem 1 Sv entsprechen.

Wie schädigen Strahlen die Zelle? Ihre Wirkungsweise ist unterschiedlich. Einmal können sie sich direkt auf die DNA auswirken (UV-Strahlung wird von Nucleinsäuren absorbiert!). Es kommt dabei z. B. zur **Dimerisierung von Basen**, zur Bildung von **Pyrimidinhydraten** etc. (Abb. 2.26). Aber auch **Strangbrüche** werden hervorgerufen. Zum anderen haben gebildete Sauerstoff-**Radikale** ihrerseits wieder indirekt schädigende Wirkung auf das genetische Material. Eine Strahlendosis, die zu einer Verdoppelung der Spontanmutationsrate in der Zelle führt, heißt **Verdoppelungsdosis**. Experimente an Zellkulturen (chinesische Hamsterovarzellen) haben gezeigt, dass in einem derartigen System Röntgenbestrahlung von 1 Gy diese Wirkung hervorbringt.

Abb. 2.26 UV-Schäden in der DNA.

2.3.4 Der Mensch kann nur eine gewisse Strahlendosis tolerieren

Wie viel Strahlen sind für den menschlichen Organismus tolerierbar? Bei dieser Frage ist zu berücksichtigen, dass auch kleine Strahlendosen im Laufe des Lebens addiert werden. Außerdem ist von Bedeutung, welche Zellen der Strahlung ausgesetzt werden: somatische, d. h. Körperzellen, oder Gonaden, d. h. Keimzellen. Trifft eine Mutation eine Somazelle, wird sie sich besonders in schnell wachsenden Geweben auswirken (Haut, Haarfollikel, Knochenmark). Hier kann sie zur Entartung der Zelle führen und damit zum Ausgangspunkt für einen Tumor werden. Solche Tumoren, z. B. solide Tumoren der Haut oder Leukämie bei Befall des Knochenmarks, betreffen nur das Individuum selbst. Besondere Bedeutung haben die Schäden, die die **Keimzellen** mutieren. Werden diese Zellen an die Nachkommen weitergegeben, führt das zu fehlgebildeten Individuen (s. Kap. **5**).

An den schrecklichen Folgen der atomaren Verseuchung von Hiroshima, Nagasaki und Tschernobyl konnten die Folgen übermäßiger Strahlenbelastung auf das Individuum und auf die Nachfolgegenerationen studiert werden. Es ist schwer abzuschätzen, welche Röntgendosis (und das ist bei der medizinischen und therapeutischen Bedeutung der Röntgenstrahlen von eminenter Bedeutung) das Individuum tolerieren kann.

Mehrere Faktoren müssen einkalkuliert werden:

- Wie groß ist und wird in Zukunft die generelle Strahlenbelastung sein?
- Wie gut funktioniert das Reparatursystem des betreffenden Individuums?
- Welche Steigerung der Mutationsrate ist man gewillt, bei den Nachkommen zu tolerieren?

Aus einer Studie über die durchschnittliche Strahlenbelastung der Gonaden eines Individuums pro Jahr geht hervor, dass es allein durch die natürliche Strahlung einer jährlichen, unvermeidbaren Strahlenbelastung von mehr als 2 mSv ausgesetzt ist. Veranschlagt man, wie es als Richtwert gilt, eine **Toleranzdosis** von 50 mSv pro 30 Jahre, dann ist, eine mittlere Strahlenbelastung vorausgesetzt, diese Grenze bereits nach 15 Jahren erreicht (Rep. 2.**5**)! Berücksichtigt man ferner die außerordentlichen Strahlendosen, die durch eine einzige erforderlich werdende medizinische Untersuchung hinzukommen können (1 Urographie = Nierendarstellung = 5 mSv), so muss mit allen Mitteln dafür gesorgt werden, dass eine zusätzliche Erhöhung der Strahlendosis, wie z. B. durch Atombombentests, unterbleibt!

2.3.5 Die Mutagenität von Noxen wird durch Mutagenitätstests ermittelt

Die **mutagene Wirkung** von Chemikalien und Medikamenten wird mit Hilfe verschiedener Testverfahren ermittelt:

1. Tierversuche (langwierig, aufwendig und teuer)
2. mikrobiologische Systeme (Bakterien, Pilze, Viren)
3. Zellkulturzellen (Lymphocyten, Fibroblasten)

R 2.5 Strahlenbelastung in Sievert/Jahr (Zielorgan: Gonaden)

1. Natürliche Belastung durch		
– kosmische Strahlung	0,75 mSv/a	(abhängig von der Höhe über dem Meeresspiegel)
– terrestrische Strahlung (Bundesrepublik Deutschland, Österreich, Schweiz)	1,0 mSv/a	(abhängig von der geographischen Lage)
– interne Strahlung (Isotope)	0,2 mSv/A	
2. Zusätzliche Belastung durch		
– Atombombentests	0,08 mSv/a	
– Zivilisation (Leuchtziffern etc.)	< 0,02 mSv/a	
– medizinische Diagnostik (Durchschnittswerte)	$\underline{< 0,3\ \text{mSv/a}}$	
	$\approx$ 2,35 mSv/a	
3. Tschernobyl-Folgen (1986–87)	0,65 mSv/a	

Toleranzdosis: 50 mSv/30 Jahre
→ In etwa 20 Jahren ist die Toleranzdosis bereits aufgebraucht!
Eine Urographie belastet die Gonaden mit 5 mSv!

Dabei wird der durch Mutation veränderte Phänotyp registriert oder die direkte **Auswirkung auf das Genom** (Chromosomenveränderungen) beobachtet. Einige der gängigen Methoden sollen wegen ihrer Bedeutung kurz beschrieben werden. Allgemein gilt, dass, wie bereits bei den polycyclischen Kohlenwasserstoffen dargelegt, viele Noxen erst durch Aktivierung im Samtenen Endoplasmatischen Reticulum (SER) der eukaryontischen Zelle zum Kanzerogen werden. Um dieser Tatsache Rechnung zu tragen, müssen rein bakteriellen Testsystemen sog. Mikrosomenfraktionen, z. B. gewonnen aus Lebergewebe, zugesetzt werden.

Der **spezifische Locus-Test** ist eine traditionelle Nachweismethode, die mit **speziellen Mäusestämmen** durchgeführt wird. Diese Mäuse zeichnen sich durch das Vorhandensein von 7 im Phänotyp leicht identifizierbaren, rezessiven Mutationen aus (Augenfarbe – Fellfarbe – Ohrenform etc.), die homozygot vorliegen. Derartige Mäuse werden mit für die Merkmale homozygoten Wildtypmäusen gekreuzt, die zuvor mit dem zu testenden Mutagen behandelt worden sind. Hat die Behandlung in einer Wildtypmaus zu einer Mutation in einem der 7 Genloci geführt, werden in der F_1-Generation neben den zahlreichen uniformen heterozygoten Wildtypmäusen auch Mäuse auftreten, die das mutierte Allel homozygot tragen und es somit im Phänotyp ausprägen (Abb. 2.**27**).

Der **Ames-Test** ist ein Schnelltest, bei dem spezielle **nichtpathogene** *Salmonella*-Stämme herangezogen werden. Diese Stämme tragen eine Mutation, die ihnen die Synthese von einer spezifischen Aminosäure unmöglich macht. D. h., diese Bakterien können auf histidinlosen Agarböden nicht wachsen. Werden diese

Zellen mit einem chemischen Mutagen behandelt, kann es zu Rückmutationen im Histidinsynthese-Gen kommen; die Bakterien werden wieder autotroph und wachsen ohne Histidinzugabe. Je mehr Rückmutationen stattfinden, umso mutagener ist die getestete Noxe (Abb. 2.**28**).

Im **Wirts-vermittelten Test** (host-mediated assay) werden die **Bakterien** in die **Leibeshöhle von Mäusen,** die dem Mutagen ausgesetzt wurden, injiziert. Nach einiger Zeit werden die Bakterien wieder gewonnen und auf Rückmutationen (wie oben beschrieben) untersucht. In der Maus werden latente Mutagene aktiviert.

Einfacher ist es, den Bakterienkulturen eine **Mikrosomenfraktion** aus Rattenleber zum Agarboden zuzusetzen. Die Mikrosomen aktivieren latente Noxen.

Chromosomenanalysen können in verschiedener Weise für Mutagenitätstests herangezogen werden: Im einfachsten Fall geschieht dies im **Mikronucleus-Test,** der häufig an Knochenmarkszellen von Nagern durchgeführt wird. Das Auftreten von **„Minikernen"** neben dem Hauptkern ist ein Zeichen für die Instabilität des genetischen Materials, die zu Translocationen und Chromosomenfragmenten führen kann. Genetisches Material wird dann in kleineren Extrakernen (Mikronuclei) abgeschnürt, die mit geeigneten Färbungen im Cytoplasma nachgewiesen werden können.

Ein weiteres Kriterium für Einwirkung von Mutagenen auf die Chromosomen ist eine induzierte Steigerung des **Schwesterchromatid-Austauschs (SCE). Rekombinationsereignisse** zwischen Schwesterchromatiden eines Chromosoms, hervorgerufen z. B. durch gehäufte Bruchereignisse, können durch geeignete Färbemethoden sichtbar gemacht werden. Für diese Methoden bieten sich **Lymphocytenkulturen** an, die schnell und einfach zu handhaben sind. Schwesterchromatid-Austausch kann sowohl in vitro in Zellkulturen erzeugt als auch in Zellen behandelter Individuen nachgewiesen werden.

Zur Sichtbarmachung von SCE wird Zellen nach Schädigung Bromdesoxyuridin, das statt Thymidin in neu synthetisierte DNA eingebaut wird, im Medium angeboten. Nach Durchlaufen zweier Replikationscyclen werden die Chromosomen differenziell mit einem Fluoreszenzfarbstoff und Giemsa angefärbt. Voll durchsubstituierte Chromatide erscheinen hell, solche, die den Thymidin-haltigen Elternstrang enthalten, färben sich dunkel an.

Bei Austauschen zwischen den beiden Chromatiden kommt es zu einem Muster, das als **Harlekin-Chromosom** bezeichnet wird. Nach Behandlung mit chemischen Mutagenen oder auch nach Strahleneinwirkungen erhöht sich die Anzahl der Austausche über die Norm hinaus (Abb. 2.**29**).

Da alle Mutagenitätstests aus naheliegenden Gründen an Modellsystemen durchgeführt werden müssen und daher keine direkte Übertragbarkeit auf den Menschen zulässig ist, wird sowohl von der Kommission der EG als auch der OECD eine **Kombination mehrerer Testsysteme** gefordert: Ames-Test, cytogenetischer Test an Zellkulturzellen und in-vivo-Test an Knochenmarkszellen behandelter Organismen erfüllen nunmehr die Forderungen des Arzneimittel- und des Chemikaliengesetzes, die die Überprüfung neuer Substanzen auf ihre Erbgut schädigende bzw. Krebs erzeugende Wirkung hin verlangen (Rep. 2.**6**).

2.3.6 DNA-Schäden können durch DNA-Reparatur eliminiert werden

DNA unterliegt ständig endogen bedingten Veränderungen: hydrolytischen Deaminierungen (z. B. Cytosin zu Uracil oder Methyl-Cytosin zu Thymin), hydrolytischen Spal-

Abb. 2.**27 Der spezifische Locus-Test.** Eine mit einem Mutagen behandelte homozygote Wildtypmaus wird mit einer für 7 rezessive Allele homozygoten Spezialmaus gekreuzt. Im dargestellten Fall hat das Mutagen zu einer Mutation im Allel 4 der Wildtypmaus geführt. Unter den heterozygoten F_1-Nachkommen mit Wildtyp-Phänotyp findet sich eine, die homozygot für das Allel 4 ist und dieses in Form von großen Ohren im Phänotyp ausprägt.

Abb. 2.**28 Ames-Test.** Ein für Histidin auxotropher *Salmonella*-Stamm kann auf Histidinmangelmedien nicht wachsen. Nach Behandlung mit einem Mutagen kann es zu einer Rückmutation im Histidin-Gen kommen. Die Bakterien wachsen ohne Zugabe von Histidin.

R 2.6 Mutagenitätstests

Art	Beispiel
Tierversuche	spezifischer Locus-Test
Bakterien	Ames-Test
Zellkultur	Mikronucleus-Test
	Schwesterchromatid-Austausch

2.3 Mutation und Rekombination

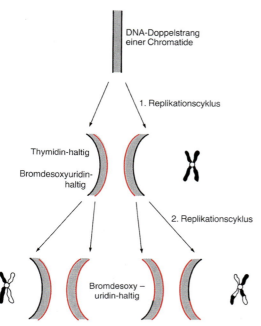

Abb. 2.29 Methode zur Darstellung von Schwesterchromatid-Austausch (SCE). Den Zellen wird im Verlauf der DNA-Replikation während zweier Runden Bromdesoxyuridin angeboten, das statt Thymidin in den neusynthetisierten DNA-Strang eingebaut wird. Nach der ersten Runde bestehen alle DNA-Doppelstränge aus einem Thymidin- und einem Bromdesoxyuridin-haltigen Einzelstrang. Derartige DNA färbt sich bei Spezialfärbung dunkel. D. h. alle Chromosomen der Metaphase, die aus 2 Chromatiden bestehen, erscheinen dunkel. Nach der zweiten Replikation existieren DNA-Doppelstränge, deren beide Einzelstränge substituiert sind, und solche, die in einem Strang noch Thymidin enthalten. Bilden zwei derartige DNA-Doppelstränge die Schwesterchromatide eines Chromosoms, wird sich die eine dunkel, die andere hell färben. Fanden Rekombinationsergebnisse zwischen den Schwesterchromatiden statt, ergibt sich ein Harlekinmuster.

tungen (Verlust von Nucleobasen, Öffnung von glycosidischen Bindungen, die u. a. durch Replikation hervorgerufen werden). Diese Prozesse können aber auch exogen durch UVA-C des Sonnenlichts, Strahlung (radioaktiv), Röntgenstrahlen, gentoxische Substanzen (z. B. Rauchen) u. a. ausgelöst werden.

Entsprechend den unterschiedlichen Ursachen für Schäden entsteht ein ganzes Spektrum von **DNA-Veränderungen**, die mit einem Arsenal von **Reparatur-Mechanismen** beseitigt werden (Rep. 2.7).

Die *Fotolyase* spaltet Thymin-Dimere

Das durch UV gebildete **Thymin-Cyclobutan-Dimer** kann im einfachsten Fall durch *Fotolyase* gespalten werden. Die Energie wird aus dem Licht bezogen **(Fotoreaktivierung)**. Aber dieser Reparaturmechanismus ist nur dort von Bedeutung, wo Licht zur Verfügung steht, also bei Einzellern bzw. an der Oberfläche von Organismen. *Fotolyasen* besitzen offenbar alle Organismen.

R 2.7 Arten der DNA-Reparatur

Fotoreaktivierung:
    Spaltung von Thymin-Dimeren mittels *Fotolyase* und Licht
Reparatur von Alkylschäden:
    Selbstmord-*Alkyltransferase* überführt z. B. 6-0-Methylguanin in Guanin
Basen-Excisions-Reparatur (BER):
    DNA-Glycolyase hinterlässt basenfreie Stelle, *AP-Endonuclease* beseitigt diese mittels NER
Nucleotid-Excisions-Reparatur (NER):
    Herausschneiden der defekten Stelle (12 b bei Prokaryonten, 27–29 b bei Eukaryonten)
    Prokaryonten: Proteine UvrA-UvrD, *DNA-Polymerase I*, Ligase
    Eukaryonten: Genprodukte XpA bis XpF, ERCC1 (excision-repair-cross-complementing), RP-A (Replikationsprotein), Transkriptionsfaktor IIH, Proliferations-Zell-Nucleäres-Antigen (PCNA), *DNA-Polymerase δ* oder *ε*, *DNA-Ligase*
Fehlpaarungs-Reparaturen:
    Ausschneiden von Basenfehlpaarungen am nicht methylierten Strang unter Beteiligung von Mutatorgenen (Mut)
DNA-Doppelstrangbruch-Reparatur durch homologe Rekombination

Eine Selbstmord-*Alkyltransferase* repariert Alkylschäden

6-0-Methylguanin wird z. B. über eine **Methyltransferase** in Guanin überführt. Dabei wird die Transferase als Methylakzeptor inaktiviert. D. h. das Protein begeht Selbstmord und ist somit kein Enzym (nicht katalytisch).

Die Basen-Excisions-Reparatur schneidet nur die betroffene Nucleobase heraus

Bei Veränderungen an nur einer Base wird diese durch eine **DNA-Glycosylase** abgetrennt, die basenlose Stelle (AP = Apurin/Apyrimidin-Stelle) durch die **AP-Endonuclease** herausgeschnitten und anschließend die Intaktheit der DNA, wie bei der Nucleotid-Excisions-Reparatur, wiederhergestellt.

Die Nucleotid-Excisions-Reparatur ist der Haupt-Reparaturmechanismus

Bei größeren Veränderungen an Basen, z. B. nach Bildung von Thymin-Dimeren bzw. im Falle von Schäden, die für die Zelle exotisch sind, tritt die **Nucleotid-Excisions-Reparatur** in Aktion.
Ein interessanter Schadens-Ortungs-Mechanismus lokalisiert den DNA-Schaden. Die 5. Phosphodiester-Bindung in 3'-Richtung und die 24. Phosphodiester-Bindung (bzw. 8. Phosphodiester-Bindung bei Prokaryonten) in 5'-Richtung der DNA werden eingeschnitten. Es werden 27 bis 29 Nucleotide (bei Prokaryonten 12 bis 13) herausgeschnitten. Das schneidende Enzym heißt *Excinuclease*. Das fehlende Stück Einzelstrang-DNA wird durch eine **DNA-Polymerase** (δ oder ε) aufgefüllt und durch **DNA-Li-**

gase mit den angrenzenden Strängen versiegelt. Obwohl die Nucleotid-Excisions-Reparatur sehr einfach erscheint, ist ihr Mechanismus komplex, und es werden viele Proteine gebraucht. Bei **Prokaryonten** besteht die *Excinuclease* aus 3 Proteinen: **UvrA, UvrB, UvrC.** UvrA ist sowohl Schadens-Erkennungsprotein als auch *ATPase* und Komplexorganisator, der die beiden anderen Partner organisiert. Zusammen mit UvrB bindet UvrA an die geschädigte Region, entwindet die DNA-Stränge (die Energie kommt aus ATP-Spaltung) und verkrümmt die DNA. An den Komplex aus UvrA, UvrB und aufgezwirbelter DNA bindet UvrC und verdrängt UvrA. UvrC ist die eigentliche *Nuclease,* die den Einschnitt an der 5'-Seite bewirkt. UvrB schneidet an der 3'-Seite. **UvrD** schließlich ist eine *Helicase,* die den ausgeschnittenen DNA-Einzelstrang und UvrC entfernt. *DNA-Polymerase I* löst UvrB von der DNA ab und polymerisiert die Lücke zu. Die **DNA-Ligase** beschließt den Reparaturvorgang.

Beim Menschen sind für diese Prozesse statt 4 (UvrA-D) 25 bis 30 Proteine notwendig. Durch die Klonierung der Genprodukte, die bei **Xeroderma pigmentosum (XP)**, einer Erbkrankheit mit hoher UV-Sensitivität, defekt sind, hat man viel über die Wirkungsweise des eukaryonten Reparaturkomplexes gelernt. XP hat 7 Komplementationsgruppen (**XPA-XPG**) und zusätzlich eine XP-Variante, die sich deutlich absetzt. Wahrscheinlich gibt es zwei verschiedene Möglichkeiten der Auffindung eines Schadens: a) XPCgp (XPC-Genprodukt) sucht die DNA nach Schäden ab, wobei XPA, nach erfolgter Aufwindung des Doppelstranges an einer vermeintlich defekten Stelle, den Schaden verifiziert. Oder b) der Schaden macht sich bemerkbar, indem er die *RNA-Polymerase* an der Transkription hindert. Dann muss die Stelle von der *Polymerase* befreit werden, damit die Reparatur möglich wird. Das geschieht durch zwei Proteine CSA und CSB (Proteine, die bei der Reparatose **Cockayne-Syndrom** defekt sind!), die an die *Polymerase* binden. Jetzt kann der **Transkriptionsfaktor IIH (TFIIH)** binden, der bei der Transkription für die Entwindung der DNA-Stränge sorgt. Zwei seiner fünf Untereinheiten, XPBgp und XPDgp, sind *Helicasen* und entwinden ca. 30 bp des DNA-Doppelstrangs. Das **Replikationsprotein RP-A** stabilisiert durch seine Bindung an den intakten Einzelstrang die Übergangsstruktur. Die *Nucleasen* XPGgp und XPFgp/ERCC1 binden am 3'- bzw. 5'-Ende des geschädigten Strangs und schneiden ein ca. 29 bp langes Oligonucleotid aus. Der Gesamtkomplex, gemeinsam mit dem ausgeschnittenen Oligonucleotid, wird durch das **Proliferations-Zell-Nucleäre-Antigen (PCNA)** von der DNA verdrängt. Wie beim Prokaryonten wird die Einzelstrang-DNA aufgefüllt (*Polymerase δ* oder *ε*) und durch die *DNA-Ligase* mit dem Originalstrang verknüpft (Abb. 2.30). Bemerkenswert ist, dass Transkription und Reparatur durch Untereinheiten des TFIIH Hand in Hand arbeiten können. Dadurch wird es möglich, dass transkribierte und damit für den Organismus wichtige Regionen der DNA 10 mal schneller repariert werden können als ruhende.

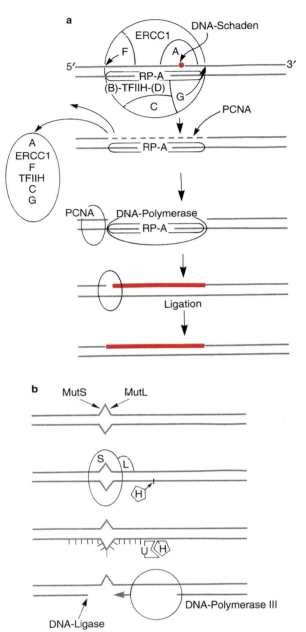

Abb. 2.**30 a Nucleotid-Excisions-Reparatur beim Menschen.** Schäden, wie z. B. Thymindimere, oxidative Addukte, Quervernetzungen etc. werden mit Hilfe von ca. 25 Proteinen ausgeschnitten. Beteiligt sind u. a. die Proteine XPB und XPD des TFIIH mit *Helicase*funktion, XPA und XPC zur Sondierung des Schadens, RP-A zur Stabilisierung der aufgewundenen DNA, XPG und XPF/ERCC1 mit *Endo/Exonuclease*aktivität. Nach den Einschnitten verdrängt das PCNA (Proliferations-Zell-Nucleäre-Antigen) das Oligonucleotid und die Proteine bis auf RP-A. Anschließend bindet *DNA-Polymerase δ* (oder *ε*) und ersetzt das fehlende Oligonucleotid. Durch Ligation wird der Strang geschlossen.
b Fehlpaarungs-Reparatur bei E. coli. MutS erkennt die Fehlpaarung, bindet und angelt sich MutL. Dieser Komplex aktiviert die GATC-*Endonuclease* MutH, die den hemimethylierten Strang einschneidet. MutU ist eine *DNA-Helicase II* mit *Exonuclease*-Aktivität, die ein Stück des DNA-Stranges abbaut. Auffüllung und Ligation erfolgen durch *DNA-Polymerase-III*-Holoenzym, SSB (Einzelstrang-bindendes Protein) und *DNA-Ligase.*

Die Fehlpaarungs-Reparatur (Mismatch-Reparatur) beseitigt DNA-Replikationsfehler

Während der DNA-Replikation gesetzte Fehler verursachen **Fehlpaarungen** zwischen den DNA-Strängen, die durch ein besonderes System korrigiert werden. An die Fehlpaarung bindet das Protein **MutS**, das **MutL** anzieht. Der Komplex aktiviert die **Endonuclease MutH,** die den DNA-Strang einschneidet. Gemeinsam mit der **DNA-Helicase II, MutU,** wird ein Oligonucleotid rund um den Schaden exonucleolytisch abgebaut.

Wie erkennt das Reparatur-System, welcher Strang bei der Fehlpaarung der „richtige" ist, der erhalten bleiben soll, und welcher der „defekte", der repariert werden muss? Die **prokaryontische DNA** ist methyliert. Methylierungssequenz ist GATC. Nach der Replikation (bei der Fehler vorkommen) ist der neue DNA-Strang zunächst nicht methyliert (Hemimethylierung). Repariert wird daher der nicht methylierte Strang. Der entstandene Einzelstrang wird durch *DNA-Polymerase III* aufgefüllt und durch *DNA-Ligase* geschlossen. Die gleiche Fehlpaarungs-Reparatur bessert auch Fehler aus, die im Zuge der Rekombination unterlaufen.

Interessanterweise gibt es in menschlichen Zellen Homologe zu den Mutatorgenen MutS und MutL. Mutationen in diesen Genen führen zu **Krebs-Disposition.** Insbesondere ist die verbreitetste Krebs-Disposition (5000 : 1 Mill.), die Erbkrankheit **„Hereditäres Nichtpolypöses Colorectales Carcinom"** (HNPCC), mit Defekten in der Fehlpaarungs-Reparatur assoziiert. Die Disposition für HNPCC wird autosomal dominant vererbt. Die sich bildenden Tumoren sind jedoch homozygot defekt in der Fehlpaarungs-Reparatur. D. h., dass erst eine weitere Mutation in diesen Genen zur Tumorentstehung führt.

Trotz der Homologien und Parallelitäten zwischen bakterieller und menschlicher Fehlpaarungs-Reparatur gibt es gravierende Unterschiede. Beim Menschen sind wesentlich mehr Proteine beteiligt als bei Bakterien. Der Mensch kann auch größere Einzelstrang-Ösen „ausbessern". Als Orientierung, welcher Strang repariert werden soll, dienen bei den Eukaryonten die freien Enden wachsender DNA-Stränge, da beim Menschen keine GATC-Methylierung existitiert.

DNA-Doppelstrangbruch Reparatur durch homologe Rekombination

DNA-Doppelstrangbrüche (DSB) in einem Schwesterchromatid eines Chromosoms können durch Röntgenstrahlen, Radikale und Chemikalien induziert werden und bergen die große Gefahr des Informationsverlustes und der Chromosomentranslocation in sich. Deshalb führen sie sofort zum generellen Replikationsstopp z. B. durch p53, das einen Arrest in G1 bewirkt. Die Reparatur eines DSB verläuft mithilfe der **homologen Rekombination**, wie sie in Abb 2.31 in ihren Grundzügen dargestellt ist. Um die Bruchstellen im Chromatid der Reparatur zugänglich zu machen, aktiviert die **Proteinkinase ATM** (in Ataxia teleangiectasia (AT) mutiert! S. unten) *Exonucleasen*, die Nucleotide an den DSB-Stellen derart eliminieren, dass an den 3'-Enden der DNA-Doppelstrangfragmente kurze überhängende Einzelstränge entstehen. Diese Einzelstränge werden unter der Regie von RP-A durch Proteine geschient (Nucleoproteinfilament). Zu diesen

Abb. 2.**31** **Reparatur durch homologe Rekombination.** In einem der während der S-Phase replizierten Schwesterchromatid entsteht ein Bruch des DNA-Doppelstrangs. Dieses Ereignis alarmiert die *Proteinkinase ATM*, die *Exonukleasen* aktiviert. Diese Enzyme bauen an den Bruchenden Nucleotide derart ab, dass am 3'-Ende überhängende Einzelstränge entstehen. Mit Unterstützung zahlreicher Proteine bindet das aus der Hefegenetik bekannte Protein Rad51 an den DNA-Einzelstrang und bildet ein Nucleoprotein-Filament. Geführt durch weitere Proteine zwängt sich ein derartiges Filament im benachbarten Schwesterchromatid in den Doppelstrang und paart mit dem zu ihm komplementären Einzelstrang. Die *DNA-Polymerase* benutzt diesen Strang als Matritze, um das 3'-Ende des defekten Strangs solange zu verlängern, bis er mit dem anderen 3'-Ende des gebrochenen DNA-Strangs paaren kann. Alle verbleibenden Lücken werden mithilfe der *Polymerase* aufgefüllt und der *Ligase* verschlossen.

Proteinen gehören u. a. die Proteine BRCA1 und BRCA2, die als Tumorsuppressoren (S. 331) bekannt sind. Individuen mit erblichen Defekten in den BRCA-Genen haben ein stark erhöhtes Brustkrebsrisiko, da die homologe Rekombination beeinträchtigt ist. Eins dieser Nucleoprotein-Filamente sucht im intakten, durch Cohesine günstig positionierten, Schwesterchromatid nach dem zu seiner Nucleinsäure homologen DNA-Stück, schiebt sich mit Hilfe weiterer Proteine so zwischen den Doppelstrang, dass der DNA-Einzelstrang des Filaments mit seinem komplementären Gegenstück im unbeschädigten Doppelstrang eine Paarung eingehen und einen Heteroduplex (**Holliday-Struktur**) bilden kann. Der invasive Einzelstrang wird anhand der homologen Matrize des Schwesterchromatids verlängert und schließlich mit dem zu ihm ebenfalls komplementären, einzelsträngigen freien Bruchende verbunden. Entstandene Lücken in den DNA-Strängen werden durch *Polymerase* aufgefüllt und durch *Ligase* werden fehlerfreie, intakte Schwesterchromatide hergestellt.

Treten DSB in G1-Zellen auf, dann existieren noch keine Schwesterchromatide. Hier werden die Brüche vermutlich durch **End-zu-End-Reparatur** direkt aneinandergefügt, ein Vorgang, der zu vielen Fehlern Anlass geben kann.

Reparatosen sind Erbkrankheiten in Reparatursystemen

Die DNA-Reparatur ist defizient bei einer Reihe von autosomal-rezessiv vererbten Krankheiten **(Reparatosen)** (Rep. 2.**8**), die spontan oder durch Noxen induziert Chromosomeninstabilität zeigen (Chromosomenbruch-Syndrome). Davon betroffene Patienten entwickeln mit erhöhter Wahrscheinlichkeit Tumoren. Reparatosen sind gekennzeichnet durch die Trias: defiziente DNA-Reparatur, Chromosomeninstabilität und Tumorneigung.

Xeroderma pigmentosum ist charakterisiert durch extreme UV-Sensitivität. Bereits sehr wenig Sonnenlicht reicht aus, um die Haut stark zu schädigen. Die Patienten scheuen deshalb das Tageslicht und sind tagsüber an das Haus gebunden. Die geschädigten Hautregionen entwickeln sehr häufig Tumoren. Durch somatische Zellgenetik wurde ermittelt, dass sieben Komplementationsgruppen das Krankheitsbild der Xeroderma pigmentosum ergeben können. Entsprechend können sieben Genprodukte defekt sein. Das bedeutet, dass Xeroderma pigmentosum auf sieben unterschiedlichen Defekten beruhen kann. Dass alle sieben Defekte ähnliche oder gleiche Symptome ergeben und dass die DNA nach Schädigung durch UV-Licht nicht geöffnet wird, weist auf eine gemeinsame Aufgabe der sieben Genprodukte bei der Einleitung der DNA-Reparatur durch DNA-Strangöffnung hin (s. Abb. 2.**30**).

Ataxia-teleangiectatica (AT) Patienten sind besonders empfindlich gegen Röntgenstrahlen und gegen einige Alkylierungsmittel. Immundefizienz, progressive cerebellare Ataxia und Teleangiektasien sind charakteristische Symptome. 1995 wurde ein Genprodukt identifiziert, das in AT-Patienten mutiert ist (ATM). Das Wildtyp-Protein scheint das Vorhandensein von DNA-Strangbrüchen, z. B. durch Phosphorylierung von RP-A, zu signalisieren, wodurch Zellcyclus-Kontrollpunkte, DNA-Reparatur und Apoptose aktiviert werden.

Das **Bloom-Syndrom** zeigt UV-Sensitivität der Haut und Empfindlichkeit gegen einige andere Noxen. Die Patienten entwickeln mit hoher Wahrscheinlichkeit Tumoren und akute Leukämien. Die DNA-Replikation ist in den Zellen dieser Patienten verlangsamt. Die Chromosomen zeigen eine stark erhöhte Zahl von Schwesterchromatid-Austauschen (S. 97), die nach spezifischer Färbung als „Harlekinmuster" imponieren (s. Abb. 5.**31**). Dieses Phänomen beruht auf einer erhöhten Rekombinationsaktivität in somatischen Zellen, die durch Mutationen im Bloom-Gen (BLM) ausgelöst wird. Das BLM-Protein gehört zu einer Familie von *Helicasen*, die an DNA-Replikation, -Rekombination und -Reparatur beteiligt sind und über die Stabilität des Genoms wachen.

Fanconi-Anämie-Zellen sind empfindlich gegen bifunktionelle Alkylanzien und **Sauerstoffradikale**. Die Krankheit manifestiert sich durch Panmyelophthise, Versagen der Knochenmarksfunktion, häufig bereits im Kindesalter. Eine Reihe von teils weniger spezifischen Symptomen begleiten oft die Krankheit: Entwicklungsstörungen, Zwergwuchs, geistige Retardierung, Microcephalie, Hypogenitalismus und gelegentlich Taubheit und Herzmissbildungen. In etwa der Hälfte der Fälle treten charakteristische Fehlbildungen des fünften Strahls der Extremitäten (Radius-, Daumen-Aplasien) auf. Auch typische braune Pigmentflecken tragen zur Charakterisierung des Krankheitsbildes bei. Wahrscheinlich liegt der Fanconi-Anämie ein Defekt im Sauerstoff-Stoffwechsel zugrunde.

Neben den beschriebenen Reparatosen gibt es noch weitere wahrscheinliche Kandidaten für diesen Krankheitskreis. Doch nicht nur Krankheiten sind Folge eines insuffizienten Reparatursystems. Es gibt immer mehr experimentelle Hinweise darauf, dass der normale **Alterungsvorgang** durch Schäden gefördert wird, die die Reparaturgene außer Gefecht setzen und die **Reparaturkapazität einschränken.** Ein sichtbares Zeichen ist z. B. der kontinuierliche Anstieg irreparabler Chromosomenbrüche in Körperzellen im Laufe des Alterns. Tatsächlich findet sich bei verschiedenen Spezies eine direkte Korrelation zwischen Lebensspanne und Reparaturkapazität.

2.3.7 Genetisches Material kann durch Rekombination durchmischt werden

Wir haben gesehen, dass die DNA in ihrem Informationsgehalt durch Mutationen verändert werden kann. Aber es gibt noch eine weitere Möglichkeit, die Vielfalt des genetischen Materials zu erhöhen, und zwar durch Neukombination von Genen.

Wie kommt es zu einer **Durchmischung des genetischen Materials?** Zum einen durch die zufällige Zuordnung der Chromosomen in den Keimzellen während der Meiose (s. Kap. 1); zum anderen, und da ist die Variationsbreite noch viel größer, durch Austausch von DNA-Strangteilen zwischen zwei gleichartigen Stellen zweier homologer Chromosomen. Diesem Vorgang, der sich im Pachytän der Meiose während des Crossing-over homologer Chromosomen in den Keimzellen abspielt, liegt molekularbiologisch die Rekombination zugrunde. Die **Rekombination** war lange Zeit in ihrem Mechanismus umstritten. Heute weiß man, dass sie mit den Enzymen, die wir schon bei den Reparaturvorgängen der Zelle kennen gelernt haben,

	2.8 Reparatosen	
Leitsymptome	–	Strahlensensibilität
	–	Chromosomeninstabilität
	–	erhöhtes Tumorrisiko
Ursache	–	defekte DNA-Reparatur
Erbgang	–	autosomal-rezessiv
Syndrome	–	u. a. Xeroderma pigmentosum
	–	Ataxia teleangiectatica
	–	Bloom-Syndrom
	–	Fanconi-Anämie
	–	Cockayne-Syndrom

abläuft. Es kommt zur Ausbildung von Brüchen und zur Wiedervereinigung von Chromosomenstücken an diesen Bruchstellen.

2.3.8 Rekombination erfolgt durch Bruch und Wiedervereinigung

Betrachten wir zwei homologe DNA-Moleküle mit zwei Genen für spezifische Merkmale (Abb. 2.**32**). Das Chromosom a trage die Allele für die Merkmale für glatte Haare, dunkle Augen und Chromosom b diejenigen für krause Haare, helle Augen. Das heißt, auf beiden Chromosomen betrachten wir verschiedene Ausprägungsformen (Allele) homologer Gene. Dabei muss gesagt werden, dass in Wirklichkeit diese Merkmale alle durch mehrere Gene (polygen) vererbt werden. Wir vernachlässigen dieses Faktum der Anschaulichkeit halber. Kommt es zur Rekombination zwischen a und b, so wird zunächst eine *Endonuclease* wirksam, die im Chromosomenstück a und b jeweils einen Einzelstrangbruch in der Region zwischen diesen beiden Genen setzt. Da beide Bruchstücke aus homologen Sequenzen bestehen, kann es zur Basenpaarung zwischen diesen Einzelstrang-Bruchstücken kommen. Es bildet sich eine Brücke, eine Holliday-Struktur, zwischen a und b aus.

Da die homologen Sequenzen in der Meiose normalerweise vom mütterlichen und väterlichen Chromosom stammen, können einige Nucleotide in den Allelen voneinander abweichen (multiple Allele S. 139). Dann kommt es in dem Heteroduplex zu Falschpaarungen, die vom Reparatursystem erkannt und ausgeräumt werden. Dabei ist es dem Zufall überlassen, welches Nukleotid ausgetauscht wird, und es kann passieren, dass nach der Rekombination ein Allel in das andere rücküberführt worden ist. Man spricht von **Genkonversion**.

Nun kann die *Endonuclease* im komplementären Doppelstrang a und b ebenfalls Einzelstrangbrüche einführen, ohne dass das ganze Chromosomenstück auseinander fällt. Das Allel für das Merkmal krause Haare des DNA-Moleküls b hängt jetzt an dem für dunkle Augen des DNA-Moleküls a. Das DNA-Bruchstück a mit dem Allel für das Merkmal für glatte Haare lagert sich an das Bruchstück b mit dem für das Merkmal helle Augen an. Die *DNA-Polymerase I*, die auch für Reparaturen zuständig ist, polymerisiert fehlende DNA-Stücke in Verlängerung der Einzelstrangbrüche an. Komplementäre Basen lagern sich mit Hilfe von Wasserstoff-Brücken aneinander. Das Enzym *DNA-Ligase* hat nur noch die Aufgabe, die Bruchstücke miteinander zu verbinden. Das Produkt, das durch den Vorgang der Rekombination entstanden ist, ist ein DNA-Molekül ba, das die Information für die Merkmale krause Haare, dunkle Augen trägt, und ein DNA-Molekül ab, das die Informationen für glatte Haare und helle Augen vereinigt. Wenn auch der Gesamtvorgang der Rekombination in einigen Punkten noch nicht geklärt ist, so sind die Vorgänge des **Brechens** und der **Wiedervereinigung** als grundlegende Prozesse experimentell belegt.

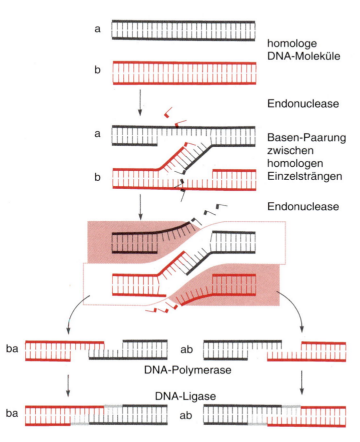

Abb. 2.**32 Bruch- und Wiedervereinigung als möglicher Mechanismus der Rekombination.** Die homologen DNA-Moleküle a und b werden durch Bruch und Wiedervereinigung an identischen Stellen des Moleküls derart miteinander verknüpft, dass zwei rekombinante Moleküle a b entstehen.

2.4 Transkription und Reverse Transkription

Experimente mit kernlosen Zellen, die ihre primäre Information, die DNA, verloren haben, oder solche mit Bakterienextrakten, denen die DNA entzogen worden ist, zeigten, dass trotz Fehlens von DNA die Proteinsynthese durchgeführt werden kann. Die Information befindet sich auf einem Zwischenträger, der Ribonucleinsäure (RNA).

2.4.1 RNA-Moleküle sind charakterisiert durch den Gehalt an Ribose, Uracil und ihre Einzelsträngigkeit

Ribonucleinsäuren sind aus Nucleotiden aufgebaut (Abb. 2.33). Allerdings enthalten sie, im Unterschied zur DNA, als Zucker eine **Ribose**. Außerdem tritt in den Ribonucleinsäuren **Uracil** an die Stelle von Thymin. Die RNA ist **einzelsträngig** im Gegensatz zur doppelsträngigen DNA. Allerdings gibt es ausnahmsweise auch in einzelnen Ribonucleinsäuren doppelsträngige Abschnitte. Hier faltet sich das Molekül zurück, und an Stellen komplementärer Basenabschnitte bilden sich Wasserstoffbrücken aus. Es kommt zur partiellen Doppelstrangbildung und zur Ausbildung so genannter Haarnadelstrukturen, die ganz ausgeprägt in der Transfer-RNA vorhanden sind. Die Umschreibung der Primärinformation (DNA) in ein Transkript (RNA) nennt man **Transkription**. Es besteht in der Zelle ein **Informationsfluss** (Abb. 2.34): Zum einen geht die Information der DNA wieder in DNA ein; dies geschieht im Verlaufe der Replikation. Zum anderen wird die Information der DNA durch die Transkription umgeschrieben in RNA, und diese RNA dient in der Translation zur Proteinsynthese. Diese Proteine können einmal zur Bildung von Zellstrukturen herangezogen werden, zum anderen in Form von Enzymen Zellfunktionen ausüben.

2.4.2 Die *Reverse Transkriptase* schreibt RNA in DNA um

RNA-haltige Tumorviren sind in der Lage, ihre genetische Information, die in Form von RNA vorliegt, nach der Infektion von Mammaliazellen in DNA umzuschreiben (s. Kap. 11). Sie bringen eigens zu diesem Zweck ein Protein mit in die Wirtszelle, die *„Reverse Transkriptase"*. Die entstehenden DNA-Einzelstränge werden dann von wirtseigener *DNA-Polymerase* zum Doppelstrang kopiert. Dieser DNA-Doppelstrang, der virale Information trägt, wird in das Wirtsgenom eingebaut.
Das RNA-Retrovirus bekommt so Zugang zum doppelsträngigen Wirtsgenom und wird als integrierter Bestandteil des Zellgenoms von der wirtseigenen DNA-Polymerase repliziert. Durch Transkription entsteht wieder Virus-RNA. Wir sehen hierbei einen der raffiniertesten Mechanismen der Viren, im „Schafspelz" wirtseigener DNA die

Abb. 2.33 Ribonucleinsäure (drei Schreibarten)

Abb. 2.34 Genetischer Informationsfluss

virale, für die Zelle im Grunde unerwünschte Information replizieren und transkribieren zu lassen.

2.4.3 Transkription ermöglicht Botenfunktion, Regulation und Vervielfältigung

Worin besteht der Nutzen, die DNA in RNA zu transkribieren?

Zunächst einmal wird die Information unabhängig von der DNA. Das ist besonders wichtig für Eukaryonten, denn dort befindet sich die DNA im Kern, die Proteinbiosynthese findet aber im Cytoplasma statt. Die DNA kann den Kern nicht verlassen. Sie braucht also Moleküle, die sie als **Boten** in das Cytoplasma aussenden kann. Des Weiteren bietet die Transkription eine gute Möglichkeit, **Regulationsmechanismen** einzubauen: Nicht die ganze Information muss dauernd im Zellstoffwechsel wirksam werden, sondern entsprechend dem Bedarf werden bestimmte Abschnitte der DNA transkribiert und andere nicht. Ein weiterer Vorteil besteht darin, dass die Information mehrfach kopiert werden kann. Die DNA bleibt unberührt im Kern liegen und kann so oft umgeschrieben werden, wie es der Bedarf der Zelle erfordert (Rep. 2.**9**).

vielen Promotoren ähnelnde Nucleotidsequenzen (**Consensus-Sequenzen**, Abb. 2.**36**) enthält. An diese Sequenzen binden eine Vielzahl von Proteinen, sog. **Transkriptionsfaktoren**, von denen im menschlichen Genom ca. 2000 codiert werden. Die Sequenzelemente innerhalb der Promotoren sind bei den Eukaryonten von großer Bedeutung für die Regulation. Von ihnen hängt es ab, in welchem Gewebe und zu welcher Zeit in der Entwicklung ein Gen exprimiert werden soll. Dabei gibt es Gene, die in fast allen Zellen transkribiert werden, sog. **Haushaltsgene** und solche, die spezifisch reguliert, und z. B. durch eine TATA-Box gekennzeichnet werden. Neben diesen Grundelementen gibt es weitere Transkriptions-kontrollierende Elemente, die Promotor-proximal bis zu 200 bp vom Start entfernt liegen. Noch weiter, bis zu 50 kbp entfernt, liegen „**Enhancer**" und „**Silencer**". An diese DNA-Sequenzen können ganze Komplexe aus Transkriptionsfaktoren binden, die die flexible DNA beugen und dadurch miteinander interagieren und einen steigernden oder abschwächenden Einfluss auf die Transkription ausüben. Diese Elemente sind Zelltyp- und Entwicklungs-spezifisch.

Ein völliges Ab- oder Anschalten der Transkription kann durch **Methylierung** bzw. **Demethylierung** von Cytosinen erreicht werden, die geclustert in charakteristischen **CpG-reichen Inseln** (bis zu tausend CpGs) mit meist unmethylierten Cytosinen in aktiven Promotoren auftreten.

R 2.9 Die Rolle der Transkripten

- Information wird unabhängig von der DNA; sie kann den Kern verlassen
- Regulation der Transkription: nicht die ganze Information muss gleichzeitig im Zellstoffwechsel wirksam werden (z. B. Regulation durch unterschiedliche Affinität der *RNA-Polymerase* zu den Promotoren), Transkriptionsfaktoren
- mehrfaches Kopieren der Information ist möglich; Vervielfältigung

---

2.4.4 Die DNA-abhängige *RNA-Polymerase* ist das Enzym der Transkription

Die Transkription wird von der DNA-abhängigen *RNA-Polymerase* vollzogen (Abb. 2.**35**). Dieses Enzym ist komplexer als die *DNA-Polymerase*. Es besteht bei den Eukaryonten aus 12 Untereinheiten. Hier existieren 3 *Polymerasen*, die für die Transkription spezieller Gengruppen zuständig sind. Die *Polymerase II* transkribiert Protein-codierende Gene. *Polymerase I* ist zuständig für die 28S, die 18S und eine 5,8S RNA, während die *Polymerase III* die 5S RNA, die tRNA und andere kleine RNAs transkribiert. Bei Prokaryonten besteht die *RNA-Polymerase* aus 5 Untereinheiten, $\alpha_2\beta\beta'$, σ, wobei der *Sigma*-Faktor abgekoppelt werden kann. Das Enzym ohne *Sigma* wird Core-Enzym, das vollständige Holo-Enzym genannt. Der *Sigma*-Faktor ist bei der Auffindung der **Transkriptions-Startstelle** auf der DNA von Bedeutung. Solche Startstellen sind der eigentlichen Protein-codierenden Sequenz vorgeschaltet und liegen in der sog. **Promotor-Region**, die mehrere, sich einander in

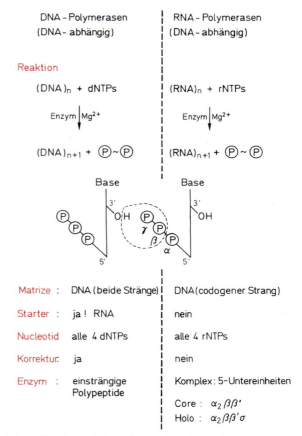

Abb. 2.**35** Eigenschaften der Nucleinsäure-*Polymerasen*

Initiation

Die **Initiation**, der **Start** der Transkription, findet an spezifischen Stellen der DNA statt, den **Promotoren** (Abb. 2.36). An diese Promotoren bindet die *RNA-Polymerase* mit Hilfe der *Sigma*-Untereinheit. Je höher die Affinität von *Sigma* zu einer Promotorregion ist, desto leichter wird die *RNA-Polymerase* an dieser Stelle die Transkription starten können. *Sigma* erleichtert die Transkription durch ein leichtes Aufwinden des Doppelstranges.

Anders als bei der DNA-Replikation wird bei der Transkription nur ein DNA-Strang abgelesen. Der transkribierte Strang wird als **codogen** bezeichnet. Die Auswahl des DNA-Stranges erfolgt durch die Lage des Promotors. Hat die Initiation stattgefunden, wird der *Sigma*-Faktor nicht mehr gebraucht; er wird abgekoppelt.

Elongation

Die **Elongation**, d. h. die Kettenverlängerung, nimmt das Core-Enzym vor. Im Verlaufe der Transkription zieht der codogene Strang durch das aktive Zentrum der *RNA-Polymerase*, während der zweite DNA-Strang auf dem Rücken des Enzyms dahingleitet. Es kommt während der Transkription zu keinem völligen Auseinanderweichen des DNA-Doppelstranges wie bei der DNA-Replikation. Der Doppelstrang öffnet sich nur so weit, wie das Enzym Platz braucht, und schließt sich hinter dem Enzym sofort wieder zum intakten Doppelstrang.

Die Kettenverlängerung verläuft in **5'-3'-Richtung:** Mit einer Geschwindigkeit von etwa 50 Nucleotiden pro Sekunde werden Ribonucleosidtriphosphate an das freie 3'-OH-Ende der wachsenden Kette angelagert und unter Abspaltung von Pyrophosphat anpolymerisiert. Die *RNA-Polymerase* kann nicht Korrekturlesen. Ein falsch eingebautes Nucleotid bleibt also eingebaut. Das ist bei der RNA-Synthese nicht weiter tragisch, denn spätestens beim nächsten Transkriptionsvorgang wird dieser Fehler im neuen Molekül nicht wieder auftreten, da ja die Matrize fehlerfrei ist. Die wachsende RNA-Kette geht keine Bindungen mit den DNA-Strängen ein. Sie hängt vielmehr als einzelsträngiger Schwanz aus dem polymerisierenden Enzym heraus. Die Elongation geht weiter, bis das Ende des Gens oder der Transkriptionseinheit erreicht ist.

Termination bewirkt Kettenabbruch

Anhand von spezifischen Basensequenzen erkennt die *RNA-Polymerase* das **Ende der Transkriptionseinheit**. Manchmal hilft ein **Terminationsfaktor rho** (ϱ), der sich an das Enzym anlagert und es von der Matrize ablöst. Der fertige RNA-Strang wird freigesetzt. Die DNA-Matrize ist bereit zur neuen Transkription. Die *RNA-Polymerase*, zunächst als Core-Enzym, steht wieder zur freien Verfügung und wartet auf die Anlagerung des *Sigma*-Faktors, der ihr die Affinität zum richtigen Promotor verleihen soll. Auch der Terminationsfaktor rho steht zur weiteren Verwendung bereit (Rep. 2.10).

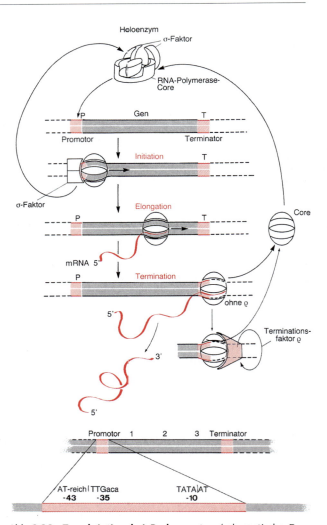

Abb. 2.**36 Transkription bei Prokaryonten** (schematische Darstellung). Für die korrekte Initation der Transkription am Promotor (P) auf der DNA ist die DNA-abhängige *RNA-Polymerase* als Holoenzym notwendig. Holoenzym besteht aus dem *RNA-Polymerase*-Core und dem σ-Faktor. Nach erfolgtem Start der Transkription wird σ entlassen und kann einem weiteren Core-Enzym bei der Initiation helfen. Für die RNA-Kettenverlängerung ist das Core-Enzym zuständig. An Terminatoren, spezifischen Sequenzen der DNA, verlässt das Core-Enzym die DNA und steht für eine neue Runde zur Verfügung. Mitunter hilft bei der Termination der Terminationsfaktor ϱ. Die Promotor-Region besteht aus spezifischen Nucleotidsequenzen. Bei etwa 10 Nucleotiden vor dem Start befindet sich die TATA-Box. Weiter stromaufwärts gibt es weitere spezifische DNA-Bereiche. Die Promotor-Regionen „-35" und „-10" sind **Consensus-Sequenzen,** d. h. sie sind in funktionell homologen Strukturelementen gleich oder sehr ähnlich. Bei der Sequenz TTGaca ist durch große Buchstaben eine sehr starke Übereinstimmung und durch kleine eine weniger starke angedeutet.

Abb. 2.37 **Identifizierung der RNA-Spezies durch Saccharosegradienten-Zentrifugation**

2.4.5 mRNA, rRNA und tRNA sind die Transkriptionsprodukte

Ein Experiment, das an Prokaryonten durchgeführt worden ist, gab Aufschluss darüber, dass nicht ein langer RNA-Faden, sondern **verschiedene Produkte** das Ergebnis der Transkription sind.

Zur RNA-Identifikation wird die **Saccharosegradienten-Zentrifugation** benutzt (Abb. 2.37). In Zentrifugenröhrchen wird Saccharose-Lösung derart eingefüllt, dass vom Boden zum Meniskus hin eine stetig fallende Zuckerkonzentration von 20% bis 5% entsteht. Auf diesen Saccharosegradienten wird die aus Bakterienkulturen extrahierte Gesamt-RNA aufgelagert. Die Bakterienkultur war eine Stunde lang in Anwesenheit von radioaktiv markiertem Phosphat ^{32}P kultiviert worden. Die radioaktive Markierung sollte dazu dienen, schnell vergängliche und während einer Stunde neu transkribierte RNA radioaktiv zu markieren. Alle übrige, vor dieser Stunde gebildete und stabil gebliebene RNA sollte wenig radioaktive Markierung enthalten. Die RNA-Moleküle werden in den Saccharosegradienten hineinzentrifugiert. Größere RNA-Moleküle werden entsprechend ihrer Sedimentationsgeschwindigkeit, die von der Größe, Gestalt und Dichte des Moleküls abhängt und durch den **Sedimentationskoeffizienten S** (1 Svedberg = 10^{-13} s) charakterisiert wird, weiter hinunterzentrifugiert als kleinere Moleküle. Am Ende der Zen-

 2.10 **Der Vorgang der RNA-Synthese heißt Transkription**

Nur ein DNA-Strang wird transkribiert: codogener Strang
Enzym: *RNA-Polymerase* Core-Enzym besteht aus $\alpha_2\beta\beta'$
Holo-Enzym besteht aus $\alpha_2\beta\beta'\sigma$

Initiation
- an spezifischen DNA-Sequenzen = Promotoren (erkannt durch σ)
- leichtes Aufwinden des Doppelstranges

Elongation
- Kettenverlängerung in 5'-3'-Richtung
- Anlagerung von rNTP an das freie 3'-OH-Ende unter Abspaltung von P-P (Energie für Nucleotidbindung)
- kein Korrekturlesen

Termination
- an spezifischen Basensequenzen oder durch Protein (ϱ-Terminationsfaktor)
- Produkte:
  Messenger-RNA (mono- oder polygenisch)
  ribosomale RNA
  Transfer-RNA

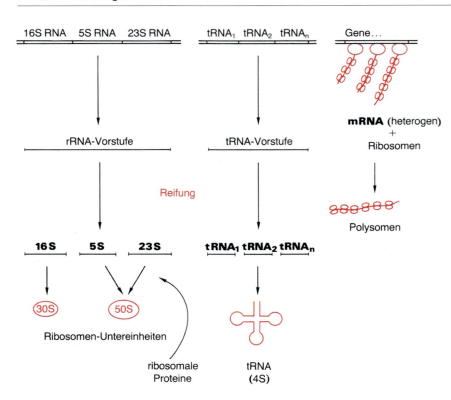

Abb. 2.38 **Die Bildung verschiedener RNAs bei Prokaryonten.** Die auf der DNA gelegenen Gene werden in Vorstufen transkribiert, die durch „Reifung" auf die endgültige Länge zugeschnitten werden. Die Größen der RNAs sind entsprechend ihrem Sedimentationsverhalten als Svedberg-Einheit (S) angegeben. Die mRNA durchläuft keinen Reifungsprozess. Sie wird direkt von Ribosomen besetzt und zur Proteinsynthese herangezogen.

Tab. 2.4 **Ribonucleinsäure bei Escherichia coli**

Typ	mRNA (Messenger-RNA)	rRNA (ribosomale RNA)	tRNA (Transfer-RNA)
Vorstufen	nein	ja	ja
Modifizierte Basen	nein	wenige Methyl-Gruppen	ja
Gehalt	≈ 5%–10%	≈ 80%	≈ 15%
Nucleotide	bis 10 000	3700 / 1700 / 120	75
Sedimentationskoeffizient	heterogen	23 S / 16 S / 5 S	4 S
Lebensdauer	kurz Halbwertszeit ≈ 20 min	lang	lang
Funktion	Informationsübertragung	Aufbau der Ribosomen	Adaptermoleküle bei der Proteinbiosynthese

RNA: Polynucleotid-Einzelstrang, ribosehaltig, uracilhaltig; Möglichkeit zur Ausbildung von Sekundärstrukturen durch Rückfaltung

trifugation wird ein kleines Loch in den Boden des Gradientenröhrchens gebohrt und tropfenweise der Gradient gesammelt. In den „Fraktionen" wird der RNA-Gehalt mit Hilfe optischer Messung bestimmt und die Radioaktivität durch markiertes Phosphat gemessen. Das Ergebnis zeigt, dass sich erwartungsgemäß RNA-Moleküle bestimmter Größen in bestimmten Regionen des Gradienten ansammeln. Sie bilden dort definierte Banden. Die RNA kann entsprechend ihrem Sedimentationsverhalten als **23S-, 16S- bzw. 4S-RNA** charakterisiert werden. Anders verhält sich die Radioaktivität. Sie bildet keinen lokalisierbaren Gipfel, sondern zieht sich durch den gesamten Gradienten. Das ist ein Hinweis darauf, dass die RNA, die während der einstündigen Markierung Radioaktivität eingebaut hatte, in ihrer Größe heterogen ist. Diese schnell aufgebaute und offensichtlich labile RNA ist die Boten-RNA **(Messenger-RNA).** Die anderen Moleküle gehören zu **ribosomaler** RNA und **Transfer**-RNA, die stabil sind.
Fazit: In der Zelle werden definierte Gruppen von RNA gebildet (Tab. 2.4). Mengenmäßig werden sie nicht alle zu gleichen Teilen synthetisiert. Die ribosomale RNA nimmt den Löwenanteil ein mit 80% der Gesamt-RNA. Ihr folgt mit 15% die Transfer-RNA, Messenger-RNA macht nur 5–10% aus.

2.4.6 Viele RNAs werden als Vorstufen synthetisiert und während eines Reifungsprozesses zurechtgeschnitten

Viele RNAs werden in **Vorformen** synthetisiert und dann in der Zelle einem **Reifungsprozess,** einem „processing", unterworfen, bis sie ihre Funktionen übernehmen können (Abb. 2.38). Die einzige RNA, die unverändert benutzt wird, ist die mRNA der Prokaryonten. In den **Prokaryonten** gibt es nicht das Problem, dass die Information im Kern eingesperrt ist, die Proteinbiosynthese aber im Cytoplasma abläuft und der Informationsüberträger vom Kern in das Cytoplasma transportiert werden muss. Die Proteinbiosynthese beginnt schon an der wachsenden mRNA.

Abb. 2.**39 Transkription von rRNA bei der Alge *Acetabularia mediterranea*.** Hintereinandergeschaltete rRNA-Gene, in Transkription begriffen. In der nicht transkribierten Zwischenregion (durch einen Pfeil sichtbar gemacht) befinden sich *rRNA-Polymerase*-Moleküle. Die Transkripte sind unterschiedlich lang, je nach Polymerisationsfortgang (Aufnahme: S. Berger, H. G. Schweiger, Heidelberg; M: 2,4 cm ≙ 1 μm).

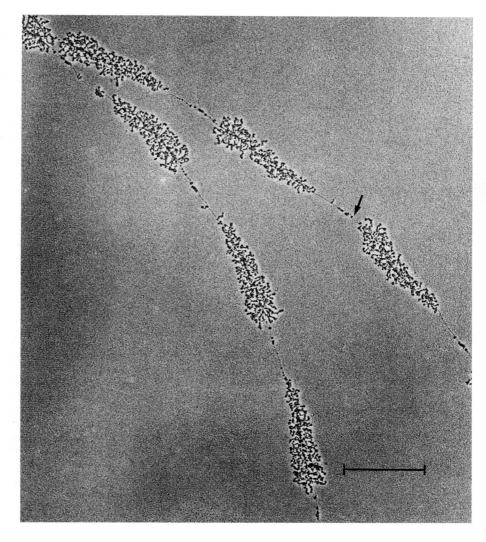

Welche Eigenschaften haben die RNA-Vorstufen? In Prokaryonten sind sie größer als die endgültige RNA, d. h. sie enthalten entweder zusätzliche Sequenzen oder werden, wie im Falle der tRNA, zu mehreren in zunächst einem Molekül synthetisiert. Dieses wird dann in die tRNAs gespalten. Bei der rRNA werden aus der großen Prä-rRNA die gereiften 23S-, 16S- und 5S-RNAs (Abb. 2.38).

Ähnlich verhält es sich für rRNA und tRNA in **Eukaryonten** (Abb. 2.**39**–2.**41**). Hier gibt es allerdings einige Besonderheiten: Die **Gene für rRNA** finden sich in den eukaryonten Zellen an Satelliten-tragenden, akrozentrischen Chromosomen (s. Kap. **5**).

Unterhalb der Satelliten befindet sich eine sekundäre Einschnürung, eine weniger färbbare Stelle des Chromosoms. Die in dieser Einschnürung gelegenen DNA-Sequenzen tragen die Information für rRNA. Dabei sind mehrere gleiche Gene hintereinander geschaltet (Tandem) (Abb. 2.**39**). An diesen Genen werden die Prä-RNA-Moleküle synthetisiert, die dann noch im Kern dem „processing" unterworfen werden. Die resultierenden reifen Moleküle sind größer als bei den Prokaryonten. Sie haben Sedimentationskoeffizienten von 18 S und 28 S. Diese rRNA, zusammen mit ribosomalen Proteinen, die aus dem Cytoplasma zurück in den Kern wandern, bilden den **Nucleolus** (s. Kap. 1) bzw. auch mehrere. Deshalb werden diese chromosomalen Regionen auch **Nucleolus-Organisator-Region** (NOR) genannt. Partiell vorgefertigte Ribosomen-Untereinheiten werden dann durch die Poren der Kernmembran ins Cytoplasma befördert. Wenn man bedenkt, dass vor der Zellteilung ca. 1–2 Millionen Ribosomen verdoppelt werden müssen, bekommt man eine Vorstellung von der gewaltigen Syntheseleistung einer Zelle.

Die Gene für die tRNAs liegen über die Chromosomen verstreut. Auch hier wird die größere Prä-RNA im Kern gereift und dann in das Cytoplasma als reife tRNA entlassen.

2.4.7 Die eukaryontische mRNA entsteht durch Spleißen aus hnRNA und durch Modifikation ihrer Enden

Komplizierter ist die Bildung der **mRNA** (Abb. 2.**41**). Die eukaryontischen mRNAs werden als große Prä-RNA-Moleküle synthetisiert. Sie sind entsprechend der Länge der verschiedenen Gene heterogen. Man nennt diese RNA auch **heterogene nucleäre RNA (hnRNA)**. An diesem großen Molekül werden mehrere Veränderungen vorgenommen. Zunächst wird das 5'-Ende durch Ankopplung einer ganz spezifischen Nucleotidsequenz verändert (Abb. 2.**43**). Dieser Abschnitt, das **„Käppchen" (cap)** der mRNA, hilft später der mRNA bei der Fixierung an das Ribosom. Aber auch das 3'-Ende wird verändert (Abb. 2.**42**). Es werden bis zu 200 Adenylreste angehängt **(Poly-A-Schwanz)**. Eine Erklärung für diese umständliche Verbarrikadierung von 5'- und 3'-Ende, die bei den Prokaryonten nicht vorkommt, bietet das Bedürfnis der Eukaryonten, die mRNA über längere Zeiträume hinweg stabil zu halten. Werden in den Prokaryonten die mRNA-Moleküle ca. alle 20 Minuten umgesetzt, so gibt es in Eukaryonten mRNA-Moleküle, die bis zu Jahren (z. B. im Ei!) gespeichert werden müssen. Die RNA muss während dieser Zeit dem Zugriff der verschiedensten *Nucleasen* entzogen werden. Nach diesen Veränderungsprozessen geht das eigentliche **Zusammenschneiden** der Prä-mRNA vonstatten. Nur der kleinste Teil dieser Prä-mRNA enthält übersetzbare Information. Diese findet sich in **Exons** und nur diese werden exprimiert. Kaum Information hingegen tragen die **Introns**. Diese müssen in exakter Weise ausgeschnitten werden, damit nicht versehentlich Information verloren

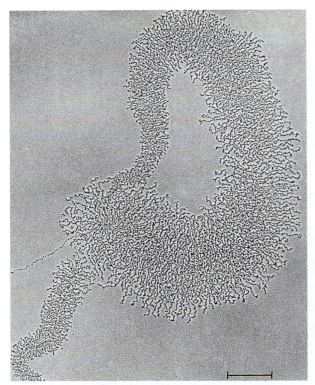

Abb. 2.40 Transkription von mRNA bei der Alge *Acetabularia mediterranea*. Zwei Gene für mRNA mit unterschiedlicher Länge werden von *RNA-Polymerasen* transkribiert. Lange und kurze Transkripte entsprechen den bereits transkribierten Gen-Abschnitten (Aufnahme: S. Berger, H. G. Schweiger, Heidelberg; M: 1,8 cm ≙ 1 μm).

Abb. 2.**41 Die Bildung der verschiedenen RNA-Arten bei Eukaryonten.** Im Kern werden von den Genen für rRNA, tRNA und mRNA große Vorstufen transkribiert. Diese werden an Ort und Stelle zur Endgröße zugeschnitten (Reifung). Aus dem Cytoplasma hineintransportierte ribosomale Proteine verbinden sich mit rRNA-Molekülen zu Vorstufen der ribosomalen Untereinheiten und werden, ebenso wie die tRNAs, durch die Kernporen ins Cytoplasma entlassen. Die mRNA durchläuft einen spezifischen Reifungsprozess. Sie erhält ein Poly-A-Ende, ein Cap, und im Prozess des Spleißens werden die Introns herausgeschnitten. Die reife mRNA wird ebenfalls ins Cytoplasma entlassen.

2.4 Transkription und Reverse Transkription

Abb. 2.43 **Die Cap-Struktur**

◁ Abb. 2.42 **Die Reifung der mRNA bei Eukaryonten.** Die heterogene, nucleäre RNA (hnRNA) ist das primäre Transkript des DNA-Abschnittes, der die Information für ein Gen trägt. Die hnRNA ist die genaue Kopie der DNA und enthält sowohl Transkripte der Introns als auch der Exons. Introns haben im Gegensatz zu Exons keinen Informationswert und werden auf dem RNA-Niveau herausgeschnitten. Die RNA wird am 5'-Ende mit dem Cap, am 3'-Ende mit einem Poly-A-Schwanz zur typischen eukaryontischen mRNA gereift.

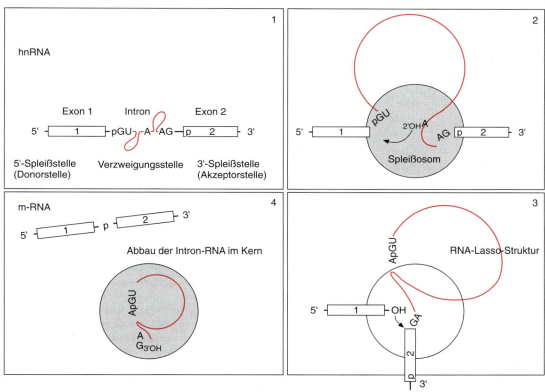

Abb. 2.44 **Das Spleißosom ermöglicht exaktes Spleißen der hnRNA.** Die hnRNA enthält als primäres Transkript der DNA sowohl Exons als auch Introns. Letztere werden zur Bildung der reifen mRNA ausgeschnitten. Kleine nucleäre RNAs (snRNA) und assoziierte Proteine (snRNP) legen sich an die Consensus-Sequenzen der Exon-Intron-Übergänge und ein Adenosinnucleotid im Intron-Inneren an und bilden ein Spleißosom. Die Verzweigungsstelle wird an die 5'-Spleißstelle herangeführt. Das 2'-OH des Adenosins attackiert die Phosphodiesterbindung der 5'-Donorstelle, öffnet diese und schließt das 5'-Intronende zum Ring (RNA-Lasso-Struktur). Durch die enzymatische Aktivität der snRNPs wird das 3'-OH von Exon 1 an die 3'-Spleißstelle herangeführt, die kovalente Bindung zwischen dem 3'-Ende des Introns und dem 5'-Ende von Exon 2 geöffnet und Exon 1 mit Exon 2 verbunden. Das an das Spleißosom gebundene Intron (RNA-Lasso-Struktur) wird im Kern abgebaut, die gereifte mRNA ins Cytoplasma entlassen. Alle Introns werden in gleicher Weise ausgeschnitten.

geht. Diesen Vorgang nennt man **Spleißen**. Die endgültig reifen mRNA-Moleküle werden dann im Kern noch an Protein gebunden und als Ribonucleoprotein-Partikel in das Cytoplasma entlassen.

Am Spleiß-Vorgang sind **Proteine** und **kleine, nucleäre RNAs (snRNA)** beteiligt, die im **Spleißosom-Komplex** zusammenwirken (Abb. 2.44). An den Exon-Intron-Übergängen der hnRNA liegen Consensus-Sequenzen, mit denen die kleinen RNAs paaren

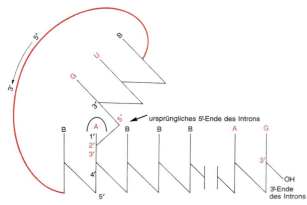

Abb. 2.**45 Bildung der RNA-Lasso-Struktur.** Ein Adenosinnucleotid ca. 30 bp stromaufwärts von der 3'-Spleißstelle entfernt bildet die Verzweigungsstelle. Das Spleißosom führt dieses Nucleotid an die 5'-Spleißstelle heran, wobei die Intron-RNA schleifenförmig ausbeult. Das 2'-OH des Adenosins attackiert den Exon-Intron-Übergang der Donorstelle. SnRNPs öffnen die 5'-Phosphatverbindung des Guanosins und knüpfen eine 2'-5'-Phosphodiesterbrücke. Es entsteht eine „Lasso-Schlaufe" zwischen dem 5'-Ende des Introns und der Verzweigungsstelle. Die Nucleotide zwischen Verbindungsstelle und 3'-Akzeptorstelle des Introns bleiben linear und werden vom stromabwärts angrenzenden Exon abgeschnitten.

können. Diese RNAs ermöglichen als Ribozyme ein Öffnen der Spleißstellen und eine Verknüpfung der Exons (Abb. 2.45). Manche hnRNAs enthalten **alternative Spleißsignale**, d. h. sie können das eine oder das andere benutzen und erhalten auf diese Weise unterschiedliche Produkte. So existieren z. B. 9 verschiedene Formen des Proteins α-Tropomyosin, die in den verschiedenen Geweben durch alternatives Spleißen entstehen. Auch die hnRNA für das Ca^{2+}-regulierende Hormon **Calcitonin** kann alternativ gespleißt werden. Die mRNA (von den 6 Exons werden Exon 5 und 6 herausgeschnitten) für Calcitonin wird in der Schilddrüse benutzt, während die alternative mRNA (in ihr fehlt Exon 4) für ein Calcitonin-ähnliches Neuropeptid codiert, das im Hypothalamus translatiert wird. Die jeweils nicht benutzten RNAs werden in den entsprechenden Geweben abgebaut.
Neueste Untersuchungen haben gezeigt, dass die gewebespezifische Regulation des **Calcitonin-Rezeptors** einem anderen Mechanismus unterliegt: sie verläuft über alternative Nutzung der diesem Gen vorgeschalteten Promotoren.
Mutationen, die Spleißstellen erzeugen oder verschließen, werden immer wieder als Ursache genetischer Krankheiten entdeckt. Einige eukaryonte Gene enthalten keine Introns, so u. a. die Hefe- und die Histongene.

2.4.8 RNA-Redaktion (RNA-Editing) fügt ein, verändert oder entfernt Nucleotide von der mRNA

Primäre mRNA-Transkripte können redaktionell verändert werden (RNA-Redaktion/RNA-Editing). Einzelne **Basen** können **ausgetauscht,** ein oder mehrere Nucleotide können **eingesetzt** oder **entfernt** werden. Besonders intensive redaktionelle Veränderungen erfolgen bei mitochondrialen mRNAs, auch bei Pflanzen. Entdeckt wurde die RNA-Redaktion an Trypanosomen, bei denen mRNAs bis zu 50% durch Uridin-Nucleotide verändert werden. Bei Mammalia wird z. B. die mRNA für das Apolipoprotein B redaktionell bearbeitet. Ein Nucleotid wird ausgetauscht. Dadurch entsteht ein zusätzliches Stopp-Codon. Die originale Form des Apolipoproteins B hat eine molekulare Masse von etwa 100 000 (Apo B 100). Nach der redaktionellen Veränderung dieser mRNA wird die Translation früher abgebrochen – Apolipoprotein B48 (Mr = 48 000) resultiert. Ein CAA-Codon (Glu) wird in das Stopp-Codon UAA (wahrscheinlich durch spezifische Deaminierung) umgewandelt.
Diese mRNA-Redaktion hat wahrscheinlich **regulatorische Funktion,** ebenso wie die redaktionelle Veränderung der mRNA für *RNA-Polymerase* in Chloroplasten. In diesem Fall wird ein ACG-Codon in AUG (Start-Codon) durch eine C-U-Substitution überführt. Erst dann kann die mRNA translatiert werden.

Die mRNA des Gens, das für die Empfänglichkeit für **Wilmstumor (WT-1)** codiert, kann durch die Editierung von U nach C verändert werden. Dadurch wird aus einem Leucin ein Prolin, und die Tumorsuppressorwirkung von WT-1 (S. 331) wird aufgehoben.
Auch die Effizienz des **Glutamatrezeptors** (ein Kationen-spezifischer Kanal zur Neurotransmission an zentralen Synapsen) wird durch Editierung verändert. Hier wird Glutamin zu Arginin (CGG), wodurch sich die Calcium-Permeabilität des Kanals deutlich verringert.

Die **Information** für die mRNA-Redaktion ist in kleinen, zusätzlichen **Leit-RNAs** (guide-RNAs) enthalten. Die Nucleotide, die eingesetzt werden, können aus diesen RNAs durch **Transesterifizierung** stammen. Leit-RNAs sind bei Trypanosomen nachgewiesen worden. Es ist zu erwarten, dass RNA-Redaktion eine gute Regulationsmethode ist.

2.4.9 Ribonucleinsäuren (RNAs) können als Enzyme wirken: „Ribozyme"

Beim Einzeller *Tetrahymena thermophila* wird ein Intron aus der großen ribosomalen RNA ohne Hilfe eines Proteins, also **autokatalytisch,** herausgeschnitten (**Selbstspleißen**). Die Enzym- und Substratfunktion der RNA kann auf zwei getrennten RNAs lokalisiert sein. Dabei kann ein enzymatisches RNA-Molekül den Umsatz mehrerer Substrat-RNAs katalysieren. Bis dahin waren solche Aktivitäten Charakteristika von Protein-Enzymen. (Enzyme sind Proteine, die durch Herabsetzung der Aktivierungsenergie den Umsatz spezifischer Substrate katalytisch beschleunigen.) Die Ribonucleinsäure-Enzyme werden **Ribozyme** genannt. Folgende in-vitro-Aktivitäten von *Ribozymen* wurden identifiziert: *Nucleotidyl-Transferase,* Phosphattransfer *(Kinase),* Umesterungen, Sequenzspezifische *Endo-(desoxy)-Ribonuclease, Phosphomonoesterase, Phosphodiesterase, Aminoacyl-Synthetase, Aminoacyl-Esterase, RNA-Ligase.* Auch in vivo sind RNAs katalytisch an einer Reihe von Reaktionen beteiligt. Als Beispiel sei die **Ribonuclease P** genannt, die das 5'-Ende reifer tRNAs erzeugt: Die katalytische Funktion liegt in vitro eindeutig bei der

RNA-Untereinheit, obwohl *Ribonuclease* in vivo nur in Verbindung mit der Proteinuntereinheit, d. h. als Ribonucleoprotein funktionell ist. Auch die *Peptidyltransferase* *des Ribosoms* ist sehr wahrscheinlich eine Funktion der RNA. Die Tatsache, dass RNAs genetische Informationen speichern und gleichzeitig als Enzyme wirken können, hat zur Hypothese einer „**RNA-Welt**" als frühes Stadium der Evolution geführt (Rep. 2.**11**). Für die Entdeckung der *Ribozyme* erhielten Altman und Cech 1990 den Nobelpreis für Chemie.

2.4.10 Pseudogene werden nicht in Proteine übersetzt

Zu vielen Genen existieren im Genom **Pseudogene.** Diese haben Introns, Exons und DNA-Sequenzen mit hoher Ähnlichkeit zu den entsprechenden Genen, werden allerdings nicht translatiert, weil zahlreiche **Stop-Codons** dies verhindern. Wahrscheinlich sind diese Pseudogene durch Duplikation (S. 192) und Inaktivierung entstanden. Fehlender Selektionsdruck hat dann die Bildung von Stop-Codons und Nonsense-Codons gefördert.

Bei den **„prozessierten Pseudogenen"** fehlen Introns. Sie sind somit ähnlich der entsprechenden m-RNA aufgebaut. Am 3'-Ende befindet sich eine Poly-A-Sequenz. Direkt vor und nach der Pseudogen-Sequenz finden sich sich wiederholende DNA-Sequenzen. Das deutet darauf hin, dass prozessierte Pseudogene durch reverse Transkription von m-RNA entstanden sind. Auch sie enthalten keinen offenen Leseraster, d. h. es sind Stop-Codons vorhanden, die die Translation verhindern.

R 2.11 Funktionen eukaryontischer RNAs

Informationsübertragung	Messenger-RNA
Regulation	siRNA
	miRNA
Strukturbildung	ribosomale RNA
Adapterfunktion	Transfer-RNA
RNA-Redaktion	kleine Leit-RNAs
Enzymatische Aktivität	*Ribozyme:*
	Intron-Spleißen
	Knüpfung der Peptidbindung *(Peptidyl-Transferase)*
	Phosphat-Transfer *(Kinase)*
	Phosphat-Esterasen
	Nucleotidyl-Transferase
	RNAase P
	RNA-Ligase
	Telomerase

2.5 Proteinsynthese – Translation

2.5.1 Die Proteinsynthese findet an Ribosomen statt

Die **Ribosomen** machen in *Escherichia coli* ¼ der gesamten Zellmasse (15 000 pro Zelle) aus. Sie sind die Komplexe, an denen in dauernder Fließbandarbeit Proteine hergestellt werden. Ribosomen sind nicht Membran-begrenzte Organellen im Cytoplasma und aus rRNA und Proteinen aufgebaut (Abb. 2.**46**). Die Ribosomen der Eukaryonten sind ein wenig größer als die der Prokaryonten. Die Größe der Partikel wird durch ihre Sedimentationskonstante angegeben: 70S-Ribosomen in Prokaryonten und 80S-Ribosomen in Eukaryonten. Ribosomen bestehen aus einer **großen** und einer **kleinen Untereinheit,** die jeweils wieder aus RNA und Proteinen zusammengesetzt sind. In dem Moment, in dem sie zur Proteinsynthese gebraucht werden, fügen sich die Untereinheiten zum kompletten Ribosom zusammen. Im Experiment kann dieser Vorgang des Zerfallens und des Wiederzusammenfügens durch Entzug oder Zugabe von Magnesium nachvollzogen werden. Die **rRNA** ist in den Ribosomen ein **Strukturelement.** Sie verhilft dazu, die Vielzahl der Moleküle zu einem Ganzen zusammenzuhalten. Einige rRNA-Moleküle haben weiterhin die Aufgabe, mit Hilfe komplementärer Sequenzen die mRNA in die richtige Position einzufädeln. Betrachtet man das Bild eines prokaryontischen Ribosoms, so erinnert die große Untereinheit an einen Armsessel mit Rückenlehne.

Abb. 2.**46 Aufbau der Ribosomen** (schematische Darstellung)

Abb. 2.47 **Ribosomenmodell.** Die angegebenen Zahlen entsprechen den individuellen ribosomalen Proteinen auf der Oberfläche (Aufnahme: G. Stöffler, M. Stöffler-Meilicke, Innsbruck-Berlin).

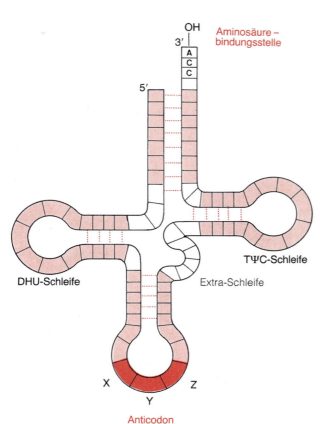

Abb. 2.48 **Struktur einer tRNA.** Alle tRNAs gleichen sich in einigen spezifischen Nucleotiden. Am 3'-Ende befindet sich immer die Sequenz C-C-A; am 5'-Ende steht immer ein G. Die Anticodon-Schleife interagiert mit der mRNA. Das Anticodon ist häufig von seltenen Nucleotiden eingerahmt. Die DHU-Schleife (Dihydroxy-Uridin) ist für die Erkennung durch die *Aminoacyl-tRNA-Synthetase* verantwortlich, und die T-ψ-C-Schleife zeichnet sich neben dem Pseudo-U (ψ) durch ihre Rolle bei der Wechselwirkung mit ribosomaler RNA aus. Größere Variabilität gibt es bei der Extraschleife.

Auf ihn ist die kleine Untereinheit in Form einer Hantel aufgelagert. Zwischen großer und kleiner Untereinheit entsteht ein Kanal, durch den die mRNA verläuft (Abb. 2.47).

2.5.2 Die tRNA ist das Verbindungsmolekül zwischen Nucleotid-Code und Aminosäure

Während der Proteinbiosynthese wird die Information, die in Nucleinsäuren niedergelegt ist, in eine Sequenz von Aminosäuren umgesetzt (Abb. 2.50). Wie könnte die Sprache der Nucleotide, die Basensequenz, in die Aminosäuresequenz umgesetzt werden? Die Natur hat dazu ein einfallsreiches und doch einfaches Molekül entwickelt, nämlich die **tRNA** (Abb. 2.48, 2.49). Sie ist ein kleines RNA-Molekül. Die Form der verschiedenen tRNAs ist ähnlich. Sie bilden durch Rückfaltung spezifische Schleifenstrukturen aus. Die Sekundärstruktur der tRNA erinnert dabei an das Bild eines **Kleeblattes:** Die Stielchen ergeben sich durch Paarung komplementärer Sequenzen zum Doppelstrang, die Blätter selbst sind einzelsträngige Schleifen. Dieses Kleeblatt ist dreiblättrig, sein mittleres Blatt trägt eine wesentliche Struktur, das **Anticodon** (Abb. 2.48). Dieses Anticodon ist eine Nucleotidsequenz, die zu einer entsprechenden Sequenz auf der mRNA komplementär ist. An dem diesem Anticodon gegenüber liegenden Stiel des Kleeblattes findet sich am 3'-Ende des RNA-Moleküls die sog. **Aminosäure-Erkennungsregion.** Am 3'-Ende haben alle tRNAs eine einheitliche Sequenz (CCA). An das endständige Adenin wird die für jede tRNA spezifische Aminosäure gebunden. So dient die tRNA zur gleichen Zeit zwei Herren: Mit der einen Hand greift sie nach der zu ihrem Anticodon komplementären Region der mRNA; mit der anderen Hand führt sie die dieser Sequenz entsprechende Aminosäure heran.

Im tRNA-Molekül sind **seltene Basen** vertreten. Diese werden nicht gleich bei der Transkription eingefügt, sondern sie entstehen durch nachträgliche Modifikation während des Reifungsprozesses der tRNA. Die seltenen Basen können keinen komplementären Partner finden und garantieren dafür, dass diese Regionen einzelsträngig bleiben. Die seltene Base ψ liegt in der T-ψ-C-Schleife, die einen wichtigen strukturellen Faktor bei der Anlagerung der tRNA an das Ribosom darstellt. Die seltene Base Dihydroxyuridin ist Bestandteil der DHU-Schleife, die maßgeblich für die Anlagerung der tRNA an die *Synthetasen* verantwortlich ist.

2.5.3 Die Bindung von Aminosäuren an ihre tRNA wird durch *Aminoacyl-tRNA-Synthetasen* katalysiert

Die tRNA hat eine Aminosäure-Bindungsregion am 3'-Ende. Zur Bindung muss die **Aminosäure aktiviert** werden. Das geschieht mit Hilfe des Energielieferanten Adenosintriphosphat (ATP) (Abb. 2.51). Doch das Vorhandensein von Aminosäure und ATP allein würde nicht ausreichen, wäre nicht ein Enzym vorhanden, das diesen beiden Partnern zur Reaktion verhilft. Dieses Enzym heißt *Aminoacyl-tRNA-Synthetase*. Es gibt für jede Aminosäure ein derartiges Enzym. An den reaktiven Zentren dieser Proteine läuft der erste Schritt, der **Aktivierungsschritt,** ab: Aminosäure und ATP lagern sich zusammen zu Aminoacyl-AMP unter Freisetzung von Pyrophosphat. In diesem **Aminoacyl-AMP-Komplex** liegt der Aminosäure-Rest aktiviert vor. Der zweite Schritt, der **Transferschritt,** kann erfolgen. Das Enzym *Aminoacyl-tRNA-Synthetase* erkennt anhand spezifischer Tertiärstrukturen die Dihydroxyuridin-Schleife der zu ihm passenden tRNA. Die tRNA wird so vom Enzym ausgerichtet, dass eine freie Hydroxygruppe der Ribose des endständigen Adenosins (CCA-Ende der tRNA) in die Nähe des Aminoacyl-AMP gedreht wird. Die Energie aus der energiereichen Bindung zwischen Aminosäure-Rest und AMP wird dazu benutzt, den Aminosäure-Rest auf die Ribose des Adenosins der tRNA zu übertragen. Das AMP wird freigesetzt. Das Enzym **Synthetase** löst sich von der

Abb. 2.**49 Tertiärstruktur einer tRNA, Computerbild.** (Aufnahme: H. Bossard, Heidelberg, EMBL, Koordinaten freundlicherweise von D. Moras, P. Dumas, E. Westhof).

beladenen tRNA. Die vorher blinde Aminosäure kann nun die Nucleinsäure-Information lesen. Allerdings liegt die Information verschlüsselt vor, und es bedarf eines Codes, um sie zu entziffern: Der Übersetzungsschlüssel zwischen Basen-Sprache und Aminosäure-Sprache ist der genetische Code.

2.5.4 Nucleotid-Tripletts bilden die Grundlage des genetischen Codes

Seit dem Beweis durch Avery, dass die DNA der Träger genetischer Information ist, stellt sich die Frage nach dem **genetischen Code** (Rep. 2.12). Aus vier verschiedenen Basen werden Sequenzen gebildet, die von der Zelle verstanden und in lebensnotwendige Proteine umgesetzt werden können. Zwischen 1961 und 1967 wurde dieses Problem gelöst. 20 Aminosäure-Wörter sind gegeben, die in Form von Basenbuchstaben aufgeschrieben werden sollen. Wie

Abb. 2.**50 Beziehung zwischen einem Triplett der DNA und der codierten Aminosäure**

R 2.12 Eigenschaften des genetischen Code

- **Degeneriert:** bei Triplett-Code und 4 zur Verfügung stehenden Basen: 4^3 = 64 Möglichkeiten für nur 20 Aminosäuren; daher **Synonyme**
- **nicht überlappend:** das 3. Nucleotid eines Codons ist nicht zugleich das 1. Nucleotid des nächsten Codons
- **Kommafrei:** es gibt zwischen den Codons keine Pausenzeichen
- **Universell:** alle Organismen besitzen die gleichen Codewörter

Wichtige Codons:
AUG: Start (und Methionin)
UAA ⎫
UAG ⎬ Stop = Kettenabbruch
UGA ⎭

Abb. 2.51 **Bildung von Aminoacyl-tRNA.** Die *Aminoacyl-tRNA-Synthetase* katalysiert die Aktivierung der Aminosäure durch ATP und überträgt das Aminoacyl auf die tRNA. Das Enzym wird wieder freigesetzt und beginnt die nächste Runde der Aktivierung.

a) Additionen und Deletionen beweisen: Triplett-Code!
U·C·A·C·C·A·A·G·G-   → -Ser·Pro·Arg-
U·C·A·C·X·C·A·A·G·G-   → -Ser·X·Lys-
U·C·A·C·X·Y·C·A·A·G·G- → -Ser·Y·Gln-
U·C·A·C·X·Y·Z·C·A·A·G·G- → -Ser·YZ·Arg-
Entsprechend für Deletionen

b) Punktmutationen beweisen: Code ist nicht überlappend

-U·A·C·C·A·C·A·A·C- → -Tyr-His-Asn-
-U·A·C·G·A·C·A·A·C- → -Tyr-Asp-Asn-
nicht überlappend
nur eine AS ausgetauscht

c) Deletionen beweisen: Code hat keine Interpunktion!

Abb. 2.**52** **Mutationen zeigen die Grundeigenschaften des Codes**

viele Basen bilden ein Wort? Angenommen, zwei Basen sollten ein Wort bilden, dann gäbe es bei vier verschiedenen Basen $4^2 = 16$ Kombinationsmöglichkeiten. Zu wenig für 20 Aminosäuren. Legt man drei Basen zugrunde, ergeben sich $4^3 = 64$ mögliche Kombinationen. Experimente konnten zeigen, dass diese rechnerische Annahme die richtige war (Abb. 2.**52**). Deletionen und Additionen bewiesen: Der genetische Code ist ein **Triplett-Code.** Er ist **degeneriert,** d. h. er hat mehr Wörter als Aminosäuren. Mehrere Dreierkombinationen stehen für ein und dieselbe Aminosäure zur Verfügung. Bei 64 Möglichkeiten codieren mehrere Tripletts für ein und dieselbe Aminosäure. Solche Tripletts nennt man **Synonyme.** Die Richtigkeit dieser Annahme ergab sich aus der Analyse von Proteinen, die nach spezifischer Veränderung der Information gebildet wurden. Wurden ein oder zwei Basen aus der Informationssequenz entfernt oder ein oder zwei Basen hinzugefügt, dann riss die Kette der Aminosäure-Sequenz an der Stelle des Schadens ab. Wurden aber Deletionen bzw. Additionen von drei Basen vorgenommen, so wurde eine vollständige Polypeptid-Kette synthetisiert. Allerdings zeigte sich durch Aminosäure-Analyse entweder das Fehlen oder das Hinzukommen einer Aminosäure. Damit war der Beweis erbracht: Drei Basen codieren für eine Aminosäure.

2.5.5 Der genetische Code ist degeneriert, nicht überlappend, interpunktionslos und universell

Der genetische Code ist **nicht überlappend.** Punktmutationen wurden zu diesem Zweck in genetisches Material eingeführt und die dann resultierenden Proteine nach ihrer Aminosäure-Zusammensetzung analysiert. Dabei stellte sich klar heraus, dass nicht das dritte Nucleotid eines Tripletts gleichzeitig auch das erste des darauf folgenden Codons ist. Wird durch Punktmutation ein Nucleotid eines Tripletts verändert, so verändert sich dadurch nur eine Aminosäure und nicht, wie man bei einem überlappenden Code erwarten müsste, auch noch die darauf folgende.

Der genetische Code ist **kommafrei.** Auch dies konnte mit Hilfe von Mutationen bestätigt werden. Wären in die Sequenz der Nucleotide Basen eingeschaltet, die keine Information tragen, dann sollte Deletion einer Base nur eine einzige Aminosäure verändern. Die Interpunktionsbase würde den Leserahmen sofort wiederherstellen. Dass dem nicht so ist, beweisen Deletionen von einer bzw. zwei Basen, die in jedem Fall zu einer krassen Veränderung des resultierenden Proteins führen.

Der genetische Code ist **universell.** Alle Organismen besitzen den gleichen Übersetzungsschlüssel. Eine Einschränkung: Es wurden einige Codewörter in **Mitochondrien** gefunden, die andersartig sind. Allerdings stimmen diese dann wieder in allen Mitochondrien überein.

2.5.6 Synthetische, definierte Basensequenzen führten zur Entzifferung des Codes

Der entscheidende Durchbruch bei der Entzifferung des genetischen Codes war die Fähigkeit, mit Hilfe der *Polynucleotid-Phosphorylase,* einem Enzym, das Nucleotide aneinander reiht, **künstliche Informationsträger** zu synthetisieren: UTP zu einem synthetischen Poly-U, ATP zu Poly-A oder CTP zu Poly-C. Es wurden Zellextrakte hergestellt, in denen DNA und mRNA mit Hilfe von spezifischen Enzymen abgebaut wurden. Statt der natürlichen DNA und RNA wurde der künstliche Messenger, z. B. Poly-U, zugegeben. Außerdem bot man dem Zellextrakt alle Aminosäuren an, wobei eine Aminosäure jeweils radioaktiv markiert war, damit man sie nach erfolgter Proteinsynthese wiederfinden konnte. Nun ließ man dieses zellfreie System Protein synthetisieren. Das fertige Protein wurde mit Säure ausgefällt, auf einem Filter aufgefangen und die Radioaktivität gemessen. Da die Information, die man angeboten hatte, vollkommen monoton war, wurde auch ein **monotones Protein** erwartet, zusammengesetzt aus der Aminosäure, die das Codon UUU als das für sie spezifische Triplett erkannt hatte. Da pro Versuchsansatz immer nur eine Aminosäure radioaktiv markiert war, fand sich schließlich ein Gläschen, in dem das radioaktive Phenylalanin zum Polypeptid aneinander gereiht worden war. Das Codon UUU war damit als erstes entziffert worden. Es codiert für Phenylalanin. Auf diese Weise konnten noch

a) Künstliche mRNAs:
Zellextrakt
↓
DNA und RNA ← zerstört!
+
z. B. ———U·U·U·U·U·U·U·U——— künstliches Poly U
+   zugesetzt
Proteinsynthesekomponenten
+
radioaktiv markierte Aminosäure
↓
Proteine ausgefällt: Wieviel Radioaktivität?
Beispiel: ⁺Phe → Poly A –
         ⁺Phe → Poly C –
         ⁺Phe → Poly U +
Fazit: U·U·U = Codon für Phenylalanin

b) Synthetische Tripletts:
Ansatz: Triplett, Ribosomen, alle tRNAs, alle Aminosäuren (Aa), jeweils eine Aa radioaktiv markiert (⁺Aa), Aa-Synthetasen

Fällung des tRNA-Ribosomen-Komplexes

Abb. 2.53 Entzifferung des genetischen Codes
a Oligonucleotide codieren spezifische Peptide.
b Synthetische Tripletts vermitteln die spezifische Bindung von Aminoacyl-tRNAs an Ribosomen.

Tab. 2.5 Der genetische Code

5'-Ende ——————— mRNA ——————→ 3'-Ende
1. Position   2. Position   3. Position

1. Position	U	C	A	G	3. Position
U	Phe	Ser	Tyr	Cys	U
	Phe	Ser	Tyr	Cys	C
	Leu	Ser	Stop	Stop	A
	Leu	Ser	Stop	Trp	G
C	Leu	Pro	His	Arg	U
	Leu	Pro	His	Arg	C
	Leu	Pro	Gln	Arg	A
	Leu	Pro	Gln	Arg	G
A	Ile	Thr	Asn	Ser	U
	Ile	Thr	Asn	Ser	C
	Ile	Thr	Lys	Arg	A
	Met	Thr	Lys	Arg	G
G	Val	Ala	Asp	Gly	U
	Val	Ala	Asp	Gly	C
	Val	Ala	Glu	Gly	A
	Val	Ala	Glu	Gly	G

Codewörter beziehen sich auf die Basen der mRNA, deren Richtung angedeutet ist. Im Triplett gibt es drei Positionen, die jede von einer der vier Basen eingenommen werden kann. Aufsuchen der drei Basen eines Tripletts entsprechend ihrer Position ergibt die gesuchte Aminosäure. Drei Stoppsignale und zwei Startsignale sind eingezeichnet.

Abb. 2.54 **Komponenten der Proteinsynthese**

bunden, und diese tRNA hatte gleich die entsprechende Aminosäure mitgebracht, nämlich Phenylalanin. In dem Reagenzgläschen, in dem das Phenylalanin radioaktiv markiert war, ließ sich ein Komplex Ribosom-tRNA ausfällen. Jedes beliebige Triplett konnte in dieser Form analysiert werden, und der genetische Code war entziffert (Tab. 2.**5**).

Drei Codons gibt es, für die keine spezifische Aminosäure gefunden werden kann. Diese Codons **UAA, UAG** und **UGA** sind die **Stop-Codons.** Hier kommt die Proteinbiosynthese zum Stehen. Glücklicherweise sind nur drei Kombinationen für Stop-Codons vorgesehen. Wären es mehr, dann würden häufig Mutationen zu Stop-Signalen führen und die Proteinsynthese durcheinander bringen. Ein weiteres wichtiges Codon ist **AUG.** Es codiert für die Aminosäure Methionin. Dieses Codon veranlasst unter bestimmten Bedingungen den **Start,** den Beginn einer Polypeptid-Kette. Auch das Codon **GUG,** das sonst für Valin codiert, kann Methionin-Start bedeuten.

Die **Degeneriertheit** des genetischen Codes ist für das intakte Funktionieren jedes Organismus wichtig. Dadurch, dass eine Variation innerhalb eines Tripletts nicht unbedingt zu Unsinn führen muss, sondern unter Umständen sogar als Synonym für die gewünschte Aminosäure codieren kann, können manche Mutationen toleriert werden.

Ein weiterer Mechanismus verhindert, dass sich alle Mutationen auf der DNA in veränderten Proteinen niederschlagen. So ist für die Anlagerung des Anticodons einer tRNA an das entsprechende Triplett das erste Nucleotid ausschlaggebend. Änderungen im dritten Nucleotid können somit trotzdem zur Anlagerung der richtigen tRNA führen **(Wobble-Theorie).**

Selbst der Einbau einer anderen Aminosäure als der ursprünglich geplanten muss für ein Protein keine Katastrophe bedeuten. Aber das Auftreten eines Stop-Signals an falscher Stelle bedeutet in jedem Fall einen Kettenabbruch und den Ausfall eines Proteins.

2.5.7 Der Mechanismus der Translation ist komplex

Welche Komponenten sind zur Proteinbiosynthese nötig (Abb. 2.**54**)?

- Ein **DNA-Abschnitt (Gen),** der in der Sequenz seiner Basen die Information trägt, die im Verlauf der Transkription in die mRNA umgesetzt wird
- **Ribosomen** im Cytoplasma, entweder frei oder während des Synthesevorgangs in eukaryonten Zellen ans Endoplasmatische Reticulum gebunden
  Ribosomale Bestandteile: ribosomale RNA und ribosomale Proteine
- Freie **Aminosäuren**
- **Transfer-RNA-Moleküle,** die mit Hilfe des genetischen Codes die Information übersetzen
- *Aminoacyl-tRNA-Synthetasen*

Die **Translation** kann gegliedert werden in den Kettenanfang, die **Initiation**, die Kettenverlängerung, die **Elongation,** und den Kettenabbruch, die **Termination** (Rep. 2.**13**, 2.**14**).

die Aminosäuren für das Triplett AAA und das Triplett CCC gefunden werden (Abb. 2.**53**).

Auch aus mehreren Basen wurden künstliche Sequenzen gebildet und in ähnlicher Weise Analysen durchgeführt. Einen entscheidenden Fortschritt brachte ein geniales Experiment: Nicht mehr ganze Sequenzabschnitte wurden synthetisiert, sondern nur noch Tripletts. Diese Tripletts, zusammen mit Ribosomen, allen tRNAs, allen Aminosäuren, den dazugehörigen *Aminoacyl-tRNA-Synthetasen* und jeweils wieder einer radioaktiven Aminosäure, führten zur Lösung des Problems. Das **synthetische Triplett** lagerte sich an das Ribosom an und wurde von einer mit einer spezifischen Aminosäure beladenen tRNA mit Hilfe des Anticodons erkannt. Aus dem Versuchsansatz mussten nur noch die Komplexe Ribosom mit angelagerter spezifischer tRNA ausgefällt werden. Man sammelte sie auf Filtern und suchte nach Radioaktivität. Das Triplett UUU hatte die tRNA mit dem Anticodon AAA ge-

2.5 Proteinsynthese – Translation **117**

Abb. 2.55 Bildung des Initiationskomplexes der Translation bei Prokaryonten. Während der Bildung des Initiationskomplexes ist die große Untereinheit des Ribosoms abgekoppelt. Initiationsfaktoren sorgen dafür, dass das Start-Codon auf der Messenger-RNA in die P-Stelle der kleinen ribosomalen Untereinheit eingelagert wird und die fmet-tRNA binden kann. Die Energie für diesen Prozess wird aus der Spaltung von GTP zu GDP gewonnen.

Die Initiation der Translation erfolgt an einem Initiationskomplex

Die Information für die Synthese des Proteins liegt als Transkript der DNA in der Basensequenz der mRNA vor. Diese mRNA muss in Kontakt treten mit der Proteinsynthese-Maschinerie, den Ribosomen, die sich im Cytoplasma befinden. Die kleine Untereinheit enthält bei Prokaryonten die 16S-RNA, bei Eukaryonten die 18S-RNA. Eine Sequenz am 3'-Ende der 16S-RNA, die sog. **„Shine-Dalgarno-Sequenz",** ist bei Prokaryonten komplementär zu einer Sequenz am 5'-Ende der mRNA. Diese Sequenz der mRNA ist einem AUG-Triplett vorgelagert und bestimmt dieses zum Start-Codon. Mit Hilfe der Shine-Dalgarno-Sequenz wird der Messenger in der richtigen **Startposition** am Ribosom fixiert. Bei Eukaryonten nimmt man an, dass das Käppchen, das Cap, am 5'-Ende der mRNA für die Bindung an die 18S-RNA der ribosomalen kleinen Untereinheit notwendig ist.

Es gibt an den Ribosomen zwei ausgezeichnete funktionelle Stellen, **P-Stelle** und **A-Stelle.** Diese Bezeichnungen versteht man nur im Zusammenhang mit den Vorgängen der Proteinbiosynthese. Die P-Stelle am Ribosom ist der Ort, an dem sich die wachsende Polypeptidkette befindet, während die A-Stelle derjenige Ort ist, an dem neu hinzuzufügende Aminosäuren mit ihrer tRNA angelagert werden. P-Stelle ist demnach die Abkürzung für **Peptidyl-Stelle,** A-Stelle die Abkürzung für **Aminosäure-tRNA-Akzeptor-Stelle.**

Für die **Initiation** (Abb. 2.55) der Proteinsynthese wird die **mRNA** an die **kleine Untereinheit** gebunden. Diese Fixierung des Messengers hat zur Folge, dass das Start-Codon **AUG** in die **P-Stelle** des Ribosoms rückt. Damit ist alles bereit zur Bildung des **30S-Initiationskomplexes.** Da der Start einer Polypeptidkette außerordentlich präzise vonstatten gehen muss, sind mehrere Proteine, die Initiationsfaktoren (IF), an diesem Vorgang beteiligt. Ihre Aufgabe ist es, die einzelnen Reaktionspartner sorgfältig in ihrer Position zu halten, damit keine unerwünschten Nebenreaktionen den wichtigen Prozess der Initiation stören können. Außerdem bleibt die große Untereinheit des Ribosoms zunächst abgekoppelt, um unnötigen Ballast zu vermeiden. Die zur Initiation notwendige **Energie** wird nicht von ATP, sondern von **GTP** (Guanosintriphosphat) geliefert.

Das AUG ist eigentlich das Triplett für Methionin. Sobald das erste AUG-Codon in der P-Stelle des Ribosoms erscheint, führt das Enzym IF2 die tRNA heran, die mit Methionin beladen ist. Da dieses Methionin aber als Start-Aminosäure gedacht ist und in die P-Stelle eingelagert werden soll, die eigentlich nur für wachsende Peptidketten vorgesehen ist, wird dieses **Methionin** verkleidet, es wird sozusagen als Peptidkette getarnt. Zu diesem Zweck wird die Aminogruppe des Methionins mit Hilfe von Methylen-Tetrahydrofolsäure **formyliert**. So ist die erste Aminosäure einer Polypeptid-Kette zumindest bei Prokaryonten immer ein **Formylmethionin** (Abb. 2.56). (Im Zuge der Bakterienabwehr werden Phagocyten z. B. besonders von Peptiden angezogen, die mit N-Formylmethionin beginnen!) Sobald das Anti-Codon der Formylmethionyl-tRNA an das AUG-Codon gebunden hat, wird die große Ribosomen-Untereinheit angekoppelt und der **70S-Initiationskomplex** gebildet. Die Anlagerung der 2. Aminoacyl-tRNA an die Akzeptor-(A-) Stelle und die Verknüpfung der beiden ersten Aminosäuren verläuft dann wie bei der Elongation.

Während der Elongation wächst die Peptidkette vom *N*-terminalen zum *C*-terminalen Ende

An die Initiation schließt sich die **Elongation** an (Abb. 2.57). Dabei erfolgt das Ablesen des Messengers von der **5'- zur 3'-Richtung**, und die Peptidkette wächst dabei vom N-terminalen zum C-terminalen Ende hin. Der Prozess selbst gliedert sich in mehrere Schritte.

Abb. 2.56 Die Formyl-Gruppe markiert das Start-Methionin. Die Formylgruppe wird vom Überträger (Methylen-Tetrahydrofolat) auf die Amino-Gruppe der Methionyl-tRNA übertragen. Formylmethionyl-tRNA (fmet-tRNA) startet die Proteinsynthese. Es bindet an das Start-Codon der mRNA in der Peptidylstelle des Ribosoms.

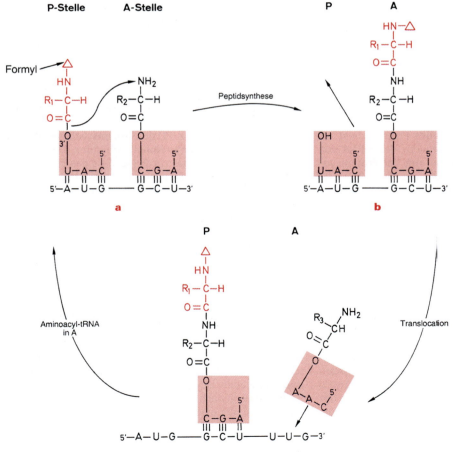

Abb. 2.57 Schema der Kettenelongation in der Proteinsynthese. Das Ribosom hat zwei Bindungsstellen für tRNA: A-Stelle = Aminoacyl-tRNA-Akzeptor-Stelle, und P-Stelle = Peptidyl-Stelle. Die neu eintretende Aminoacyl-tRNA wird an der A-Stelle gebunden. Die P-Stelle ist durch die Peptidyl-tRNA besetzt. Das Peptid aus der Peptidyl-tRNA in der P-Position wird auf die Aminoacyl-tRNA in der A-Stelle übertragen. Damit sitzt die Peptidkette in A und muss durch Translocation in die P-Stelle gebracht werden. An die frei werdende Akzeptorposition wird eine neue Aminoacyl-tRNA gebunden. Es beginnt ein neuer Synthesecyclus. Beim Start fungiert Formylmethionyl-tRNA wie Peptidyl-tRNA.

2.5 Proteinsynthese – Translation

■ Die Codonerkennung der Aminoacyl-tRNA wird vom Elongationsfaktor Tu vermittelt.

Während der Initiation ist das Start-Codon AUG in der P-Stelle des Ribosoms arretiert worden. Das nächstfolgende Triplett liegt in der A-Stelle des Ribosoms und wartet auf die passende, mit einer Aminosäure beladene tRNA. Wieder sind Proteine, sog. **Elongationsfaktoren (EF),** und Energie an diesem Vorgang beteiligt (Rep. 2.**14**). Faktor **EFTu** ist dafür zuständig, die Aminoacyl-tRNA in den Akzeptorbereich des Ribosoms zu leiten. Normalerweise liegt dieser Faktor gebunden an einen zweiten Faktor **Ts** vor. Aus diesem Komplex Tu-Ts löst sich bei Anwesenheit von GTP das Tu heraus und lagert sich an das GTP an. Für seine Funktion in der Proteinbiosynthese wird das GTP in GDP und P gespalten. Der EFTu-GDP-Komplex wird wieder regeneriert durch Ts und GTP. Bemerkenswert ist, dass Tu mit allen Aminoacyl-tRNAs reagiert, außer mit der, die das formylierte Methionin trägt. Diese tRNA ist die einzige, die während der Initiation nicht in die A-Stelle, sondern in die P-Stelle eingelagert wird, und da hat Tu nichts zu suchen. Sobald Tu die mit der zum Codon passenden Aminosäure beladene tRNA in die A-Stelle eingelagert hat, kommt es zum nächsten Schritt der Elongation.

■ Die *Peptidyl-Transferase* knüpft die Peptidbindung.

Die *Peptidyl-Transferase* ist ein integraler Bestandteil der großen Untereinheit. Ihre Aufgabe ist es, die Peptidbindung zu knüpfen. Diese entsteht als **kovalente Bindung** zwischen der Aminogruppe der Aminosäure der A-Stelle und der Carboxylgruppe der Aminosäure der P-Stelle unter Wasserabspaltung. Gleichzeitig mit dem Knüpfen dieser Bindung transferiert die *Peptidyl-Transferase* die wachsende Peptidkette aus der P-Stelle auf die Aminoacyl-tRNA, die in der A-Stelle sitzt. Auch zu diesem Prozess wird **GTP** als Energiequelle gebraucht und ebenso der **Elongationsfaktor G** (EFG). Von der wachsenden Peptidkette befreit, löst sich die nunmehr leere tRNA aus der P-Stelle heraus.

■ Während der Translocation erscheint ein neues Triplett in der A-Stelle.

Ribosom und mRNA bewegen sich derart gegeneinander, dass die tRNA, die die wachsende Peptidkette trägt, aus der A-Stelle in die P-Stelle verlagert wird. Diese tRNA ist aber über ihr Anti-Codon mit dem Codon auf der mRNA verbunden. Sie zieht, bildlich gesprochen, das Codon mit in die P-Stelle hinüber. Damit verlagert sich der gesamte Messenger-Faden um ein Triplett. Ein neues Codon erscheint in der A-Stelle, bereit zur Bindung seiner spezifischen Aminoacyl-tRNA. Diese Verlagerung der Syntheseteilnehmer aus der A-Stelle auf die P-Stelle wird **Translocation** genannt. Mit ihrer Hilfe wird die A-Stelle geräumt, d. h. sie ist wieder aufnahmefähig für die nächste Aminoacyl-tRNA und somit frei für den nächsten Baustein der Peptidkette. Der gesamte Prozess beginnt wieder von vorn.
Die Wachstumsgeschwindigkeit der Peptidkette bei Bakterien beträgt 12 Aminosäuren pro Sekunde.

2.13 Proteinsynthese

1. **Initiation**
   - Ribosom (30S-Untereinheit!) sucht AUG-Startsignal auf mRNA
     Prokaryonten: Sequenz vor AUG ist komplementär zur Sequenz am 3'-Ende der 16S-RNA im Ribosom
     Eukaryonten: CAP am 5'-Ende der mRNA wird vom Ribosom erkannt und das nächstgelegene AUG als Start gelesen
   - fmet-tRNA lagert sich in P-Stelle an, wenn AUG dort erscheint
     Initiationsfaktoren: u. a. IF$_2$; IF$_3$; Energie aus GTP
   - Anlagerung von 50S-Untereinheit
     Entstehung des 70S-Initiationskomplexes

2. **Elongation**
   Ablesen des Messengers von 5' → 3'
   Wachstum der Peptidkette vom *N*-terminalen zum *C*-terminalen Ende
   a) *Codonerkennung durch Aminoacyl-tRNA*
      Elongationsfaktor Tu bringt Aminoacyl-tRNA in die A-Stelle
   b) *Peptidyl-Transferase*-Aktion:
      Dieses Enzym (Ribozym) ist Bestandteil der 50S-Untereinheit; es
      – nüpft die Peptidbindung

$$\begin{array}{c} H \\ | \\ -C-N- \\ \| \\ O \end{array}$$

   – bringt die wachsende Kette von der P-Stelle in die A-Stelle (Elongationsfaktor G, Energie aus GTP)
   – leere tRNA löst sich aus der P-Stelle
   c) *Translocation*
      – Peptidyl-tRNA rückt aus der A-Stelle in die P-Stelle
      – Codon rückt mit!
      – nächstes Codon erscheint in der A-Stelle

3. **Termination**
   – Stop-Codons UAG; UGA; UAA (meistens 2 in Tandem) erscheinen in der A-Stelle
   – Ablösefaktoren werden aktiviert
   – Kettenabbruch

Die Termination wird durch Stop-Signale eingeleitet

Der dritte Abschnitt der Proteinbiosynthese ist die **Termination:** Das Ende einer Peptidkette wird auf der mRNA durch die **Stop-Signale** UAG, UGA oder UAA angezeigt. Für diese Codons gibt es keine tRNA-Moleküle, die Aminosäuren herbeischaffen könnten. Die Elongation kommt zu einem Ende. Damit dieses Ende auch wirklich eindeutig ist, befinden sich meistens zwei Stop-Signale hintereinander. Die Situation der brachliegenden A-Stelle führt zur Aktivierung von Ablösefaktoren, sog. **Terminationsfaktoren (TF),** und es kommt zum Kettenabbruch. Die Peptidkette wird von der letzten tRNA aus der P-Stelle abgelöst, die leere tRNA verlässt ebenfalls die P-Stelle. Alle Partner sind somit zu neuer Syntheseleistung bereit (s. Rep. 2.**14**).

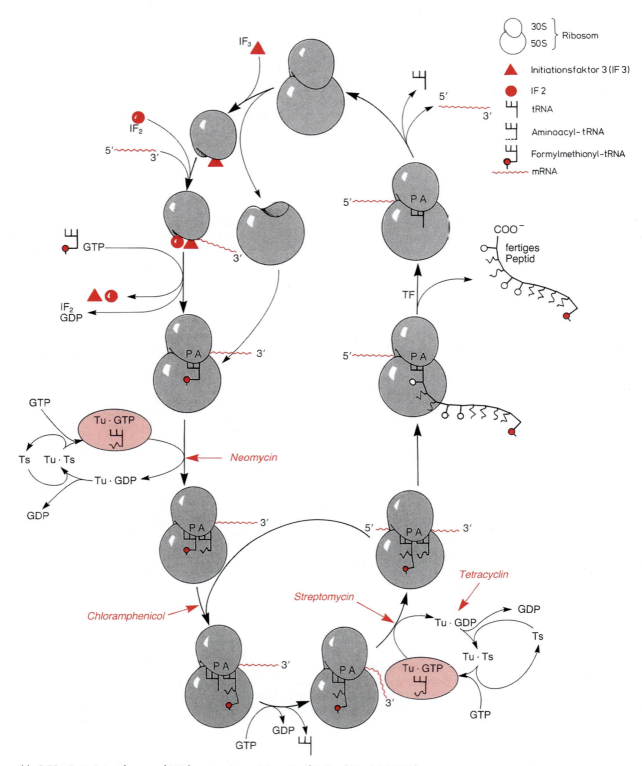

Abb. 2.**58** **Proteinsynthese und Wirkungsweisen einiger Antibiotica** (Rep. 2.**14**, 2.**15**)

Im Polysom translatieren viele Ribosomen gleichzeitig ein Messenger-Molekül

Obwohl die Wachstumsgeschwindigkeit einer Peptidkette schnell ist, ist es für die Zelle nicht sehr effizient, einen Messenger mit einem einzigen Ribosom zu besetzen und ablesen zu lassen. Die Gefahr, dass Nucleasen den lange ungenützt in der Zelle herumliegenden Messenger abbauen würden, wäre groß. So gibt es zumindest in Bakterienzellen eine enge Kopplung zwischen Messenger-Produktion und Umsetzung der Information in Protein. Sobald ein Stückchen Messenger an der DNA transkribiert worden ist, zieht das erste Ribosom zur Translation auf. Mit fortschreitender Transkription wandert das Ribosom an der Information entlang. Sobald das Start-Codon AUG wieder greifbar wird, kommt ein neues Ribosom herbei und initiiert eine weitere Peptidkette. So geht es weiter, bis der Messenger mit vielen Ribosomen besetzt ist, die alle die gleiche Information in Peptide umwandeln. Je nach Arbeitsfortgang finden sich am 5'-Ende des Messengers noch sehr kurze, am 3'-Ende der mRNA fast fertige Peptidketten. Die Gesamtheit einer solchen Fließband-Mannschaft nennt man **Polysom** (Abb. 2.59).

Abb. 2.59 Ein Polysom. An einer mRNA synthetisieren mehrere Ribosomen gleichzeitig das Protein.

Die Proteinsynthese kann durch Antibiotica gehemmt werden

Eine Unterbrechung der Proteinbiosynthese kann einerseits **experimentell,** andererseits aus **therapeutischen Gründen** wünschenswert sein. Die Substanzen, die dazu zur Verfügung stehen, sind die **Antibiotica** (s. Kap. 10). Sie werden in reichlicher Menge von Ärzten verschrieben, und wir sollten uns grob orientieren, an welcher Stelle diese häufig von Pilzen synthetisierten Stoffe in die Proteinbiosynthese eingreifen (s. Rep. 2.14). Das Ziel der therapeutischen Anwendung von Antibiotica ist es, den Organismus schädigende Bakterien unschädlich zu machen, ohne den Wirt selbst zu beeinträchtigen. Antibiotica greifen an mehreren Stellen in die Proteinbiosynthese ein. Als **Transkriptionshemmer** wirkt z. B. das **Actinomycin.** Es bindet an die DNA und blockiert auf diese Weise die Funktion der *RNA-Polymerase.* Das **Rifampicin** bindet an die *RNA-Polymerase* selbst und beeinflusst sie in ihrer Aktivität.

Auf der Ebene der **Translation** wirkt das **Streptomycin.** Dieses Antibioticum bindet direkt an das Ribosom, und zwar an das Protein 12 der 30S-Untereinheit. Es stört mit dieser Bindung die Initiation. Auch das **Chloramphenicol,** das ausschließlich auf Bakterien wirkt, bindet an Ribosomen, **Tetracycline** und **Cycloheximid** (letzteres ist ein spezifischer Hemmer der Translation bei Eukaryonten!) beeinflussen ebenfalls die Translation. **Puromycin** hemmt die Translation auf ganz besondere Weise: Seine Struktur ähnelt einer Aminoacyl-tRNA. Dieses Molekül wird in die A-Stelle des Ribosoms eingebaut, hemmt aber den weiteren Fortgang der Proteinbiosynthese. Es kommt zum vorzeitigen Abbruch der Polypeptid-Kette (Rep. 2.15). Der Mechanismus des weit verbreiteten **Penicillins** ist ein gänzlich anderer. Es blockiert spezifisch die Bildung der Bakterienzellwand. Beim Einsatz von Antibiotica wird man neben Resistenzproblemen, auf die im Kapitel Mikro-

 2.14 Proteinsynthese (Mechanismus)

Die Ribosomen werden für die Translation durch den Initiationsfaktor IF$_3$ präpariert. IF$_3$ bindet an die kleine ribosomale Untereinheit (30S). Dadurch dissoziiert die große Untereinheit (50S) ab. An die vorbereitete 30S-Untereinheit kann zusammen und mit Hilfe von IF$_3$ mRNA binden. An den Präinitiationskomplex bindet, vermittelt durch IF$_2$, die Formylmethionyl-tRNA und die große ribosomale Untereinheit. Dieser Initiationskomplex akzeptiert an der A-Stelle die nächste Aminoacyl-tRNA. Diese Bindung der Aminoacyl-tRNA wird durch Tu und GTP bewerkstelligt. Ts regeneriert den Tu-GDP-Komplex. Im eigentlichen Peptidsyntheseschritt wird die Aminosäure von der tRNA in der P-Stelle auf die Aminoacyl-tRNA in der A-Stelle durch die *Peptidyl-Transferase* übertragen. Durch den Elongationsfaktor G wird die entstandene Peptidyl-tRNA aus der A- in die P-Stelle überführt und gleichzeitig die entstandene unbeladene tRNA entlassen; die nächste Aminoacyl-tRNA wird von Tu in die A-Stelle gebracht, und die nächste Runde der Elongation beginnt. Wenn auf der mRNA ein Stop-Codon erscheint, entlassen Terminationsfaktoren das synthetisierte Peptid, tRNA und mRNA verlassen das Ribosom, das in eine neue Initiation eintreten kann. Einige repräsentative Antibiotica sind mit ihrer spezifischen Wirkung eingetragen: Neomycin hemmt die Bildung des Initiationskomplexes und die Elongation durch Blockade des Transfers der Aminoacyl-tRNA. Chloramphenicol inhibiert die *Peptidyl-Transferase,* Tetracyclin blockiert den Tu-Ts-Cyclus und Streptomycin die Beladung mit neuer Aminoacyl-tRNA (Abb. 2.**57**).

2.15 Wirkungsweisen einiger Antibiotica

Hemmung der **Synthese der Zellwand**
- Penicillin

Transkriptionshemmung
- Actinomycin bindet an DNA und blockiert *RNA-Polymerase*
- Rifampicin bindet an *RNA-Polymerase*

Translationshemmung
- Streptomycin bindet an Ribosomen (30S-Untereinheit)
- Chloramphenicol* hemmt die *Peptidyltransferase:* Elongationsstörung
- Tetracycline: Elongationshemmung
- Puromycin, Einbau am Ribosom statt Aminoacyl-tRNA
- Cycloheximid**
- Neomycin, Hemmer der Initiation und der Elongation

* spezifisch für Bakterien
** spezifisch für Eukaryonten

2 Molekulare Biologie

Abb. 2.60 ADP-Ribosylierung. Aus Nicotinamid-Adenin-Dinucleotid wird Nicotinamid abgespalten und ADP-Ribose auf Protein übertragen.

biologie näher eingegangen wird, immer daran denken müssen, dass leider häufig nicht nur die Proteinbiosynthese des bakteriellen Eindringlings, sondern auch die der Wirtszelle beeinflusst wird.

Proteine müssen reifen

Die **Primärsequenz** eines Polypeptids allein macht noch kein Protein aus. Wichtige **Faltungsprozesse** müssen stattfinden, damit ein funktionstüchtiges und zweckentsprechendes Protein entstehen kann. Allerdings hat die Primärstruktur daran entscheidenden Anteil, bestimmen doch die diversen Seitenketten der Aminosäuren die Sekundärstruktur des Moleküls. Doch nicht nur Faltung lässt ein Protein reifen. Nach der Synthese gibt es vielerlei Möglichkeiten, die Polypeptidketten zu verändern und herzurichten. So wird bei den Bakterien in den meisten Fällen die erste Aminosäure, das **Formylmethionin, abgespalten.** Die Aminosäuren im Protein können durch **Modifikation** verändert werden. Zu solchen Modifikationsprozessen gehören **Phosphorylierung, Methylierung, Acetylierung** einer Aminosäure, auch die **ADP-Ribosylierung** (Abb. 2.60) gehört zu diesen Vorgängen. Unter ADP-Ribosylierung versteht man das Übertragen eines ADP-Ribose-Komplexes aus Nicotinamid-Adenin-Dinucleotid (NAD) mit Hilfe einer speziellen *Polymerase,* ein Vorgang, der bei der Aktivierung von Proteinen große Bedeutung hat. So z. B. monoADP-ribolyliert das Diphtherie-Toxin den eukaryontischen Elongationsfaktor 2 (S. 299).
Auch Fette und Zucker können an Peptide angehängt werden, es resultieren daraus **Lipoproteine** und **Glycoproteine.** Einen wesentlichen Beitrag zum **Reifen (processing)** der Polypeptide liefern *Exo-* und *Endopeptidasen.* Diese Enzyme, die in der Lage sind, Polypeptidketten entweder von ihrem Ende her oder auch innerhalb des Moleküls zu

schneiden, überführen z. B. die Proteine aus **inaktiven Vorstufen** in **aktive Endprodukte.** Solche Vorgänge sind u. a. sehr wichtig bei den Verdauungsenzymen, die als inaktive Proenzyme gebildet werden, und das mit gutem Grund. Auf diese Weise schützt sich der Organismus davor, dass derartige Enzyme an unerwünschten Stellen Verdauungsvorgänge vornehmen. Erst am Bestimmungsort und zur gewünschten Zeit führt der Einsatz von *Peptidasen* durch Spaltungsvorgänge zum eigentlichen aktiven Verdauungsenzym (Rep. 2.**16**).
Noch ein wichtiger Vorgang gehört zu den Reifungsprozessen der Proteine. Er betrifft hauptsächlich Proteine, die aus der Zelle sezerniert werden sollen: die **sekretorischen Proteine** (s. Kap. 1). Es ist alles andere als selbstverständlich, dass ein Protein, das im Zellinneren gebildet worden ist, durch die Zellmembran aus der Zelle hinausgeschleust werden kann. Nicht einmal der Transport innerhalb der Zelle ist selbstverständlich, denn auch hier müssen die verschiedensten Membranbarrieren überwunden werden. Membranen aber sind von ihrer Struktur her nur für lipophile Moleküle durchgängig (s. Kap. 1).

Wie überwinden die ihrer Natur nach eher hydrophilen, d. h. lipophoben Proteine diese Barriere (Rep. 2.17)? Sie besitzen am Anfang ihrer Polypeptid-Kette, d. h. am NH_2-Ende, mehr als 15 Aminosäuren, die lipophil sind **(Signalsequenz),** mit denen das Molekül in der Lage ist, in die Lipidschicht der Membran einzudringen. Solche Proteine werden am Endoplasmatischen Reticulum der Eukaryontenzellen synthetisiert. Hier sind die Ribosomen wie mit Stecknadeln an die Außenfläche der Membran geheftet. Diese Membranen erscheinen deshalb rau; sie erhielten den Namen „**Raues Endoplasmatisches Reticulum**" (RER). Spezifische Proteine (SRP, SRP-Rezeptor, Ribosomen-Bindungsproteine) ermöglichen es, zur Sekretion bestimmte Proteine ins Lumen des RER zu bringen (s. Kap. 1, Abb. 1.**37**). Derartige Signalsequenzen können auch als Adressen für das Protein dienen. Über spezifische Rezeptor-Erkennungsregionen lancieren sie das richtige Protein ins richtige Zellkompartiment. Sobald Signalsequenzen ihre Aufgabe erfüllt haben, werden sie abgespalten – ein weiterer Reifungsprozess.

R 2.16 Reifung von Proteinen

Modifikationen
- Phosphorylierung
- Methylierung
- Acetylierung
- Acylierung
- ADP-Ribosylierung
- Glycosylierung
- Kombination mit Lipiden → Lipoproteine

Aktivierung durch Spaltung
- Zuschneiden von Präenzymen (Abschneiden der Signalsequenz)
- Aktivierung inaktiver Proenzyme durch Spaltung (z. B. *Exo- und Endopeptidasen*)

Der Abbau von Proteinen erfolgt in Lysosomen und in Proteasomen

Proteine werden aus den verschiedensten Gründen abgebaut: So können Proteine, die für die Zelle entbehrlich sind, in Zeiten des Nahrungsmangels in den Lysosomen durch Proteasen in wieder verwertbare Grundbausteine zerlegt werden.

Andere Proteine werden durch längere oder kürzere Halbwertszeiten reguliert, wieder andere werden z. B. durch Oxidation geschädigt und müssen aus dem Verkehr gezogen werden. Soll ein Protein zum Abbau freigegeben werden, wird es durch Ubiquitinilierung markiert. Zu diesem Zweck wird ein in allen Eukaryonten hoch konserviertes, kleines Polypeptid (**Ubiquitin**) in mehreren Kopien an das Protein gehängt. Ein derartig polyubiquitiniliertes Protein wird von einem Proteinase-Komplex, dem **Proteasom**, selektiv erkannt und unter ATP-Verbrauch abgebaut (Abb. 2.61). So wird z. B. im Zellcyclus am Ende der Mitose Cyclin B abgebaut und damit der Eintritt in die Interphase ermöglicht (S. 58). Proteasomen sind zylinderförmige Partikel (Mr ca. 1,5 Millionen), die aus mehreren Untereinheiten bestehen und bei Eukaryonten, Pflanzen und Archaebakterien sowohl im Cytoplasma als auch im Zellkern gefunden wurden.

Abb. 2.61 Proteasom-Komplex (schematische Darstellung). Das zylindrische 20S-Proteasom beinhaltet im Inneren proteolytische Aktivitäten. Im ATP- und Ubiquitin-abhängigen 26S-Proteasom sind die beiden Öffnungen des 20S-Proteasoms von 19S-Proteinkomplexen besetzt. Die regulatorischen 19S-Proteinkomplexe vermitteln dem Proteasom den ATP- und Ubiquitin-abhängigen Proteinabbau.

R 2.17 Besonderheiten sekretorischer Proteine

- Sekretorische Proteine haben am NH$_2$-Ende eine Signalsequenz (15–45 Aminosäuren lang) mit lipophiler Eigenschaft, die als Adresse für das Protein fungiert
- Mit der Signalsequenz heften sich wachsende Polypeptid-Ketten unter Beteiligung verschiedener Proteine zusammen mit dem Ribosom an das RER (Raues Endoplasmatisches Reticulum)
- Das Protein tritt durch die Membran in den endoplasmatischen Zwischenraum
- Transport ins entsprechende Kompartiment
- Reifung des Proteins u. a. durch Abspaltung der Signalsequenz

---

2.6 Die Gen-Expression wird mannigfaltig reguliert

2.6.1 Die Rolle der Regulation ist ökonomischer Natur

In einer Zelle ist eine Fülle von Informationen in einer großen Anzahl von Genen – ein Gen enthält die Information für eine Polypeptid-Kette – gespeichert. Es wäre unökonomisch, die gesamte Information dauernd abzurufen und in Proteine umzusetzen. **Energieersparnis** muss die Hauptsorge eines komplexen Organismus sein. Ein vielzelliger Organismus wird deshalb Informationen, die er anfangs zu seiner eigenen Entwicklung brauchte, nach seiner Fertigstellung abschalten. Genauso werden bestimmte Produkte in der Zelle benötigt, die, sind sie einmal vorhanden, für einige Zeit ausreichen und keine neue Informationsumsetzung mehr erfordern. Bei verschiedenen Organismen gibt es Untersuchungen über die Zahl der tatsächlich vorhandenen Gene und derjenigen, deren Information zur Ausprägung kommt. Bei der kleinen Zelle *Escherichia coli* ist das Verhältnis 1 : 1. Es existieren ca. 3000 Gene und alle können exprimiert werden, natürlich nicht gleichzeitig, sondern jeweils nach Bedarf. Bei **Hefen** verhält es sich schon ganz anders: Nur noch ein Drittel der DNA wird transkribiert und translatiert. Bei *Drosophila*, der Taufliege, ist es dann nur noch ein Zehntel, und bei den **Säugern** schließlich nur noch ein Hundertstel der im Genom vorhandenen Information (Tab. 2.6). Es muss demnach Mechanismen geben, Gene, die im Verlauf der Evolution von Organismus zu Organismus mitgeschleppt worden sind, für das Individuum aber entbehrlich erschienen, stumm zu halten. Gene andererseits, deren Information abrufbereit bleibt, müssen zeitweilig ruhig gestellt werden, damit nicht in einem Konsumrausch die gesamte Energie verbraucht wird. Es dürfen nur Proteine bereitgestellt werden, die für das Überleben der jeweiligen Zelle und ihre spezifische Funktion unumgänglich nötig sind. Die Wege für die Zelle, die Aktivität des einen Gens hoch und die des anderen niedrig zu halten, sind mannigfaltig (s. Kap. 1). Die meisten **Experimente**, die zu Erkenntnissen auf dem Gebiet der Genregulation geführt haben, sind an **Prokaryonten** durchgeführt worden.

Tab. 2.6 Vergleich der Anzahl der entsprechend dem DNA-Gehalt möglichen Gene zur Zahl der tatsächlich exprimierten Gene

Organismus	Mögliche Gene	Exprimierte Gene
Escherichia coli	3 000	3 000
Hefe	15 000	3 000–5 000
Drosophila	100 000	10 000
Amphibien	$3 \cdot 10^{-5} \cdot 10^7$	$2 \cdot 10^4 – 5 \cdot 10^4$
Säuger	$3 \cdot 10^6$	$3 \cdot 10^4$

Betrachten wir **Regulationsprozesse** näher, dann können wir davon ausgehen, dass **auf jeder Ebene** reguliert werden kann. Es gibt Regulation auf dem Niveau der DNA, auf dem der Transkription und dem der Translation. Es gibt für alle Vorgänge eine Regulation nach oben, d. h. eine **Regulation in Richtung Synthese,** und eine Regulation nach unten, d. h. **in Richtung Nicht-Synthese,** und Abbau. Außerdem können die Aktivitäten der Enzyme selbst reguliert werden. Die **interzelluläre Regulation,** die durch Hormone und Neurotransmitter vorgenommen wird, ist dem Ganzen übergeordnet (Rep. 2.**18**).

2.6.2 Die DNA kann eliminiert oder amplifiziert werden

Um auf der Ebene der DNA zu regulieren, können überflüssige und nicht mehr verwendete DNA-Stücke eliminiert werden. So baut z. B. der Wurm *Ascaris* in seinen Körperzellen nach erfolgter Ausreifung eine Großzahl von Genen ab. In den menschlichen Erythroblasten wird beim Übergang zu Erythrocyten der ganze Kern mitsamt der DNA ausgestoßen. Teile der DNA können von der Informationsweitergabe z. B. durch starke Kondensierung, d. h. Veränderung der Chromatinstruktur (Heterochromatin S. 51), ausgeschlossen werden. Auch Methylierung der DNA, besonders der Cytosine, beeinträchtigt die Transkription.

Eine **Gen-Amplifikation** lässt sich besonders gut in den **Oocyten von Amphibien** beobachten, in denen viele DNA-Kopien der Gene für ribosomale RNA produziert werden. Die an diesen Genen transkribierte ribosomale RNA wird in zahlreichen Nucleoli in der Oocyte gespeichert. Und das mit gutem Grund: Nach der Befruchtung und während der Embryonalentwicklung bliebe zu wenig Zeit, um ausreichend ribosomale RNA zu synthetisieren. Die Proteinbiosynthese muss im wachsenden Individuum in vollem Umfang ablaufen. Dazu sind diese Reserven sehr willkommen.

2.6.3 Auf dem Transkriptionsniveau wird durch kontrollierte Bereitstellung von Messenger reguliert

Die RNA ist relativ kurzlebig. Wird ein Protein in größeren Mengen gebraucht, kommt es darauf an, möglichst viel neuen Messenger in kurzer Zeit nachzuliefern. Wird aber wenig von einem Protein gebraucht, muss die Nachlieferung von Messenger möglichst verzögert ablaufen. Grundsätzlich sind zwei verschiedene Regulationstypen zu unterscheiden: die **negative Genregulation,** wie wir sie besonders in Prokaryonten finden, und die **positive Genregulation,** wie sie in Prokaryonten, aber auch in Eukaryonten vorkommt. Negativ wird ein Regulationsmechanismus genannt, wenn das Prinzip der Regulation in einer Inhibition besteht. Positive Genregulation ist immer dann gegeben, wenn die Transkription gesteigert wird.

2.18 Zellregulation

Intrazellulär
Interzellulär (Hormone, Neurotransmitter)

Molekulare Regulation

1. **DNA-Niveau** ↑↓
   Gen-Amplifikation (Vermehrung der rRNA-Gene in Oocyten, z. B. bei *Xenopus laevis*)
   DNA-Kopien-Verminderung
   – Abbau von Genen in Somazellen (z. B. bei *Ascaris*)
   – Ausstoßung des Kerns (DNA! beim menschlichen Reticulocyten)

2. **Transkriptionsniveau** ↑↓
   a) Negative Genregulation (Prokaryonten)
      Block der Transkription
      – Repressor (z. B. im Lactose-Operon)
      – Attenuator
        (z. B. im Tryptophan- und im Histidin-Operon)
      – Probegen
      – Repressor-Aktivierung durch Corepressor
        (z. B. bei Aminosäuren)
   b) Positive Genregulation (Prokaryonten – Eukaryonten)
      – Erleichterung der Transkription durch Aktivatorproteine (z. B. Arabinose-Operon, cAMP-bindendes Protein)
      – Veränderung der Aktivität der *RNA-Polymerase* (z. B. σ-Faktoren)

3. **Translationsniveau** ↑↓
   Variation der Halbwertszeit der mRNA (z. B. Messenger in der Eizelle: Aktivierung erst nach der Befruchtung)
   Blockade des Cap durch Viren
   Manipulation der notwendigen Faktoren
   – Diphtherietoxin (blockiert EF II)
   – Interferon (wirtsspezifischer Regulator)
   – Virustranslation (unabhängig von Co-Faktor)
   – Hämoglobinsynthese in Reticulocyten (Häm-abhängig)
   – Aconitase (Eisen-Regulationsfaktor bindet 'iron response elements')
   Eröffnung der Translation durch Replikation (z. B. RNA-Virus)
   – Regulation durch Sekundärstruktur
   a) Protein nicht translatierbar

b) Öffnung des Start-Codons

– miRNA verhindert Translation der mRNA
– siRNA baut Zielsequenz in mRNA ab

4. **Regulation der Enzymaktivität** ↑↓
   Modifikation
   (z. B. Spaltung, Methylierung, Phosphorylierung)
   Rückkopplungsinhibition (z. B. letztes Substrat einer Synthesekette verändert eines der Enzyme derart, dass die Kette blockiert wird)

2.6 Die Gen-Expression wird mannigfaltig reguliert

Abb. 2.62 Operon-Modell nach Jacob und Monod und negative Genregulation. Die Gene für Enzyme des Lactose-Abbaus liegen als Struktur-Gene in einem Operon im Anschluss an Operator und Promotor. Das Regulator-Gen codiert für ein Repressor-Protein, das den Operator verschließt und die Transkription der Struktur-Gene verhindert (negative Regulation). Lactose kann als Induktor diesen Repressor abziehen. Die Synthese von Lactose abbauenden Enzymen wird ermöglicht.

Repressor-Proteine kontrollieren die Gen-Expression negativ

Betrachten wir das Beispiel einer *Escherichia-coli*-**Zelle**. Wächst die Zelle in einem Medium, das als **Kohlenstoffquelle Glucose** enthält, so werden zwischen 600 und 800 Enzyme in unterschiedlicher Quantität gemacht. Alle anderen Enzyme, d. h. die Möglichkeit, weit mehr als 2000 Polypeptid-Ketten zu synthetisieren, blockiert die Zelle aus Sparsamkeitsgründen. Zu diesen Enzymen gehören z. B. auch die des Lactose-Abbaus. Diese Gene sind in Anwesenheit von Glucose blockiert, sie sind negativ reguliert. Was versteht man darunter? Werden mehrere Enzyme für einen Stoffwechselvorgang benötigt, so können ihre Gene, besonders in Prokaryonten, in enger Nachbarschaft zueinander auf der DNA angeordnet sein. Das trifft für die **Enzyme des Lactose-Abbaus** zu (Abb. 2.62). Drei Enzyme sind notwendig, um die Lactose in verwertbare Glucose und Galactose aufzuspalten: die β-*Galactosidase,* das Spaltungsenzym, die *Permease,* ein Transportenzym, das die Lactose erst in die Zelle holt, und eine *Transacetylase.*

Die Gene für diese drei funktionell zusammen gehörenden Proteine liegen räumlich benachbart auf der DNA. Man nennt diese Gene, die zur Ausbildung von Enzymen vorgesehen sind, **Struktur-Gene.** Ihnen sind **Kontrollelemente** zugeordnet, unter anderem eine **Promotorregion.** Ein Promotor ist die Region auf der DNA, an die die *RNA-Polymerase* binden kann. Diesem DNA-Stück angeschlossen ist der **Operator.** Er ist den Struktur-Genen unmittelbar vorgeschaltet. Hier bindet das **Repressorprotein,** das die negative Genregulation bewirkt. Das Repressorprotein, das eine spezifische Affinität zum Operator hat, wird von einem **Regulator-Gen** auf der DNA codiert. Alle erwähnten Elemente, Repressor-Gen, Promotor, Operator und Struktur-Gene, werden als Regulationseinheit oder **Operon** zusammengefasst.

Gene können durch Inaktivierung des Repressors induziert werden

Im Falle des **Lactose-Operons** sind die Struktur-Gene durch ein Repressorprotein verschlossen, das die Transkription durch die *RNA-Polymerase* blockiert, solange das Bakterium auf Glucose wächst. Während dieser Zeit werden nur wenige (etwa 60) Moleküle β-*Galactosidase* pro Zelle synthetisiert. Wird im Nährmedium Glucose gegen **Lactose** ausgetauscht, so werden die **Lactose-Struktur-Gene induziert.** Lactose wirkt als **Induktor.** Sie bindet an das Repressorprotein und verändert es in seiner Struktur derart, dass es nicht mehr an die Operatorregion binden kann. Die Operatorregion wird freigelegt. Dadurch kann die am Promotor schon wartende *RNA-Polymerase* mit der Synthese des polygenischen Messengers für Lactose abbauende Proteine beginnen. Unter diesen veränderten Umständen werden nun 60 000 Moleküle β-*Galactosidase* pro Zelle synthetisiert, d. h. 3% des gesamten Zellproteins entfallen auf β-*Galactosidase*.
Durch negative Regulation sichert sich die Zelle vor unspezifischer Expression ihrer induzierbaren Struktur-Gene.

Allerdings können diese Kontrollmechanismen durch Mutationen außer Gefecht gesetzt werden (Abb. 2.62). O^c-Mutanten sind Mutanten im Operator und machen eine Anlagerung des Repressors unmöglich. Als Folge davon werden die Struktur-Gene dauernd transkribiert **(konstitutive Expression).** Bei Mutationen im Regulator-Gen **(i-Mutante)** wird kein aktiver Repressor mehr gebildet. Der Operator bleibt offen und die *Polymerase* ist in der Lage, ununterbrochen die Struktur-Gene abzulesen. Will man zwischen diesen beiden Möglichkeiten für eine konstitutive Expression unterscheiden, helfen **merodiploide Zellen.** Das sind Zellen, die neben ihrem eigenen Genom noch ein Stück fremdes Genom enthalten (s. Kap. 10). Mit diesem fremden Genom kann man ein zusätzliches Lac-Operon in die Zelle einführen. Die Entscheidung fällt im „trans-Test". Liegt die Mutation im Operator, kann trotz Vorhandenseins von Repressorprotein dieses den mutierten Operator nicht blockieren. Es wird Enzymsynthese stattfinden. Liegt die Mutation aber im Regulator-Gen, wird zwar von dem einen Genom, das die Mutation trägt, kein aktives Repressorprotein synthetisiert, dafür geht aber die Repressorsynthese am anderen Regulator-Gen ungestört weiter. Dieses Protein, das sich frei in der Zelle bewegen kann, wirkt dann trans auf beide Operator-Gene und blockiert die Enzymsynthese.

Abb. 2.63 Analyse konstitutiver Mutanten durch merodiploide *Escherichia-coli-*Zellen. Konstitutive Mutanten synthetisieren unkontrolliert ein Enzym, das in Wildtyp-Zellen reguliert gebildet wird.

Gene können durch Aktivierung des Repressors reprimiert werden

Haben wir mit den Lactose-Genen induzierbare Gene kennen gelernt, die durch Abziehen des Repressors vom Operator zur Synthese freigegeben werden können, so gibt es eine andere Gruppe von Genen, die **reprimierbar** ist. Zu diesen Genen gehören z. B. die Synthese-Gene für Aminosäuren wie **Tryptophan** (Abb. 2.64). Sie liegen ebenfalls räumlich benachbart in einem Operon. Auch hier gibt es Regulator-Gen, Promotorregion und Operator. Das Regulator-Gen synthetisiert einen zunächst inaktiven Repressor. Das heißt, der Operator bleibt offen, und die *RNA-Polymerase* liest die Gene für die Tryptophan-Synthese ab. Tryptophan wird synthetisiert und wirkt seinerseits als so genannter **Co-Repressor**. Es verbindet sich mit dem inaktiven Repressor und aktiviert ihn, sodass er an die Operatorregion binden kann. Die Synthese weiterer Tryptophan-bildender Enzyme wird damit unterbunden, die Enzymsynthese wird reprimiert. Bei der Tryptophan-Synthese gibt es allerdings noch eine Besonderheit. Hier ist zwischen Operator und Struktur-Gen-Region eine weitere Kontrollregion eingeschaltet, ein „Attenuator" (Terminator). Diese Region agiert als Sicherheitsventil. Sollte nämlich trotz ausreichend vorhandenen Tryptophans die *RNA-Polymerase* noch nicht zufriedenstellend in ihrer Aktivität gehemmt werden, so liest sie zwar die Operatorregion bis hin zum Attenuator ab, wird aber dann am Weiterlesen gehemmt. Bei Tryptophanmangel überliest die *RNA-Polymerase* diese Terminatorstelle

Abb. 2.64 Tryptophan-Synthese-Operon. Die Struktur-Gene für die Tryptophansynthese sind als Transkriptionseinheit mit einem Promotor (P), einem Operator (O) und einem Attenuator angeordnet. Der Repressor, das Produkt des Gens i, ist nur aktiv, wenn der Co-Repressor Tryptophan gebunden ist. Liegt kein aktiver Repressor vor, wird die Transkription gestartet. In der Region des Attenuators befindet sich ein sehr kleines Gen mit mehreren Tryptophan-Codons. Gibt es ausreichend Tryptophan, um dieses „Probepeptid" zu synthetisieren, terminiert die *RNA-Polymerase* am Attenuator. Es wird also nur dann weiter transkribiert, wenn wirklich kein Tryptophan vorhanden ist und Neusynthese notwendig wird.

auf der DNA, um die Struktur-Gene ungehindert transkribieren zu können.

Histidin kontrolliert seine Synthese negativ durch ein Test-Polypeptid

Eine entsprechende Genkontrolle findet sich auch beim **Histidin-Operon** (Abb. 2.65). Die zur Synthese von Histidin notwendigen Struktur-Gene sollen nur bei Histidin-Mangel abgelesen werden. Dafür hat die Natur wie beim Tryptophan-Operon ein sensibles **Mess-Gen** den Histidin-Struktur-Genen vorgeschaltet. Dieses Mess-Gen misst die Histidinkonzentration der Zelle folgendermaßen: Von einem Histidin-Promotor ausgehend, wird eine DNA-Sequenz transkribiert, die die Information für ein Test-Polypeptid enthält. Dieses Polypeptid enthält eine Sequenz von sieben aufeinander folgenden Histidinen. Ist genügend Histidin im Medium vorhanden, kann dieses Polypeptid ohne Schwierigkeiten fertiggestellt werden. Das synthetisierte Polypeptid aktiviert den Attenuator (Terminator) und verhindert die weitere Transkription der Histi-

2.6 Die Gen-Expression wird mannigfaltig reguliert

Abb. 2.**65** **Attenuation.** Auch den Histidinsynthese-Genen ist ein Attenuator-Gen vorgeschaltet. Die *RNA-Polymerase* beginnt am Promotor die Transkription zunächst des Attenuator-Gens, das für ein histidinreiches Polypeptid codiert. Ist genügend Histidin für die Synthese dieses Polypeptids vorhanden, bildet sich an der Messenger-RNA eine Terminationsschleife. Diese Struktur blockiert das Weiterlesen der *RNA-Polymerase*, die sich von der DNA löst. Bei Histidin-Mangel bildet sich diese Tertiärstruktur der mRNA nicht aus, und die *RNA-Polymerase* transkribiert die zur Histidinsynthese notwendigen Gene.

Abb. 2.**66** **Das Arabinose-Operon.** Das Arabinose-Operon wird von den Operons für Leucin und Threonin flankiert. Die Enzyme, die Arabinose in Xylulose-5-phosphat, das seinerseits am Pentose-Phosphat-Weg beteiligt ist, überführen, sind als Transkriptionseinheit gemeinsam mit einem Promotor und einem Operator angeordnet. Von dem gleichen Promotor aus wird auch das Gen araC transkribiert. Das Produkt des araC-Gens kann Arabinose binden und eröffnet in dieser Form aktiv die Transkription der Struktur-Gene (positive Genregulation). Steht keine Arabinose zur Verfügung, ist diese Transkriptionseinheit blockiert. Zur Transkription der Struktur-Gene ist außerdem cAMP mit dem cAMP-bindenden Protein (CAP) notwendig.

In ähnlicher Weise ist auch eine **Gen-Wirkketten-Aktivierung** zu verstehen. Hier ist die Synthese eines Genproduktes notwendig, um die Synthese eines weiteren Genproduktes zu ermöglichen. Durch solche Gen-Wirkketten-Aktivierungen ist eine Differenzierung innerhalb eines Organismus vorstellbar: Genprodukte, die zu einem frühen Zeitpunkt der Entwicklung notwendig sind, aktivieren ihrerseits die Synthese der zeitlich darauf folgenden Gene und stellen ihre eigene Synthese ein.

din-Struktur-Gene. Besteht aber Histidin-Mangel, so wird die Proteinsynthese dieses Test-Polypeptids gestoppt. Es gibt nicht genügend Histidin-tRNA Moleküle, um das Genprodukt fertigzustellen. In diesem Fall bleiben die Histidin-Struktur-Gene zur Transkription offen und Histidin kann synthetisiert werden.

Aktivatorproteine können die Gen-Expression positiv regulieren

Spezifische und unspezifische **Aktivatorproteine** haben bei der positiven Genkontrolle eine Schlüsselfunktion. Was versteht man unter einem spezifischen Aktivatorprotein? Als Beispiel soll das **Arabinose-Operon** (Abb. 2.**66**) dienen. Arabinose ist eine Pentose, die mit Hilfe mehrerer Enzyme abgebaut wird. Die entsprechenden Enzyme werden nur gebildet, wenn Arabinose im Medium tatsächlich vorhanden ist. Vom Promotor ausgehend, wird die Information für ein **Aktivatorprotein C** abgelesen. Dieses Aktivatorprotein ist aber nur dann aktionsfähig, wenn es durch die Anwesenheit von Arabinose im Komplex gebunden und dadurch aktiviert wird.
Erst dann ermöglicht dieses C-Protein die Ablesung der Gene der Arabinose-abbauenden Enzyme. Verschwindet Arabinose wieder aus dem Medium, so wird das C-Protein nicht weiter aktiviert. Es fungiert vielmehr als Repressor, und die Arabinose-Gene werden wieder verschlossen.

Ein Komplex zwischen cyclischem AMP und einem Aktivatorprotein vermittelt eine positive Genkontrolle

Nicht nur durch Mitwirkung spezifischer Proteine, wie im Fall der Arabinose, kann die Gen-Aktivität positiv reguliert werden, sondern auch durch generelle **Kontroll-Proteine**, wie z. B. das **„cyclische AMP-bindende Protein" (CAP)**. Dieses Protein bildet mit **cyclischem AMP (cAMP)** einen Komplex, der an eine der Promotorregion unmittelbar vorgeschaltete Region auf der DNA bindet und die Promotorregion so beeinflusst, dass die *RNA Polymerase* binden kann. Die Transkription wird dadurch gefördert, d. h. es handelt sich um eine positive Genregulation. Dieses Protein tritt aber nur dann in Aktion, wenn cAMP vorhanden ist. Woher kommt cAMP und was ist es (Abb. 2.**67**)? **cAMP entsteht aus ATP.** Das Adenosin-Triphosphat wird dabei zu einem ringförmigen Adenosin-Monophosphat umstruktu-

Abb. 2.**67** **Cyclisches AMP.** Das cyclische AMP entsteht durch Cyclisierung des Adenosin-Triphosphats ATP unter P-P-Abspaltung. Seine Synthese wird durch das Enzym *Adenylatcyclase* kontrolliert.

riert unter Abspaltung von Pyrophosphat. Das Enzym, das zu diesem Vorgang notwendig ist, ist die *Adenylatcyclase*, ein Protein der Zellmembran. Seine Aktivität wird durch den Energietransport kontrolliert.

Zum Verständnis dieser Regulation müssen wir zurückgehen zum Beispiel der Bakterien, die, auf Glucose gewachsen, auf Lactosemedium umgestellt werden (Abb. 2.**68**). Glucose ist ein transportierbares Molekül, d. h. solange Glucose durch die Membran ins Zellinnere gelangt, notiert die *Adenylatcyclase* Energietransport. Lactose im Gegensatz dazu kann erst transportiert werden, wenn die *Permease*, ein Enzym des Lac-Operons, synthetisiert worden ist. Das heißt, bei einer Umstellung von Glucose auf Lactose wird die *Adenylatcyclase* den Energietransport vermissen. Dieser Umstand aktiviert das Membranprotein, das, da die Energieversorgung der Zelle in Frage gestellt ist, aus ATP cyclisches AMP macht. Dieses cAMP bildet einen Komplex mit dem cAMP-bindenden Protein CAP, und beide gemeinsam sind in der Lage, die Promotorregion, in diesem Fall des Lac-Operons, positiv zu beeinflussen. Die Lactose-Struktur-Gene werden transkribiert und translatiert, unter anderem die *Permease*, die es nun der Lactose ermöglicht, in die Zelle zu gelangen. Hier wirkt die Lactose als Induktor und zieht den Repressor vom Operator. Der weiteren Transkription der Lactose-Struktur-Gene steht nun nichts mehr im Wege. Die *Adenylatcyclase* notiert, dass Energie transportiert wird! Die cAMP-Produktion wird reduziert.

Die eukaryonte Genregulation verläuft über komplexe Signalketten

Anders als bei den Prokaryonten wird die Genregulation bei Eukaryonten nicht nur durch die Bedürfnisse der Einzelzelle, sondern auch durch die des Gesamtorganismus bestimmt. Zellen kommunizieren miteinander entweder direkt über Zell-Zell-Kontakte (Kommunikations-Kontakte) oder über extrazelluläre Signalmoleküle. Hierzu zählen u. a. Aminosäurederivate wie Adrenalin oder Histamin, Fettsäurederivate wie die Prostaglandine, Peptidhormone wie Insulin, Wachstumshormone u. v. a. Der Aktionsradius dieser Moleküle ist unterschiedlich groß. So werden z. B. Hormone von Drüsen sezerniert und über das Blut zum Erfolgsorgan transportiert (**endokrine** Signalübertragung). Oder Signale werden von einer Zelle in die direkte Umgebung abgegeben und wirken auf nahe benachbarte Zielzellen (**parakrine** Signalübertragung). In dieser Weise wirken z. B. **Entzündungsmediatoren** oder **Neurotransmitter** bei Nervenzellen. Zu Signalmolekülen, die auf die sendende Zelle selbst zurückwirken, zählen u. a. Wachstumshormone, die von Tumorzellen ausgesandt werden und diese wiederum zu überschießender Proliferation anregen (**autokrine** Signalübertragung).

Diese Signalmoleküle binden, entweder direkt oder nach vorheriger Spaltung (z. B. Insulin), hochspezifisch an Rezeptoren, weshalb diese **Liganden** auch als „**first messenger**" bezeichnet werden. Handelt es sich bei den Liganden um **wasserlösliche Hormone**, wie z. B. Adrenalin, liegen die Rezeptoren in der Plasmamembran (Abb. 2.**69**). Sind die Moleküle **fettlöslich**, wie Steroid- (Östrogene, Androgene) oder Schilddrüsen-Hormone, dann können sie selbst

Abb. 2.**68 Die *Adenylatcyclase* und die positive Genregulation durch cAMP.** Die *Adenylatcyclase* ist ein Membranprotein, das den Transport von Energiesubstrat registriert und entsprechend cAMP als Alarmsignal synthetisiert, wenn zu wenig Energiesubstrat aufgenommen wird. Das cAMP bindet an cAMP-Rezeptorproteine (CAP). Dieser Komplex erleichtert die Transkription von Promotoren aus, die zu Operons gehören, deren Genprodukte für die Energiebeschaffung notwendig sind. Ein Beispiel hierfür ist das Lac-Operon.

durch die Membran ins Zellinnere gelangen und dort an intrazelluläre Rezeptoren im Cytosol oder direkt im Kern binden (Abb. 2.**70**).

Intrazellulär werden häufig kleine Moleküle zur Weiterleitung der Signale benutzt, sog „**second messenger**", die ihrerseits Proteine aktivieren und eine Signalkette auslösen. Veränderung vorhandener Proteine z. B. durch Phosphorylierung (*Kinasen*) oder Dephosphorylierung (*Phosphatasen*) oder Beeinflussung der Genexpression durch Aktivierung von Transkriptionsfaktoren können resultieren.

■ Hydrophile Liganden binden an Transmembran-Rezeptoren

Die Art und Weise, in der das Signal zum Zellinneren transduziert und dort in Information umgesetzt wird, hängt von der Art des Rezeptors ab. So gibt es bei den Membran-gebundenen Rezeptoren viele Möglichkeiten. Einige seien hier aufgeführt:

2.6 Die Gen-Expression wird mannigfaltig reguliert

1. G-Protein gekoppelte Rezeptoren.
Diese Rezeptoren sind in allen eukaryonten Zellen vorhanden und gemeinsam mit weiteren Signalproteinen in den Calveolae (S. 20) konzentriert. Das menschliche Genom codiert für mehrere Tausend dieser Rezeptoren, deren Liganden vor allem Neurotransmitter und Hormone zur Regulation des Kohlenhydrat- Aminosäure- und Fett-Stoffwechsels sind. Bindet an einen derartigen **7-Transmembran-Rezeptor** (das Protein durchquert 7 mal die Membran) extrazellulär ein Hormon (s. auch Proliferationskette S. 328), dann verändert sich die Konfiguration der intrazellulär gelegenen Rezeptordomäne. In diesem Bereich, an der Plasmamembran-Innenseite, ist ein trimeres (aus α-, β- und γ-Ketten bestehendes) **G-Protein** derart an den Rezeptor gekoppelt, dass es durch die Konfigurationsänderung ebenfalls verändert wird. Die α-Untereinheit (Gα) dieses Guanin-Nucleotid-bindenden Proteins löst sich vom Komplex, bindet GTP statt GDP und wird dadurch aktiviert. In diesem Zustand kann es ein weiteres Signalprotein (**Effektor**) aktivieren: in diesem Fall die *Adenylatcyclase,* die daraufhin **cAMP,** einen „second messenger", aus ATP macht. Dieser Stimulus ist sehr kurzlebig, weil das G-Protein durch den Abbau des GTPs zu GDP (*GTPase*-Funktion von Gα) wieder ausgeschaltet wird.

Diese Kurzlebigkeit der Aktivierung ist sehr wichtig. Toxine wie z. B. das Cholera-Toxin, die die Hydrolyse des GTP verhindern und damit zu einer Dauerproduktion von cAMP führen, oder das Keuchhusten Toxin, das das G-Protein so verändert, dass GDP ständig gebunden bleibt und eine Aktivierung unmöglich wird, lösen schwere Krankheitszustände aus.

Das **cAMP** aktiviert in der Mammaliazelle eine Reihe von *Proteinkinasen* (Phosphat-übertragende Enzyme). Diese *Proteinkinasen* können z. B. direkt Einfluss nehmen auf Stoffwechselenzyme (Regulation des Glycogenstoffwechsels, s. Lehrbücher der Biochemie), oder sie können Gene aktivieren, die eine spezifische Consensus-Sequenz, das cAMP-response-element **(CRE),** enthalten. Die Proteinkinase aktiviert durch Phosphorylierung den Transkriptionsfaktor **CREB** (CRE-Bindungsprotein), der diese Consensus-Sequenz erkennt und Gene auf cAMP-Induktion hin aktiviert. Derartige Gene haben nicht nur Bedeutung bei der Zellproliferation und -differenzierung, sondern scheinen auch eine wesentliche Rolle für die Molekularbiologie des Lernens und des Gedächtnisses zu spielen: Knock-out-Mäuse (S. 351) für das CREB-Gen haben größte Einschränkungen bei Lernvorgängen.

CAMP-aktivierte Proteinkinasen können auch die Chromatinstruktur verändern, indem sie z. B. Histone und Nicht-Histone phosphorylieren und eine vorher strukturell behinderte Information nunmehr für die Transkription frei zugänglich wird (Abb. 2.**69**). Ein derartiger Vorgang kommt z. B. bei der differenziellen Genexpression der Globingene über *DNAse I* -hypersensitive Stellen zum Tragen (s. S. 131).
Ähnlich wie die *Adenylatcyclase* kann auch die **Phospholipase C** aktiviert werden, die in der Proliferationskette (S. 330) mitwirkt. Durch Spaltung des Membranbestandteils Phosphatidyl-Inositol-bis-Phosphat entstehen zwei wichtige „second messenger": **Diacylglycerol (DAG)** und **Inositol-tris-Phosphat (IP$_3$).** Letzteres öffnet Ca^{2+}-Kanäle

im Endoplasmatischen Reticulum und erhöht regional die Ca^{2+}-Konzentration. Ca^{2+} selbst ist ein wichtiger „second messenger", dessen Aktivität durch Bindung an ein Protein, das **Calmodulin,** streng kontrolliert wird.

Ca^{2+}/**Calmodulin** kontrolliert u. a. die Wirkung von cAMP, indem es die cAMP-*Phosphodiesterase* aktiviert, die cAMP spaltet und aus dem Verkehr zieht, es reguliert die *NO-Synthase* (s. unten), *Protein-Kinasen* und *-Phosphatasen* und die Aktivität von Transkriptionsfaktoren.
Die Spaltung von Phosphatidyl-Inositol-bis-Phosphat (PIP$_2$) durch *Phospholipase C* nach Hormonbindung hat auch Bedeutung bei dem Problem der **Fettsucht.** Die Erforschung der Regulation des Gefühls der Sättigung gewinnt in Zeiten der Überernährung immer mehr an Bedeutung: **Leptin,** ein Protein, das von Fettzellen synthetisiert wird, überwindet die Blut-Hirnschranke und signalisiert über seine Bindung an G-Protein-gekoppelte Rezeptoren dem Hypothalamus den Gehalt an Fettgewebe in der Peripherie. Je nach Bedarf wird daraufhin das **Neuropeptid Y** und das **Melanocyten-stimulierende Hormon MSH** ausgeschüttet, die den Fettmetabolismus in der Peripherie regulieren. Leptin seinerseits reguliert auch das **Tubby-Gen,** das in mutierter Form in Mäusen Fettsucht auslöst. Dieses Gen wird hauptsächlich im Gehirn exprimiert. Das Tubby-Genprodukt, möglicherweise ein Transkriptionsfaktor, ist eng an die Plasmamembran gebunden. Man geht davon aus, dass bei der Spaltung des PIP$_2$ durch die *Phospholipase C* Tubby aus dieser Bindung befreit wird, in den Kern wandert und dort eine Verbindung herstellt zwischen der Leptin-Rezeptorbindung und der Transkription Appetit-regulierender Hormone.

2. Enzymaktivitat-gekopppelte Rezeptoren
Eine wichtige Gruppe der transmembranen Rezeptorproteine besitzt an ihrer cytoplasmatischen Seite eine Domäne mit *Tyosinkinase*-**Aktivität.** D. h., auf die Bindung eines Liganden hin werden intrazelluläre Proteine an ihren Tyrosinresten phosphoryliert und gegebenenfalls aktiviert. Zu diesen Proteinen gehört auch Ras, das seinerseits *Kinase*-Kaskaden auslöst (Abb. 11.**14,** S. 330). Rezeptoren, die eine endogene *Guanylatcyclase*-**Aktivität** besitzen, reagieren auf Bindung eines Liganden wie z. B. NO (s. unten) mit **cGMP**-Produktion, das als „second messenger" einen Stoffwechselweg in Gang setzt, der zu Muskelentspannung und Gefäßerweiterung führt.

3. Ionenkanal-gekoppelte Rezeptoren
Diese Rezeptoren sind Teil eines Ionenkanals, der sich auf Bindung eines Liganden hin öffnet oder schließt. Dadurch wird das Membranpotential verändert oder es kommt, wie bei IP$_3$-Bindung im Endoplasmatischen Reticulum, zur Ca^{2+} Freisetzung.

▬ Hydrophobe Signalmoleküle gelangen direkt ins Zellinnere
Anders als Peptid- oder Steroidhormone verhält sich die Regulation durch **fettlösliche Hormone.** Zu ihnen zählen die Steroide (Östrogene, Androgene) und Schilddrüsenhormone, die durch die Zellmembran ins Zellinnere gelangen können. Diese Hormone binden im Zellinneren an Proteine (Steroidrezeptoren), die als Transkriptionsfaktoren fungieren. Sie haben sowohl Bindungsstellen für den Liganden (Hormon) als auch Domänen für DNA-Bindung und Transkriptionsaktivierung. Der Rezeptor-Hormon-Komplex nimmt dabei auf die Chromatinstruktur Einfluss. Werden

diese Rezeptoren erst nach Bindung eines Liganden zur Bindung an DNA befähigt, binden Thyroid-Rezeptoren per se an DNA, erfahren aber durch die Bindung eines Hormons eine Konfigurationsänderung, die sie zur Transkription bestimmter Gene veranlasst. Experimente hierzu wurden am Riesenchromosom der Taufliege *Drosophila* gemacht. Man fand verstärkte mRNA-Synthese nach Ecdyson-Gabe (Ecdyson ist ein Steroidhormon) (Abb. 2.70).

Mutation im Androgenrezeptor führt zum Kranheitsbild der **testikulären Feminisierung** (S. 241). Trotz eines männlichen Karyotyps 46,XY und trotz vorhandenen Testosterons haben diese Patienten einen weiblichen Phänotyp, da durch das **Fehlen des Androgenrezeptors** die Ausprägung männlicher Sexualmerkmale nicht stattfinden kann.

Anders als bei Peptid- oder Steroidhormon verhält sich Stickoxyd (NO) als Signalmolekül. NO ist ein wichtiger Bestandteil der Abgase (S. 391), wird aber auch in den Endothelzellen der Blutgefäße gebildet. Binden G-Protein gekoppelte Rezeptoren in diesen Zellen den Neurotransmitter Acetylcholin, dann kommt es zur Aktivierung der *Phospholipase C* und über IP$_3$ zur Ca^{2+} Freisetzung. Ca^{2+}/Calmodulin veranlasst die *NO-Synthase* zur Bildung von NO (s. oben). NO ist in der Lage, durch die Membran der Effektorzelle zu diffundieren. So bindet es in glatten Muskelzellen an einen intrazellulären Rezeptor und veranlasst die Rezeptor-eigene *Guanylatcyclase* zur Synthese von cGMP. Das cGMP wirkt auf eine Proteinkinase, die letztendlich eine Muskelentspannung und Gefäßerweiterung herbeiführt.

Die differentielle Genexpression ermöglicht Entwicklungs- und Gewebespezifische Proteinmuster.

Die Existenz eines so komplexen Organismus, wie der des Menschen wird nur ermöglicht durch die differenzielle Regulation der Transkription und Expression seiner Gene. Ein eindrucksvolles Beispiel dafür bietet z. B. die Regulation der Globingene. Vier Globin-Polypeptidketten bilden gemeinsam mit einem Molekül Häm das **Hämoglobin** (Hb), den roten Blutfarbstoff, über den die Aufnahme und Abgabe des Sauerstoffs im Organismus organisiert wird.

Abb. 2.**69** **Regulation durch Hormone: Wirkung über Membranrezeptoren. Beispiel: Adrenalin oder Wachstumsfaktoren.** Hormone, die die Zellmembran nicht passieren können, verbinden sich mit spezifischen Membranrezeptoren. Dadurch gelangt ein Signal an das G-Protein, das seinerseits die *Adenylatcyclase* zur Bildung von cAMP veranlasst. cAMP aktiviert Proteinkinasen, die Phosphat z. B. auf Histone und Nicht-Histone übertragen. Die DNA-Struktur wird verändert und damit die Gen-Expression.

Abb. 2.**70** **Regulation durch Hormone: Wirkung auf die Gen-Expression. Beispiel: Steroide.** Hormone, die wie z. B. Steroide in die Zelle eindringen können, binden dort unter Umständen an spezifische Rezeptoren und vermitteln Veränderungen der Gen-Expression.

Anpassung der Aktivität dieses Moleküls im Laufe der Entwicklung an die gegebenen Sauerstoffverhältnisse und Restriktion seiner Synthese auf blutbildende Gewebe sind Meisterwerke der Regulation.
Im Laufe der Evolution haben sich durch Duplikation aus einem Urgen zwei **Genfamilien** herausgebildet: die α- und β-**Globin-Gene,** die auf zwei verschiedenen Chromosomen liegen (S. 157). Auf Chromosom 16p13 liegt der α-Globingen-Locus mit einem α-Globingen in zwei Kopien, einigen

2.19 Komponenten der Signalübertragung

Signale („first messenger"):
  Hydrophile, nichtmembrangängige Moleküle
  Aminosäure-Derivate (Adrenalin, Histamin etc.)
  Fettsäure-Derivate (Prostaglandine)
  Peptidhormone (Insulin, Wachstumshormon etc.)
  Hydrophobe, membrangängige Moleküle
  Steroidhormone (Östrogene, Androgene)
  Thyroidhormone
  Stickoxide (NO)
Rezeptoren:
  G-Protein gekoppelt (trimere G-Proteine)
  Enzymaktivität gekoppelt (z. B. *Tyrosinkinase*)
  Ionenkanal gekoppelt
  Intrazelluläre Rezeptoren
Effektor-Proteine:
  Adenylatcyclase
  Guanylatcyclase
  Phospholipase C
Signaltransmitter („second messenger"):
  cAMP, cGMP
  Diacylglycerol (DAG)
  Inositol-tris-Phosphat
  Ca^{2+}
Zielmoleküle:
  z. B. *Kinasen/Phosphatasen*
  Transkriptionsfaktoren
Kommunikationswege:
  endokrin (humoral)
  parakrin (geringe Reichweite)
  autokrin (Rückwirkung auf Sendezelle)
  (Zell-Zell-Kontakte)

Pseudogenen und einem ζ-Globingen. Auf Chromosom 11p15.5 liegt die β-Globingen-Familie mit einem β-Globingen, einem δ-, 2γ- und 2ε Globingenen. In Adaptation an prä- und postnatales Leben werden während der Entwicklung des Menschen unterschiedliche Polypeptidketten mit unterschiedlicher O_2-Bindungskapazität benötigt (S. 216). Das embryonale Hb ($ζ_2ε_2$), bis zur 8. Woche vom Dottersack produziert, wird vom fötalen HbF ($α_2γ_2$) abgelöst, das hauptsächlich in der Milz und der Leber gebildet wird. Nach der Geburt übernehmen blutbildende Zellen im Knochenmark die Synthese des Erwachsenen Hb's ($α_2β_2$) bzw. in geringer Menge ($α_2δ_2$). Da alle Gene von einem Urgen abstammen, haben sie mit je 3 Exons vergleichbare Strukturen. Dabei entspricht die Reihung der Gene im Locus ihrer zeitlichen Expression: am weitesten 5'-wärts liegen die Gene für die am frühesten benötigten Ketten ζ bzw. ε.

Wie werden die unterschiedlichen Bedürfnisse nun zeitlich und örtlich reguliert? Ein grundsätzliches Regulationsprinzip bilden sog. D**NAse I-h**ypersensitive **S**tellen (DHS). Darunter versteht man Stellen im Chromatin, an denen Histone z. B. durch Acetylierung derart modifiziert wurden, dass die DNA von ihnen „abgewickelt" und das Chromatin dadurch dekondensiert und aktiviert wird. Ein Zustand, der experimentell durch Hypersensitivität gegen DNAse I dokumentiert werden kann. An diese Stellen binden Transkriptionsfaktoren und aktivieren die Genexpression.

In den Globingen-Clustern finden sich derartige DHS:

1. Am untranslatierten 5'-Ende vor dem ersten Gen. Hier liegen mehrere DHS in einer Locus Control Region, die übergeordnet alle Gene kontrolliert. Die Gewebespezifität wird dadurch gewährleistet, dass sich eine derartige Ansammlung von DHS nur in Zellen findet, die Hb exprimieren sollen.

2. Vor jedem einzelnen Gen der Gruppe findet sich ebenfalls eine DHS. Diese sind aber nur während der Embryonalentwicklung nachweisbar. Sobald ζ, ε und γ nicht mehr gebraucht werden, verschwinden sie vor diesen Genen, bleiben aber vor den Genen für die adulten δ- und β-Ketten erhalten.

2.6.4 Die Mechanismen zur Regulation auf dem Translationsniveau sind zahlreich

Zu den **Translationskontrollen** (s. Rep. 2.**18**) gehören die Variationsmöglichkeiten der **Halbwertszeiten der mRNA**. So findet sich z. B. ein besonders langlebiger Messenger in der Eizelle, der erst bei Befruchtung aktiviert wird.

Eine weitere Möglichkeit besteht in der **Manipulation** der für die Proteinsynthese notwendigen **Faktoren.**

Als Beispiel sei der Trick der **Diphtherie-Bakterien** angeführt. Das Diphtherietoxin blockiert den Elongationsfaktor II. In aller Ruhe frisst das Bakterium die ohne funktionstüchtige Proteinsynthese lahmgelegte Zelle. Ein weiteres Beispiel: die Umschaltung zelleigener Translation auf die Translation von Virus-spezifischen Proteinen. Benötigt z. B. nach Virusinfektion ein Virus zur eigenen Proteinbiosynthese einen Co-Faktor nicht, den die Zelle zur wirtseigenen Proteinsynthese braucht, dann zerstört das Virus einfach den Co-Faktor und vermehrt seine eigenen

Proteine. So beraubt das **Poliomyelitisvirus** die Wirts-Messenger ihrer Caps und macht sie funktionsunfähig. Gegen die virale Proteinsynthese wirkt das **Interferon.** Es ist ein körperspezifischer Abwehrstoff gegen Viren. Seine Wirkungsweise: Es fängt einen Faktor weg, der für die Virus-Proteinsynthese notwendig ist, und verhindert somit die Vermehrung viruseigener Proteine. Ein weiteres Beispiel einer Translationsregulation ist die Synthese des Proteins Hämoglobin in den Reticulocyten. Die Proteinbiosynthese des Hämoglobins wird nur angeschaltet, wenn der **Cofaktor Häm** zur Verfügung steht.

Ein Regulator für eine Gruppe von mRNAs ist die cytoplasmatische *Aconitase*, die im Citratcyclus Citrat über Aconitat in Isocitrat überführt. Cofaktor für diese Reaktion ist ein 4Fe-4S-Cluster, das die Domänen 1–3 und 4 des Enzyms zusammenhält. Bei Eisenmangel kann das Enzym nicht mit dem 4Fe-4S-Cluster befriedigt werden und die Domänen klaffen auseinander. Die *Aconitase* verliert dadurch ihre Aktivität und wird zum Eisen-Regulationsfaktor IRF, der an IREs (iron response elements), haarnadelförmige Strukturen mit Schleifen in mRNAs, bindet (Abb. 2.71). Bei den mRNAs für Ferritin, δ-*Aminolävulinsäure-Synthase* (Hämsynthese) und *Aconitase* befinden sich die IREs im untranslatierten 5'-Teil. Dadurch wird die Translation blockiert. Bei Eisenmangel wird das Eisen-Speicherprotein Ferritin nicht zusätzlich gebraucht. Stattdessen ist eine verstärkte Eisenaufnahme erforderlich, also soll mehr Transferrin-Rezeptor synthetisiert werden. Dafür wird die entsprechende mRNA durch IREs und IRF-Bindung im 3'-untranslatierten Teil der RNA stabilisiert. Dies schützt sie vor einem Abbau durch *Nucleasen*. In diesem raffinierten Kontrollsystem ist das Enzym des Citratcyclus, *Aconitase*, gleichzeitig über sein 4Fe-4S-Cluster Sensor für den Eisenbedarf und Regulator der Synthese von Proteinen des Eisenstoffwechsels.

Eine andere Möglichkeit, die Translation zu kontrollieren, finden wir in **RNA-Viren** (s. Rep. 2.**18**). Die RNA des Virus M 12 codiert im Wesentlichen für drei Proteine: Maturationsprotein (Reifungsprotein), Hüllprotein und *Replikase*. Die **Sekundärstruktur der RNA** ist so angelegt, dass eine Rückfaltung der RNA Wasserstoff-Brückenbindungen zwischen einem Stück des Maturations-Gens und dem Start-Codon des Hüllproteins erlaubt. Das heißt, hier findet sich eine RNA-Doppelstruktur. Durch diese Sekundärstruktur ist das Start-Codon für die Translation des Hüllproteins verschlossen. Sobald das dritte Protein, die *Replikase*, gemacht ist, wird der RNA-Strang repliziert. Im Verlauf der Replikation wird die RNA-Doppelstruktur geöffnet. Die notwendige Änderung der Sekundärstruktur beeinflusst die RNA-Faltung so, dass das Start-Codon des Hüllproteins freigelegt wird und nun zur Translation benutzt werden kann.

Wir lernen: Auch Sekundärstrukturen können regulatorisch wirken.

In diesem Zusammenhang sorgten in letzter Zeit die Entdeckung **regulatorischer RNAs** für Aufregung. Diese **Micro-RNAs (miRNA)** (es sind bereits 100 beim Menschen bekannt) lagern sich an die 3'-untranslatierte Region bestimmter Zielgene an und verhindern deren Translation z. B. während eines bestimmten Zeitraums während der Entwicklung. Später werden sie abgebaut und die Gene werden wieder freigegeben.

Eine ähnliche Funktion haben die **kurzen Interferenz RNAs** (**s**mall **i**nterference RNA, **siRNA**). Aus einer kleinen, doppelsträngigen RNA wird einer der Stränge in einen Multiprotein-Komplex eingebunden: **R**NA-**i**nduzierter **s**ilencing **C**omplex (RISC). Dieser bindet an eine RNA, die exakt komplementär zur Einzelstrang-RNA des Komplexes ist und baut diese ab. Es wird diskutiert, ob diese Mechanismen einen frühen zellulären Abwehrmechanismus gegen Viren und mobile Elemente wie die Transposons offenbaren!

Abb. 2.71 Eisen-vermittelte Regulation der Translation. Eisen ist in Form eines Eisen-Schwefel-Komplexes (4Fe-4S) Bestandteil der *Aconitase*, die im Citratcyclus Citrat in Isocitrat überführt. Bei Eisenmangel zerfällt der 4Fe-4S-Komplex. Dadurch wird das *Aconitase*-Protein zum IRE (iron response element)-bindenden Protein, das die Translation der Ferritin-mRNA hemmt (durch Bindung an die 5'-Region) und die des Transferrin-Rezeptors (TR) verstärkt (durch Stabilisierung der TR-mRNA, Bindung an die 3'-Region).

2.6.5 Auch während der Proteinreifung kann reguliert werden

Auch im Anschluss an die Translation können noch aktivitätsregulierende Mechanismen eingreifen. Während des gesamten Reifungsprozesses der Proteine kann die Aktivität eines Proteins reguliert werden. Manche Enzyme werden erst aktiv, nachdem ihre Vorstufen gespalten worden sind. Sehr wichtig sind solche Prozesse bei den Verdauungsenzymen, die, wie wir schon gesehen haben, als inaktive Vorstufen (Proenzyme) gebildet werden und erst durch Spaltung am Ort ihrer Wirkung ihre eigentliche Aktivität entfalten. Auch Veränderungen an den Proteinen selbst in Form von Methylierung oder Phosphorylierung kann die Aktivität eines Enzyms modifizieren. Ein wichtiges Regulationsmoment ist außerdem die Rückkopplungs-Inhibition (s. Rep. 2.18). Solche Vorgänge finden sich bei Syntheseketten. Hierbei entsteht über mehrere Zwischenstufen durch die Mitwirkung verschiedener Enzyme ein Endprodukt. Wird das Endprodukt in ausreichender Menge hergestellt, kann es selbst durch Hemmung eines der Enzyme der Synthesekette (meistens ist es das erste Enzym) die weitere Bereitstellung des Endproduktes inhibieren.

Die Reihe der Regulationsmechanismen ließe sich noch weiter fortsetzen. Hier sollten nur Prototypen für die einzelnen Möglichkeiten angeführt werden. Das Zusammenspiel der Regulationsmechanismen, wobei gröbere Regulationen neben feiner Regulationsmechanismen stehen, ermöglicht es den Organismen, sich an wechselnde Situationen der Umwelt anzupassen und in bestmöglicher Weise zu überleben.

Weiterführende Literatur

Alberts, B., D. Bray, J. Lewis, M. Raff, K. Roberts, J. D. Watson: Molecular Biology of the Cell. 3rd ed. Garland, New York 1994
Blackburn, G. M., M. J. Gait: Nucleic Acids in Chemistry and Biology, IRL Press, Oxford 1990
Buddecke, E.: Grundriss der Biochemie. 9. Aufl. De Gruyter, Berlin 1994
Darnell, J., H. Lodish, D. Baltimore: Molecular Cell Biology. 5th ed. Freemann, New York 1990
Frank, D. A., and M. E. Greenberg: Cell 79 5–8 (1994) CREB: A mediator of long-term memory from mollusks to mammals.
Friedberg, E. C., G. C. Walker, W. Siede: DNA repair and mutagenesis. American Society for Microbiology, Washington D.C., 1995
Hendrix, R. W., J. W. Roberts, F. W. Stahl, R. A. Weisberg: Lambda II. Cold Spring Habor Laboratory 1983
Knippers, R.: Molekulare Genetik. 8. Aufl. Thieme, Stuttgart 2001
Lewin, B.: Genes. 4th ed. Oxford University Press, Oxford 1990
Old, R. W., S. B. Primrose: Gentechnologie. Thieme, Stuttgart 1992
Lodish, H., Berk, A., Matsudaira, P., Kaiser, C. A., Krieger, M., Scott, M. P., Zipursky, S. L. Darnell, J. Molecular Cell Biology, 5th Edition, Freemann, New York, 2004
Pschyrembel, Klinisches Wörterbuch. 259. Auflage, Walter de Gruyter, Berlin 2001
de Robertis, E. D. P., E. M. F. de Robertis: Cell and Molecular Biology, 7th ed. Saunders, Philadelphia 1980
Scott, J.: A place in the world for RNA-editing. Cell 81 (1995) 833–836
Singer, M., P. Berg: Genes and Genomes. University Science Books 1991
Vos, J. M. H.: DNA Repair Mechanisms: Impact on Human Diseases and Cancer. Springer, Heidelberg 1995
Willems, P. J.: Nature Genetics 8 (1994) 213–215

3 Genetik

3.1 Weismann und Mendel sind die Begründer der Genetik

Genetik ist die Wissenschaft von der Vererbung, der Stabilität, aber auch der Variabilität der Erbfaktoren. Das Wissen um die Existenz biologischer Vererbung ist uralt. Sie manifestiert sich auffällig in der Ähnlichkeit zwischen Eltern und ihren Kindern. Tiere und Pflanzen haben stets artgleiche Nachkommen. **Aristoteles** (384 bis 322 v. Chr.) machte als Erster den Versuch, Sexualität als Voraussetzung und Grundlage für Vererbung zu erklären, und stellte die Theorie der **Pangenese** auf. In ihr postulierte er den Samen als Träger der Vererbung. Dieser Samen wird überall im Körper gebildet, um dann von Blutgefäßen in die Testes transportiert zu werden, d. h. jede Körperregion bildet ihren eigenen, für sie typischen Samen. Noch heute sind Ausdrücke wie „von gleichem Blut" oder „von königlichem Blut" Reminiszenen an diese irrige Vorstellung. Diese Theorie hielt sich bis in das 19. Jahrhundert. Selbst die Begründer der modernen Biologie, Baptist de Lamarck (1744–1829) und Charles Darwin (1809–1882), waren noch in diesem Glauben befangen.

Erst **August Weismann** (1834–1914) ging dagegen an. Er begründete die **Keimplasmatheorie.** In dieser Theorie wird klar unterschieden zwischen dem **Keimplasma,** aus dem sich die Geschlechtszellen entwickeln, und dem **Somatoplasma,** aus dem alle anderen Zellen hervorgehen. Das Keimplasma wird von Generation zu Generation weitergegeben. Das Somatoplasma leistet dabei nur Hilfestellung, ist aber nicht selbst die Quelle der Samenentwicklung. Als Beweis führte Weismann ein Aufsehen erregendes Experiment durch: Er schnitt Mäusen die Schwänze ab und verfolgte die Nachkommen dieser Mäuse über Generationen hinweg. Da alle Nachkommen wieder Schwänze entwickelten, schloss er daraus, dass der Samen für Schwanzbildung nicht im Schwanz selbst seinen Ursprung genommen haben konnte, sondern in jenem Keimplasma, das er postulierte. Dieses Keimplasma wurde durch die Schwanzamputation nicht in Mitleidenschaft gezogen.

Es galt, nähere Aufschlüsse über die Zusammensetzung und die Gesetzmäßigkeiten der Weitergabe des Keimplasmas zu erhalten. Schon der Botaniker **Koelreuter** hatte versucht, durch Kreuzung von verschiedenen Tabaksorten dem Geheimnis der Vererbung näher zu kommen. Er stellte Vergleiche zwischen den Nachkommen an, sah, dass er Mischungen bekommen hatte, und folgerte, dass Vater und Mutter zur Vererbung beitragen. Er kam aber zu keinem weiterführenden Resultat, da er nicht einzelne Merkmale, sondern Gesamtpflanzen analysierte. Den Durchbruch brachten Experimente von **Gregor Mendel** (1822–1884) (Abb. 3.1). Er experimentierte im damals österreichischen Brünn im Klostergarten mit Gartenerbsen. Dieses Untersuchungsobjekt gab ihm die Voraussetzung für Erfolg versprechende Untersuchungen:

Abb. 3.1 **Gregor Mendel** (1822–1884). (Zur Verfügung gestellt von: G. Czihak, Salzburg.)

– Die Gartenerbse ist ein schnell wachsender und beliebig zu vermehrender Organismus
– Sie prägt einfache und leicht zu verfolgende Merkmale aus (Farbe, Samenform, Stiellänge etc.)
– Durch die große Zahl ihrer Nachkommen war eine statistische Auswertung über das Auftreten bestimmter Merkmale möglich

- Die Durchführung von Rückkreuzungen eröffnete Mendel die Möglichkeit zu Kontrollexperimenten, mit denen er die Richtigkeit seiner Theorien überprüfte

1866 publizierte Mendel seine Ergebnisse in den Verhandlungen des Naturforschenden Vereins Brünn und fand kein Gehör! Erst 1900, nachdem die Vorgänge von Mitose und Meiose entdeckt waren, erinnerten unabhängig voneinander der Deutsche **Karl Correns,** der Holländer **Hugo de Vries** und der Österreicher **Hugo von Tschermak** an die Ergebnisse jenes Mönchs. 1902 entwickelten der Amerikaner **Walter S. Sutton** und der Deutsche **Theodor Boveri** die **Chromosomentheorie** der Vererbung, in der sie die Befunde Mendels mit den Gesetzmäßigkeiten der Chromosomenverteilung während Mitose und Meiose in Verbindung brachten. Die Gesetzmäßigkeiten der Vererbung seiner Zeit voraus erkannt zu haben, dokumentiert das Genie Mendels und rechtfertigt es, seine Experimente gedanklich nachzuvollziehen.

3.2 Experimente an Erbsen zeigten die Grundgesetze der Genetik auf

Die **Gartenerbse** besitzt im diploiden Satz 14 Chromosomen. Die reife Pflanze ist ein **Zwitter,** d. h. sie hat männliche (Staubblätter) und weibliche (Fruchtknoten) Geschlechtsorgane und ist damit zur Selbstbefruchtung in der Lage (Abb. 3.2). Um den Vererbungsmodus von Merkmalen verfolgen zu können, musste Mendel zunächst für

Abb. 3.**2 Entwicklungskreislauf einer Blütenpflanze.** Männliche und weibliche Geschlechtszellen werden in der Pflanze in getrennten Anlagen produziert: für das weibliche Geschlecht im Fruchtknoten, für das männliche in Staubblättern.
Entwicklung der Eizelle: In einem undifferenzierten Gewebe (Megasporangium) grenzt sich eine plasmareiche diploide Embryosack-Mutterzelle ab. Durch meiotische Teilung entstehen 4 haploide Zellen, von denen 3 degenerieren. Die vierte (Megaspore) wächst heran. Drei aufeinander folgende Endomitosen lassen einen achtkernigen Embryosack entstehen. Die Kerne ordnen sich in charakteristischer Weise an: An einem Pol liegt die eigentliche Eizelle, flankiert von 2 Synergiden, am gegenüberliegenden Pol 3 Zellen, die Antipoden. 2 Kerne (Polkerne) bleiben in der Mitte des Embryosackes liegen und fusionieren bei Befruchtung zum sekundären Embryosackkern.
Entwicklung der Spermazellen: In den Pollensäcken (Mikrosporangien) liegen die diploiden Pollen-Mutterzellen. Durch Meiose entstehen haploide Mikrosporen. Nach mitotischer Teilung während der Reifung des Pollenkerns entstehen vegetative und generative Zellen. Letztere bilden sich zu den eigentlichen Spermazellen aus.
Befruchtung: Nach Auftreffen des Pollens auf die Narbe des Fruchtknotens wächst der Pollenschlauch hin zum Embryosack. Eine Synergide wird aufgelöst, ebenso die vegetative Zelle des Pollenschlauches. Eine Spermazelle fusioniert mit der Eizelle zur diploiden Zygote, die andere fusioniert mit dem sekundären Embryosackkern zum triploiden Endospermkern. Das Endosperm dient als Nährgewebe für den aus der Zygote entstehenden Embryo.

3.2 Experimente an Erbsen zeigten die Grundgesetze der Genetik auf **135**

Abb. 3.3 **Kreuzungsexperimente von Mendel.** Reinerbige Elternrassen (P), die sich in nur einem Merkmal unterscheiden, werden gekreuzt. Die F_1-Generation ist uniform, sie prägt im Phänotyp das dominante Merkmal aus, ist im Genotyp heterozygot. Kreuzung von F_1-Nachkommen untereinander führt in der F_2-Generation zur Segregation (Aufspaltung) der Merkmale. Es resultieren reinerbige und heterozygote Nachkommen.

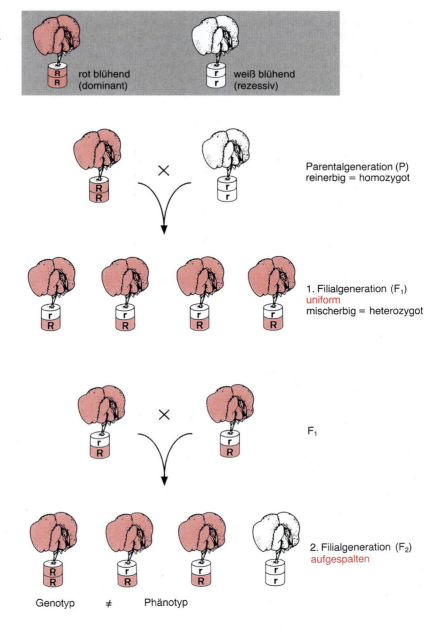

in einem bestimmten Merkmal **reinerbige Pflanzen** sorgen. Mehr als zwei Jahre hindurch kultivierte er deshalb Inzuchtpflanzen, indem er immer wieder diejenigen eliminierte, die das gewünschte Merkmal nicht eindeutig ausprägten. Auf diese Weise erhielt er verschiedene für ein Merkmal reinrassige Pflanzen, die er miteinander kreuzte **(Monohybride)**. Selbstbefruchtung machte er durch Entfernung entweder der Pollenschläuche oder der Fruchtknoten unmöglich. Die Nachkommen aus solchen Kreuzungen analysierte er im Hinblick auf die vorgegebenen Merkmale und wertete die Ergebnisse statistisch aus (Tab. 3.1). Es ergab sich folgende Gesetzmäßigkeit: Die erste Nachkommengeneration (F_1 = 1. Filialgeneration) war uniform **(Uniformitätsgesetz)**. Nur das Merkmal eines Elternteils (P = Parentalgeneration) war zur Ausprägung

gekommen. Mendel nannte das ausgeprägte Merkmal **dominant** und das unterdrückte Merkmal **rezessiv**. Dabei spielte es keine Rolle, ob die väterliche oder die mütterliche Pflanze das dominante Merkmal trug. Es wurde in jedem Fall ausgeprägt **(Reziprozität)** (Abb. 3.3).
Über das Schicksal des rezessiven Merkmals gaben Kreuzungen der F_1-Generation untereinander Aufschluss: 75% der Nachkommen (F_2-Generation) zeigten das dominante, 25% das rezessive Merkmal – Aufspaltung 3 : 1. Daraus ging eindeutig hervor: Das rezessive Merkmal war in der F_1-Generation in unausgeprägter Form konserviert worden, um in der F_2-Generation wieder herauszusegregieren **(Segregationsgesetz)** (Abb. 3.3). In Unkenntnis von Chromosomen und meiotischen Prozessen interpretierte Mendel seine Ergebnisse folgendermaßen:

3 Genetik

R

3.1 Mendel erkannte die Grundprinzipien der Genetik

- **Dominantes** bzw. **rezessives** Verhalten der Erbmerkmale
- Individuen können für ein Erbmerkmal reinerbig sein = **homozygot**
- Individuen können für ein Erbmerkmal mischerbig sein = **heterozygot**
- Erbfaktoren liegen in den Keimzellen einfach (haploid) vor (nicht doppelt, diploid, wie in Körperzellen)
- **Uniformität** der F_1-Generation
- **Segregation** der Erbmerkmale in der F_2-Generation
- Erbmerkmale können **unabhängig** voneinander vererbt werden
- Der **Phänotyp** eines Individuums entspricht nicht unbedingt seinem **Genotyp**

Tab. 3.1 **Zahlen aus Mendels Protokoll: Kreuzung von Erbsen, die sich jeweils in einem Merkmal unterscheiden.** Durchschnitt der F_2-Phänotypen dominant zu rezessiv $\triangleq$ 3:1

Merkmal	F_1 uniform	F_2 dominant	F_2 rezessiv	Verhältnis
Samen **rund** runzlig	rund	5474	1850	74,7%:25,3% 2,96:1
Samen **gelb** grün	gelb	6022	2001	75,1%:24,9% 3,01:1
Blüte **rot** weiß	rot	705	224	75,9%:24,1% 3,15:1
Schote **grün** gelb	grün	428	152	73,8%:26,2% 2,82:1
Stamm **hoch** kurz	hoch	787	277	74,0%:26,0% 2,84:1

* dominantes Allel fett gedruckt

- Faktoren werden von Vater und Mutter mittels Keimzellen an die Nachkommen vererbt
- Solche Faktoren können in alternativen Formen vorliegen (z. B. Normalform und Varianten)
- In den Nachkommen werden die Faktoren konserviert, aber nicht vermischt. Sie können in der nächsten Generation (F_2) wieder segregieren
- Das Heraussegregieren eines „überdeckten" Merkmals in der F_2-Generation deutet auf paarweises Vorliegen der Erbfaktoren hin. Die uniforme F_1-Generation muss die Faktoren sowohl für das dominante als auch für das rezessive Merkmal enthalten

- Liegen die Faktoren im einzelnen Individuum paarweise vor, so muss gefordert werden, dass sie in den Keimzellen einfach enthalten sind. Entsteht ein Individuum aus zwei Keimzellen mit für ein gegebenes Merkmal gleichen Keimfaktoren, so ist es reinerbig oder **homozygot** für diese Anlage. Bildet es sich aus Keimzellen mit zwei verschiedenen Erbfaktoren, ist es mischerbig oder **heterozygot**
- Das äußere Erscheinungsbild **(Phänotyp)** eines Individuums offenbart nicht unbedingt alle seine Erbanlagen **(Genotyp)**. Dominante Faktoren können rezessive überdecken (Rep. 3.1)

3.3 Homozygotie und Heterozygotie für ein dominantes Merkmal werden im Testkreuz erkannt

Um zu testen, ob ein Individuum für ein seinen Phänotyp prägendes, dominantes Merkmal genotypisch homozygot oder heterozygot ist, entwickelte Mendel das **Testkreuz.** In ihm wird das fragliche Individuum mit einem Angehörigen der Elternrasse gekreuzt, die das rezessive Allel homozygot trägt (Rückkreuzung) (Abb. 3.**4**). Da sich rezessive Allele im Phänotyp der Nachkommen nicht ausprägen, offenbaren diese mit ihrem Phänotyp direkt den gesuchten Genotyp. Handelte es sich bei dem fraglichen Individuum um einen homozygoten Träger des dominanten

Allels, so werden die F_1-Nachkommen der Testkreuzung uniform das dominante Merkmal exprimieren. Trug es jedoch das dominante Allel nur heterozygot, dann werden 50% der Nachkommen das dominante und 50% das rezessive Allel (Verhältnis 1:1) ausprägen. Durch derartige Rückkreuzungen stellte sich heraus, dass unter den 75% dominanten Merkmalsträgern der F_2-Generation nur 25% homozygot, 50% jedoch heterozygot waren. Die Genotypen der F_2-Generation spalten demnach im Verhältnis 1:2:1 auf.

Abb. 3.4 Mendels Testkreuz: ein Weg zur Ermittlung des Genotyps. Phänotypisch gleiche Individuen können durch Rückkreuzung mit dem für das rezessive Merkmal reinerbigen Elternteil auf ihren Genotyp hin analysiert werden.

3.4 Erbmerkmale werden unabhängig voneinander vererbt

Was geschieht, wenn die Kreuzungspartner sich in mehr als einem Merkmal unterscheiden **(Dihybride, Mehrfaktorkreuzung)** (Abb. 3.5)? Auch in diesem Fall gilt für die F_1-Generation das Uniformitätsgesetz mit Ausprägung der dominanten Allele im Phänotyp. Bei der Bildung der Gameten trennen sich die Anlagen voneinander und werden in der F_2-Generation neu kombiniert **(Unabhängigkeitsregel)**. Dabei gilt für jede einzelne Anlage das Segregationsgesetz. Bei Dominanz eines Merkmals spaltet die F_2-Generation 3 : 1 auf, es resultieren zwei verschiedene Phänotypen. Für zwei Merkmale (Dihybrid) gilt dann: $(3:1) \cdot (3:1) = 9:3:3:1$, d. h. vier verschiedene Phänotypen sind zu erwarten etc. Für die Anzahl der Genotypen gilt entsprechend: $(1:2:1) \cdot (1:2:1) = 1:2:1:2:4:2:1:2:1$, d. h. neun verschiedene Genotypen sind möglich. Diese Unabhängigkeitsregel gilt allerdings nicht uneingeschränkt. Sie gilt nicht für Merkmale, die an ein gemeinsames Chromosom gebunden vererbt werden (S. 141). Das Wissen um das Vorhandensein von Chromosomen und die Aufklärung mitotischer und meiotischer Prozesse öffnet die Augen für die bedeutsamen Ergebnisse Mendels.

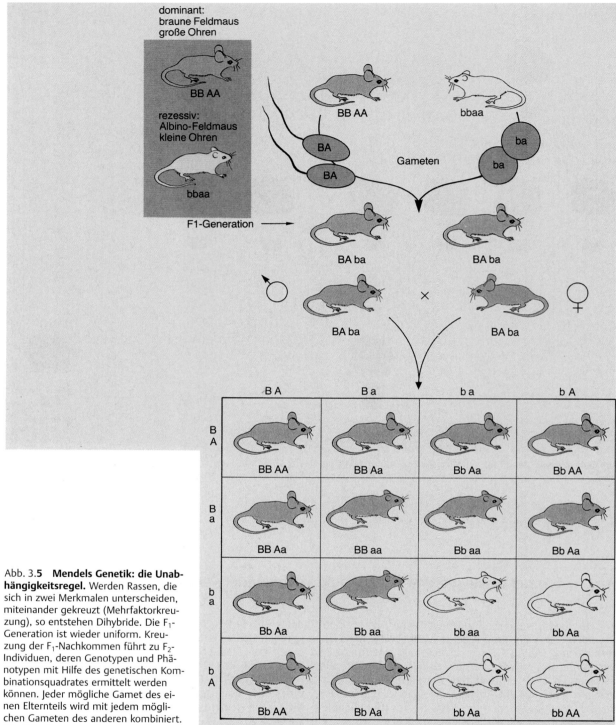

Abb. 3.**5 Mendels Genetik: die Unabhängigkeitsregel.** Werden Rassen, die sich in zwei Merkmalen unterscheiden, miteinander gekreuzt (Mehrfaktorkreuzung), so entstehen Dihybride. Die F_1-Generation ist wieder uniform. Kreuzung der F_1-Nachkommen führt zu F_2-Individuen, deren Genotypen und Phänotypen mit Hilfe des genetischen Kombinationsquadrates ermittelt werden können. Jeder mögliche Gamet des einen Elternteils wird mit jedem möglichen Gameten des anderen kombiniert. Die Phänotypen werden durch die dominanten Allele geprägt.

3.5 Allele sind die Zustandsformen eines Gens

Die **Erbfaktoren, Gene,** sind jene Abschnitte auf der chromosomalen DNA, deren Nucleotidsequenzen die Information zur Ausprägung bestimmter Merkmale tragen (Rep. 3.**2**). Jedes Gen liegt bei einem diploiden (doppelten) Chromosomensatz paarweise in sog. **Allelen** (Allel = das Andere, die alternative Möglichkeit) vor. Ein Allel ist die Zustandsform eines Gens, gegeben durch seine Nucleotidsequenz. Das Allel eines Gens, dessen Sequenz für das als „normal" klassifizierte Merkmal codiert, ist das **Wildtyp-Allel.** Basenveränderungen innerhalb einer solchen Sequenz führen zu **varianten Allelen,** von denen es theoretisch sehr viele geben kann. Solche Allele müssen keinen Krankheitswert haben, sie führen vielmehr zu Normvarianten **(multiple Allelie)** in einer Population. Trotz der Vielfalt der möglichen Allele eines Gens kann ein diploider Organismus maximal zwei Allele eines Gens enthalten: eines auf dem väterlichen **(paternalen),** eines auf dem mütterlichen **(maternalen)** Chromosom. Gleiche Gene liegen in allen Individuen einer Spezies auf **homologen** (gleichen) **Chromosomen** am gleichen Ort **(Genlocus).**

Besitzt ein Individuum für ein Gen zwei identische Allele, dann spricht man von Reinerbigkeit oder **Homozygotie.** Liegen zwei verschiedene Allele am homologen Genlocus, spricht man von Mischerbigkeit oder **Heterozygotie.** Die phänotypische Ausprägung zweier verschiedener Allele eines Gens kann auf verschiedene Weise erfolgen (Rep. 3.**3**):

- Das Genprodukt des einen Allels unterdrückt das des anderen **(Dominanz – Rezessivität).** Dominante Merkmale* werden mit großen, rezessive mit kleinen Buchstaben bezeichnet. Die dominante Form gilt häufig auch als Wildtyp und wird mit einem „+" versehen, gegenüber der rezessiven „–" Variante. Als Beispiel sollen die Blutgruppen 0 und A bzw. B dienen. A und B sind dominant über 0, d. h. ein Individuum hat nur dann die Blutgruppe 0, wenn das Blutgruppen-Gen J homozygot (J^0 in beiden Allelen) vorliegt. Liegt eines der Gene als J^A- oder J^B-Allel vor, dann prägen diese sich dominant über J^0 als Blutgruppe A bzw. als Blutgruppe B aus.
- Genprodukte beider Allele werden gleichberechtigt ausgeprägt **(Codominanz).** Auch hierzu bietet die Blutgruppenvererbung ein Beispiel. Kombinieren sich in einem Individuum die Allele J^A und J^B des Blutgruppen-Gens J, dann resultiert die Blutgruppe AB. Beide Eigenschaften werden ausgeprägt und führen zu einem neuen Phänotyp.
- Die Genprodukte beider Allele eines Gens werden gleichzeitig ausgeprägt und vereinigen sich zu einem Zwischenprodukt **(intermediär, semidominant** bzw.

---
* Obwohl der Ausdruck „dominantes bzw. rezessives Merkmal" nicht ganz korrekt ist – es handelt sich um Allele für dominant bzw. rezessiv ausgeprägte Merkmale –, wird dieser in der Genetik beibehalten.

R 3.2 Einige Grundbegriffe der Genetik

Gen	Für ein Protein (bzw. eine spezifische RNA wie rRNA oder tRNA) codierende DNA-Sequenz mit den dazu gehörigen Signalen: Start für Transkription (Promotor) und Translation, Ribosomenbindung der mRNA, Termination der Transkription und Translation, gegebenenfalls Regulationssequenzen und Introns. Bei Prokaryonten sind Gene häufig Teil einer Transkriptionseinheit (Operon). Dann gehören die Transkriptionssignale nicht direkt zum Gen
Allel	„Das Andere"; Zustandsform eines Gens, die durch eine bestimmte Nucleotidsequenz gegeben ist. Durch Mutation eines oder mehrerer Nucleotide geht ein Allel in ein anderes über
Multiple Allelie	Ein Gen kann in sehr vielen allelen Formen vorkommen. Im diploiden Organismus kann ein Gen in zwei Allelen vorliegen (heterozygot)
Homozygot	Ein Gen liegt in zwei identischen Allelen im diploiden Organismus vor
Heterozygot	Ein Gen liegt in zwei verschiedenen Allelen im diploiden Organismus vor

R 3.3 Phänotypische Ausprägungsmöglichkeiten von Merkmalen in Heterozygoten

AA × BB → AB

1. Ausprägung der Eigenschaften von A **oder** B
 → **Dominanz**

 Beispiel:
 Blutgruppen $J^0J^0 \times J^AJ^A \to J^0J^A$ Blutgruppe A
 „A" Dominant über „0"

2. Ausprägung der Eigenschaften A **und** B
 → **Codominanz**

 Beispiel:
 Blutgruppen $J^AJ^A \times J^BJ^B \to J^AJ^B$ Blutgruppe AB
 „A" und „B" codominant

3. Ausprägung der Eigenschaften intermediär **zwischen** A und B
 → intermediär, **Semidominanz**

 Beispiel:
 Katalaseaktivität   A = keine Aktivität
       B = 100% Aktivität
       AB = 50% Aktivität
 „A" und „B" semidominant

unvollständig dominant). Den Prototyp intermediärer Vererbung hat schon Mendel erkannt und beschrieben (Abb. 3.**6**). Kreuzte er weiße und rot blühende Wunderblumen miteinander, dann erhielt er in der F_1-Generation uniform rosa blühende Blüten. Diese waren heterozygot für das Farben-Gen, das bei fehlender Do-

3 Genetik

Abb. 3.7 **Dominante, rezessive, codominante und intermediäre (semidominante) Ausprägung der Allele eines Gens.** Symbolische Darstellung eines Gens im diploiden Zustand, dessen Genprodukt (Enzym) entsprechend den jeweiligen Zustandsformen des Gens (Allels) gebildet wird. Das vorliegende Enzym führt seinerseits zur Ausbildung eines Merkmals, das den Phänotyp prägt.

◁ Abb. 3.6 **Intermediärer Erbgang bei der Wunderblume (*Mirabilis jalapas*).** Kreuzung rot und weiß blühender Pflanzen führt zu einer intermediären Farbe (rosa) in der F_1-Generation. In der F_2-Generation entspricht in diesem Falle die Zahl der Phänotypen der der Genotypen, da keines der Farballele dominant ist und somit sich die Heterozygoten von den Homozygoten phänotypisch unterscheiden. Beide Farballele tragen zum Phänotyp bei, es herrscht Semidominanz.

minanz eines seiner Allele zu einer **Mischung** beider Genprodukte führte. Auch die F_2-Generation spaltete nicht wie erwartet in zwei, sondern in drei Phänotypen auf: weiße, rote und rosa blühende Formen. Diese Form der intermediären Vererbung kann in den meisten Fällen nur an Enzymaktivitäten nachgewiesen werden. Der Enzymspiegel zeigt dabei eine Zwischenstellung zwischen beiden reinerbigen Ausgangsformen (Abb. 3.7).

3.6 Das genetische Kombinationsquadrat zeigt die Genotypen und Phänotypen der nächsten Generation

Das Vorliegen eines Gens in allelen Formen auf homologen Chromosomen eines diploiden Individuums und das Wissen um die Vorgänge während der Reifung der Keimzellen (Meiose) erhellen die Vererbungsgesetze Mendels: Im Verlauf der Keimzellentwicklung werden die homologen Chromosomen und damit die Allele eines Gens getrennt. Jede **haploide Keimzelle** (einfacher Chromosomensatz) enthält nunmehr je eines der Allele eines Gens (Segregation der Erbfaktoren). Es ist dem Zufall überlassen, welche der Keimzellen (mit welcher genetischen Ausstattung) sich mit welcher Keimzelle eines zweiten Individuums zur **diploiden Zygote** vereinigt. Welche Genotypen in der nächsten Generation erwartet werden können (und bei bekanntem Ausprägungsmodus der Allele welche Phänotypen), lässt sich am leichtesten aus dem genetischen

Kombinationsquadrat (s. Abb. 3.**5**) ableiten. In diesem Quadrat werden senkrecht alle möglichen Allele der Keimzellen des einen Elternteils, waagerecht alle die des anderen aufgetragen. Nun wird jede Keimzelle mit jeder anderen kombiniert: Es ergeben sich alle denkbaren Genotypen der nächsten Generation. Dekliniert man im genetischen Quadrat die Möglichkeiten der F_1-Generation für reinerbige Eltern durch, dann ergibt sich eine uniforme Nachkommenschaft. Werden F_1-Nachkommen untereinander gekreuzt, so zeigt das Quadrat die erwartete Segregation im Verhältnis $1:2:1$ bei Monohybriden etc. Auch die Analyse zur Klärung der Frage nach Reinerbigkeit bzw. Mischerbigkeit eines Individuums wird durch das Testkreuz ermöglicht.

3.7 Gene des gleichen Chromosoms werden gekoppelt vererbt

Genetische Merkmale segregieren nur dann unabhängig voneinander (Unabhängigkeitsregel), wenn sie auf verschiedenen Chromosomen lokalisiert sind. Oder umgekehrt ausgedrückt: Gene, die auf einem Chromosom liegen, können gemeinsam vererbt werden (**Kopplungsgruppen**) (Abb. 3.**8**).
Diese Kopplung hat ihre Einschränkung. Das zeigt sich, wenn z. B. Erbsen gekreuzt werden, die sich in zwei Merkmalen unterscheiden (dihybrid). Sind diese Merkmale ge-

koppelt, vererben sie sich gemeinsam und spalten in der F_2-Generation bei vorliegender Dominanz im Phänotyp $3:1$ auf. Sind die Merkmale ungekoppelt, segregieren sie unabhängig und ergeben F_2-Nachkommen von $(3:1) \cdot (3:1) = 9:3:3:1$. Tatsächlich sind die meisten Merkmalspaare dem ersten oder zweiten Erbgang zuzuordnen. Einige Fälle gekoppelter Merkmale verhalten sich allerdings nicht eindeutig. Hier scheint die Kopplung eingeschränkt zu sein.

3.8 Rekombination schränkt die Kopplung ein

Eingeschränkte Kopplung gibt es nicht nur bei Erbsen und bei *Drosophila melanogaster* (Taufliege), den Organismen, bei denen dieses Phänomen zuerst beobachtet wurde, sondern generell bei allen Lebewesen. Die Erklärung für die „teilweise Kopplung" lieferte die mikroskopische Beobachtung der Ausbildung von **Chiasmata,** dem morphologischen Substrat des **Crossing-over.** Die Ausbildung der Chiasmata findet durch Überkreuzungen von **Nicht-Schwesterchromatiden** statt. An den Stellen des Crossing-over findet durch Bruch und Wiedervereinigung ein Austausch homologer Chromosomenabschnitte zwischen Chromosomen statt. **Dabei werden ursprünglich gekoppelte Gene getrennt.** Dieser Vorgang, der **Rekombination** genannt wird, findet zwischen zwei Genen mit umso größerer Wahrscheinlichkeit statt, je weiter diese auf dem Chromosom voneinander entfernt sind.
Die durch Rekombination getrennten Gene werden dann bei der Keimzellbildung im Zuge der Trennung homologer

Chromosomen unabhängig voneinander in verschiedene Keimzellen (Gameten) befördert. Dadurch segregieren diese Gene, obwohl sie ursprünglich gekoppelt auf einem Chromosom lagen. Da nur ein kleiner Teil der gekoppelten Gene durch Rekombination unabhängig gemacht wird, wird ein gewisser Prozentsatz Gameten die Gene nach wie vor gekoppelt auf einem Chromosom und nur ein geringerer Prozentsatz sie entkoppelt als Rekombinationsprodukte enthalten. Der **Verdacht auf Rekombination** zwischen relativ eng gekoppelten Genen ergibt sich bei der Analyse und statistischen Auszählung der Nachkommen zweier Eltern, die sich in zwei nicht-allelen Genen unterscheiden, immer dann, wenn

- die Zahl der Phänotypen für eine nicht gänzlich unabhängige Verteilung $(3:1)^2$ spricht (Abb. 3.**8a**)
- auch keine absolute Kopplung vorliegt mit Phänotypen im Verhältnis $3:1$ (Abb. 3.**8b**)
- vielmehr neben den zahlreichen Nicht-Rekombinanten einige Rekombinanten auftreten (Abb. 3.**8c**)

Abb. 3.8 Die Vererbung zweier unterschiedlicher Gene entsprechend ihrer Lage auf den Chromosomen
a Liegen nicht-allele Gene auf verschiedenen Chromosomen, dann werden sie mit diesen unabhängig voneinander auf die Gameten verteilt. Vier verschieden ausgestattete Gameten sind möglich, deren Verhältnis zueinander gleich ist.
b 100%ige Kopplung: Die Gene werden gekoppelt vererbt; zwei Gametenarten sind möglich.
c Eigenschränkte Kopplung: Durch selten eintretende Rekombinationsereignisse (Häufigkeit entspricht der Entfernung der Gene voneinander) werden die Gene voneinander getrennt. Es gibt vier verschiedene Gameten, wobei zwei häufig sind und die Gene gekoppelt enthalten. Zwei weitere sind selten und enthalten die Gene durch Rekombination ausgetauscht.

a) auf verschiedenen Chromosomen

b) und c) auf einem Chromosom

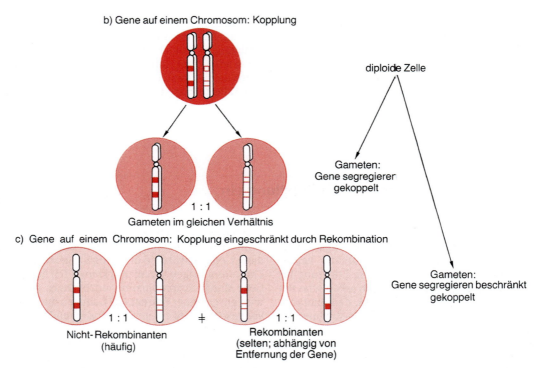

Experimentell kann die Frage, ob Rekombination erfolgt ist oder nicht, in diploiden Organismen mit Hilfe des Testkreuzes abgeklärt werden:
Im Testkreuz (S. 136) wird die F_1-Generation mit einem für jedes der zu betrachtenden Gene rezessiven Partner gekreuzt. Es offenbaren sich im Phänotyp der Nachkommen alle Allelkombinationen so, wie sie in den Gameten des F_1-Individuums verteilt vorlagen. Die Analyse der in den Testkreuz-Nachkommen ausgeprägten Gene gibt das Verhältnis Rekombination zu Nicht-Rekombination an (Abb. 3.9).

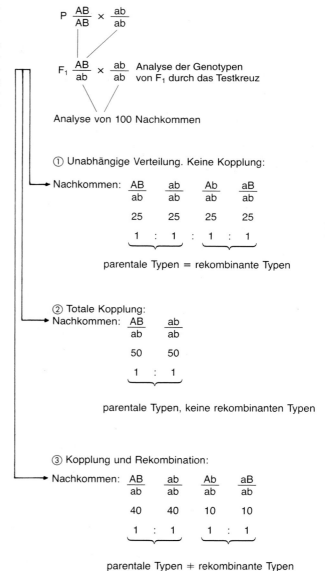

Abb. 3.9 **Analyse, ob Allele gekoppelt oder ungekoppelt vererbt wurden.** Für die Merkmale A/a und B/b heterozygote F_1-Nachkommen werden mit einem Individuum der Parentalgeneration rückgekreuzt, das die rezessiven Gene a/b trägt. Die zahlenmäßige Verteilung der Merkmalsträger gibt an, ob die Gene 1. unabhängig verteilt, 2. streng gekoppelt oder 3. durch Rekombination eingeschränkt gekoppelt vererbt wurden.

3.9 Tetradenanalyse bei *Neurospora* beweist: Rekombination durch Chromatidenüberkreuzung (Crossing-over)

Der Vorgang der Chromosomenüberkreuzung, der während des Pachytäns der Prophase in der Meiose zwischen Chromatiden der gepaarten homologen Chromosomen stattfindet (s. Kap. 1), ist sichtbarer Ausdruck der Rekombination. In diesem **Tetradenstadium** kommt es zu Überlagerungen der Chromatiden, wobei prinzipiell jede Nicht-Schwesterchromatide mit jeder anderen homologen durch Chromosomenüberkreuzung zur Entkopplung von Genen führen kann (Abb. 3.10). Dieser Austausch ist ein wichtiger Mechanismus zur **Durchmischung** des genetischen Materials. Er trägt neben der zufälligen Zuordnung mütterlicher und väterlicher Chromosomen zu den Tochterzellen wesentlich zur **Varianz** der Nachkommen bei. Ist $n = 23$ die Zahl der Chromosomen in jeder elterlichen Gamete, ergeben sich durch zufällige Zuordnung für die diploiden Nachkommen theoretisch $2^{23} \cdot 2^{23}$ Kombinationsmöglichkeiten (Abb. 3.11). Diese Zahl der Möglichkeiten wird noch wesentlich durch Rekombination erhöht.

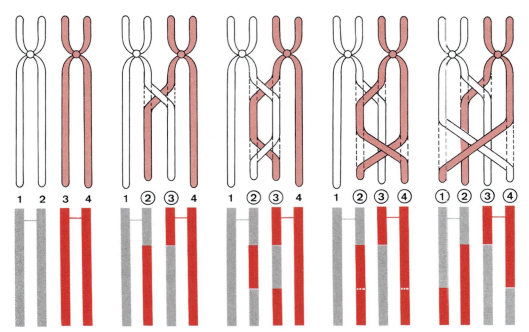

Abb. 3.10 **Beitrag zur genetischen Varianz: Crossing-over (Überkreuzung) zwischen Chromatiden homologer Chromosomen.** Crossing-over findet im Tetradenstadium statt und führt, erfolgt es zwischen beliebigen Nicht-Schwesterchromatiden, zur Rekombination genetischen Materials.

Abb. 3.11 **Beitrag zur genetischen Varianz: Zufallsverteilung.** Stellvertretend für einen diploiden Chromosomensatz sind 2 Paar homologe Chromosomen aufgezeichnet, deren Herkunft mit m = maternal und p = paternal gekennzeichnet ist. Dem Zufall folgend, kann bei der Teilung jedes maternale Chromosom mit jedem beliebigen paternalen in eine Tochterzelle (A oder B) geraten. Es gibt bei $2n = 46$ insgesamt 2^{46} Möglichkeiten.

Normalerweise hat man keine Möglichkeit, die Tetraden direkt zu analysieren, da man keinen Einblick in die Gameten erhält. Einzig und allein Rückschlüsse, gezogen aus der Analyse der rekombinanten Nachkommen, geben Auskunft über das chromosomale Muster der Gameten.

Anders ist es bei *Neurospora crassa,* einem Schimmelpilz. Dieser Pilz kann sich sowohl ungeschlechtlich als auch geschlechtlich vermehren (Abb. 3.12). Bei der geschlechtlichen Vermehrung kommt es zur Fusion zweier Zellen, zur Bildung einer diploiden Zygote, in der zur Ausbildung haploider Keimzellen (Sporen) eine Meiose induziert wird. Im Verlauf der Meiose wird das Tetradenstadium durchlaufen, es kommt durch Trennung homologer Chromosomen zur Entwicklung haploider Kerne, die sich durch Trennung der Schwesterchromatiden in der Meiose II nochmals teilen. Die haploiden Kerne durchlaufen anschließend noch eine Mitose. Um jeden Kern herum bildet sich eine Spore, die in ihrem Aussehen (z. B. Pigmentierung) die in ihr ruhende genetische Information widerspiegelt. Die Sporen bleiben, von einer gemeinsamen Hülle (Ascosporus) umgeben, in strenger Reihenfolge liegen. Hatte man zwei Pilze, die sich in einem Merkmal unterscheiden (z. B. pigmentierte und unpigmentierte Sporen), zur Zygotenbildung veranlasst, so erhält man bei Analyse der Sporenanordnung im Ascosporus direkten Einblick in die Rekombinationsvorgänge während des Tetradenstadiums **(Tetradenanalyse)** (Abb. 3.13). Derartige Experimente haben bewiesen: Die Rekombination kommt durch Chromosomenüberkreuzung der Nicht-Schwesterchromatiden homologer Chromosomen zustande. Molekularbiologisch gesehen liegen der Rekombination Bruchbildung im DNA-Strang und Wiedervereinigung (s. Kap. 2) zugrunde.

3.9 Tetradenanalyse bei *Neurospora* beweist: Rekombination durch Chromatidenüberkreuzung (Crossing-over)

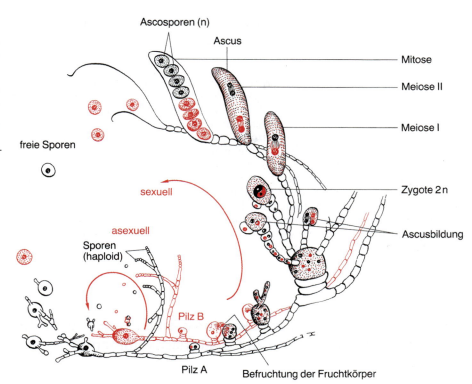

Abb. 3.12 Entwicklung des Schimmelpilzes *Neurospora crassa*. Asexuell aus Sporen entstandene Mycelien bilden einerseits haploide Sporen, andererseits Fruchtkörper aus. Sporen eines Mycels können auf Fruchtkörper eines anderen auftreffen. Es kommt zur Befruchtung und Verschmelzung der Kerne in der diploiden Zygote.
1. und 2. meiotische Teilung führen zu haploiden Kernen, die nach einer Mitose als Ascosporen im Ascus liegen bleiben, bis dieser platzt und haploide Sporen entlässt.

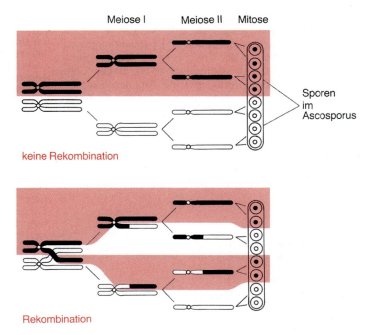

Abb. 3.13 Tetradenanalyse bei *Neurospora crassa*. Schematische Darstellung der Trennung homologer Chromosomen in der Meiose bzw. Chromatiden in der Mitose. Aus der Anordnung der Sporen im Ascosporus wird deutlich, dass keine Rekombination (oberes Bild) bzw. eine Rekombination (unteres Bild) stattgefunden hat.

3.10 Die Häufigkeit der Rekombination zwischen zwei Genen gibt ihre Entfernung an

Rekombination zwischen zwei Genen tritt umso häufiger auf, je weiter die Gene auf dem Chromosom auseinander liegen. Sind zwei Gene weit voneinander entfernt, kann es auch zu mehrfachen Chromosomenüberkreuzungen kommen. Liegen zwei Gene an sehr entfernten Stellen des Chromosoms, so werden sie regelmäßig durch Rekombination getrennt und erscheinen in ihrem Vererbungsmodus wie ungekoppelt. Als Faustregel kann gelten, dass Gene, deren Entfernung mehr als ein Drittel des Chromosoms beträgt, nicht mehr als gekoppelt erkannt werden können. Somit kann das Auftreten von Rekombinanten die Kopplung von Genen beweisen, ihr Fehlen spricht aber nicht unbedingt dagegen. Da die Häufigkeit der Rekombinationen zwischen zwei Genen unter gleichen Bedingungen immer gleich ist, ist sie als **Maß für die Entfernung** zweier gekoppelter Gene auf einem Chromosom zu benutzen. Bei dicht benachbarten Genen wird die Rekombinationshäufigkeit klein, bei weit entfernten entsprechend groß sein. Damit ist die Häufigkeit von Rekombinanten ein Maß für die Entfernung zweier Gene. Da bei nicht reinerbigen Eltern die in den Gameten stattgefundenen Rekombinationsvorgänge in den Phänotypen der Nachkommen häufig durch Überdeckung der rezessiven durch dominante Allele nicht in Erscheinung treten, wird die Rekombination zwischen Genen experimentell durch Rückkreuzungsanalysen belegt (S. 136).

3.11 Der Prozentsatz der Rekombination entspricht dem Verhältnis von Rekombinanten zu Gesamtnachkommen

Der Prozentsatz der Rekombination zweier Gene ergibt sich aus dem Verhältnis der Summe der rekombinanten Nachkommen zur Summe aller Nachkommen, multipliziert mit 100.
Die **Maßeinheit** für die genetische Entfernung ist das **Morgan** (Rep. 3.4) (Morgan hatte diese Zusammenhänge erstmals mathematisch festgelegt; 0,01 Morgan = 1 Centimorgan = 1 Kartierungseinheit = 1% Rekombination). 50% Rekombination ist der Grenzwert, an dem Rekombination als solche noch wahrnehmbar ist. Liegen Gene weiter voneinander entfernt, so ist die Zahl der Rekombinanten gleich der der Nicht-Rekombinanten. Es liegen scheinbar ungekoppelte Gene vor (Abb. 3.**14**). Ist es nun unmöglich, Gene, die weiter als 50 Centimorgan voneinander entfernt sind, als gekoppelt zu erkennen? Keineswegs – es bedarf dazu eines Gens, das zwischen den beiden fraglichen Genen liegt und das die Durchführung einer **Dreifaktorkreuzung** ermöglicht. Denn: Ist A gekoppelt mit B und B gekoppelt mit C, dann muss auch A mit C gekoppelt sein! Die Entfernungsmessungen zwischen konsekutiven Genen haben ergeben, dass die Gene linear angeordnet sind und dass sich, einige durch Interferenzen bedingte Abweichungen unberücksichtigt, die Entfernungen addieren.

Die durch Rekombinationshäufigkeiten gegebenen Kopplungsinformationen werden mit statistischen Methoden ausgewertet und als **Lod-Werte** (logarithm of the odds; odds = Ungleichheit) angegeben. Die Lod-Werte geben den Logarithmus des Quotienten aus der Wahrscheinlichkeit der Kopplung der betrachteten Genloci und der Wahrscheinlichkeit ihrer Zufallsverteilung an. Wenn z. B. aus den erhobenen Daten hervorgeht, dass die Wahrscheinlichkeit der Kopplung zweier Genloci 1000-fach höher ist als die Wahrscheinlichkeit, dass sie nicht gekoppelt sind, ist der Lod-Wert 3 (lg 1000). Bei Lod-Werten von 3 und größer geht man von einer Kopplung aus. Je größer der Lod-Wert, desto näher liegen die Gene auf einem Chromosom beieinander.
Unter **Interferenz** versteht man die Tatsache, dass die Häufigkeit, mit der zwischen zwei entfernten Gen-Arten DoppelÜberkreuzungsereignisse auftreten, nicht der zu erwartenden entspricht. Diese würde sich aus dem Produkt der Einzel-Überkreuzungsereignisse ergeben. In der Tat werden nur ca. zwei Drittel der errechneten Doppel-Crossing-over beobachtet. Je näher zwei Gen-Orte benachbart sind, umso größer ist die Interferenz.
Die Kartierung von Genen mit Hilfe genetischer Rekombination zeigt, dass Gene linear angeordnet sind. Entfernungsmessungen auf der genetischen und der tatsächlichen (physikalischen) Genkarte stimmen jedoch nicht völlig überein.
Nicht nur die Entfernungen von Genen können durch Rekombinationsanalyse bestimmt werden, auch die **Lage von Genen zueinander** ergibt sich aus derartigen Kreuzungsversuchen. Allerdings bedarf es dazu **Dreifaktorkreuzungen.** Dabei gibt sich das in der Mitte gelegene Gen dadurch zu erkennen, dass zu einer Entkopplung zweifache Chromosomenüberkreuzung notwen-

R. 3.4 Rekombinationshäufigkeiten als Maß für die Entfernung zweier Gen-Orte

% Rekombination =

$$\frac{\text{Zahl der rekombinanten Nachkommen}}{\text{Gesamtnachkommen}} \cdot 100$$

Einheit der genetischen Rekombination:
1% Rekombination = 1 **Kartierungseinheit** = 1 Centimorgan
(0,01 Morgan)
≙ 10^6 Basenpaare (Mensch)

Interferenz: Beeinflussung eines Kreuzungsereignisses durch ein anderes dig ist. Da sich ein derartiger Rekombinationsprozess seltener als ein einfacher ereignet, können aus der Zahl der Rekombinanten Rückschlüsse auf die Reihenfolge der Gene gezogen werden. Die **Maispflanze** ($n = 10$) eignet sich ganz besonders zur Durchführung derartiger Analysen. Jedes Maiskorn (und deren gibt es Hunderte an einem Kolben) ist das Produkt der Vereinigung einer weiblichen mit einer männlichen Keimzelle. Man wählt durch Züchtung eine Maispflanze, die für die Merkmalsausprägung dreier dominanter Allele reinerbig ist, und kreuzt sie mit einer solchen, die reinerbig die entsprechenden drei rezessiven Allele trägt. Die resultierende F_1-Maispflanze ist uniform heterozygot. Kreuzt man diese wieder mit einer Pflanze, die reinerbig für die rezessiven Allele ist (Testkreuzung), dann geben die Maiskörper der Tochtergeneration in ihrer phänotypischen Ausprägung direkt Auskunft über die Rekombinationsprozesse, die zwischen den Genen der F_1-Gameten stattgefunden haben. Aussagen darüber, welche Merkmale mit welchen gemeinsam auftreten, die Zahl der Nicht-Rekombinanten zu der der Rekombinanten, lassen sowohl Entfernung als auch Reihenfolge der Gene auf dem Chromosom feststellen. Auf solche Weise können ganze Genkarten aufgestellt werden.

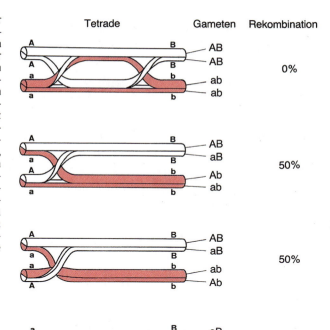

Abb. 3.14 Grenze der Nachweismöglichkeit von Rekombinationen zwischen entfernt liegenden Genen eines Chromosoms. Die Allele A/a und B/b liegen auf homologen Chromosomen. Die Tatsache von Rekombinationsvorgängen könnte eine Kopplung beweisen (s. Abb. 3.9). Das Verhältnis der Gameten müsste in diesem Falle ungleich sein. Die Darstellung der Crossing-over-Ereignisse in der Tetrade und die resultierenden Gameten zeigen, dass bei weit entfernten Genen eine Kopplung durch das Auftreten von Rekombination nicht mehr nachgewiesen werden kann.
- Tetrade 1: Doppel-Crossing-over führen zu keiner Neukombination der Marker. 0% Rekombination; Gametenverhältnis 1:1
- Tetrade 2–5: 50% Rekombination und 50% Nicht-Rekombination spiegeln eine Segregation ohne Rekombination vor; Gametenverhältnis 1:1
- Tetrade 6: 100% Rekombinanten, da alle Chromatiden an Crossing-over-Ereignissen beteiligt sind; Gametenverhältnis wieder 1:1

3.12 Die physikalische Chromosomenkarte korreliert gut mit der genetischen

Die Übereinstimmung zwischen physikalischer und genetischer Chromosomenkarte zeigt sich klar an den Riesenchromosomen der Speicheldrüsen der Taufliege *Drosophila melanogaster*. Gene **polytäner Chromosomen** werden durch den Wechsel heterochromatischer **(Chromomere)** und euchromatischer Anteile als Banden sichtbar (Abb. 3.15).

Die genetische Aktivität von Genen dokumentiert sich in Form der **Puffs** (s. Kap. **1**). Fehlt ein Gen – und solche Defizienzen sind mikroskopisch als Fehlen einer Bande erkennbar –, so fehlt auch das auszuprägende Merkmal bzw. der während der Genaktivität sichtbare Puff. Ein solches Merkmal ist z. B. die Fähigkeit zur Eiweißkörnchensynthese (Granulabildung), die durch deutliche Puffbildung am Chromosom 4 erkennbar wird. Anhand einer Defizienz dieses Gens können Längenmessungen der Gen-Entfernung in Elektronenmikroskopbildern mit genetischen Analysen verglichen werden (Abb. 3.15).

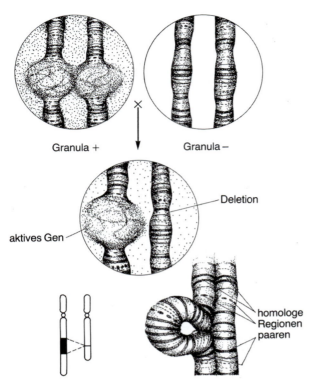

Abb. 3.**15** *Drosophila*-**Chromosomen mendeln sichtbar.** Banden entsprechen Genen, die bei Aktivität als Puff imponieren. In Granulamutanten (Deletion) fehlen die Bande und der entsprechende Puff. Längenmessungen derartiger Deletionsmutanten können direkt im Elektronenmikroskop vorgenommen werden. Bei Paarung homologer Chromosomen bildet das intakte Chromosom am Ort der Deletion eine Schleife, deren Länge der Deletion entspricht. Derartige Längen auf dem Chromosom können zur genetischen Distanz korreliert werden.

3.13 Die Chromosomenzuordnung von Genen erfolgt über Aberrationen, über den Erbgang (X-Chromosom) oder über somatische Zellgenetik

Ist die **Kartierung** von Genen eines Chromosoms auch bei diploiden Organismen möglich, so ist die **Zuordnung** bestimmter Gene zu bestimmten Chromosomen recht problematisch. Ganz besonders gilt dies für den Menschen mit seiner zahlenmäßig beschränkten Nachkommenschaft, schwer zu identifizierenden Merkmalen, seinem Chromosomenreichtum und der Unmöglichkeit, Rückkreuzungsexperimente durchzuführen (Tab. 3.**2**). Mehrere Wege wurden zur Lösung dieses Problems eingeschlagen (Rep. 3.**5**).

> **R** 3.5 **Zuordnung von Genen zu bestimmten Chromosomen**
>
> - Strukturelle Chromosomenaberrationen: Deletionen oder Additionen (exakte Chromosomenbandierungen)
> - Analyse X-chromosomal gebundener Gene: Ausprägung im Hemizygoten (Stammbaumanalyse)
> - Somatische Zellgenetik (Zellhybride, Enzym-Marker)
> - In-situ-Hybridisierung: radioaktiv markierte RNAs (DNAs) an spezifischen Chromosomenregionen (Chromosomenorte, Autoradiographie)

Chromosomenstruktur-Veränderungen, partielle Monosomien oder Trisomien (s. Kap. **5**) lassen durch den Gen-Dosis-Effekt auf die Funktion des betreffenden Chromosomenstücks rückschließen. Sinkt z. B. infolge Deletion der Spiegel eines bestimmten Enzyms, dann ist anzunehmen, dass das Gen für das entsprechende Protein in der Region der Deletion liegt. Durch Deletion können auch vorher überdeckte, rezessive Allele auf dem verbliebenen intakten Chromosom zur Ausprägung kommen.

Eine günstige Sonderstellung nehmen Chromosomen ein, die im diploiden Satz nur einmal vorkommen. Dazu zählen beim Menschen die **Gonosomen des Mannes.** Das Y-Chromosom ist informationsarm, im Gegensatz zum X-Chromosom. Defekte in Genen auf diesem Chromosom prägen sich im männlichen Individuum (46, XY) direkt im Phänotyp aus, und zwar auch solche mit sonst rezessivem Charakter. Die bevorzugte Manifestation z. B. eines Enzymausfalles in männlichen Individuen macht die Lage des zugehörigen Gens auf dem X-Chromosom wahrscheinlich (Abb. 3.**16**).

Einen weiteren experimentellen Ansatz bietet die **somatische Zellgenetik.** Die Grundlage dieser Technik ist folgende: Menschliche Körperzellen (Somazellen: $2n = 46$) werden u. a. mit Hilfe eines inaktivierten Virus (Sendai)

3.13 Die Chromosomenzuordnung von Genen erfolgt über Aberrationen, Erbgang und Zellgenetik

Tab. 3.2 Zuordnung einiger Gene zu menschlichen Chromosomen

Chromosom 1	Rhesusfaktor
	Amylase (Stärke abbauendes Enzym)
	Gen der 5S-RNA der Ribosomen
Chromosom 2	*Saure Phosphatase 1*
	Interferon
Chromosom 3	Anfälligkeit für Herpesviren
Chromosom 6	HLA: Histokompatiblitätsantigene (**H**uman-**L**ymphocyte-**A**ntigen-System)
Chromosom 9	ABO-Blutgruppensystem
Chromosom 11	*Lactatdehydrogenase A*
	β-Globin-Komplex
Chromosom 12	*Lactatdehydrogenase B*
Chromosom 13–15 21, 22 (akrozentrisch)	Gene für ribosomale RNA
Chromosom 16	α-Globin-Komplex
Chromosom 19	Anfälligkeit für Polioviren
Chromosom Y	SRY
	TDF (Testis determinierender Faktor)
Chromsom X	*Glucose-6-phosphat-Dehydrogenase*
	Rot-Grün-Blindheit
	Hämophilie A, B
	Muskeldystrophie Typ Duchenne
	HGPRT-Lesch-Nyhan

oder mit Polyethylenglycol mit Tumorzellen der Maus verschmolzen (fusioniert). Dabei verschmelzen die Kerne beider Zellen und bilden eine **Hybridzelle** mit einer Mischung aus Mensch-Maus-Chromosomen. Die Mäusechromosomen unterscheiden sich von den menschlichen durch Bandierung und ihre charakteristische akrozentrische Form; sie sind als solche erkennbar. Um die Hybridzellen von den elterlichen Ausgangszellen abzutrennen, bedient man sich der Zellen mit einer bestimmten Mutation und selektioniert mittels eines besonderen Mediums.

So wählt man z. B. menschliche Zellen, denen das Enzym *Thymidinkinase* (TK), und Mäusezellen, denen *Hypoxanthin-Phosphoribosyl-Transferase* (HPRT) fehlt. Beide Enzyme sind unter bestimmten Bedingungen wichtig für die Nucleotidsynthese

A = dominant
a = rezessiv

Abb. 3.16 Entstehung hemizygoter Individuen, in denen rezessive Gene exprimiert werden (Schema).

(Abb. 3.17). Fehlen sie, dann wachsen die Zellen nur auf spezifisch substituierten Medien. Man veranlasst die Hybridbildung in einem Mangelmedium (HAT-Medium), in dem sich weder TK⁻- noch HPRT-Zellen vermehren können. Hybridzellen aller-

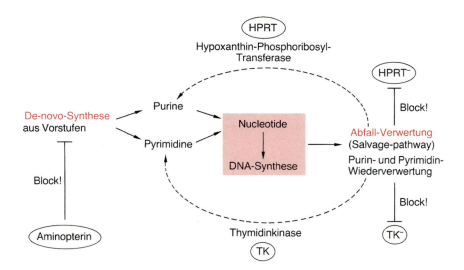

Abb. 3.17 DNA-Synthesewege in der Zelle. Die Synthesewege zur Wiederverwertung von Purinen und Pyrimidinen werden in Zellen mit spezifischen Enzymdefekten blockiert (TK = *Thymidinkinase*, HPRT = *Hypoxanthin-Phosphoribosyl-Transferase*). Die *De-novo*-Synthese kann durch die Droge Aminopterin blockiert werden. HAT-Medium enthält Hypoxanthin, Aminopterin und Thymidin. Aminopterin blockiert die Nucleotid-de-novo-Synthese. Zur Verwertung von Hypoxanthin ist HPRT und von Thymidin TK erforderlich.

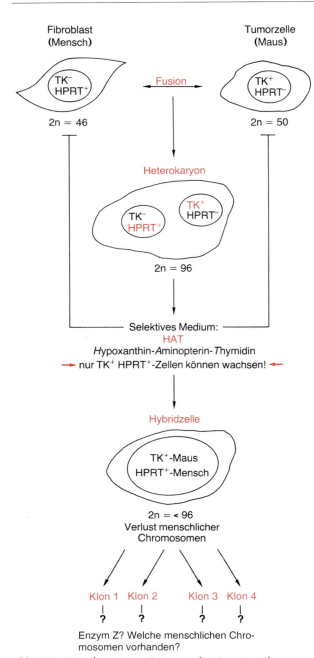

Abb. 3.**18** **Zuordnung von Genen zu bestimmten Chromosomen mit Hilfe der Zellhybridisierung.** Maus- und Menschzelle werden fusioniert. Im Selektionsmedium wachsen nur die Hybridzellen. Diese verlieren sukzessive menschliche Chromosomen. Die verbleibenden Chromosomen und die Synthese des gesuchten Enzyms Z erlauben die Zuordnung des Genorts zu einem bestimmten Chromosom.

dings sind sehr wohl zum Wachstum befähigt, und zwar verhalten sie sich durch die Kombination der Chromosomensätze wie Wildtypen. Auf diese Weise können sich ausschließlich Hybridzellen mitotisch teilen und Zellklone bilden.

Solche Hybridzellen verlieren bei fortgesetzter Kultivierung nach und nach Chromosomen, und zwar vorwiegend menschliche. Man ist dadurch in der Lage, Klone zu ernten,

Abb. 3.**19** *In-situ*-Hybridisierung zur Kartierung von Genen

denen die verschiedensten menschlichen Chromosomen fehlen. Lautet die Frage: „Wo liegt das Gen für das Enzym Z?", dann werden alle Klone auf die Enzymaktivität Z hin getestet (menschliche Enzyme unterscheiden sich dabei häufig von Mausenzymen durch verschiedene Wanderungsgeschwindigkeiten in der Gel-Elektrophorese). Auch können Enzyme mit Hilfe spezifischer Antikörper ausgefällt und dadurch nachgewiesen werden. Vergleiche zwischen fehlenden Chromosomen und fehlender Enzymaktivität führen schließlich zur Zuordnung des Enzyms zu einem bestimmten Chromosom (Abb. 3.**18**). Mit Hilfe dieser Methoden werden immer mehr Gene ihren Chromosomen zugeordnet und ihre Lage und Entfernung zueinander kartiert.

Die *In-situ*-**Hybridisierung** hat durch die Methoden der Gentechnologie (s. Kap. 12) bei der Zuordnung von Genen zu Chromosomen sehr an Bedeutung gewonnen. Teile der Nucleotidsequenzen einzelner Gene werden dabei im Reagenzglas unter Anwesenheit eines radioaktiv markierten Nucleotids synthetisiert. Derartige RNA- bzw. DNA-Stücke (Sonden) werden direkt an Metaphasechromosomen (s. Kap. 5) angelagert (hybridisiert), mit Röntgenfilm überzogen, inkubiert und entwickelt (**Autoradiographie**). Die Hybridisierung erfolgt über komplementäre Basenpaarung und ist deshalb für längere Oligonucleotide so spezifisch, dass Stellen, die radioaktive Markierung zeigen, dem gesuchten Gen entsprechen (Abb. 3.**19**, 3.**20**).

Neuerdings werden nicht-radioaktive Markierungen wie Digoxigenin oder Biotin für die Oligonucleotide vorgezogen, die dann mit Hilfe von Fluoreszenz-markierten Antikörpern sichtbar gemacht werden können (**Fluoreszenz-in-situ-H**ybridisie-

Abb. 3.**20** *In-situ*-**Hybridisierung zum Nachweis einer Mikrodeletion.** Eine mit klassischen Bandierungsmethoden schwer darzustellende Mikrodeletion kann mittels Fluoroszenz-*In-situ*-Hybridisierung **(FISH)** nachgewiesen werden, wie hier am Beispiel eines Patienten mit Prader-Willi-Syndrom gezeigt (Mikrodeletionssyndrom). Hybridisiert wurde mit einer Biotin-markierten Sonde, die in den kritischen Bereich für Prader-Willi- und Angelmann-Syndrom auf Chromosom 15 (q11–13) kartiert und durch Fluoreszenz-gekoppelte Antikörper gegen Biotin sichtbar gemacht wurde (gelbe Signale). Bei gesunden Individuen (A) findet man auf beiden homologen Chromosomen 15 ein fluoreszierendes Signal im langen Arm kurz unterhalb des Zentromers. Bei dem Patienten (B) erscheint ein fluoreszierendes Signal nur auf einem der beiden Chromosomen 15, da die Zielsequenz der Sonde auf dem anderen infolge einer Mikrodeletion fehlt (Aufnahme: M. Erdel, G. Utermann, Innsbruck).

rung, **Fish**). Das „Anmalen von Chromosomen" (chromosomal painting) ist eine faszinierende Möglichkeit, ganze Chromosomen oder große Regionen durch spezifische, sequenzkomplementäre Sonden mit unterschiedlichen Fluorochromen anzufärben. Die Sonden stammen von DNA sortierter Einzelchromosomen, aus der die unspezifischen repetitiven Sequenzen entfernt worden sind.

Abb. 3.**21** **„Chromosomal painting" zum Nachweis einer Translocation zwischen Chromosom 2 und Chromosom 10.** Chromosom 2 (rot) wurde mit Digoxygenin 11-dUTB markiert und über Anti-Digoxygenin-Cy3 Fluoreszenzfarbe detektiert. Chromosom 10 (grün) wurde mit Biotin-16-dUTP markiert und über Avidin-FITC-Fluoreszenz detektiert. Die übrigen Metaphase-Chromosomen sind DAPI-gefärbt. Die Aufnahme wurde in 100-facher Vergrößerung mit einem Zeiss-Epifluoreszenz-Mikroskop gemacht, das mit einer gekühlten CCD-Kamera (Photometrics PMS 12) ausgerüstet war, die über einen Apple Macintosh Computer kontrolliert wurde. Zu sehen sind die beiden intakten Chromosomen 2 und 10 und die beiden Translocationschromosomen als Produkte einer reziproken Translokation (Aufnahme: Mary-Laure Yaspo, Berlin).

Weiterführende Literatur

Birge, E. A.: Bakterien- und Phagengenetik, eine Einführung. Springer, Berlin 1984

Fristom, J. W., P. T. Spieth: Principles of Genetics. 2nd ed. Chiron Press, New York 1989

Griffiths, A. J. F., J. H. Miller, D. T. Suzuki, R. C. Lewontin, W. M. Gelbart: An Introduction to Genetic Analysis. 5th ed. Freeman, New York 1993

Hennig, W.: Genetik. 3. Aufl. Springer, Berlin, Heidelberg 2002

Kühn, A., O. Hess: Grundriss der Vererbungslehre. 9. Aufl. Quelle & Meyer, Heidelberg 1986

Schilcher, F.: Vererbung des Verhaltens. Thieme, Stuttgart 1988

Vogel, G., M. Angermann: Taschenatlas der Biologie, Bd. III: Genetik und Evolution, Systematik. 4. Aufl. Thieme, Stuttgart 1990

4 Humangenetik

4.1 Schwierigkeiten der Humangenetik sind bedingt durch die Art der Vermehrung und die Komplexität des Genoms

Die Anwendung der Erkenntnisse Mendels und der Analysen der Genetik auf den Menschen heißt Humangenetik. Dieser Wissenschaftszweig befasst sich u. a. mit dem Vererbungsmodus normaler und varianter Merkmale (s. auch Erbkrankheiten) sowie mit den menschlichen Chromosomen und ihren pathologischen Veränderungen. Die geringe Zahl der Nachkommen, die lange Entwicklungszeit und die Komplexität des Genoms (Diploidie, 46 Chromosomen) bereiten besondere Schwierigkeiten. Sehr problematisch gestaltet sich auch die Definition eines reinen Merkmals (Phän). Viele Merkmale, wie z. B. Farbe der Augen, der Haare oder der Haut, werden durch das Zusammenspiel mehrerer Gene bedingt (Polygenie).

4.2 Die Stammbaumanalyse ergibt den Genotyp und den Typ des Erbgangs

Voraussetzung zur Erkennung von Gesetzmäßigkeiten ist das Auffinden von Merkmalen, die durch ein einziges Gen codiert werden (monogen). Einem autosomal-dominanten Erbgang folgt z. B. die Fähigkeit, die Zunge seitlich aufzurollen, einem autosomal-rezessiven Erbgang das Vermögen, Phenylthioharnstoff (PTH) als bitter zu schmecken. Ein gutes Mittel, Erbgänge zu verfolgen, sind **monogene Erbkrankheiten,** von denen bereits mehrere Tausend beschrieben sind, und es kommen ständig neue hinzu. Allerdings erschwert auch hier die geringe Nachkommenzahl die Erbgangsanalyse und macht die Untersuchungen ganzer Sippen und die Erstellung von **Stammbäumen** notwendig (Abb. 4.**2**). Den Ausgangspunkt einer solchen Untersuchung bildet eine erkennbare Eigenschaft (Phän) bzw. deren Mutation (Krankheitssymptom) in einem Individuum **(Proband)**. Mittels der Stammbaumanalyse wird es u. U. möglich, den Genotyp zu bestimmen und zu klären, ob zur Ausprägung im Phänotyp das Gen homozygot, heterozygot, dominant oder rezessiv vorliegen muss. Des Weiteren wird auf diese Weise offensichtlich, ob das zugehörige Gen auf den Geschlechtschromosomen **(Gonosomen** X bzw. Y) oder einem der übrigen Chromosomen **(Autosomen)** liegt. Das Wissen um die Faktoren ist Voraussetzung für jede vom Arzt geforderte genetische Familienberatung. Aus dem Gesagten folgt, dass die Vererbung eines Merkmals auf verschiedene Weise erfolgen kann:

- autosomal-dominanter Erbgang
- autosomal-rezessiver Erbgang
- X-chromosomal-dominanter Erbgang
- X-chromosomal-rezessiver Erbgang

4.2.1 Bei der Codominanz werden beide Allele ausgeprägt

Bevor wir Beispiele für die dominanten und rezessiven Erbgänge kennen lernen, zunächst eine Sonderform der Vererbung, die uns auch in der formalen Genetik bereits begegnet ist: **codominante Vererbung.** Von Codominanz spricht man immer dann, wenn ein Gen, das in zwei allelen Formen (heterozygot) vorliegt, beide Allele zur phänotypischen Ausprägung bringt.

Codominanz: Blutgruppen A, B, 0

Das bekannteste Beispiel ist das **Blutgruppensystem AB0** (Tab. 4.1). Das Gen (J) zur Ausprägung der Blutgruppen liegt auf dem Chromosom 9. Dieses Gen kann in verschiedenen Allelen auftreten, und somit ist das Blutgruppensystem ein Paradebeispiel für multiple Allelie (S. 139). Für uns sollen hier nur A, B und O von Bedeutung sein. (A un-

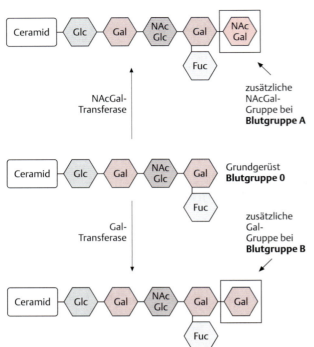

Abb. 4.1 **Blutgruppen-Antigene A, B und 0 des Menschen.** Covalent an Glykolipide und Glykoproteine der Plasmamembran gebundene Oligosaccharide vermitteln die antigenen Eigenschaften der Blutgruppen. Dabei synthetisieren alle Menschen das Grundgerüst der Blutgruppe 0. Die genetisch bedingte Möglichkeit, Glykosyltransferasen zu synthetisieren, die an diese Grundstruktur entweder Galaktose oder N-Acetylgalaktosamin anhängen, führt zu Individuen mit Blutgruppe A, B oder AB.

Tab. 4.1 **Das AB0-Blutgruppensystem.** Die Allele A und B des Genlocus J sind dominant über das Allel 0 (A_1, ist seinerseits dominant über A_2 – dies ist aber hier nicht berücksichtigt). Treffen A und B heterozygot zusammen, dann verhalten sie sich codominant. A und B führen im Phänotyp zur Ausbildung spezieller Glycoproteine auf der Erythrocytenmembran (Spalte 3); diese haben antigene Wirkung. Sie rufen Antikörperproduktion in einem Individuum mit anderer Blutgruppe hervor. Das obligatorische Vorhandensein von Antikörpern im Serum gegen die nicht-eigene Blutgruppe (Spalte 4) erklärt sich als Antikörperproduktion gegen antigene Determinanten von Darmbakterien, die denen von A und B ähneln.

Genlocus J auf Chromosom 9
Allele: A(A_1; A_2); B; 0

Genotypen	Phänotyp (Blutgruppe)	Antigen (Erythrozytenmembran)	Antikörper (Serum)
$J^A J^A$	A	A	Anti-B
$J^A J^0$	A	A	Anti-B
$J^B J^B$	B	B	Anti-A
$J^B J^0$	B	B	Anti-A
$J^A J^B$	AB	AB	–
$J^0 J^0$	0	weder A noch B	Anti-A und Anti-B

A dominant über 0 (A_1 dominant über A_2)
B dominant über 0
A und B codominant

terteilt sich noch einmal in A_1 und A_2, wobei A_1 über A_2 dominant ist.) Jeder Mensch verfügt über Enzyme, die eine kurze Oligosaccharidkette an Proteine und Lipide der Erythrocytenmembran hängen. Gegen dieses **Oligosaccharid**, das auch vom **0-Allel** codiert wird, werden keine Antikörper produziert. Die Allele A und B codieren für Glykosyltransferasen, die diese Zuckerkette um je einen Zucker verlängern: **Allel A** fügt ein **N-Acetyl-Galaktosamin** und **Allel B** eine **Galaktose** an. Diese Zucker sind für die **antigenen Eigenschaften** der so ausgerüsteten Erythrocyten verantwortlich (Abb. 4.1). Erythrocyten mit Blutgruppenantigenen werden daher von einem Individuum, das diese Antigene nicht besitzt, als körperfremd empfunden, und es werden Antikörper dagegen produziert. Treffen die Allele A und 0 oder B und 0 heterozygot zusammen, so entstehen die Blutgruppen A bzw. B. Antigenfreie Erythrocyten haben nur Individuen, die homozygot für das Allel 0 sind. Diese Vorgänge ergeben sich aus der Dominanz der Allele A bzw. B über 0. Treffen aber die Allele A und B heterozygot zusammen, dann führen beide zur Ausprägung ihrer spezifischen Erythrocytenantigene. Der Träger solcher Erythrocyten hat die Blutgruppe AB. Hier führt **Codomi-** **nanz** zur phänotypischen Manifestation beider Merkmale. Das Wissen um den Vererbungsmodus der Blutgruppen ist wichtig für den **Vaterschaftsausschluss** (Tab. 4.2). Sind die Blutgruppen des Kindes und der Mutter bekannt, so kann in vielen Fällen, besonders unter Berücksichtigung der zahlreichen Untergruppen, ein Vaterschaftsverhältnis geklärt werden: Z. B. Mutter A/0, Kind 0/0, Vater AB; dieser Vater kann mit Sicherheit ausgeschlossen werden. Wegen der Bedeutung der Blutgruppen für den Arzt seien noch einige weiterführende Erläuterungen hinzugefügt. Antigene auf den Erythrocyten setzen, falls sie in ein Individuum gelangen, das diese Antigene nicht trägt, die Antikörperproduktion in Gang. Antikörper lagern sich an die Antigene an, und da es sich um bivalente Antikörper handelt, gleichzeitig an zwei Erythrocyten: Sie bringen dadurch die roten Blutzellen zur Verklumpung **(Agglutination).** Auflösung und Untergang der Erythrocyten ist die Folge. Erstaunlich allerdings ist die Tatsache, dass Individuen, die noch nie mit fremden Erythrocyten in Kontakt gekommen sind, bereits Antikörper in ihrem Serum haben, die gegen das fremde Erythrocytenantigen gerichtet sind. Das ist durch die Tatsache zu erklären, dass bestimmte Darmbakterien den Blutgruppenantigenen gleiche Strukturen auf ihrer Oberfläche tragen und dadurch ihren Wirt zur Antikörperproduktion veranlasst haben. D. h., Träger der Blutgruppe A haben in ihrem Serum Antikörper gegen B, solche der Blutgruppe 0 haben Anti-A und Anti-B, während jene der Blutgruppe AB keine Antikörper im Serum aufweisen (Abb. 4.3).

Die Kenntnis dieses Umstands ist bei **Bluttransfusionen** von eminenter Wichtigkeit. Nur Blut der gleichen Blutgruppe darf vom Spender auf den Empfänger übertragen werden. Wird z. B. Blut der Blutgruppe B auf einen Empfänger der Blutgruppe A übertragen, dann agglutinieren die Anti-B-Antikörper des Empfängers die transfundierten Erythrocyten. (Dass auch Anti-A-Antikörper des Spenderblutes Empfängererythrocyten agglutinieren könnten, fällt nicht so ins Gewicht. Die meisten Antikörper des transfundierten Serums werden von Gewebszellen des Empfängers absorbiert und damit aus dem Verkehr gezogen, außerdem werden sie im größeren Blutvolumen des Empfängers stark verdünnt.) Da die Agglutination artfremder gespendeter Erythrocyten zu schwersten Komplikationen bis hin zum tödlichen Schock führen kann, darf ohne vorangegangene Kreuzprobe **(Agglutinationstest)** kein Blut transfundiert werden. Früher bezeichnete man den Träger der Blutgruppe 0 als Universalspender – keine agglutinierbaren Antigene –, den Träger der Blutgruppe AB als Universalempfänger – keine agglutinierenden Antikörper. Heute dürfen aber auch diese Blutgruppen nicht ohne Test übertragen werden.

Weitere Blutgruppensysteme sind mittlerweile bekannt geworden und haben unter anderem große Bedeutung in der Gerichtsmedizin bei Vaterschaftsprozessen oder Aufklärung von Verbrechen gefunden: MN, Duffy, P, Ss und Rh-Systeme. Das **Rhesussystem** soll wegen seiner klinischen Bedeutung kurz besprochen werden, obwohl der Vererbungsmodus nicht codominant, sondern autosomaldominant ist. 1940 spritzte **Landsteiner** Blut von Rhesusaffen in Kaninchen und Meerschweinchen. Gab er deren Serum in die Rhesusaffen zurück, so wurden die Affen-Erythrocyten agglutiniert: Kaninchen und Meerschweinchen hatten Antikörper gegen Affen-Erythrocyten gebildet. Aber nicht nur in Rhesusaffen führten diese Antikörper zur Agglutination, auch die roten Blutkörperchen von 85% der Einwohner New Yorks reagierten mit Verklumpung, d. h. diese Personen trugen das gleiche Antigen wie die Rhesusaffen (Rh$^+$). Dieses Antigen ist ein Eiweiß, das als **Protein „D" (Rhesusfaktor)** bezeichnet wird. Individuen, die dieses Antigen nicht haben, sind Rhesusfaktor-negativ (rh$^-$). Die Fähigkeit, Protein „D" zu bilden, wird dominant vererbt, d. h. es wird auch im Heterozygoten ausgeprägt. Mittlerweile kennt man verschiedene Untergruppen (Allele) des Protein-„D"-Gens, das auf dem Chromosom 1 lokalisiert ist (Abb. 4.4).

Wo liegt die Bedeutung dieses Rh-Systems? Zum einen muss es bei Bluttransfusionen berücksichtigt werden. Der Rh-negative Empfänger bildet Antikörper gegen das D-Protein und agglutiniert Rh-positive Erythrocyten. Zum anderen kommt aber der Gefährdung der Nachkommen von (rh$^-$)-Müttern und (Rh$^+$)-Vätern größte Bedeutung zu **(Rh-Inkompatibilität)** (Abb. 4.5). Jede 200. Schwangerschaft ist davon betroffen. Durch die Dominanz des Rhesusfaktors beträgt die Wahrscheinlichkeit, dass der Fötus (Rh$^+$) ist, bei für das Protein-„D"-Gen homozygoten Vätern 100%, bei heterozygoten 50%. Der (Rh$^+$)-Fötus produziert Protein „D", das im Verlauf der ersten Geburt in den mütterlichen Kreislauf gelangt und dort die Antikörperproduktion anregt. Diese Antikörper dringen bei einer zweiten Schwangerschaft diaplacentar in den kindlichen Kreislauf ein und agglutinieren die Erythrocyten des Fötus. Der massive Abbau von austretendem roten Blutfarbstoff (Hä-

Abb. 4.2 **Stammbaumsymbole und Schema der Generationsfolge**

moglobin) in der Leber zu Bilirubin führt zu einer starken Gelbsucht, die kindliche Gehirnzentren schädigt **(Kernikterus).** Weiß der Arzt um die Rh-Konstellation der Ehepartner, kann Vorsorge getroffen werden. So kann z. B. spätestens beim Neugeborenen das Blut ausgetauscht werden (Austauschtransfusion). Oder es können der Mutter nach der Geburt des ersten (Rh$^+$)-Kindes von außen

Abb. 4.4 Rhesusfaktor und Rhesus-Inkompatibilität. Allele des (Rh⁺)-Genkomplexes führen zur Synthese eines Produkts, das als Antigen auf der Erythrocytenmembran erscheint. Gegen dieses Antigen bilden Menschen, die dieses Genprodukt wegen ihrer (rh⁻)-Allelkonstellation nicht besitzen, Antikörper, die zur Agglutination und Lyse von (Rh⁺)-Erythrocyten führen.

Abb. 4.3 Antigen-Antikörper-Reaktion bei Blutgruppenunverträglichkeit. Wird einem Träger der Blutgruppe B Blut der Blutgruppe A übertragen, dann agglutinieren die Anti-A-Antikörper die zugeführten Erythrocyten. Es kommt zur Hämolyse und gegebenenfalls zum tödlichen Schock.

Tab. 4.2 Vaterschaftsnachweis (Ausschluss) aufgrund der AB0-Blutgruppen

Mutter	Kind	Mögliche Väter
A/0	0/0	A/0, B/0, 0/0
B/B	A/B	A/0, A/A, A/B
A/B	B/0	B/0, A/0, 0/0
0/0	0/0	A/0, B/0, 0/0

Bei Kenntnis der Genetik der Blutgruppensysteme können, z. B. bei Vaterschaftsklagen, vermeintliche Väter anhand ihrer Blutgruppenkonstellation ausgeschlossen werden.

Abb. 4.5 Die Rhesus-Inkompatibilität in der Schwangerschaft. Gefährdet sind (Rh⁺)-Kinder rh-negativer Mütter. Während der ersten Schwangerschaft wird die Antikörperproduktion gegen eingeschleustes D-Protein in der Mutter induziert. Während der zweiten Schwangerschaft können Antikörper in den kindlichen Kreislauf eindringen und die Erythrocyten des Fötus zur Agglutination und Lyse bringen.

Antikörper zugeführt werden, die das kindliche Protein „D" neutralisieren – sie lagern sich an Erythrocyten an und werden zusammen mit diesen abgebaut –, noch bevor der mütterliche Organismus Zeit hat zur Produktion der das nächste Kind gefährdenden Antikörper.

Codominanz: Sichelzellanämie

Ein weiteres Beispiel für codominante Vererbung aus der Sicht der Genprodukte ist die **Sichelzellanämie.** (Da nur homozygote Genträger das volle Krankheitsbild ausprägen, liegt aus der Sicht des Genotyps ein autosomal-rezessiver Erbgang vor.) Diese Krankheit bietet einige interessante Aspekte (Abb. 4.6).

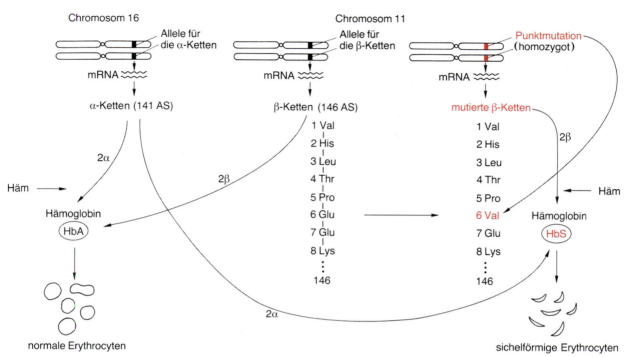

Abb. 4.6 **Die molekulare Grundlage der Sichelzellanämie.** Das HbA besteht aus zwei α- und zwei β-Ketten sowie dem Häm. Eine Punktmutation im Gen der β-Kette führt zu einem veränderten Hämoglobin, dem HbS, das ein Absicheln der Erythrocyten zur Folge hat.

Die Erythrocyten sind zu einem großen Prozentsatz ihres Volumens angefüllt mit **Hämoglobin**. Hämoglobin ist ein globuläres Protein, das eine Quartärstruktur aufweist, bestehend aus vier Polypeptidketten (2α-, 2β-Ketten) und einer Nichtproteingruppe, dem Häm (Farbstoffkomponente). Diese Ketten werden von zwei Genen codiert. Die α-Kette besteht aus 141, die β-Kette aus 146 Aminosäuren. Im Erwachsenen liegt das Hämoglobin als **HbA** vor und hat die Aufgabe, Sauerstoff in der Lunge zu binden, in die Peripherie zu transportieren und dort abzugeben. Enthalten die Erythrocyten HbA, dann sind sie kreisrunde Scheibchen, die in der Mitte eingedellt (wie zwischen Daumen und Zeigefinger zusammengedrückt) erscheinen. In Sichelzellanämie-Patienten liegt das Hämoglobin mutiert als **HbS** vor. In der Elektrophorese gibt sich das HbS durch veränderte Mobilität zu erkennen. Dieses Hämoglobin bindet weniger Sauerstoff als das normale und hat außerdem die Tendenz, bei niedrigem Sauerstoffpartialdruck (also bei „dünner Luft") auszukristallisieren. Dieses auskristallisierte Hämoglobin verändert die Form der Erythrocyten: Sie nehmen Sichelgestalt an. Diese Sichelzellen bestätigen die Diagnose Sichelzellanämie. Für den Homozygoten bedeutet das schwerste Anämie mit zahllosen Sekundärerscheinungen, die u. a. durch Verstopfung der Blutgefäßkapillaren bzw. der Nierentubuli durch verklumpte Erythrocyten zustande kommen (Abb. 4.**7**).
Im Heterozygoten kommt die codominante Vererbung zum Tragen. HbA wird neben HbS ausgeprägt. Diese Individuen sind so lange völlig gesund, wie das Sauerstoffangebot der Luft ausreicht. Sinkt aber der Sauerstoffpartialdruck ab (z. B. in größeren Höhen), so kristallisiert das HbS aus, und Sichelzellen erscheinen im Blut mit allen daraus folgenden Konsequenzen.

Die Sichelzellanämie wurde in den USA bei der Verfrachtung eines mit Soldaten dunkler Hautfarbe besetzten Flugzeuges über die Rocky Mountains entdeckt. Ein Großteil der Passagiere klagte über heftige Bauchschmerzen. Die Erkrankten wurden sofort nach der Landung untersucht, in ihrem Blut fanden sich sichelförmige Erythrocyten. Durch den fallenden Sauerstoffpartialdruck in der Kabine hatten sich die Heterozygoten für Sichelzellanämie manifestiert.

Mittlerweile kennt man den genetischen Defekt, der zur Bildung der HbS führt. In der β-Kette des Hämoglobins ist in der Position 6 die Aminosäure Glutaminsäure gegen Valin ausgetauscht. somit liegt in der genetischen Information zur Bildung der β-Kette eine **Punktmutation** vor. Wie kann ein einziger Aminosäureaustausch derart verheerende Folgen haben? Die Aminosäure in Position 6 befindet sich an einer strategisch wichtigen Stelle des Proteins. Deshalb führt der Austausch einer polaren Aminosäure (hydrophil) gegen eine apolare (hydrophob) zur funktionellen Katastrophe.
Ein Aminosäureaustausch der Glutaminsäure zu Lysin führt ebenfalls zu einem veränderten Hämoglobin: **HbC**. Da Lysin aber, so wie Glutaminsäure, polare Eigenschaften besitzt, ist die Funktionsänderung weniger krass, die resultierende Anämie im Homozygoten weniger schwer. Fast 100 bekannte Mutationen in den Genen der α- oder β-Kette führen zu α- bzw. **β-Thalassämien,** die im Mittelmeerraum vorherrschen. Hierbei wird eine der Ketten nicht ausreichend oder gar nicht produziert, und es kommt zur chronischen Anämie. So führt u. a. eine Non-

Abb. 4.7 **Das Sichelzellsyndrom: eine Punktmutation mit pleiotroper Wirkung.** Eine Punktmutation im Gen für die β-Kette des Hämoglobins führt zu einem veränderten Protein. Die resultierende Sichelform der Erythrocyten führt in fast allen Organen zu Schädigungen. Zahlreiche Krankheitssymptome bilden das Sichelzellsyndrom.

sense-Mutation im β-Globingen zum Verlust der β-Kette (β°-Thalassämie). Das Merkmal „Anämie" kann demnach durch Veränderung in verschiedenen Genen zustande kommen (**Heterogenie**). Über 150 Hämoglobinvarianten sind mittlerweile beschrieben, wobei immer dann pathologische Erscheinungen auftreten, wenn reaktive Zentren eines Enzyms betroffen werden. Die Anämie ist nur eines der durch ein verändertes Hämoglobin resultierenden Symptome. Andere Symptome treten parallel oder als Folge der Anämie auf. Man spricht klinisch dann von einem **Syndrom** (s. Abb. 4.7). Sichelzellanämie ist ein Beispiel für **Pleiotropie** oder **Polyphänie**: Ein Gen führt zur Realisierung vieler Phäne. Derartige Merkmale, die überdurchschnittlich häufig z. B. in Form eines Syndroms gemeinsam auftreten, sind korreliert. Man spricht von **Korrelation** der Merkmale. Da dieses Zusammentreffen von Merkmalen durch die Polyphänie eines Gens zustande kommt, muss es von der ebenfalls gleichzeitig auftretenden Merkmalsausprägung gekoppelter Gene streng getrennt werden.

Noch ein anderer Aspekt macht die Sichelzellanämie besonders bemerkenswert: Sie tritt gehäuft in Gegenden auf, in denen **Malaria** herrscht. Der Malaria-Erreger *Plasmodium falciparum* entwickelt sich im Erythrocyten unter Sauerstoffverbrauch. Träger des HbS reagieren auf Absinken des Sauerstoffgehalts mit Sicheln der Erythrocyten. Das wiederum verhindert die Reifung der Plasmodien und ihre Ausschüttung ins Blut und verhütet dadurch den Befall neuer Erythrocyten. Malaria wird sozusagen im Keim erstickt. Ein heterozygoter Träger der Sichelzellanämie hat in Malariagebieten einen **Selektionsvorteil**. Einerseits ist er weniger Malaria-gefährdet – andererseits wenn seine Erythrocyten befallen werden, wird es nicht zu jener explosionsartigen Zunahme der Parasiten führen, und der Organismus hat mehr Möglichkeiten, dem Erreger entgegenzuwirken (**Heterozygotenvorteil**).

4.2.2 Beim autosomal-dominanten Erbgang wird der Phänotyp vom dominanten Allel bestimmt

Autosomal-dominant werden Merkmale vererbt, deren genetische Information auf einem der Autosomen liegt und die auch bei Codierung durch nur ein Allel (heterozygot) zur Ausprägung kommen. Um diesen Erbgang zu studieren, ist es vorteilhaft, sich auf monogene Merkmale zu beschränken. In diesen Fällen gibt es eine klare Ja-Nein-Antwort: Entweder das Individuum prägt das Merkmal aus oder nicht. Bei polygen vererbten Merkmalen ist die Varianz in der Expression derartig groß, dass klare Aussagen schwierig sind.

Autosomal-dominante Erbgänge betreffen meist Veränderungen an **Strukturproteinen** (Tab. 4.3). Offensichtlich braucht der Organismus zur ordnungsgemäßen Synthese dieser Proteine eine doppelte Gendosis: Allein schon das heterozygote Vorliegen eines defekten Produktes führt zur phänotypischen Ausprägung desselben. Die Heterozygoten sind krank – die Homozygoten in der Regel noch kränker. Allerdings haben nicht alle autosomal-dominant vererbten Merkmale Krankheitswert. Erinnert sei an die „Habsburglippe", die bis ins 14. Jahrhundert zurückver-

4.2 Die Stammbaumanalyse ergibt den Genotyp und den Typ des Erbgangs

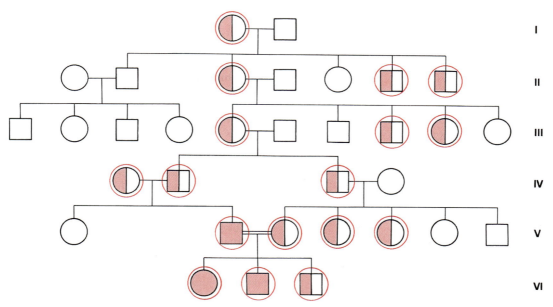

Abb. 4.8 Stammbaum eines autosomal-dominanten Erbmerkmals. Die Merkmalsträger sind durch Kreise gekennzeichnet. Sowohl heterozygote als auch homozygote Allelträger beiderlei Geschlechts sind betroffen.

folgt werden kann und von der auch Maria Theresia (1717–1780) betroffen war.

Falls es sich nicht um eine der relativ häufigen Neumutationen handelt, fallen autosomal-dominante Erbkrankheiten dadurch auf, dass sie sich über viele Generationen zurückverfolgen lassen. **Geschlechtsunabhängig** erkrankt jedes Individuum, das das defekte Gen trägt, d. h. auch die Heterozygoten (Abb. 4.**8**). Die Zahl der erkrankten Nachkommen ist natürlich abhängig vom Genotyp der Eltern (Abb. 4.**9**). Setzt man nur einen Elternteil als heterozygot voraus, so erkrankt die Hälfte der Kinder. Homozygote Kranke sind nur bei der Vereinigung zweier heterozygot kranker Elternteile zu erwarten. Bei schwerwiegenden Defekten ist dies ein seltenes Ereignis, wenn auch, z. B. beim Zwergwuchs durch eingeschränkte Partnerwahl, gehäuft (Rep. 4.**1**).

4.1 Charakteristika des autosomal-dominanten Erbgangs

- Häufig Anomalien von Strukturelementen
- Geschlechtsunabhängig
- Merkmalsausprägung: Homozygote und Heterozygote
- Stammbaum: gehäuft in allen Generationen
- Nachkommen merkmalsfreier Personen sind merkmalsfrei
- Familie eines Merkmalsträgers:
  Eltern: Mindestens ein Elternteil betroffen
  Geschwister: Häufig betroffen
  Kinder: Statistisch zwischen 50% und 100% betroffen
  Verwandtenehen: Kein erhöhtes Risiko
- Allelhäufigkeit $< \frac{1}{10\,000}$
- Gesamthäufigkeit aller Erkrankten: ~7000/1 Mill. Neugeborene

Abb. 4.9 Autosomal-dominanter Erbgang: Genotypen und Phänotypen

A   = dominant vererbtes Merkmal
a   = rezessiv vererbtes Merkmal
AA, aa = homozygot
Aa = heterozygot

Abb. 4.**10** **Autosomal-rezessiver Erbgang: Genotypen und Phänotypen**
B   = dominant vererbtes Merkmal
b   = rezessiv vererbtes Merkmal
BB, bb = homozygot
Bb = heterozygot

4.2.3 Beim autosomal-rezessiven Erbgang wird der defekte Phänotyp nur bei Homozygoten ausgeprägt

Autosomal-rezessiv werden Merkmale vererbt, deren genetische Information wie bei den dominant erblichen auf den Autosomen liegt. Allerdings werden sie nur bei homozygotem Auftreten phänotypisch ausgeprägt (Abb. 4.10). Da nur das Zusammentreffen von zwei Allelträgern einen homozygoten produziert, kann dieser nur dann relativ oft erwartet werden, wenn das Gen in der Population häufig auftritt, so z. B. die Blutgruppe 0 oder die Schmeckfähigkeit für Phenylthioharnstoff. Bei selteneren Allelen werden die rezessiven Allele zwar auch von Generation zu Generation durch die heterozygoten Genträger weitergegeben, bleiben aber stumm. Das hat zur Folge, dass das Merkmal über Generationen untertauchen kann und ein scheinbar unbelasteter Stammbaum vorliegt (Abb. 4.11). Sehr seltene Allele haben überhaupt nur die Chance, phänotypisch manifest zu werden, wenn es zu Verwandtenehen kommt. Auch Neumutationen, die in einem gesunden Gameten auftreten können, führen bei der Vereinigung mit einem gesunden Gameten nur zu heterozygoten Genträgern und bleiben somit oft über mehrere Generationen unbemerkt.

Autosomal-rezessiv werden häufig **Enzymdefekte** in Form von Stoffwechselstörungen vererbt (Tab. 4.4). Bei dieser Art der Proteine reicht offensichtlich die im Heterozygoten synthetisierte Dosis des normalen Enzyms meistens noch für ein intaktes Funktionieren des Organismus aus, und erst das Fehlen des entsprechenden Enzyms im Homozy-

Tab. 4.**3** Einige **autosomal-dominant** vererbte Merkmale und Krankheiten

Krankheit bzw. Merkmal	Symptom	Häufigkeit pro 1 Mill.
Brachydaktylie	Kurzfingrigkeit	häufig
Polydaktylie	Vielfingrigkeit (auch Zehen!)	≙ 400 in Europa
Spalthand Spaltfuß	Verwachsungen von Fingern oder Zehen	≙ 10
Familiäre Hypercholesterinämie		2000
Marfan-Syndrom	Kollagensynthesestörung	40
Achondroplasie	Zwergwuchs durch zu kurze Extremitäten	20 (in manchen Ländern bis 100)
Chorea Huntington	Nervenerkrankung	≙ 500
Neurofibromatose	Neurofibrome der Haut	≙ 400
Akute intermittierende Porphyrie	Defekt der *Uroporphyrinogen-I-Synthase*	1000 bei Lappländern
„Habsburglippe"	Fähigkeit, Zunge seitlich aufzurollen	

Tab. 4.**4** Einige **autosomal-rezessiv** vererbte Krankheiten und Merkmale

Krankheit bzw. Merkmal	Symptom	Häufigkeit pro 1 Mill.
Albinismus	Fehlen von Melanin	67 bei Schwarz-Afrikanern, selten bei Europäern
Alkaptonurie	Homogentisinsäure schwärzt Urin	1 bis 5
Phenylketonurie	Schwachsinn	≈ 100
Reparatosen	DNA-Reparatur-Defizienzen	≈ 100
Cystische Fibrose (Mucoviszidose)	zähes Sekret der sekretorischen Drüsen	≈ 500
Taubstummheit	fehlendes Hörvermögen	200
Schwere geistige Retardierung		500
Glycogenspeicherkrankheiten		20
Blutgruppe 0		380 000
Schmeckfähigkeit für Phenylthioharnstoff		700 000

4.2 Die Stammbaumanalyse ergibt den Genotyp und den Typ des Erbgangs

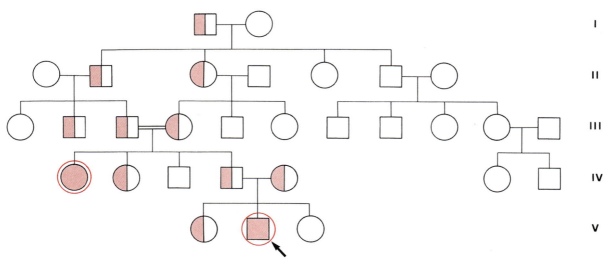

Abb. 4.11 Stammbaum eines autosomal-rezessiven Merkmals. Die Merkmalsträger sind durch Kreise gekennzeichnet. Nur homozygote Alleleträger beiderlei Geschlechts sind betroffen. Der Pfeil verweist auf den Probanden, jenes Individuum, das durch seine Merkmalsausprägung die Stammbaumanalyse ausgelöst hat.

Abb. 4.12 Folgen der Blockierung von Gen-Wirkketten durch Enzymmutationen. Um ein Produkt D zu erhalten, muss die Ausgangssubstanz A mit Hilfe von Enzymen über B und C schließlich zu D umgewandelt werden. Eine Mutation im Gen eines der Enzyme führt zu einer Blockierung des Stoffwechselweges.

goten führt zur Krankheitsausprägung. Das Charakteristische dieses Erbganges ist die **geschlechtsunabhängige** Weitergabe eines Allels und phänotypische Ausprägung nur im Homozygoten (Rep. 4.2). Die Heterozygoten sind scheinbar gesund, und es ist ein größeres Problem, sie trotzdem zu erkennen, um möglichen Heterozygotenkombinationen vorzubeugen. Solche Erkennungsmöglichkeiten gibt es leider nur für einige dieser Erbkrankheiten: **Heterozygotentests.** Im einfachsten Fall wird die Aktivität des entsprechenden Enzyms gemessen und mit gesunden Kontrollpersonen verglichen. Heterozygote liegen dabei deutlich niedriger. Eine andere Möglichkeit bietet ein Belastungstest. Dem Organismus wird von außen vermehrt die Substanz angeboten, die das zu testende Enzym umzusetzen in der Lage sein sollte. Ein Heterozygoter wird dabei eher dekompensieren als ein Gesunder.

Schon 1904 erkannte der englische Arzt Garrod (1858–1936) in der Mutation eines Enzyms die Ursache für einen Stoffwechseldefekt. Die ersten beschriebenen Krankheiten waren **Albinismus** und **Alkaptonurie.** In seinem berühmt gewordenen Vortrag führte Garrod die Gesetzmäßigkeiten der „Inborn Errors of Metabolism" an und begründete damit die **biochemische Humangenetik** (Rep. 4.3). Die Enzyme von Stoffwechselwegen werden von **Gen-Wirkketten** codiert (Abb. 4.12). Die Mutation in einem der Gene, die zu verminderter Produktion bzw.

Abb. 4.13 Genetische Defekte des Phenylalaninabbaus: Beispiel für komplementäre Polyphänie; Enzym 1: *Phenylalanin-Hydroxilase*. Die Blockierung dieses Enzyms führt zur Phenylketonurie; Ausfall des Enzyms 2 führt zur Alkaptonurie; Defekt des Enzyms 3 bewirkt Kretinismus und des Enzyms 4 Albinismus.

 4.2 Charakteristika des autosomal-rezessiven Erbgangs

- Häufig Vererbungsmodus von Stoffwechselstörungen
- Geschlechtsunabhängig
- Merkmalsausprägung: nur bei Homozygoten Heterozygote = Allelträger
- Stammbaum: Nur die wenigen Homozygoten sind krank
- Nachkommen merkmalsfreier Personen können Merkmalsträger sein
- Familie eines Homozygoten:
  Eltern: phänotypisch unauffällig → beide Allelträger
  Geschwister: meist phänotypisch unauffällig
  Kinder: immer phänotypisch unauffällig →
  (bei gesunden
  Partner) alle Allelträger
  Verwandtenehen: bei seltenen Genen Förderung homozygoter Manifestation → erhöhtes Risiko
- Allelhäufigkeit: Heterozygote: $\frac{1}{100}$ bis $\frac{1}{1000}$

  Homozygote: $\frac{1}{10\,000}$ bis $\frac{1}{1\,000\,000}$
- Gesamthäufigkeit aller Erkrankten:
  ~2500/1 Mill. Neugeborene

 4.3 Inborn Errors of Metabolism (Garrod 1908)

Gesetzmäßigkeiten angeborener Stoffwechselfehler bilden die Grundlage der biochemischen Humangenetik

Solche Gesetzmäßigkeiten sind:
- angeboren, unveränderbar
- meistens als rezessives Merkmal vererbt
- verursacht durch Blockierung eines normalen Stoffwechselweges
- Block-spezifisch für jede Erkrankung

Stabilitätsverlust oder Aktivitätsverminderung eines der beteiligten Proteine führt, hat schwerwiegende Folgen für die ganze Kette. Stoffwechselprodukte werden vor dem Block angehäuft und in Seitenwege gedrängt bzw. fehlen hinter dem Block. Das Paradebeispiel für eine **Enzymopathie** (erblicher Enzymdefekt) ist die **Phenylketonurie** (Häufigkeit 100 pro 1 Mill). In dieser Krankheit, die wegen ihres autosomal-rezessiven Erbgangs nur im homozygoten Allelträger zur Ausprägung kommt, fehlt das Enzym *Phenylalanin-Hydroxilase* (Abb. 4.13). Dieses Enzym überführt die essenzielle Aminosäure Phenylalanin in Tyrosin. Tyrosin steht am Anfang der verschiedensten Stoffwechselwege: Es ist Ausgangsstoff für Thyroxin, aber auch für Melanin (Hauptpigment) oder für Homogentisinsäure, die ihrerseits in den Citronensäurecyclus einmündet. Das Fehlen der *Phenylalanin-Hydroxilase* führt zum Aufstau des Phenylalanins, das dann zu Phenylbrenztraubensäure (Ausscheidung durch den Urin: Phenylketonurie) abgebaut wird. Liegt dieser Defekt bei Geburt vor, kommt es zur irreversiblen Schädigung des Gehirns und zu Schwachsinn (außerdem haben diese Patienten immer blonde Haare, denn durch Fehlen des Tyrosins kommt es auch zu einer verringerten Melaninsynthese!).

Wie kann man die Gehirnschädigung erklären? Eine wahrscheinliche Ursache wäre: Das Babygehirn kann nur über Ketonkörper (Aceton, Acetessigsäure, β-Hydroxybuttersäure), nicht aber über Glucose ernährt werden. Die Phenylbrenztraubensäure blockiert offenbar die Blut-Hirn-Schranke – über die das Gehirn Nahrung aufnimmt – für diese lebenswichtigen Ketonkörper. Das kindliche Gehirn verhungert. Erst nach dem 10. Lebensjahr kann das Gehirn Glucose verstoffwechseln.

Seit man die Ursache dieser Stoffwechselkrankheit erkannt hat, werden die Neugeborenen routinemäßig mit einem Schnelltest untersucht. Diesen Test entwickelte der Kinderarzt **Robert Guthrie,** der selbst ein Phenylketonuriekrankes Kind hatte. Das Prinzip dieses Tests beruht darauf, dass das Bakterium *Bacillus subtilis* auf einen spezifisch präparierten Nährboden aufgetragen wird. Dem Nährboden ist ein Alaninderivat (2-Thienylalanin) beigemischt, das das Phenylalanin-abhängige Bakterienwachstum hemmt. Wird auf diesen Nährboden Blut eines Babys mit Phenylketonurie aufgetragen, dann hebt das vermehrt vorhandene Phenylalanin die Hemmwirkung auf. Das Bakterium wächst und bildet einen trüben Hof um die Blutprobe (Abb. 4.14). Die Diagnose Phenylketonurie muss in den ersten Lebenstagen gestellt werden. Nur dann ist **Therapie** möglich, die in einer Phenylalanin-armen Diät unter Substitution mit Tyrosin besteht. Diese Diät muss durchgehalten werden, bis das Gehirn ausgewachsen ist (ungefähr bis zum 14. Lebensjahr), und selbst später ist größte Vorsicht geboten. So schädigt z. B. der hohe Phenylbrenztraubensäure-Gehalt einer schwangeren, an Phenylketonurie leidenden Frau das Gehirn des Föten, ohne dass dieser selbst erkrankt ist.

Für die Phenylketonurie existiert auch ein Heterozygotentest. Durch Zufuhr von Phenylalanin wird die Kapazität des Enzyms getestet. Heterozygote überführen dabei Phenylalanin in Tyrosin deutlich schlechter als homozygot Gesunde, aber besser als homozygot Erkrankte.

Abb. 4.14 Guthrie-Test zur Früherkennung der Phenylketonurie. Ein Teststreifen wird mit einer *Bacillus-subtilis*-Nährlösung getränkt, in der das Bakterienwachstum durch 2-Thienylalanin gehemmt ist. Steigende Konzentrationen von Phenylalanin heben diese Hemmung auf. Sind entsprechende Phenylalaninkonzentrationen im Blut des Neugeborenen enthalten, wächst der Bacillus aus.

Viele andere Enzymopathien sind bekannt. Nur wenige können erfolgreich behandelt werden. Viele führen früher oder später zum Tode, z. B. cystische Fibrose, DNA-Reparatosen etc.

Die **cystische Fibrose** soll noch kurz erläutert werden. Diese Krankheit, früher als Mucoviszidose bekannt, ist leider häufig und außerordentlich schwerwiegend. Die Aufklärung des Primärdefektes ist inzwischen weit fortgeschritten. Das Gen konnte kloniert und auf dem langen Arm von Chromosom 7 lokalisiert werden. Dadurch wurden Pränataldiagnose und Heterozygotentest möglich, teils durch indirekte RFLPs (s. Kap. 12), teils durch direkte DNA-Diagnostik. Das CF-Gen ist ein großes Gen mit 24 Exons, die für ein Genprodukt codieren, das „Cystische-Fibrose Transmembran-Regulator-Protein" (CFTR) genannt wird. Dieses Protein ist ein Transmembranprotein, das mit je 6 Schleifen zweimal die Membran durchquert und an seiner cytoplasmatischen Seite zwei ATP-Bindungsdomänen und eine phosphorylierbare, regulatorische Domäne enthält. Dieser Aufbau ähnelt anderen ATP-getriebenen Transportproteinen (S. 15). Das CFTR reguliert einen Chloridkanal, der im apikalen Teil von Epithelzellen liegt und durch cyclisches AMP aktiviert werden kann. Bei 70% der Kaukasier liegt eine Deletion von 3 Basen (ΔF508) in einer ATP-Bindungsstelle vor. Da es noch zahlreiche andere Mutationen gibt, können diagnostisch nach wie vor nicht alle Mutationsträger erfasst werden. Allerdings wäre bei der Häufigkeit des Gens (40 000 : 1 Mill. in einigen Populationen) ein Heterozygoten-Screening für die Familienplanung wünschenswert. Die Häufigkeit der erkrankten Homozygoten beträgt bei Nordeuropäern 500 pro 1 Mill. Das Krankheitsbild führt durchschnittlich bis zum 25. Lebensjahr zum Tode. Die Ausführungsgänge der sekretorischen Drüsen sind befallen. Es wird ein schleimiges Sekret produziert, das unter anderem Bronchien und Pankreasgänge verstopft, mit allen daraus resultierenden Folgen: rezidivierende Bronchitiden, Bronchiektasen, cystische Erweiterung und fibröse Veränderung des Pankreasgewebes, Verdauungsinsuffizienz etc. Diese Krankheit mit Beteiligung des leicht zugänglichen respiratorischen Endothels bietet sich für den Versuch zu gentherapeutischen Behandlungsmethoden an. Mittels geeigneter viraler Vektoren wird CFTR cDNA in die defizienten Zellen transferiert (S. 342), in denen die Expression der cDNA laut tierexperimenteller Versuche zu einer Wiederherstellung der Cl⁻-Kanalfunktion führt.

Einem autosomal-rezessiven Erbgang folgen auch einige Formen der Taubstummheit, d. h. die Befallenen sind für das defekte Gen homozygot. Es ist verständlich, dass Taubstumme häufig wieder Taubstumme heiraten. Natürlich sollte man aus solchen Verbindungen taubstumme Nachkommen erwarten, da alle für Taubstummheit homozygot sind. Deshalb war die Verwunderung groß, als ein Taubstummen-Ehepaar hörende Kinder zeugte (Abb. 4.15). In diesem Fall handelt es sich um ein genetisches Grundphänomen, die **Heterogenie.** Verschiedene Gene codieren den gleichen Phänotyp, in diesem Fall Taubstummheit. Sind für die Gene T bzw. S tt bzw. ss Konstellationen für Taubstummheit, dann können sich die Allele des „normalen" Gens beider Eltern (vorausgesetzt, sie wurden durch Mutation in unterschiedlichen Genen taubstumm) zu gesunden heterozygoten Individuen kombinieren **(Komplementation):**

taubstumm ttSS x TTss taubstumm
↓
t T S s hörend

Taubstummheit muss aber keineswegs immer erblich sein. Z. B. kann eine Maserninfektion der Mutter zur Schädigung des Föten und zu angeborener Taubstummheit führen. Solche Ereignisse imitieren ein Erbgeschehen. Sie kopieren den Phänotyp einer Erbkrankheit ohne genetische Grundlage **(Phänokopie).**

Für Phänokopien gibt es zahlreiche Beispiele. In den Hochtälern der Alpen tritt ein Krankheitsbild auf, dessen Symptome stark an eine autosomal-rezessive Erbkrankheit, nämlich den **sporadischen Kretinismus** (angeborene Hy-

164 4 Humangenetik

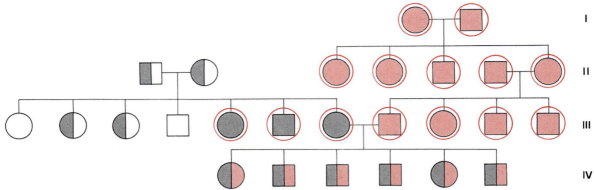

Abb. 4.15 Stammbaum zur Vererbung von Taubstummheit – ein Beispiel für Heterogenie. T und S seien Gene, in denen die Konstellation tt bzw. ss Taubstummheit zur Folge hat. Die Familie A besitzt das Allel s, die Familie B das Allel t. Die Homozygoten für tt bzw. ss sind taubstumm und durch Kreise gekennzeichnet. Durch Komplementation zwischen den Genen T und S können Nachkommen von Taubstummen hören. Die Gene komplementieren einander.

Abb. 4.16 X-chromosomal-dominanter Erbgang
Genotypen (Buchstaben) und Phänotypen (Stammbaumsymbole) im Vergleich zum autosomal-dominanten Erbgang.
X gefärbt = X-chromosomal-dominant vererbtes Allel
A = autosomal-dominant vererbtes Allel
a = autosomal-rezessiv vererbtes Allel

Tab. 4.5 Einige **X-chromosomal-dominant** vererbte Krankheiten (selten)

- Hypophosphatämie mit Vitamin-D-resistenter Rachitis
- Erbliche Zahnschmelzdefekte (Amelogenesis imperfecta)
- Anomalie der Haarfollikel
- Incontinentia pigmenti mit rezessivem Letalfaktor

pothyreose mit Symptomen wie Zwergwuchs, Schwachsinn, Schwerhörigkeit und eventuell Kropfausbildung) erinnern. Hierbei handelt es sich um eine Phänokopie dieser Erbkrankheit, die exogen durch Jodmangel (jodarmes Wasser der Gebirgsbäche) hervorgerufen wird. Auch die **Thalidomidkatastrophe** um 1960 (ein in der Schwangerschaft beliebtes Schlafmittel führte zu Missbildungen der Extremitäten der Neugeborenen) war eine Phänokopie: Die Skelettmissbildungen imitierten Phänotypen, die einem Erbdefekt glichen. Eingehende Stammbaumanalysen sind deshalb nötig um die Erblichkeit eines Defekts zu verifizieren.

4.2.4 Bei der X-chromosomal-dominanten Vererbung sind auch die weiblichen Individuen betroffen

Y-chromosomale Erbgänge spielen wegen der Genarmut des Y-Chromosoms kaum eine Rolle. Wir beschränken uns deshalb auf X-gebundene Gene. Auf dem X-Chromosom liegen zahlreiche Gene, die meisten von ihnen codieren für Enzyme. Wichtig bei diesem Erbgang ist die Tatsache, dass Männer ihr X-Chromosom von der Mutter erben und es nie an ihre Söhne weitergeben (Abb. 4.16). Während sich bei Frauen das X-Chromosom wie ein Autosom verhält (zwei homologe Chromosomen vorhanden), eine Frau für ein X-chromosomales Allel also homozygot oder heterozygot sein kann, hat der Mann (Gonosomenkonstellation XY) immer nur ein Allel aller Gene dieses Chromosoms. Er ist **hemizygot**, wobei sich beim Mann alle Allele des X-Chromosoms auch in seinem Phänotyp ausprägen. Es gibt in diesen Fällen keine Dominanz bzw. Rezessivität.
Es gibt nur wenige **X-chromosomal-dominante Erbkrankheiten** (Tab. 4.5). Erwähnt sei die **Vitamin D-resistente Rachitis**. Sie ist gekennzeichnet durch einen niedrigen Serumspiegel an organischem Phosphat (Hypophosphatämie). Auch eine Unterentwicklung des Zahnschmelzes und eine Anomalie der Haarfollikel folgen diesem Erbgang. Bei diesem Vererbungsmodus sind sowohl Frauen als auch Männer erkrankt (Abb. 4.16), Männer häufig schwerer als heterozygote Frauen. Die Väter vererben da-

4.2 Die Stammbaumanalyse ergibt den Genotyp und den Typ des Erbgangs

Abb. 4.**17 Stammbaum eines X-chromosomal-dominant vererbten Merkmals.** Die Merkmalsträger sind durch Kreise gekennzeichnet. Sowohl Männer als auch Frauen sind befallen, Homo- und Hemizygote sind stärker befallen als Heterozygote.

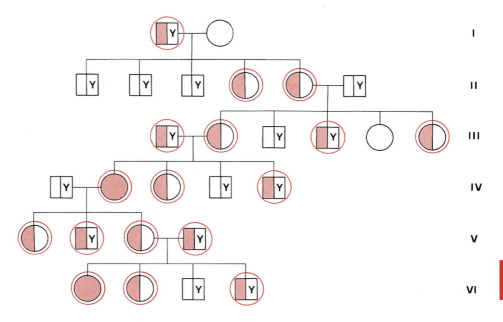

bei die Krankheit nur auf ihre Töchter, nie auf ihre Söhne (Rep. 4.**4**).

Eine Besonderheit bei einem X-chromosomal-dominanten Erbleiden zeigt die **Incontinentia pigmenti.** Dieses Allel beinhaltet einen rezessiven **Letalfaktor,** der bei männlichen Föten (hemizygot) zum Frühabort führt. Frauen mit Incontinentia pigmenti haben gehäuft Aborte, weil die 50% der männlichen Zygoten, die das Krankheits-verursachende Allel enthalten, nicht lebensfähig sind. Incontinentia pigmenti tritt deshalb, bis auf wenige Ausnahmen, die einer Spezialerklärung bedürfen, nie bei Männern auf.

Ein Y-chromosomaler Erbgang scheint von marginaler Bedeutung zu sein, da das X-Chromosom informationsarm ist. Auf dem kurzen Arm liegt das Sex-Determinationsgen SRY (S. 240). Auch das Merkmal für die Ausbildung spezifischer Haarbüschel am Ohrmuschelrand (gehäuft bei Indern) wird, wenn auch unter Vorbehalten, als Y-Chromosom-codiert angenommen.

4.2.5 Bei der X-chromosomal-rezessiven Vererbung sind vor allem die Männer betroffen, die Frauen meist Konduktorinnen

Charakteristisch für diesen Erbgang ist (Rep. 4.**5**), dass alle Männer, die das „defekte" Allel auf ihrem X-Chromosom tragen, krank sind, es aber nie auf ihre Söhne übertragen (Abb. 4.**18**). Die Frauen hingegen erkranken nur, wenn sie homozygote Genträger sind. Im heterozygoten Zustand übertragen sie, die phänotypisch Gesunden, das Krankheits-verursachende Allel auf ihre Nachkommen (**Konduktorin**) (Abb. 4.**19**). Das wohl bekannteste Beispiel (neben der **Rot-Grün-Blindheit**) für eine solche Erbkrankheit ist die **Hämophilie.**

 4.4 Charakteristika des **X-chromosomal-dominanten** Erbganges

- Seltener Vererbungsmodus
- Geschlechtsgebunden
- Merkmalsausprägung: Bei Männern und Frauen (Männer oft schwerer erkrankt)
- Stammbaum: Ähnlich wie beim autosomal-dominanten Erbgang, jedoch sind die Söhne kranker Väter gesund! Vater krank: Alle Töchter krank, alle Söhne gesund Mutter krank: 50% der Kinder krank
- Verwandtenehen: Kein erhöhtes Risiko
- Allelhäufigkeit: Sehr selten

 4.5 Charakteristika des **X-chromosomal-rezessiven** Erbgangs

- Vererbungsmodus z. B. einiger Stoffwechseldefekte
- Geschlechtsgebunden
- Merkmalsausprägung: Fast nur Männer erkrankt
- Stammbaum: Männer erkrankt
Vater krank: Alle Söhne gesund, alle Töchter Konduktorinnen
Mutter Konduktorin: 50% der Söhne krank, 50% der Töchter Konduktorinnen
- Verwandtenehe: Gefahr der Kombination phänotypisch Kranker mit Konduktorin
- Allelhäufigkeit: $\frac{1}{10\,000}$ bis $\frac{1}{100\,000}$
- Gesamthäufigkeit der Erkrankten: ~800/1 Mill. männliche Neugeborene

Sie wurde die „Krankheit der Könige" genannt. Ausgehend von der Königin Victoria von England (1819–1901) als Konduktorin, suchte sie die Herrscherhäuser Europas heim (Abb. 4.**20**). Von dieser Krankheit und ihrem Erbgang weiß auch schon der Talmud zu berichten. So wurde die rituelle Beschneidung der männlichen Babys solcher Frauen verboten, die schon zwei

Abb. 4.18 **X-chromosomal-rezessiver Erbgang.** Genotypen der Gonosomen sind unter den Stammbaumsymbolen angegeben, die ihrerseits die Phänotypen symbolisieren; X farbig = X-Chromosomen mit dem rezessiv erblichen Allel.

Söhne bei dieser Prozedur durch Verbluten verloren hatten. Gleichzeitig wurden auch die Söhne ihrer Schwestern von der Pflicht der Circumcision befreit. Söhne des Vaters aus anderen Ehen wurden jedoch nicht ausgenommen. Man war sich schon damals über den Erbgang im Klaren: Männliche Individuen, die das kranke X-Chromosom tragen, erkranken an Hämophilie. Homozygote Frauen sind sehr selten. Sie können mit speziellen Ausnahmen nur aus der Ehe einer Konduktorin mit einem Hämophilen hervorgehen. Tatsächlich sind einige beschrieben, die sowohl Menstruation als auch in einem Fall eine Geburt überstanden, ohne dabei zu verbluten. Erklärlich ist das dadurch, dass diese spezielle Blutstillung vorwiegend durch Uterus-Kontraktion und nicht durch Gerinnungsfaktoren hervorgerufen wird.

Gerinnungsfaktoren sind es, die bei der Hämophilie durch Mutation verändert sind. Es handelt sich im Wesentlichen um zwei Faktoren:

- Faktor VIII = antihämophiles Globulin
- Faktor IX = Christmas-Faktor

Fehlen des Faktors VIII führt zur **Hämophilie A,** mit 80% die häufigste Form.
Fehlen des Faktors IX führt zur **Hämophilie B,** mit 15% die seltenere Form.
Die Konsequenzen einer Gerinnungsstörung sind fatal. Jeder Unfall, jede Zahnextraktion wird zur bedrohlichen Affäre. Blutungen in die Gelenke führen zu Schmerzen und Immobilisation. Als Therapie wird heute die Zufuhr von Gerinnungsfaktoren angeboten, die aus dem Serum Gesunder gewonnen bzw. mittels gentechnologischer Methoden hergestellt werden. Aber auch das ist kein Allheilmittel. Die Fremdproteingaben führen häufig zu Antikörperbildung, die ihrerseits (IgE! s. Kap. 9) zur Allergie führen. Obwohl ein Drittel aller Hämophiliefälle auf Neumutationen beruht, ist es wichtig, die Konduktorinnen zu erkennen. Im **Heterozygotentest** zeigt sich bei ihnen ein verzögertes Gerinnungsverhalten. Allerdings wird man erst Verdacht schöpfen, wenn bereits ein hämophiler Sohn in der Familie geboren worden ist.

Viele andere schwere Erkrankungen werden X-chromosomalrezessiv vererbt (Tab. 4.6). So z. B. das **Lesch-Nyhan-Syndrom,** eine Krankheit, die durch Ausfall des Enzyms *HGPRT* (wichtig beim Purinstoffwechsel) zu derartigen psychischen Veränderungen führt, dass man die Patienten vor Selbstverstümmelung (Mutilation), d. h. Abkauen der eigenen Lippen und Finger,

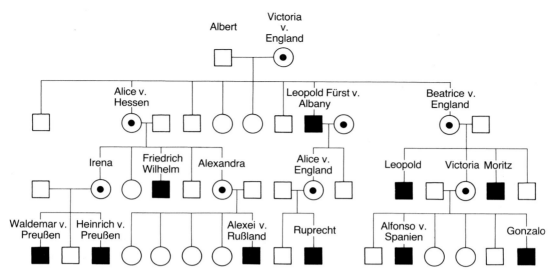

Abb. 4.**20** **Auszug aus einem Stammbaum der Königin Victoria.** Vererbung der Hämophilie.

schützen muss. Dass diese Krankheit schon vor langer Zeit bekannt war, zeigt das Bild eines Inkakönigs mit deutlichen Lesch-Nyhan-Symptomen.

Eine weitere schwere und leider recht häufige Erkrankung (1 : 3000) ist die X-chromosomal gebundene **Muskeldystrophie vom Typ Duchenne.** Es ist mittlerweile gelungen, das Gen – mit 2400 kbp das größte bisher beim Menschen bekannte – genau zu lokalisieren (Xp21). Die cDNA (s. Kap. **12**) des gesamten Gens liegt vor und codiert für ein muskelspezifisches Protein, das **Dystrophin,** das bei Duchenne-Patienten fehlt. In 60% der Fälle sind Deletionen der 5'-Region, in 5% der Fälle Duplikationen und ansonsten Punktmutationen die Ursache für ein defektes oder fehlendes Protein. Dystrophin ist in der Muskelzellmembran ein **Bestandteil des Cytoskeletts** und gehört zur Spectrin-Familie. Es bindet mit seinem N-Terminus an F-Actin, mit seinem C-terminalen Ende ist es mit einem Glycoprotein-Komplex des Sarkolemms assoziiert, den es stabilisiert. Eines dieser Proteine, Dystroglycan, bindet seinerseits im Extrazellularraum an Laminin, ein bedeutendes Muskelprotein, so dass Dystrophin ein Verbindungsglied zwischen Actinfilamenten und extrazellulärer Matrix darstellt. Es scheint an der Ca^{2+}-Durchlässigkeit des Sarkolemms und an der durch Acetylcholin vermittelten Signaltransduktion des Nervenimpulses beteiligt zu sein. Die Kenntnis des Gens ermöglicht eine gezielte pränatale Diagnostik und Testmöglichkeit für Heterozygote besonders für die Patienten, die eine Deletion im Gen aufweisen. Die Mutationsrate für dieses Gen ist hoch. $1/3$ aller Fälle beruht auf Neumutationen. Die Krankheit wird in den befallenen Knaben erst um das dritte Lebensjahr bemerkt, wenn sie Schwierigkeiten beim Treppensteigen entwickeln. Im Verlauf der Zeit wird die gesamte Muskulatur in Bindegewebe umgewandelt, die Kinder sind an den Rollstuhl und schließlich ans Bett gefesselt, wo sie bei meist ausgeprägter Intelligenz dahinsiechen, bis Schwund der Atem- und Herzmuskulatur zu einem frühen Tod, meist Anfang des zweiten Lebensjahrzehnts, führen. Dies bedeutet ein furchtbares Schicksal für die ganze Familie; die weitere Erforschung und Bekämpfung dieser Krankheit ist aller nur erdenklichen wissenschaftlichen Anstrengung wert!

Der *Glucose-6-phosphat-Dehydrogenase*-**Mangel,** von dem 100 Millionen Menschen betroffen sind, kann nach Einnahme bestimmter Arzneimittel, unter anderem Malaria-

Tab. 4.**6** Einige **X-chromosomal-rezessiv** vererbte Merkmale und Krankheiten

Krankheit bzw. Merkmal	Erkrankungen je männlicher Lebendgeburt
Muskeldystrophie Typ Duchenne	3 : 10 000
Hämophilie A und B	1 : 10 000
HGPRT-Defizienz (Lesch-Nyhan-Syndrom)	selten
Rot-Grün-Blindheit	8 : 100 in Europa
Glucose-6-phosphat-Dehydrogenase-Mangel	1 : 2 kurdische Juden 1 : 7 Sarden 1 : 8 Schwarz-Amerikaner 1 : 250 Italiener

mittel, Sulfonamide, zu hämolytischen Krisen führen. Auch andere genetisch bedingte Fehlreaktionen nach Medikamentengaben sind bekannt – oft multifaktoriell bedingte. Die **Pharmakogenetik** beschäftigt sich mit diesen für den Arzt außerordentlich wichtigen Varianten.

4.2.6 Die Lyon-Hypothese: Nur ein X-Chromosom bleibt aktiv, alle anderen werden inaktiviert

Finden sich viele wichtige Gene auf dem X-Chromosom, dann erhebt sich die Frage, wie der männliche Organismus den halben Gensatz bzw. der weibliche eine gegenüber dem Mann doppelte Gendosis kompensiert. **Mary Lyon** postulierte eine Hypothese, die inzwischen als **Lyon-Hypothese** allgemeine Anerkennung genießt. Da die Gendosis nur eines einzigen X-Chromosoms (s. männliche Individuen) das normale Funktionieren eines Organismus garantiert, wird im weiblichen Organismus zur Dosiskompensation jeweils ein **X-Chromosom inaktiviert.** Seine geneti-

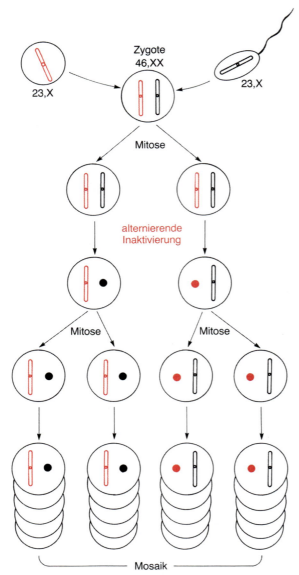

Abb. 4.**21 Gendosiskompensation in weiblichen Individuen: Lyon-Hypothese.** Symbolische Darstellung der X-Chromosomen in Ei, Spermium und Zygote als Striche, inaktivierte X-Chromosomen als Punkte.

Die Inaktivierung geht aktiv von einem **X-Inaktivierungs-Center (XIC)** aus. Ein Gen in diesem Bereich codiert für eine RNA, die keinen offenen Leserahmen enthält, d. h., die nicht translatiert werden kann und vermutlich strukturelle Aufgaben hat. Sie wird nur vom inaktiven X-Chromosom transkribiert, weshalb das Gen auch **X inaktives spezifisches Transkript (XIST)** genannt wird. Die RNA-Transkripte werden nach Differenzierungsbeginn stabil am zu inaktivierenden X-Chromosom angelagert. Dieser Vorgang wird stark durch Proteine kontrolliert, die die XIST-Expression fördern bzw. hemmen.

Die Inaktivierung trifft in jeder Zelle, dem Zufall folgend, einmal das vom Vater, einmal das von der Mutter ererbte X-Chromosom. Die erfolgte Inaktivierung ist irreversibel. Alle Nachkommenzellen einer Zelle, d. h. der gesamte Zellklon, behalten das Inaktivierungsmuster. Testet man die Gewebe eines Individuums auf Aktivität eines X-gebundenen Enzyms hin, das in zwei alternativen Formen vom Vater bzw. der Mutter vererbt wurde, so finden sich Zellareale eindeutig mütterlichen und solche eindeutig väterlichen Ursprungs, je nachdem, welches X-Chromosom inaktiviert wurde. Wir sprechen von einem **Mosaik** (Abb. 4.**21**). Das kondensierte X-Chromosom wird im Zellcyclus sehr spät repliziert, so dass auch während der zur Replikation notwendigen Entspiralisierung keine Transkription mehr erfolgen kann. Das während des gesamten Zellcyclus kondensierte inaktive X-Chromosom ist in gefärbten Zellen unterhalb der Kernmembran als rundes Körperchen (Barr-Körper) sichtbar (S. 185). Der Nachweis dieses Barr-Körperchens dient zur cytogenetischen Geschlechtsbestimmung. Es ist nur in solchen Kernen vorhanden, die mehr als ein X-Chromosom enthalten.

So wie das XIST selbst nicht inaktiviert wird, so entgeht ein kleiner Teil am distalen Ende des kurzen Arms des X-Chromosoms, die **pseudoautosomale Region**, der Inaktivierung. Gene dieser Region benötigen möglicherweise die doppelte Gendosis und entgehen deshalb im weiblichen Organismus der Inaktivierung auf dem ansonsten inaktivierten X-Chromosom. Im männlichen Organismus befinden sie sich auf dem kurzen Arm des Y-Chromosoms. Diese kurzen Abschnitte von X- und Y-Chromosomen paaren sich in der Meiose als homologe Partner (S. 59). Das Vorhandensein der pseudoautosomalen Region erklärt unter anderem, dass bei einem Krankheitsbild, dem **Turner-Syndrom**, bei einer Chromosomenkonstellation 45,X kein völlig unauffälliger weiblicher Phänotyp auftritt. Die Ausbildung von Stranggonaden ist z. B. eine Folge des Fehlens eines zweiten aktiven X-Chromosoms während der frühen Embryonalphase.

sche Information wird dabei für die Dauer des Lebens lahm gelegt, indem das Euchromatin durch Kondensierung in fakultatives Heterochromatin (s. Kap. **1**) umgewandelt wird. Dieser Prozess findet im frühen Embryonalstadium (Gastrula) statt (12.–18. Tag nach Befruchtung, ungefähr 10 000 Zellen), und zwar in den somatischen Zellen. In den Gametogonien werden die X-Chromosomen nach neuesten Erkenntnissen ebenfalls zunächst inaktiviert, dann aber kurz vor der Meiose wieder aktiviert. In den reifen Keimzellen muss dagegen jedes X-Chromosom aktiv bleiben, weil die Gameten im haploiden Satz jeweils nur ein X-Chromosom enthalten!

4.3 Die Ausprägung des Phänotyps unterliegt Variationen

Erinnern wir uns an die Experimente Mendels zum Nachweis der Gesetzmäßigkeiten bei der Vererbung von Erbfaktoren: Diese Mendelschen Gesetze werden an klar umrissenen Merkmalen demonstriert. Von einem bestimmten Genotyp konnte auf einen zu erwartenden Phänotyp geschlossen werden und vice versa. Zwar mussten Dominanz und Rezessivität eines Erbfaktors berücksichtigt werden. Aber alles in allem galt: Ein Gen führt zur Ausprägung eines bestimmten Merkmals. Mendelsche Merkmale führen zu einer **diskontinuierlichen Varianz:** Entweder ein Individuum hat das Merkmal oder hat es nicht. Allerdings führen nicht alle Merkmale zu klar abgrenzbaren Klassen von Phänotypen, wie es z. B. bei den Blutgruppen der Fall ist. Die Menschen kommen nicht nur in zwei uniformen Phänotypen vor: Groß oder klein, dick oder dünn, es findet sich vielmehr eine **Variabilität.** Diese Variabilität der Phänotypen kommt normalerweise nicht durch Instabilität (Mutation) im genetischen Material zustande. Vielmehr trägt ein Netzwerk der verschiedensten Einflüsse dazu bei, dass sich ein Genotyp zum jeweiligen Phänotyp entwickelt. Dabei ist keineswegs gesagt, dass vergleichbare Genotypen auch zu vergleichbaren Phänotypen führen müssen (Rep. 4.6).

4.6 Beteiligung von Erb- und Umweltfaktoren an der Ausprägung des Phänotyps

4.3.1 Genetische Konstitution und Umwelt beeinflussen die Ausprägung des Phänotyps

Welche Ursachen sind für diese **Variabilität** verantwortlich?

- **Genetische** Ursachen, d. h. Wechselwirkung zwischen Genen. Dazu gehören der Einfluss anderer Struktur-Gene und die Wirkung von Regulator-Genen auf das betreffende Gen (Rep. 4.7)
- **Modifikatorische** Ursachen, d. h. Wechselwirkungen zwischen Genen und Umweltfaktoren (Rep. 4.8).

Umweltfaktoren können zum einen **determinierend** auf ein Gen wirken, d. h. sie legen ein für allemal **für die gesamte Lebensdauer des Individuums** fest, in welcher Form das Gen im Phänotyp ausgeprägt werden soll.
Sie können zum anderen **modulierend** auf ein Gen wirken, d. h. sie legen **für die Zeit ihrer Einwirkung** fest, in welcher Form das Gen im Phänotyp ausgeprägt werden soll.
Es gibt zahlreiche Umweltfaktoren: Nahrung, Licht, Temperatur, Hormone, Krankheiten etc.
Die Erbinformation steckt nur die Grenzen ab, innerhalb derer bestimmte Merkmale, stark beeinflusst von der Umwelt, realisiert werden können. Dabei gibt es Umwelt-labile Merkmale wie z. B. das Gewicht oder Umwelt-stabile Merkmale wie z. B. die Körpergröße.
Betrachten wir zunächst Faktoren, die zur **genetischen Variabilität** führen.

4.7 Genetisch bedingte Faktoren, deren Wechselwirkungen zur Variabilität eines phänotypischen Merkmals beitragen

- Wechselwirkungen am gleichen Genlocus:
  Dominanz, Rezessivität, Codominanz
- Penetranz:
  Manifestationshäufigkeit eines Allels
- Expressivität:
  Manifestationsstärke eines Allels
- Pleiotropie:
  Ein Gen bewirkt die Ausprägung mehrerer Merkmale
- Polygenie:
  Mehrere Gene bewirken gemeinsam die quantitative Ausprägung eines Merkmals
- Struktur-Gene:
  Produkte einer Gen-Wirkkette können sich gegenseitig beeinflussen
- Regulator-Gene:
  Genprodukte regulieren die Genaktivität von Struktur-Genen
- Modifizierende Gene:
  Genprodukte wirken auf die phänotypische Expression eines an einem anderen Genlocus liegenden Gens
- Epistatische Gene:
  Genprodukte unterdrücken die phänotypische Expression eines an einem anderen Genlocus liegenden Gens

4.3.2 Penetranz und Expressivität bestimmen die Ausprägung des Genotyps

Das einfache Vorhandensein eines Gens genügt noch nicht zu seiner Ausprägung. Seine Penetranz und seine Expressivität müssen berücksichtigt werden.
Unter **Penetranz** eines Allels versteht man seine **Manifestationshäufigkeit**, d. h. wie viele Individuen prägen den erwarteten Phänotyp aus.

- 100% Penetranz bedeutet, dass alle Genträger das Merkmal ausprägen
- 50% Penetranz, dass 50% der Genträger das Merkmal ausprägen

Nicht alle dominanten Allele müssen 100%ig penetrant sein. Einwirkungen anderer Gene des Individuums oder Umweltfaktoren können unvollständige Penetranz eines Gens zur Folge haben.
Unter **Expressivität** eines Gens versteht man die **Manifestationsstärke** eines penetranten Allels. Häufig haben Allele mit 100%iger Penetranz auch 100%ige Expressivität, z. B. die Blutgruppen-Gene und andere Gene für monogene Erbkrankheiten.
Ein Beispiel für **unvollständige Penetranz** ist die **Chorea Huntington** (im Volksmund Veitstanz). Dieses Leiden (eine progressive degenerative Veränderung des Nervensystems, die bis zum Tode führen kann) folgt einem autosomal-dominanten Erbgang. Allerdings sind Penetranz und Expressivität sehr variabel. Diese Krankheit kann in so späten Jahren (Durchschnittsalter 40–45 Jahre) zum Ausbruch kommen, dass manche Genträger scheinbar gesund sterben (Abb. 4.22). Dadurch kann eine Generation übersprungen werden und eine scheinbar vom autosomal-dominanten Erbgang abweichende Vererbung im Stammbaum auftreten.
Das Gen für Chorea Huntington (HD) konnte inzwischen auf dem kurzen Arm des Chromosoms 4 lokalisiert werden und die Krankheit auf expandierte Triplett-Wiederholungen zurückgeführt werden (s. S. 91). Damit ergibt sich eine Möglichkeit für pränatale Diagnostik bzw. Beratung von Genträgern.

Das Genprodukt des HD-Gens ist das **Huntingtin**. Durch die Triplett-Expansion des CAG-Codons im Exon1 erscheint im Protein eine Kette von Glutaminen. Derartig mutierte HD-Proteine tendieren zur Zusammenlagerung. Die unlöslichen Aggregate lagern sich in den Kernen der Gehirnzellen ab. Zwar ist die Funktion von Huntingtin weitgehend unbekannt, aber möglicherweise hemmt es bestimmte Gene, u. a. den Transkriptionsfaktor CREB (S. 129), der eine wichtige Rolle im Gehirn spielt.

Penetranz und Expressivität eines Gens werden einmal gegeben durch Interaktion des Gens mit anderen Genen des Individuums (z. B. modifizierende Gene), aber auch durch Interaktion des Gens mit nicht genetischen Umweltfaktoren. So treten manche Verhaltensmerkmale erst nach einem erfolgten exogenen Stimulus zutage (z. B. Drogen).

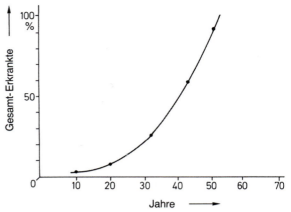

Abb. 4.**22 Manifestationsalter für Chorea Huntington.** Im Alter von 40 Jahren zeigen erst ca. 50% der Allelträger für Huntingtonsche Chorea Krankheitssymptome. Die Penetranz dieses dominant erblichen Merkmals ist unvollständig.

R 4.8 Umweltbedingte Faktoren, deren Wechselwirkungen zur Variabilität eines phänotypischen Merkmals beitragen

- Modifikation (Determination, Modulation): Variabilität, die auf Umwelteinflüsse zurückzuführen ist
- Faktoren:
  cytoplasmatische
  embryonale
  klimatische
  Nahrung
  Krankheitserreger
  Hormone
  kulturelle
  intellektuelle

Durch Umwelt erworbene Veränderungen des Phänotyps während der Individualentwicklung sind nicht erblich!

4.3.3 Viele Merkmale werden polygen vererbt

Neben variabler Penetranz und Expressivität eines Allels kommt es zum quantitativen Vererbungsmuster eines Merkmals, wenn mehrere Gene an der Ausbildung eines Merkmals beteiligt sind. In solchen Fällen spricht man von **Polygenie** oder unter Berücksichtigung von Umweltfaktoren von **multifaktorieller Vererbung.**
Polygen angelegte Merkmale sind z. B. Körpergröße, Hautfarbe, Fruchtbarkeit, Gewicht etc. Diese Gene wirken additiv. Jedes Gen steuert einen kleinen Effekt zum Merkmal bei. Der Vererbungsmodus jedes einzelnen dieser Gene richtet sich dabei streng nach Mendel (Abb. 4.23).

Schon Mendel hatte Variabilität der Merkmalsausprägung bei einer Kreuzung von weißen mit rotvioletten Pflanzen gesehen: Die F_1-Generation war wie erwartet uniform. In der F_2-Generation gab es jedoch viele Farbschattierungen. Mendel führte dieses Phänomen auf das Vorhandensein mehrerer Gene zurück. 1909 formulierte Nilsson-Ehle die These, dass für eine kontinuierliche Variation eines Merkmals mehrere Gene zusammenwirken müssen, wobei jedes einzelne für sich den Mendelschen Gesetzen folgt.

4.3 Die Ausprägung des Phänotyps unterliegt Variationen **171**

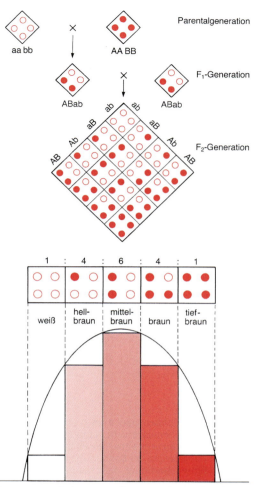

Abb. 4.**23 Häufigkeitsverteilung und Merkmalsausprägung der Pigmentierung.** Zwei Gene A und B für Pigmentierung wirken additiv. Die Kombination der Punkte gibt die Farbintensität an.
AABB = pigmentierte Granula
aabb = pigmentlose Granula

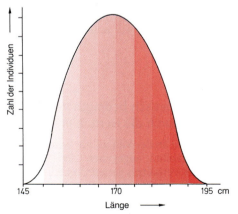

Abb. 4.**24 Kontinuierliche Variation der Phänotypen bei einem multifaktoriell bedingten Merkmal (Körpergröße).** Genetisch bedingte Variabilität zwischen den einzelnen Individuen und umweltbedingte Variabilität bewirken eine Verteilung der Phänotypen nach Gauß.

Abb. 4.**25 Modifikationskurve: umweltbedingte Variabilität.** Die Modifikationskurve zeigt eine Gauß-Verteilung für ausschließlich umweltbedingte Variation der Zellgröße bei genetisch identischen Pantoffeltierchen. (Ein Paramecien-Klon besteht aus isogenen Individuen!)

4.3.4 Das Zusammenspiel von Polygenie und Umweltfaktoren führt zur kontinuierlichen Varianz des Phänotyps

Betrachtet man eine Population im Hinblick auf ein **quantitatives Merkmal,** so findet sich eine kontinuierliche Variation der Phänotypen innerhalb eines bestimmten Rahmens. Für das Merkmal **Körpergröße** sind z. B. von 1,45 m bis 1,85 m alle Zwischengrößen vertreten. Der Hauptteil der Population wird eine mittlere Größe ausprägen. Hier halten sich fördernde und hemmende Einflüsse die Waage. Je mehr Gene beteiligt sind, umso kontinuierlicher wird die Kurve. Es gibt wenige extreme Klassen. Das Kennzeichen einer kontinuierlichen Variabilität ist ein Verteilungsmuster, das einer eingipfeligen **Gauß-Kurve** entspricht (Abb. 4.**24**). Solche Gauß-Verteilungen finden sich sowohl bei polygen bedingter Merkmalsausprägung als auch bei Merkmalen, die ausschließlich durch Umwelteinflüsse modifiziert werden.

Welche Beispiele kann man anführen und wie kann man zwischen genetischer und modifikatorischer Bedingtheit unterscheiden?

Will man den **Einfluss von Umweltfaktoren** untersuchen, muss man von genetisch einheitlichen Individuen ausgehen, so z. B. von einer Population von *Paramecien* (Pantoffeltierchen), die alle durch Teilung von einem Tier abstammen. Alle haben den gleichen Genotyp, sie bilden einen **Klon** oder eine „reine Linie" und sind **isogen.** Vermisst man diese Tierchen nach ihrer Länge, so variiert diese von 138 µm bis 200 µm und verteilt sich idealerweise unter einer Gauß-Kurve.

In diesem Fall hatte jedes Tier die gleiche Erbinformation zur Größenausbildung (polygenes Merkmal). Umweltfaktoren bestimmten für jedes Individuum die endgültige Größe zwischen 138 und 200 µm (Abb. 4.**25**).

Eine vergleichbare Analyse kann an **Bohnen** ausgeführt werden: Inwieweit sind genetische Faktoren und inwieweit Umweltfaktoren bei der Gewichtsentwicklung von Bohnen beteiligt?

Abb. 4.26 Multifaktorielle Variabilität. Experimentelle Unterscheidungsmöglichkeit zwischen Umweltkomponente und genetischer Komponente; die Analyse erfolgt anhand von Bohnengrößen nach Johannsen.
Umweltbedingte Variabilität. Bei genetischer Identität (Linie 13) ist die kontinuierliche Variation des Bohnengewichts ausschließlich umweltbedingt. Alle Bohnensamen entwickeln Bohnen von gleicher mittlerer Größe.

Abb. 4.28 Ermittlung der Heritabilität eines Merkmals. Um das Merkmal „Pflanzenhöhe" auf seine Heritabilität zu testen, werden extreme Merkmalsträger gekreuzt. Die theoretischen Ergebnisse bei 0 bzw. 100% Heritabilität sind aufgezeichnet.

Abb. 4.27 Multifaktorielle Variabilität – genetische Variabilität. Bei genetisch nicht identischen Linien (1, 13, 19) ist die Variabilität des mittleren Bohnengewichts genetisch bedingt.

Aus einer käuflichen Bohnenpopulation wurden Bohnen verschiedenen Gewichts herausgesucht, einzeln gezüchtet und nach ausgiebig langer Inzucht einzelner Pflanzen reine Linien erhalten. Wurde das Gewicht der Bohnen, die einer solchen reinen Linie entstammten, bestimmt, dann verteilten sie sich wieder nach Gauß. Genetisch waren diese Bohnen alle reinerbig identisch. Die Variation beruhte ausschließlich auf Umweltfaktoren (Abb. 4.26).
Im zweiten Versuch wurden Bohnen ausgewogen, die von drei verschiedenen reinen Linien abstammten. Diesmal ergaben sich drei Gauß-Kurven, deren Mittelwerte divergierten. Die eine Linie brachte im Mittel schwerere Bohnen hervor als die andere. Die Ursache für diesen Unterschied war in der genetischen Information der beiden Linien zu suchen. Der genetische Rahmen, in dem das Gewicht der Bohnenkerne, bedingt durch Umwelteinflüsse, variieren konnte, war in beiden Linien verschieden gesteckt (Abb. 4.27).

4.3.5 Die genetisch bedingte Variabilität wird durch die Heritabilität ausgedrückt

Der erbliche Anteil an der Variabilität wird durch die phänotypische Heritabilität angegeben (Abb. 4.28). **Heritabilität** ist somit das Verhältnis genetisch bedingter Variabilität zu phänotypischer Variabilität.
Um ein Merkmal auf Heritabilität zu testen, kreuzt man Individuen, die das Merkmal extrem ausprägen. Zeigen ihre Nachkommen Normalverteilung, dann war die Heritabilität gleich 0%. Zeigen sie einen Mittelwert zwischen den Elternindividuen, d. h. sind sie echte Heterozygoten, so war die Heritabilität gleich 100%.

4.3.6 Monozygote Zwillinge sind isogene Menschen

Beim Menschen gibt es isogene Individuen nur in Form der **monozygoten** (eineiigen) **Zwillinge**. Solche Zwillinge entstehen durch frühembryonale, totale Spaltung des Keims im Gegensatz zu zweieiigen Zwillingen **(dizygot)**, die durch gleichzeitige Befruchtung zweier Eier mit zwei Spermien zustande kommen. Die Häufigkeit von Zwillingsgeburten in Mitteleuropa beträgt 1 : 85, davon sind $2/3$ dizygot, $1/3$ monozygot. Die Zwillingsforschung ist ein wichtiges Mittel, um beim Menschen die Erblichkeit eines Merkmals von der reinen Varianz durch Umwelteinflüsse abzugrenzen (Rep. 4.**9**). Stimmen Zwillinge in einem Merkmal vollkommen überein, so besteht **Konkordanz**. Eineiige Zwillinge besitzen einen identischen Genotyp: Sie sollten in allen Merkmalen konkordant sein. **Diskordanz** in einem Merkmal sollte bei ihnen rein umweltbedingt sein. Unterschiede zwischen zweieiigen Zwillingen, die unter gleichen Umweltbedingungen aufwachsen, sind hingegen auf genetische Ursachen zurückzuführen. Um einem Merkmal eine erbliche Komponente zuzuschreiben, muss die Konkordanz bei eineiigen, die Diskordanz bei zweieiigen Zwillingen groß sein. Besteht für ein Merkmal kein Konkordanz-Diskordanz-Unterschied zwischen eineiigen und zweieiigen Zwillingen, dann ist die Variation umweltbedingt.

4.3.7 Abweichung vom Normdurchschnitt offenbart multifaktorielle Erbleiden

Der Phänotyp für quantitative Merkmale setzt sich bei nicht isogenen Individuen aus genetischen und Umweltfaktoren unterschiedlichen Ausmaßes zusammen. Eine Ausnahme sind die Hautleisten der Fingerbeeren, die charakteristische Fingerabdrücke verursachen. Sie sind bedingt durch rein genetische Variabilität! Zu polygenen Merkmalen gehören Körpergröße, Gewicht, Haarfarbe, Hautfarbe, arterieller Blutdruck und Intelligenz (Tab. 4.**7**). Vergleicht man die Ausprägung derartiger quantitativer Merkmale zwischen Verwandten und Individuen einer beliebigen Population, so zeigt sich bei ersteren eine gewisse Korrelation, die mit Hilfe eines **Korrelationskoeffizienten** angegeben wird. Diese Korrelation wird umso stärker, je mehr gemeinsame Gene vorhanden sind, vorausgesetzt, die Allele werden intermediär, d. h. ohne Dominanz oder Rezessivität ausgeprägt. Die Gauß-Verteilungskurven bei polygenem Erbgang können dazu benutzt werden, individuelle, krankhafte Abweichungen vom normalen Mittelwert zu erkennen. So gibt es z. B. in der Kinderheilkunde **Somatogramme,** mit deren Hilfe man für jedes Alter den altersentsprechenden Durchschnittswert, z. B. für Körpergröße oder Gewicht, ablesen kann.

Polygener Vererbung folgen auch einige Krankheiten, die wegen ihrer Häufigkeit für den Arzt oft bedeutsamer sind als monogene Erbleiden (Tab. 4.**8**). Dazu gehören z. B. der **Diabetes mellitus,** die **Hypertonie** und verschiedene **Formen des Schwachsinns.** Auch für **Schizophrenie, psychische Labilität** (z. B. Alkoholismus, Drogenabhängigkeit)

R 4.9 Ermittlung der Heritabilität eines Merkmals mit Hilfe der Zwillingsforschung

Tab. 4.**7** **Multifaktoriell** vererbte Merkmale

Augenfarbe	Hautleistenzahl
Hautfarbe	(keine Beteiligung der Umwelt)
Haarfarbe	
Körpergröße	
Körpergewicht	Psychische Merkmale:
Arterieller Blutdruck	Intelligenz
	psychische Labilität

konnten erbliche Komponenten nachgewiesen werden. Da mehrere Gene bei der Ausbildung eines polygen bedingten Krankheitsbildes zusammenwirken müssen, ist die Wahrscheinlichkeit, eine derartige Krankheit auszuprägen, unter Angehörigen einer Familie häufiger als innerhalb einer nicht verwandten Population. Das Erkrankungsrisiko jedes einzelnen Familienmitglieds wächst mit der Zahl der bereits erkrankten Angehörigen.

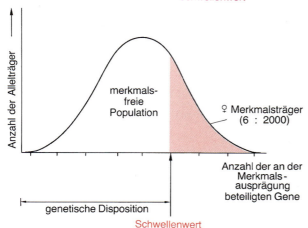

Abb. 4.**29 Polygene Vererbung mit Schwellenwert.** Das polygene Erbleiden Hüftgelenksdysplasie kommt nur in einem kleinen Teil der Population zum Ausbruch. Dieser Teil ist in der weiblichen Population größer, die Schwelle ist hier niedriger als in der männlichen. Der übrige Teil der Population ist merkmalsfrei, hat aber die genetische Disposition entsprechend der Zahl der zusammenwirkenden Gene.

Tab. 4.**8 Multifaktoriell** vererbte Krankheiten

Hypertonie
Diabetes mellitus
Spezielle Formen des Schwachsinns
Schizophrenie
Psychosen
Epilepsie

Bei einigen polygenen Merkmalen gibt es eine Abweichung von der kontinuierlichen Normalverteilung. Das trifft immer dann zu, wenn zur Manifestation des Merkmals ein **Schwellenwert** erreicht werden muss. Die Gene zur Merkmalsausprägung sind vorhanden, kommen aber erst zur Manifestation, wenn eine Mindestmenge in einer Richtung additiv wirkender Gene ausgeprägt wird (Abb. 4.**29**).

Die Krankheitsneigung **(Disposition)** zeigt kontinuierliche Varianz, bis, nach Erreichen des Schwellenwertes, die Krankheit zum Ausbruch kommt. Zu solchen multifaktoriell vererbten Krankheiten mit Schwellenwert zählen: Lippen-Kiefer-Gaumen-Spalte, angeborene Hüftgelenksluxation, Pylorusstenose, Spina bifida und Klumpfuß. Ein Schwellenwert kann für ein und dasselbe Merkmal innerhalb der Population unterschiedlich hoch liegen, z. B. durch Geschlechtsabhängigkeit. Der Schwellenwert für die Ausprägung von Pylorusstenose liegt z. B. bei Mädchen sechsmal höher als bei Jungen (Tab. 4.**9**), d. h. Jungen sind häufiger betroffen.

4.3.8 Elterliche Prägung von Genen (imprinting of genes) kann zur Variabilität der Ausprägung führen

Aus den Mendelschen Regeln ist bekannt, dass Merkmale der Individuen über Gene vererbt werden. Dabei sollte es gleich sein, ob ein bestimmtes Allel von dem einen oder dem anderen Elternteil stammt. Das ist aber nur mit Einschränkung richtig. Das gleiche **Allel** kann ganz **unterschiedlich ausgeprägt** werden, je nachdem, ob es auf einem **paternalen oder maternalen Chromosom** liegt. Inzwischen ist Genprägung **(Imprinting)** für mehrere hundert Gene bekannt.

Für das Überwiegen eines vom Vater oder von der Mutter ererbten Chromosoms gibt es drei Möglichkeiten: 1. Das Merkmal wird gonosomal (s. gonosomale Vererbung) oder 2. extrachromosomal vererbt (s. Kap. 1). Bei extrachromosomaler Vererbung ist die genetische Information in den Mitochondrien enthalten. Diese Organellen werden bei der Zygotenbildung von der Eizelle eingebracht, so dass Merkmale, die **mitochondrial** festgelegt sind, **maternal** vererbt werden. So wird z. B. die „genetische Krankheit" **mitochondriale Enzephalomyopathie** über rein mütterlichen Erbgang vererbt (s. Tab. 1.**9**). Als dritte Möglichkeit für Geschlechts-abhängige Ausprägung eines Allels existiert die **elterliche Genprägung,** die durch Experimente an Mäusen entdeckt wurde. Zygoten, die zwei gleiche maternale Chromosomensätze haben, entwickeln kümmerliche Placenten und Dottersäcke. Die Embryos sind dabei relativ normal. Zygoten mit zwei paternalen Chromosomensätzen entwickeln normale Placenten und Dottersäcke, aber die Embryos sind in der Entwicklung stark zurückgeblieben. Die Erklärung besteht darin, dass maternales und paternales Genom in der frühen Embryogenese differenzielle Genaktivität entfalten: im paternalen Chromosomensatz sind Gene für die Embryonalentwicklung, im maternalen Chromosomensatz solche für die Bildung von Placenta und Dottersack gehemmt.

Diese Experimente wurden mittels Kerntransfers durchgeführt. Nach der Befruchtung liegen die beiden Kerne (der mütterliche und der väterliche) für eine gewisse Zeit als Vorkerne vor. Diese Kerne lassen sich durch Mikrooperation entfernen und austauschen. Ein väterlicher Vorkern kann z. B. entfernt und durch ei-

Abb. 4.30 **Elterliche Prägung führt zu unterschiedlichen Syndromen beim Ausfall einer chromosomalen Region.** Zwei eng benachbarte Genloci auf Chromosom 15 werden unterschiedlich geprägt, je nachdem, ob sie auf dem mütterlichen (mat) oder väterlichen (pat) Chromosom liegen. Diese Prägung führt zur Unterdrückung der Information dieser Region. Treffen zwei gleichartige Chromosomen (uniparentale Disomie) zusammen oder fällt das aktive Gen durch Deletion aus, kommt es zum Prader-Willi(PW-Expression fehlt)- bzw. Angelman-Syndrom (A-Expression fehlt). Aktive Gene sind durch Pfeile, geprägte durch i (imprinted) markiert.

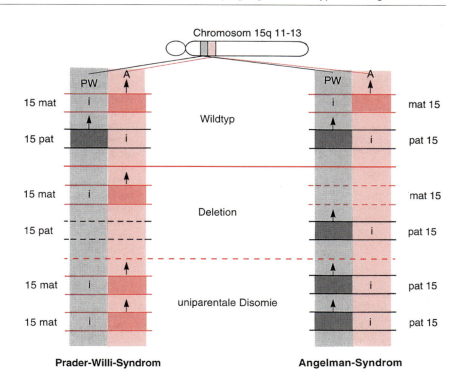

Tab. 4.9 **Polygene Erbleiden mit Schwellenwert**

	Häufigkeit (%)
Lippen-Kiefer-Gaumen-Spalte	0,1–0,18
Spina bifida	0,29
Klumpfuß	0,1
Pylorusstenose	♀ 0,1; ♂ 0,6
Hüftgelenksdysplasie	♀ 0,3; ♂ 0,05

nen mütterlichen ersetzt werden etc. Wenn die Keimzellen von Inzuchtstämmen stammen, sind die weiblichen Chromosomensätze gleich und die männlichen ebenso. Die meisten Zygoten mit zwei maternalen bzw. zwei paternalen Chromosomensätzen sterben nach einigen Zellteilungen ab. Die Entwicklung von Embryos ist dann ein sehr seltenes Ereignis.
Ein anderer Experimenttyp, der zur Entdeckung der Genprägung beigetragen hat, benutzt die Fusion von einzelnen Chromosomen, so dass Embryos mit zwei von der Mutter bzw. vom Vater stammenden Chromosomen **(Disomie)** entstehen können. Dieses Experiment beobachtet die Prägung einzelner Chromosomen. Mauszygoten, bei denen nur ein Chromosom jeweils doppelt von einem der beiden Elternteile stammt, haben eine höhere Chance, Embryos oder gar Mäuse zu bilden, als die im ersten Experiment erwähnten. Z. B. sind Mäuse mit zwei Chromosomen 11 der Mutter sehr klein, während die mit zwei paternalen Chromosomen 11 gigantisch groß sind. Ausstattung mit gemischten Chromosomen 11 führt zur normalen Entwicklung. Und hier die Erklärung:
Auf 11p15.5 liegt das Gen für den **Insulin-ähnlichen Wachstumsfaktor 2** (IGF2), das durch elterliche Prägung maternal inaktiv, aber paternal aktiv ist. Deshalb wachsen Mäuse mit maternaler Disomie 11 schlecht, und Mäuse mit paternaler Disomie 11 (doppelte Dosis IGF2-Gen) werden riesig.

Interessanterweise sind die **Nachkommen** der Minimäuse mit zwei maternalen Chromosomen 11 bzw. der Giganten mit zwei paternalen normal entwickelt. Das zeigt, dass die **Genprägung nur eine Generation** wirkt, dann wieder gelöscht wird und neu geprägt werden muss.
Eine interessante Genprägungssituation ist beim **Prader-Willi-Syndrom** gegeben (mentale Retardierung, Fettsucht, Wachstumsstörung, disproportionierte kleine Hände und Füße, Hypotonie, Hypogonadismus und Hypopigmentierung) sowie beim **Angelman-Syndrom** (motorische und mentale Retardierung, puppenartige Bewegung, exzessives Lachen, Hyperkinesen, auffälliges EEG, Hypopigmentierung) (Abb. 4.**30**). Die Allele für Prader-Willi-Syndrom und Angelman-Syndrom liegen eng beieinander auf 15q11–13. Das Allel der Prader-Willi-Region ist paternal aktiv, maternal inaktiv (geprägt). Beim Angelman-Allel liegen die Verhältnisse genau umgekehrt. Fehlt das eine oder andere aktive Allel (z. B. Deletion), so kommt es zur Ausbildung eines Syndroms, da das entsprechende andere Allel durch Prägung inaktiviert ist. Stammen beide Chromosomen 15 von ein und demselben Elternteil **(uniparentale Disomie)**, z. B. als Folge einer Non-disjunction (s. Kap. 5), ist dies der Deletion eines Chromosoms gleichzusetzen (Tab. 4.**10**).

Auch bei der Entstehung des **embryonalen Rhabdomyosarkoms** dürfte Genprägung eine entscheidende Rolle spielen. Ursache dafür ist die Inaktivierung des auf dem Chromosom 11 befindlichen Rd-Gens. Das eine Allel wird durch paternale Prägung, das andere durch Mutation, z. B. Deletion, inaktiviert.

4 Humangenetik

Tab. 4.10 Erbkrankheiten als Folge möglicher Genprägung

Prader-Willi-Syndrom	Beide Chromosomen 15 maternalen Ursprungs
Angelman-Syndrom	Deletion einiger Sequenzen auf dem maternalen Chromosom 15
Rhabdomyosarkom, Osteosarkom, Wilms-Tumor	Inaktivierung von Genen durch Prägung des einen und Mutation des anderen Allels
Beckwith-Wiedemann-Syndrom Chorea Huntington (frühe Form)	Inaktivierung des nicht betroffenen mütterlichen Allels durch Genprägung führt zu frühzeitiger Expression des defekten väterlichen Allels

Weitere Beispiele für elterliche Genprägung sind der **Wilms-Tumor** und das **Osteosarkom.** Beim Wilms-Tumor (Wilms-Nieren-Tumoren machen 8% aller kindlichen malignen Tumoren aus) sind 2 genetische Marker beteiligt, die sehr eng benachbart auf 11p15.5 liegen: **Insulin-ähnlicher Wachstumsfaktor 2** (IGF2), der maternal inaktiv ist, und ein **Tumorsuppressorgen** (H19), das paternal inaktiv ist. Tumorbildung erfolgt bei paternaler Disomie (2 aktive IGF2, 2 inaktive Tumorsuppressoren H19) oder bei maternaler Deletion. In besonderen Fällen kann auch unprogrammmäßige Aktivierung des maternalen IGF2 zum Tumor führen. Die Region 11p15.5 ist auch assoziiert mit dem **Beckwith-Wiedemann-Syndrom,** das ebenfalls durch elterliche Genprägung verursacht wird (BWS: Nabelhernien, Riesenwuchs, Riesenzunge, Krebsdisposition, mitunter verbunden mit Wilms-Tumor).

Ebenfalls ein Beispiel für Genprägung scheint die dominant vererbte **Chorea Huntington** zu sein (neurologische Erbkrankheit, s. S. 170). Die Krankheit wird im mittleren Lebensalter diagnostiziert (durchschnittlich im 38. Lebensjahr). 10% aller Fälle beginnen aber bereits in den ersten Lebensjahren. In fast allen Fällen der kindlichen Form wird das kranke Gen (HD-Gen) vom Vater vererbt. Das entsprechende maternale Gen dürfte durch Prägung inaktiviert sein.

Die Genprägung ist eine Veränderung der genetischen Information, die wieder beseitigt werden kann. Für einen derartigen Vorgang bietet sich die **DNA-Methylierung** an. Methylierung von DNA wird allgemein als Modifikation hin zum inaktiveren Zustand angesehen (X-Inaktivierung, Alterung). Bei Eukaryonten werden nur Cytosine methyliert, so z. B. in CG-reichen Regionen am 5'-Ende exprimierter Gene. Sind diese CpG-Inseln methyliert, sinkt die Promotoraktivität und damit die Genexpression. Bisher ist Folgendes bekannt: In unreifen Keimzellen kommt es zu einer völligen Demethylierung methylierter DNA. Während der Keimzellreifung setzt eine gezielte Methylierung mithilfe von Methyltransferasen ein. Die Regulation der Umschaltung der Prägung geht von einem **Imprinting Center** (IC) aus, das, ähnlich dem XIST-Gen (S. 168) eine RNA mit vermutlich strukturellen Aufgaben produziert und damit die Inaktivierung bestimmter Gene in Gang setzt. Mit der Genprägung bahnt sich eine interessante Erweiterung unseres genetischen Wissens an.

Weiterführende Literatur

Buselmaier, W., G. Tariverdian: Humangenetik. 3. Aufl. Springer, Berlin, Heidelberg 2004

Cavalli-Sforza, L. L.: Elements of Human Genetics. Benjamin, Menlo Park, California 1977

Emery, A. E. M., D. L. Rimoin: Principles and Practice of Medical Genetics. 2nd ed. Churchill-Livingstone, Edinburgh 1991

Fernandes, J., J. M. Saudubray, Georges van den Berghe: Inborn Metabolic Diseases. 2nd edition, Springer, Berlin 1996

Levitan, M.: Textbook of Human Genetics. 3rd ed Oxford University Press, Oxford 1988

Marinetti, G. V.: Disorders of Lipid Metabolism. Plenum Press, New York 1990

Passarge, E.: Taschenatlas der Genetik. 2. Aufl. Thieme, Stuttgart 2003

Stern, C.: Principles of Human Genetics. 3rd ed. Freeman, New York 1973

Strachau, T., A. P. Read: Molekulare Humangenetik. Spektrum Akademischer Verlag GmbH, Heidelberg, Berlin, Oxford 1996

Sutton, H. E.: An Introduction to Human Genetics. 3rd ed. Saunders Philadelphia 1980

Wiedemann, H. R., F. R. Grosse, Kunze, Jürgen: Atlas der klinischen Syndrome. 5. Aufl. Schattauer, Stuttgart 2001

Witkowski, R., O. Prokop: Genetik erblicher Syndrome und Missbildungen. 3. Aufl Fischer, Stuttgart 1983

5 Cytogenetik

Die Cytogenetik umfasst die Beschreibung der Chromosomen nach Struktur und Zahl, so wie sie sich in spezifischen Darstellungsmethoden im Mikroskop präsentieren. Techniken der Cytogenetik ermöglichen es, an Chromosomen Abweichungen von der Norm festzustellen.

5.1 Chromosomen können spezifisch angefärbt werden

1956 publizierte der schwedische Cytologieprofessor John Albert Levan zusammen mit dem Amerikaner Joe Hin Tjio eine Arbeit, in der sie die **Zahl der menschlichen Chromosomen** erstmals richtig und reproduzierbar mit **2**n = **46** angaben. Eine neue Technik, die Oxychinolin-Quetschtechnik, hatte das Zählen der Chromosomen im menschlichen Gewebe ermöglicht. Die Chromosomen wurden dadurch kontrahiert, die störende Spindel zerstört und viele Zellen in der Metaphase arretiert. Einzelne Chromosomen können in ihrer Struktur erst seit 1968 charakterisiert werden. Caspersson, ein schwedischer Zellbiologe, färbte Chromosomen mit Quinacrin-Mustard (Abb. 5.1). Im Fluoreszenzmikroskop wurden helle und dunkle Banden sichtbar, die sich in einem für jedes Chromosomenpaar charakteristischen Muster abwechseln. Diese Banden werden **Q-Banden** genannt. 1970 wurde eine Technik entwickelt, Banden ohne Fluoreszenz darzustellen. Hierbei werden Chromosomen mit Trypsin vorbehandelt und mit Giemsa gefärbt. Die sog. **G-Banden** sind den Q-Banden sehr ähnlich. Diverse andere Bandierungstechniken sind entwickelt worden, so z. B. **C-Banden,** eine spezifische Färbung des konstitutiven Heterochromatins der Zent-

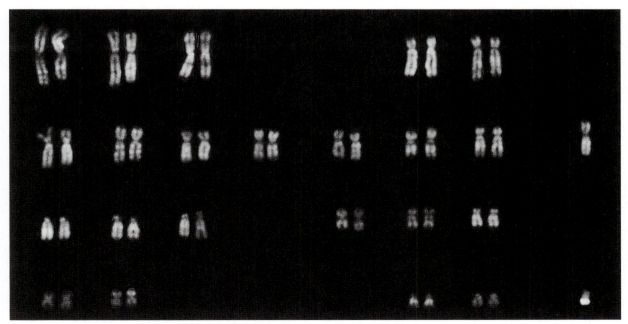

Abb. 5.**1 Normales männliches Karyogramm in Quinacrinfärbung.** Die Chromosomen sind ihrer Größe und dem Bandenmuster nach sortiert. Deutlich sichtbar der stark fluoreszierende lange Arm des Y-Chromosoms (Aufnahme: H. Schwaiger, M. Hirsch-Kauffmann, Innsbruck).

Abb. 5.2 **Karyogramm in C-Bandierung.** Darstellung des konstitutiven Heterochromatins der Zentromerregionen (Aufnahme: H. Schwaiger, M. Hirsch-Kauffmann, Innsbruck).

Abb. 5.3 **Ausgebreitete Metaphase-Chromosomen nach Giemsafärbung.** Kerne von sich nicht in Mitose befindlichen Zellen und Cytoplasmareste umgeben die Chromosomen.

Abb. 5.4 **Normales weibliches Karyogramm (Giemsa-Trypsin-Bandierung).** (Aufnahme: H. Schwaiger, M. Hirsch-Kauffmann, Innsbruck).

romerregion (Abb. 5.2). Grundsätzlich können Chromosomen in allen kernhaltigen Geweben dargestellt werden, die zur Teilung befähigt sind. In der Routine verwendet man Lymphocyten aus heparinisiertem Blut, aber auch Knochenmarkszellen, Hautfibroblasten oder Amnionzellen werden zur Analyse herangezogen. Die Aufarbeitung einer Blutprobe umfasst die folgenden prinzipiellen Schritte.

5.1.1 Zur Darstellung werden die Chromosomen in der Metaphase fixiert

Zur Darstellung der Chromosomen werden einige Tropfen sterilen Blutes in Kulturmedium gegeben (Rep. 5.1). Nicht proliferierende Lymphocyten werden durch **Phytohämagglutinin,** ein Pflanzenlectin, bei 37 °C zur Mitose angeregt. Nach ca. 70-stündiger Kulturdauer zerstört der Zusatz von **Colchicin,** ein Spindelgift, die Tubulinorganisation und arretiert dadurch die Chromosomen in der Metaphase. Die Zellen werden abzentrifugiert und in **hypotoner Salzlösung** aufgenommen. Das durch die semipermeable Zellmembran einströmende Wasser lässt Zellen und Chromatin schwellen. **Fixation** in diesem Zustand mit einem Eisessig-Methanol-Gemisch und Auftropfen der Zellen auf einen Objektträger führt zur Ausbreitung der Chromosomen jener Zellen, die sich in der Metaphase befunden hatten. Dazwischen verteilen sich die in der Interphase befindlichen Lymphocytenkerne, die keine Chromosomen erkennen lassen (Abb. 5.3). Die Präparate werden zur Zählung oder zur Darstellung von Banden gefärbt und bei 1000-facher Vergrößerung im Mikroskop fotografiert. Die Vergrößerung geeigneter Metaphasen ermöglicht das Ausschneiden der einzelnen Chromosomen und die Zuordnung homologer Partner zur Anfertigung eines **Karyogramms** (Abb. 5.4, Rep. 5.1). In menschlichen Chromosomen zeigen sich, je nach Qualität der Präparate, 300 bis 2000 Banden. Eine Bande beinhaltet bis zu 1,5 Mbp DNA und ca. 150 Gene. DNA der G-Banden repliziert spät, die der Zwischenbanden früh. In den Zwischenbanden liegen auch die Haushaltsgene (s. Kap. 2).

Eine bessere Bandenauflösung wird in Teilungsstadien unmittelbar vor der Metaphase erreicht. Dazu müssen die Zellen z. B. in der Prometaphase arretiert werden. Das etwas lockerer kondensierte Chromatin lässt dann zusätzliche Banden erkennen **(Hochauflösende Bandierung).**

Besondere Bedeutung hat die Technik der **Fluoreszenz in-situ Hybridisierung** gewonnen (S. 150). Kleinste strukturelle Veränderungen (S. 189) können erkannt und durch „chromosomal painting" bestimmten Chromosomen zugeordnet werden. Da ein Fluoreszenz-markiertes Chromosom auch im Interphasekern aufleuchtet, können mit geeigneten Hybridisierungssonden Trisomien oder Bruchpunkte bei Translokationen (**Tumordiagnostik,** z. B. Philadelphia Chromosom S. 198) nachgewiesen werden **(Interphasecytogenetik).** D. h., Diagnostik kann an Zellen betrieben werden, ohne dass diese zum Wachstum und Durchlaufen einer Mitose angeregt werden müssen. Auf diesem Fortschritt begründet sich auch die Hoffnung, in absehbarer Zukunft an fetalen Zellen, gewonnen aus

5.1 Chromosomen können spezifisch angefärbt werden

5.1 Gang einer Chromosomenanalyse

Anreicherung von Zellen in der Mitose. Die Chromosomen sind nur in der Metaphase maximal kondensiert und im Lichtmikroskop sichtbar.

Teilungsfähige Zellen (Lymphocyten, Knochenmarkszellen, Fibroblasten, Fruchtwasserzellen)
(steril!)

37°C — Mitosestimulierung durch Phytohämagglutinin (Pflanzenlectin); Arretierung der Mitosezellen durch Colchicin = Spindelgift, verhindert Tubulinaggregation

Hypotone Behandlung — Zellen schwellen, Chromosomen sind frei beweglich
Fixierung — Ausbreiten auf Objektträger,
Färbung — z. B. Bandierung
Zählen ← **numerische Aberration?**
Fotografieren ← **strukturelle Aberration?**
Vergrößern
Ordnen ← **Karyogramm**

Abb. 5.5 **Normale menschliche (weibliche ♀ und männliche ♂) Chromosomensätze in Keimzellen (n = 23) und Somazellen (2 n = 46).** Die Gonosomen sind gesondert angegeben: ♀ 46,XX; ♂ 46,XY

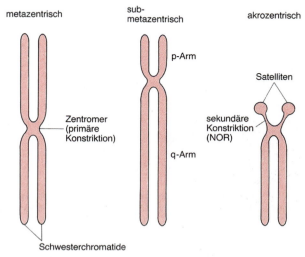

Abb. 5.6 **Schematisierte Metaphase-Chromosomen**

mütterlichem Blut, Down-Syndrom Pränataldiagnostik betreiben zu können (S. 199).

5.1.2 Ein Chromosom besteht aus zwei Schwesterchromatiden, die im Zentromer zusammengehalten werden

Der weibliche Chromosomensatz setzt sich zusammen aus 44 Autosomen bzw. aus 22 homologen Paaren und zwei **Gonosomen,** den X-Chromosomen, die ebenfalls homolog sind. Der männliche Chromosomensatz besteht ebenfalls aus 22 homologen Autosomenpaaren und zwei Gonosomen, in diesem Fall **Heterosomen,** dem X- und dem Y-Chromosom (Abb. 5.**5**).
Zum Metaphasechromosom lagern sich in Längsrichtung zwei **Schwesterchromatiden** aneinander, die im Zentromer zusammengehalten werden. Die Schwesterchromatiden liefern die cytogenetische Dokumentation für die während der S-Phase abgelaufene Verdopplung des genetischen Materials. Das **Zentromer,** das sich im Metaphasechromosom als Konstriktion darstellt, bezeichnet man auch als **primäre Konstriktion.** Hier ist der Ansatzort der Spindelfasern, das **Kinetochor.** Das DNA-Material dieser Region ist heterochromatisch und enthält α-Satelliten-DNA mit 171 bp langen Sequenzen als Tandem-Wiederholungen, die genetisch weitgehend inaktiv sind. Die Lage des Zentromers ist das auffälligste Kriterium, nach dem die Struktur eines Chromosoms beschrieben werden kann. Das Zentromer teilt das Chromosom in zwei Arme: den kurzen **p-Arm** (petit) und den langen **q-Arm.** Je nach Lage des Zentromers unterscheidet man **metazentrische, submetazentrische** und **akrozentrische** Chromosomen (Abb. 5.**6**).

5.1.3 Die Nucleolus-Organisator-Region liegt an Satelliten

Die akrozentrischen Chromosomen können mit Ausnahme des Y-Chromosoms als Besonderheit **Satelliten** tragen (nicht zu verwechseln mit Satelliten-DNA). Diese Satelliten (sind zwei hintereinander geschaltet, so spricht man von Tandemsatelliten) können sehr stark in ihrer Größe variieren.
Sie bestehen aus heterochromatischem, besonders in der Fluoreszenzfärbung hervorstechendem und somit genetisch weitestgehend inaktivem Material. (Nur im Mais wurde ein Gen für das Merkmal po [polymitotisch] im Satelliten des Chromosoms 6 lokalisiert.) Die Satelliten imponieren häufig als Chromosomenfragmente. Ihre Verbindung zum übrigen Chromosom ist dermaßen negativ heteropygnotisch (gering spiralisiert), dass sie kaum sichtbar angefärbt ist. Diese heteropygnotische Region, auch als **sekundäre Konstriktion** bezeichnet, ist die sog. **Nucleolus-Organisator-Region (NOR).** An dieser Region bildet sich in der Telophase der Nucleolus und bleibt mit dieser während der gesamten Interphase und Prophase der Mitose

Abb. 5.7 **Schema des Bandenmusters menschlicher Chromosomen entsprechend der Pariser Nomenklatur.** Die Regionen des p- bzw. q-Armes sind in Banden unterteilt. Das homologe Chromosom zeigt die prominentesten in der G-Bandierung hervortretenden Banden.

Gruppe A: 1–3
Gruppe B: 4,5
Gruppe C: 6–12
Gruppe D: 13–15
Gruppe E: 16–18
Gruppe F: 19, 20
Gruppe G: 21, 22

Abb. 5.8 **Chromosomaler Polymorphismus.** Chromoson 1 qh⁺; Chromosom 13s⁺; Chromosom 9 ph⁺; Chromosom 21 s⁺ (qh⁺ = Heterochromatin am langen Arm; s⁺ = Satellit) (Aufnahme: H. Schwaiger, M. Hirsch-Kauffmann, Innsbruck).

assoziiert. Auf der DNA im Gebiet der sekundären Konstriktion liegen die Gene für die **rRNA.** Jede Spezies besitzt mindestens ein homologes Chromosomenpaar mit einer NOR-Region.

5.1.4 Die Chromosomen werden nach Größe, Form und Banden klassifiziert

Entsprechend der Denver-Konvention von 1960 und dem Pariser Übereinkommen von 1971 werden die Chromosomen einander nach Form, Größe, Lage des Zentromers und Bandenmuster zugeordnet (Abb. 5.7). Dazu werden die Chromosomen mit ihrem p-Arm nach oben orientiert, von 1 bis 22 durchnummeriert und in Gruppen A bis G zusammengefasst. Die Gonosomen werden getrennt behandelt, wobei die X-Chromosomen der C-Gruppe, das Y-Chromosom der G-Gruppe zugeordnet werden können. Ein geordnetes Chromosomenbild eines Metaphasekerns zeigt den **Karyotyp** des Individuums an. Dieser wird nach internationaler Vereinbarung durch die Gesamtzahl der Chromosomen und die durch Komma abgetrennten Gonosomen beschrieben. Also z. B. 46,XX für normal weiblich und 46,XY für normal männlich. Abweichungen von der normalen Zahl oder der Struktur einzelner Chromosomen werden wie folgt angeführt: 47,XX + 21 (weiblicher Karyotyp mit

Trisomie des Chromosoms 21) oder 46,XY,del(13)(q34) (männlicher Karyotyp mit Deletion der Bande 4 der Region 3 des langen Arms von Chromosom 13).

5.1.5 Chromosomale Polymorphismen sind charakteristische Merkmale

Im Karyogramm werden auch die sog. **chromosomalen Polymorphismen** angegeben. Das sind erbliche Strukturvarianten, die vermutlich keinen Krankheitswert besitzen, da sie meistens heterochromatisches Material, d. h. genetisch inaktive DNA-Abschnitte betreffen. 5 bis 7% der Bevölkerung tragen zumindest für ein Autosom heterozygot einen Polymorphismus. Homozygotie für einen Polymorphismus wird selten beobachtet. Derartige Polymorphismen entstehen durch Duplikationen, Deletionen oder perizentrische Inversionen (S. 192) und sind besonders häufig an den Chromosomen 1, 9, 16, außerdem am Y und den akrozentrischen Chromosomen im Bereich der Satelliten (s^+) zu finden (Abb. 5.8). Sie sind im Lichtmikroskop erkennbar. Solche Merkmale oder „Marker" werden häufig bei Vaterschaftsgutachten verwendet, da sie den Mendelschen Erbgängen folgen. Ob sie gänzlich ohne klinische Bedeutung sind, kann noch nicht eindeutig gesagt werden, da die Funktion der heterochromatischen DNA als Regulator oder Ähnliches für das Euchromatin noch nicht aufgeklärt ist.

5.2 Chromosomen können Abnormitäten, Aberrationen zeigen

Aberrationen sind Mutationen, die größere Abschnitte oder ganze Chromosomen betreffen. Sie werden auch **Genom-Mutationen** genannt. Zwei große Gruppen werden unterschieden:

- nummerische Aberrationen
- strukturelle Aberrationen (Rep. 5.2)

5.2.1 Bei nummerischer Aberration ist die Zahl der Chromosomen verändert

Der Chromosomensatz kann vervielfacht sein: Polyploidie

Bei der **Polyploidie** ist der gesamte Chromosomensatz vervielfacht, und zwar um das Drei- und Mehrfache des haploiden Chromosomensatzes.
Beispiele: 3n = **Triploidie,** 4n = **Tetraploidie** etc. Denkbare Entstehungsmöglichkeiten für Triploidien sind:

- Fehler in der Meiose (fehlende Reduktion) können z. B. zur Befruchtung eines unreduzierten Eies oder eines Eies durch ein unreduziertes Spermium führen
- Eine Eizelle kann von zwei Spermien befruchtet werden
- Reunion einer Eizelle mit einem Polkörperchen kann zu einer diploiden Eizelle, die von einem Spermium befruchtet wird, führen

Triploidien sind über längere Zeit mit dem menschlichen Leben nicht vereinbar. Mehr als einige Tage überleben meistens nur **triploid-diploide Mosaike,** deren Entstehung auf einen Fehler in der frühen Entwicklung der Zygote zurückzuführen ist. Bei Mosaiken bestehen verschiedene Arten von Zellen nebeneinander – in diesem Fall triploide und diploide. 17% aller Spontanaborte sind Polyploidien, gehäuft Triploidien, aber auch Tetraploidien (Abb. 5.9). Deren Entstehungsmechanismus ist unter anderem auf eine **Endoreduplikation** (Endomitose) zurückzuführen. Hierbei verdoppelt sich zwar der Chromosomensatz, aber bei der Zellteilung trennen sich die Chromatiden nicht, d. h. es findet eine Zellteilung ohne Kernteilung statt. Auch

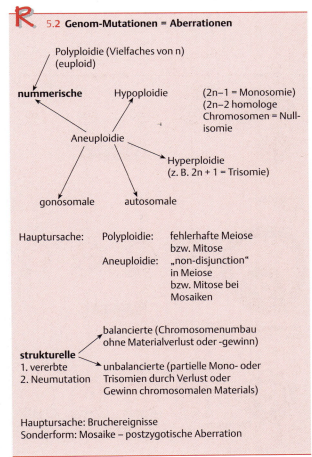

5.2 Genom-Mutationen = Aberrationen

diese Aberration ist mit dem Leben nicht vereinbar. Tetraploide Zellen werden zuweilen in Gewebe mit besonders hoher genetischer Aktivität gefunden, so z. B. in Placentazellen, in Tumorzellen, in Megakaryocyten (den Vorstufen der Thrombocyten), in Osteoklasten und in Rattenleberzellen.

Abb. 5.**9** **Menschlicher tetraploider Chromosomensatz, frühembryonal.** Giemsa-Trypsin-Bandierung (Aufnahme: H. Schwaiger, M. Hirsch-Kauffmann, Innsbruck).

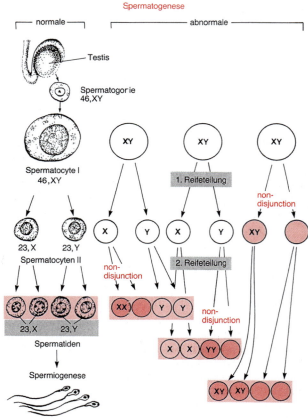

Abb. 5.**10** **Folgen von meiotischer Non-disjunction am Beispiel der Gonosomenverteilung.** Bei der Oogenese entstehen aus der diploiden Urkeimzelle durch die erste und zweite Reifeteilung haploide Zellen. Es resultieren eine Eizelle und 3 Polkörperchen. Non-disjunction kann in der ersten oder der zweiten Reifeteilung stattfinden. In jedem Fall bildet sich eine Eizelle mit entweder 2 (n = 24) oder keinem (n = 22) X-Chromosom (n berücksichtigt auch die Autosomen in der Eizelle, in den schematischen Zellen sind nur die Gonosomen eingezeichnet). Bei der Bildung der Spermien entstehen bei einer Non-disjunction in der zweiten Reifeteilung Spermien ohne Gonosomen (n = 22), mit 2 X-Chromosomen (n = 24) oder 2 Y-Chromosomen (n = 24), bei Non-disjunction in der ersten Reifeteilung solche ohne (n = 22) bzw. solche mit einem X- und einem Y-Chromosom (n = 24). (Abgeändert nach Moore und Lütjen-Drecole.)

Abb. 5.**11** Karyogramm in Giemsa-Trypsin-Bandierung bei Ullrich-Turner-Syndrom; Karyotyp 45,X0. (Aufnahme: H. Schwaiger, M. Hirsch-Kauffmann, Innsbruck).

Sind Polyploidien selten bei Tier und Mensch, so kommen sie häufig im Pflanzenreich vor. Hier können sie sogar zu größeren und ertragsfähigeren Pflanzen führen. So haben in Japan entwickelte triploide Wassermelonen besonders kleine Kerne und sind deshalb beim Verbraucher sehr beliebt. Triploide Pflanzen sind in der Regel unfruchtbar, da es während der Reduktionsteilung zur Komplikation kommt.
Polyploidien dienen auch in der Züchtung zur Arterhaltung von Bastarden zweier chromosomal verschiedener Arten. Die Verschmelzung zweier unterschiedlicher Chromosomensätze und deren anschließende Verdoppelung führt zu einem großen neuen Satz, der in der Meiose reduzierbar ist, da homologe Partner vorhanden sind. Trotzdem ist in diesen Fällen eine erfolgreiche Weiterzucht nur selten gelungen.

Abweichungen von der normalen Chromosomenzahl: Aneuploidie

Unter **Euploidie** versteht man den normalen basalen Chromosomensatz oder ein Multiples davon. Abweichungen vom euploiden Chromosomensatz bezeichnet man als **Aneuploidien**. Hierbei werden einzelne Chromosomen addiert oder sie fehlen, wobei man je nach betroffenem Chromosom zwischen **gonosomaler oder autosomaler Aneuploidie** unterscheidet. Diesen Zustand toleriert die Natur, besonders wenn Autosomen betroffen werden, schlechter als eine Addition eines ganzen Genomsatzes. Der Phänotyp ist weitaus auffälliger verändert. Offensichtlich spielt die Verschiebung im Gendosis-Gleichgewicht bei einer Aneuploidie eine entscheidende Rolle. Bei den Aneuploidien wird das Fehlen eines Chromosoms als **Monosomie**, das Hinzutreten eines Chromosoms als **Trisomie** bezeichnet. Entsprechend ist ein Chromosomensatz von 2n-1 **hypoploid**, während ein solcher mit 2n + 1 **hyperploid** ist. Die Ursachen für die Abweichung von der Euploidie sind meist in Neumutationen zu suchen, und zwar durch Fehler während der Meiose.

– Der Verlust eines Chromosoms kann durch die verzögerte Bewegung eines Chromosoms in der Anaphase eintreten **(Anaphase-Lag)**. Ein Chromosom, das nicht rechtzeitig aus der Äquatorialebene entfernt wird, geht beim Zellteilungsprozess verloren
– Die weitaus häufigste Ursache ist das „Nicht-Auseinanderweichen" **(non-disjunction)** zweier homologer Chromosomen bzw. der Chromatiden eines Chromosoms während der Meiose (Abb. 5.**10**) oder der Mitose. Dies führt nach erfolgter Zellteilung zu einer hypo- und einer hyperploiden Zelle. Die hypoploide Zelle geht meistens zugrunde. Höchstwahrscheinlich liegt diesem Vorgang ein Fehler im Spindelmechanismus zugrunde

1 bis 2% aller Zygoten sind aneuploid (Tab. 5.**1**). Meistens werden Föten mit Chromosomenaberrationen als Spontanaborte abgestoßen, und zwar ungefähr in 50% der Fälle. Der größte Teil davon ist heteroploid, der kleinste Teil davon hat strukturelle Aberrationen. Etwa 0,5% aller Lebendgeborenen tragen chromosomale Abnormitäten. Die Überlebenschance ist eine direkte Folge der Gendosisverschiebung. Die Schwere des Defekts ist abhängig von der Größe des Chromosoms und der Zahl sowie Wichtigkeit der betroffenen Gene. Meist wird ein Zuviel an Information besser toleriert als ein Zuwenig. Die Auswirkungen einer Monosomie sind offenbar so katastrophal, dass sie selbst in Aborten kaum zu finden sind. Die einzige lebensfähige Monosomie ist die Konstellation X0 **(Ullrich-Turner-**

Abb. 5.12 **Gonosomale Aneuploiden. Ursache: meiotische Non-disjunction.** Schematische Darstellung der aus der Vereinigung weiblicher und männlicher Keimzellen hervorgehenden Zellen. Die Keimzellen sind in Bezug auf ihren Gonosomenbestand entweder normal oder aberrant. Die resultierenden Genotypen und Phänotypen sind angegeben, ebenso die Barr-Körperchen, die sich aus der Anzahl der inaktivierten X-Chromosomen ergeben.

45,X0 = einzige lebensfähige Monosomie

Abb. 5.13 **Karyogramm eines Klinefelter-Syndroms; Karyotyp: 47,XXY.** (Giemsafärbung, Aufnahme: H. Schwaiger, M. Hirsch-Kauffmann, Innsbruck).

Syndrom) (Abb. 5.11, 5.12), wobei in diesem Fall das verbliebene X-Chromosom nicht inaktiviert wird. Das Turner-Syndrom tritt in 0,03% aller weiblichen Geburten auf, 97% aller Turner-Zygoten sind nicht lebensfähig. Andere Monosomien existieren höchstens als Mosaike neben Zellen mit normalem Chromosomensatz.

Hyperploidien entstehen ebenfalls durch „Nicht-Auseinanderweichen" in der ersten oder zweiten Reifeteilung. Hierbei haben ebenfalls diejenigen, die die Gonosomen betreffen, eine bessere Überlebenschance. Ursachen sind die weitgehende Inaktivierung aller überzähligen X-Chromosomen – nur ein X-Chromosom bleibt aktiv, ganz gleich, wie viele es sind – sowie die Gen-Armut des hauptsächlich heterochromatischen Y-Chromosoms. Zu den bekanntesten Hyperploidie-Syndromen zählt das **Klinefelter-Syndrom** (47,XXY; Abb. 5.13) mit einer Häufigkeit von 1400:1 Mill., das **Triplo-X-Frau-Syndrom** (47,XXX; Abb. 5.14) mit einer Häufigkeit von 1250:1 Mill. und das

Abb. 5.14 **Karyogramm einer Triplo-X-Frau, 47,XXX.** (Giemsafärbung, Aufnahme: H. Schwaiger, M. Hirsch-Kauffmann, Innsbruck).

Abb. 5.15 **Karyogramm eines XYY-Syndroms; Karyotyp: 47,XYY.** (Giemsafärbung, Aufnahme: H. Schwaiger, M. Hirsch-Kauffmann, Innsbruck).

5.2 Chromosomen können Abnormitäten, Aberrationen zeigen

XYY-Syndrom (47,XYY; Abb. 5.**15**), ebenfalls mit einer Häufigkeit von 1400:1 Mill. (Tab. 5.**2**). Auffällig ist ein mit der Zahl der X-Chromosomen zunehmender Schwachsinn, der, trotz der Inaktivierung aller überzähligen X-Chromosomen, wahrscheinlich dadurch zustande kommt, dass der distalste Teil des X-Chromosoms der Lyon-Inaktivierung entgeht und es somit doch zu einem Gendosiseffekt kommt.

Die gonosomalen, nummerischen Aberrationen können durch den Nachweis von **Heterochromatin** auch im **Interphasekern,** d.h. in sich nicht teilenden Zellen, wahrscheinlich gemacht werden.

Die Inaktivierung aller bis auf ein X-Chromosom in somatischen Zellen (s. Kap. **1**) ermöglicht die Darstellung von **Barr-Körperchen**, z. B. in gefärbten Zellen der **Mundschleimhaut** oder der **Haarfollikel.** Dieses **Sexchromatin (Geschlechtschromatin)** ist auch für die sog. **Drumsticks** verantwortlich, trommelschlägelförmige Anhangsgebilde am Kern der segmentkernigen Leukocyten.

Die Darstellung dieser Drumsticks gelingt allerdings nur in ca. 3% der Leukocyten eines weiblichen Individuums und ist deshalb für eine **Diagnose** des chromosomalen Geschlechts zu unsicher. Auch der lange heterochromatische Arm des Y-Chromosoms zählt zum Sexchromatin und lässt sich durch Quinacrin im Interphasekern als **F-Body** färben. Geschlechtsbestimmungen anhand des Sexchromatins bedürfen, weicht die Diagnose vom phänotypischen Geschlecht ab oder macht sie eine nummerische, gonosomale Aberration wahrscheinlich, immer der Abklärung durch ein Karyogramm (Abb. 5.**16**).

Als erste menschliche Trisomie eines Autosoms wurde das **Down-Syndrom** (Mongolismus) bereits 1866 von Down beschrieben und 1959 von Lejeune erstmals als Trisomie des Chromosoms 21 erkannt. Mit einer Inzidenz von 1700–33 000:1 Mill. ist es die **häufigste autosomale Aberration** (Tab. 5.**3**). Die Frequenz bei der Konzeption wird noch viel höher geschätzt, d. h. die meisten Trisomie-21-

Tab. 5.**1** **Häufigkeiten chromosomaler Aberrationen**

– In Spontanaborten	≈ 50%
– In Totgeburten und bei perinatalem Tod	5–7%
– In Lebendgeburten	0,5%
Gonosomale Aberrationen	≈ 250:1 Mill.
Autosomale Aberrationen	≈ 2500:1 Mill.
– Down-Syndrom (Trisomie 21)	1700 bis 33 000:1 Mill. (altersabhängig)
– Edwards-Syndrom (Trisomie 18)	≈ 170:1 Mill.
– Pätau-Syndrom (Trisomie 13)	≈ 100:1 Mill.
Strukturelle Aberrationen	
– Balancierte Translocationen	2000:1 Mill.
– Unbalancierte Translocationen	400:1 Mill.

Tab. 5.**2** **Gonosomale nummerische Aberrationen mit Leitsymptomen**

Karyotyp	Syndrom	Merkmal
45, X (Isochromosom, Deletion, Ring, Mosaike)	Ullrich-Turner-Syndrom (370:1 Mill.; häufigste Aberration in Spontanaborten)	♀; Minderwuchs, prim. Amenorrhoe → Sterilität, Pterygium coli
47, XXY (als Mosaike 5–15%)	Klinefelter-Syndrom (1400:1 Mill.)	♂; ≈ 10 cm größer als Durchschnitt; Hodenatrophie, Gynäkomastie, Azoospermie
47, XYY (auch als Mosaike)	XYY-Syndrom (1400:1 Mill.; 5% bei ♂ > 2 m)	♂; Körpergröße: 180–186 cm, evtl. IQ erniedrigt; Haltlosigkeit, Passivität, Labilität, Kontaktschwäche
47, XXX (auch als Mosaike)	Triplo-X-Syndrom (1250:1 Mill.)	♀; evtl. IQ erniedrigt; sekundäre Amenorrhoe

Abb. 5.16 Sexchromatin
a Barr-Körperchen in Zellen der Mundschleimhaut. Der Pfeil verweist auf das Kernmembran-ständige Heterochromatin.

b F-body in Zellen der Mundschleimhaut. Das stark fluoreszierende heterochromatische Material des langen Arms des Y-Chromosoms erscheint in der Quinacrinfärbung und ist mit einem Pfeil gekennzeichnet (Aufnahme: H. Schwaiger, M. Hirsch-Kauffmann, Innsbruck).

Abb. 5.17 Karyogramm einer Trisomie 21; Karyotyp: 47,XY, + 21 (Aufnahme: H. Schwaiger, M. Hirsch-Kauffmann, Innsbruck).

Tab. 5.3 Autosomale nummerische Aberrationen mit Leitsymptomen

Aneuploidie	Syndrom	Merkmal
Trisomie 21 95% „freie" Trisomie (3–4% Translocationen, 1–2% Mosaike)	Down-Syndrom 1700–33 000 : 1 Mill.	kraniofaciale Dysmorphie: rundes Gesicht mit flachem Profil, mongoloide Lidachsen, weiter Augenabstand, flache Nasenwurzel, große Zunge, Vierfingerfurche, Klinodaktylie, Hautleistenveränderung, 40% Herzfehler, Duodenalstenose, IQ erniedrigt
Trisomie 18 80% „freie" (10% Translocationen, 10% Mosaike)	Edwards-Syndrom 170 : 1 Mill. ♀ 4 : ♂ 1	Mikrognathie, tiefsitzende dysplastische Ohren, Beugekontraktur, Untergewicht, innere Fehlbildungen, Encephalopathie; Tod innerhalb des 1. Lebensjahres
Trisomie 13 (15% Translocationen, 5% Mosaike)	Pätau-Syndrom (≈ 100 : 1 Mill.)	Lippen-Kiefer-Gaumen-Spalte, Mikrocephalie, Mikrophthalmie, Hexadaktylie, innere Missbildungen, Tod nach ~ 4 Monaten

Föten führen zu Spontanaborten. Die Ursache für eine derartige „freie" Trisomie 21 wird ebenfalls in „non-disjunction"-Vorgängen gesehen (Abb. 5.17, 5.18). Für solche Schwierigkeiten der regulären Verteilung scheinen kleine Chromosomen anfälliger zu sein als große. Besonders bemerkenswert ist die Zunahme der Trisomie 21 mit dem **Alter der Eltern** (Abb. 5.19): Das „Nicht-Auseinanderweichen" nimmt offensichtlich altersabhängig an Häufigkeit zu.

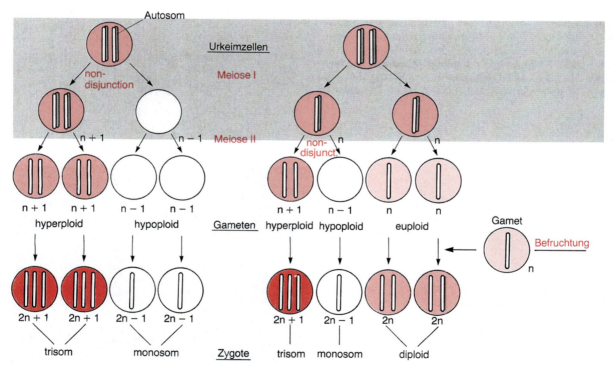

Abb. 5.18 Entstehung einer Trisomie-21-Zygote durch „nondisjunction" in der Meiose. Eine Urkeimzelle mit diploidem Chromosomensatz (hier sind nur zwei der 46 Chromosomen eingezeichnet) tritt in die Meiose ein. In der ersten Teilung kommt es zur Nondisjunction. Die homologen Chromosomen 21 werden nicht getrennt. Es entsteht eine Zelle mit n + 1 (24 Chromosomen) und eine mit n − 1 (22 Chromosomen). Daraus resultieren 2 hyper- und 2 hypoploide Gameten. Werden diese mit einem normalen Gameten befruchtet, entsteht entweder eine für das Chromosom 21 trisome oder monosome Zygote.

Es wird vermutet, dass die „Klebrigkeit" der Chromosomen während des langen Diktyotäns (Ruhestadium der embryonal angelegten Eizellen) zunimmt. Eine andere Theorie besagt, dass die Zahl der Chiasmata im Laufe der Jahre abnimmt, die gepaarten Chromosomen dadurch zu viel Spielraum bekommen und deshalb Fehlverteilungen wahrscheinlicher werden. Auch eine erbliche Disposition zu „Non-disjunction" wird diskutiert.
Mithilfe von gentechnologischen Methoden konnte bewiesen werden, dass „non-disjunction" in der Meiose I fast 4 mal häufiger auftreten als in der Meiose II. 5% der freien Trisomie 21 sind auf meiotische „non-disjunction" in der Spermatogenese zurückzuführen, allerdings ohne belegbare Altersabhängigkeit. Das heißt aber nicht, dass das **väterliche Alter** bei Neumutationen außer Acht gelassen werden könnte. Durch die ständige Vermehrung der männlichen Keimzellen machen diese viel mehr Replikationen durch als die weiblichen und gehen daher ein größeres Risiko für Mutationen ein.

Fest steht, dass jenseits des 35. Lebensjahrs das Risiko für eine Frau, ein Kind mit Morbus Down zu gebären, drastisch ansteigt (1:300). Bei 40-Jährigen ist es bereits jede 100. Geburt.

Trisomien sind theoretisch für alle Chromosomen denkbar. Einige, besonders die der großen Chromosomen, führen aber wahrscheinlich derartig früh zum Abort, dass sie nie gefunden worden sind. Mit einer Häufigkeit von 170:1 Mill. ist die **Trisomie 18 (Edwards-Syndrom)** (Abb. 5.**20**) die zweithäufigste autosomale Trisomie, gefolgt von der **Trisomie 13 (Pätau-Syndrom)** mit einer Häufigkeit von 100:1 Mill. Bei beiden Syndromen sterben die Kinder bereits im Säuglingsalter. Bekannt sind weiterhin Trisomien, besonders partielle (nur ein Teil des Chromosoms ist trisom, s. strukturelle Aberrationen, Rep. 5.**3**), von Chromosom 8 und 9.

Findet „non-disjunction" in einer Zelle der frühen Teilungsstadien des Föten statt (postzygotische mitotische Non-disjunction), so kann eine derart aberrant gewordene Zelle zu einem eigenen Klon auswachsen. Es finden sich dann in einem Individuum Zellklone mit unterschiedlichen Chromosomensätzen. Neben normalen Zellen gibt es hypo- und hyperploide. Da die monosomen Zellen nicht überleben, bleibt eine Mischung von normalen und hyperploiden Zellen übrig. Einen solchen Karyotyp bezeichnet man als **chromosomales Mosaik** (Abb. 5.**21**). Wie schwer sich das Vorhandensein eines Mosaiks auf den Phänotyp auswirkt, hängt zum einen davon ab, zu welchem Zeitpunkt die mitotische Non-disjunction stattgefunden hat, d. h. wie viele der Zellen des Individuums aberrant sind, zum anderen davon, zu welchen Geweben und Organen die aberranten Zellklone während der Organentwicklung Zellen beigesteuert haben.

5.2.2 Strukturelle Aberrationen sind sichtbare Veränderungen der Chromosomen

Um die Struktur eines Chromosoms zu verändern, muss eine **Mutation** ein ganzes Segment betreffen (Rep. 5.**3**). Derartige Mutationen unterscheiden sich von Punktmutationen dadurch, dass eine Rückmutation meist nicht mehr möglich ist. **Ursachen** für derartige Mutationen sind z. B. ionisierende Strahlen, chemische Mutagene, Mykoplasmen, Drogen (LSD, Marihuana) oder Viren, die im Chromosom zu Bruchereignissen führen können. **Brüche** sind die Voraussetzung für strukturelle Umbauten jeder Art. Diese Brüche finden sich häufig in Regionen des Chromosoms, in denen die DNA **repetitive Sequenzen** enthält und die sich cytogenetisch als heterochromatisch darstellen. 70% aller entstehenden Brüche heilen unbemerkt. Wahrscheinlich fördern die repetitiven Basensequenzen das Zusammenfinden komplementärer DNA-Stücke und erleichtern somit der Ligase ihre Wiederherstellungsfunktion.

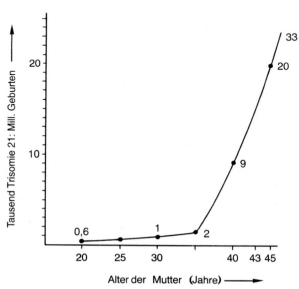

Abb. 5.19 Trisomie-21-Geburten in Abhängigkeit vom Alter der Mutter

Abb. 5.20 Karyogramm einer Trisomie 18; Karyotyp: 47, XX + 18 (Aufnahme: H. Schwaiger, M. Hirsch-Kauffmann, Innsbruck).

Es ist von großer Bedeutung, zu welchem **Zeitpunkt im Zellcyclus** das Bruchereignis stattfindet:
Trifft das schädigende Agens ein Chromosom in der **G$_1$-Phase** und induziert ein Bruchereignis, dann wird dieses, nach Replikation des Chromosoms in der S-Phase, in der Metaphase der folgenden Mitose als Chromosomenbruch vorliegen. Dabei sind beide Chromatiden betroffen. In einem solchen Fall wird eine Brückenbildung zwischen beiden Chromosomenbruchstellen diskutiert **(Bruchfusionsbrücke)**. Es kommt zur Bildung eines **dizentrischen Chromosoms**, das im Verlauf der Anaphase durch Ansatz von Spindelfasern an beiden Zentromeren **(Anaphasebrücke)** auseinandergerissen werden kann. Dieses neuerliche Bruchereignis unterteilt das dizentrische Chromosom in zwei ungleich große defekte Chromosomen. Beide Tochterzellen erhalten abnorme Chromosomen (Abb. 5.22).

Die zweite Möglichkeit: Das Bruchereignis findet erst in der **G$_2$-Phase** statt. Dieser Bruch führt dann zu einem Chromatidbruch, da nur eine Chromatide eines bereits replizierten Chromosoms betroffen wird. Nach der Verteilung der Chromosomen auf die Tochterzellen wird nur eine Zelle ein Chromosom mit Deletion enthalten (Abb. 5.23).

Unterschiedlich viele Bruchereignisse können an strukturellen Chromosomenaberrationen beteiligt sein.

Grundsätzlich unterscheidet man balancierte und unbalancierte Strukturveränderungen (Abb. 5.24):

■ **Balancierte Strukturveränderungen** führen weder zu Verlust noch zu Gewinn von chromosomalem Material, sie zeichnen sich nur durch einen **Umbau** der Chromosomen aus, und zwar als Folge von falscher Wiedervereinigung der Bruchstücke. Solche balancierten Strukturveränderungen können über Generationen vererbt werden und führen im Träger zu keiner Beeinträchtigung des Phänotyps.

■ **Unbalancierte Strukturveränderungen.** Darunter versteht man **Verlust oder Gewinn** von chromosomalem Material. In diesen Fällen können ganze Chromosomenarme oder auch Chromosomensegmente beteiligt sein. Man unterscheidet bei solchen Umbauten zwischen intrachromosomalen (sie finden innerhalb eines Chromosoms statt) und interchromosomalen Umbauten (diese finden zwischen verschiedenen Chromosomen statt). Solche unbalancierten Strukturveränderungen können entweder **vererbt** sein – ein Elternteil ist Träger einer balancierten strukturellen Aberration – oder durch externe Einflüsse auf einen Gameten **neu** entstehen.

Der Verlust eines Chromosomenstücks, die „Deletion", führt zur **partiellen Monosomie**. Der Gewinn von chromosomalem Material, z. B. bei Duplikationen oder Translocationen, führt zur **partiellen Trisomie**. Derartige Verände-

Abb. 5.**21** **Bildung eines chromosomalen Mosaiks durch „nondisjunction" in der Mitose.** Eine normale diploide Zygote (2 Chromosomenpaare stehen stellvertretend für 23) teilt sich. Eine der Zellen erleidet bei einer derartigen mitotischen Teilung eine Non-disjunction eines Chromosomenpaares. Es entstehen eine trisome und eine monosome Zelle. Die monosome kann nicht überleben, die trisome vermehrt sich weiter und bildet einen Klon.

5.3 Strukturelle Chromosomenaberrationen

Ursache: Bruchereignisse im G_1- oder G_2-Phase-Chromosom

1. Deletion = Defizienz = Verlust von Bruchstücken

oder

2. Inversion: Umbau = Bruchstück wird um 180° gedreht und wieder eingesetzt, Umbau innerhalb des Chromosoms
a) parazentrisch = Brüche in einem Arm:

b) perizentrisch = Brüche in beiden Armen:

3. Ringchromosomen: Abbrüche an beiden Enden

4. Duplikation: Umbau = Insertion des Bruchstücks im homologen Partnerchromosom

Ursache: Ungleiches Crossing-over homologer Chromosomen

5. Translocationen: Umbau = Bruchstücke werden zwischen Chromosomen ausgetauscht
a) einfache (wahrscheinlich auch reziprok!)

→ kein Materialverlust

b) reziproke

6. Sonderform: Zentrische Fusion: Robertsonsche Translocation (betrifft akrozentrische Chromosomen)
a) Umbau zwischen homologen Chromosomen

(Isochromosom) Translocationschromosom, metazentrisch, zwei gleiche Arme

b) Umbau zwischen heterologen Chromosomen

Translocationschromosom submetazentrisch

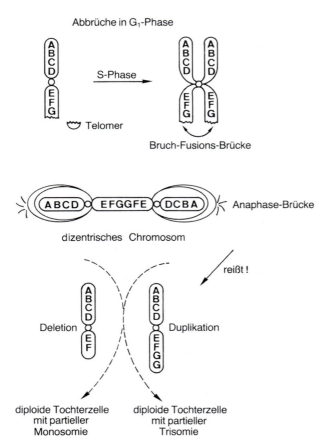

Abb. 5.22 **Strukturelle Aberrationen nach Bruchereignissen in der G₁-Phase.** Bruchereignisse in der G₁-Phase können zur Entstehung dizentrischer Chromosomen und nach der Zellteilung zu strukturellen Chromosomenaberrationen in den Tochterzellen führen. Bei diploidem Chromosomensatz betrifft das natürlich immer nur eines der Chromosomen, das homologe bleibt weiterhin intakt.

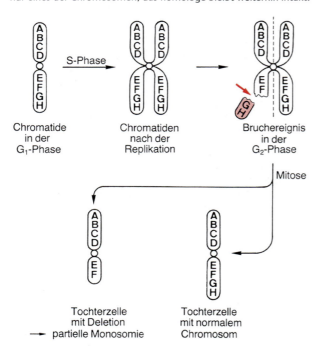

Tochterzelle mit Deletion → partielle Monosomie

Tochterzelle mit normalem Chromosom

rungen sind von allen Chromosomen bekannt. Monosomien werden auch hier schwerer toleriert als Trisomien. Jedes Chromosomensegment führt, liegt es aberrant vor, zu einem **charakteristischen Phänotyp**. Kinder mit gleichen Defekten ähneln sich dabei mehr als Geschwister (**Dysmorphiesyndrome** helfen bei der Diagnose) (Rep. 5.4). Umbauvorgänge führen auch zu Ringchromosomen, Isochromosomen und Inversionen. Jeder Nachweis einer strukturellen Aberration bei einem Individuum muss unbedingt eine **Familienuntersuchung** nach sich ziehen, um abzuklären, ob diese unbalancierte Form aus einer balancierten durch Vererbung hervorgegangen ist. Diese Abklärung ist nötig, um Familienberatungen durchführen zu können.

Deletionen sind häufige strukturelle Aberrationen

Endständige Deletionen (Defizienzen) werden durch ein einzelnes Bruchereignis hervorgerufen. Ein endständiges Chromosomenstück (**Telomer**) bricht ab (Abb. 5.26 a). Das zentromerlose Fragment geht während der nächsten Mitose verloren, da Spindelfasern nirgends ansetzen können. **Interstitielle Deletionen** (zwei Bruchereignisse) brechen ein Chromosomenstück aus einem Chromosom heraus. Die Bruchstellen verschmelzen miteinander. Eine derartige Deletion kann in der Meiose sichtbar werden. Da das Deletionschromosom nur heterozygot vorliegt, bildet das intakte Chromosom während der Synapse eine Schleife an der Stelle der Deletion.
Die **Beeinträchtigung des Phänotyps** hängt von der Größe des Defekts und der genetischen Aktivität des verloren gegangenen Materials ab. Man muss davon ausgehen, dass bei einer sichtbaren Deletion mehrere Hundert Gene verloren gegangen sind. Doch nicht nur der Verlust der Gene hat nachteilige Konsequenzen für den Organismus. Vielmehr können sich Gene, die im diploiden Zustand rezessiv unterdrückt waren, durch die nunmehr für das bestimmte Chromosom entstandene partielle Monosomie u. U. ausprägen.
Mehrere **Deletionssyndrome** sind beim Menschen bekannt (Tab. 5.4). Die **5p-Deletion** oder das **Katzenschrei-Syndrom** (Cri-du-chat) ist eine Fehlbildung des Larynx und bringt es mit sich, dass Babys mit dieser Veränderung wie junge Katzen schreien. Eine geistige Retardierung, antimongoloide Lidachsenstellung, tief sitzende Ohren und Mondgesicht sind weitere Kennzeichen. Als Entstehungsmechanismus kommt entweder eine Spontanmutation in Frage oder die Vererbung durch einen Elternteil (Abb. 5.25), der eine balancierte Translocation trug, in der der kurze Arm des Chromosoms 5 auf ein anderes Chromosom übertragen war.

Abb. 5.23 **Strukturelle Aberrationen nach Bruchereignissen in der G₂-Phase.** Bruchereignisse an der Chromatide eines Chromosoms in der G₂-Phase können nach der Teilung zu einer strukturellen Aberration in einer der Tochterzellen führen.

5.2 Chromosomen können Abnormitäten, Aberrationen zeigen

Tab. 5.4 Häufigkeiten und klinische Symptome struktureller Chromosomenaberrationen (partielle Monosomien)

Chromosomenaberration	Syndrom	Merkmal
4 p⁻	Wolf-Hirschhorn-Syndrom (> 100)*	Mikrocephalie, diverse Gesichtsdysmorphien, Debilität
5 p⁻	Katzenschrei-Syndrom (≈ 20:1 Mill.)	hoher Schrei des Säuglings (Larynxmissbildung), IQ sehr niedrig, Mikrocephalie, Mondgesicht, tief sitzende Ohren
9 p⁻	9-Deletions-Syndrom (> 24)*	Schädelmissbildung (Trigonocephalie), IQ erniedrigt, Herzmissbildung
13 q⁻	13-Deletions-Syndrom (> 100)*	Mikrocephalie, Gesichtsasymmetrie, Augen-, Ohren-, Nasenanomalien, Retinoblastom, fehlende Daumen, IQ erniedrigt
18 p⁻	de Grouchy-Syndrom (≈ 10:1 Mill.)	Kleinwuchs, Mikrocephalie, IQ erniedrigt, abnorme Ohrmuscheln, gute Überlebenschancen
18 q⁻	18-Deletions-Syndrom (> 100)*	Hypotonie, Mikrocephalie, IQ niedrig, Ohrenfehlbildungen, gute Überlebenschancen, Infektanfälligkeit
22 q⁻		im Knochenmark von Patienten mit chronisch-myeloischer Leukämie (CML)

* Beschriebene Fälle

Abb. 5.24 **Translocationen**
a Balancierte Translocation. Es sind die Chromosomen 4 und 10 in der Giemsa-Trypsin-Bandierung dargestellt. Der untere Teil des langen Arms von Chromosom 10 ist auf den kurzen Arm von Chromosom 4 transloziert, ohne dass genetisches Material verloren gegangen ist. Der Phänotyp ist unauffällig.
b Balancierte und unbalancierte Translocation. Dargestellt sind die Chromosomen 13 und 14 in der Giemsa-Trypsin- bzw. in der Quinacrin-Bandierung. Im balancierten Zustand (Giemsa-Färbung) ist das Chromosom 13 zentrisch mit dem Chromosom 14 fusioniert. Unauffälliger Phänotyp. Bei der Weitergabe eines solchen Translocationschromosoms an die Nachkommen kann dies beim Vorhandensein von zwei normalen Chromosomen 13 zu einer Trisomie 13 führen. Unbalancierter Zustand; stark beeinträchtigter Phänotyp (Aufnahme: H. Schwaiger, M. Hirsch-Kauffmann, Innsbruck).

R 5.4 Häufige Symptome bei chromosomalen Aberrationen

- Körperliche und geistige Entwicklungsstörung
- Dysmorphiezeichen an Kopf, Händen und Füßen
- Fehlbildungen innerer Organe
- Hautleistenbefunde

Der Träger beider am Umbau beteiligten Chromosomen (Deletion und Addition) zeigt phänotypisch keine Veränderung. In seinem Karyotyp ging kein Chromosomenmaterial verloren, er ist balanciert. Probleme entstehen erst bei der Verteilung seiner Chromosomen auf die Gameten und der Reduktion zum haploiden Chromosomensatz. Hierbei kommt es dazu, dass ein Gamet entweder das intakte oder das deletierte Chromosom 5 erhält. Das Gleiche gilt für das Chromosom, das den kurzen Arm des Chromosoms 5 als Addition trägt. Kombiniert sich der ein aberrantes Chromosom tragende Gamet mit dem intakten Gameten des Partners, dann wird die resultierende Zygote für das entsprechende Chromosomenbruchstück entweder partiell monosom oder partiell trisom sein. Es entsteht ein Syndromträger.
Neben dem Katzenschrei-Syndrom werden für fast alle Chromosomengruppen Deletionssyndrome beschrieben.

Ringchromosomen entstehen durch Deletion beider Telomere eines Chromosoms

Deletieren beide Telomere eines Chromosoms, so kann dies zur **Ringchromosomen-Bildung** führen (s. Rep. 5.3). Die Telomere schützen normalerweise das Chromosom vor Ringbildung. Gehen sie verloren, dann entstehen „sticky ends" (s. obige Diskussion über repetitive Sequenzen).

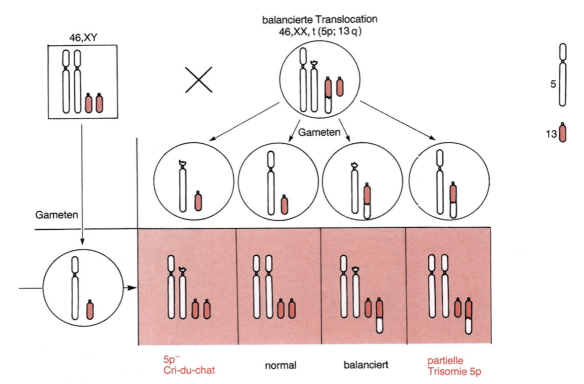

Abb. 5.25 Entstehung des Cri-du-chat-Syndroms aus einer balancierten Translocation. In Form eines genetischen Kombinationsquadrates sind die möglichen Keimzellen aufgezeichnet, die bei einem normalen Mann und bei einer eine balancierte Translocation zwischen Chromosom 5 und Chromosom 13 tragenden Frau entstehen können. Es sind der Übersichtlichkeit halber nur die Chromosomenpaare 5 und 13 eingezeichnet. Die Kreuzung der Gameten führt zu den theoretisch möglichen Genotypen.

Abb. 5.26 Strukturelle Chromosomenaberrationen
a Deletion am langen Arm von Chromosom 11.
b Ringchromosom 18.
c Perizentrische Inversion am Chromosom 4.
d Duplikation am langen Arm von Chromosom 21.
(Aufnahme: H. Schwaiger, M. Hirsch-Kauffmann, Innsbruck).

Es kommt zur End-zu-End-Verklebung. Fast alle Chromosomen können Ringe bilden (Abb. 5.26 b). Die Ringe sind mitotisch stabil, meiotisch gehen sie meist verloren und werden deshalb selten vererbt. Nach der Menge des genetischen Materials, das durch die Telomerabbrüche verloren gegangen ist, richtet sich das phänotypische Erscheinungsbild der Ringchromosomen-Träger. Häufig findet man Entwicklungsrückstände und geistige Retardierung.

Inversionen entstehen durch Doppelbrüche

Wird das herausgebrochene Chromosomenstück um 180 Grad gedreht und an derselben Stelle wieder eingebaut, dann entstehen **Inversionen** (s. Rep. 5.3). Liegen die Bruchstellen in beiden Armen einer Chromatide, so ist die Folge eine **perizentrische** Inversion (Abb. 5.26 c). Liegen sie nur in einem Arm einer Chromatide, kommt es zu einer **parazentrischen** Inversion. Obwohl bei dieser Art der Chromosomenaberration kein genetisches Material verloren geht, kann es doch phänotypisch Folgen haben: Der Verlust des Nachbarschaftseinflusses macht häufig Gene unwirksam. Der sog. **Positionseffekt** beeinflusst die geordnete Expression der genetischen Information.
So ist z. B. eine perizentrische Inversion Ursache des Koloboms, einer Augenmissbildung beim Menschen. Da Inversionen meist nur eines der homologen Chromosomen betreffen, werden sie ebenso wie die Deletionen in der Meiose sichtbar. Es kommt in der Synapse der homologen Chromosomen zu Schleifenbildungen.

Duplikationen sind Folge von drei Bruchereignissen

Werden Bruchstücke eines Chromosoms auf das homologe Chromosom, in dem ebenfalls ein Bruchereignis stattfand, übertragen, so kann daraus für das eine Chromosom eine Deletion, für das andere eine **Duplikation** des betreffenden Bruchstücks folgen (s. Rep. 5.3, Abb. 5.26 d). Duplikationen sind wesentliche Faktoren im Verlauf der **Evolution** (S. 216) und können als Folge des **ungleichen Crossing-over** homologer Chromosomen entstehen (S. 189). Dies kann, wie gesagt, im einen Fall zur Duplikation, im anderen zur Deletion führen. Eine derartige Deletion soll dem abnormen **Hämoglobin Lepore** zugrunde liegen. Hierbei werden unter Verlust von Teilen des δ- und β-Genlocus diese beiden fusioniert. Durch die im Gegenzug erfolgende Duplikation der δ/β-Sequenzen bildet sich das **Anti-Lepore** Hämoglobin. Ungleiches Crossing-over kann dadurch entstehen, dass die Paarung der homologen Chromosomen in der Synapse nicht ganz exakt erfolgt. So etwas geschieht vor allem in Regionen mit relativ hohem Heterochromatin-Gehalt. Nach der Trennung der Chromatiden resultieren vier Chromosomen: zwei normale, eines mit einer Duplikation, eines mit einer Deletion. Die Folge von Duplikationen können veränderte Phänotypen sein. Auch hier spielt der Positionseffekt eine Rolle. Duplikationen beim Menschen wurden als Duplikations-Deletions-Syndrom am Chromosom 3 gefunden (angeborene Missbildungen). Duplikationen der Satelliten haben keine Auswirkung auf den Phänotyp.

Häufige Folgen einer Duplikation am X-Chromosom ist die Bildung eines **Isochromosoms.** Darunter versteht man metazentrische Chromosomen mit zwei homologen Armen. Diese Arme können entweder die p-Arme oder die q-Arme sein. Der **Entstehungsmechanismus** für ein derartiges Isochromosom ist folgender (Abb. 5.27): Teilt sich ein Zentromer in der Quer- statt in der Längsrichtung, so entstehen zwei telozentrische Chromosomen, die, wenn sie nicht verloren gehen, an entgegengesetzte Pole gezogen werden. Wird ein derartiges Chromosom in der S-Phase repliziert, kann ein stabiles metazentrisches Chromosom mit identischen Armen entstehen.

Liegt ein X-Chromosom als Isochromosom vor (i(Xq)), so hat das betreffende Individuum eine partielle Trisomie für den langen Arm des X-Chromosoms und eine partielle Monosomie für den kurzen Arm. Der Phänotyp entspricht in diesem Fall einem Turner-Syndrom. Das Isochromosom ist meistens inaktiviert und imponiert in der Interphase als großer Barr-Körper. Im Allgemeinen gilt, dass X-Chromosomen, die eine Translocation tragen, inaktiviert werden und das unveränderte, zweite X-Chromosom entgegen der Regel der Zufallsinaktivierung in allen Zellen aktiv bleibt. (Wird X-chromosomales Material auf ein Autosom translociert, dann bleibt dieses Chromosom aktiv und das zweite X-Chromosom wird inaktiviert – möglicherweise als Schutzmechanismus, damit kein Autosom unter der Regie eines X-Chromosoms inaktiviert wird.)

„Pseudo"-Isochromosomen können als Folge einer zentrischen Fusion entstehen: Zwei homologe, akrozentrische Chromosomen werden nach Bruchereignissen in der Zentromerregion und Verlust der kurzen Arme aufeinander translociert und ergeben ein metazentrisches Chromosom mit identischen Armen. Derartige Isochromosomen spielen eine große Rolle in der genetischen Beratung, da sie in der Vererbung zu strukturellen Trisomien führen können (s. auch Robertsonsche Translocation, S. 194).

Abb. 5.27 Möglichkeiten zur Entstehung von Isochromosomen
a Querteilung statt Längsteilung im Zentromer. Eine Replikation der telozentrischen Chromosomen ohne anschließende Trennung der Chromatiden führt zu Isochromosomen.
b Der Spezialfall einer zentrischen Fusion unter Beteiligung homologer, akrozentrischer Chromosomen führt zu „Pseudo"-Isochromosomen.

Translocationen sind Fragment-Übertragungen auf andere Chromosomen

Translocation ist die Übertragung eines Bruchstückes auf ein nicht-homologes (= heterologes) Chromosom. Bei der „einfachen Translocation" (ein Bruchereignis?) bricht ein Endstück eines Chromosoms ab und wird auf ein nicht homologes Chromosom übertragen. Da die Telomere die Chromosomenenden versiegeln, liegen auch hier in Wirklichkeit zwei Brüche und deshalb eine reziproke Translocation vor. **Reziproke Translocation** ist der wechselseitige Austausch von Abbruchfragmenten zwischen nicht homologen Chromosomen (zwei Bruchereignisse). Die Ursachen für solche Translocationen konnten z. B. an Pflanzen

Abb. 5.28 Verhalten von Chromosomen mit reziproker Translocation in der Meiose. Durch Aneinanderlagerung homologer Chromosomenabschnitte in der Meiose entstehen Multivalente. Bedingt durch die vier beteiligten Zentromere, können die Chromosomen in wechselnder Kombination an die Pole gezogen werden.
a Alternierend: Schräg gegenüberliegende Chromosomen wandern an einen Pol.
b Nachbarschafts-Segregation 1: Horizontal benachbarte Chromosomen wandern zusammen.
c Nachbarschafts-Segregation 2: Vertikal benachbarte Chromosomen wandern zusammen
Die jeweils entstehenden Gameten führen bei Befruchtung mit einem normalen Gameten zu normalen balancierten bzw. unbalancierten Individuen.

untersucht werden. So kann die Klebrigkeit der Chromosomenenden in der Meiose zum Aneinanderkleben von Chromosomen führen, die anschließend in der Anaphase I auseinander gerissen werden.
Reziproke Translocationen haben für den Träger häufig keine nachteiligen Folgen. Allerdings treten **Schwierigkeiten während der Meiose** auf (Abb. 5.**28**). Statt zur Bildung von Chromosomen-Paaren, von Bivalenten, kommt es zur Bildung von **Multivalenten**. Vier Zentromere sind in dem Fall an der Verteilung der Chromosomen beteiligt, und es kommt zur Komplikation beim Auseinanderweichen in der Metaphase I.
Es kann zu folgenden Arten der Segregation kommen (Abb. 5.**28**):

- **Alternierende Segregation.** Schräg gegenüberliegende Chromosomen werden auseinandergezogen (die normalen unveränderten Chromosomen wandern in einen Gameten bzw. beide Translocationschromosomen wandern in einen Gameten; bei Kombination mit einem normalen Partnergameten entsteht eine normale bzw. eine balancierte Zygote).
- **Nachbarschafts-Segregation.** Direkt nebeneinander liegende Chromosomen werden auseinander gezogen. Dabei gelangt jeweils ein normales Chromosom zusammen mit einem translocierten in einen Gameten. Solche Gameten führen bei Befruchtung durch einen normalen Gameten entweder zum Monosomie- oder Trisomie-Syndrom

Reziproke Translocationen zählen beim Menschen zu den häufigsten strukturellen Aberrationen. Eine Sonderform der reziproken Translocationen bildet die sog. Robertsonsche Translocation. Sie tritt am häufigsten von allen reziproken Translocationen auf. Eine **Robertsonsche Translocation** ist eine **zentrische Fusion** zwischen zwei akrozentrischen Chromosomen. Eine solche zentrische Fusion wurde bereits als Ursache für die Bildung von Isochromosomen vorgestellt. Zentrische Fusionen kommen aber auch zwischen heterologen Chromosomen vor. Auch hierbei ist die Folge eine Reduktion der Chromosomenzahl um ein Chromosom, d. h. 2n = 45. Der Bruch im Zentromer führt zum Verlust der kurzen Arme, der vom Organismus wegen des vorwiegend heterochromatischen Materials als bedeutungslos toleriert wird. Nach zentrischer Fusion im Zentromer bilden die langen Arme ein submetazentrisches Chromosom (bei heterologen Chromosomen) bzw. ein metazentrisches Chromosom (bei homologen Chromosomen). Am häufigsten sind Chromosomen der D- und G-Gruppen von dieser Form der Translocation betroffen. Ursache dafür ist ihre enge Assoziation in der Zelle, da sie Nucleolus-Organisatoren tragen. Am häufigsten findet sich die D/G-Translocation 14/21. Auch die Robertsonschen Translocationen führen zu **Komplikationen in der Meiose** (Abb. 5.29). In diesem Fall werden statt Bivalenten **Trivalente** gebildet, und auch hier gibt es entweder eine alternierende oder eine Nachbarschafts-Segregation. Ist bei der Robertsonschen Translocation das Chromosom 21 beteiligt, so kann es bei einer Nachbarschafts-Segregation zu einer Kombination des Translocationschromosoms mit dem normalen Chromosom 21 kommen. Die Befruchtung mit einem normalen Gameten führt zum Vorhandensein von drei 21-Chromosomen in der Zygote und damit zum Down-Syndrom, in diesem Fall zu einem Translocations-Mongolismus (Abb. 5.30).

5.2 Chromosomen können Abnormitäten, Aberrationen zeigen **195**

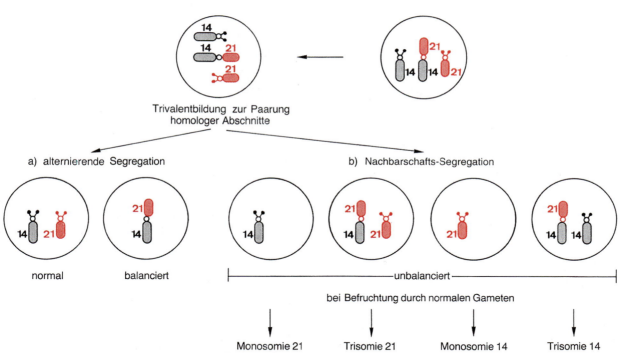

Abb. 5.29 Verhalten von Chromosomen mit reziproken Translocationen in der Meiose; Spezialfall Robertsonsche Tanslocation. Akrozentrische Chromosomen, die zentrisch fusioniert sind, führen in der Meiose mit ihren homologen Partnern zu Trivalenten. Die Chromosomen werden entweder bei der meiotischen Teilung alternierend oder entsprechend ihrer Nachbarschaft auf die Gameten verteilt. Normale balancierte und unbalancierte Gameten entstehen. Letztere führen bei Befruchtung mit einem normalen Gameten zu trisomen Zygoten.

Exogene Noxen können Chromosomenbrüche hervorrufen. Führen diese zu strukturellen Umbauvorgängen, so ergeben sich für das Individuum folgende Konsequenzen (Rep. 5.**5**).

1. Strukturelle Veränderungen in Chromosomen der **Somazellen:**
   – balancierte Veränderung → keine Ausprägung im Phänotyp
   – unbalancierte Veränderung → eventuell Tumorentwicklung
2. Strukturelle Veränderung in Chromosomen der **Gonaden,** bewirkt durch den Transfer der Aberration in Keimzellen (Gameten) und anschließende Befruchtung mit einem normalen Gameten:
   – Möglichkeit der Entstehung einer Zygote mit balancierter struktureller Veränderung → normaler Phänotyp
   – Möglichkeit der Entstehung einer Zygote mit unbalancierter struktureller Veränderung → Syndromausbildung

Reparatosen sind mit Chromosomen-Instabilität assoziiert

Einige autosomal-rezessive Erbkrankheiten sind dadurch charakterisiert, dass sie einen Defekt im DNA-Reparaturmechanismus haben. Diesen Krankheiten ist meistens neben der gesteigerten Strahlensensibilität ein erhöhtes Tumorrisiko und eine **Chromosomen-Instabilität** gemeinsam (s. Kap. **2**). Diese Chromosomen-Instabilität kann sich in einem gehäuften Auftreten

5.5 **Strukturelle Chromosomenaberrationen und ihre Folgen**

Abb. 5.**30a**

Abb. 5.**30b**

Abb. 5.**30 c**

Abb. 5.**30 a–c Translocationsmongolismus**
a Translocationsmongolismus als Folge einer Robertsonschen Translocation zwischen heterologen Chromosomen. Die möglichen Gameten eines chromosomal unauffälligen Mannes und die einer Frau mit einer ¹⁴/₂₁-Translocation sind ins genetische Kombinationsquadrat eingetragen. Die möglichen resultierenden Zygoten sind angegeben, wobei nur die betroffenen Chromosomen 14 und 21 symbolisch dargestellt sind.
b Translocationsmongolismus als Folge einer zentrischen Fusion homologer Chromosomen. Eingetragen sind die möglichen Gameten eines chromosomal unauffälligen Mannes und einer Frau, die Trägerin eines Translocationschromosoms ²¹/₂₁ ist. Durch die Fixierung beider Chromosomen 21 im Translocationschromosom ist die Entstehung normaler oder balancierter Nachkommen ausgeschlossen.
c Translocationstrisomie 21 im Karyogramm. Zentrische Fusion zwischen Chromosom 21 und 21 Karyotyp: 45. XY, t (21; 21) (Giemsa-Trypsin Bandierung).

von Chromosomen- und Chromatidbrüchen (Abb. 5.31 a) in den Fibroblasten und Lymphocyten der Patienten äußern. Die Neigung zu Brüchen führt häufig zur Ausbildung von Chromosomenumbau-Figuren. Zu diesen Krankheiten zählen Fanconi-Anämie, Ataxia teleangiectatica, Xeroderma pigmentosum und das Bloom-Syndrom. Leitbefund des Letzteren ist eine extreme Steigerung des Schwesterchromatid-Austausches (SCE) in Lymphocyten und Fibroblasten. Der SCE wird durch eine Spezialfärbung sichtbar gemacht (s. Abb. 2.29) und zeigt, dass auch in normalen Individuen ein Austausch chromosomalen Materials zwischen den Chromatiden ein und desselben Chromosoms vorkommt. Dieser Austausch ist gesteigert, wenn die Zellen zur Reparatur (z. B. nach Mutageneinwirkung) gezwungen sind (s. Kap. 2). Die normale SCE-Rate pro Mitose beträgt ca. 4 bis 5, in Patienten mit Bloom-Syndrom ist die Rate bis 90 SCE pro Mitose erhöht. Nach Spezialfärbung erscheinen die Chromosomen im „Harlekinmuster" (Abb. 5.31 b).

Bei **chronischer myeloischer Leukämie** findet man das sog. **Philadelphia-Chromosom** (Abb. 5.32). Besonders in Knochenmarkzellen dieser Patienten ist eine Deletion am langen Arm des Chromosoms 22 häufig. Dieses deletierte Stück kann auf den langen Arm des Chromosoms 9 translociert sein. Somit liegt eine reziproke Translocation vor. Auch einige andere Neubildungen haben charakteristische Chromosomenveränderungen. So findet sich beim **erblichen Retinoblastom,** einer bösartigen Geschwulst der Retina, in einigen Fällen eine Deletion am langen Arm des Chromosoms 13 (s. Tab. 5.4).

Abb. 5.31 **Instabile Chromosomen**
a Brüche

b „Harlekinmuster" des Schwesterchromatid-Austausches, wie er beim Bloom-Syndrom gefunden wird (Aufnahme: H. Schwaiger, M. Hirsch-Kauffmann, Innsbruck).

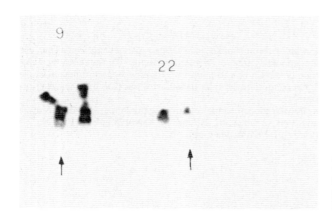

Abb. 5.32 **Philadelphia-Chromosom.** Deletion am langen Arm von Chromosom 22. Dieses Stück ist bei der myeloischen Leukämie typischerweise auf den langen Arm des Chromosoms 9 transloziert (Giemsa-Trypsin-Bandierung, Aufnahme: H. Schwaiger, M. Hirsch-Kauffmann, Innsbruck).

5.3 In der pränatalen Diagnose können Chromosomenaberrationen und Stoffwechseldefekte festgestellt werden

Nummerische und strukturelle Chromosomenaberrationen können vorgeburtlich mit Hilfe der **Amniocentese** festgestellt werden. Dazu wird im 4. Schwangerschaftsmonat nach vorheriger Ultraschalluntersuchung des Föten eine transabdominale Punktion des Amnions durchgeführt und Fruchtwasser gewonnen. Aus diesem **Fruchtwasser** lässt sich zum einen ein spezifisches Protein, das α-Fetoprotein, bestimmen. Erhöhte Konzentration spricht für das Vorhandensein eines Neuralrohrdefektes (Spina bifida). Zum anderen lassen sich in Zellkultur fötale Zellen anzüchten (Abb. 5.**33**). Diese gelangen von den fötalen Schleimhäuten ins Fruchtwasser und bleiben zu einem kleinen Teil vital.

Die Kultivierung der **Amnionzellen** dauert maximal zwei Wochen. Im Anschluss daran kann der **Karyotyp** des Föten anhand dieser Zellen festgestellt werden. Auch **Enzymbestimmungen** und molekulargenetische Analysen (**DNA-Diagnostik**) können durchgeführt werden (Rep. 5.**6**). Die Indikationen für eine Amniocentese (Rep. 5.**7**) sind unter anderem erhöhtes Alter der Mutter, aber auch des Vaters, bekannte Chromosomenaberrationen bzw. bekannte erbliche Stoffwechseldefekte in der Familie. Da nur in 3% der unter-

5.3 Pränatal können Chromosomenaberrationen und Stoffwechseldefekte festgestellt werden **199**

5.6 Die Amniocentese, eine Methode zur vorgeburtlichen Erkennung genetischer Defekte

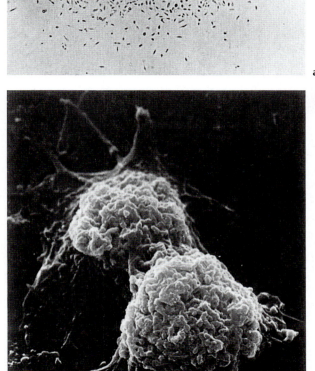

Abb. 5.**33** **Amnionzellen**
a Amnionzellen in Zellkultur (Aufnahme: H. Schwaiger, Innsbruck).
b Amnionzellen im Rasterelektronenmikroskop (Aufnahme: S. Berger, H. G. Schweiger, Heidelberg).

5.7 Die wichtigsten Indikationen für Pränataldiagnostik

- Erhöhtes mütterliches Alter (>35 Jahre)
- Erhöhtes väterliches Alter
- Chromosomenaberrationen in der Familie
- Bekannter familiärer Enzymdefekt

suchten Fälle mit einer Aberration gerechnet werden muss, können 97% der Mütter, die eine **Risikoschwangerschaft** haben, mit größerer Ruhe der Geburt entgegensehen.
Eine moderne Technik der Pränatal-Diagnostik bestimmt den kindlichen Karyotyp aus **Chorionzotten,** die bereits in der 8. Schwangerschaftswoche vaginal gewonnen und ohne Kultivierung direkt analysiert werden können.
Durch Punktion der Nabelschnur können Analysen aus kindlichem Blut durchgeführt werden.

Weiterführende Literatur

Schulz-Schaeffer, J.: Cytogenetics, Plants, Animals, Humans. Springer, Berlin 1980
Sparkes, R. S., D. E. Comings, C. F. Fox: Molecular Human Genetics. Academic Press, New York 1977
Therman, E., M. Sulsman: Human Chromosomes: Structure behaviour and Function. 3. Aufl. Springer, New York 1992
Rooney, D.E., B.H. Czepulskowski: Human Cytogenetics: A Practical Approach. IRL Press, Oxford 1992

6 Populationsgenetik

6.1 Die Populationsgenetik untersucht das Schicksal von Allelen in Populationen

Betrachtet man die Erbgänge und lernt, dass rezessive Erbmerkmale nur sehr selten phänotypisch in Erscheinung treten – bei Paarung zweier Heterozygoten nur in 25% der Nachkommen –, dann könnte die Vermutung nahe liegen, dass die dominanten Merkmale auf Kosten der rezessiven mit der Zeit zunehmen werden.

Betrachtet man aber eine genügend große Population unter Berücksichtigung aller sich ergebenden Paarungstypen, so erkennt man, dass diese Vermutung nicht berechtigt ist. Dominante und rezessive Merkmale befinden sich vielmehr im Gleichgewicht. Zu dieser Erkenntnis kamen, und das mit voneinander unabhängigen Methoden, der britische Mathematiker **G. H. Hardy** und der Deutsche **W. Weinberg** (1908). Anhand von statistischen Berechnungen fanden sie, dass die **Allelhäufigkeiten** und daraus resultierend auch die **Genotypenhäufigkeiten** unter bestimmten gleichen äußeren Bedingungen von Generation zu Generation gleich sind. Dabei bildet **Panmixie** die äußeren Voraussetzungen, d. h. die Forderung nach zufälliger und uneingeschränkter Paarung der Partner in einer Population muss erfüllt sein. Die dann resultierenden Nachkommen müssen wiederum gleiche Überlebenschancen, gleiche Fruchtbarkeit und gleiche Paarungschancen haben. Diese Zusammenhänge aufzuklären ist Aufgabe der Populationsgenetik.

Die Populationsgenetik untersucht die Vererbung von Allelen innerhalb einer Gruppe von Individuen einer Art. Unter Art oder Spezies versteht man eine unabhängige Evolutionseinheit. Alle Individuen einer Art können theoretisch gepaart werden. Angehörige verschiedener Arten lassen sich unter natürlichen Bedingungen nicht kreuzen. Experimentell erzeugte Hybriden sind oft nicht fortpflanzungsfähig (s. Kap. **7**). Da eine Art sich durch ihre weite regionale Verbreitung meist nur schwer untersuchen lässt,

---

R 6.1 Populationsgenetische Begriffe

Hardy-Weinberg-Gleichgewicht	Zustand einer Population, bei der, Panmixie vorausgesetzt und Selektion ausgeschlossen, Allel- und Genotypenhäufigkeiten in der Generationenfolge konstant sind
Panmixie	zufällige, uneingeschränkte Paarung der Partner
Art = Spezies	unabhängige Evolutionseinheit: Bei Paarung können alle Individuen einer Art fruchtbare Nachkommen zeugen
Population	abgesondertes, artgleiches Kollektiv
Gen-Pool	Gesamtheit aller Allele in einer Population
Gen-Fluss	Veränderung des Genbestandes einer Population durch Zufuhr neuen Genmaterials, z. B. durch Migration
Gen-Frequenz (Allel-Frequenz)	Häufigkeit, mit der ein Gen (ein Allel) in der Population existiert

---

analysiert man artgleiche Individuen eines umgrenzten Gebietes **(Population)**, die fruchtbare Nachkommen hervorbringen **(Mendel-Population)**. In einer derartigen Population wird Panmixie vorausgesetzt. Allerdings ist das eine Idealisierung der Verhältnisse, denn jede Partnerwahl wird mehr oder weniger gerichtet vor sich gehen. Berücksichtigt wird die Gesamtheit aller Gene in der Population **(Gen-Pool)**. Dabei bezeichnet man die Häufigkeit, mit der ein Allel in der Population auftritt, als **Allelfrequenz**, auch Genfrequenz. Der Gen-Pool einer Population kann durch Zufuhr neuen Genmaterials (durch Einwanderer, Besatzungsmächte, Fernreisende) verändert werden **(Gen-Fluss)** (Rep. 6.**1**).

6.2 Die Allelfrequenzen charakterisieren den Gen-Pool

Soll der Gen-Pol einer Population über größere Zeiträume hinweg verfolgt werden, muss man den Gen-Pool der Elterngeneration mit dem der Nachkommen vergleichen. Aus der Frequenz eines Allels in der Elterngeneration können Rückschlüsse auf die Frequenz der resultierenden Genotypen der Nachkommen gezogen werden (Rep. 6.2). Betrachtet wird ein autosomaler, also geschlechtsunabhängiger Genlocus mit den beiden Allelen A und a (dominantes und rezessives Allel). Für einen aus der Kreuzung Aa × Aa resultierenden diploiden Organismus gibt es für den Genotyp drei Möglichkeiten: AA, Aa und aa. Die Frequenz des A-Allels in der Bevölkerung sei p, die Frequenz des a-Allels sei q. Dann muss die Summe aus $p + q$ die Gesamthäufigkeit der Allele an diesem Genlocus angeben. Daraus resultiert:

$p + q = 100\%$. Genhäufigkeiten werden seltener in Prozent als in Bruchteilen von 1 angegeben: $p + q = 1$. Die Häufigkeit der einzelnen Allele kann innerhalb der Population verschieden sein.

Z. B. für A sei $p = 0,6$ (60%)
für a sei $q = 0,4$ (40%)
für A + a gilt $p + q = 0,6 + 0,4 = 1$ (100%)

Voraussetzung bei diesen Überlegungen ist, dass nur die **Autosomen** betrachtet werden, denn nur dann ist die Allelhäufigkeit in männlichen und weiblichen Individuen gleich.

Die resultierenden Genotypen in den Zygoten (AA, Aa, aa) haben in Abhängigkeit von der Frequenz der einzelnen Allele ebenfalls verschiedene Häufigkeiten. Das ist einleuchtend, bedenkt man, dass die Proportionen der Keimzellen, die bestimmte Allele enthalten, die Proportionen jener Allele widerspiegeln.

Beispiel: Bei $p(A) = 0,6$ und $q(a) = 0,4$ werden gebildet:

Eizellen mit A: $A_E = 0,6$
Eizellen mit a: $a_E = 0,4$
Spermien mit A: $A_S = 0,6$
Spermien mit a: $a_S = 0,4$

Es kommt zur Zygotenbildung durch Vereinigung von Ei und Spermium, wobei, eine genügend große Population vorausgesetzt, es dem Zufall überlassen bleibt, welcher Gamet auf welchen trifft, natürlich unter Berücksichtigung des Verhältnisses ihrer Häufigkeiten (Abb. 6.1).

Es gilt: Die **Wahrscheinlichkeit**, dass zwei unabhängig voneinander ablaufende Ereignisse gleichzeitig eintreten, ist gleich dem Produkt der Wahrscheinlichkeit der Einzelereignisse (Rep. 6.3).

Beispiel: Häufigkeit der Entstehung einer Zygote AA.

$p = 0,6$, d. h.
$p(A_E) = 0,6; (A_S) = 0,6$
$p(A_E) \cdot p(A_S) = 0,6 \cdot 0,6 = 0,36$
p^2 = Frequenz der Bildung von AA-Zygoten

Entsprechend lassen sich die Häufigkeiten der Zygoten Aa und aa errechnen, wobei man die Frequenzen der das entsprechende Allel tragenden Keimzellen ins genetische Kombinationsquadrat eintragen kann.

Sind die Frequenzen der Allele A und a = p und q, dann werden die Frequenzen der aus zufälliger Paarung der A bzw. a tragenden Gameten hervorgehenden Genotypen dem Produkt der Allelfrequenzen entsprechen.

$(p + q)^2 = p^2 + 2pq + q^2 = 1$

(**Hardy-Weinberg-Gleichgewicht** der Genotypen)

Für drei Allele gilt dann entsprechend:

$(p + q + r)^2 = 1$

p^2 Häufigkeit des für das dominante Allel homozygoten Genotyps
$2pq$ Häufigkeit des heterozygoten Genotyps
q^2 Häufigkeit des für das rezessive Allel homozygoten Genotyps (s. Abb. 6.1)

Proportionen der Keimzellen entsprechen den Proportionen der in ihnen enthaltenen Allele:
Beispiel: $p(A) = 0,6$
$q(a) = 0,4$

A_E = Eizellen mit Allel A = 0,6
A_S = Spermien mit Allel A = 0,6
a_E = Eizellen mit Allel a = 0,4
a_S = Spermien mit Allel a = 0,4

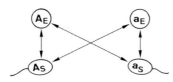

Panmixie
Zygotenbildung

Häufigkeiten der gebildeten Zygoten:
AA-Zygoten: $p \times p = p^2 = 0,6 \times 0,6 = $ **0,36**
Aa-Zygoten: $2(p \times q) = 2pq = 2(0,6 \times 0,4) = $ **0,48**
aa-Zygoten: $q \times q = q^2 = 0,4 \times 0,4 = $ **0,16**
Ist die Population im Hardy-Weinberg-Gleichgewicht, dann folgt: $p^2 + 2pq + q^2 = 1$

Abb. 6.1 **Die Frequenz der Genotypen nach dem Gesetz von Hardy-Weinberg.** Erklärung s. Text.

Umgekehrt wird daraus bei bekannter Häufigkeit der Genotypen die Berechnung der Allelfrequenzen möglich: Die Frequenz für das Allel A, enthalten in AA und Aa, des Nachwuchses der Paarung Aa × Aa ist dann:

$p^2 + pq = p(p + q) = p; (p + q = 1)$

entsprechend ist die Frequenz für das Allel a, enthalten in Aa und aa:

$q^2 + pq = q(q + p) = q; (q + p = 1)$

Bei rein statistischer Weitergabe der Gene in einer Population bleiben die Allelfrequenzen von Generation zu Generation gleich.
Wo liegt die praktische Anwendung; warum interessiert den Mediziner die Populationsgenetik?

6.2 Allelfrequenzen und Genotypenhäufigkeiten bei bestehendem Hardy-Weinberg-Gleichgewicht

A und a seien Allele eines Genlocus auf einem Autosom

Häufigkeiten der Allele in der Population z. B.:
A-Allele mit der Häufigkeit $p(p(A) = 0,6 = 60\%$
a-Allele mit der Häufigkeit $q(q(a) = 0,4 = 40\%$

Gesamthäufigkeit der Allele dieses Genlocus:
$p + q = 1 (100\%)$

Bei Panmixie der Elterngeneration, in der männliche und weibliche Individuen Gameten mit A bzw. a bilden, sind Zygoten folgender Genotypen zu erwarten:
AA; Aa; aa

Die Häufigkeiten der Genotypen sind durch die Allelhäufigkeiten vorgegeben
$p^2(AA) + 2p(A) q(a) + q^2(aa) = 1$

6.3 Ein Grundgesetz der Wahrscheinlichkeitsrechnung

Die Wahrscheinlichkeit, dass zwei unabhängig voneinander ablaufende Ereignisse gleichzeitig auftreten, ist gleich dem Produkt der Wahrscheinlichkeit der Einzelereignisse

6.3 Die Heterozygotenhäufigkeit kann aus der Anzahl der Homozygoten ermittelt werden

In einer Population soll die Häufigkeit, mit der ein autosomal-rezessiv vererbtes Gen auftritt, anhand der erfassbaren Homozygoten ermittelt werden. So gibt es z. B. unter 10 000 Gesunden ein Individuum, das an Phenylketonurie (s. Kap. 4) erkrankt ist (1 : 10 000). Wir sind nun in der Lage, die Zahl der Heterozygoten 2pq(Aa), jene Dunkelziffer der phänotypisch gesunden Allelträger, mit Hilfe des Hardy-Weinberg-Gesetzes zu bestimmen. Dazu benötigen wir die Frequenzen sowohl des rezessiven Allels q(a) als auch die des dominanten Allels p(A).
Die Häufigkeit des homozygot Erkrankten ist

$q^2(aa) = \dfrac{1}{10\,000}$

Also ist die Frequenz des rezessiven Allels

$q(a) = \sqrt{\dfrac{1}{10\,000}} = \dfrac{1}{100}$

Da $p + q = 1$ und daraus $p = 1 - q$ ist,
ergibt sich für die Frequenz des dominanten Allels

$p(A) = 1 - \dfrac{1}{100} = \dfrac{99}{100} \cong 1$

Gesucht ist die Heterozygotenhäufigkeit 2pq(Aa).
Nach Einsetzen der Werte für p und q gilt:

$2\,pq = 2 \cdot 1 \cdot \dfrac{1}{100} = \dfrac{2}{100} = \dfrac{1}{50}$

D. h. jedes 50. Individuum einer Population ist heterozygot für Phenylketonurie! Ein Beispiel für eine derartige Berechnung findet sich in Abb. 6.2:

Beispiel:
In einer Population sei die Häufigkeit
der für das rezessive Allel a Homozygoten
16 % → q^2 (aa) = 0,16
Daraus ergibt sich für q(a) = $\sqrt{0,16}$ = 0,4
Da p+q = 1 ist, ergibt sich für p(A) = 0,6
Damit sind die Allelfrequenzen bekannt.
Aus dem genetischen Kombinationsquadrat ergibt sich:

♂ \ ♀	p(A)0,6	q(a)0,4
p(A)0,6	p^2(AA)0,36	pq(Aa)0,24
q(a)0,4	pq(Aa)0,24	q^2(aa)0,16

Häufigkeit der für das dominante Allel A Homozygoten:
p^2(AA) = 0,36 → 36 %
Häufigkeit der für die Allele A und a Heterozygoten:
2pq(Aa) = 0,48 → 48 %
Damit sind die Häufigkeiten aller möglichen Genotypen bekannt.

Abb. 6.2 **Ermittlung der Frequenz eines Allels bei bekannter Genotypenfrequenz.** Davon ausgehend Berechnung der Frequenz der übrigen möglichen Genotypen in einer Population nach Hardy-Weinberg.

Seltene rezessive Gene existieren in der Population vor allem heterozygot: Das Verhältnis von heterozygot ($2pq$) zu homozygot (q^2) ist dann

$$\frac{\text{heterozygot}}{\text{homozygot}} = \frac{2pq}{q^2} = \frac{2p}{q}$$

d. h. das Verhältnis der Heterozygoten zu Homozygoten wird umso größer, je kleiner q wird.

Die Vorstellung, eine Population von einer autosomal-rezessiven Erbkrankheit durch Ausmerzen der Homozygoten heilen zu können ist völlig falsch! Das Allel wird unausrottbar in den Heterozygoten erhalten bleiben. Dies demonstriert die totale Unsinnigkeit der unmenschlichen Nazi-Eugenik!

6.4 Aus der Allelfrequenz kann die Zahl der Heterozygoten und der Homozygoten ermittelt werden

Eine weitere Möglichkeit zur Anwendung des Hardy-Weinberg-Gesetzes z. B. in der genetischen Familienberatung ist folgende: Die Frequenz eines seltenen Allels sei bekannt. Gefragt wird nach der Zahl der zu erwartenden Heterozygoten und Homozygoten.
Wenn $q = 0,1\%$ (Angabe der Häufigkeit als Teil von 1: $q = 0,001$) und $p + q = 1$ ist, dann ist $p = 1 - q$ oder $p = 1 - 0,001$ bzw. $p = 0,999$. Mit diesen Werten gehen wir ins genetische Kombinationsquadrat:

Daraus folgt:

$2pq = 0,001998$
$q^2 \;\; = 0,000001$

oder anders ausgedrückt: Die Homozygotenhäufigkeit q^2 ergibt sich als $1:1\,000\,000$, die Heterozygotenhäufigkeit $2pq$ als $0,002$ oder $2:1000$ bzw. $1:500$.

	p (0,999)	q (0,001)
p (0,999)	0,998001	0,000999
q (0,001)	0,000999	0,000001

6.5 Kleine Populationen unterliegen leicht Veränderungen

Faktoren, die zu einer Veränderung des Gen-Pools einer Population führen, verändern natürlich die Allelfrequenz und können das Hardy-Weinberg-Gleichgewicht beeinflussen (Rep. 6.4).
So wird die Frequenz eines Allels innerhalb einer Population von Generation zu Generation kleinen **Abweichungen** unterliegen; d. h. die Frequenz p für das Allel A wird sich zu p' und die Frequenz q für das Allel a zu q' hin verändern. Würde man genügend lange Zeiträume abwarten, dann würden sich diese Abweichungen auch in einer großen Population so addieren, dass schließlich das eine Allel zugunsten des anderen verschwindet **(zufällige genetische Drift).**
Anders ist das in kleinen Populationen. Hier kann die Frequenz eines Allels plötzlich stark ansteigen, oder es kann ganz verschwinden (genetische Drift). In kleinen Populationen kommen statistische Abweichungen vom Hardy-Weinberg-Gleichgewicht deutlich zum Tragen.
Beispiel: Ein Allel hat die Frequenz $1:1000$, d. h. in einer Stadt mit 100000 Einwohnern gibt es 100 Alleleträger, in einem Dorf mit 1000 Einwohnern jedoch nur einen Allel-

6.4 Faktoren, die das Populationsgleichgewicht beeinflussen

Genetische Drift	Zufällige Änderung der Genfrequenz, besonders deutlich in kleinen Populationen
Gründer-Effekt	Extreme Auswirkung der genetischen Drift durch Abspaltung einer kleinen Population vor einer größeren, die dadurch für ein Allel eine abweichende Frequenz etabliert
Inzucht	Besonders in kleinen Populationen; fördert seltene Gene; bedeutsam beim Gründer-Effekt
Fitness	Fähigkeit eines Individuums, Nachkommen möglichst früh und möglichst zahlreich zu produzieren (Darwinsche Tauglichkeit)
Spontanmutation	im menschlichen Genom Austausch von ≈ 100 bp/$3 \cdot 10^9$/Generation
Selektion	Auswahl nach Fitness ($\rightarrow$ langsame Veränderung des Gen-Pools)

träger. Der Tod dieses einen kann das Allel schlagartig zum Aussterben bringen. Es verschwindet aus dem Gen-Pool. Andererseits kann die Allelfrequenz dieses Allels in der Population stark ansteigen, wenn dieser eine viele Kinder hat. In einer großen Population werden diese statistischen Schwankungen ausgeglichen. Durch genetische Drift ist auch der **Gründereffekt** in seiner Wirkung auf den Gen-Pool zu verstehen. Einige Einwandererfamilien brachten z. B. das Allel für die Tay-Sachssche Krankheit (Lipidspeicherkrankheit; s. Kap. **1**) nach Pennsylvania/USA. In ihrer kleinen Population war dieses Gen besonders häufig. Herausgenommen aus der Gesamtpopulation, weitestgehend isoliert von der Umgebung **(Isolat),** vermehrten sich diese Familien durch Inzucht und trugen zu einer außergewöhnlichen Steigerung der Genfrequenz bei. Ähnliche Vorgänge erklären auch die unterschiedliche Allelfrequenz des AB0-Blutgruppen-Systems in Europa und Asien. So findet sich die Blutgruppe B in Asien bei 25% der Bewohner, während es in Europa weniger als 10% sind.

Die Genfrequenz beeinträchtigen können weiterhin z. B. nicht reparierte **Spontanmutationen,** deren Häufigkeit im Durchschnitt im menschlichen Genom 100 Basenveränderungen pro Generation beträgt. Nicht alle Mutationen verändern allerdings den Gen-Pool. Stumme Mutationen, die keine Veränderung des Genproduktes bewirken, bleiben unbemerkt.

Die anderen Mutationen unterliegen den **Selektionskräften** (Rep. 6.**5**). Mutationen, die die Lebensfähigkeit, Lebensdauer oder Fruchtbarkeit der Keimzellen beeinträchtigen, führen zu einer ungleichen Reproduktivität **(fitness)** und beeinträchtigen die Panmixie. Mutationen, die für den Organismus von Vorteil sind, führen zu natürlichem **Selektionsvorteil.** Bringen sie dem Individuum in der gegebenen Umwelt Nachteile, dann wird gegen sie selektioniert. Sind solche Allele dominant, werden sie sehr schnell dadurch eliminiert, dass sowohl die Heterozygoten als auch die Homozygoten zugrunde gehen. Sind derartige Allele rezessiv, so richtet sich der Selektionsdruck nur gegen die Homozygoten oder, wie bei der Incontinentia pigmentosa, gegen Hemizygoten (s. Kap. **4**). Solche Mutationen nennt man **Letalfaktoren.** Dabei bezieht sich „letal" auf die Überlebenschance (fitness) des betroffenen Individuums: Es stirbt vor Erreichen der Pubertät oder ist nicht zeugungsfähig. Der Effekt solcher Prozesse ist die Eliminierung des unvorteilhaften Allels. Allerdings sorgen Neumutationen dafür, dass derartige Allele nicht aussterben. Auch für und gegen Genotypen kann selektioniert werden. Die Tatsache des **„Selten-Paarungs-Vorteils"** („rare mating"-Vorteils) besagt, dass seltene Genotypen dadurch, dass sie innerhalb der Population relativ häufig einen Partner finden, zu ihrer eigenen Ausdehnung beitragen. Zu einer Verschiebung des Genotypengleichgewichts kann es auch durch sog. **ausgewählte Paarung** (assortative mating) kommen. Dabei bevorzugen sich Partner gleichen Phänotyps (Körpergröße, Intelligenz) und beeinträchtigen somit die Forderung nach Panmixie.

Ein anderes Phänomen ist das der **Heterosis.** Hybridisierung verschiedener Inzuchtstämme kann oft zu besonders umwelttüchtigen Individuen führen. Derartige Individuen vereinigen in sich die vorteilhaften Gene beider Eltern, wohingegen die Gefahr homozygot auftretender rezessiver Letalfaktoren verringert wird. Ein Beispiel für einen derartigen Heterosiseffekt bietet die Sichelzellanämie in Malariagegenden.

> **6.5 Selektion von Allelen und Genotypen**
>
> **Selektion von Allelen**
> - gegen dominante Allele: sehr schnell und effektiv, betrifft auch Heterozygote, Letal-Gene: negative Fitness, Genotyp kommt nicht zur Geschlechtsreife
> - gegen rezessive Allele: langsam, nur Homozygote werden ausselektioniert, Letal-Gene
>
> Tendenz: Elimination des Allels!
> Gegenwirkung: Neumutation!
>
> **Selektion von Genotypen**
> - frequenzabhängig: Seltene Genotypen haben gesteigerte Fitness, sie finden mit hoher Wahrscheinlichkeit einen Partner
> - Phänotyp-abhängig: ausgewählte Paarung
> - Heterosis: Vorteil der Heterozygoten, ihre Fitness wird durch die Umwelt begünstigt
>   Beispiel: Sichelzellanämie im Malariagebiet
>   homozygot Gesunde: Nachteil durch Malaria
>   homozygot Kranke: Nachteil durch Anämie
>   Heterozygote: positiv selektioniert, da weniger anfällig für Malaria

6.6 Separationsmechanismen von Populationen führen zur Entstehung neuer Arten

Auch Faktoren, die die Panmixie beeinträchtigen, sind zu erwähnen. Dazu gehören alle **Separationsmechanismen,** die eine uneingeschränkte Paarung verhindern (Rep. 6.**6**). Solche Isolate, ganz gleich welcher Ursache, sind in Populationen die Regel (s. o., s. Kap. **7**).
Folgende Separationen können unterschieden werden:

> **6.6 Separationsmechanismen**
>
> 1. Geographische
> 2. Reproduktive
>   - präzygotische
>   - zygotische
>   - postzygotische
>
> (s. auch Rep. 7.**1**)

1. **Geographische Separation.** Dazu kommt es z. B. beim Auswandern eines Teils einer Population auf eine einsame Insel.
   Mutationen im Gen-Pool können dabei gegebenenfalls zu einer **genetischen Separation** führen, d. h. es bildet sich eine neue Art heraus, die bei Kreuzung mit der Stammpopulation nur noch sterile Hybriden bildet. Das leitet über zu
2. **Fortpflanzungsseparation** (reproduktive Separation). Diese kann man einteilen in
   - **präzygotische Fortpflanzungsseparation.** Hierzu gehören alle Hemmnisse der Paarung. Dazu zählen mechanische Hindernisse, Tabus, spezifische Fortpflanzungsriten, aber auch Signale, von denen die Fortpflanzung spezifisch abhängt, wie z. B. Sexuallockstoffe, Töne oder Farben, die eine Kopulation von vornherein verhindern;
   - **zygotische Fortpflanzungsseparation.** Hier sind es Strukturunterschiede zwischen den Chromosomen oder abweichende Chromosomensätze, die in Hybridzellen die Paarung homologer Chromosomen behindern und damit die Meiose und Keimzellbildung verhindern;
   - **postzygotische Fortpflanzungsseparation.** Der Tod tritt vor der Geschlechtsreife ein, das kann z. B. durch Letalfaktoren geschehen.

6.7 Inzucht beeinflusst nicht direkt die Allelfrequenz

Verwandtenehen beeinflussen zwar nicht die Genfrequenz in einer Population, verschieben aber die Genotypenhäufigkeiten hin zu den Homozygoten speziell für seltene Allele. Diese Verschiebung ist allerdings nicht permanent, da die Homozygoten häufig durch Tod eliminiert werden. Dann verschiebt sich die Genotypenhäufigkeit zu den Heterozygoten, die ihrerseits wieder gehäuft Homozygote hervorbringen etc.

Obwohl Inzucht bei Pflanzen und Tieren verbreitet ist, werden Verwandtenehen in der zivilisierten Welt vermieden. Die Sorge bei solchen Verbindungen ist die, dass **abstammungsgleiche Allele,** d. h. Gene, die auf einen gemeinsamen Vorfahren zurückzuführen sind, zusammentreffen und in ihrer homozygoten Manifestation von Nachteil sein können. Um die Relevanz dieser Meinung zu prüfen, müssen wir fragen, wie groß bei welchem Verwandtschaftsgrad die Chance für das homozygote Auftreten abstammungsgleicher Gene in einem Individuum ist (Tab. 6.1).

Kinder erben von jedem Elternteil einen halben Genbestand. Enkel haben mit jedem Großelternteil nur noch ein Viertel des Genbestandes gemeinsam. Über den Verwandtschaftsgrad zwischen zwei Individuen (Partnern) gibt der **Verwandtschaftskoeffizient** Auskunft. Dieser gibt die Wahrscheinlichkeit an, mit der zwei Partner für einen Genlocus auf einem Autosom identische Allele tragen. **Identische Allele** sind solche, deren DNA-Sequenz identisch ist, da sie von einem gemeinsamen Vorfahren ererbt wurden. Beispiel für den Verwandtschaftskoeffizienten zwischen Geschwistern: Jedes Kind erbt mit der Wahrscheinlichkeit von $1/2$ das entsprechende Allel von seinen Eltern. Dass Geschwister das identische Allel bekommen, ist gleich dem Produkt der Wahrscheinlichkeit, also $1/4$.

Bruder – Schwester – Nachkommen:

a_1 a_2 a_3 a_4 seien Allele eines beliebigen autosomalen Gens. Jedes Individuum der Nachkommengeneration erbt den halben Genbestand jedes Elternteils.

Für jedes Allel besteht eine Wahrscheinlichkeit von $(1/2)^4 = 1/16$, im Nachkommen identisch homozygot aufzutreten. Bei 4 möglichen Allelen ist die Wahrscheinlichkeit, dass eines dieser Allele homozygot auftritt $4(1/2)^4 = (1/4)$.

Vetter – Base – Nachkommen

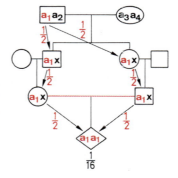

▷ In diesem Fall gilt:
Für jedes Allel besteht eine Wahrscheinlichkeit von $(1/2)^6 = 1/64$, im fraglichen Nachkommen abstammungsgleich aufzutreten. Die Wahrscheinlichkeit, dass eines der 4 Allele homozygot auftritt, beträgt dann $4(1/2)^6 = (1/16)$.

Abb. 6.3 Risiken bei Blutsverwandtschaft. Die Wahrscheinlichkeit für das Zusammentreffen abstammungsgleicher Allele in einer Zygote bei Blutsverwandten ergibt sich aus dem Produkt der Wahrscheinlichkeit der Weitergabe dieses Allels bei diploidem Chromosomensatz.

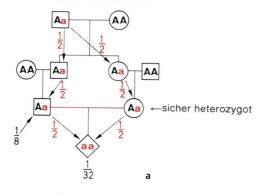

Abb. 6.4 Wahrscheinlichkeit für das homozygote Auftreten des rezessiven Allels a bei Nachkommen aus der Verbindung
a Vetter – Base, wobei ein Partner sicher heterozygot ist.
b Freie Partnerwahl eines sicher Heterozygoten bei seltenen und sehr seltenen Allelfrequenzen (q = $\frac{1}{200}$ bzw. q = $\frac{1}{1000}$).

Der Zahlenvergleich $\frac{1}{32}$ zu $\frac{1}{400}$ bzw. $\frac{1}{32}$ zu $\frac{1}{2000}$ verdeutlicht das Risiko bei Blutsverwandtschaft, das sich umso mehr erhöht, je seltener die Frequenz des betrachteten Allels ist.

Der **Inzuchtkoeffizient** (Abb. 6.3) besagt, mit welcher Wahrscheinlichkeit ein Individuum von seinen Eltern eines der vier für einen Genlocus möglichen Allele abstammungsgleich geerbt und für dieses homozygot ist. Der Inzuchtkoeffizient entspricht dem Verwandtschaftskoeffizienten der Eltern. (Die Verwandtschafts- und Inzuchtkoeffizienten nicht verwandter Individuen sind Null.)
Der Verwandtschaftskoeffizient kann bei Kenntnis des Stammbaumes berechnet werden. Anhand dieser Voraussetzungen kann z. B. vorausgesagt werden, dass Vetter und Cousine mit $^1/_8$-Wahrscheinlichkeit ein abstammungsgleiches Allel für eine rezessive Erbkrankheit tragen. (Die Wahrscheinlichkeit, dass sie beide ein abstammungsgleiches Allel tragen, ist für jedes Allel $^1/_{16}$. Ist speziell nach dem rezessiven Allel gefragt, also nur nach einem von zweien, dann ist diese Wahrscheinlichkeit $2 \cdot (1/2)^4 = {}^1/_8$.)
Ist bei einer Vetter-Cousinen-Ehe ein Individuum *sicher* heterozygot für ein seltenes Allel, so ist es der Verwandte mit $^1/_8$ Wahrscheinlichkeit ebenso. Ist das häufiger, als wenn der Heterozygote einen nicht verwandten Ehepartner geheiratet hätte? Dass diese Frage mit ja zu beantworten ist, zeigt folgende Rechnung: Die Häufigkeit für das seltene Allel in der Population sei

$q = \frac{1}{200}$

Dann ist die Wahrscheinlichkeit, dass ein beliebiges Individuum dieses Gen heterozygot trägt

$2pq = \frac{2 \cdot 1 \cdot 1}{200} = \frac{1}{100}$

Tab. 6.1 Inzuchtkoeffizienten für die Nachkommen aus Verwandtenehen

Verwandtschaftsgrad	Koeffizient
Eltern – Kind	1/2
Geschwister	1/4
Onkel – Nichte, Tante – Neffe	1/8
Vetter – Base 1. Grades	1/16
Vetter – Base 2. Grades	1/64
Vetter – Base 3. Grades	1/256

Damit ist es ca. zwölfmal weniger wahrscheinlich, dass beide Partner das entsprechende Allel tragen als bei Blutsverwandtschaft.
Fragt man nach der Wahrscheinlichkeit, mit der ein Nachkomme aus einer derartigen Vetter-Cousinen-Verbindung für dieses seltene Allel homozygot wird, so beträgt diese Wahrscheinlichkeit

$\frac{1}{4} \cdot \frac{1}{8} = \frac{1}{32}$ (Abb. 6.4a)

Hätte der sicher Heterozygote einen Nicht-Verwandten gewählt, dann wäre diese Wahrscheinlichkeit nur

$\frac{1}{4} \cdot 2pq$, d. h. $\frac{1}{4} \cdot \frac{1}{100} = \frac{1}{400}$

gewesen. Je seltener ein Allel in der Bevölkerung ist, umso mehr wirkt sich Blutsverwandtschaft negativ aus (Abb. 6.4b).

6.8 Genetische Risikoabschätzung erfolgt über das Bayes-Theorem

Einer pränatalen Diagnostik muss in jedem Fall eine genetische Beratung vorausgehen. Dabei können eventuelle Wiederholungsrisiken bei bestehender genetischer Belastung abgeschätzt werden. Wichtig ist dies besonders bei multifaktoriellen Erbkrankheiten. Aber auch bei dominant vererbten Krankheiten mit unvollständiger Penetranz oder bei X-chromosomal-rezessiven Erbkrankheiten ist die Abschätzung des Erkrankungsrisikos unter Berücksichtigung verschiedener Faktoren wichtig. Mit Hilfe des „Bayes-Theorems" werden sog. A-priori-Risikofaktoren (Mutationsrate, Genfrequenz, Stammbaum) mit individuellen Gegebenheiten, den konditionalen Faktoren (z. B. biochemische und klinische Befunde, Stammbaumableitungen für die nächste Generation), zu einer A-posteriori-Wahrscheinlichkeit zusammengebracht.

Beispiel: Eine gesunde Frau aus einer Familie mit einer X-chromosomalen Erbkrankheit möchte wissen, ob sie Konduktorin ist und welches Risiko für einen eventuell männlichen Nachkommen besteht, diesen genetischen Defekt auszuprägen. Ein eindeutiger Heterozygotentest existiert nicht.

a priori	konditional
Der Stammbaum der Frau zeigt, dass Mutter und Großmutter Konduktorinnen waren, Sie hat einen kranken Bruder und einen kranken Onkel: 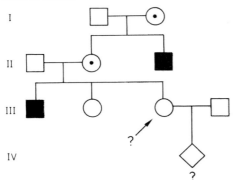	Der Stammbaum der nächsten Generation zeigt die Wahrscheinlichkeit, mit der die Ratsuchende unter den Voraussetzungen A: Konduktorin, B: keine Konduktorin einen gesunden Sohn bekommen kann: 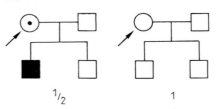
Unter Berücksichtigung des Stammbaumes besteht für die Ratsuchende ein 50%iges Risiko, das kranke X' von ihrer Mutter geerbt zu haben:	Biochemische Gegebenheiten, wie z. B. eine Enzymaktivität im Normbereich, finden sich nur bei einem bestimmten Prozentsatz der Konduktorinnen (z. B. 33%), jedoch bei 100% der Nicht-Konduktorinnen:
A Konduktorin X'X 1/2 **B** keine Konduktorin XX 1/2	Wenn **A** Wenn **B** 1/3 1
Assoziierte Wahrscheinlichkeit (joint probability, j.p.)	a posteriori
Ergibt sich als Produkt aller A-priori- und aller konditionalen Wahrscheinlichkeiten für **A** für **B** $\frac{1}{2} \cdot \frac{1}{2} \cdot \frac{1}{3} = \frac{1}{12}$ $\frac{1}{2} \cdot 1 \cdot 1 = \frac{1}{2} = \frac{6}{12}$	$\frac{j.p.\mathbf{A}}{j.p.\mathbf{A} + j.p.\mathbf{B}}$ = a posteriori Wahrscheinlichkeit für die Ratsuchende, Konduktorin für das X' zu sein $\frac{\frac{1}{12}}{\frac{1}{12} + \frac{6}{12}} = \frac{\frac{1}{12}}{\frac{7}{12}} = \frac{1 \cdot 12}{12 \cdot 7} = \frac{1}{7} = 14\%$

Nach dieser Wahrscheinlichkeitsberechnung beträgt das Risiko für einen zu erwartenden Sohn, krank zu sein, 7%. Wird allerdings wirklich ein kranker Sohn geboren, dann weist dieses Ereignis die Mutter als sichere Konduktorin aus, und das Risiko für weitere kranke Söhne erhöht sich auf 50%.

Weiterführende Literatur

Hartl, D. L., A. G. Clark: Principles of Population Genetics. 2nd ed. Sinauer Ass., Sunderland, Mass. 1989

Smith, J. M.: Evolutionary Genetics. Oxford University Press, Oxford 1989

Sperlich, D.: Populationsgenetik. 2nd ed. Fischer, Stuttgart 1988

Vogel, G., M. Angermann: Taschenatlas der Biologie, Bd. III: Genetik und Evolution, Systematik. 4. Aufl. Thieme, Stuttgart 1990

7 Evolution

Die existierenden Organismenspezies sind keine statisch konstanten Formen, sondern sind dynamischen Veränderungen unterworfen. Zwei Beispiele zeigen dies deutlich:

- Entwicklung Antibiotica-resistenter Bakterienstämme,
- Züchtung artifizieller Tierrassen

7.1 Mutationen sind die Grundlage ständiger Veränderungen der Arten

Entwicklung Antibiotica-resistenter Bakterienstämme. Wird zu einer Bakterienkultur ein Antibioticum, z. B. Penicillin, gegeben, werden die Bakterien abgetötet, vorausgesetzt, der Stamm ist gegen das Antibioticum empfindlich. Es besteht aber die Chance, dass nach einer längeren Zeit in dieser Kultur wieder Bakterien wachsen. Diese sind **resistent** gegen das **Antibioticum**. Die Wahrscheinlichkeit, dass ein resistenter Stamm aufwächst, ist umso größer, je zahlreicher das Ausgangskollektiv war. Bei einer Population von 100 000 ist die Wahrscheinlichkeit gering, bei 1 000 000 aber schon deutlich höher und bei 10 Millionen noch zehnmal größer. Das Kollektiv von 1 Million Bakterien könnte man verdünnen und in gleichmäßige Fraktionen teilen, sodass sich im Mittel in jeder Fraktion theoretisch nur ein Bakterium befindet. In Gegenwart von Penicillin werden nur in einer oder in wenigen Fraktionen resistente Stämme aufwachsen. Experimentell sind 1 000 000 Kulturen nicht zu handhaben. Deshalb kann ein Kompromiss geschlossen werden. Die Million Bakterien kann aufgespalten werden in tausend Kollektive à 1000. Auch jetzt werden nur in einer kleinen Anzahl der Kollektive resistente Bakterien aufwachsen (Abb. 7.1). Das gleiche Experiment kann wie-

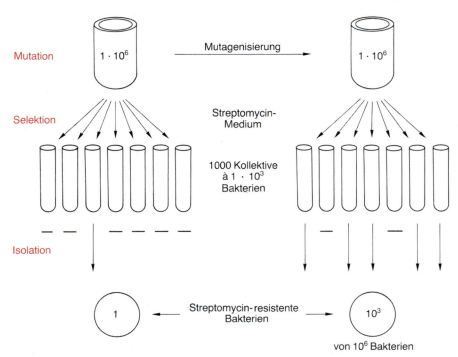

Abb. 7.**1 Entwicklung Antibiotica-resistenter Bakterienstämme; Beispiel: Streptomycin-Resistenz.** Die Mutation führt zur Vermehrung der resistenten Mutanten. Durch das Streptomycin-Medium wird für Streptomycin-resistente Bakterien selektiert (starker Selektionsdruck).

derholt werden, nachdem die Ausgangskultur mutageni-siert worden ist, d. h. mit einem **Mutagen** behandelt wurde. Diesmal wachsen in wesentlich mehr der 1000 Kollektive resistente Zellen auf. Parallel zu diesen Resistenten kann die Anzahl der Mutanten in einem bekannten Gen be-stimmt werden, wie z. B. im Gen der β-*Galactosidase* (En-zym zur Spaltung von Lactose). Diese Mutanten können leicht auf Indikator-Farbagarplatten entdeckt werden. Im unbehandelten Kollektiv findet sich eine Mutante pro 1 000 000, die nicht Lactose abbauen kann. Nach Mutageni-sierung steigt die Häufigkeit stark an – bis zu 1 in 1000. Die Wahrscheinlichkeit für resistente Bakterien geht parallel zur Rate dieser Mutanten. Bei genauer Betrachtung dieses einfachen Experiments können eine Reihe interessanter **Schlüsse** gezogen werden: Die Ausgangskultur war emp-findlich gegen das Antibioticum, die in Gegenwart des Anti-bioticums gewachsene Kultur ist resistent. – Auch wenn das Antibioticum entfernt wird, bleiben die Bakterien resistent. Die Resistenz ist genetisch stabil, d. h. aus dem sensiblen Stamm ist ein resistenter Stamm geworden. In relativ kur-zer Zeit hat sich ein neuer Stamm entwickelt. Die existie-renden Stämme sind also keineswegs in ihren Eigenschaf-ten konstant, sondern Änderungen unterworfen. Die Grundlage für diese Veränderung sind **Mutationen,** die spontan mit einer Frequenz von 1 pro 10^9 Nucleotidpaaren (das bedeutet für *Escherichia coli:* 1 Mutation pro Gen pro 10^6 Zellen je Generation) auftreten. Diese Frequenz kann durch Mutagene erhöht werden. Die Herausbildung der Antibiotica-Resistenz ist nicht etwa eine Anpassung, ein Lernprozess der einzelnen Individuen des Kollektivs, son-dern kommt durch die **Selektion** der resistenten Mutanten zustande. Nur die resistenten Mutanten sind fähig (engl. **fit**), in Gegenwart des Antibioticums zu überleben. Damit sind bereits wesentliche Grundprinzipien der Evolution herausgearbeitet: Die Arten sind ständigen **dynamischen Veränderungen** unterworfen. Betrachtet wird immer ein relativ großes Kollektiv, das von anderen **isoliert** ist. **Muta-tionen** sind die Grundlage der Veränderungen. Selektion der Geeignetsten führt zur Entwicklung eines Kollektivs mit mehr Geeigneten (higher fitness).

Züchtung artifizieller Tierrassen bzw. Unterarten. Ähnlich wie am Beispiel der Antibiotica-Resistenz könnten über die **Tierzucht** wesentliche Prinzipien der Evolution disku-tiert werden. Die Anzahl der Mitglieder des Zuchtkollek-tivs ist zumeist klein. Dafür ist die Selektion um so rabia-ter. Die natürlichen Kriterien der Eignung sind ersetzt durch künstliche Maßstäbe, die häufig ganz unsinnig und widernatürlich sind, wie sich an der Hundezucht verdeut-lichen lässt. Ein Pekinese ist höchstens aus der Sicht des Züchters tauglich, aber keinesfalls für das Leben – schon gar nicht für ein natürliches.

7.2 Die Einführung der Abstammungslehre war eine geistige Revolution

Die **kontinuierliche Evolution** der pflanzlichen und tieri-schen Arten seit der Entstehung des Lebens ist heute wohl bewiesene **Grundlage unseres Weltbildes.** Aber im 19. Jahrhundert, als die Lehre von der **Konstanz der Arten** un-haltbar wurde, erschien die Einführung des Wissens um Evolution als geistige Revolution, deren Nachwehen bis in das 20. Jahrhundert hineinreichten. Selbst heute noch gibt es vereinzelte Sonderlinge, die aus ideologischen Grün-den, fernab naturwissenschaftlicher Erkenntnisse, gegen die Fakten der Evolution auftreten.

Tab. 7.1 **Etappen auf dem Weg zur Evolutionstheorie**

Carl Linné (1707–1778)	Aufstellung einer Pflanzen- und Tier-systematik (Verwandtschaftsbeziehun-gen)
Jean de Lamarck (1774–1829)	Infragestellung der „Konstanz der Ar-ten"; Postulat: Entwicklung der Arten aus Urformen
A. R. Wallace (1823–1913) Charles Darwin (1809–1882)	Begründer der Abstammungslehre (1859)
Karl-Ernst v. Baer (1792–1865)	Gesetz der Embryonenähnlichkeit (1828); Entdeckung des Säugereies
Ernst Haeckel (1834–1919)	Einbeziehung des Menschen in die Evolution; Postulat: biogenetische Grundregel

Wie und in welchen Etappen setzte sich die Erkenntnis der Evolution durch (Tab. 7.1)? In der zweiten Hälfte des 18. Jahrhunderts ordnete **Carl Linné** (1707–1778) die da-mals bekannten Pflanzen und Tiere in zusammenhän-gende Systeme. Grundlage waren Verwandtschaftsver-hältnisse zwischen Arten sowie übergeordnete Beziehun-gen von Gattung, Familie, Ordnung und Klasse. Zwar dachte Linné noch in den althergebrachten Normen der „Konstanz der Arten" – aber die von ihm aufgestellten Ver-wandtschaften in Form einer Systematik waren der Weg-weiser für die Evolution. Die „Konstanz der Arten" wurde erstmalig von **Jean de Lamarck** (1774–1829) ernsthaft in Frage gestellt. Er postulierte die Entwicklung der Arten aus Urformen, die ihrerseits ausgestorben sind. Damit war die **Stammesentwicklung**[*] **(Phylogenese)** eingeführt. Die große Bedeutung dieser Theorie wurde und wird häufig verkannt, weil Lamarck selbst nicht die Ursache für die Stammesentwicklung erkannte. Vielmehr glaubte er an Anpassung an die Umwelt und **Vererbung** derartig **erwor-bener** Eigenschaften. Die Giraffe frisst Blätter von den Bäu-men – deshalb ist ihr Hals gewachsen. Die bleibende Pio-nierleistung von Lamarck ist die Erkenntnis der Existenz der Stammesentwicklung. Die eigentlichen Ursachen für die Entwicklung der Arten wurden unabhängig voneinan-der von **Charles Darwin** (1809–1882) und **A. R. Wallace**

---
[*] Anm.: Stammesentwicklung, Phylogenese und Evolution werden synonym verwendet

7.3 Die Abstammungslehre oder Evolution formuliert die Regeln der Entwicklung der Arten **213**

(1823–1913) erkannt. Das Werk von Charles Darwin „On the origin of species by means of natural selection or the preservation of favoured races in the struggle for life" formulierte die **Abstammungslehre.** Als am 24. November 1859 die erste Auflage mit 1250 Exemplaren erschien, war noch am gleichen Tage am Erscheinungsort kein einziges Buch mehr zu erhalten. Bereits wenige Wochen später, 1860, erschien eine deutsche Übersetzung des Zoologen Heinrich Bronn. Darwin und Wallace präsentierten am 1. Juli 1858 erstmalig ihre Abstammungslehre gemeinsam der Linné-Gesellschaft in London, und noch im gleichen Jahr wurde sie in der Zeitschrift der Gesellschaft publiziert. Aber dieses gemeinsame Werk fand wenig Anklang,

da es zu knapp gehalten war. Erst die ausführliche Darstellung mit Kausalzusammenhängen brachte 1859 den Durchbruch für die Abstammungslehre. **Ernst Haeckel** (1834–1919) bezog auch den Menschen in sie ein. Er stellte die **biogenetische Grundregel** auf und eröffnete damit weitere wichtige Beweise für die Abstammungslehre. Haeckel vertiefte diese Lehre anhand des phylogenetischen Stammbaums.

Im 20. Jahrhundert schließlich wurde die Abstammungslehre durch die Entwicklung der Genetik, der Zellbiologie und der Molekularbiologie vielfach bestätigt und damit zur Grundlage des modernen Weltbildes, das in erster Linie durch die Biologie geprägt wurde.

7.3 Die Abstammungslehre oder Evolution formuliert die Regeln und Gesetzmäßigkeiten der Entwicklung der Arten

7.3.1 Eine Art ist ein Kollektiv, das gegen die anderen Arten abgegrenzt ist und dessen Mitglieder miteinander unter natürlichen Bedingungen fertile Nachkommen zeugen können

Die heute existierenden Tier- und Pflanzenarten haben sich aus vorangehenden Arten entwickelt und diese wieder aus Vorläufer-Arten, sodass ein **Stammbaum der Evolution** aufgestellt werden kann. Grundlage dieser Entwicklung sind **spontane Mutationen** und **Selektion nach Eignung** (Rep. 7.1). Voraussetzung ist die freie Kombinierbarkeit der Gene eines Kollektivs – aber dieses Kollektiv muss gegenüber den anderen pflanzlichen und tierischen Kollektiven abgegrenzt sein. Ein derart **abgegrenztes Kollektiv** ist die **Art.** Die Gesamtheit aller Allele der Art bildet den **Allel-Pool.** Die Mitglieder einer Art können miteinander Nachkommen zeugen, aber unter natürlichen Bedingungen nicht mit Individuen anderer Arten. Für die Entwicklung einer neuen Art ist neben Mutationen und Selektion **Isolierung** notwendig. Wird ein Teilkollektiv der Art isoliert, kann es zur Aufspaltung der Art kommen.

Die Isolierung der Art kann lokal, temporär, optisch, akustisch, verhaltensbedingt oder paarungstechnisch sein

Die **Separation** kann **lokal** dadurch erfolgen, dass eine Gruppe der Art auf einen abgegrenzten Raum beschränkt wird, wie z. B. eine Insel, einen Teich oder eine Oase. Separation eines Kollektivs kann auch durch **zeitliche Schranken** erfolgen. So leben z. B. verschiedene Rassen des **Seidenspinners** *Bombyx mori* im gleichen Gebiet. Die Paarung zwischen den Rassen wird durch zeitliche Barrieren verhindert. Für das Auffinden des Weibchens braucht das Männchen ein spezifisches Duftsignal, den Sexuallockstoff Bombycol des Weibchens. Alle Rassen des *Bombyx mori* sprechen auf diesen Lockstoff an. Aber die Männchen sind im Tagesrhythmus unterschiedlich empfänglich für Bom-

R **7.1 Entwicklung einer neuen Art**

Voraussetzungen	– Mutation
	– Selektion nach Eignung
	– Separation gegenüber dem Hauptkollektiv
Separationsmechanismen, Fortpflanzungsisolation	– räumlich (Insel, Teich, Oase o. Ä.)
	– zeitlich (tageszeitlich, verschobene Aktivitätsphasen)
	– optisch (z. B. spezifische Farben)
	– akustisch (z. B. spezifische Geräusche)
	– mechanisch (z. B. Kopulationsschwierigkeiten)
	– verhaltensbedingt (Balz- und Sexualverhalten)
	– religiös (Tabus)

bycol. Während bei der einen Rasse die Hauptempfänglichkeit am Morgen liegt – und die Weibchen auch zu dieser Zeit ihr Bombycol absondern –, ist eine andere Rasse erst mittags aktiv und eine weitere abends. Dadurch sind die Rassen voneinander separiert, obwohl sie dasselbe Territorium bevölkern. Eine andere Möglichkeit der Isolierung ist eine **optische** oder **akustische.** Optische Unterschiede in der Färbung der Individuen oder akustische Signale können zur Separation führen. Für optische Isolierung sind Fische im Korallenriff ein interessantes Beispiel. Häufig leben mehrere Rassen (Unterarten) einer Art auf engem Raum zusammen, ohne sich zu vermischen. Die Schranke wird durch besonders intensive Farben errichtet. Akustische Signale spielen für die Rassenisolierung besonders bei Vögeln in Form des Gesanges eine Rolle. Neben **verhaltensbedingten Schranken,** die sich aus spezifischem Balz- oder Sozialverhalten ergeben, spielen häufig auch technische Gegebenheiten eine Rolle. So wird die Fortpflanzungsisolierung bei Hunderassen wie z. B. Pekinesen und Bernhardinern durch die unterschiedlichen Größen bewirkt.

Rassen (Unterarten) sind Unterkollektive von Arten mit separierter Fortpflanzung

Rassen (Unterarten) entwickeln sich, wenn sie sich nicht teilweise oder ganz wieder vermischen, immer weiter auseinander, bis die Fortpflanzungsfähigkeit zwischen den Gruppen verloren geht und sie damit in Arten übergehen. Ein Beispiel für einen derartigen Übergang sind Tiger und Löwe, die sich unter natürlichen Bedingungen nicht paaren, obwohl die Voraussetzungen für die Zeugung von Nachkommen vorhanden sind **(Separationsmechanismen).** Gleiches gilt für Ziege und Steinbock. Pferd und Esel sind nur unter unnatürlichen Bedingungen zur Zeugung von Nachkommen paarbar. Die Nachkommen von Pferd und Esel sind steril, da die beiden Elternteile Unterschiede in den Chromosomensätzen aufweisen. Bei der Paarung homologer Chromosomen in der Meiose treten Störungen auf. Es werden keine reifen Keimzellen gebildet. Die Folge ist Sterilität.

Bei **kleinen Kollektiven** kann durch einschneidende Ereignisse, die zur Ausrottung eines Teils des Kollektivs führen, ein Teil des Gen-Pools eliminiert werden. Dieser verlorene Teil des Gen-Pools kann statistisch unrepräsentativ sein, d. h. einige Gene können besonders betroffen sein. Die Folge ist eine sprunghafte Veränderung des Gen-Pools, eine **Gen-Drift.**

Verwandte Arten werden zu Gattungen, Familien, Ordnungen, Klassen zusammengefasst

Die Klassifizierung in Rassen und Arten kann durch Einteilung in übergeordnete Gattungen, Familien, Ordnungen und Klassen fortgesetzt werden.

Da sich diese Gruppen innerhalb eines gemeinsamen Stammbaums entwickelt haben, sind alle Organismen untereinander verwandt. Der Grad der **Verwandtschaft** ist durch ihre Stellung zueinander im Stammbaum der Evolution gegeben.

Für die Evolution der Arten, Gattungen, Familien, Ordnungen und Klassen muss es Übergangsgruppen bzw. Zwischengruppen gegeben haben bzw. geben.

Die Evolution verlief progressiv von einer einfachen Urform über immer komplexere Organismen bis hin zu den heute lebenden Arten. Evolution findet auch gegenwärtig ständig statt.

Verwandtschaft aller Organismen, Übergangsformen, zeitliches, geordnetes Auftreten einzelner Entwicklungsstufen und ständig stattfindende Evolution sind gut belegt.

7.4 Alle Organismen sind untereinander mehr oder weniger verwandt

7.4.1 Enge Verwandtschaften können aus morphologischen und physiologischen Kriterien abgelesen werden

Ursprünglich wurden die Beziehungen zwischen verwandten Arten anhand **morphologischer Gemeinsamkeiten** bzw. Ähnlichkeiten aufgestellt (Rep. 7.2). Diese Kriterien haben aber nur den gleichen Stellenwert wie ein Vaterschaftsgutachten nach vererbten äußeren Merkmalen: Es ist hinweisend, aber nicht beweisend. Später wurden Kriterien aus **Physiologie** und **Verhalten** hinzugezogen. Mit der Gesamtheit dieser Kriterien wurden mit einer gewissen Sicherheit Verwandtschaften belegt. Das Problem blieb, dass jeweils nur Beziehungen zwischen benachbarten Evolutionsgruppen aufgedeckt werden konnten. Verwandtschaften zwischen Menschen und Kriechtieren z. B. waren nur sehr indirekt zu konstruieren (wenn sie auch manchmal allzu offensichtlich sind!).

7.4.2 Die DNA/RNA beweist die Verwandtschaftsgrade

Einen direkten Beweis für die Verwandtschaftsverhältisse der Organismen kann man wie für Vaterschaftsbeziehungen mit den modernen Methoden der Molekularbiologie führen.

Die erblichen Eigenschaften eines Individuums sind in seiner DNA festgelegt. Da Mutationen die Grundlage der Veränderungen dieser Eigenschaften sind, sind die **Basensequenzen** die untrüglichsten Indikatoren für Verwandtschaftsbeziehungen. Natürlich kann nicht die Gesamt-DNA analysiert und dann mit der DNA eines anderen Individuums verglichen werden. Es können jedoch homologe Abschnitte der DNAs benutzt werden. Durch **RNA/DNA-Hybridisierung** können z. B. die DNA-Regionen, die

---

R **7.2 Methoden zur Bestimmung von Verwandtschaftsverhältnissen zwischen Organismen**

Klassische Methoden aus der
- Paläontologie (Fossilien, Somatolithen)
- Anatomie (Übergangsformen, Organentwicklungen)
- Physiologie
- Verhaltensforschung
- botanischen und zoologischen Systematik
- Biochemie
- Radiochemie
  (Radiocarbon-Methode, Kalium-Argon-Methode)
- Biogeographie (Einnischungsanalysen)

Moderne Methoden aus der Molekularbiologie
- Sequenzvergleiche homologer DNA-Regionen
  (Beispiel: Gene für ribosomale RNA)
- Sequenzvergleiche homologer RNAs
  (Beispiel: ribosomale RNA der kleinen Untereinheit)
- Sequenzvergleiche homologer Proteine
  (Beispiel: konservative Proteine: DNA-Organisationsproteine, Hämoglobine, Cytochrom C)

für ribosomale RNAs codieren, verglichen werden. Je mehr Mutationen in dieser DNA-Region eingeführt werden, desto weniger Kreuzhybridisation gibt es. Durch Sequenzanalyse dieser DNA-Regionen lassen sich sehr sorgfältig Verwandtschaftsbeziehungen nachweisen. Diese Methode ist allerdings zeitaufwendig und deshalb nicht optimal für die Untersuchung vieler Organismen. Bewährt hat sich jedoch der Sequenzvergleich von RNA. Relativ konservativ sind **ribosomale RNAs:** Während der Evolution ist die Mutationsfrequenz klein, d. h. die Anzahl der Mutationen pro Zeiteinheit ist gering. Dadurch eignen sich ribosomale RNAs besonders zur Aufdeckung entfernter Beziehungen. Praktisch kann jeder zelluläre Organismus seinem Platz im Evolutions-Stammbaum zugeordnet werden, da jeder zelluläre Organismus Ribosomen besitzt. Analysiert wird jeweils die ribosomale RNA der kleinen Untereinheit (16 S bei Prokaryonten, Mitochondrien und Chloroplasten sowie 18 S cytoplasmatischer Ribosomen bei Eukaryonten). Der Vorteil ist, dass jede Zelle viele Ribosomen und damit viel ribosomale RNA besitzt (Abb. 7.**2**).

Die Ribosomen des Organismus werden durch differenzielle Zentrifugation isoliert, die Ribosomen durch Magnesium-Entzug dissoziiert und anschließend die Untereinheiten durch Zonensedimentation getrennt. Durch mehrfaches Ausschütteln der kleinen Untereinheit mit Phenol werden die Proteine entfernt und die verbleibende RNA kann analysiert werden. – Die einzelnen Schritte wurden erwähnt, um zu zeigen, dass diese Technik tatsächlich sehr einfach zu handhaben ist und wenig mögliche Fehlerquellen hat. – Die RNA wird anschließend enzymatisch durch *Ribonuclease Tl*, die neben jedem Guanin spaltet, in Bruchstücke zerlegt. Die entstandenen Bruchstücke werden durch zweidimensionale Papier-Elektrophorese voneinander getrennt. Die größeren Fragmente (sechs Nucleotide und mehr) werden mit Standardmethoden sequenziert und die Sequenzen von jeweils zwei Organismen verglichen. Ein Verwandtschaftsfaktor „SAB" wird als das Doppelte der gemeinsamen Sequenzen ermittelt und durch die verglichenen Gesamtsequenzen, die betrachtet wurden, dividiert. Wenn alle Sequenzen in beiden Katalogen gleich sind, ist SAB gleich 1. Je weiter entfernt die Verwandtschaft zweier Organismen ist, desto kleiner wird SAB. Bei sehr entfernten Beziehungen wird SAB klein, aber nicht 0, da durch Zufallsverteilung einzelne Basenpaare in beiden Katalogen übereinstimmen. Der Minimalwert für Zufallsverteilungen ist 0,03. Aber bereits ab 0,1 wird die genaue Beziehung unscharf. Die SAB-Werte aller untersuchten Organismenpaare werden in zweidimensionalen Tabellen gegeneinander eingetragen und geordnet. Daraus kann ein Stammbaum ermittelt werden.

Mit dieser Technik konnten viele weiße Flecken des evolutionären Stammbaums beseitigt und auf anderen Wegen wahrscheinlich gemachte Verwandtschaftsverhältnisse bewiesen werden. Besonders interessant ist die Einordnung von **Mitochondrien** und **Chloroplasten** in den Stammbaum. Mitochondrien stehen verwandtschaftlich roten Photosynthese-Bakterien relativ nahe. Damit wurde die ursprüngliche Endosymbionten-Hypothese bewiesen. Bei der Entwicklung der Eukaryonten sind in einer frühen Phase Bakterien von Zellen aufgenommen worden und haben für die Zellen die Arbeit der Energiegewinnung durch oxidative Phosphorylierung übernommen. Im Laufe der Zeit wurden Bakterien und Zellen zu absolut obligaten Symbionten.

Abb. 7.**2** **Sequenzvergleich ribosomaler RNA zur Analyse des Verwandtschaftsgrades von Organismen**

Entsprechend lässt sich nachweisen, dass sich die Pflanzen durch Aufnahme von Organismen, die den Cyanobakterien sehr nahe standen, entwickelten. Diese aufgenommenen Bakterien haben sich dann zu Chloroplasten gewandelt.

7.4.3 Über die Verwandtschaft chromosomaler Proteine können auch Viren in den Stammbaum eingeordnet werden

In dem Maße, in dem wir lernen, das genetische Material zu lesen, verstehen wir immer genauer die Zusammenhänge der Evolution. Die Grenzen der oben erwähnten ribosomalen RNA-Technik liegen bei Strukturen, die keine Ribosomen besitzen, wie z. B. den Viren. Weder über die DNA-Sequenzen noch über die rRNA-Technik war bislang Aufschluss über die Stellung der Viren im Evolutions-Stammbaum zu erhalten. Es erhob sich deshalb die Grundfrage, ob Viren überhaupt mit den lebenden Organismen in einer verwandtschaftlichen Beziehung stehen. Die Frage wurde vor kurzem klar mit Ja, zumindest für einige Viren, beantwortet. Dafür wurde ein weiteres molekularbiologisches Kriterium herangezogen: die Verwandtschaft zwischen **Proteinen der DNA-Organisation.**

Eukaryonten besitzen für die Organisation ihrer DNA chromosomale Proteine wie Histone, HMG 14 und HMG 16 (high mobility group). Die Gruppe der chromosomalen Proteine hat charakteristische Eigenschaften: Sie sind hitzestabil, d. h. sie bleiben auch beim Kochen säurelöslich; sie haben auch bei hohem Salzgehalt eine geringe Affinität zu Hydroxylapatit; es sind zumeist kleine Proteine, und sie kommen in der Zelle in relativ großen Mengen vor. Diese Eigenschaften besitzen auch einige Proteine von Viren. Auch diese Proteine organisieren DNA. Chromosomale Proteine sind sehr konservativ, d. h. ihre Aminosäure-Se-

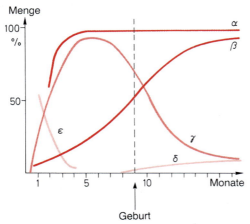

Abb. 7.3 Synthese der Globin-Ketten des Hämoglobins während der pränatalen und postnatalen Entwicklung. Während der pränatalen Entwicklung wird die Sauerstoff-Versorgung durch embryonales bzw. fötales Hämoglobin übernommen, die der niedrigen Sauerstoff-Konzentration in der Placenta angepasst sind. Erst einige Monate nach der Geburt erfolgt die Umstellung zum Erwachsenen-Hämoglobin. Die einzelnen Globine sind untereinander verwandt.

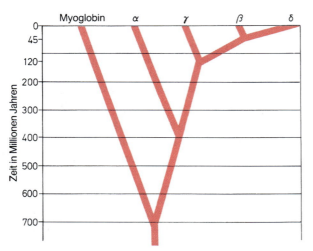

Abb. 7.4 **Phylogenie der Globin-Gene**

quenzen verändern sich im Laufe der Evolution nur sehr langsam. Dadurch können Verwandtschaftsverhältnisse direkt durch Vergleichen der Aminosäure-Sequenzen homologer chromosomaler Proteine abgelesen werden. Dieses System lässt sich auch auf virale Proteine ausdehnen. Ein Hauptprotein des Kopfes bakteriellen Virus Lambda ist signifikant verwandt mit HMG-14-Proteinen von Eukaryonten. Diese Verwandtschaft lässt sich mühelos über den ganzen Stammbaum bis hin zum Menschen verfolgen. Dasselbe Virus bildet während seiner Vermehrungsphase ein weiteres chromosomales Protein, das besonders deutlich mit einem Protein seines Wirtes, *Escherichia coli*, in Beziehung steht. Auch das Papovavirus SV40 des Affen hat ein Protein, das einem Histon von Eukaryonten nahe steht. Bei weiteren Analysen werden auch andere Viren entsprechende Verwandtschaftsverhältnisse aufweisen. Die diskutierten Befunde zeigen klar, dass sich auch die Viren in der Evolution entwickelt haben. Sie sind ihrem parasitären Lebenscyclus

optimal angepasst, haben auf diesem Entwicklungsweg alle nicht essenziellen Strukturen und Funktionen verloren und ihren Parasitismus optimiert. Das Resultat sind Viren, die z. B. wie T1 in 15 bis 20 Minuten bis zu 300 Nachkommen zeugen können. Das entspricht u. a. einem Vielfachen der DNA-Menge des Wirtes. Darüber hinaus muss Virus-Protein in großen Mengen gebildet werden. Jedes nicht unbedingt zur Virusproduktion notwendige Protein würde die Zahl der Nachkommen verringern und damit die evolutionäre Eignung. Die Viren unterliegen einem großen Selektionsdruck, die Nachkommenproduktion zu optimieren – und damit liefern die Viren einen besonders interessanten Aspekt der Evolution.

7.4.4 Sequenz-Übereinstimmungen homologer Proteine sind ebenfalls geeignet, Verwandtschaften zu beweisen

Proteine lassen sich ganz allgemein zum Nachweis von Verwandtschafts-Beziehungen heranziehen, so wie es bereits für die chromosomalen Proteine beschrieben wurde. Es eignen sich zu diesem Zweck vor allem jene Proteine, die sich relativ konservativ in der Evolution verhalten und die außerdem weit verbreitet sind. Besonders populär sind **Hämoglobin** und **Cytochrom C**.

Interessanterweise besitzt der Mensch verschiedene untereinander verwandte, hämoglobinartige Moleküle: Im Muskel ist Myoglobin Überträger von Sauerstoff. Myoglobin ist monomer, während die Hämoglobine des Menschen jeweils aus zwei Paaren von Untereinheiten bestehen, 2α- und 2β-Ketten ($\alpha_2\beta_2$) (Abb. 7.3). In der frühembryonalen Entwicklung wird statt β ε gebildet ($\alpha_2\varepsilon_2$ bzw. auch ε_4). Nach wenigen Wochen wird die Synthese von ε abgeschaltet und es werden γ-Ketten gebildet ($\alpha_2\gamma_2$). Noch vor der Geburt geht die Produktion von γ zurück und β wird gebildet ($\alpha_2\beta_2$). Neben dem adulten Hämoglobin ($\alpha_2\beta_2$) wird eine Minorität von δ ($\alpha_2\delta_2$) hergestellt.

Myoglobin und die Hämoglobine sind evolutionär verwandt. Aus den Aminosäure-Sequenzen lassen sich diese Beziehungen ermitteln. Außerdem sind homologe Proteine bei einzelnen Arten, Familien etc. verwandt. Über die Aminosäure-Sequenzen der Hämoglobine können sehr genau verwandtschaftliche Beziehungen ermittelt werden.

Myoglobin und α-Hämoglobin haben etwa 30% identische Aminosäure-Sequenzen. Die Aufspaltung in der Entwicklung dieser Proteine fand vor etwa 700 Millionen Jahren statt (Abb. 7.4). Das war die Zeit, zu der sehr viele Algenarten existierten und zu der sich primitive Tiere und Pflanzen entwickelten. Da ein und derselbe Organismus sowohl Myoglobin als auch α-Hämoglobin besitzt, war für diese parallele Entwicklung der Moleküle eine **Duplikation des Ur-Globin-Gens** Voraussetzung. Entsprechende Duplikationen ereigneten sich vor etwa 400 Millionen Jahren und separierten die α-Ketten-Entwicklung von der β-, γ- und δ-Kette. Vor etwa 120 Millionen Jahren spalteten sich die Wege der γ-Kette von β und δ. Die jüngste Duplikation fand vor etwa 45 Millionen Jahren statt. Entsprechend dem Zeitpunkt der Wegtrennung sind β und δ sehr eng miteinander, aber beide nur entfernt mit Myoglobin verwandt. Hämoglobine und Hämoglobin-verwandte Proteine finden sich in allen Vertebraten (Wirbeltieren), aber auch in evolutiv entfernten Organismen wie in dem Insekt

7.4 Alle Organismen sind untereinander mehr oder weniger verwandt

Chironomus und in Pflanzen. Homologe Hämoglobine der Vertebraten unterscheiden sich relativ wenig voneinander. Hier liefert schon allein die Anzahl der nicht identischen Aminosäuren ein gutes Maß für den Grad der Verwandtschaft. Je weiter aber Organismen im Evolutionsstammbaum voneinander entfernt sind, umso größer wird die Zahl der nicht identischen Aminosäure-Sequenzen.

Als Beispiel soll das Paar α-Hämoglobin des Menschen und Leghämoglobin der Sojabohne angeführt werden:
Der Sequenzvergleich beider Proteine ergibt praktisch keine Übereinstimmungen. Erst wenn drei Deletionen (eine in der Sequenz des Leghämoglobins und zwei im α-Hämoglobin) eingeführt werden, ergeben sich identische Aminosäuren an 20 Positionen. Die Stellen, an denen „Deletionen" eingeführt werden müssen, lassen sich nur mit Hilfe von Computern berechnen. Aber selbst dann ist die verwandtschaftliche Beziehung noch nicht auf den ersten Blick ersichtlich. Deshalb werden die Ähnlichkeiten ebenfalls von Computern angegeben.
Quantitative Angaben über Ähnlichkeiten werden ermittelt durch Vergleich der betreffenden Proteine mit anderen zufälligen Aminosäure-Sequenzen. Dazu werden Sequenzen gleicher Länge und ähnlicher Bruttozusammensetzung ausgewählt. Berechnet wird die Wahrscheinlichkeit, dass die beobachteten Ähnlichkeiten der verglichenen Sequenzen durch Zufälligkeit zustande kamen. Dafür wird der Wahrscheinlichkeitsfaktor α ermittelt. Je mehr identische Einheiten vorhanden sind, desto geringer ist die Wahrscheinlichkeit der Zufälligkeit. α gibt die Wahrscheinlichkeit für Ähnlichkeiten zwischen zwei willkürlichen Aminosäure-Sequenzen an, größer oder gleich groß zu sein wie die zwischen den ursprünglich verglichenen Sequenzen. Das sei am Beispiel des Cytochroms C demonstriert (Tab. 7.2). Der Vergleich der beiden Proteine Cytochrom C und Hämoglobin, die nicht verwandt sind und als Kontrolle dienen, ergibt ein α von 0,77. Das bedeutet, dass von 100 willkürlich betrachteten Sequenzen 77 gleiche Ähnlichkeit (oder größere) wie die beiden Proteine Cytochrom C und Hämoglobin haben. Bezieht man verschiedene Cytochrome jeweils auf menschliches Cytochrom C, so ist α schon geringer für das Archaebakterium (0,29) und noch geringer für das Bakterium *Pseudomonas aeruginosa* (0,03). Das deutet auf eine sehr entfernte Verwandtschaft des Cytochroms C des Archaebakteriums und eine entfernte Verwandtschaft desjenigen von *Pseudomonas* mit dem menschlichen Cytochrom C hin. Die Blaugrünalge, *Anacystis nidulans* (α = 0,003) ist verwandt und Hefe ist in Bezug auf ihr Cytochrom C eng verwandt (α = 0,0001) mit menschlichem Cytochrom C. α = 0,0001 besagt, dass unter 10 000 willkürlich ausgewählten Aminosäure-Sequenzen keine gleich große Ähnlichkeit wie zwischen denen des Cytochroms C von Mensch und Hefe besteht. Entsprechend ist das Hämoglobin des Menschen mit dem Leghämoglobin der Sojabohne verwandt (α = 0,0013).
Mit dieser statistischen Methode ist es möglich, noch Proteine verwandtschaftlich zuzuordnen, die in mehr als 80% ihrer Aminosäuren unterschiedlich sind. (Mit Hilfe dieser Methode kann ein **Urpeptid**, bestehend aus 11 Aminosäuren, wahrscheinlich gemacht werden.)

Tab. 7.2 Ein Sequenzvergleich gibt Aufschluss über Verwandtschaftsgrade

	Cytochrom C des Menschen	Verwandtschaftsgrad
Hämoglobin (Mensch)	0,77	keine Verwandtschaft
Cytochrom C (Archaebakterien)	0,29	sehr entfernt verwandt
Cytochrom C (*Pseudomonas aeruginosa*)	0,03	entfernt verwandt
Cytochrom C (Blaugrünalge)	0,003	verwandt
Cytochrom C (Hefe)	0,0001	eng verwandt

Die Verwandtschaftsbeziehungen aus Sequenzvergleichen werden hier als Wahrscheinlichkeitsfaktor α angegeben, der besagt, dass die Gleichheit der Sequenzen rein zufällig ist; d. h. wenn α groß ist, ist die Zufallswahrscheinlichkeit groß. α = 1 bedeutet totale Zufallsgleichheit. Bei einer Zufallswahrscheinlichkeit, die kleiner als 0,01 ist, kann eine Verwandtschaft angenommen werden. 0,0001 bedeutet stark signifikant abgesicherte Verwandtschaft (Diplomarbeit, R. Schneider, Innsbruck 1984).

7.4.5 Die Verwandtschaftsbeziehungen aus molekularbiologischen und klassischen Methoden stimmen überein

Die beschriebenen Möglichkeiten aus der Molekularbiologie haben es über die DNA-, RNA- oder Proteinsequenzen ermöglicht, nicht nur Verwandtschaften zwischen Arten, Gattungen, Familien und Ordnungen zu beweisen, sondern auch quantitativ anzugeben. Damit kann der Stammbaum der Evolution sehr präzise aufgestellt werden. Dabei zeigte sich eine wunderbare Übereinstimmung mit den Verwandtschaftsbeziehungen, wie sie bereits mit den klassischen Mitteln der Paläontologie, botanischer und zoologischer Systematik, Anatomie, Physiologie und Biochemie aufgestellt wurden. Die Evolution betrifft alle genetisch fixierten Organisationsmerkmale wie biochemische Zusammensetzung von Proteinen, Nucleinsäuren etc., die Anatomie, Physiologie und das Verhalten der Organismen.
Aus der Kombination der auf den verschiedenen Wegen gewonnenen Erkenntnisse kann auch die zeitliche Abfolge der Evolution aufgezeigt werden. Über den Zeitpunkt der Aufspaltung von Entwicklungen gibt es klare Vorstellungen. Der Zeitpunkt der Auseinanderentwicklung von z. B. der Linie, die einerseits zum Pferd, andererseits zum Menschen führte, kann auf verschiedenen Wegen ermittelt werden. Voraussetzung dazu war die Möglichkeit, in den langen Perioden der Evolution die Zeit zu messen.

7.5 Der radioaktive Zerfall von ^{14}C bzw. ^{40}K ermöglicht die rückwirkende Zeitmessung in der Evolution

Lange Zeiträume lassen sich über die **Zerfallszeit** radioaktiver Isotope messen (Abb. 7.5, 7.6). Zuerst wurde die **Radiocarbon-Methode** entwickelt. Sie basiert auf dem Zerfall des Kohlenstoff-Isotops ^{14}C. Durch kosmische Strahlung entstehen in den oberen Schichten der Atmosphäre energiereiche Neutronen, die Stickstoff (^{14}N) in kleinen Mengen in das Kohlenstoff-Isotop ^{14}C überführen. Der radioaktive Kohlenstoff wird zu $^{14}CO_2$ umgesetzt. Mit einer Halbwertszeit von 5730 Jahren zerfällt das Isotop. Durch Neubildung und Zerfall ist die $^{14}CO_2$-Konzentration im Gleichgewicht. Das stabile, nicht radioaktive $^{12}CO_2$ wird, zusammen mit $^{14}CO_2$, in der Photosynthese von den Pflanzen zu Kohlenhydrat aufgebaut und in alle möglichen Kohlenstoffverbindungen umgebaut. Tiere fressen die Pflanzen, andere Tiere wiederum erlegen jene Tiere etc. Zum Zeitpunkt der Assimilation war das Verhältnis von ^{14}C zu dem nicht radioaktiven ^{12}C in der Pflanze das gleiche wie in der Atmosphäre. In der Pflanze bleibt zunächst das Verhältnis gleich, weil ständig neu CO_2 assimiliert und wieder Kohlenstoff zu CO_2 veratmet wird. Wenn aber die Assimilation und die Atmung aufhören, d. h. wenn der Organismus stirbt, wird das Gleichgewicht nicht mehr neu eingestellt. Das ^{14}C zerfällt, und mit zunehmender Zeit wird das Verhältnis von ^{14}C zu ^{12}C immer mehr zum ^{12}C hin verschoben. Nach 5730 Jahren ist, bezogen auf ^{12}C, nur noch halb so viel ^{14}C vorhanden. Damit ist das Verhältnis von ^{14}C zu ^{12}C in einem alten Stück Holz oder einem anderen konservierten Organismus ein gutes Maß für dessen Alter. Die

Abb. 7.**5** **Zeitmessungsmethoden in der Evolution.** Altersbestimmungen von Untersuchungsmaterial mit Hilfe der Radiocarbon-Methode.

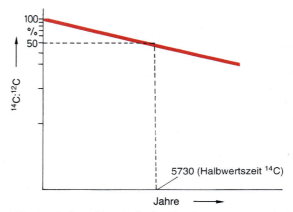

Abb. 7.**6** **Radiocarbon-Methode.** Altersbestimmung von biologischem Material aus dem Verhältnis ^{14}C zu ^{12}C anhand der Halbwertszeit von ^{14}C.

Abb. 7.**7** **Zeitmessungsmethoden in der Evolution.** Altersbestimmung von Mineralien durch die Kalium-Argon-Methode. Das Kalium-40-Isotop im Mineral geht in das Calcium-40-Isotop und das Argon-40-Isotop über. Durch Bestimmung dieser Isotope im Mineral kann dessen Alter festgelegt werden.

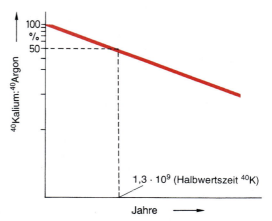

Abb. 7.**8** **Kalium-Argon-Methode.** Altersbestimmung von Mineralien aus dem Verhältnis von ^{40}Ar zu ^{40}K anhand der Halbwertszeit von ^{40}K.

Zeit bis vor 70 000 Jahren kann so relativ genau gemessen werden. Vor 70 000 Jahren lebte der **Neandertaler,** sodass mit dieser Technik z. B. auch die Entwicklung des Menschen zeitlich gut verfolgt werden kann. 70 000 Jahre sind aber für die Gesamtevolution eine sehr kurze Zeitspanne. Längere Zeitperioden können durch den radioaktiven Übergang des **Kalium-Isotops** ^{40}K in ^{40}Ar und ^{40}Ca, die in einem definierten Verhältnis entstehen, gemessen werden (Abb. 7.7, 7.**8**). Mit dieser Methode kann das Alter von Mineralien bestimmt werden. Das entstandene **Argon** ist im Mineral eingeschlossen. Beim Schmelzen im Hochvakuum wird Argon freigesetzt und kann quantitativ bestimmt werden. Aus dem ^{40}K und dem ^{40}Ar sowie der Halbwertszeit der Umwandlung, die 1,3 Milliarden Jahre beträgt, wird das Alter des Minerals ermittelt.

Für die Zeitbestimmung steht eine ganze Reihe von Methoden zur Verfügung, so dass bereits eine genaue Kenntnis über den zeitlichen Verlauf der Entwicklung seit der Entstehung der Erde über die Bildung der ersten zellulären Organismen bis hin zur Entwicklung der Ordnungen und Familien besteht.

7.6 Ein Netzwerk von Beweisen belegt die Abstammungslehre

7.6.1 Die Phylogenie (Stammesentwicklung) ist durch die Paläontologie dokumentiert

Versteinerungen **(Fossilien)** liefern eine weitere eindrucksvolle Dokumentation der Evolution. Tiere oder Pflanzen, die von Geröll, Sand oder Schlamm verschüttet wurden, haben ihre Abdrücke hinterlassen, die versteinert wurden. Das Alter der Abdrücke kann bestimmt und so die allmähliche Entwicklung der Organismen verfolgt werden. Eine Reihe von grundsätzlichen Schlüssen ergibt sich: Die Entwicklung ist progressiv und führt zu höherer Differenzierung. Zwischen Arten gibt es Übergangsformen, die sowohl charakteristische Qualitäten der einen als auch der anderen Art besitzen. Die Übergänge sind fließend, nicht sprunghaft. Alles Leben war zu Beginn auf das Wasser beschränkt. Zunächst existierten nur Prokaryonten. Später traten die ersten Eukaryonten auf, und es entwickelten sich chronologisch die heutigen Ordnungen und Familien. Die weitaus meisten Arten sind ausgestorben.

Die **ältesten Fossilien** mit gesichertem biologischem Ursprung sind 3 Milliarden Jahre alt und wurden in Zimbabwe in der Bulawayo-Formation gefunden: photosynthetische Prokaryonten, die den Cyanobakterien nahe stehen. In diesen Fossilien sind Zellstrukturen erhalten geblieben.

Bei noch älteren Funden (3,75 Milliarden Jahre) gibt es Strukturen, die den ältesten „Organismen", den **Protobionten,** zugeordnet werden konnten. Diese stellen eine Übergangsform zu den eigentlichen Lebewesen dar. Derartig alte Organismen sind in ihren Strukturen zum Teil sehr gut erhalten geblieben, da in sie mitunter Kieselsäure eingelagert wurde – sog. **Stromatolithen.**

Aus der Zeit vor 2 Milliarden Jahren wurde auf diese Weise ein relativ genaues Bild der damals existierenden Organismen überliefert. Mindestens ein Dutzend verschiedener Blaualgen sind als Stromatolithen erhalten geblieben. Mit diesen frühen Fossilien lässt sich die Urzeit der Evolution rekonstruieren. Aber auch für den Ablauf der Ausbildung höherer Tierarten sind Fossilien hervorragende Indizien. Als Beispiel sei der Urvogel *Archaeopteryx* angeführt (Abb. 7.**9**). An *Archaeopteryx* wird die Entwicklung der Vögel aus den Reptilien deutlich. Er hat Federn, ein für Vögel

Archaeopteryx   Vogel (Taube)

Abb. 7.**9** *Archaeopteryx*, **ein Fossil, das die Evolution der Vögel von den Reptilien belegt.** Im Vergleich zu einem rezenten Vogel ist ersichtlich, dass entscheidende Skelett-Charakteristika der Vögel noch nicht voll ausgebildet sind und noch deutlich Merkmale von Reptilien zeigen (bezahnte Kiefer, langer Schwanz, flaches Sternum, Bauchrippen, 3 Finger mit Krallen – besonders auffällig an den vorderen Extremitäten). Im Gegensatz zu den Reptilien hat der *Archaeopteryx* jedoch Federn, opponierbare Daumen und mit dem Gabelbein verwachsene Schlüsselbeine.

spezifisches Skelett mit entsprechender Oppositionsstellung der ersten Zehe. Beinskelett und Becken sowie Flügel und Schädel sind ebenfalls die eines Vogels. Statt des Vogelschnabels hat der *Archaeopteryx* Kegelzähne, eine lange Schwanz-Wirbelsäule und Finger mit Krallen an den Flügeln – alles Charakteristika der Reptilien.

Die Liste der Evolutionsindizien anhand von Fossilien ist lang (Tab. 7.**3**) und wird durch noch lebende Übergangsformen bekräftigt.

Tab. 7.3 Fossile und lebende Fossile vermitteln Vorstellungen über die Evolution

Organismus	Charakteristika von Übergangsformen zwischen	
Archaeopteryx Urvogel (Fossil)	**Vögel** Federn, Oppositionsstellung der 1. Zehe, Vogelskelett	**Reptilien** Kegelzähne, Finger, Krallen, Schwanz
Eusthenopteron Quastenflosser (Fossil) bzw. *Latimeria* Quastenflosser (lebendes Fossil)	**Fische** Kiemen, Schuppen, Kaltblütler-Kreislauf	**Amphibien** primitive Lunge, Laufflossen
Schnabeltier Kloakentier (lebendes Fossil) bzw. Ameisenigel Kloakentier (lebendes Fossil)	**Reptilien** Kloake, Eiablage, Wechselblütler, Schultergürtel wie Reptilien	**Mammalia** Mammae, Haare
Branchiostoma Lanzettfisch (lebendes Fossil)	**Evertebraten** Kiemenherzen	**Vertebraten** geschlossener Kreislauf

7.6.2 Lebende Fossilien vermitteln Vorstellungen zu Übergängen der Evolution

Die Entwicklung der Amphibien aus den Fischen, d. h. die Eroberung des Landes durch die Tiere, ist durch den fossilen Fund des **Quastenflossers** *Eusthenopteron* belegt. Dieser Fisch hatte eine primitive Lunge und Laufflossen und konnte dadurch zeitweise auf dem Land leben. Ansonsten war er ein Fisch mit Kiemen, Schuppen und Kaltblütler-Kreislauf. 1938 wurde ein lebender Quastenflosser (*Latimeria*) gefunden. Dieses Tier hatte Flossenbeine. Der Quastenflosser ist somit ein lebendes Fossil. Es gibt eine ganze Reihe von interessanten Zwischenformen, die noch leben und das Bild der Evolution vervollständigen. Die Evolution vom Wasser- zum Landleben hat sich vor langer Zeit abgespielt. Der Quastenflosser zeigt uns zwar deutlich, wie diese Entwicklung stattgefunden hat, ist aber nur ein Nachkomme der Individuen, die den Übergang vollzogen haben. Ähnliches gilt natürlich für alle lebenden Fossilien. Die **Kloakentiere** zeigen den Übergang von den Reptilien zu den Mammalia (Säugetieren). Das **Schnabeltier** aus dieser Gruppe hat Mammae und Haare, also Merkmale der Mammalia, aber auch eine Kloake, vermehrt sich durch Eiablage und ist ein Wechselblütler – alles Merkmale der Reptilien.

Ein weiteres Beispiel für einen Übergang ist das populäre **Lanzettfischchen** (*Branchiostoma*), das ein Modell für die Vertebraten-Evolution ist.

7.6.3 Die geographische Verbreitung der Arten belegt die Evolution (Biogeographie)

Die Entwicklung von neuen Arten kann auch aus der geographischen Verbreitung und durch Einnischung abgeleitet werden.

Im Zuge **geographischer Separierung** hat es verschiedene Spezialentwicklungen gegeben. Innerhalb kurzer Zeiträume kann es dabei zur Anpassung bzw. **Einnischung** von Individuen-Gruppen kommen **(adaptive Radiation)**, die dann die Herausbildung neuer Arten zur Folge hat. So haben sich in Australien besonders **Beuteltiere**, z. B. Känguru, Koala, Beutel-Flughörnchen und Beutelspringmaus, ausgiebig entwickelt, da keine Konkurrenz von Placenta-Tieren vorhanden war. Ein anderes Beispiel ist die Entwicklung der **Galapagos-Finken**. Nach Entstehung dieser Inselgruppe im Stillen Ozean wurde sie von Südamerika aus mit einigen Finken bevölkert.

Diese Finken haben keine Konkurrenz vorgefunden und sich stark vermehrt. Der daraus resultierende Intraspezies-Konkurrenzkampf hat zur **Einnischung** und **Isolierung** geführt. Es haben sich 14 Finkenarten entwickelt, von denen sieben Insektenfresser und sieben Pflanzenfresser sind. Entsprechend der **ökologischen Nische** haben sich auch anatomische Besonderheiten herausentwickelt. Der Spechtfink z. B. holt sich Insektenlarven aus Baumstämmen wie die europäischen Spechte. Zu diesem Zweck hat er einen Spechtschnabel entwickelt. Allerdings fehlt dem Spechtfink die lange Zunge der Spechte. Er bedient sich deshalb eines Kaktusstachels als Hilfsmittel.

Pinguine z. B. haben sich nur in der Nähe der Antarktis entwickelt. In der Arktis befinden sich im entsprechenden Lebensraum **Alkenvögel**.

Die bemerkenswerte Verteilung von Arten in bestimmten Gebieten kann nur über den Ablauf der Evolution erklärt werden.

7.6.4 Weitere Indizien für die Evolution können aus der Individual-Entwicklung abgeleitet werden

Haeckels biogenetische Grundregel postuliert: „Die Ontogenese eines Organismus ist eine Rekapitulation der Phylogenese"

Die Stammesentwicklung spiegelt sich in der individuellen Keimesentwicklung wider. Diese biogenetische Grundregel wurde 1866 aufgestellt, nachdem v. Baer 1828 das Gesetz der Embryonenähnlichkeit formuliert hatte. Da die Evolution ein fortschreitender Prozess ist, muss die **Embryonalentwicklung** zunächst zur evolutionären Ausgangsstufe (Einzell-Stadium) und dann bis zum reifen Individuum der entsprechenden Art erfolgen. Deshalb lassen sich phylogenetische Gemeinsamkeiten aus der Ontogenese ableiten (Rep. 7.**3**). So besitzen Wirbeltiere (inklusive des Menschen) in der Embryonalentwicklung Kiemenfurchen und Kiemenbögen (Abb. 7.**10**).

Die Kiemenbogen-Arterien bleiben im erwachsenen Tier teilweise erhalten. **Kiemenbögen** entwickeln sich zu Zun-

Abb. 7.**10** **Ähnlichkeiten in den frühen Embryonalstadien von Vertebraten verdeutlichen Haeckels biogenetische Grundregel.** Frühe Entwicklungsstadien der Mammalia lassen deutlich Kiemenanlagen erkennen.

genbein, Kehlkopf und Trachea. Aus dem primären Kiefergelenk der Reptilien entwickelt sich das Hammer-Amboss-Gelenk der Mammalia. Zahnlose Bartenwale haben in der Ontogenese Zahnanlagen, die sich nie zu Zähnen entwickeln, sondern resorbiert werden. Auch das dichte Haarkleid des embryonalen Menschen spiegelt die Phylogenese wider.

Die biogenetische Grundregel kann auch auf biochemische Entwicklungen und auf das Verhalten der Individuen ausgeweitet werden. Bei der Stickstoff-Ausscheidung ähnelt der frühe embryonale Vogel niederen Tieren und scheidet Ammoniak aus. In der nächsten Embryonal-Stufe wird Harnstoff wie bei Fischen und Amphibien ausgeschieden, und erst in der letzten Entwicklungsstufe wird bei den reifen Vögeln Harnsäure abgesondert.

Die biogenetische Grundregel hat gewisse Einschränkungen, da die Eigenanpassungen des Embryos, die sog. Störungsentwicklungen (Caenogenesen), gewisse Prozesse überlagern. Trotzdem ist die biogenetische Grundregel außerordentlich bedeutsam für die Abstammungslehre und für das Auffinden von Verwandtschaftsbeziehungen, speziell wenn die erwachsenen Individuen infolge extremer parasitärer Anpassung keine offensichtlichen anatomischen oder physiologischen Ähnlichkeiten mehr mit verwandten Arten zeigen. Aus der biogenetischen Grundregel erklären sich auch viele Besonderheiten der **Embryonalentwicklung,** die besonders dann Bedeutung erlangen, wenn die Entwicklung nicht normal beendet wird. Zum Beispiel kann beim Menschen der **Ductus arteriosus Botalli** offen bleiben. Das ist eine Verbindung zwischen Aorta und Arteria pulmonalis. Der Ductus Botalli entwickelt sich aus einem Kiemenbogengefäß und sorgt beim menschlichen Embryo für eine Umgehung der unreifen, nicht entfalteten Lunge. Normalerweise kollabiert der Ductus Botalli, sobald die Lunge bei der Geburt zur Atmung entfaltet wird. 10% aller angeborenen Herz-Kreislauf-Defekte resultieren aus einem Nicht-Verschließen des Ductus Botalli. Aber auch Vorhof- bzw. Kammer-Septum-Defekte erklären sich über die Stammesentwicklung des Menschen.

Die spezifische Embryonalentwicklung einiger menschlicher Organe kann die evolutionäre Verwandtschaft des Menschen in geeigneter Weise belegen

■ **Entwicklung des Urogenitalsystems.** Im Verlauf der Phylogenese treten bei den Vertebraten drei Entwicklungsstufen der Nieren auf (Abb. 7.11). Die **Vorniere** ist die primitivste Form. Sie findet sich bei den Anamnia (Amnionlosen), und zwar bei den Fischen und Amphibien während der Embryonalentwicklung. Die Vorniere besteht aus segmental organisierten Flimmertrichtern in der Leibeshöhle, die über den primären Harnleiter (Wolffscher Gang) in den Darm einmünden. Eine paarige Vornierenanlage spezialisiert sich separat zum **Müllerschen Gang,** dem späteren Eileiter.

Bei den erwachsenen Anamnia ist das Ausscheidungsorgan die **Urniere.** Wie bei der Vorniere münden bei der Urniere segmental angeordnete Flimmertrichter in den

R 7.3 Die Organe des Menschen rekapitulieren während der Embryonalentwicklung Stadien der Stammesentwicklung

Organ Vorstufe	Standort in der Phylogenese	Charakteristika
Niere		
Vorniere	Fische, Amphibien (embryonal)	segmentale Flimmertrichter primärer Harnleiter (Wolffscher Gang) endet im Darm
Urniere	Fische, Amphibien (adult)	primitive Glomeruli mit Bowman-Kapsel
Nachniere	Reptilien, Vögel, Mammalia	nicht mehr segmentiert, sekundärer Harnleiter, Glomeruli
Genitale (männlich)		
Epithel der Leibeshöhle → Hoden Urnierenkanälchen →	Fische, Amphibien — Mammalia	Urnierengang wird Harn-Samen-Gang Scrotum
Nebenhoden	Reptilien, Vögel	Samengang
Genitale (weiblich)		
Vornierengang (Müllerscher Gang) ⤵	Fische, Amphibien	Eitransport
Oviduct Uterus Vagina	Reptilien, Vögel	Eischalenanlage im Uterus, Kloake
	Beuteltiere	getrennte Oviducte, Uteri, Vaginae
	Nagetiere	verschmolzene Vaginae
	Insectivoren	verschmolzene Vaginae und Uterus bicornis
	Primaten	Uterus simplex

Organ Vorstufe	Standort in der Phylogenese	Charakteristika
Kreislauf Herz		
Offener Kreislauf	die meisten Invertebraten	Blut in Körperhöhlen wird durch Venen angesaugt
Geschloss. Kreislauf Kiemenarterien	Chordata (Lanzettfisch)	Kiemenherzen Sinus venosus
Primitivstes Herz	Knorpelfische	Vorhof-Kammer
Septum im Atrium	Amphibien (Larve) Amphibien (adult)	Trennung von Vena cava und Vena cardinalis
		Trennung: sauerstoffarmes/sauerstoffreiches Blut
Partielles Ventrikelseptum	Reptilien	
Rückentwicklung d. Kiemenbogengefäße		
Komplette Trennung der Vorhöfe u. Kammern	Mammalia	Ductus Botalli pränatal (6. Kiemenbogengefäß)
Atmungsorgan, Lunge		
Kiemen	Fische, Amphibienlarven	
Schwimmblase (Lunge)	Knochenfische	paariger Sack unpaarige Trachea
Lunge mit Falten	Frosch	Vergrößerung der Resorptionsfläche
Lunge mit Septen u. Alveolen	Reptilien	Vergrößerung der Resorptionsfläche
Lunge mit Kammern, Krypten, Alveolen	Mammalia	Zwerchfell trennt Brust- von Bauchhöhle

Wolffscher Gang. Die Flimmertrichter und Kanälchen der Urniere treten mit segmentalen Blutgefäßen zusammen, und diese bilden ein Kapillarnetz, die primitiven Glomeruli. Zu Beginn der Nierenevolution werden die Gefäß-Glomeruli in der Nähe der Flimmertrichter angelegt. Während der Entwicklung der Urniere werden sie in das Nierengewebe einbezogen und jeweils von Ausstülpungen der Nierenkanälchen umschlossen (Bowman-Kapsel). Mit zunehmender Organisation der Glomeruli verlieren die Flimmertrichter ihre Funktion und werden rudimentär (s. Abb. 7.11). Bei erwachsenen Anamnia ist die Vorniere als Ausscheidungsorgan voll zurückgebildet. Nur das eine

7.6 Ein Netzwerk von Beweisen belegt die Abstammungslehre 223

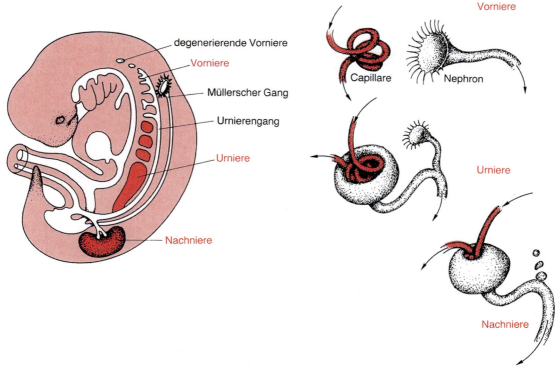

Abb. 7.11 **Nierenentwicklung bei Vertebraten** (schematische Darstellung). Die einzelnen Entwicklungsstadien sind aus dem Übersichtsbild vergrößert herausgezeichnet. Die primitivste Form der Niere sind segmentale Flimmertrichter, die aus der Leibeshöhle aufgenommene Partikel ausscheiden. Ein derartiger Flimmertrichter bleibt als Müllerscher Gang in der Evolution erhalten. In der nächsten Entwicklungsstufe, der Vorniere, werden spezielle Kapillarsysteme, primitive Glomeruli, in der Nähe der Flimmertrichter gebildet. Mit fortschreitender Entwicklung treten die Glomeruli zunehmend in stärkeren Kontakt mit den Ausführungsgängen der Flimmertrichter (Urniere). Die Flimmertrichter bilden sich zurück, die Urniere ist aber noch segmental. Die höchste Entwicklungsstufe erreicht die Niere in der Nachniere.

segmentale Paar Flimmertrichter mit seinen Ausführungsgängen, das sich auf den Transport der Eier aus der Leibeshöhle spezialisiert hat, bleibt als Eileiter (Müllerscher Gang) erhalten.
Bei den Amniota (Reptilien, Vögel, Mammalia) entwickelt sich die **Nachniere,** die nicht mehr segmental gegliedert ist und die die Kanälchen zum sekundären Harnleiter bündelt. Die Flimmertrichter sind vollständig zurückgebildet, und die Glomeruli haben die Ausscheidungsfunktion übernommen.
Eng verbunden mit der Nierenentwicklung ist die Evolution des **Genitalsystems** (Abb. 7.12). Ursprünglich werden die Gameten im Epithel der Leibeshöhle gebildet und über die Vorniere nach außen ausgeschieden. Dieser Weg bleibt bei den weiblichen Individuen als **Eileiter** (Müllerscher Gang) erhalten. Bei den männlichen Individuen erhält das Epithel der Leibeshöhle als Ort der Spermienbildung (Hoden) Kontakt zu den Urnierenkanälchen, aus denen bei den Amnioten der **Nebenhoden** wird. Die Spermien gelangen aus dem Hoden über die Urnierenkanälchen in den Urnierengang, der in die Kloake mündet.
Bei den Amnioten, die die Nachniere entwickelt haben, bleiben Teile der Urniere als Nebenhoden erhalten, der Urnierengang wird zum Samengang, Vas deferens. In der höchsten Entwicklungsstufe, bei den Mammalia, wandert der Hoden in das Scrotum (Hodensack), um eine niedrigere Temperatur für die Spermien zu gewährleisten (Verringerung von DNA-Hydrolyse).
Bei den weiblichen Individuen entwickelt sich der Vornierengang (Müllerscher Gang) zum **Oviduct, Uterus** und zur **Vagina.** Bei Reptilien und Vögeln wird im Oviduct die Eizelle und das Ei gereift. Im Uterus wird die Eischale angelegt.
Im Verlauf der Evolution der Mammalia legen die Übergangsarten noch Eier. Die Kloakentiere, die noch eine Kloake wie die Reptilien haben, legen weichhäutige Eier wie die Reptilien. (Sie haben übrigens noch einen für Reptilien charakteristischen Schultergürtel mit Coracoid.) Die geschlüpften Jungen werden gesäugt und Haare sind entwickelt. In diese Gruppe gehören der Ameisenigel *(Tachyglossus),* der ein Ei legt, das in einem Bauchbeutel ausgebrütet wird, und das Schnabeltier, das jeweils zwei Eier in ein Erdnest zum Ausbrüten legt. Die nächsten Verwandten in der Evolution sind die Beuteltiere, die unreife Jungen gebären, die in einem Beutel am Bauch weiterentwickelt und gesäugt werden. Zu den Beuteltieren gehören Kängurus, Wombat, Beutelwolf, Beutelratte, amerikanisches Opossum und Beuteldachs.

224　7 Evolution

Abb. 7.12 **Phylogenie der Urogenitalsysteme bei Vertebraten.** Männliches und weibliches Urogenitalsystem ist jeweils als **a** und **b** gegenübergestellt. 1 Amphibien, 2 Reptilien, 3 Mammalia.

Bei den Beuteltieren sind die paarig angelegten Oviducte, Uteri und Vaginae noch getrennt (Abb. 7.13). Im Gegensatz zu den Kloakentieren münden aber die Sexualkanäle nicht mehr in den Darm (Kloake), sondern haben einen eigenen Ausgang. In der weiteren Entwicklung verschmelzen erst die Vaginae, wobei die Uteri zunächst noch paarig bleiben (z. B. bei Nagetieren). Dann beginnen auch die Uteri zu verschmelzen (z. B. bei Insectivoren wie Igel, Spitzmaus und Maulwurf). Schließlich bleiben – bei den Primaten – nur noch die Oviducte paarig.

■ **Kreislauf- und Herzentwicklung bei den Vertebraten.** Bei der primitiven Form der Chordata, den **Schädellosen** *(Acrania)*, hat sich ein **geschlossenes Kreislaufsystem** entwickelt. Das Blut fließt in Gefäßen und wird zur Versorgung der Gewebe durch Kapillaren gepumpt. Beim einfacheren offenen Kreislauf evolutionär älterer Tierstämme wird das Blut in die Körperhöhle entlassen und aus dieser wieder in die Venen gesaugt. Der Vertreter der Acrania ist das **Lanzettfischchen** *Branchiostoma (Amphioxus)* (Abb. 7.14). Der Kreislauf des *Branchiostoma* hat noch kein zentrales Herz, vielmehr wird das Blut durch **Kiemenherzen**

7.6 Ein Netzwerk von Beweisen belegt die Abstammungslehre

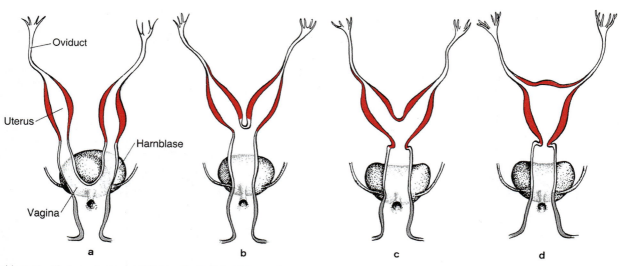

Abb. 7.13 Phylogenie des weiblichen Genitale bei Mammalia
a Verdopplung von Vagina und Uterus bei Beuteltieren.
b Uterus duplex bei Nagetieren.
c Uterus bicornis (z. B. bei Halbaffen).
d Uterus simplex bei Primaten.

Abb. 7.**14** Kreislauf von Branchiostoma zur Verdeutlichung der Phylogenese des Gefäßsystems bei den Vertebraten

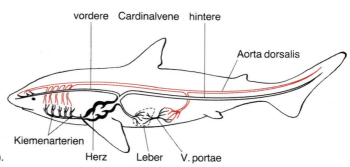

Abb. 7.**15** **Kreislauf bei Selachiern** (Knorpelfisch, z. B. Hai).

(Bulbilli) in jeder Kiemenarterie in Bewegung gehalten. Aus den **Kiemengefäßen** sammelt sich das Blut in zwei Aortenästen, die sich zur Aorta vereinigen. Aus der Aorta werden die Gewebe versorgt, unter anderem auch der Darm. Das Blut aus den Geweben wird von den Venen, inklusive der Vena hepatica, im Sinus venosus, einer Gefäßerweiterung, gesammelt.

Beim Übergang zu den Vertebraten (Wirbeltieren) bildet sich bei den **Knorpelfischen** das erste zentrale, wenn auch äußerst primitive **Herz** dieser Klasse (Abb. **7.15**). Zunächst entwickelt sich im Anschluss an den Sinus venosus eine doppelte Verstärkung der Gefäßwand, ein Vorhof (Atrium) und eine Kammer (Ventrikel). Dafür werden die Kiemenherzen zurückgebildet.

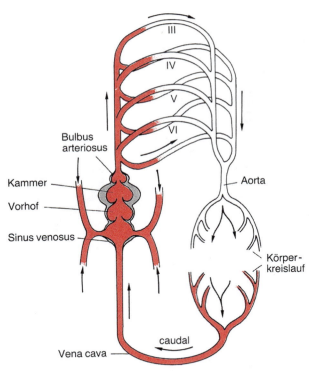

Abb. 7.**16** **Blutkreislauf bei Vertebraten: Fisch** (schematische Darstellung)

Abb. 7.**17** **Blutkreislauf bei Vertebraten: Amphibien** (schematische Darstellung)

◁ Abb. 7.**18** **Blutkreislauf bei Vertebraten: Mammalia** (schematische Darstellung)

Es bleiben **vier oder fünf Kiemenbögen und Kiemengefäße** erhalten (Abb. 7.**16**). Diese sind auch bei der Amphibienlarve, der **Kaulquappe,** voll ausgebildet und aktiv. Im Atrium des Herzens entwickelt sich eine Scheidewand, ein Septum, sodass das Mündungsgebiet der **Vena cava,** der großen Körpervene, von dem der **Vena cardinalis** getrennt wird.

Beim **reifen Amphibium** wird das Septum des Atriums verstärkt, und die Vena cardinalis bringt das Blut aus der Lunge **(Vena pulmonalis)** zum Herzen (Abb. 7.**17**). Durch das Septum wird bewirkt, dass das sauerstoffreie Blut aus der Vena pulmonalis zum großen Teil in die Aorta gelangt und damit der Gewebsversorgung zugeführt werden kann. Das venöse Blut aus der Vena cava wird vorwiegend in das letzte Kiemenbogengefäß gepumpt, das das Blut in die **Arteria pulmonalis** leitet. Das sechste Kiemenbogengefäß erhält einen gesonderten Anschluss. Die Verbindungen zur **Aorta dorsalis** bleiben bei Amphibien noch bestehen (Abb. 7.**19**).

Im weiteren Verlauf beginnt das fünfte Kiemenbogen-Gefäßpaar zu degenerieren. Das dritte Paar übernimmt voll die Funktion der Kopfarterien, **Carotiden,** und verliert die Verbindung zur Aorta dorsalis. Das vierte Kiemenbogen-Gefäßpaar bildet die paarigen Aortaäste, die sich zur Aorta dorsalis vereinigen.

7.6 Ein Netzwerk von Beweisen belegt die Abstammungslehre   **227**

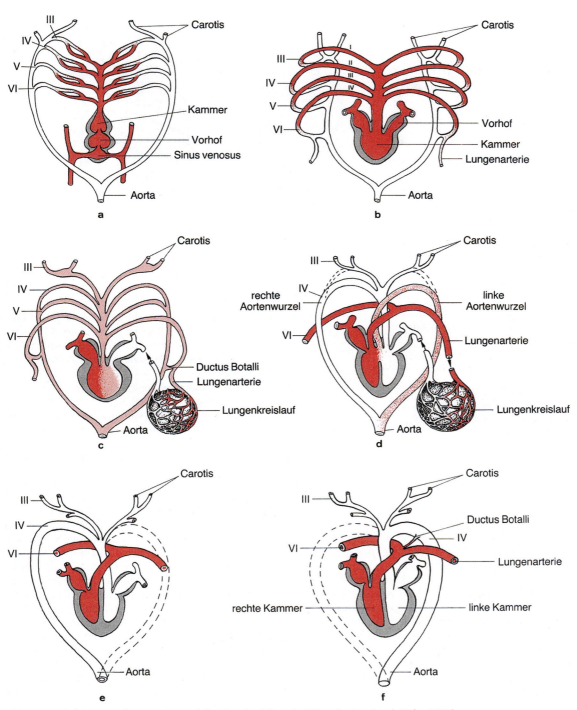

Abb. 7.**19** **Phylogenese des Herzens und der Arterienbögen bei Vertebraten (nach Kühn 1967)**
a Fisch
b Kaulquappe
c Erwachsene Amphibien
d Reptilien
e Vögel
f Mammalia

Bei den **Reptilien** bildet sich ein partielles Septum im Herzventrikel aus; das fünfte Kiemenbogen-Gefäßpaar ist nicht mehr vorhanden (Abb. 7.**19**).
Bei den **Mammalia** wird das Septum im Herzen vollständig und trennt das rechte vom linken Herzen (Abb. 7.**18**). Die zuleitenden Gefäße haben separierte Mündungen: Vena cava im rechten, Vena pulmonalis im linken Atrium. Die wegführenden Gefäße haben separate Quellen: Arteria pulmonalis im rechten, Aorta im linken Ventrikel. Der rechte Aortenbogen ist vollständig zurückentwickelt wor-

228 7 Evolution

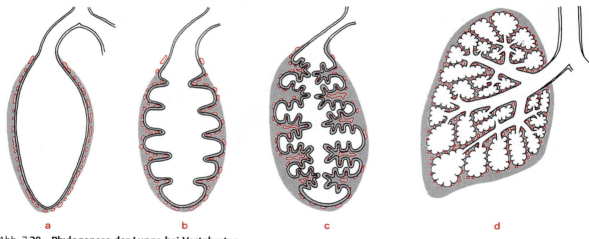

Abb. 7.20 Phylogenese der Lunge bei Vertebraten
a und **b** Amphibien, **c** Reptilien, **d** Mammalia.

R 7.4 Beweise für die Abstammungslehre
- Fossilienfunde
- Übergangsformen
- Adaptive Radiation und Entwicklung neuer Arten
- Individualentwicklung
- Verwandtschaftsbeziehungen

Fazit: Die Entwicklung verläuft progressiv, hin zu höherer Differenzierung. Zwischen den Arten gibt es Übergangsformen; die Übergänge sind fließend.

---

den. Bis zur Geburt besteht noch die Verbindung des sechsten Kiemenbogen-Gefäßes von der Arteria pulmonalis zur Aorta **(Ductus Botalli).** Vor der Geburt ist die Lunge noch nicht entfaltet, und das Blut fließt an der Lunge vorbei von der Arteria pulmonalis zur Aorta. Bei der Geburt entfaltet sich die Lunge, das Blut wird jetzt durch die Lunge geleitet, und der Ductus Botalli kollabiert und degeneriert. Diese Entwicklungsstufen bleiben postembryonal besonders deutlich sichtbar bei einer Entwicklungsstörung, dem **Fallot-Syndrom.** Hierbei degeneriert der Ductus Botalli nicht, und das Septum im Atrium wird nicht vollständig geschlossen. In besonders schweren Fällen von Entwicklungsstörungen kann der Status der Entwicklung reptilienähnlich oder sogar fischähnlich, also ohne Septum, bleiben. Ebenso kann auch beim Menschen die paarige ventrale Aorta erhalten bleiben. Derartige schwere Fälle von Entwicklungsstörungen sind in der Regel nicht lebensfähig.

Die einzelnen Stadien der Stammesentwicklung des Kreislaufs treten nacheinander bei der menschlichen Embryonal-Entwicklung auf und sind ein besonders deutliches Indiz für die Richtigkeit der biogenetischen Grundregel.

Lunge. Beim Übergang von den Fischen zu den Landbewohnern entwickelte sich die Lunge (Abb. 7.20). Bei den Amphibien sind die Larven **(Kaulquappen)** mit **Kiemen** und die **reifen Tiere** mit **Lungen** ausgestattet. Bei den **Knochenfischen** *(Teleosteer)* entwickelt sich aus dem Darm im Bereich der siebten Kiementasche die **Schwimmblase,** die zu den Lungen homolog ist.
Auf der primitivsten Entwicklungsstufe ist die **Lunge** ein einfacher, paariger Sack, der über die unpaarige Trachea in die Mundhöhle mündet (Olme). Um die Resorptionsfläche zu vergrößern, ist die innere Wand in leichte Falten gelegt (Frosch). Bei den **Reptilien** treten **Septen und Alveolen** auf. Bei den **Mammalia** entwickeln sich die **Kammern, Nischen, Krypten** und **Alveolen.** Die innere Oberfläche der Lunge wird so zu einem Vielfachen der Körperoberfläche vergrößert. Beim Frosch entspricht sie zwei Dritteln, beim Menschen dem Fünfzigfachen. Zur Bauchhöhle hin wird die Herz und Lunge enthaltende Brusthöhle durch das Zwerchfell abgegrenzt. Auch diese Stadien der Phylogenie der Lunge wiederholen sich in der Embryonal-Entwicklung der menschlichen Lunge. Die Phylogenese der Organe zeigt viele Beispiele, an denen die Grundprinzipien der Evolution gut abzulesen sind. Sie könnten durch Beispiele der Entwicklung anderer Strukturen ergänzt werden (Rep. 7.4).

7.7 Alle Fakten zusammen liefern den Entwicklungsstammbaum der Organismen

Wenn alle Indizien, DNA-, RNA- und Proteinsequenz-Analysen, Fossilien und Organentwicklungen zusammengefügt werden, kann die Entwicklung von den primitivsten Urformen bis hin zum Menschen in einem Stammbaum dargestellt werden. Bei der Formulierung des phylogenetischen Stammbaums ergibt sich die Frage nach der Entstehung des Lebens.

7.7.1 Am Anfang entstand die Erde

Unser Sonnensystem ist vor etwa 4,7 Milliarden Jahren entstanden. Als zentrale Masse verdichtete sich die **Sonne**, und infolge schneller Rotationen wurden durch die Zentrifugalkraft Teilmassen herausgeschleudert, die dann als **Planeten** in Umlaufbahnen um die **Sonne** gerieten. Durch die Gravitation der **Erdmasse** wurden im Umfeld befindliche Massen angezogen und einverleibt. In der zunächst flüssigen Erde haben sich Stoffe mit besonders hoher spezifischer Dichte im inneren Kern angereichert. Dieser Kern wurde durch die Gravitation, die auf die äußeren Schichten einwirkte, unter hohen Druck gesetzt. Der innere flüssige Eisen-Nickel-Kern hat einen Radius von 3500 km. Darüber liegt ein 2900 km dickflüssiger Erdmantel aus Silicatgestein. Nur die äußerste Kruste von 30 km Dicke (im Ozean nur bis 5 km) ist fest, d. h. nur die äußersten 0,5% des Erdballs sind feste Erdkruste. Während der ersten Abkühlungsphase entwichen Gase (Wasserdampf, Stickstoff, Ammoniak, Methan und Edelgase) und wurden vom Schwerefeld der Erde als **Ur-Atmosphäre** festgehalten. Diese Ur-Atmosphäre enthielt als Hauptbestandteil noch keinen freien Sauerstoff, da dieser sich erst mit dem Auftreten photosynthetischer Organismen bildete. Im Zuge der Abkühlung der Erdoberfläche kondensierte der Wasserdampf. Es bildete sich der **Ur-Ozean.**

7.7.2 Das Leben entstand in einer langen Periode schrittweise

Aus der Ur-Atmosphäre und der Sonnenenergie entstanden die ersten organischen Verbindungen

Aus den Bestandteilen der Ur-Atmosphäre entstanden die einfachsten organischen Verbindungen. Die Energie für diese Synthesen stammte aus der Sonnenenergie, aus radioaktiver Strahlung, vulkanischer Hitze und kosmischer Strahlung. Besonders die Sonneneinstrahlung war stark, da noch keine Ozonschicht die energiereiche Ultraviolett-Strahlung absorbierte. Die Synthese von organischen Verbindungen unter Bedingungen der Ur-Atmosphäre kann im Laborexperiment nachvollzogen werden (Abb. 7.21). An Aminosäuren bilden sich Glycin, Alanin, β-Alanin, α-Aminobuttersäure (α-Aminoisobuttersäure), Glutaminsäure und Asparaginsäure. Daneben bildet sich eine Anzahl anderer Verbindungen: Ameisensäure, Milchsäure, Bernsteinsäure, Essigsäure, Propionsäure, Harnstoff

Abb. 7.**21** Millers Gerät zum Nachweis der Synthese organischer Verbindungen unter Bedingungen der Ursuppe

etc. Bis zu diesem Punkt reicht eine solide Beweiskette. Ein 1969 in Australien niedergegangener Meteor brachte aus dem Weltraum die Aminosäuren Alanin, Glycin, Glutaminsäure, Prolin, auch Valin und andere organische Verbindungen, wie Pyrimidine und Kohlenwasserstoffe mit. Damit war bewiesen, dass Vorgänge, wie sie in der Ur-Atmosphäre stattfanden, auch auf anderen Gestirnen erfolgen. Diese Synthesen liefen während sehr langer Zeiträume (viele Millionen Jahre) ab. Die organischen Bestandteile lösten sich im **Ur-Ozean** und führten dort zur Anreicherung dieser Verbindungen.

Entscheidend war die Entwicklung von Polynucleotiden aus Polyphosphaten

Eine weitere Verbindung dürfte für die Entstehung des Lebens Bedeutung gehabt haben: **Polyphosphat.** Die Phosphatanhydrid-Bindung ist energiereich und kann für die Knüpfung anderer Bindungen herangezogen werden. Tatsächlich wurde nachgewiesen, dass im Ur-Ozean relativ hohe Konzentrationen von Polyphosphaten vorlagen. In einem faszinierenden Entwicklungsprozess begann in kleinsten Schritten die Bildung der ersten Polypeptide und parallel dazu der ersten Polyphosphat-Abkömmlinge, der **Ur-Nucleotide.** Von der Bildung der ersten organischen Verbindungen an sind die Grundregeln der Evolution anwendbar. Die erste Assoziation eines Polypeptids mit einem Oligonucleotid, die zu einer **Duplikation** dieses Komplexes führte, brachte einen großen Entwicklungsvorteil: Dieser Komplex vermehrte sich immer weiter. Bei der Duplikation traten Fehler auf, die negative bzw. positive Folgen haben konnten. Unter vielen neuen **Polypeptid-Nucleotid-Komplexen** waren auch vereinzelte Exemplare, die günstiger zueinander passten und damit eine größere Chance hatten, sich zu duplizieren. Diese sich selbst duplizierenden Komplexe waren noch frei (nicht zellgebunden) im Ur-Ozean und vermehrten sich bevorzugt.

Als Nächstes entstanden die Membranen

Jene Polypeptid-Nucleotid-Komplexe, die in ihrem Peptid lipophile Sequenzen hatten, akquirierten Fettsäuren aus dem Ur-Ozean und bildeten die ersten primitivsten **Lipid-Mäntel.** Dadurch war ein gewisser Schutz gegen die Umwelt erreicht. Die Komplexe waren so konstruiert, dass die lipophilen Teile des Peptids in der Lipid-Membran saßen und zunehmend Lipide aufnahmen, bis schließlich der Komplex vollständig von einer Membran umgeben war. In diesem Membran-Vesikel duplizierten sich die Oligo-nucleotid-Polypeptid-Komplexe, sodass viele Nachkommen-Komplexe in einem Vesikel vorhanden waren. Diese **Ur-Peptide** bestanden wahrscheinlich aus sechs Aminosäuren. Die Sequenz ist über Computeranalyse bekannt. Durch fehlerhafte Duplikation wurden die Komplexe variiert. Ein oder einige der Komplexe im Vesikel mussten die Membranfunktion beibehalten und konnten ihre lipophile Struktur nicht ohne Schaden aufgeben. Andere Komplexe im gleichen Vesikel waren hingegen nicht auf eine bestimmte Konformation fixiert und deshalb variabler.

Membran-bedingte Transporte

Mit zunehmender Vermehrung der Vesikel wurden die basalen organischen Bestandteile im Ur-Ozean knapper. Der nächste entscheidende Schritt der Entwicklung war, dass Membranpeptide Bindungsstellen für spezifische Substrate aus der Umgebung entwickelten und damit Substrate auch noch bei sehr niedrigen Konzentrationen derselben „angeln" konnten. Im Inneren wurden die Substratkonzentrationen durch sofortige Syntheseprozesse sehr niedrig gehalten, sodass, wann immer Substrat vom Membranprotein gebunden war, es nach innen entlassen werden konnte. So entstanden die **Membrantransporte.** Eine nächste Schwierigkeit ergab sich durch ein noch weiteres Absinken der Substrate im Ur-Ozean bzw. der energiereichen Polyphosphate.

7.7.3 Die nächste entscheidende Entwicklungsstufe: Energiegewinnung aus dem Sonnenlicht

Ein Membranprotein entwickelte die Möglichkeit, **Protonen** aus dem Vesikelinneren **nach außen zu bewegen.** Die Energie für die Konformationsveränderung, die das Proton an die Außenseite bewegte, stammte aus einem Photon. Dieser Typ der Energiegewinnung ist bis heute bei den Archaebakterien erhalten geblieben. Durch den **Protonenexport** wurde (und wird) ein Konzentrationsunterschied (innen/außen), ein **Protonengradient,** erreicht. Der Energiegehalt dieses H^+-Gradienten besteht aus zwei Formen, dem ΔpH und einem elektrischen Potenzial $\Delta\psi$, da durch den Export von positiven Ladungen innen negative und außen positive Ladungen überwiegen. Durch diesen elektrochemischen Protonengradienten konnten geladene Moleküle auch gegen den Konzentrationsgradienten transporiert werden. Die negative Ladung innen zieht z. B. Na^+ in das Innere, auch wenn die Konzentration des Na^+ innen höher ist als außen. Die Energie für den Bergauf-

Transport kommt aus dem Protonengradienten. Ungeladene Moleküle und Anionen werden parallel zu den Protonen transportiert. Auch diese Transportform ist erhalten geblieben.

7.7.4 Ein weiterer Schritt der Entwicklung: die Übertragung der Energie des Protonengradienten auf ein Diphosphat zur Bildung einer neuen Phosphat-Anhydrid-Bindung

Die ersten Vesikel, die diese Stufe der **Energiekonversation** erreicht hatten, waren außerordentlich „geeignet", hatten einen großen Selektionsvorteil und vermehrten sich entsprechend schneller als andere. Diese Vesikel duplizierten ihre Nucleotid-Polypeptid-Komplexe und konnten ihren Energiebedarf bereits aus dem Sonnenlicht decken.

7.7.5 Die Einführung eines Redox-Nucleotids war ein kleiner, aber wichtiger Schritt

In dem Maß, wie die Fettsäuren für die Membranen im Ur-Ozean verknappten, stieg der Bedarf für eigene Synthese. Entscheidend war die Möglichkeit, CO_2 der Atmosphäre zur Stufe der Alkane zu reduzieren. Energie stand mittlerweile ausreichend zur Verfügung. So wurde das Redox-Nucleotid entwickelt. Damit wurde die Synthese von Fettsäuren möglich. Von hier bis zur Synthese eigener α-Oxosäuren war nur ein relativ kleiner Schritt. Diese α-Oxosäuren reagieren spontan mit Ammoniak zu Aminosäuren. Damit hatten derartige Vesikel drei Qualitäten:

– Duplikation des eigenen Oligonucleotid-Polypeptid-Komplexes
– Energiekonversation
– Synthese der Grundbausteine

Somit verkörperte dieses Vesikel die primitive Form eines lebenden Organismus, den **Probionten.**

Bei den Probionten wurden die Oligonucleotide zu langen Ketten aneinander gehängt, und es entstand der Triplettcode

Bisher war die Vermehrung äußerst einfach über mechanische, zufällige Teilung erfolgt. Die Oligonucleotid-Polypeptid-Komplexe wurden auf die Nachkommen verteilt. Dieser Zufallsverteilungsmechanismus war ausreichend, solange die Komplexe in einem Vesikel sehr ähnlich waren. Mit zunehmender Spezialisierung wurde diese Art der Vermehrung immer unvorteilhafter. Ein Fortschritt war die Kombination der Komplexe zu relativ großen Ketten, je eine von jeder Sorte. Segmentierte Genome sind noch in einigen Viren enthalten (z. B. Influenza- und Rheovirus). Mit der Verlängerung des Genoms wurde der **Replikationsapparat** entwickelt. Aus der Urform, dem Oligonucleotid-Polypeptid-Komplex, ist die Aminoacyl-tRNA geworden. Es hat sich der **Triplettcode** als günstigste Passform herausgebildet. Die Entwicklung erfolgte dabei

7.7 Alle Fakten zusammen liefern den Entwicklungsstammbaum der Organismen

von dem ersten, direkten Code, bei dem jede Base des Oligonucleotids für eine Aminosäure codierte, über den Dublettcode, bei dem zwei Nucleotide für eine Aminosäure codierten, zum heutigen, universellen Triplettcode. Die „Rangordnung" der individuellen Position im Codon des Triplettcodes weist darauf hin und auch die Art des Codes.

Über die Spätphase der Entstehung des Lebens gibt es konkrete Vorstellungen. Schließlich kam es zur Zweiteilung. Damit hatte die Entwicklung die Stufe der einfachsten **Prokaryonten** erreicht.

7.7.6 In 750 Millionen Jahren entwickelten sich aus den Probionten die Prokaryonten mit komplettem Intermediärstoffwechsel, Phospholipiden und Murein

Die ältesten, primitivsten nachweisbaren Organismen, die wahrscheinlich einen Organisationsgrad zwischen den Probionten und den ersten Bakterien einnahmen, finden sich in fossilen Funden in Westgrönland (Issua-Schichten), wo sie vor 3,75 Milliarden Jahren versteinert wurden. Das heißt, die Entwicklung, die hier im Eiltempo von der Entstehung der Erde an skizziert wurde, erfolgte in einer Milliarde Jahren. Die ältesten Nachweise von echten Prokaryonten sind 3 Milliarden Jahre alt. Demnach waren für den Entwicklungsweg von den Probionten bis zu den Prokaryonten 750 Millionen Jahre notwendig. In dieser langen Zeitspanne entwickelten sich die Enzymsysteme für Replikation, Rekombination und DNA-Reparatur und der Intermediärstoffwechsel. Als neue Schutzfunktion bildete sich die bakterielle Membran, die jetzt nicht mehr aus einfachen Fettsäuren bestand. Die Fettsäuren wurden vielmehr an Glycerol gebunden, und gleichzeitig wurde ein Phosphat an eine Alkohol-Gruppe des Glycerols angefügt. An das Phosphat wurde dann eine hydrophile Gruppe wie Serin, Cholin oder Ethanolamin addiert. Diese **Phospholipide** waren den einfachen Fettsäuren-Membranen überlegen. Die lipophilen Teile der Phospholipide traten miteinander und mit einer weiteren Schicht von Phospholipiden in Wechselwirkung. Diese **Doppelschichtmembran** ist statisch stabiler, und die hydrophilen „Köpfe" (Glycerol, Phosphat und Cholin, Ethanolamin oder Serin) ermöglichen eine vielseitige Wechselwirkung mit der wässrigen Umgebung. Als weitere Schutzhülle wurde das Murein entwickelt.

7.7.7 Durch die Photosynthese entstand die Sauerstoff-Atmosphäre

Schließlich wurde als wesentliche Verbesserung die Photosynthese mit den Chlorophyllen eingeführt. Dadurch wurde **Sauerstoff** gebildet und die Atmosphäre verlor vor 3 Millionen Jahren ihren reduzierenden Charakter. Die Atmungskette wurde möglich. Das Grundprinzip war das gleiche archaische System wie das ursprünglich für die Konversation der Lichtenergie entwickelte. Sowohl bei der Photosynthese als auch bei der Atmungskette wird ein

Protonengradient aufgebaut, dessen Energie entweder zur Reduktion des fixierten CO_2 oder für die ATP-Bildung ausgenutzt wird. Der Energiegehalt des Protonengradienten hängt von den Protonen-Konzentrationen im Verhältnis innen zu außen ab.

Zur Erinnerung: Konzentration ist Menge (z. B. Mole) pro Volumen. Wenn man ein kleines Volumen betrachtet, sind für eine bestimmte Konzentration weniger Moleküle notwendig als bei größeren Volumina. Darum müssen bei einer kleinen Zelle weniger Protonen als bei einer großen Zelle transloziert werden, um einen steilen Gradienten zu erhalten. Da in der Atmungskette pro Translocationsstufe jeweils ein Paar Protonen exportiert wird, ist der Energiegewinn abhängig von der Größe der Zelle.

Das heißt, die Effizienz fällt mit steigender Zellgröße (bei Prokaryonten). Die obere Grenze ist ein Zelldurchmesser von 5 μm. Diese geringe Zellgröße war aber ein starkes Hindernis für die Differenzierung, da für die weitere Entwicklung größere Leistungen erforderlich waren (Rep. 7.**5**).

7.7.8 Prokaryonten übernahmen in Symbiose mit großen kernhaltigen Zellen die Atmung und entwickelten sich zu Mitochondrien

Die Zelle konnte größer werden, als Bakterien in Zellen aufgenommen wurden, die intrazellulär in Symbiose mit den Zellen lebten. Purpurbakterien wurden von den Ur-Eukaryonten in die Zellen aufgenommen und lebten im Cytoplasma zunächst als Symbionten (**Endosymbiontentheorie**). Aufgabe der **symbiontischen Bakterien** ist die Atmung. Die Wirtszelle liefert die Substrate. Mit der Zeit wurden die meisten Funktionen der intrazellulären Bakterien aufgegeben. Es entstanden zu Stoffwechselmaschinen reduzierte Organellen, die **Mitochondrien.**

Ein großer Fortschritt war erzielt. Eine Zelle konnte mehrere Ur-Mitochondrien bzw. Bakterien beherbergen und damit den Energiestoffwechsel für ein großes Cytoplasma bereitstellen. Damit war die Zelle nicht mehr an geringe Volumina gebunden und konnte sich nun spezialisieren. Zu späteren Zeiten wurden zusätzlich photosynthetische Bakterien (Cyanobacteria) aufgenommen, aus denen sich die **Chloroplasten** entwickelten. Es entstanden die eukaryontischen Pflanzen, die in der Regel sowohl Mitochondrien für die Atmung als auch Chloroplasten für die Photosynthese besitzen.

7.7.9 Zellen vereinigten sich zu Kolonien, einzelne Zellen spezialisierten sich – es entwickelten sich Vielzeller

Die Entwicklung von Mitochondrien und die damit erzielte Vergrößerung der Zellvolumina ermöglichte die Spezialisierung von Zellen und die Bildung von **Vielzellern.** Bei Grünanlagen lassen sich die Übergangsformen besonders gut nachvollziehen. *Chlamydomonas* hat eine charakteristische Gestalt mit zwei Geißeln, einem großen Chromatophor und einem Augenfleck (Abb. 7.**22**). Die verwandte Art *Gonium pectorale* kann je nach den Lebensbedingungen entweder als Einzelzelle wie *Chlamydomonas* mit zwei Geißeln leben oder aber, werden die Lebensbedingungen schlechter, sich zu viert zusammenlagern (Abb. 7.23). Diese assoziierten Vierzeller haben auch noch je zwei Geißeln. Wenn die Lebensbedingungen noch ungünstiger werden, bildet diese Alge eine Kolonie, die aus 16 Zellen besteht. Die Zellen sind in einer Platte angeordnet, die durch eine ausgeschiedene Gallerte zusammengehalten werden. Nur die äußeren Zellen behalten die Geißeln. Wenn die Nährstoffe wieder reichlicher werden, vermehren sich die Zellen und bilden 4-Zell-Assoziate bzw. Einzelzellen. Bei *Gonium pectorale* existiert eine Übergangsform zum Vielzeller mit den ersten Ansätzen von Zellspezialisierung. Jede der Zellen dieser Kolonie hat noch die Fähigkeit, sich zu vermehren. Die verwandte Art *Pleodorina californica* ist bereits einen Schritt weiterentwickelt (Abb. 7.24). Sie besteht aus 128 oder 64 Zellen und nur sehr selten aus 32 Zellen. Ein Teil der Zellen verliert die Fähigkeit, durch Teilung neue Kolonien zu bilden. Neben diesen somatischen Zellen sind andere, die generativen Zellen, für die Vermehrung zuständig. Das Verhältnis von somatischen zu generativen Zellen ist 3:5, d.h. 48:80 bei 128, 24:40 bei 64 und 12:20 bei 32 Zellkolonien.

Die Evolution in Richtung Spezialisierung bzw. Differenzierung kann in kleinsten Schritten weiterverfolgt werden. Interessant ist die Differenzierung der Schleimpilze *Acrasiales*.

Abb. 7.22 **Die einzellige Grünalge *Chlamydomonas***

Abb. 7.23 **Koloniebildung von *Gonium pectorale* bei verschiedenen Ernährungszuständen**

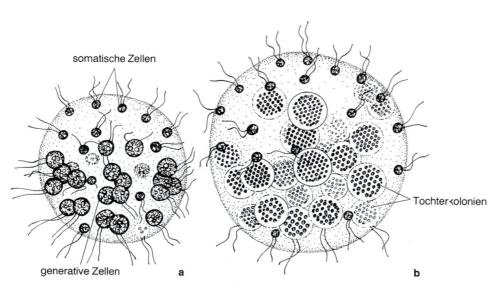

Abb. 7.24 **Kolonie mit Differenzierung bei *Pleodorina californica***
a Normale Kolonie; es sind somatische und generative Zelltypen zu unterscheiden.
b Kolonie in der Vermehrungsphase; die generativen Zellen haben Tochterkolonien gebildet.

7.7 Alle Fakten zusammen liefern den Entwicklungsstammbaum der Organismen

R 7.5 Evolution der Zelle

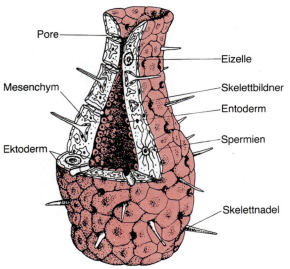

Abb. 7.25 **Primitiver Schwamm** (schematische Darstellung). Längs- und Querschnitt.

plasmodium zu vereinigen. Ein Teil der Zellen bildet ein Sporangium, andere Sporen. Diese Sporen sind Ruheformen. Bei günstigen Bedingungen bilden sich aus den Sporen neue Amöben, die Bakterien fressen und sich negativ vermehren.

Die einfachste Form der Mehrzeller (Metazoa) sind die **Schwämme** (Porifera) (Abb. 7.25). Sie haben noch keine differenzierten Nerven oder Muskelgewebe, sondern sind schlauchförmige, festsitzende Organismen, die im Wesentlichen aus einer äußeren Zellschicht, dem **Ektoderm**, und dem innen gelegenen **Entoderm** bestehen. Zwischen beiden ist das bindegewebige **Mesenchym**, das aus Wanderzellen besteht, die die Nahrungsstoffe transportieren und für ein Stützsystem sorgen. Die Schwämme bestehen demnach aus den drei Zelltypen Ektoderm, Entoderm und Mesenchym. Die Zellen sind totipotent, d. h. jede Zelle kann noch in jeden anderen Zelltyp übergehen. Die Vermehrung der Schwämme erfolgt sexuell oder über Knospung. Ein Teil schnürt sich ab und ergänzt sich wieder zu einem vollständigen neuen Organismus. Ähnlich aufgebaut, aber bereits mit wesentlicher Differenzierung spezialisierter Zelltypen, sind die **Hohltiere** (Cnidaria und Acnidaria) (Abb. 7.26). Sie besitzen **Nervenzellen, Sinneszellen, Muskeln (myofibrillenhaltige Zellen), Nesselzellen** zur Verteidigung und **Drüsenzellen**. In diese Gruppe gehören z. B. die Korallenpolypen (Anthozoa), die wesentlichen Anteil an der Atollbildung haben. Auch die Kalkalpen sind ein Produkt von Korallen. Während der Evolution vom Prokaryonten zum Vertebraten nimmt die Größe des Genoms durch Duplikationen und Fusionen zu. Es werden repetitive DNA und redundante Gene, z. B. für ribosomale RNA und transfer-RNA, angelegt (Rep. 7.6).

Besonders die Arten *Acrasis, Dictyostelium discoideum* und *Polyspondylum* werden als Differenzierungsmodelle viel studiert. Bei *Dictyostelium* leben einzellige Plasmodien individuell, solange genügend Nährstoffe vorhanden sind. Wenn alles aufgebraucht ist, senden die Plasmodien ein Signal aus (cAMP), das die Zellen der Umgebung veranlasst, aufeinander zuzukriechen und sich zu dem Pseudo-

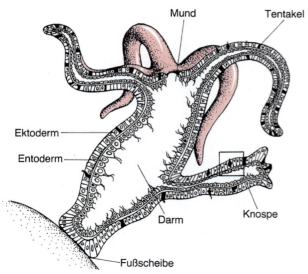

Abb. 7.26 Schematische Darstellung von Hydra

7.6 Evolution mehrzelliger Organismen

Entwick-lungsstufe	Beispiel	Charakteristika
„Vielzeller"	*Gonium pectorale* *Pleodorina californica*	alle Zellen zur Vermehrung befähigt und gleichwertig somatische und generative Zellen
Mehrzeller (Metazoa)	Porifera (Schwämme)	Totipotenz der Zellen
	Cnidaria, Acnidaria	spezialisierte Zellen: Nerven-, Sinnes-, Nessel-, Drüsenzellen, Muskelzellen
Chordata	Acrania, z. B. *Branchiostoma lanceolatum*	Rückgrat (Chorda)
	Crania	Wirbelsäule, Schädel

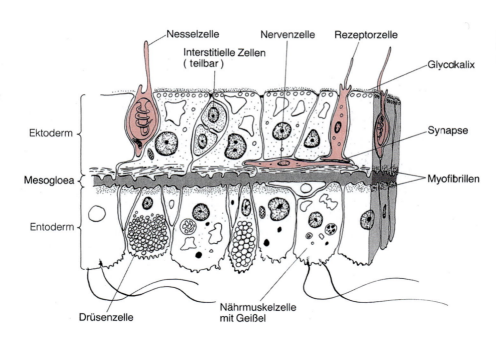

Zu Abb. 7.26 Vergrößerte Darstellung des viereckigen Areals.

7.7.10 Die Chorda ist charakteristisch für die Chordaten

Charakteristisch für höhere Tiere ist ein relativ festes Rückgrat (bei Menschen häufig rudimentär!). Zunächst entwickelte sich über den Darm ein elastischer Stab, die Chorda dorsalis, die das **Neuralrohr** induziert. Eine einfache Form der Chordaten ist der Acranier (Schädelloser) *Branchiostoma lanceolatum* mit einem sehr einfachen, geschlossenen Blutkreislauf mit Kiemenherzen.
Um die Chorda entwickeln sich aus dem Mesenchym die Wirbel, die zwischen den Muskelsegmenten liegen. Von den Wirbelkörpern gehen Neuralbögen aus, die das Neuralrohr (Rückenmark) umgeben. Am Kopfende bildet sich der Schädel aus. Bei Knorpelfischen, z. B. dem Hai, ist bereits eine Wirbelsäule entwickelt.
Von den Fischen haben sich über Amphibien und Reptilien die Mammalia (Säugetiere) entwickelt. Die Vögel gehen ebenfalls in ihrer Entwicklung von den Reptilien aus (Abb. 7.27).

7.7.11 Die Entwicklung der Primaten wurde bedingt durch die fünffingrige Greifhand und räumliches Sehvermögen

Die **Primaten**, zu denen die Halbaffen, Affen, Menschenaffen und Menschen gehören, haben sich vor etwa 60 Millionen Jahren entwickelt (Abb. 7.**27**). Die ursprünglichen Arten lebten auf Bäumen und waren den heutigen Lemuren ähnlich. Eine bedeutende Entwicklung waren die **fünfgliedrige Greifhand** und gute Sehfähigkeit, die für **räumliches Sehen** besonders ausgelegt war.
Primaten sind Säugetiere mit steigender Entwicklung des Telencephalon, mit ausgeprägter Fähigkeit des räumlichen Sehens und der Möglichkeit, den ersten Zehenstrahl in Oppositionsstellung zu bringen. Der Geruchssinn ist bei Primaten meistens wenig ausgeprägt. Sie bilden Plattnägel aus. Auch das Gebiss zeigt charakteristische Besonderheiten (Abb. 7.**28**).
Vor mehr als 30 Millionen Jahren erfolgte auf Grund geographischer Trennung die evolutionäre Isolation, die zur Entwicklung der **Altweltaffen** und **Neuweltaffen** führte. Später spalteten sich die **Hominoiden** (Linie der Menschenaffen) und **Hominiden** (Linie der Mensch-Entwicklung) von den Altweltaffen ab (Abb. 7.**29**).

7.7.12 Aus den Hominoidea entwickelten sich die Hominiden: *Ramapithecus, Australopithecus, Homo erectus* und *Homo sapiens*

Die Altweltaffen und Vorfahren der Menschenaffen sowie die Hominiden (Menschen und ihre direkten Vorfahren) waren in Eurasien und Afrika verbreitet, die Neuweltaffen in den tropischen Gebieten Amerikas. Die Menschenaffen verloren in der Entwicklung den Schwanz und hatten lange, gut ausgebildete Arme. Vor mehr als 6 Millionen Jahren begann die Entwicklung der **Hominiden.** Sie lebten nicht mehr auf Bäumen, während die Menschenaffen weiter auch auf den Bäumen lebten.
Der älteste der Hominiden war *Ramapithecus*. Fossile Spuren dieser Gattung wurden in Deutschland, Pakistan, Indien und China gefunden. Wahrscheinlich entwickelte sich *Ramapithecus* in Ost-Afrika und verbreitete sich in diese Gebiete.
Im Äußeren wird dieser Hominide heutigen Schimpansen ähnlich gesehen haben. Er war 1 bis 1,1 m groß und hatte ein kräftiges Gebiss, das auf harte Nahrung wie Gras, Wurzeln und rohes Fleisch schließen lässt. Das Gebiss war mit großen, breiten Backenzähnen, die sehr eng standen, versehen, wie sie für mahlendes Kauen pflanzlicher Nahrung notwendig sind. Auf dem Erdboden bewegte sich *Ramapithecus* wahrscheinlich hauptsächlich auf 4 Beinen fort, konnte aber auch schon, wenn die Situation es verlangte, aufrecht, also zweibeinig laufen. Das Aufrichten war vermutlich notwendig, um im natürlichen Lebensraum, der Savanne, Feinde zu sehen. Aus indirekten Hinweisen geht hervor, dass die ältesten Hominiden bereits Werkzeuge benutzten, aber gemeinsam mit fossilen Funden von *Ramapithecus* wurde bisher nie dergleichen gefunden.

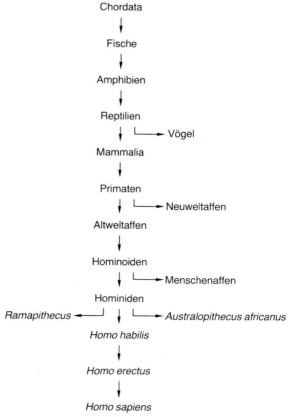

Abb. 7.**27** **Evolution der Primaten**

Abb. 7.**28** **Evolution spezifischer Merkmale bei Vertebraten** (ungefähres erstes Erscheinen)

Abb. 7.**29**   Der Hominoiden-Stammbaum

Vor knapp 4 Millionen Jahren entwickelte sich die Hominidenart **Australopithecus** mit den Rassen *robustus*, *afarensis* und *africanus*. Alle Rassen benutzten Handwerkszeug. *Australopithecus africanus* war wahrscheinlich intelligenter und früher zur intensiven Nutzung von Hilfsmitteln übergegangen als die anderen.

Die Australopithecinen könnten eine eigene adaptive Radiationsgruppe in Afrika und Asien gewesen sein, die vor etwa 5 bis 1,5 Millionen Jahren vor unserer Zeit sympatrisch (d. h. parallel) zur Gattung Homo existiert haben. Das würde bedeuten, dass die Australopithecinen nicht direkte Vorfahren des heutigen Menschen waren. Aber Australopithecinen und *Homo* haben gemeinsame Wurzeln. Neueste Forschungsergebnisse auf der Basis molekularbiologischer Analysen (z. B. DNA-Hybridisierung) haben gezeigt, dass die Hominidenentwicklung, also die Entwicklung des Homo seit der Trennung von den Schimpansen, „nur" 6 Millionen Jahre alt ist. Damit schrumpft die Fossilienlücke, und die Evolution von *Ramapithecus*, *Australopithecus* und Homo hat sich in kürzerer Zeit abgespielt als früher angenommen. *Homo habilis*, der als erster Homo, also als frühestes Glied der Gattung Mensch angesehen wird, existierte vor 2,5 bis 2 Millionen Jahren. Für ihn sind Steinwerkzeuge nachweisbar.

Die Hauptentwicklung war eine wechselseitige Evolution der Arbeit und der Intelligenz, wobei die höher entwickelte Form der Werkzeuge, die einer höheren Form der Intelligenz entsprach, einen Selektionsvorteil bot. Die Intelligenz spiegelt sich im Verlauf der Stammesgeschichte in der Entwicklung des Großhirns bzw. im **Schädelvolumen** wider. Das Schädelvolumen der Australopithecinen betrug 450 bis 540 cm^3, war also bereits entscheidend größer als beim *Ramapithecus* (bis 400 cm^3) (Abb. 7.**30**). Die nächste Entwicklungsstufe der Hominiden, der **Homo erectus,** hatte bereits ein Schädelvolumen von 1000 cm^3. *Homo erectus* entwickelte sich wahrscheinlich vor 2 bis 1 Millionen Jahren und kann bis in die Zeit vor 300 000 Jahren anhand von Funden verfolgt werden. Die bekanntesten Fundstätten waren Heidelberg (Homo heidelbergensis), Peking und Java. *Homo erectus* war aufrecht gehend und, ähnlich den heutigen Menschen, etwa 1,5 bis 1,7 m groß. Diese Frühmenschen lebten in Gruppen in Höhlen und primitiven Hütten. In solchen Hütten wurden in Südfrankreich Herde mit Asche, Holzkohle und Steine mit Ruß gefunden. Offenbar wurden die Herde zum Wärmen und zum Kochen von Speisen benutzt. *Homo erectus* benutzte bereits verschiedene Werkzeuge für die Jagd, für das Enthäuten des erlegten Wildes und zum Schneiden des Fleisches. Die Präparation von Werkzeugen und Wohnstätten zeigt, dass *Homo erectus* gearbeitet hat. Die Arbeit als gezielter Einsatz von Werkzeug entwickelte sich gekoppelt an die Intelligenz. Beide sind eng miteinander verbunden; sie beschleunigten die gegenseitige Entwicklung und damit die des Menschen. Ab *Homo habilis* sind die morphologischen Entwicklungen so fließend, dass es fast unmöglich ist, genaue Abgrenzungen zu ziehen. Es handelt sich um Chronospezies der gleichen Gattung *Homo*. Sicherster Gradmesser der Entwicklung ist das Niveau der Komplexität der Produktionsmittel.

Vor 400 000 bis 250 000 Jahren entwickelte sich aus dem *Homo erectus* der **Homo sapiens.** Geographisch ist nicht klar, in welcher Region diese Entwicklung stattfand. Frühe

Abb. 7.30 Die Evolution der Hominoiden lässt sich am Schädelvolumen ablesen

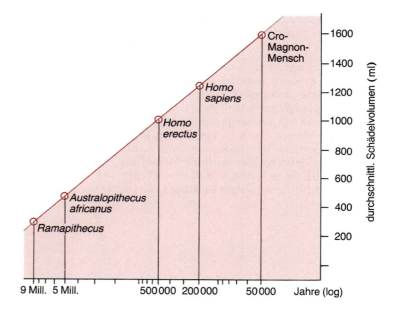

Funde von *Homo sapiens* wurden in Steinheim (bei Stuttgart), England (Swanscombe), Afrika (Zimbabwe) und Java entdeckt. *Homo erectus* und *Homo sapiens* sind offenbar sehr mobil gewesen. Besonders interessant sind die europäischen Funde, die etwa 250 000 Jahre alt sind. Die **Schädelvolumina** betrugen 1200 und 1300 cm³. Dies deutet auf eine weitere Zunahme der Intelligenz hin (Abb. 7.**30**). Zahlreiche Funde stammen aus der Periode vor 100 000 bis 30 000 Jahren. Nach dem ersten Fundort **(Neandertal)** wird dieser Typ Neandertaler genannt. Er war klein und gedrungen und an die rauhen Klimabedingungen der Eiszeit angepasst. Zwar gibt es anatomische Unterschiede zu *Homo erectus,* aber bemerkenswert sind die wesentlich weiterentwickelten **Arbeitsgeräte und Waffen** der Neandertaler. Sie waren jagende Nomaden, die in Höhlen wohnten und Hütten bauten. Diese Individuen hatten Rituale und Religion entwickelt. Aus Grabbeigaben wird geschlossen, dass sie an ein Leben im Jenseits glaubten. Im Diesseits waren die Neandertaler bereit, sich zu verspeisen **(Kannibalismus).** Neue Experimente zeigten, dass *Homo neandertalensis* nicht in der Entwicklungslinie des modernen *Homo sapiens* liegt. Sequenzanalysen mitochondrialer DNA von Neandertal-Funden zeigten, dass sich die Linien des *Homo sapiens* und des *Homo neandertalensis* vor etwa 600 000 Jahren getrennt haben. Diese Trennung hat sich in Afrika ereignet, wo auch die Urmutter des modernen *Homo sapiens* vor etwa 150 000 Jahren gelebt hat.

Von vor 30 000 Jahren stammen Funde bei Cro-Magnon von 5 Skeletten und Siedlungsresten. Der „Cro-Magnon"-Mensch ist ein früher Homo sapiens der Altsteinzeit, der sesshaft war.

Entscheidend für die Evolution des Menschen war die Entwicklung der Arbeit.

Während der Evolution hat der Mensch eine **Sonderstellung** erreicht, die sich manifestiert in:

7.7 Evolutionäre Zeiträume

Entwicklung des Sonnensystems	vor	4,7 Milliarden Jahren
Erste Probionten (Stromatolithen in Finnland)	vor	3,75 Milliarden Jahren
Erste Prokaryonten (fossile Abdrücke in Zimbabwe)	vor	3,0 Milliarden Jahren
Erste Primaten	vor	60 Millionen Jahren
Altwelt-/Neuweltaffen	vor	30 Millionen Jahren
Abspaltung der Hominoiden	vor	20 Millionen Jahren
Abspaltung der Hominiden von den Menschenaffen	vor	6 Millionen Jahren
Australopithecus afarensis *Australopithecus robustus* *Australopithecus africanus*	vor	4 Millionen Jahren
Homo habilis	vor	2 Millionen Jahren
Homo erectus	vor	1,5 Millionen Jahren
Homo sapiens	vor	500 000 Jahren
(*Homo sapiens neandertalensis*)	vor	70 000 Jahren
Homo sapiens sapiens	vor	40 000 Jahren

- Bipedie und damit der völligen Befreiung der Hände von der Fortbewegung. Dadurch konnten sich die Hände zu präzis funktionierenden Manipulationsorganen entwickeln
- starker Entwicklung der Großhirnrinde
- Entwicklung der Sprache

- Einsatz komplexer Produktionsmittel
- extremer Verlängerung der Juvenilphase (soziales Lernen)

Sprache, Lernfähigkeit und Möglichkeit des Einsatzes komplexer Produktionsmittel sind die Gründe für die bemerkenswerte **„kulturelle Evolution".**

Mit der Evolution der Arbeit als gezielter Tätigkeit unter Zuhilfenahme von Werkzeug zur Produktion von Gütern erhielt der Mensch die Möglichkeit, einen Teil seiner Zeit zur Verbesserung der Lebensumstände aufzuwenden. Gleichzeitig entstand aber auch die Möglichkeit, andere für sich arbeiten zu lassen, und so entwickelten sich die sozialen Verhältnisse **(soziale Evolution),** die immer wieder zu Auseinandersetzungen und Kriegen führten. Es ist zu hoffen, dass der *Homo sapiens* im Verlauf seiner Evolution eine Stufe erreichen wird, auf der er diese Konflikte friedlich zu lösen versteht (Rep. 7.**7**).

Weiterführende Literatur

Krings, M., Stone, A., Schmitz, R. W., Krounitzkj, M., Stoneking, M., Pääbo, S.: Neandertal DNA-Sequences and the Origin of Modern Humans. Cell 90 (1997) 19–30

Kull, U.: Evolution des Menschen. Metzler, Stuttgart 1979

Vogel, G., M. Angermann: Taschenatlas der Biologie, Bd. III: Genetik und Evolution, Systematik. 4. Aufl. Thieme, Stuttgart 1990

8 Fortpflanzung und Ontogenese des Menschen

8.1 Bei Pflanzen und Tieren kann die Fortpflanzung vegetativ oder sexuell erfolgen

Vermehrung und Fortpflanzung der eigenen Art ist das Hauptziel im Leben von Pflanzen und Tieren, dies wird entweder durch ungeschlechtliche (**vegetative**) oder **geschlechtliche** Fortpflanzung erreicht. Bei manchen Organismen, z. B. Farnen, wechselt der eine mit dem anderen Mechanismus ab (**Generationswechsel**).

8.1.1 Vegetative Fortpflanzung erfolgt durch Sprossung, Teilung oder Sporulation

Von ungeschlechtlicher Vermehrung spricht man immer dann, wenn durch **Teilung** oder Knospung einer Mutterzelle neue Individuen entstehen.
Bei Einzellern, wie z. B. Bakterien, findet Zweiteilung statt. Die Ausgangszelle wächst und wird zu zwei Zellen durchgeschnürt. Einige Polypen lassen durch **Knospung** neue Individuen aus einer Zelle des Mutterpolypen entstehen. Diese Zellgruppen (Nachkommen) werden schließlich abgestoßen. Korallen vermehren sich ebenfalls durch Knospung, die Nachkommen bleiben aber am Korallenstock fixiert.
Die Hyphen von Hefen und Pilzen können sprossen. Sie können aber auch **Sporen** bilden. Das sind dauerhafte Zellformen, die das genetische Material und einige Nährstoffe enthalten und im geeigneten Milieu zu einem neuen Individuum auskeimen.
Alle Individuen, die aus ungeschlechtlicher Vermehrung hervorgehen, sind genetisch gleich und gehören einem **Zellklon** an.

8.1.2 Die sexuelle Fortpflanzung beginnt mit der Bildung von Gameten und deren Kopulation

Das Charakteristikum der geschlechtlichen Vermehrung ist das Vorhandensein zweier unterschiedlicher Geschlechtszellen (**Gameten**). Sind diese Gameten gleich groß, spricht man von **Isogamie,** sind sie verschieden groß, von **Anisogamie.**
Im Befruchtungsvorgang (**Syngamie**) vereinigen sich die Gameten zu einer neuen Zelle (**Zygote**). Damit aus dieser Vereinigung ein Individuum mit artspezifischem Chromosomensatz hervorgehen kann, muss dieser in den Keimzellen zunächst im Zuge der Meiose reduziert worden sein.
Bei Pflanzen und Tieren können männliche und weibliche Geschlechtsorgane in einem Individuum gleichzeitig vorkommen. Einige dieser **Zwitter** können sich selbst befruchten, z. B. Bandwürmer, einhäusige Pflanzen, andere nicht (**Hermaphroditen**).
Bei Pflanzen gehen die männlichen Gameten aus den Pollen hervor, die weiblichen, die Eizellen, sind im Fruchtknoten. Bei Tieren und Menschen finden wir **Spermien** und **Eizellen.** Bewegt sich das Spermium bei der Befruchtung aktiv zur Eizelle hin, so spricht man von **Oogamie.** Entwickeln sich Eizellen, ohne befruchtet worden zu sein, liegt **Parthenogenese** vor. Bei Individuen, die aus unbefruchteten Eiern hervorgehen, z. B. den Drohnen im Bienenstaat, sind die Keimzellen haploid. Es gibt auch Parthenogenese diploider Zellen, z. B. bei Blattläusen und Wasserflöhen. Bei diesen Zellen ist die Meiose blockiert.

8.2 Beim Menschen werden die Keimzellen bereits im frühen Embryo angelegt

Schon im Embryo werden Zellen zur Keimzellbildung prädestiniert, die Urkeimzellen (primordiale Keimzellen), die ab der vierten Embryonalwoche in undifferenzierte Drüsenanlagen (primordiale Gonaden) wandern und sich als **Oogonien** bzw. **Spermatogonien** mitotisch vermehren (s. Abb. 8.5, 8.6). In der achten Embryonalwoche wird die Entwicklung zum männlichen oder weiblichen Geschlecht eingeleitet.

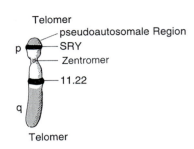

Abb. 8.1 **Y-Chromosomale Lokalisation von SRY.** Das Sex-Determinations-Gen SRY liegt in der distalen Region des kurzen Armes des Y-Chromosoms proximal benachbart zur pseudoautosomalen Region.

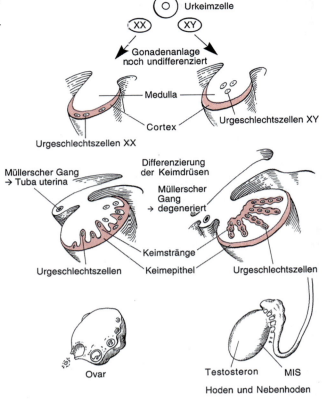

Abb. 8.2 **Sex-Determination.** Die primordiale Keimzelle wandert in die zunächst undifferenzierte Gonadenanlage, die aus einer zentralen Medulla und dem peripheren Cortex besteht. Das SRY-Genprodukt beendet die Wanderung der Keimzelle in der Medulla. Es bilden sich Testes, in deren Leydig-Zellen Testosteron und in deren Sertoli-Zellen MIS gebildet wird.
Beim Fehlen des SRY-Genprodukts (bzw. eines Y-Chromosoms) wandert die Keimzelle bis in den Cortex und induziert dort die Entwicklung eines Ovars und die Umbildung von Müllerschen Gängen zu Tuben, Uterus und Vagina.

8.2.1 Die Sex-Determination erfolgt in der Embryonalentwicklung durch das SRY-Genprodukt (sex reversal on Y)

Bei den Säugetieren entscheidet die Gegenwart des Gens **SRY** (bei der Maus das homologe Gen Sry) über die **männliche Entwicklung** des Embryos. Das SRY-Genprodukt (SRYgp) ist ein **Transkriptionsfaktor,** denn es hat, wie andere Transkriptionsfaktoren, eine „high mobility group" = **HMG-Domäne** (spezielle Aminosäuresequenz). Es bindet fest an DNA. Mutanten in der HMG-Domäne binden nicht. Das SRY-Gen codiert ein Protein von 204 Aminosäuren. Am 5'-Ende des Gens befindet sich eine lange, nicht translatierte Sequenz, die wahrscheinlich für die Kontrolle der Expression notwendig ist. Das SRY-Gen liegt auf dem kurzen Arm des Y-Chromosoms nahe der distal gelegenen **pseudoautosomalen Region** PAR1 (Abb. 8.1). Eine zweite, kleinere pseudoautosomale Region PAR2 befindet sich am Ende des langen Arms. Für die Gene dieser Regionen und für einige weitere, über das gesamte Chromosom verstreut liegende, gibt es homologe Sequenzen auf dem X-Chromosom. PAR1 paart während der Meiose mit der pseudoautosomalen Region des X-Chromosoms (S. 60). Das SRY-Genprodukt bestimmt die **Wanderung der primordialen Keimzelle** in die zunächst undifferenzierte Gonadenanlage, die aus einer zentral gelegenen Medulla und dem peripheren Cortex besteht und direkt der Nierenanlage benachbart ist (Abb. 8.2). Beim Fehlen des Y-Chromosoms (XX, XXX oder XO) wandert die Keimzelle bis in den Cortex. Bei vorhandenem Y-Chromosom (XY, XXY) verbleibt die Keimzelle in der Medulla. Unter dem Einfluss des SRYgp bilden sich **Testes,** in deren **Leydig-Zellen** Testosteron und in deren **Sertoli-Zellen** MIS (Müller-Inhibitor-Substanz) synthetisiert werden. **MIS** blockiert die Entwicklung der Müllerschen Gänge. Das Testosteron aktiviert spezifische Rezeptoren im Cytoplasma von Zielzellen, die daraufhin gemeinsam mit dem Steroid in den Kern wandern und an spezifische DNA-Sequenzen (TRE, testosteron responsive element) binden und die entsprechen-

---

R 8.1 Sex-Determination

Y-Chromosom:	SRY-Gen codiert für Transkriptionsfaktor
SRYgp (TDF):	Wanderung der primordialen Keimzellen in die Medulla der Gonadenanlage (Testes-Determinations-Faktor)
Leydig-Zellen:	Testosteronsynthese
Sertoli-Zellen:	Synthese von MIS
Testosteron:	Steroidhormon bindet an cytoplasmatische Rezeptoren → Kern → TRE in Promotoren spezifischer Gene → männlicher Phänotyp
MIS:	Hemmt Weiterentwicklung der Müllerschen Gänge zu Ovar, Uterus und Vagina

den Promotoren eröffnen. Die männliche Entwicklung wird eingeleitet (Rep. 8.**1**).

Eine Keimzelle, die kein Y-Chromosom hat (Fehlen von SRY), entwickelt im Cortex ein Ovar, und die Müllerschen Gänge bilden sich zu Tuben, Uterus und Vagina um.

Individuen mit **Turner-Syndrom** (XO) sind weiblich (Fehlen von SRY), solche mit **Klinefelter-Syndrom** (XXY) sind männlich. Auch die chromosomale Konstellation XXXY und XXXXY führt zu männlichem Phänotyp.

Beim **XX-Mann** liegt eine Translokation der SRY-Region auf ein anderes Chromosom vor. Bei einer **XY-Frau** gibt es kein intaktes SRY-Gen (Mutation). Bei Defekten des Testosteronrezeptors hat das Individuum trotz männlicher Chromosomen-Konstellation (XY) einen weiblichen Phänotyp **(testiculäres Feminisierungs-Syndrom).** Auch MIS kann defekt sein. Dann entsteht ein Individuum mit männlichem Genotyp unter Ausbildung weiblicher Geschlechtsorgane (Rep. 8.**2**).

Die Sex-Determination erfolgt über eine **Kaskade** mit mehreren Stufen, an der Gene autosomaler Chromosomen beteiligt sind. Eine wesentliche Komponente ist das Produkt des Gens SOX9, das auf dem Chromosom 17 liegt, das sowohl für die autosomale Sexumkehr als auch für die Campomelische Dysplasie, eine schwere Knochenstörung mit gleichzeitig fehlentwickelten Genitalien, verantwortlich ist. Wie SRY ist auch SOX9 ein regulierender **Transkriptionsfaktor** mit HMG-Domäne.

Die unterschiedlichen Gendosen für weibliche und männliche Chromosomen-Konstellation (XX-XY) werden durch die **X-Inaktivierung** ausgeglichen. In der weiblichen Zelle wird eines der beiden X-Chromosomen inaktiviert (S. 167). Dadurch ist in jeder Zelle jeweils nur ein X-Chromosom aktiv. Inaktivierte X-Chromosomen erscheinen in der Zelle als Barr-Körperchen. Auch beim Klinefelter-Syndrom (XXY) ist ein X zum Barr-Körperchen inaktiviert. Für die Inaktivierung ist das **Gen XISG (X-Inaktivierungs-spezifisches Gen)** zuständig. Es unterliegt einer komplexen Kontrolle; es ist inaktiv auf dem aktiven und aktiv auf dem inaktiven X-Chromosom. Auf Letzterem bleiben auch die pseudoautosomale Region und einige andere, kleinere Abschnitte aktiv.

Beim fehlenden Y-Chromosom wird ab der zwölften Schwangerschaftswoche weibliches Sexualhormon, **Östrogen,** produziert. Ab der sechzehnten Schwangerschaftswoche differenzieren Zellen im Hypothalamus und in der Hypophyse unter Hormoneinfluss zu **sexuellen Regulationszentren** aus. Die Ausprägung sekundärer Geschlechtsmerkmale findet erst in der Pubertät unter hormoneller Steuerung statt (♀ 10–13 Jahre, ♂ 12–14 Jahre).

Die Entwicklung von männlichen und weiblichen Keimzellen weist einige wesentliche Unterschiede auf. Die Entwicklung der Keimzellen **(Gametogenese)** unterscheidet sich im männlichen und weiblichen Individuum grundsätzlich dadurch, dass der männliche Organismus während seines gesamten geschlechtsreifen Individuallebens zur Bildung neuer Keimzellen imstande ist, während beim weiblichen Organismus die Keimzellen bereits im Embryonalstadium vorgefertigt und bei Bedarf abgerufen werden. Ein weiterer Unterschied ist bemerkenswert: Aus einer männlichen Spermatocyte gehen vier gleichberechtigte reife Keimzellen (Spermien) hervor, aus der weiblichen Oocyte nur eine funktionstüchtige Keimzelle (Ei, Ovum) und drei Polkörper.

R 8.2 **Sexuelle Fehlentwicklung**

XO (Turner):	Weiblicher Phänotyp, Fehlen von Y, Fehlen von SRY
XX-Mann:	SRY-Translokation, männlicher Phänotyp, obwohl Y fehlt
XY-Frau:	SRY-Inaktivierung durch Mutation
Testikuläre Feminisierung:	Defekter Testosteronrezeptor

8.2.2 **Spermien werden während der gesamten Zeit der sexuellen Reife gebildet**

Der Bildungsort der reifen männlichen Keimzellen (Bildung der Spermien im Verlauf der Spermatogenese) sind die **Testes,** die von Kanälen durchzogen werden, in denen sich Millionen Spermien entwickeln (Abb. 8.3). Die Wand dieser Kanäle besteht aus undifferenzierten Keimzellen, den sogenannten **Spermatogonien.** Diese vermehren sich im Embryo und auch während der Kindheit durch mitotische Teilung. Ab der Pubertät treten einige dieser Spermatogonien in die eigentliche Spermatogenese ein. Anders als bei manchen Tieren, bei denen dieser Vorgang nur zu bestimmten Jahreszeiten während der Brunst stattfindet, reifen beim Menschen die Keimzellen dauernd heran. Von den undifferenzierten Spermatogonien beginnen einige **Spermatocyten I (Spermatocyten 1. Ordnung)** die Meiose. Sie werden nach der ersten Reifeteilung zu **Spermatocyten 2. Ordnung** und nach der zweiten Reifeteilung zu vier **Spermatiden,** die durch Plasmabrücken verbunden bleiben. Aus diesen Spermatiden gehen mit Hilfe eines Differenzierungsprozesses **(Spermiogenese)** die reifen **Spermien** hervor (Abb. 8.4, 8.5). Charakteristisch für diese Entwicklung ist eine zunehmende Zellstreckung, wobei zunächst ein mit Hyaluronidase gefülltes Vesikel des Golgi-Apparates (Akrosom) mit dem Zellkern in engen Kontakt tritt. Diese Hyaluronidase daut die Eizellhülle beim Durchtritt des Spermiums an. Der Zellkern, der zum Kopf des reifen Spermiums wird, erhält eine ovale Form, das Cytoplasma wird nach hinten verdrängt, während das Akrosom sich abplattet und die Vorderseite des Kerns wie eine Kappe überzieht. Die beiden Zentriolen beginnen zu differenzieren: Das vordere wird zu 2 Halsknötchen, das hintere organisiert den sog. Axialfaden, das Zentrum einer Geißel, die zur Fortbewegung des Spermiums dient. Zahlreiche Mitochondrien finden sich im Mittelstück. Sie sind die Energielieferanten für die Schwanzbewegung. Der Großteil des Cytoplasmas der Spermatide wird als Residualkörper vernichtet. Solche Residualkörper werden durch die Sertoli-Zellen (Stützgewebszellen in den Testes) phagocytiert. Es gibt große Unterschiede im äußeren Erscheinungsbild der Spermien zwischen den einzelnen Spezies. Allen gemeinsam ist die Tatsache, dass der Vorrat an Spermatogonien durch die Reifungsteilung Einzelner nie kleiner wird, denn die Spermatogonien vermehren sich weiter durch Mitose **(Spermatogonienbahn).**

Abb. 8.3 **Spermatogenese** (Übersicht)

Abb. 8.4 **Menschliches Spermium**

8.2.3 Die weiblichen Keimzellen werden im Embryo vorgefertigt und dann später abgerufen

Anders ist die Situation bei den undifferenzierten Eizellen der weiblichen Individuen (**Oogenese**) (Abb. 8.6). Die Urkeimzellen vermehren sich im Embryo durch Mitose und heißen **Oogonien**. Sie sind bei den Vertebraten von einer Epithelzellschicht umkleidet. Vom dritten Fötalmonat an treten beim Menschen Oogonien (ca. $7 \cdot 10^6$) in die Reduktionsteilung, die Meiose, ein und heißen von nun an primäre Oocyten (**Oocyten I, Oocyten 1. Ordnung**). Die meisten degenerieren. Bis zur Geburt liegen ca. $2 \cdot 10^6$ solcher primärer Oocyten vor. Sie befinden sich in einem Spezialstadium, in der Prophase der ersten Reifungsteilung, im sog. **Diktyotän**. Dieses Stadium ist ein Wartestadium vor dem letzten Prophase-I-Stadium, der Diakinese (s. Zellteilung, Kap. 1). Das Crossing-over der homologen Chromosomen hat stattgefunden, die Chiasmata sind terminalisiert. In diesem Stadium despiralisieren die Chromosomen und verharren bis zur Geschlechtsreife.

Wie die Mitose, so wird auch die Meiose durch den **MPF (Mitose-Promotor-Faktor)** kontrolliert (S. 58). Der Arrest des Befruchtung-bereiten Eies in der Metaphase II wird dadurch erreicht, dass die Aktivität von MPF nicht, wie sonst vor Eintritt in die Anaphase, abfällt und auch Cyclin B nicht abgebaut wird. Ein cytostatischer Faktor, der in Metaphase-II-Oocyten entdeckt wurde, besitzt eine Kinase-Aktivität (Mos). Mos ist für die Aufrechterhaltung der Aktivität von MPF verantwortlich und blockiert über eine *MAP-Kinase* (*Mitogen-aktivierte Proteinkinase*, S. 330) die Ubiquitin-vermittelte Proteolyse von Cyclin B.

Diese Oocyten, die von einer Schicht Follikelzellen umgeben sind, heißen auch **Primärfollikel**. In manchen Oocyten findet an dekondensierten Schleifen dieser Chromosomen intensive RNA-Synthese statt. Während der Warteperiode wächst die Oocyte heran. Sie bekommt ihre äußere Glycoprotein-Hülle, ihre Granula, sie häuft mRNA, Ribosomen, Glycogen und Lipide an, um gegebenenfalls für die weitere Entwicklung zum Embryo gerüstet zu sein. Zellen des Ovars, die Follikelzellen, können ihr dabei helfen: Niedermolekulare Stoffe werden durch Kommunikationskontakte in die Oocyte transferiert. 99 % der Zellen degenerieren. Ungefähr 400 000 sind bei der Pubertät noch erhalten. Vom Rest treten während der Geschlechtsreife im Verlauf des weiblichen Monatscyclus, durch Hormone induziert, jeweils einige primäre Oocyten in die nächsten Phasen der

8.2 Beim Menschen werden die Keimzellen bereits im frühen Embryo angelegt   243

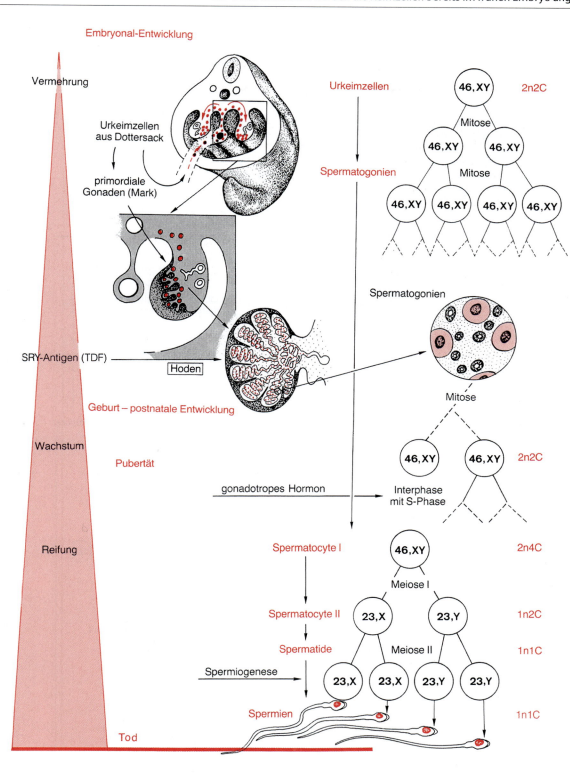

Abb. 8.5 **Spermatogenese.** Die Spermatogenese beginnt in der frühembryonalen Entwicklung und durchläuft drei Phasen: Vermehrung durch Mitosen während der Embryonal-Entwicklung, weitere Vermehrung bis zur Pubertät, dann neben der Vermehrung Eintreten der Spermatogonien in den Reifungsprozess, der über Meiose I + II zu den Spermatiden und von dort zu den reifen Spermien führt. Wachstum und Reifung sind Prozesse, die beim Mann bis zu dessen Tod erfolgen. Die Urkeimzelle ist diploid (2n) mit einem entsprechenden Chromatingehalt, auch C-Wert genannt (2C). Während der Interphase, die der Meiose vorausgeht, wird die DNA repliziert. Die Spermatocyten erster Ordnung erhalten dadurch einen doppelten Chromatingehalt (2n, 4C). Während der Meiose (I + II) entstehen haploide Spermatide (1n, 1C), die im Verlauf der Spermiogenese einen Entwicklungsprozess zu reifen Spermien durchmachen.

244 8 Fortpflanzung und Ontogenese des Menschen

Abb. 8.6 **Oogenese.** In der frühen Embryonalentwicklung vermehren sich die Oogonien durch mitotische Teilung. Im dritten Fötalmonat treten die Oocyten 1. Ordnung in die Meiose ein. Die Oocyten 1. Ordnung sind diploide Zellen mit einem verdoppelten Chromatingehalt. Im Diplotän der Prophase I gehen diese Zellen in ein Wartestadium, das Diktyotän, über. Etwa $2 \cdot 10^6$ Oocyten verharren in diesem Ruhestadium bis zur Pubertät, von der an in jedem Menstruationscyclus jeweils 10 bis 50 Oocyten den Reifungsprozess (Meiose) fortsetzen. Die zur Befruchtung reife Oocyte II (1n, 2C) befindet sich in der Metaphase II der Meiose II. Anaphase II und Telophase II werden erst nach erfolgter Befruchtung durchlaufen. Es entsteht infolge von ungleichmäßiger Cytoplasmaverteilung aus einer Urkeimzelle eine Eizelle mit drei Polkörpern.

meiotischen Teilung ein (ungefähr 50 gleichzeitig beginnen die Eireifung). Allerdings schafft meist nur jeweils eine Oocyte den Weg bis hin zum fertigen Ei. Die anderen degenerieren.

Aus der Oocyte 1. Ordnung wird nach vollendeter erster Reifeteilung die **Oocyte 2. Ordnung,** die in die zweite Reifeteilung eintritt. Es ist bemerkenswert, dass bei Abschluss der ersten Reifeteilung das Cytoplasma ungleich verteilt wird. Dabei entstehen zwei Zellen, von denen nur die eigentliche Eizelle das gesamte Cytoplasma erhält; die andere bildet den **Polkörper,** der außer dem haploiden Chromosomensatz wenig Material enthält. Dieser Polkörper teilt sich in der zweiten Reifeteilung wieder in zwei Polkörper, während sich die potenzielle Eizelle wiederum in eine Cytoplasma-haltige Zelle und einen weiteren Polkörper teilt. Die zweite meiotische Teilung verläuft bis zur **Metaphase II.** Während dieser Phase verlässt das Ei das Ovar **(Ovulation).** Die eigentliche Vollendung zum fertigen Ei geschieht erst nach Befruchtung durch ein Spermium (Abb. 8.**6**, Rep. 8.**3**).

8.2.4 Im Monatscyclus erfolgt die Bereitstellung der befruchtungsfähigen Eizelle (Menstruationscyclus)

Nach der zweiten Reduktionsteilung enthalten die Eizellen ebenso wie die reifen Spermien den haploiden Chromosomensatz (23 Chromosomen). Vor der letzten Reifung befinden sich die Eizellen im Ovar, sie sind jeweils von Follikelepithel umgeben **(Primärfollikel).** Während der Geschlechtsreife beginnt sich in periodischen Abständen jeweils eine Gruppe von Primärfollikeln (bis zu 50; Gesamtanzahl zu Beginn der Geschlechtsreife etwa 400 000) zu entwickeln. Die Eizelle vergrößert sich und das Follikelepithel wird mehrschichtig. Es kommt zu einem regelrechten Entwicklungs-Wettlauf. Der am weitesten entwickelte Follikel hemmt über hormonelle Steuerung die konkurrierenden Follikel, er wird selber zunächst zum **Sekundärfollikel** und dann zum Tertiärfollikel, dem **Graafschen Follikel** (Abb. 8.**7**), der im Inneren einen mit Flüssigkeit gefüllten Hohlraum enthält. Der Graafsche Follikel gelangt bei seiner Reifung an die Oberfläche des Ovars.

Das Ovar bildet mit ihm eine Bindegewebsschicht, die **Theca folliculi,** mit den beiden Schichten Theca interna und externa. Ausgelöst durch den Druck, den das stark mit Blut gefüllte Ovarmark ausübt, platzt schließlich der reife, 1 bis 2 cm große Graafsche Follikel. Die Eizelle wird befreit, umgeben von Follikel-Epithelzellen, der **Corona radiata.** Häufig wird dieses Ereignis, die **Ovulation,** von den Frauen als „Mittelschmerz" empfunden. Die Ovulation erfolgt in der Mitte zwischen zwei Menstruationen. Die Eizelle wird vom Fimbrientrichter des **Eileiters (Oviducts)** eingesammelt. Eine Befruchtung der Eizelle im Ovar bzw. in der Bauchhöhle führt zur Extrauterinschwangerschaft. Normalerweise erfolgt die Befruchtung in der Ampulle des Oviducts. Im Laufe der nächsten 6 bis 7 Tage wandert das befruchtete Ei in den Uterus. Auf dieser Wanderung beginnt bereits die Embryonal-Entwicklung.

Der im Ovar verbleibende Rest des geplatzten Follikels wird zum **Gelbkörper** (Corpus luteum), Hormone – besonders Progesteron – produziert und damit alle weiteren Follikel in ihrer Reifung behindert, aber gleichzeitig die Uterus-Schleimhaut vorbereitet für eine gegebenenfalls erfolgende Einnistung eines befruchteten Eies (Abb. 8.**8**). Nach erfolgter Befruchtung proliferiert das Corpus luteum und wird bis zu 3 cm groß (Abb. 8.**9**).

Ab der Mitte der Schwangerschaft (Gravidität) bildet sich das Corpus luteum langsam wieder zurück. Hat keine Befruchtung des Eies stattgefunden, wächst der Gelbkörper für weitere 10 bis 12 Tage, beginnt zu degenerieren, und seine Hormonproduktion bricht nach 14 Tagen zusammen. Durch das Fehlen der Corpus-luteum-Hormone kann die stark entwickelte Uterus-Schleimhaut nicht weiter bestehen bleiben. Sie löst sich ab. Es kommt zur **Menstruation.** Bindegewebe wuchert in die Reste des degenerierten Gelbkörpers und bald ist jede Spur von ihm verschwunden. Da mit der Degeneration des Corpus luteum auch die Progesteron-Synthese zusammenbricht, können neue Primärfollikel heranreifen. Der jeweils führende un-

8.3 Vergleich der Stadien der Gametogenesen

EM = Embryonalmonat
FM = Fötalmonat
n = Chromosomensatz
C = Chromatingehalt

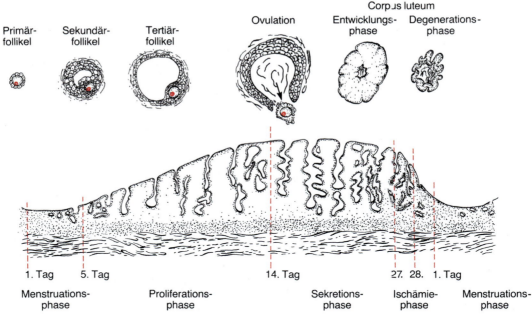

Abb. 8.8 Menstruationscyclus. Mit dem ersten Tag der Menstruation (Beginn der Menstruationsblutung) beginnt ein neuer Cyclus. Die Eizelle reift heran und in der Mitte des Cyclus kommt es zum Platzen des reifen Follikels (Ovulation). Die Eizelle wird befreit und ist reif zur Kopulation. Der Follikel entwickelt sich zum Hormon-produzierenden Corpus luteum (Gelbkörper). Kommt es zu keiner Befruchtung, so degeneriert das Corpus luteum. Die während des Menstruationscyclus aufgebaute Uterusschleimhaut wird abgestoßen.

terdrückt dann die Konkurrenten und reift zum nächsten Graafschen Follikel, der wiederum springt. Das Ei wird befreit, und der Gelbkörper bildet Progesteron, bis, bei Nichtbefruchtung, 14 Tage nach der Ovulation der Gelbkörper zusammenbricht und die nächste Menstruation erfolgt. Die Reifung weiterer Follikel wird natürlicherweise von den Östrogenen, die der in der Reifung führende Follikel bildet, bzw. nach dem Eisprung durch das Progesteron des Corpus luteum unterdrückt. Die Hemmung der Follikelreife durch diese beiden Hormone ist das Prinzip der Empfängnisverhütung durch die Pille, bei der physiologische Mengen dieser Hormone zugeführt werden. Damit ist

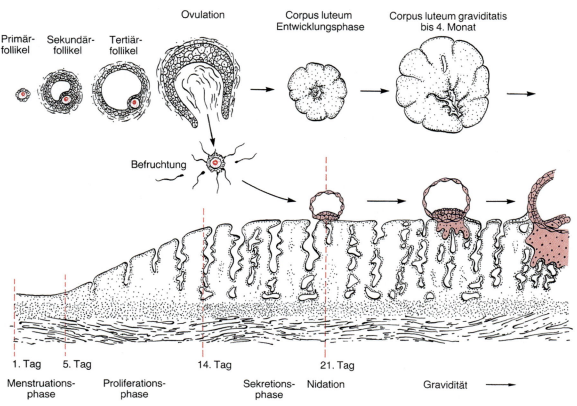

Abb. 8.9 Uterusschleimhaut und Corpus luteum in der Schwangerschaft. Nach der Befruchtung der Eizelle hypertrophieren das Corpus luteum und die Uterusschleimhaut.

Empfängnisverhütung durch die Pille eine natürliche Methode, und Polemik gegen die Pille offenbart biologische Ignoranz.

8.2.5 Die Befruchtung ist ein sehr komplexer biochemischer Prozess, der in der Ampulle des Oviducts stattfindet

Die **Kopulation** der beiden Gameten erfolgt in der Ampulle des Oviducts. Die Spermien gelangen aus der Vagina durch den Uterus nach einer Odyssee in das Oviduct. Diese Wanderung an sich ist bereits ein Wunder, das noch nicht völlig verstanden wird. Angelockt werden die Spermien durch Sexuallockstoffe, die von der Eizelle abgeschieden werden. Während der Ejakulation werden die Spermien in ihrer Bewegung durch das alkalische Milieu der Samenflüssigkeit aus der Prostata aktiviert. Sie bewegen sich mit Hilfe der Geißeln. Die Energie dazu wird von den Mitochondrien erzeugt. Hauptsächlich werden die Spermien durch peristaltische Kontraktionen des weiblichen Genitaltraktes bewegt. Spermien, die innerhalb von vier Tagen keine Eizelle zur Befruchtung gefunden haben, sterben im weiblichen Genitaltrakt ab. Ein Ejakulat enthält beim Menschen etwa 10^8 Spermien.

Besonders eingehend wurde der Mechanismus der **Befruchtung** an Seeigeleiern studiert. Er wurde aber auch bei menschlicher In-vitro-Fertilisation untersucht. Die Spermien schwimmen über relativ große Distanzen auf das Ei zu. An der Stelle des Eies, die dem Spermium am nächsten liegt, bildet sich eine Ausbeulung – der **„Empfängnishügel"**. Hier dringt das Spermium ein. Dazu benützt es einen enzymatischen Apparat, das Akrosom, das unter anderem *Hyaluronidase* enthält und lokal in der Eihülle einen Einschlupf für das Spermium ermöglicht (Kapazitation) (Abb. 8.10). Sobald das Spermium durch die Eimembran hindurchgetreten ist, wird schlagartig die **Befruchtungsmembran** ausgebildet, die das Eindringen weiterer Spermien verhindert. Dieser Vorgang wird vermutlich durch Ca^{2+}-induzierte Exocytose ausgelöst, durch die Sekret aus Vesikeln unterhalb der Plasmamembran an die Außenseite der Eimembran befördert wird. Im Eiinneren wird der Spermienschwanz abgelöst. Aus dem Mittelstück bilden sich zwei Zentriolen, die mit dem männlichen Kern zur Eimitte wandern. Gleichzeitig bewegt sich der Kern des Eies zur Mitte hin. Beide Kerne verschmelzen zu einem gemeinsamen Kern.

Auch aus biochemischer Sicht ist die Befruchtung außerordentlich interessant. Die reife Eizelle läuft mit ihrem Stoffwechsel auf Sparflamme. Viele vorhandene Messenger-RNAs werden nicht in Protein übersetzt, sondern warten als „schweigende mRNA" auf den großen Auftritt, die Befruchtung. Die Mechanismen zur Aktivierung dieser RNAs sind noch nicht bekannt. Wenige Sekunden nach

248   8 Fortpflanzung und Ontogenese des Menschen

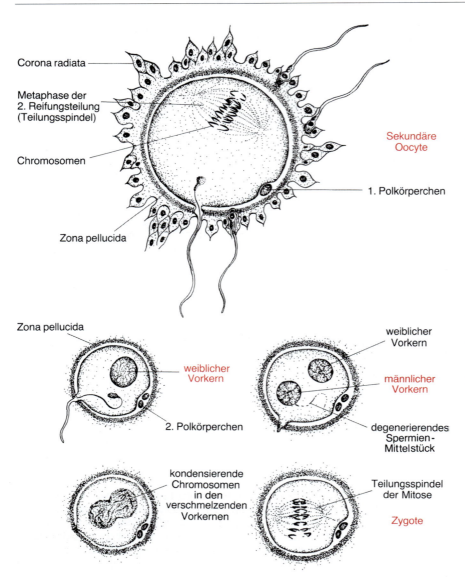

Abb. 8.10 **Befruchtungsvorgang (Seeigelei).** Die Spermien gelangen im Eileiter auf die Corona-radiata-Zellen der befruchtungsfähigen Eizelle. Der Inhalt des Akrosoms löst die Desmosomen zwischen den Zellen auf und lässt das Spermium bis zur Zona pellucida vordringen. Auch diese Zona wird aufgelöst, und das erste im Perivitelinraum (Spalt zwischen Zona pellucida und Oocyte) angekommene Spermium veranlasst die Eizelle zur Ausbildung einer Befruchtungsmembran, die das Eindringen weiterer Spermien verhindert. Das Plasmalemm des erfolgreichen Spermiums vereinigt sich mit dem Plasmalemm der Oocyte, und Kern- und Mittelstück des Spermiums dringen in die Oocyte ein. Hier wird das Chromatin des Spermiumkopfes zum männlichen Vorkern umgewandelt. Die männlichen Mitochondrien werden abgebaut. Nach Replikation des DNA-Materials des weiblichen und des männlichen Vorkerns vermischen sich die Chromosomen, und es bildet sich eine Teilungsspindel aus. Die erste Furchungsteilung der Zygote kann stattfinden.

dem ersten Kontakt mit dem Spermium wird die Eimembran depolarisiert. Na^+-Ionen fließen ein und K^+-Ionen aus. Auch Ca^{2+} gelangt in die Eizelle. Die Aufnahme von Energiesubstrat wie Glucose bzw. Abbauprodukten der Eihülle wird gesteigert. Die oxidative Phosphorylierung bzw. die Atmung wird verstärkt. Das ATP steigt an und die maternalen RNAs werden aktiviert. Als Folge davon kommt es zur Steigerung der Proteinsynthese, dann zur weiteren RNA-Produktion, schließlich zur DNA-Replikation und zur Einleitung der ersten Mitose (Rep. 8.4).

Dieses Programm kann bei Seeigeleiern künstlich ausgelöst werden durch Depolarisation der Eimembran, z. B. durch einen spitzen Nadelstich oder durch hypoosmotischen Schock. Wahrscheinlich hängen die dargestellten biochemischen Stufen kausal miteinander zusammen. Die depolarisierte Membran stimuliert aktive Transporte für Energiesubstrate, wie an anderen Systemen nachgewiesen wurde. Größeres Angebot an Energiesubstrat führt zur Steigerung der ATP-Konzentration, und eine erhöhte Konzentration von Triphosphaten stimuliert ihrerseits die Translation der „schweigenden mRNAs".

Die Befruchtung ist der Auslöser für das Entwicklungsprogramm der Eizelle. Sie führt aber auch zur Neukombination des genetischen Materials zweier Individuen der gleichen Art und ist Voraussetzung für die Erhaltung der Art – für die Vererbung.

Zum Zeitpunkt der Befruchtung wird bereits das Geschlecht des sich entwickelnden Individuums festgelegt. Enthielt das befruchtende Spermium ein X-Chromosom, so wird das neue Individuum zu einem Weibchen, enthielt es ein Y-Chromosom, wird es zu einem Männchen entwickelt.

8.2 Beim Menschen werden die Keimzellen bereits im frühen Embryo angelegt

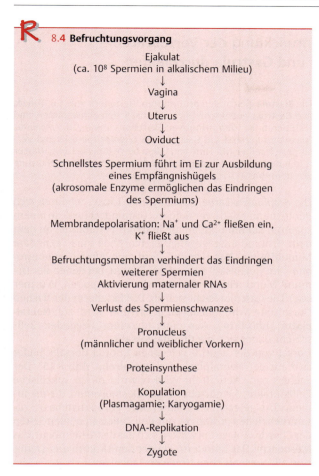

8.4 Befruchtungsvorgang

Ejakulat
(ca. 10^8 Spermien in alkalischem Milieu)
↓
Vagina
↓
Uterus
↓
Oviduct
↓
Schnellstes Spermium führt im Ei zur Ausbildung eines Empfängnishügels
(akrosomale Enzyme ermöglichen das Eindringen des Spermiums)
↓
Membrandepolarisation: Na^+ und Ca^{2+} fließen ein, K^+ fließt aus
↓
Befruchtungsmembran verhindert das Eindringen weiterer Spermien
Aktivierung maternaler RNAs
↓
Verlust des Spermienschwanzes
↓
Pronucleus
(männlicher und weiblicher Vorkern)
↓
Proteinsynthese
↓
Kopulation
(Plasmagamie; Karyogamie)
↓
DNA-Replikation
↓
Zygote

8.5 Frühe Entwicklungsstufen eines menschlichen Keims

	Zygote
Sofort	totale, gleichartige äquale Teilung (Teilungsbeginn im Oviduct während der Wanderung)
	↓
	Morula: Embryoblast (innerer Zellhaufen) Trophoblast (äußere Zellschicht)
	↓
	Blastocyste: Blastocoel (Hohlraumbildung) Embryoblast (an Implantationsstelle)
Nach 3–4 Tagen	Ankunft des Keims im Uteruslumen
	↓
Nach 6–7 Tagen	intradeziduale Implantation (Verdauung der Zona pellucida, Bildung eines Schlusskoagulums)
	↓
Nach 10 Tagen	Blutlakunen im verdickten Trophoblasten Spaltbildung – Amnion, primärer Dottersack Ektoderm, Entoderm als Zellschichten
	↓
Nach 15 Tagen	Amnionhöhle sekundärer Dottersack Ektoderm, Entoderm, Haftstiel bildet die Verbindung zum Trophoblasten

8.2.6 Während der Wanderung der befruchteten Eizelle vom Oviduct in den Uterus finden die ersten Teilungen statt

Die befruchtete Eizelle, die Zygote, leitet noch im Oviduct die Zellteilung ein, anschließend muss der sich entwickelnde Keim in den Uterus wandern. Ist diese Wanderung behindert, z. B. durch Stenose des Oviducts, kommt es zur Tubenschwangerschaft.

Für die ungehinderte Reise benötigt die Zygote 6 bis 7 Tage. Wenn der Keim am Bestimmungsort im Uterus angelangt ist, sind schon viele Zellteilungen erfolgt. Es liegt ein Zellhaufen, die **Morula,** vor (Abb. 8.11). Der Keim wird durch das Flimmerepithel des Oviducts weiterbewegt (s. Kap. 1). Auf dem Weg zum Uterus reift der Keim für die Implantation heran. Durch aktive, amöboide Bewegung wandert dann die **Blastocyste** durch das Uterusepithel (Dezidua) bis in die Schleimhaut hinein und nistet sich zwischen Drüsen ein **(intradeziduale Implantation).** Das entstandene Loch in der Dezidua wird durch ein Blutgerinnsel verschlossen (Schlusskoagulum) (Rep. 8.**5**). Bei Nagern und niederen Affen entwickelt sich der Embryo im Uteruslumen (zentrale Implantation) oder bei Mammalia mit besonders kurzer Entwicklungszeit, wie z. B. der Maus oder Ratte, in einer Schleimhautfalte des Uterus.

Abb. 8.**11** Furchung der befruchteten Eizelle bis zur Morula

8.3 In der frühen Phase der Embryonalentwicklung der Vertebraten werden die Stadien Morula, Blastula und Gastrula durchlaufen

Mammalia-Eier sind dotterarm (**oligolezithal**), da der Nährstoffbedarf für die Placenta von der Mutter aus gedeckt wird. Die **Teilungen** der Eizellen sind **vollständig** und **gleichmäßig**. Es entstehen etwa gleich große Tochterzellen. Die Eier von Reptilien und Vögeln hingegen sind groß und dotterreich (polylezithal). Die gesamten Nährstoffe für die Keimesentwicklung müssen vom Ei selbst geliefert werden. Die Furchungen sind in diesen Fällen nur partiell. An einer Stelle der Eioberfläche beginnt scheibenförmig (diskoidal) oder oberflächlich (superfiziell) die Keimesentwicklung. Bei der totalen Furchung erfolgt eine Reihe von Teilungen, und es entsteht ein Maulbeer-ähnlicher Zellhaufen, die Morula. Bei der weiteren Teilung bildet sich im Inneren ein Hohlraum (Blastocoel). Die Blastula flacht sich ab und wölbt sich ein (Gastrulation).

8.3.1 In der Gastrula entstehen die Keimblätter: Ektoderm, Entoderm und Mesoderm

Es entstehen in der Magenlarve (**Gastrula**) zunächst zwei Keimschichten (Keimblätter). Innen ist das **Entoderm** und außen das **Ektoderm** (Abb. 8.12, 8.13). Aus der Randzone zwischen beiden entwickelt sich später das dritte Keimblatt, das Mesoderm. Der entstandene Hohlraum, das **Gastrocoel**, bildet den **Urdarm** mit dem **Urmund**.

Die **Blastula** gleicht den primitivsten Vielzellern wie z. B. *Volvox*. Die **Gastrula** entspricht phylogenetisch den Schwämmen und Hohltieren. Bei den primitiven Vertebraten wie z. B. *Amphioxus lanceolatus* verlässt die Gastrula das oligolezithäre Ei und versorgt sich selber. Mit Hilfe von Cilien bewegt diese Larve Wasser durch den Urmund in den Urdarm hinein und filtriert Nahrung aus dem Wasser.

Die *Amphioxus*-Larve wächst in die Länge, wodurch sich der Urmund relativ verkleinert (Urmundschluss). In einem späteren Stadium bilden die höheren Vertebraten an dem dem Urmund entgegegengesetzten Ende eine sekundäre Mundöffnung. Der Urmund wird zum After (*Deuterostomia* – im Gegensatz zu niederen Tieren, bei denen der Urmund Mund bleibt – *Frotostomia*: Arthropoden, Würmer etc.). Die Gastrula flacht sich ab. Das Ektoderm der flachen Dorsalseite wird hochzylindrisch und wird zur **Neuralplatte** (Abb. 8.14). Aus einer darunter liegenden Zellschicht bildet sich die **Chorda dorsalis**.

Dorsal von der zentral gelegenen Chorda dorsalis bildet sich aus der Neuralplatte das **Neuralrohr** (Abb. 8.15). Der Schluss zum Neuralrohr wird bewirkt durch spezifische Zellkontakte, die gürtelförmigen Desmosomen, die die lumenwärts gelegenen Zellabschnitte gummibandartig zusammenziehen (s. Kap. 1). Aus den Zellen zu beiden Seiten der Chorda-Anlage entwickelt sich das dritte Keimblatt, das Mesoderm. Das Entoderm kleidet den Urdarm aus. Damit sind alle wesentlichen Urgewebe angelegt.

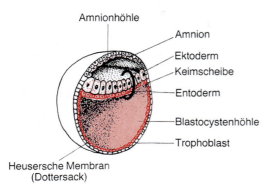

Abb. 8.12 Blastocyste und Entwicklung der Keimscheibe

8.3 In der frühen Phase der Embryonalentwicklung werden die Stadien Morula, Blastula und Gastrula durchlaufen

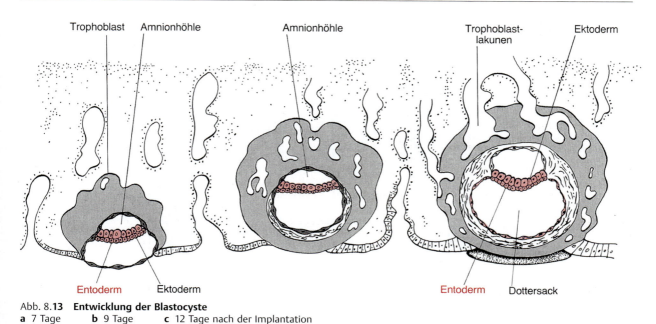

Abb. 8.13 **Entwicklung der Blastocyste**
a 7 Tage **b** 9 Tage **c** 12 Tage nach der Implantation

Abb. 8.14 **Menschlicher Embryo von 0,8 mm Länge** (schematischer Schnitt)

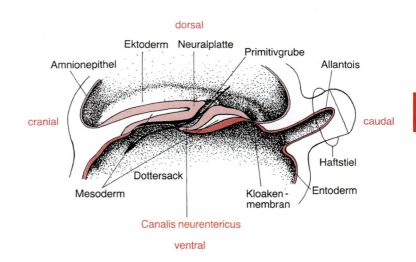

8.3.2 Die Gewebe entstehen durch Zelldifferenzierung und Zellkontakte

Voraussetzung für die Bildung der Keimblätter und die Entwicklung der Organe bzw. Gewebe ist **Zelldifferenzierung**. Gezielt wird ein Teil des Genoms der Zelle langfristig inaktiviert und andere Gene werden aktiviert. Das Gesamtmuster der Gen-Aktivitäten ergibt dann den Funktionszustand (Phänotyp) der Zelle. Zellen mit gleichartigen Gen-Aktivitätsmustern schließen sich zu einem **Zellverband** zusammen, einem **Gewebe** wie Lebergewebe oder Epithel. Die Zellen können zu einem Syncytium verschmelzen wie z. B. im Muskel. Der Zellkontakt wird durch Zellbewegung hergestellt. Durch Mitosen vermehren sich die Zellen und werden durch die Zellkontakte zusammengehalten (Verschluss- und Kommunikationskontakte und Desmosomen; s. Kap. 1). Ernährt werden die Zellen des Gewebsverbandes über den Interzellular-Raum, über den auch die notwendigen Ionen und Hormone an jede Zelle herangebracht werden. Der Interzellular-Raum steht mit den Kapillaren des Gefäßsystems in engem Kontakt (Homöostase). Auch im ausdifferenzierten Organismus können einige Gewebsteile nachgebildet werden **(Regeneration)**. Die Regeneration erfolgt von **Stammzellen** ausgehend. Diese vermehren sich selbst durch Teilung. Durch Zusammenschluss von Stammzellen entsteht ein **Blastem.** Generell bekannt ist die Regeneration bei niederen Tieren wie Schwamm, Hydra oder Regenwurm. Reptilien und Amphibien können Körperteile wie z. B. Schwänze regenerieren. Aber auch für den Menschen ist Regeneration

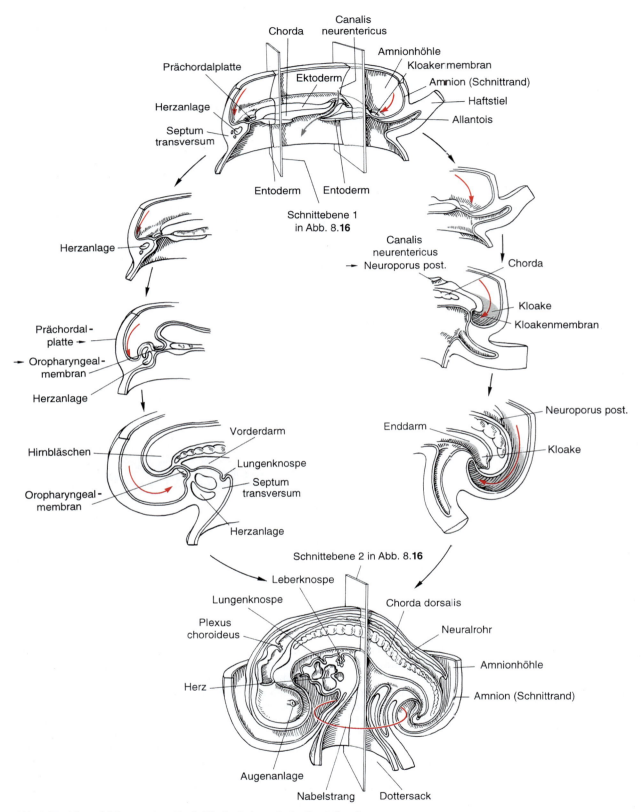

Abb. 8.15 **Längsabfaltung, etwa 3.–4. Woche** (schematische Darstellung)

sehr wichtig. Das Blut wird ständig regeneriert. Die **Erythrocyten** haben normalerweise eine mittlere Lebensdauer von 100 Tagen. Alle 100 Tage sind alle Erythrocyten regeneriert. Entsprechendes gilt für die anderen Blutzellen. Auch die Epithelien unter anderem der Haut und des Darmes werden ständig regeneriert, ebenso die Leber. Besonders deutlich wird die Leberregeneration, wenn ein Teil der Leber durch physikalische (operative Entfernung) oder chemische (Intoxikationen) Einwirkungen zerstört wurde. Bisher nicht verstandene Regelmechanismen sorgen bei der regenerierenden Rattenleber dafür, dass die Regeneration beendet wird, wenn das ursprüngliche Gewicht erreicht ist.

Die Regeneration erfolgt primär durch Zellvermehrung (**Hyperplasie**). Bei verstärkter Funktionsbelastung kann es zur Vergrößerung der Zellen selbst kommen: Training eines Muskels (**Hypertrophie**). Entsprechend nimmt die Zellmasse des Muskels bei eingeschränkter Funktion ab (**Hypotrophie**). Die Reduktion durch Abnahme der Zellzahl erfolgt besonders durch schädigende Einwirkungen (**Atrophie**, z. B. Leber- oder Knochenmark-Atrophie). Bei der **Metaplasie** wird ein Gewebe umgebildet: Umbau des gesunden Zylinderepithels in geschädigtes Plattenepithel z. B. in den Bronchien von Rauchern (Rep. 8.6).

8.3.3 Ein Teil des Mammalia-Embryos spezialisiert sich auf die Nahrungsaufnahme

Bei allen Mammalia verläuft die Entwicklung bis zur Morula bzw. der Blastula gleich. Ein Teil des Keims spezialisiert sich dann auf die **Nahrungsaufnahme** von der Mutter. Dieser Teil, der der äußeren Zellhülle der Morula entspricht, heißt **Trophoblast**. Der innere Zellverband, der zum eigentlichen Fötus wird, heißt **Embryoblast**. Aus ihm entwickeln sich neben dem Fötus die Eihäute, das Amnion, der Dottersack, die Allantois und das Chorion-Bindegewebe. Der Trophoblast bildet das Chorionepithel, das die Ernährung des Keims sicherstellt. Im Blastula-Stadium ist der Embryoblast einseitig in Richtung Uteruswand orientiert. Zur Höhle, dem Blastocoel hin, ist der Embryoblast durch das Dotterblatt, das Entoderm, abgegrenzt (Abb. 8.12). Dieses wächst über die gesamte Blastocoel-Fläche auf dem Trophoblasten entlang. Der ektodermale Teil des Embryoblasten spaltet sich und bildet die **Amnionhöhle**. Dabei bildet das Dach das Amnion, der Boden den Embryonalschild. Der zum Dotterblatt hin orientierte Teil des Ektoderms bildet die Neuralplatte, die, wie bei *Branchiostoma* diskutiert, zum Neuralrohr wird. Darunter entwickelt sich die Chorda dorsalis. Zwischen dem Entoderm und dem Ektoderm entwickelt sich das **Mesoderm**, das sich weiter zwischen Ektoderm bzw. Entoderm schiebt und die sekundäre Leibeshöhle, das Coelom, bildet. Das Blatt des Mesoderms, das außen dem Trophoblasten aufliegt, ist das parietale, dasjenige, das innen dem Entoderm aufliegt, das viscerale Mesoderm.

Aus den Keimblättern, Mesoderm, Entoderm und Ektoderm, entwickelt sich das gesamte Individuum.

8.6 Prozesse der Gewebsbildung

8.3.4 Die drei Keimblätter entwickeln sich zu Organgruppen

Das **Mesoderm** bildet das Stützsystem, Knochen und Knorpel, das Blutgefäßsystem mit dem Herzen, das Blut, das Lymphsystem mit der Milz, die Muskulatur, die Niere, die Harnleiter und die inneren Sexualorgane wie Oviduct, Uterus und Vagina.

Das **Ektoderm** wird zum zentralen und peripheren Nervensystem inklusive Sympathicus und Parasympathicus, zu den Sinnesorganen, zur Epidermis mit den abgeleiteten Organen, Talg- und Schweißdrüsen, Haaren und Nägeln, zum Nebennierenmark, zur Adenohypophyse, zum Chorion- und Amnionepithel.

Das **Entoderm** bildet die inneren Organe, Magen, Darm, Leber, Pankreas, Lunge, Luftröhre, Kehlkopf, Harnblase, Harnröhre und das Epithel von Dottersack und Allantois (Rep. 8.7).

254 8 Fortpflanzung und Ontogenese des Menschen

Abb. 8.16 **Transversalschnitt durch einen Embryo in frühen Entwicklungsstadien** (schematische Darstellung)
a Invagination der Mesodermzellen.
b Entstehen der Somiten.
c Bildung des Neuralrohrs.
d und e Weitere Differenzierung des Mesoderms zu Organen.

8.3.5 Die Doppelschicht Ektoderm/Entoderm zwischen Amnion und sekundärem Dottersack bildet den Embryonalschild

Das Ektoderm wuchert und strukturiert sich zum Primitivstreifen mit der Primitivgrube und dem cranialen Primitivknoten mit dem Chorda-Mesoderm-Fortsatz **(Kopffortsatz).** Der Urmund (Primitivgrube) wird durch Invagination zum Primitivkanal. Die Ränder des Kanals bilden die Urmundlippen. Oberhalb des Urdarmdaches entsteht, wie bei *Branchiostoma* diskutiert, die Anlage für die Chorda dorsalis und das Mesoderm. Der Boden des Primitivstreifens, verschmolzen mit dem Entoderm, wird teilweise eröffnet. Damit entsteht eine Verbindung zwischen Dottersack und Primitivrinne – **Canalis neurentericus** (Abb. 8.**14**).

Aus der cranial gelegenen Neuralplatte entwickelt sich das Neuralrohr. Das Neuralrohr dehnt sich caudalwärts aus, verschiebt den Canalis neurentericus und verkürzt den Primitivstreifen immer mehr, bis beide ganz verschwunden sind.

Das vom Primitivstreifen gebildete Mesoderm gliedert sich auf beiden Seiten der Chorda dorsalis in **Ursegmente (Somite),** die dann die mesodermalen Organe bilden (Abb. 8.**15**, 8.**16**). Aus einem Teil der Somiten **(Myotome)** entwickelt sich die Muskulatur, die z. B. bei den Fischen noch deutlich segmentale Gliederung (Myomere) zeigt.

Diese **Metamerie der Muskulatur** ist beim Menschen noch bei den Intercostal-Muskeln, der Muskulatur der Wirbelsäule, der rudimentären Segmentierung des Musculus rectus abdominis sowie der segmentalen Innervation der Muskulatur erhalten geblieben. Aus den medioventralen Anteilen der Somiten bilden sich **Sklerotome,** die zu zunächst knorpeligen und dann später knöchernen Wirbeln werden. Die Wirbel werden an den Grenzen der Somiten gebildet, sodass Anteile von beiden benachbarten Somiten zu einem Wirbel verschmelzen.

Damit sind die Wirbel intersegmental, während die zugehörige Muskulatur segmental ist. Die Rippen, die an den Wirbeln ansetzen, entwickeln sich aus dem parietalen Mesoderm gemeinsam mit dem Bindegewebe und der Muskulatur der Leibeswand. Sie sind segmentale Versteifungen der Leibeswand.

Die segmentale Anordnung der Muskulatur, ihre segmentale Innervation und die intersegmentalen Wirbel ermöglichten den primitiven Vertebraten die Fortbewegung durch Schlängeln. Diese Fortbewegungsart ist bei den Fischen und Amphibienlarven erhalten geblieben.

Beim Übergang zum Landleben (aber noch im Wasser, wie zu sehen bei *Latimeria*) haben sich in der Phylogenese aus der ventrolateralen Körperwand durch Verlagerung von ursprünglich metameren Muskeln die Gliedmaßen entwickelt. In der Embryonalentwicklung des Menschen spiegelt sich dies wider.

R 8.7 Organentwicklung aus den drei Keimblättern

Mesoderm	– Knochen, Knorpel, Muskulatur
	– Herz, Blut, Blutgefäßsystem
	– Milz, Lymphsystem
	– Harnleiter, Niere
	– innere Sexualorgane
Ektoderm	– Chorion- und Amnionepithel
	– Epidermis mit Anhangsorganen Haare, Nägel
	– zentrales und peripheres Nervensystem
	– Sinnesorgane
	– Nebennierenmark
	– Adenohypophyse
Entoderm	– Dottersack- und Allantois-Epithel
	– Kehlkopf, Luftröhre, Lunge
	– Harnröhre, Harnblase
	– Magen, Darm, Leber, Pankreas

R 8.8 Entwicklung des Embryonalschildes und der drei Keimblätter

– Wucherung zum Primitivstreifen mit Primitivgrube, cranialer Primitivknoten in Ektodermschicht
– Ausbildung des Primitivkanals, ausgehend vom Urmund mit dorsaler (cranialer) und ventraler (caudaler) Urmundlippe
– Chorda-Mesoderm-Fortsatz vom Primitivknoten cranialwärts
– Verschmelzung des Bodens des Primitivkanals mit dem Entoderm
– Eröffnung des Primitivkanals zum Canalis neurentericus (= Verbindung: Neuralrinne – Dottersack)
– Ausbildung der Neuralplatte → Neuralrinne mit Neuralrohrwülsten → Neuralrohr
– Zwischen Ektoderm und Entoderm Ausbildung der Chorda dorsalis und des Mesoderms
– Ursegmentbildung für mesodermale Organe (Somit)
– Myotom → Muskel, Sklerotom → Wirbel
– Bildung der Rumpfschwanzknospe am caudalen Embryo (Ausgangspunkt für Hals-Rumpf-Partie)

Durch laterale und caudale Abfaltung aus der Keimscheibe entsteht die Körpergrundgestalt des Keimes, in der die 3 Keimblätter alle übrigen Organanlagen bilden (Organogenesephase) (Rep. 8.**7**, 8.**8**). Damit ist die fortgeschrittene Embryonalentwicklung eingeleitet, die am Beispiel einiger Organsysteme besprochen wird (s. nächster Abschnitt).

8.4 Placenta, Allantois und Dottersack sind für die Entwicklung notwendig

Aus der engen Verwachsung von embryonalem Chorion und Uterus bildet sich die Placenta

Am 6. bis 7. Tag nistet sich der menschliche Keim in der Uterus-Schleimhaut ein. Zunächst befindet er sich im Bindegewebe. Der Trophoblast wuchert in Richtung Endometriumtiefe und löst immer mehr Bestandteile der Uterusschleimhaut auf, tritt in immer engeren Kontakt mit der Uteruswand. Der **Trophoblast** bildet das **Chorion-Epithel,** das während der gesamten Schwangerschaft erhalten bleibt und die Ernährung des Keimes sicherstellt. Amnionhöhle und sekundärer Dottersack sind über Haftstiele, die sich vom Morula-Mesoderm aus entwickeln, an den Trophoblasten fixiert (s. Rep. 8.5). Das Chorionepithel wuchert, bildet baumartige Verzweigungen und Anastomosen und wird zu einem schwammartigen Gewebe. In das Epithel wächst **Chorion-Bindegewebe** hinein. Die mütterlichen Gefäße werden durch Verdauung des Endothels eröffnet und das Blut fließt in die **Chorion-Kaverne.** Beim Menschen ist die Kontaktaufnahme zwischen Uterus-Schleimhaut und Chorion am engsten. Alle Schranken zwischen dem Chorionepithel und dem mütterlichen Blutkreislauf sind beseitigt (Placenta haemochorialis) (Abb. 8.17). In der Phylogenie gibt es alle möglichen Stufen der Placentation. Bei der nächstniedrigen Stufe bleibt das mütterliche Endothel erhalten (Placenta endotheliochorialis).

Bei Wiederkäuern bleibt sogar noch das Bindegewebe der Uterusschleimhaut erhalten (Plancenta syndesmochorialis). Im einfachsten Fall wird auch das Uterusepithel unangetastet gelassen (Placenta epitheliochorialis). Das Chorion legt sich nur an die Uterusschleimhaut an. Bei dieser Form entsteht bei der Geburt keine offene Wunde. Diesen Placentatyp besitzen lebend gebärende Reptilien, Beuteltiere und die meisten Halbaffen.

Bei den Landvertebraten findet in der Ontogenese der phylogenetische Abschnitt, der dem Leben im Wasser entspricht, im Amnion statt

Die landlebenden Vertebraten (Reptilien, Vögel, Mammalia) benutzen für den im Wasser ablaufenden Abschnitt der Embryonalentwicklung das Amnion (Amniota). Das **Amnion** wird durch Wucherung des Ektoderms und des parietalen Mesoderms gebildet, nachdem die Amnionhöhle durch Spaltung des Ektoderms entstanden ist. In der **Amnionhöhle** befindet sich die Amnionflüssigkeit **(Fruchtwasser),** in der die Frucht schwimmt. Damit durchläuft der Embryo, wie in der Phylogenie, eine Lebensphase im Wasser (Abb. 8.18).

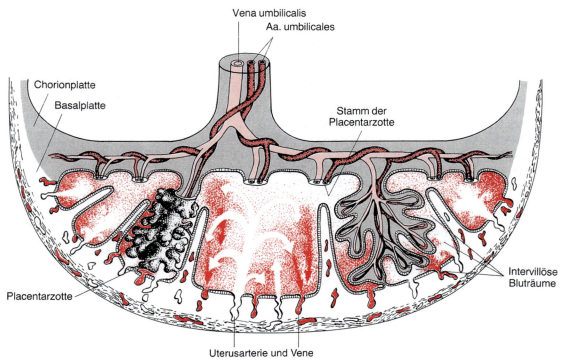

Abb. 8.17 **Placenta.** In der einen Hälfte Chorionepithel, das die interstitiellen Kavernen auskleidet, in der anderen Hälfte nackte Placentarzotten (nach Ramsay).

8.4 Placenta, Allantois und Dottersack sind für die Entwicklung notwendig

Der Dottersack ist für die Ernährung des frühen Embryos notwendig

Durch Faltung buchtet sich aus dem Urdarm der **Dottersack** aus, der vom Entoderm und visceralen Mesoderm begrenzt wird. Vom Dotter im Dottersack bezieht der Embryo in seiner frühesten Entwicklung über den Dottergang (Ductus omphaloentericus) seine Nahrung. Der Dottersack selbst wird über die Arteria und Vena omphalomesentericae versorgt. Diese Gefäße verlaufen im Nabelstrang.

Die Allantois wird Teil der Placenta

Aus dem caudalen Darmabschnitt stülpt sich die Allantois aus. Diese Blase ist zunächst Harnbehälter. Dann legt sich aber die Allantois an das Chorion an und kann sogar mit ihm verwachsen. Bei niederen Säugern hat die Allantois auch Atemfunktion. Die Gefäße der Allantois, Aa. und V. umbilicales, versorgen auch das Chorion. **Allantois und Chorion bilden die Placenta,** die für die Übernahme von Nährstoffen von der Mutter (inklusive Sauerstoff) und für die Ausscheidungen des Embryos (inklusive CO_2) sorgt. Die Verbindung vom Embryo zur Placenta bildet der Allantois-Stiel mit den paarigen Arteriae umbilicales und der Vena umbilicalis, dem Dottergang mit Arteria und Vena omphalomesentericae. Dieser Stiel entspricht dem **Nabelstrang,** der aus einer geleeartigen Masse besteht, die sich zwischen den Gefäßen befindet (Rep. 8.**9**).

Die Placenta hat neben ihrer Funktion des Stoffaustausches eine wichtige Funktion als Hormonproduzent

Durch **Östrogene** und **Progesteron,** die in großen Mengen von der Placenta synthetisiert werden, wird jede weitere Follikelreifung inhibiert. Gleichzeitig wird die Uterusversorgung stimuliert und die Uterusmuskulatur zur Proliferation angeregt. Entscheidend für die Aufrechterhaltung der Schwangerschaft ist das Hormon **Choriongonadotropin,** das die Bildung der Steroidhormone fördert.
Die Placenta wird als **Nachgeburt** ausgestoßen, zusammen mit Nabelstrangresten, dem Chorion, Resten der Decidua parietalis und dem Amnion. Die Placenta muss vollständig aus dem Uterus entfernt werden, da verbleibende Chorionzotten zu Wucherungen führen, die maligne entarten können. Die Kontrolle der Vollständigkeit darf unter keinen Umständen versäumt werden!

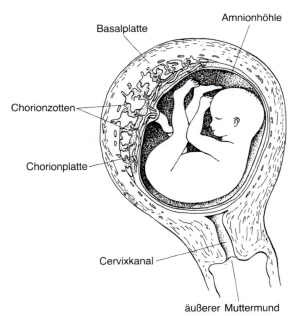

Abb. 8.**18** Uterus mit Embryo, 16. Schwangerschaftswoche

8.9 Die Ernährungsvorgänge des menschlichen Embryos

Fortpflanzung und Ontogenese

8.5 Die fortgeschrittene Embryonalentwicklung des Menschen offenbart die phylogenetische Abstammung

Während des ersten Monats (Monat = 4 Wochen) hat der menschliche Embryo die frühe Embryonalentwicklung beendet und besitzt eine charakteristische Form, die praktisch für alle Vertebraten dieses Stadiums gleich ist. Das heißt, die Embryonen von Fisch, Reptil, Vogel oder Mammalia ähneln einander außerordentlich (s. Abb. 7.10).

8.5.1 Die Entwicklung von Kiemen belegt die phylogenetische Verwandtschaft mit den Fischen

Bei einem **Embryo der vierten Woche** (Länge etwa 8 mm) sind deutlich die Kiemenbögen und Furchen zu erkennen, die die phylogenetische Abstammung von den Fischen zeigen (s. Abb. 7.10, 8.19). Es sind die Ursegmente, der ausgeprägte Schwanz und die Anlagen für Leber, Herz, Extremitäten, Augen und Nase zu erkennen.

In der vierten Woche entwickeln sich der **Darm** und seine Anhangsorgane. Am cranialen Ende des Embryos bildet sich die Hypophysentasche aus. Im Bereich der **Kiemenanlagen** finden sich fünf Schlundtaschen, denen von außen fünf Kiemenfurchen mit den sechs Kiemenbögen entsprechen. Die fünfte Schlundtasche ist stark rudimentär und entsprechend auch der sechste der Kiemenbögen. Praktisch sind nur vier Bögen gleichzeitig vorhanden. Zu jedem Kiemenbogen gehören ein Gefäß, ein Nerv (branchialer Gehirnnerv), ein Knorpel sowie Muskulatur und Bindegewebe. Aus dem ersten, dem Mandibularbogen, werden bei niederen Vertebraten Ober- und Unterkiefer, bei Säugern Hammer und Amboss im Ohr (Abb. 8.20). Aus dem zweiten werden das Zungenbein und die Schenkel des Steigbügels. Vierter und fünfter Bogen bilden den Schildknorpel und der sechste die Epiglottis. Nur die erste Kiemenfurche bleibt erhalten. Sie wird zum äußeren Gehörgang. Bei Entwicklungsstörungen persistieren mitunter Zysten und Fisteln. Die Kiemennerven bilden die **Hirnnerven**: Trigeminus, Facialis, Glossopharyngeus und Vagus.

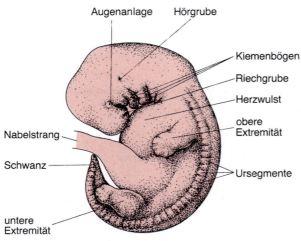

Abb. 8.**19** Menschlicher Embryo von 8 mm Länge

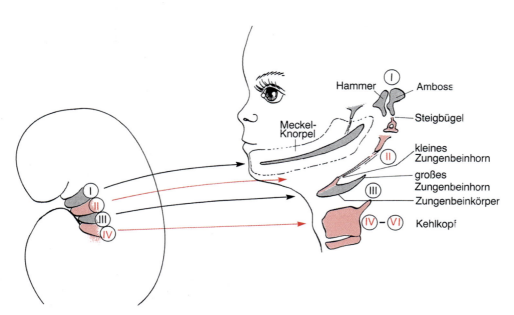

Abb. 8.**20** Die Kiemenbögen aus der menschlichen Ontogenese entwickeln sich zu verschiedenen Gebilden, die auch noch beim Erwachsenen vorhanden sind

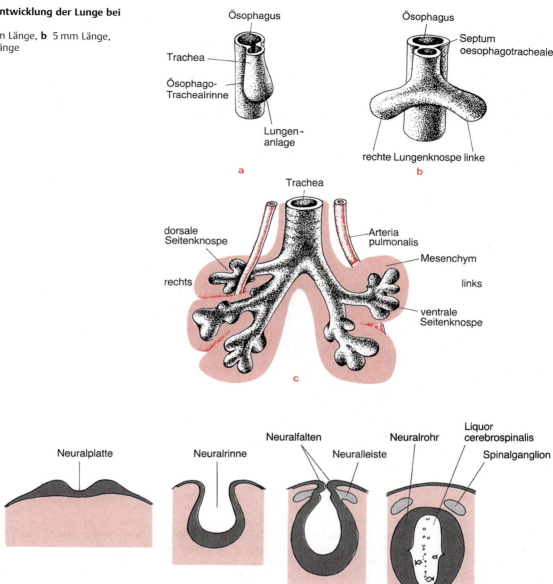

Abb. 8.21 **Entwicklung der Lunge bei Embryonen** von **a** 4,5 mm Länge, **b** 5 mm Länge, **c** 12,5 mm Länge

Abb. 8.22 Faltung der Neuralplatte zum Neuralrohr und Entwicklung der Neuralleiste

8.5.2 Die Lunge entwickelt sich aus einer Darmknospung

Am mittleren Darm differenziert sich die **Leber.** Die Pankreasanlage entsteht später in diesem Darmabschnitt. Noch mündet der Darm blind im Schwanzdarm. Bereits in den ersten Wochen wird als Darmknospung die Anlage für **Trachea und Lunge** gebildet (Abb. 8.21). Nach drei Wochen existiert schon die Anlage für rechte und linke Lunge, und nach etwa vier bis fünf Wochen differenziert sich der Alveolarsack. Die Embryogenese der Lunge ist ein weiteres schönes Beispiel für Haeckels biogenetische Grundregel. Die Stadien der Embryogenese sind den phylogenetischen Entwicklungsstufen der Lunge mitsamt ihren Anhangsorganen sehr ähnlich.

8.5.3 Aus dem Ektoderm bildet sich die Neuralplatte, aus der das Nervensystem hervorgeht

Die Ausbildung der **Neuralplatte** erfolgt im frühesten Stadium der Embryonalentwicklung aus dem Ektoderm. Der breitere craniale Teil ist der Sitz der **Gehirnanlage,** der sich die Anlage für das Rückenmark anschließt (Abb. 8.22).

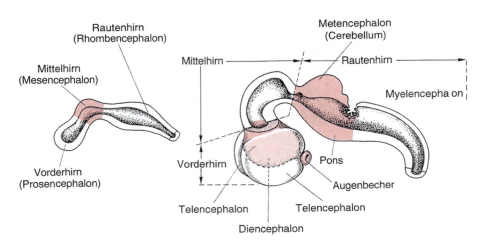

Abb. 8.23 **Entwicklung des Zentralnervensystems.** Bildung der drei Hirnbläschen.

Abb. 8.24 **Entwicklung des Zentralnervensystems.** Entwicklung der sekundären Hirnabschnitte.

Nach Verschluss des Neuralrohrs bleibt cranial und caudal je ein Porus offen, der erst später geschlossen wird. Beim Verschließen des Neuralrohrs bilden sich cranial die **drei Gehirnbläschen:** Vorder-, Mittel- und Rautenhirnbläschen (Pros-, Mes- und Rhombencephalon) (Abb. 8.23). Aus dem Vorderhirnbläschen entstehen das **Endhirn** (Telencephalon; Abb. 8.25) und das **Zwischenhirn** (Diencephalon), aus dem Mittelhirnbläschen das Mesencephalon, aus dem Rautenhirnbläschen das **Hinterhirn** (Metencephalon) mit dem Tectum cerebelli und das **Nachhirn** (Myelencephalon) (Abb. 8.24). Das Hinterhirn entspricht Pons und Cerebellum und das Nachhirn der Medulla oblongata. Das Lumen des Neuralrohrs erweitert sich im Rhombencephalon zum 4. Ventrikel mit der Rautengrube als Boden, der Pons, dem Cerebellum bzw. dem cranialen Teil der Medulla oblongata als Wände (Abb. 8.25). Ein weiterer Ventrikel, der 3., entsteht durch Erweiterung des Neuralrohrs im Bereich des Zwischenhirns. Vom Boden dieses Ventrikels wächst das Infundibulum, die Anlage der **Neurohypophyse,** aus. Aus dem Dach des 3. Ventrikels wächst die **Epiphyse** aus, die sich phylogenetisch gesehen aus dem Reptilien-Parietalauge ableitet. Die Epiphyse besitzt sogar noch beim Erwachsenen **Rhodopsin**, mit dem, wie beim Sehvorgang im Auge, Licht registriert werden kann. Über Ausscheidung von **Melatonin** als Antwort auf Lichtreize wird die **Hypothalamus-Hypophysen-Gonaden-Achse** kontrolliert. Diese Erkenntnisse sind erst in letzter Zeit auf der Basis der Phylogenie-Ontogenie-Beziehung entdeckt worden.

Am stärksten entwickelt sich das Endhirn. Das Lumen des Neuralrohrs formt sich zu den beiden Seitenventrikeln, die mit dem 3. Ventrikel zusammenhängen. Das Endhirn wächst intensiv und entwickelt seine charakteristische Strukturierung.

8.5.4 Die Augen sind eine Spezialentwicklung des Zentralnervensystems

Aus dem Zwischenhirn wachsen beidseitig die **Augenbecher** aus, die auf das äußere Epithel der Linsenplatte stoßen (Abb. 8.26). Die Augenblase bzw. ihr Lumen, der Sehventrikel (Ventriculus opticus), entsteht aus dem Lumen des Neuralrohrs. Die **Augenblase** bildet die Retina, den Glaskörper und den Fasciculis opticus. Die **Linse** entwickelt sich aus dem **Ektoderm**, das sich einbuchtet und das Linsenbläschen bildet (Abb. 8.27).

8.5 Die fortgeschrittene Embryonalentwicklung des Menschen offenbart die phylogenetische Abstammung 261

Abb. 8.25 Entwicklung der sekundären Hirnabschnitte aus dem Hirnstamm des Menschen

Abb. 8.26 **Augenentwicklung.** Größe der Embryonen: **a** 4 mm, **b** 4,5 mm, **c** 5 mm, **d** und **e** sind plastische Darstellungen, **d** etwa im Stadium von **c** und **e** weiter fortgeschritten.

Abb. 8.**27** **Linsenentwicklung**

Abb. 8.**28** **Ontogenese des Kreislaufs.** Schematische Darstellung bei einem frühen menschlichen Embryo.

8.5.5 Anhand der Embryogenese des Kreislaufs lässt sich besonders gut die phylogenetische Herkunft des Menschen dokumentieren

Aus einem primitiven Kiemenherzen entwickelt sich durch Septenbildung, Drehung, Krümmung und lokale Wandverstärkungen das Herz

Beim nur einige Tage alten Embryo entwickeln sich im mesodermalen Teil des Dottersacks Blutinseln, die sowohl Blutzellen als auch durch Zusammenschluss Endothelschläuche bilden. Auch im Mesoderm des Embryos entwickeln sich Blutgefäße, die sich mit denen des Dottersacks zum Dottersack-Placenta-Kreislauf vereinigen. In der ersten primitivsten Phase wird das Blut über **Kiemenherzen** bewegt. Sehr bald (beim 1,5 mm langen Embryo) entwickelt sich ein sehr einfaches **schlauchförmiges Herz,** das das Blut durch die Kiemenbogen-Arterien und die Aorta descendens primitiva in die Arteria umbilicalis drückt (Abb. 8.**28**). Aus der Placenta wird das Blut über die Vena umbilicalis in den Sinus venosus transportiert und dann vom Herzen weitergepumpt. Das Blut in den Arteriae umbilicales kommt vom Herzen, ist jedoch venös. Das frisch beladene arterielle Blut aus der Placenta fließt durch die Vena umbilicalis zum Herzen.

Das primitive Schlauchherz entwickelt sich über mehrere Stufen (Abb. 8.**29**), die jede ein Pendant in der Phylogenie hat, durch Ausbildung von Septen, Drehung und Krümmung, Klappenanlagen und Wandverstärkungen zum Herzen des Erwachsenen.
Zunächst faltet sich der Herzschlauch so, dass das Atrium neben den Bulbus zu liegen kommt. Durch das Atriumseptum, das zunächst als Septum primum entsteht, werden das **Atrium dextrum,** in das die großen Körpervenen münden, und **Atrium sinistrum,** in das die Vena pulmonalis mündet, gebildet. Durch ein Loch (Foramen) im **Septum primum** bleiben die beiden Vorhöfe noch in Verbindung. Das **Septum secundum,** das ebenfalls ein Foramen hat, schließt zusammen mit dem Septum primum nach der Geburt die Atriumverbindung. Beide Foramina liegen an verschiedenen Stellen. Durch Eröffnung des Lungenkreislaufs verändern sich die Druckverhältnisse in den beiden Vorhöfen, da jetzt vermehrt Blut durch die Vena pulmonalis in das Atrium sinistrum gelangt. Die beiden Atriumsepten werden aneinander gepresst und verschließen die Vorhofverbindung. In der Regel ist dieser Verschluss zwei bis drei Wochen nach der Geburt vollzogen. Bei etwa 25% aller Menschen bleibt dieser Verschluss mehr oder weniger unvollständig, ohne besonders störend zu wirken. Es ist sozusagen ein Souvenir der Phylogenie bzw. Ontogenie.

Im **Ventrikel** bildet sich ebenfalls ein **Septum,** das von der Herzspitze heraufwächst und am **Ostium atrioventriculare** ein Foramen lässt, das später verschlossen wird. Dem Ventrikelseptum wächst ein Bulbusseptum aus dem Truncus entgegen. Es werden **linke und rechte Herzkammer** gebildet. Die Arteria pulmonalis entspringt dem rechten und die Aorta dem linken Ventrikel. Auch die Entwicklung des Ventrikelseptums kann in unterschiedlichem Grad gestört sein. Bei völligem Fehlen existiert ein gemeinsamer Ventrikel. Auch beide Septen, sowohl das des Atriums als auch das des Ventrikels, können fehlen. Aorta und Arteria pulmonalis können transloziert sein, wenn die Anlage des Bulbusseptums defekt war.

Die Embryonalentwicklung der großen Gefäße folgt ebenfalls der phylogenetischen Entwicklung

Aus den **Kiemengefäßen** entwickeln sich die **Hauptgefäße.** Arteriae carotis externa und interna entstehen aus den Aortae ventrales und dorsales. Die beiden ersten Kiemenbogenarterien werden zu Ästen der Arteria carotis interna (Abb. 8.**30**). Die dritte Arterie wird zur Verbindung zwischen Arteria carotis externa und Arteria carotis interna. Der vierte Bogen bleibt links als Aortenbogen mit Anschluss der Arteria subclavia sinistra erhalten und rechts wird er zur Arteria subclavia dextra. Die fünfte Kiemenbogen-Arterie wird zurückgebildet, und die sechste Arterie wird zur Arteria pulmonalis und zum rudimentären Ductus Botalli, der ursprünglichen Verbindung von der Arteria pulmonalis zur Aorta, wodurch die Lunge vor der Geburt umgangen wird.

Auch hierbei sind eine Reihe von Entwicklungsstörungen bekannt. So können wie bei den Vögeln nur der rechte vierte Arterienbogen oder wie bei den Reptilien die Aorten beidseitig entwickelt werden.

Die Entwicklung der Blutzellen beginnt parallel zur Gefäßbildung in der frühesten Embryonalentwicklung

Die zentralen Zellen der Blutinseln bilden die ersten primären Blutzellen, die zunächst kein Hämoglobin besitzen. Diese entwickeln die primären Erythroblasten, die Hämoglobin bilden, und die Hämocytoblasten, die die Stammzellen für die endgültigen Erythroblasten und die Leukoblasten liefern. Bis zum zweiten Embryonalmonat wird das Blut in der Dottersackwand, bis zum siebten Monat vorwiegend in der Leber gebildet. Anschließend verlagert sich die Blutbildung in das rote Knochenmark. Die Lymphocyten entstammen den Lymphknoten, der Milz und dem Thymus.

8.5.6 Beim menschlichen Embryo werden wie in der Phylogenie Vor-, Ur- und Nachniere angelegt

Von der Vorniere bleibt der Müllersche Gang erhalten, der zum Oviduct, Uterus und einem Teil der Vagina wird (Abb. 8.**31**–8.**33**). Beim Mann persistiert nur ein rudimentäres Stück als Appendix epididymidis und ein Endteil (als Utriculus prostaticus). Die Urniere bzw. der Wolffsche

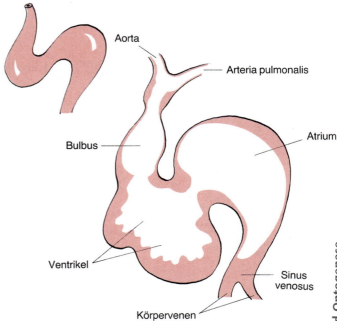

Abb. 8.**29 Entwicklung des Herzens.** Ventrikel und Atrium sind noch nicht durch Septen getrennt.

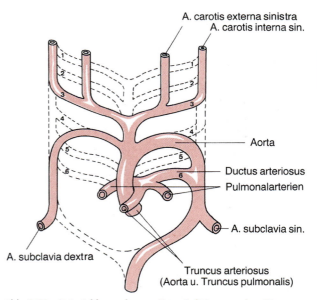

Abb. 8.**30 Entwicklung der großen Gefäße aus den Kiemenbogenarterien**

Gang bildet den Nebenhoden (Ductus epididymis), den Samenleiter (Ductus deferens) und die Bläschendrüse (Glandula vesiculosa). Die Nachniere wird zur funktionierenden Niere.

Die Embryogenese von Niere und Sexualorganen beim Menschen bietet wieder ein besonders deutliches Beispiel für die biogenetische Grundregel. Die phylogenetischen Entwicklungen dokumentieren sich in der Ontogenese.

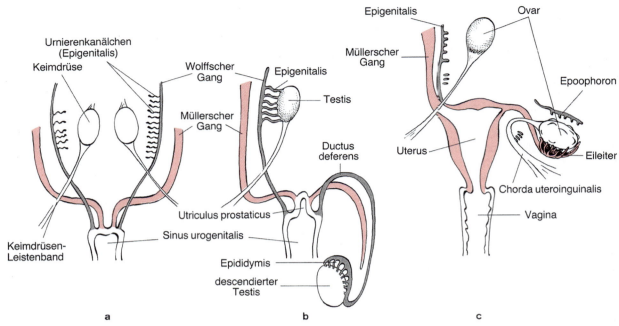

Abb. 8.31 **Entwicklung des Genitalsystems**
a Indifferentes Stadium des frühen Embryos mit Urniere, Wolffschem und Müllerschem Gang.
b Entwicklung des männlichen Geschlechts.
c Entwicklung des weiblichen Geschlechts.

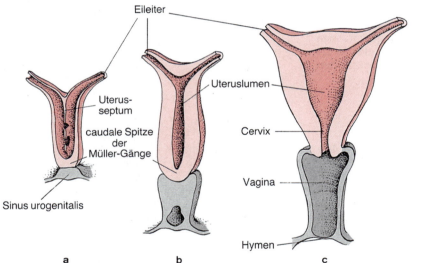

Abb. 8.32 **Entwicklung von Uterus und Vagina**
a 9 Wochen alter Embryo, b 12 Wochen alter Embryo, c Neugeborenes.

8.5.7 Die Embryonalentwicklung unterliegt bei Metazoen vergleichbaren Mechanismen

Die Einschränkung der Totipotenz der Eizelle erfolgt bei verschiedenen Organismen in unterschiedlichen Entwicklungsstadien.
Beim **Menschen** ist Totipotenz der Zygote nur während der ersten drei Zellteilungen gegeben. Aus diesen Stadien können identische Zwillinge, Vierlinge oder Achtlinge hervorgehen. D. h. aus jeder der 8 Zellen der 3. Teilung können vollständige Individuen entstehen.
Beim **Laubfrosch** (Rana) sind alle Zellen der **Blastula** totipotent, denn ein Kern aus einer Zelle der Blastula kann in einer enucleierten Eizelle die Entwicklung zu einem intakten Frosch dirigieren. Diese Totipotenz ist in der Gastrula nicht mehr vorhanden. Interessanterweise ist die Situation beim **afrikanischen Krallenfrosch** *(Xenopus laevis)* gänzlich anders. Kerne somatischer Zellen, z. B. der Darm-

8.5 Die fortgeschrittene Embryonalentwicklung des Menschen offenbart die phylogenetische Abstammung

Abb. 8.33 Entwicklungsstörungen von Uterus und Vagina dokumentieren ihre Ontogenese

mucosa von Kaulquappen, können in Eizellen, deren Kerne durch UV inaktiviert wurden, die Entwicklung intakter Frösche einleiten. D. h. in diesem Fall ist die Totipotenz bis zur Kaulquappe vorhanden geblieben.

Bei den **Pflanzen** bleibt die Totipotenz meistens erhalten. Z. B. können Einzelzellen der Karotte ganze Karottenpflanzen bilden. Damit lassen sich genetisch identische Organismen züchten (Klone). Die Technik der Pflanzenklonierung wird in größtem Maßstab wirtschaftlich genutzt. So werden auf dem Markt Orchideenklone angeboten. Generell sind Pflanzenklone wirtschaftlich von großer Bedeutung. Auch wissenschaftlich ist die Pflanzenklonierung wichtig. Pflanzliche Einzelzellen lassen sich in Zellkultur züchten und handhaben. Mutationen können eingeführt, zusätzliche Gene eingebracht und die Zellen vermehrt werden. Aus den Einzelzellen können dann vollständige Pflanzen auswachsen.

Die Mechanismen der embryonalen Ausbildung des Körperbaus von Organismen werden z. B. an *Drosophila melanogaster* analysiert

Während der Eireifung kommt es zur ersten Herausbildung von **Polarität** in Form von **posteriorem** (hinterem) und **anteriorem** (vorderem) **Eipol.** Dazu werden im Ovar 10 bis 15 Ovariolen angelegt, jeweils Ketten, in denen die Eireifung erfolgt (Abb. 8.34). Die jüngsten Follikel bilden das eine Ende, die reifsten das andere Ende der Kette; Letztere sitzen nahe am Oviduct. Der reife **Oocyt** wird durch den Oviduct transportiert und dabei aus einer **Spermien-Vorratstasche** befruchtet. Der unreife Follikel besteht aus einem Zellhaufen von 16 Zellen, den 15 **Ammenzellen** und dem **Oocyten** sowie den ihn umhüllenden **Follikelzellen.** Aus den Follikelzellen bildet sich die **Eihülle.** Ammenzellen und Oocyt sind zunächst gleich groß. Die Ammenzellen synthetisieren eifrig RNA und Protein und ernähren den Oocyten, der immer größer wird, während sich die Ammenzellen auflösen. Die Follikelzellen haben inzwischen die zweischichtige Eischale gebildet (Vitellin-Hülle und Chorion).

Der gereifte Oocyt besitzt bereits Polarität. Am posterioren Pol befinden sich die **Polgranulae,** welche die Keimzellen bilden werden. Mit den Polgranulae assoziiert ist das Produkt des **nos-Gens,** die **posteriore Determinante.** Die **nos-mRNA** wird in den Ammenzellen synthetisiert und in den Oocyten geschickt, wo sie am posterioren Pol gelagert wird und zur Proteinsynthese dient. Dadurch entsteht ein **Konzentrationsgradient** mit abnehmender Konzentration vom posterioren Pol zur Eimitte hin. Die Orientierung der nos-RNA erfolgt durch die Polgranulae. Am anterioren Pol wird das Produkt des **bcd-(bicoid-) Gens** synthetisiert. Die **bcd-mRNA** wird ebenfalls in den Ammenzellen gebildet und dann in den Oocyten geschickt. Die Wanderung zum anterioren Pol wird durch das Cytoskelett geleitet. Durch die Synthese des bcd-Proteins wird ebenfalls ein Konzentrationsgradient aufgebaut **(anteriore Determinante).**

Die **Dorsal-ventral-Determination** wird durch das Genprodukt (gp) des **dl-(dorsal-)Gens** erreicht. Auch seine RNA wird in den Ammenzellen gebildet und in den Oocyten geschickt. Beim dlgp wird kein Konzentrationsgradient aufgebaut, sondern die **zelluläre Verteilung** unterliegt Veränderungen. **Ventral** befindet sich das dlgp im **Zellkern, dorsal** im **Cytoplasma.** Dazwischen liegt ein Verteilungsgradient. Der Wirkort des dl-Proteins ist der Zellkern.

Der **Nucleus des Oocyten** teilt sich neunmal, ohne dass es zur Teilung des Cytoplasmas kommt. Es bildet sich ein **Syncytium.** Schließlich wandern die Kerne an die Membran, elongieren, und die Membran bildet Teilungsfurchen und schließlich Blastulazellen (Abb. 8.35). Diese Zellbildung wird am posterioren Pol initiiert. Die Zellen enthalten die Pol-Granulae und bilden die Keimbahn. Die anderen Kerne teilen sich noch viermal und bilden dann eine einschichtige Blastula. Das Innere wird zum Eidotter. Ektoderm, Entoderm und Mesoderm – aus Letzterem entwickelt sich u. a. die Muskulatur – bilden sich in der **Gastrula.** Es kommt zu einer äußerlichen Segmentierung des Embryos. Neben den Anlagen für den Kopf mit Ober- und Unterkiefer werden diejenigen für die 3 Thorax- und 8 Abdomensegmente sichtbar. Die Organogenese des 1. Larvenstadiums setzt ein.

◁ Abb. 8.34 **Eireifung bei Drosophila**
a Im Ovar werden 10–15 Ovariolen angelegt, Ketten reifender Follikel, wobei die jüngsten Follikel am Ende sitzen und während der Reifung an das Oviduct gelangen, wo sie abtransportiert und dabei aus einer Spermien-Vorratstasche befruchtet werden.
b Der unreife Follikel besteht aus 15 Ammenzellen, einem Oocyten und den äußeren Follikelzellen, die später die Eihülle bilden. Ammenzellen und Oocyt sind zunächst gleich groß. Während der Reifung wird der Oocyt auf Kosten der Ammenzellen immer größer, bis Letztere sich vollständig aufgelöst haben.

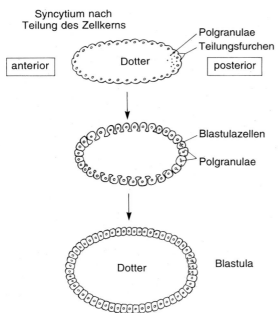

Abb. 8.**35 Frühembryonal-Entwicklung bei Drosophila.** Der Kern des befruchteten Oocyten durchläuft 9 Kernteilungen ohne Zellteilungen. Die Kerne wandern an die Membran. Es bilden sich Teilungsfurchen und schließlich Blastulazellen mit Polgranulae am posterioren Pol.

Die Segmentierung kann durch entsprechende Mutationen analysiert werden. An der **Segmentorganisation** sind etwa 20 Gene beteiligt, die im Wesentlichen in drei Gengruppen gegliedert werden können: **Lücke** (gap), **Paar-Regel** (pair rule) und **Segment-Polarität** (segment polarity). **Mutanten der Lücken-Gene** zeigen Segmentlücken: Bei den „Krüppel"-Defekten sind die Thorax-Segmente und die ersten fünf Abdomen-Segmente nicht ausgebildet und bei „Knirps" die Abdomen-Segmente 1 bis 6 (Abb. 8.36). Bei der Lücken-Gengruppe fehlt also ein zusammenhängender Körperabschnitt. Das zeigt, dass diese Gene für den Grundaufbau des Körpers verantwortlich sind. Bei Mutationen der beiden anderen Gengruppen treten periodische Defekte auf. Bei **Defekten der Paar-Regel-Gene** fehlt jedes zweite Segment, entweder jedes geradzahlige (even-skipped) oder jedes ungeradzahlige (odd-skipped). Bei **Mutanten der Segment-Polarität-Gengruppe** fehlt ein Teil eines jeden Segments.

Die Gene der Körperorientierung bicoid und nos und die der Segmentierung (Lücke, Paar-Regel und Segment-Polarität) werden hierarchisch in streng **zeitlicher und räumlicher Organisation** aktiviert. Erst determinieren die Genprodukte bcd und nos die Körperorientierungen anterior-posterior und ventral-dorsal. Dann aktivieren sie die Gruppe der Lücke-Gene, die dann die Paar-Regel-Gene anschalten. Erst wenn diese aktiv sind, werden die Segment-Polarität-Gene aktiviert. Das **Produkt des bcd-Gens** ist ein DNA-Sequenz-spezifischer **Transkriptionsfaktor**, der Promotoren von Lücke-Genen aktiviert. Für die Induktion der einzelnen Lücke-Gene sind unterschiedliche Mengen von bcd-Protein notwendig. (Es sei daran erinnert, dass bcd-Protein einen Konzentrationsgradienten vom posterioren Pol aus bildet!) Das Lücke-Gen hb (hunchback) wird nur von hohen bcd-Konzentrationen angeschaltet – und damit nur in der Nähe des posterioren Pols. Krüppel benötigt deutlich weniger bcd-Protein, während Knirps nur induziert wird, wo bcd-Protein abwesend ist. Die Genprodukte der Lücke-Gene sind ebenfalls Transkriptionsfaktoren, ebenso wie einige der Segment-Polarität-Gene. So wie die Segment bildenden Gene kontrolliert werden, gibt es einen weiteren Satz von Genen, der die **Individualität der Segmente** ausprägt (**homeotische Gene**). Mutationen in dieser Gengruppe haben zwar keinen Einfluss auf die Anterior-posterior- oder Ventral-dorsal-Polaritäten oder auf die Ausbildung der Segmente bzw. deren Zahl, sie verändern jedoch die Individualität einzelner Segmente. Ein Segment erhält so z. B. die Eigenschaften eines anderen Segments, das weiter vorn oder hinten liegt. Als Beispiel:

8.5 Die fortgeschrittene Embryonalentwicklung des Menschen offenbart die phylogenetische Abstammung   **267**

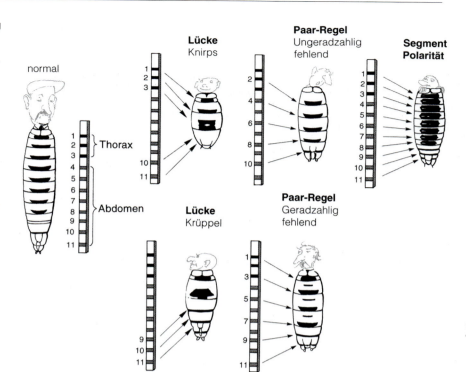

Abb. 8.**36 Mutanten in der Bildung von Segmentmustern bei Drosophila.** In der frühen Entwicklung von Drosophila spielen 3 Gruppen rezessiver Gene eine besondere Rolle: „Lücke", „Paar-Regel" und „Segment-Polarität". Mutanten in „Lücke"-Genen haben Segmentlücken. Bei der „Lücke"-Mutante „Krüppel" werden im homozygoten Organismus die Thorakalsegmente und die ersten fünf Abdominalsegmente nicht ausgebildet, während bei „Knirps" die Abdominalsegmente 1 bis 6 fehlen. Bei Mutanten der „Paar-Regel"-Gene fehlt jedes 2. Segment (entweder alle geradzahligen oder die ungeradzahligen). Homozygoten Mutanten der „Segment-Polarität"-Gene fehlt jeweils ein Teil eines jeden Segments.

Die Mutation eines homeotischen Gens kann zum Auftreten von doppeltem Thorax-2-Segment mit Flügeln (also vier Flügelanlagen) und Fehlen von Thorax-3 führen (Bithorax-Mutation) (Abb. 8.**37**). Homeotische Gene kartieren in zwei großen genetischen Komplexen, dem **Bithorax-Genkomplex (Bx-C)** und dem **Antennapedia-Genkomplex (ANT-C)**. Die homeotischen Gene beinhalten eine 180 bp DNA-Consensussequenz, die **Homeobox,** die für die 60 Aminosäuren der **Homeodomäne** codiert. Die Homeodomänen binden an spezifische DNA-Sequenzen und kontrollieren positiv oder negativ die Expression der entsprechenden Gene.
Die Gene der homeotischen Genkomplexe Bx-C und ANT-C werden gemeinsam von den Lücke-Genen reguliert und regulieren sich dann auch untereinander.
Homeoboxen sind, wie mit **„ZOO-Blots"** gezeigt wurde, auch in Säugetieren und quer durch das Tierreich vorhanden. (DNAs von verschiedenen Organismen werden mit einer Restriktions-Endonuclease geschnitten, durch Agarose-Gel-Elektrophorese aufgetrennt und geblottet, s. dort.) „ZOO-Blots" hybridisieren spezifisch mit Homeobox-DNA. Bei Maus und Mensch wurde so der **Homeotische Genkomplex (HOX-C)** gefunden. Beim Menschen sind die Gene des HOX-C nach dem örtlichen Verlauf ihrer Aktivierungen von anterior nach posterior innerhalb von vier Gruppen (HOX 1–4) auf den Chromosomen 4, 7, 11 und 15 angeordnet.
Die Organisation der Homeobox-Gene zeigt, dass die wesentlichen Mechanismen der Embryonalentwicklung bei Drosophila, Mensch und Maus (und den anderen Tieren) einen gemeinsamen phylogenetischen Ursprung haben und grundsätzlich ähnlich ablaufen.

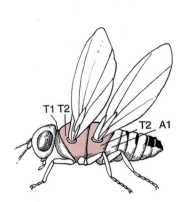

Abb. 8.**37 Mutation eines homeotischen Gens bei Drosophila.** Mutationen in Homeobox-Genen verändern die Individualität einzelner Segmente. Ein Segment bekommt die Individualität eines anderen Segments, das weiter vorn (anterior) oder hinten (posterior) liegt. Das Thorakalsegment T3 hat z. B. die Individualität von T2 erhalten. Dadurch gibt es T2 doppelt (mit Flügeln), aber kein T3.

Weiterführende Literatur

Chapman, M., G. Grudzinskas, T. Chard: The Embryo. Springer, Berlin 1991

Griffiths, A. J. F., J. H. Hiller, W. M. Gelbart, R. C. Lewontin, D. T. Suzuki: An Introduction to Genetic Analysis. 6th edition W. H. Freeman, Oxford 1995

Moore, K. L.: Grundlagen der medizinischen Embryologie. 2. Aufl. Enke, Stuttgart 1996

Moore, K. L.: Embryologie. Lehrbuch und Atlas der Entwicklungsgeschichte des Menschen. 4. Aufl. Schattauer, Stuttgart 1996

Sadler, T. W., Langman, J.: Medizinische Embryologie. 10. Aufl. Thieme, Stuttgart 2003

Vogel, G., M. Angermann: Taschenatlas der Biologie, Bd. I: Zellen, Organe, Organismen, Ontogenie. 5. Aufl. Thieme, Stuttgart 1990

9 Immunbiologie

9.1 Das Immunsystem

9.1.1 Antikörper dienen der Infektionsabwehr

Immunglobuline sind Teile des raffinierten Abwehrsystems, das den Vertebraten und damit auch dem Menschen ermöglicht, Attacken der Umwelt abzuwehren. Fremdstoffe, die in den Organismus eindringen, können Mikroorganismen (Bakterien, Pilze, Viren oder Parasiten), aber auch Toxine, Fremdzellen, Krebszellen oder Gifte sein. Vor etwa 400 Millionen Jahren entwickelten sich wahrscheinlich durch Gen-Duplikationen bzw. -Multiplikationen die primitiven Urformen der Antikörper. Bis heute hält das Geheimnis der Immunglobuline die moderne Biochemie, Molekularbiologie, Zellbiologie und Immunologie in Atem. Fragen stehen im Mittelpunkt des Interesses wie:

- Wie wird die Synthese eines Antikörpers ausgelöst, wenn das Individuum mit dem entsprechenden Antigen in Berührung kommt?
- Wie liegen die Gene für Antigen-spezifischen Antikörper vor?
- Warum bildet das Individuum normalerweise keine Antikörper gegen körpereigene Proteine?
- Was verursacht Abweichungen von der Norm?
- Worauf beruht die Überreaktion in Form von Anaphylaxie und Allergie?
- Welchen Bezug haben maligne Tumoren zum Immunsystem?

Die Bedeutung des Immunsystems wird deutlich, wenn der Organismus nicht mehr (oder nur eingeschränkt) die Fähigkeit besitzt, Immunglobuline (Ig) zu bilden: Bei Agammaglobulinämie fehlen die γ-Immunglobuline. Der X-chromosomal gebundene Typ (Bruton-Typ **Agammaglobulinämie)** manifestiert sich in frühester Kindheit, während der autosomale Typ sich mitunter erst im Erwachsenenalter entwickelt. Wenn die mütterlichen Antikörper im Serum des Kindes abfallen, tritt gesteigerte Infektionsanfälligkeit auf, häufig mit fatalem Ausgang. Eine einfache Pockenimpfung kann dann zu einer ernsten Angelegenheit werden. Hohe Gaben von Immunglobulinen sind zur Therapie notwendig. Ein zweites Beispiel für die Bedeutung der Immunglobuline sind die **Blutgruppen und Rhesusfaktoren** und die entsprechenden möglichen Komplikationen (s. Kap. **4**). Und schließlich sind besonders **Autoimmunkrankheiten** und **Allergien** im Ansteigen begriffen.

9.1.2 Die Entdeckung der Immunität war einer der entscheidenden Fortschritte der Medizin

Jenner erkannte 1798, dass Menschen, die harmlose Kuhpocken durchgemacht hatten, nicht an den meistens tödlich verlaufenden Pocken erkrankten. Durch gezielte Infektion mit Kuhpocken „vakzinierte" er Menschen gegen Pocken. Mit leichten Abwandlungen führte diese Methode schließlich zur Ausrottung der Volksseuche Pocken. Generell waren durch Jenners Beobachtung die Vakzination (Impfung) und die Immunologie entstanden. **Pasteur** benutzte veränderte Cholera-Erreger, um experimentell Resistenz gegen Cholera bei Hühnern hervorzurufen. Das aktive Prinzip dieser Abwehr wurde von **Roux** im Blut nachgewiesen. Resistenz gegen bakterielle Toxine konnte von **v. Behring** mit dem Blut infizierter auf unbehandelte Tiere übertragen werden. Damit waren sowohl Antikörper als auch aktive und passive Vakzination entdeckt worden. Durch Einführung der Elektrophorese wurden dann schließlich die **Antikörper** als γ-**Globuline** (Proteine) des Serums identifiziert. Die Antikörper werden von spezifischen Zellen, z. B. Lymphocyten oder Plasmazellen, gegen Substanzen, sog. Antigene, gebildet, die **antigene Determinanten** (Epitope) besitzen. Das sind Strukturen, gegen die die Antikörper spezifisch gerichtet sind. Eine antigene Determinante hat eine gewisse Mindestgröße und ist Teil eines größeren Gebildes. Verschiedene chemische Substanzen sind nur dann antigene Determinanten, wenn sie an größere Strukturen angehängt werden. **Landsteiner** entdeckte, dass z. B. Dinitrophenol immunogen wirkte. d. h. Antikörperbildung hervorrief, wenn es an Protein gekoppelt wurde. Solche Moleküle nannte er **Haptene.**

9.1.3 Antikörper und Antigen bilden Komplexe

Die Bindung eines Antikörpers an die zu ihm passende Determinante eines Antigens geschieht mit hoher Affinität. Die Antigen-Antikörper-Bindung ist äußerst spezifisch. Schon ein einziger Aminosäureaustausch in der antigenen Determinante kann die Spezifität verändern.

9 Immunbiologie

Antikörper können durch Bindung das Antigen zur Präzipitation bringen, ein Toxin-Antigen neutralisieren, Krankheitserreger für die Phagocytose durch Makrophagen präparieren, Bakterien agglutinieren oder die Komplementreaktion einleiten, die zur Lyse von Bakterien führt. Präzipitation des Antigens durch den Antikörper findet nur dann statt, wenn vergleichbare Mengen Antigen und Antikörper vorliegen (**Äquivalenzpunkt**). Bei Antigenüberschuss bindet nur ein Antikörper an das Antigen, bei Antikörperüberschuss ist nur jeweils ein Antigen gebunden. Am Äquivalenzpunkt, bei gleichen Mengen von Antigen und dem entsprechenden Antikörper, bindet der bivalente Antikörper zwei Antigene, die ihrerseits von mehreren Antikörpern besetzt sein können. Es bildet sich ein komplexes Netzwerk, das präzipitiert. Wenn größere Mengen Antigen in den Organismus eindringen und von Antikörpern gebunden werden, kann die Beseitigung der Komplexe problematisch sein. Normalerweise nehmen Makrophagen sie auf, und sie werden abgebaut. Überschüssige Komplexe führen zur folgenschweren **Immunkomplex-Krankheit.** Diese tritt z. B. bei bakteriellen persistierenden Infektionen auf, wenn über längere Zeiträume bakterielle Produkte im Organismus freigesetzt werden. Klassisches Beispiel ist die Streptokokken-**Glomerulonephritis** bei Kindern, bei der es zur ernsten Schädigung der Glomeruli durch Immunkomplexe kommt. Ähnliche Glomerulonephritiden können durch chronische Infektionen wie Pneumokokken-Otitis, Streptokokken-Endokarditis oder Lues verursacht werden. Auch bei Lepra ist die Komplikation durch Immunkomplexe gefürchtet. Viren, die zu einer längeren Virämie führen, wie sie z. B. bei Hepatitis B auftritt, haben ebenfalls die Bildung größerer Mengen von Immunkomplexen zur Folge. Auch sei erwähnt, dass derartige Nephritiden durch überschüssige Immunkomplexbildung nach Parasitenbefall entstehen können; z. B. ist die Pathogenese der die Malaria begleitenden Nephritiden durch Immunkomplexe zu erklären. Schließlich ist bei den Autoimmunkrankheiten eine zusätzliche ernste Folge die Immunkomplexkrankheit.

Der experimentelle Nachweis einer Antigen-Antikörper-Reaktion ist äußerst wichtig. Im Testverfahren nach **Ouchterlony** wird eine Petrischale mit Agar ausgeschüttet. In ein kleines zentrales Loch wird Antikörper eingefüllt, in kreisförmig darum herum angelegte Löcher werden verschiedene Antigene gegeben. Beide Reaktionspartner diffundieren in das Gel und führen am Ort ihrer Berührung zur Ausbildung eines **Antigen-Antikörper-Komplexes**. Die Präzipitate werden durch die Lichtbrechung sichtbar.

Der **Radio-Immun-Assay** macht eine Aussage über die **Bindungsfähigkeit** eines Antigens an seinen Antikörper. Hierbei werden Antikörper, radioaktiv markiertes und unmarkiertes Antigen zusammengegeben. Es findet eine Konkurrenz von markiertem und unmarkiertem Antigen um die Bindungsstellen am Antikörper statt: Je mehr kaltes Antigen vorhanden ist bzw. je besser es bindet, umso weniger Radioaktivität kann im Komplex nachgewiesen werden.

9.1.4 Weiße Blutzellen können primäre und sekundäre Immunantwort vermitteln und immunologisches Gedächtnis entwickeln

Die Zellen, die für die Immunabwehr zuständig sind, gehören zu den weißen Blutzellen (**Leukocyten**). Die **Monocyten** sind in der Lage, die Blutgefäße zu verlassen und in den Interzellularräumen des Gewebes Eindringlinge zu phagocytieren (**Makrophagen**). Die **Lymphocyten** befinden sich im Blut und im Lymphsystem, wo sie z. B. in den Lymphknoten 99% der Zellen (im Blut nur 20–30%) ausmachen. Die weißen Blutzellen differenzieren aus **Stammzellen,** die beim Menschen zum einen im Knochenmark als Vorläufer der **B-Lymphocyten** zu finden sind, zum anderen im Thymus, wo sie sich zu den verschiedenen Formen der **T-Lymphocyten** entwickeln (T-Helferzellen, cytotoxische T-Lymphocyten Rep. 9.2). B- und T-Lymphocyten sind mit bloßem Auge nicht, cytologisch jedoch an spezifischen Markern der Zellmembran zu unterscheiden. So finden sich auf der Membran der B-Lymphocyten die später zu besprechenden Membran-ständigen Antikörper. Die T-Lymphocyten tragen, neben anderen Markerproteinen, T-Zell-Rezeptoren.

Das erstmalige Erscheinen eines spezifischen Antigens im Organismus führt zu einer ersten, der **primären Immunantwort.** Je nachdem, wo das Antigen auf Lymphocyten stößt, kann es von Antikörpern der B-Lymphocyten gebunden werden (**humorale Immunabwehr**) oder von Makrophagen phagocytiert, lysosomal zerlegt, Membran-gebunden mit speziellen Oberflächenproteinen komplexiert und von den T-Zell-Rezeptoren (**zelluläre Immunabwehr** s. Abb. 9.2, 9.6) gebunden werden.

In beiden Fällen ist der Erkennungsprozess zufällig und beinhaltet eine Verzögerungsphase. B-Lymphocyten, im Knochenmark aus Stammzellen zu jungfräulichen B-Lymphocyten gereift, tragen an ihrer Oberfläche Membran-gebundene Antikörper – jede Zelle einen anderen mit spezifischen Bindungseigenschaften für ein fiktives Antigen. Dringt nun ein Antigen tatsächlich in den Organismus ein, so bindet es im Zuge der humoralen Abwehr an einen zu seiner Konfiguration am besten passenden Antikörper und selektioniert auf diese Weise einen bestimmten Lymphocyten aus der Masse der anderen (klonale Selektion S. 274). Dieser Lymphocyt wird zur Antikörperproduktion angeregt, deren Anstieg im Serum verfolgt werden kann. Es werden hauptsächlich Antikörper vom Typ IgM und nur wenige vom Typ IgG gebildet (**Primärantwort**). Nach einiger Zeit verschwinden die spezifischen Antikörper aus dem Serum. Bei erneuter Antigeninvasion werden wesentlich schneller und mehr spezifische Antikörper als sog. **Sekundärantwort** gebildet. Diese Antikörper sind hauptsächlich IgGs (Abb. 9.1).

Diese schnellere und intensivere Sekundärantwort (Ähnliches gilt für die zelluläre Immunabwehr) basiert auf dem **immunologischen Gedächtnis,** mit dessen Hilfe die Information des spezifischen Antigens zwischen Primär- und Sekundärantwort gespeichert wurde. Alle Lymphocytenarten haben eine beschränkte Lebensdauer von wenigen Tagen. Um dem Organismus aber ein schnelles

"Sich-Erinnern" an ein einmal abgewehrtes Antigen zu ermöglichen, werden einige ausdifferenzierte Zellen eines jeden Zellklons in **Gedächtniszellen** umgewandelt. So gibt es B-, T-Helfer- und CTL-Gedächtniszellen (s. Abb. 9.**5**, 9.**6**, 9.**12**).

9.1.5 Neben der durch Antikörper gebildeten humoralen Immunität spielt die zelluläre Immunität eine Rolle

Entsprechend dem Invasionsweg der Fremdstoffe gibt es zwei Abwehrsysteme, die ihrerseits eng miteinander verwoben sind (Abb. 9.**2**).
Das humorale Immunsystem. Mit ihm werden Eindringlinge bekämpft (z. B. Bakterien oder freie Viren), deren Antigene im Blut gelöst sind. B-Lymphocyten und ihre ausdifferenzierten Endstufen, die Plasmazellen, produzieren **Antikörper,** die Antigene zu erkennen und zu komplexieren in der Lage sind. Zur humoralen Abwehr gehören auch die **Proteine des Komplementsystems,** die durch Antikörper angeregt werden, Fremdzellen mit Proteinkanälen zu durchlöchern und zu lysieren bzw. zur Phagocytose befähigte Zellen zu aktivieren.
Das zelluläre Immunsystem. Die zelluläre Immunität hat ihre besondere Bedeutung bei der Abwehr **intrazellulärer**

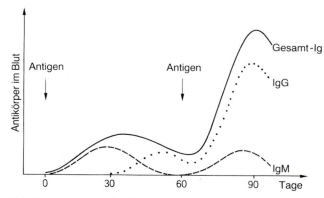

Abb. 9.**1** Primäre und sekundäre Immunantwort

Parasiten (s. Kap. **13**). Neben den Antikörper produzierenden B-Lymphocyten spielen die T-Lymphocyten eine wichtige Rolle. Zu den bakteriellen Krankheitserregern, die besonders durch zelluläre Immunprozesse bekämpft werden, gehören die Erreger der Lepra, das Mycobacterium tuberculosis, Brucella abortus und Salmonella typhii. Protozoen, wie die Erreger der Malaria, die Leishmanien, Trypanosomen und Toxoplasmen, aktivieren ebenso die

Abb. 9.**2 Lymphocytenreifung.** Aus einer gemeinsamen Stammzelle entwickeln sich im Thymus die T-Lymphocyten, in dem Bursaäquivalent die B-Lymphocyten. Die T-Lymphocyten sind hauptsächlich für die zelluläre Immunantwort verantwortlich. Die B-Lymphocyten bilden nach Stimulation durch Antigeneinwirkung eine Plasmazelle aus. Diese Plasmazelle entlässt Antigen-spezifische Antikörper und führt zur humoralen Immunantwort.

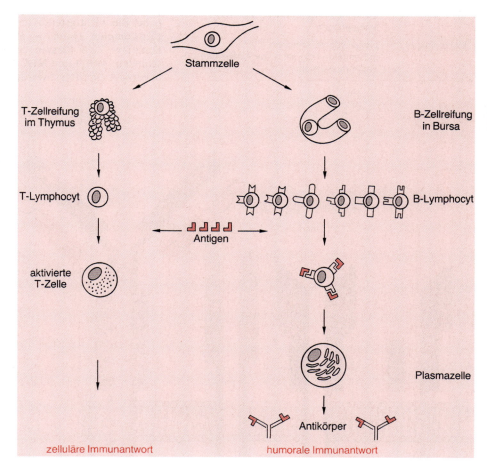

> **9.1 Charakteristika des Immunsystems**
>
> **Humorale Immunität**
> – Antikörper-Induktion durch Antigen (antigene Determinante)
> – primäre und sekundäre Immunantwort
>
> **Zelluläre Immunität**
> – Abwehr von intrazellulären Parasiten und Tumorzellen
> – Transplantatabstoßung

> **9.2 An der Immunabwehr beteiligte Leukocyten**
>
> | | |
> |---|---|
> | B-Lymphocyten, Plasmazellen | Antikörpersynthese – humorale Immunabwehr |
> | T-Lymphocyten | T-Zell-Rezeptoren – zelluläre Immunabwehr |
> | cytotoxische T-Lymphocyten | – Lyse von Fremdzellen (Transplantatabstoßung) – Lyse von Eigenzellen mit präsentierten Antigenstrukturen (Krebszellen, infizierte Zellen) |
> | T-Helferzellen | – verhelfen den B-Lymphocyten zur Proliferation und Differenzierung – erkennen Antigen-präsentierende Makrophagen |
> | Makrophagen | – phagocytieren Antigene – präsentieren Fragmente zur Aktivierung der Immunabwehr |

zelluläre Immunabwehr wie der Pilz *Candida albicans*. Auch bei Virusinfektionen und der Abwehr gegen Tumoren spielen zelluläre Immunprozesse eine Rolle. Von besonderer Bedeutung ist die **Transplantat-Unverträglichkeit.** Die Abstoßungsreaktion gegen transplantiertes Fremdgewebe hat ihre Ursache in der zellulären Immunantwort (Rep. 9.1, 9.2).

Die Antigene sind dabei nicht in Körperflüssigkeiten gelöst, sondern an zelluläre Strukturen gebunden und werden in einer Zell-Zell-Interaktion bekämpft. Die dabei beteiligten Zellen sind T-Lymphocyten, die auf ihrer Oberfläche eine Antigen-erkennende Struktur, den T-Zell-Rezeptor, tragen.

T-Zell-Rezeptoren ähneln in der Vielfalt ihrer Struktur den Antikörpern und gehören zur großen Gruppe der **Immunglobulin-verwandten Proteine** (Abb. 9.3). Sie erkennen bestimmte Proteine auf der Oberfläche von Zellen (z. B. Proteine der MHC-Klassen, s. unten), die für die Zellindividualität wichtig und von Individuum zu Individuum unterschiedlich sind und erstmals bei Abstoßungsreaktionen nach körperfremden Gewebstransplantationen entdeckt worden sind.

9.1.6 T-Lymphocyten erkennen fremde Histocompatibilitätsgene

Oberflächenproteine werden durch eine Klasse von hoch polymorphen Genen codiert, die **Histocompatibilitätsgene.** Die wichtigsten bilden den **Major-Histocompatibilitäts-Complex** (MHC = Haupt-Gewebsverträglichkeits-Komplex). Zwei **Klassen** derartiger Gene werden unterschieden: **MHC I** und **MHC II,** die von bestimmten Zellen bevorzugt exprimiert werden; MHC I von fast allen kern-

Abb. 9.**3 Die Familie der Immunglobulin-verwandten Proteine** (schematische Darstellung). Von links nach rechts: MHC I mit dem konstanten β_2-Mikroglobulin; MHC II mit 2 polymorphen Ketten. T-Zell-Rezeptor mit variablen und konstanten Domänen; IgG mit leichten und schweren Ketten und variablen und konstanten Domänen.

haltigen Zellen, MHC II besonders von Makrophagen und den B-Lymphocyten.

Auch die MHC-Proteine gehören zur Gruppe der Immunglobulin-verwandten Proteine, die sich in ihrem Aufbau aus mehreren Peptidketten mit variablen und konstanten Regionen sehr ähneln. (Für sie codiert beim Menschen z. B. die Gruppe der **HLA-Gene,** die auf dem Chromosom 6 zu finden ist.) MHC-Proteine der Klasse I bestehen aus 2 Polypeptidketten, von denen die eine hoch variabel, die andere, das β_2-**Mikroglobulin,** konstant ist. (Dieses Mikroglobulin wird von einem Gen auf einem anderen Chromosom codiert.) Die MHC-Proteine der Klasse II bestehen aus 2 polymorphen Ketten. Alle diese Proteine, nach ihrer Wirkung auch Transplantationsantigene genannt, sind typische Transmembranproteine mit einem C-terminalen cytoplasmatischen, einem transmembranen- und einem größeren extrazellulären Anteil. Sie alle sind glycosiliert (Abb. 9.3, Tab. 9.1).

T-Lymphocyten sind in der Lage, derartige Individualitätsproteine zu erkennen und über T-Zell-Rezeptoren zu binden. Eine Abwehrreaktion wird jedoch nur dann ausgelöst, wenn die Proteine sich als **„fremd"** ausweisen. Der körpereigene MHC-Besatz wird im Verlauf der Reifung der T-Lymphocyten im Thymus kennen gelernt und im weiteren Leben toleriert. Anders ist es, wenn MHC-Proteine auf körpereigenen Zellen mit Fremdproteinen (z. B. Virus-Proteinfragmenten o. Ä.) komplexiert sind. MHC-Proteine bilden in ihrer Tertiärstruktur eine Spalte, in die ein Fremdpeptid gut passt und fest gebunden werden kann. So binden Klasse-I-MHC-Proteine hauptsächlich aus der Zelle beförderte Peptidfragmente von intrazellulären Parasiten, z. B. Viren. Klasse-II-MHC-Proteine bevorzugen antigene Peptidstrukturen, die von extrazellulären Parasiten stammen, wie z. B. von Bakterien, die von Makrophagen verschlungen und abgebaut wurden (Abb. 9.4, Rep. 9.3).

Derartige Membran-ständige Komplexe aus MHC-Protein und Fragment initiieren die zelluläre Immunabwehr.

9.1.7 T-Lymphocyten unterscheiden sich nach ihrer Funktion in cytotoxische T-Lymphocyten und T-Helferzellen

Die an der zellulären Abwehr beteiligten T-Lymphocyten unterteilen sich in 2 große Gruppen (die Existenz einer dritten Gruppe, T-Suppressor-Zellen, die die B-Zell-Aktivität einschränken soll, ist nicht abgesichert):

■ **Die cytotoxischen T-Lymphocyten (CTL),** auch **Killer-Zellen** genannt. Diese Zellen erkennen **MHC-I-Proteine** entweder auf Fremdzellen (s. Abstoßungsreaktion nach Transplantation) oder auf Eigenzellen, wenn diese mit Antigenstrukturen eines Eindringlings gekoppelt sind. Die CTL sezernieren dann Proteine, die **Ionenkanäle** in die Membran der attackierten Zelle legen und auf diese Weise zur Lyse führen (Abb. 9.5).

■ **Die T-Helferzellen (T$_H$).** T-Zell-Rezeptoren dieser Zellen erkennen **MHC-II-Proteine** und die an sie assoziierten Fremdpeptide. So binden sie z. B. an Makrophagen. Die T-Helferzellen sezernieren **Lymphokine,** Wachstums- und Reifungsfaktoren, wie z. B. das **Interleukin 2** (IL 2), das sei-

R 9.3 Major-Histocompatibilitäts-Komplex-(MHC-)Proteine

Klasse I
Aufbau: 2 Polypeptidketten; eine hoch variabel, eine konstant (β_2-Mikroglobulin)
Standort: fast alle kernhaltigen Zellen

Klasse II
Aufbau: 2 Polypeptidketten, beide hoch variabel
Standort: bevorzugt Makrophagen und B-Lymphocyten

- Membran-ständig
- Immunglobulin-verwandt
- Verantwortlich für Zellindividualität
- Werden von T-Zell-Rezeptoren der T-Lymphocyten erkannt
- Toleranz gegen „körpereigene" MHC-Proteine
- Abwehr gegen „körperfremde" MHC-Proteine (Fremdgewebe) und „körpereigene", die antigene Strukturen präsentieren

Tab. 9.**1** Immunglobulin-verwandte Proteine (Auswahl)

- Immunglobuline
- T-Zell-Rezeptoren
- MHC-I-Proteine
- MHC-II-Proteine

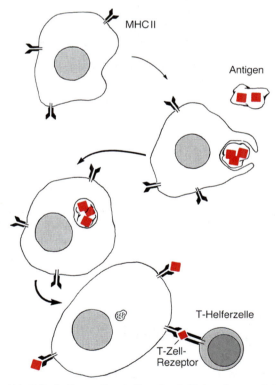

Abb. 9.**4** **Antigenpräsentation durch Makrophagen.** Auf einen Makrophagen trifft ein Antigen, z. B. ein Bakterium, und wird von diesem phagocytiert. Im Zellinneren wird das Antigen in den Lysosomen in Fragmente zerlegt, die ihrerseits auf der Zelloberfläche zusammen mit Proteinen des Major-Histocompatibilitäts-Komplexes (in diesem Fall MHC-II-Proteine) nach außen präsentiert werden. Diese Struktur wird von den T-Zell-Rezeptoren der T-Helferzellen erkannt, die die Immunantwort einleiten.

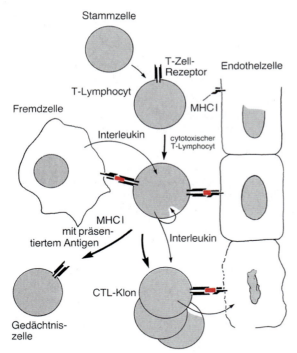

Abb. 9.5 **Die Aktivierung cytotoxischer T-Lymphocyten (CTL).** Killerzellen erkennen mit ihrem T-Zell-Rezeptor Antigenfragmente, die zusammen mit MHC-I-Proteinen auf der Oberfläche von Fremdzellen oder Antigen-attackierten Endothelzellen präsentiert werden. Interleukine fördern das Wachstum der Lymphocyten, von denen ein kleiner Teil zu Gedächtniszellen wird. Die CTL perforieren mit einem Protein die Membran der Antigen-befallenen Zelle und führen zu deren Lyse.

Abb. 9.6 **T-Helferzellen-Aktivierung.** Nach Phagocytose eines Antigens präsentiert ein Makrophage ein Antigenfragment im Komplex mit MHC-II-Proteinen. Eine T-Helferzelle (T_H) erkennt diesen Komplex mit ihrem T-Zell-Rezeptor. Interleukine führen zum Wachstum und zur Vermehrung dieser speziellen T_H-Zelle. Es bilden sich ein Klon und einzelne T_H-Gedächtniszellen.

nerseits die T_H-Zellen stimuliert. Andererseits sezernieren auch Makrophagen nach Kopplung an eine T_H-Zelle einen Wachstumsfaktor für die T_H-Zelle, das **Interleukin 1.** Sie selektionieren dadurch einzelne Zellen aus dem Wust der anderen und regen sie zur Vermehrung an (klonale Selektion, Abb. 9.**6**).

T_H-Zellen schlagen eine Brücke zum humoralen Immunsystem, indem sie auch MHC-II-Antigen-Komplexe auf B-Lymphocyten erkennen und binden. Spezifische Lymphokine der T_H-Zellen bringen B-Lymphocyten zur Reifung und führen durch Förderung der Proliferation einzelner derartiger Zellen zur **klonalen Selektion** (s. Abb. 9.2, 9.**12**).

9.2 Immunglobuline

9.2.1 Die Immunglobuline bestehen aus leichten und schweren Ketten

Entscheidenden Fortschritt auf dem Gebiet der Immunglobuline brachten die **Myelome** und der *Morbus Waldenström* (Makroglobulinämie). Bei den Myelomen (Plasmocytomen) handelt es sich um krebsartig wuchernde, Antikörper produzierende Zellen. Da der Ursprung eine Einzelzelle ist, wird bei einem Myelom ein spezifischer Antikörper in großen Mengen produziert. Dieser praktisch „**monoklonale Antikörper**" kann leicht aus dem Serum der Patienten isoliert, gereinigt, analysiert und sequenziert werden. So treten beim Morbus Waldenström im Blut vermehrt spezifisch Antikörper vom IgM-Typ auf. Mehrere hundert Myelomglobuline sind bereits in ihrer Sequenz bekannt, aber keines ist identisch mit einem anderen. Das zeigt schon ein wesentliches Axiom: Eine Antikörper bildende Zelle synthetisiert nur jeweils einen spezifischen Antikörper.

Bei den **Plasmocytomen des Bence-Jones-Typs** werden Teile von Immunglobulinen, **leichte Ketten** (L-Ketten), stark vermehrt gebildet. Diese Proteine werden im Harn ausgeschieden und können analysiert werden. Entsprechend scheiden H-Myelome **schwere Ketten** (H-Ketten) aus.

Die Sequenzaufklärung der Bence-Jones-Proteine war entscheidend für das Verständnis der Struktur der Immunglobuline. Bei den leichten Ketten (L) wurden zwei Gruppen gefunden: kappa κ und lambda λ. Bei den schweren Ketten (H) gibt es verschiedene, entsprechend verschiedenen Immunglobulinen: IgG mit γ-, IgA mit α-, IgM mit μ-, IgD mit δ- und IgE mit ε-Ketten. Durch Immunelektrophorese können diese fünf Klassen getrennt werden. Alle diese Immunglobuline bauen sich aus **vier Proteinketten** auf (Abb. 9.7): zwei schweren und zwei leichten. Die beiden schweren Ketten bilden gemeinsam eine Y-ähnliche Struktur. Im mittleren Teil sind sie durch zwei S-S-Brücken verbunden. Jeweils an einem Ende der schweren Ketten ist je eine leichte Kette ebenfalls über je eine S-S-Brücke und nicht-kovalente Bindungen an die schwere Kette gebunden. Diese symmetrische Struktur bildet spezialisierte Bereiche oder **Domänen.** Die Enden der schweren und leichten Ketten bilden die **V-Domäne** (variable Domäne), die die direkte **Antigenbindungsstelle** ist. Beide Ketten bilden eine gemeinsame räumliche Struktur, die zu dem spezifischen Antigen passt. Die strukturelle Komponente des Antigens, die gebunden wird, die antigene Determinante, tritt in enge Wechselwirkung mit der Höhle, die von der schweren und leichten Kette des Antikörpers gebildet wird. Die eigentlich für die Bindung verantwortlichen Stellen in dieser Domäne sind hypervariabel, bilden 3 kurze Polypeptide von ca. je 5–10 Aminosäuren, die als Schleifen aus der übrigen soliden Struktur herausstehen. Diese Regionen heißen, da sie zur antigenen Determinante complementär sind, **Complementarität-determinierende Region (CDR).** Im mittleren Abschnitt der schweren Kette liegt die **Domäne,** die für die **Komplementbindung** verantwortlich ist. Das Komplementsystem ist ein zusätzlicher Abwehrmechanismus, der zur Lyse von Zellen führt. Auf diesen Mechanismus kann hier nicht näher eingegangen werden. Schließlich ist eine weitere **Domäne** am Ende der schweren Ketten für die **Bindung an Makrophagen** und die Information, ob und wohin der Antikörper sezerniert werden soll, notwendig **(Effektorregion).** Sowohl die Paarungen zwischen leichten und schweren Ketten als auch der schwer-schwere Stamm des Antikörpers weisen eine komplexe und kompakte Sekundär- und Tertiärstruktur auf. Als unorganisiertes Stück Peptidkette liegen die schweren Ketten nur in Nachbarschaft der sie verbindenden S-S-Brücken vor. Deshalb ist diese Region, die **„Scharnierregion",** sehr beweglich. Dadurch kann der Winkel zwischen den beiden Schenkeln des Y im ungebundenen Antikörper frei verändert werden. Je nach dem Abstand zweier antigener Determinanten kann der Winkel eingestellt werden.

Mit proteolytischen Enzymen kann das Antikörpermolekül in Fragmente zerlegt werden (Abb. 9.8). **Papain** spaltet spezifisch knapp neben den S-S-Brücken der schweren Ketten. Der Stamm

Abb. 9.**7** **Struktur der Immunglobuline.** Schwere und leichte Ketten sind aufgezeichnet mit den Domänen der konstanten und variablen Region. In den variablen Domänen sind die Complementarität-determinierenden Regionen (CDR) durch unterbrochene Striche angedeutet.

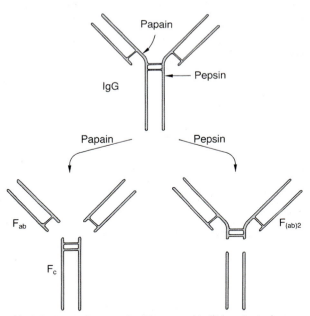

Abb. 9.**8** **Proteolyse von Ig.** Die unterschiedlichen Proteolyseprodukte nach Papain- bzw. Pepsineinwirkung sind aufgezeichnet.

bildet das **Fc-Fragment** (so genannt, weil es sich leicht kristallisierten lässt). Die beiden Schenkel ergeben je ein **Fab**: Antigenbindendes Fragment. Diese Fabs sind monovalent gegenüber dem Antigen, während der intakte Antikörper divalent ist. **Pepsin** spaltet am Stamm des Antikörpers knapp unterhalb der S-S-Brücken. Dabei entstehen zwei solide Fragmente der schweren

9 Immunbiologie

Ketten und ein divalentes F(ab)$_2$-Fragment, bei dem die beiden Schenkel von den S-S-Brücken der schweren Ketten zusammengehalten werden. Die Spaltung des Immunglobulins war Voraussetzung für die Aufklärung der **Primärstrukturen** der vier Ketten.

Jede Domäne besteht aus ca. 110 Aminosäuren. Ihre mehr oder weniger starke Homologie untereinander lässt vermuten, dass ein derartiges 110 AS-langes Protein in der Evolution Ausgangsmolekül für die heutigen Immunglobuline war.

Von den 211–221 Aminosäuren der **leichten Ketten** sind am carboxyterminalen Ende 102–112, d. h. etwa die Hälfte, konstant. Die Aminosäuren 1 bis 108 am aminoterminalen Ende sind variabel. Bei den leichten Ketten gibt es die **Typen ϰ und λ**. Bei den **schweren Ketten** ist ebenfalls das aminoterminale Ende variabel: Aminosäuren 1 bis 110. Die weiteren 330 Aminosäuren sind konstant. Interessant ist, dass die variablen Regionen der leichten und schweren Peptide jeweils homolog sind und dass auch die konstanten Bereiche der leichten und schweren Ketten homolog sind. Daneben gibt es homologe Regionen innerhalb der konstanten Bereiche der schweren Ketten. Die Homologiebereiche werden jeweils durch S-S-Brücken zusammengehalten.

Konstanter Bereich bedeutet nicht absolute Identität. Bei den schweren Ketten gibt es, wie schon erwähnt, fünf Haupttypen in den **konstanten Regionen: γ, α, μ, δ, ε**, entsprechend IgG, IgA, IgM, IgD, IgE. Im γ-Typ – also bei den IgGs – gibt es Unterschiede in den Primärsequenzen der Aminosäuren, entsprechend γ$_1$ bis γ$_4$. Auch vom IgA und IgM gibt es Subklassen.

9.2.2 Die verschiedenen Immunglobulinklassen haben unterschiedliche Aufgaben

IgG macht etwa 70–80% von den 10–30 g/l der Immunglobuline im Serum aus

Während die leichten Ketten der menschlichen Antikörper zu ca. 50% aus ϰ- und zu 50% aus λ-Ketten bestehen, bestimmen die Unterschiede in den konstanten Regionen der schweren Ketten über die Zugehörigkeit zu verschiedenen Klassen. Dabei können die Antikörper-synthetisierenden Zellen von der Produktion einer Klasse auf eine andere wechseln (Klassenwechsel s. später), ebenso, wie von der Produktion eines Membran-gebundenen Antikörpers auf einen sezernierbaren gewechselt werden kann.

Die relative Molekülmasse des **IgG** ist 150 000. Vier verschiedene γ-Ketten charakterisieren 4 Unterklassen des IgG. Die schweren Ketten sind nur gering glycosiliert. Über die **Funktion** der Kohlenhydrate ist wenig bekannt. IgG **stimuliert** das **Komplementsystem** und die **Makrophagen.** IgG ist u. a. verantwortlich für den von der Mutter auf den **Embryo** übertragenen **Immunschutz,** da es in der zweiten Hälfte der Schwangerschaft die Placentaschranke passieren kann. Dadurch ist auch das Neugeborene normalerweise noch geschützt. Mit Nachlassen der IgG-Konzentration im Serum des Säuglings wird der mütterliche Schutz erniedrigt. Die Halbwertszeit der IgGs beträgt etwa 20 Tage. 60 Tage nach der Geburt wird der Schutz gering, der Säugling muss bis dahin seine eigene Abwehr aufgebaut haben. Gebildet wird IgG hauptsächlich im lymphatischen Gewebe, in der Milz, der Leber, im Knochenmark und in den Lymphknoten.

IgA ist zu etwa 10–20% an den Immunglobulinen im Serum beteiligt

IgA ist das Ig der seromucösen Sekrete. Seine spezielle Aufgabe ist die **Abwehr auf den Schleimhäuten.** Es ist mit einer rel. Molekülmasse von 160 000 etwas größer als IgG. Das IgA stammt aus Plasmazellen, die direkt unter der Schleimhaut liegen. IgA kann als Monomer (häufigste Form), aber auch unter Zuhilfenahme einer J-Kette als Di- und Trimer auftreten. Derartige Polymere können vom Blut durch **Transcytose** in ein Drüsenlumen oder durch die Schleimhaut z. B. in den Respirationstrakt transportiert werden. Sie binden dabei an einen **Zellrezeptor,** der eine **sekretorische und eine Membran-bindende Komponente** enthält, werden mit diesem endocytiert, durch die Zelle transportiert, wieder in die Zellmembran integriert und dann entlassen. Dabei wird der Rezeptor gespalten, wobei die **sekretorische Komponente** (S-C) des Rezeptors an das Ig-Molekül assoziiert bleibt. Für die Sekretion durch die Schleimhaut und zum gleichzeitigen Schutz gegen Proteasen ist das IgA assoziiert mit dem S-C. In dieser Assoziation liegt es in der Tränenflüssigkeit, dem Speichel, dem Nasensekret, Schweiß etc. vor. Der Rezeptor für IgA kann auch IgM binden, sodass bei IgA-defizienten Individuen IgM den Antikörperschutz übernimmt (Abb. 9.**9**).

Die Halbwertszeit des IgA ist, da es verstärkt Proteasen ausgesetzt ist, kürzer als die des IgG (20 Tage), etwa 4–7 Tage.

Das IgM ist in hohem Maße polymerisiert

IgM liegt in zwei Formen vor, einer **Membran-gebundenen und einer löslichen.** Von der ersteren finden sich ca. 10^5 Kopien auf dem ruhenden B-Lymphocyten, noch bevor ein spezielles Antigen in den Organismus eingedrungen ist. Die lösliche Form (ihr fehlt die hydrophobe Membranverankerungssequenz) wird als erste Immunantwort unmittelbar nach Kontakt mit einem Antigen produziert. Diese Form erscheint als **Pentamer:** 5 Einzelmoleküle werden durch ein kurzes Polypeptid, eine **J-Kette,** und mit Hilfe von Disulfidbrücken sternförmig zusammengelagert (Abb. 9.**10**). IgM hat zur Hauptaufgabe die **Aktivierung** des **Komplementsystems** und die Anregung der **Makrophagen** zur Phagocytose. Wegen seiner Größe neigt es besonders zur Agglutination. Die **Anti-Blutgruppen-Igs** sind IgMs.

Wenig ist über IgD und IgE bekannt

IgE hat trotz seiner geringen Konzentration (0,0001%, bezogen auf 10–30 g/l Gesamt-Ig) größte Bedeutung für die **Parasitenabwehr** und bei **Allergien.** Es bindet an spezifische Rezeptoren auf den Mastzellen, an die dann seinerseits das Antigen bindet und zur **Histaminausschüttung** führt (S. 283).

IgD wird zusammen mit IgM fast ausschließlich auf der Zelloberfläche ruhender B-Lymphocyten gefunden, kommt aber auch in sezernierter Form vor. Seine **Funktion ist unbekannt.**

IgM und IgD kommen zu Beginn einer Immunantwort, alle anderen Immunglobulinklassen erst im späteren Verlauf und nach neuerlichem Kontakt mit dem Antigen vor (Se-

Abb. 9.9 Transcytose des IgA. Aus dem Blut werden IgA-Moleküle an Zellrezeptoren gebunden, endocytiert, in Vesikeln durch die Zelle transportiert und durch Exocytose aus der Zelle in ein Sekret abgegeben. Der Zellrezeptor, der aus einer sekretorischen und einer Membran-gebundenen Komponente besteht, wird dabei gespalten, wobei die sekretorische Komponente (S-C) an das Ig-Molekül assoziiert bleibt.

Abb. 9.10 Die lösliche Form des IgM. Fünf IgM-Moleküle werden durch Disulfidbrücken und eine J-Kette sternförmig zum Pentamer zusammengehalten.

kundärantwort). Die Reihenfolge ihres Auftretens ist dabei IgG, IgE und IgA (Rep. 9.4, Tab. 9.2).

9.2.3 Die Individualität der Antikörper wird durch ihre Bildung bestimmt

Die Vielfalt der Antikörper wird durch Anordnung des genetischen Materials nach dem Baukastenprinzip erzielt

Die Hauptgruppen IgG, IgA etc. mit dem $\varkappa$- und λ-Typ leichter Ketten spiegeln nur grob die enorme **Heterogenität** der Antikörper wider. In der Tat müssen wir davon ausgehen, dass praktisch jedes Antigen (und deren gibt es viele Millionen) seinen spezifischen Antikörper findet. Bei einer Aminosäureanzahl von 660 für leichte und schwere Ketten eines Antikörpers – das entspricht der dreifachen Anzahl von Nucleotiden in der RNA bzw. der sechsfachen Anzahl von Nucleotiden in der DNA – können wir abschätzen, welch ein riesiges genetisches Material notwendig wäre, um alle Antikörper zu codieren. Wir müssen quasi für jeden Antikörper 4000 Nucleotide erwarten, d. h. jeder Antikörper würde DNA mit einer rel. Molekülmasse in der Größenordnung von 1,3 Mill. Molekulargewicht DNA erfordern. Bei einer geschätzten Minimalanzahl von 1 Million verschiedener Antigene würde das einem DNA-Bedarf mit einer rel. Molekülmasse von $1,3 \times 10^{12}$ entsprechen. Das ist eine unrealistische Zahl, denn der ganze DNA-Satz einer normalen menschlichen Zelle liegt in Bezug auf die rel.

📖 9.4 Antikörper

Aufbau	4 Proteinketten: 2 schwere Ketten ⎫ jeweils mit konstanten 2 leichte Ketten ⎭ und variablen Bereichen
Typen	IgG IgA IgM IgE IgD
schwere Ketten	γ α μ ε δ
leichte Ketten	$\varkappa$ oder λ
IgG	Majorität der Antikörper Immunität des Neugeborenen
IgA	Ig der seromucösen Sekrete; Assoziation an SC
IgM	Primärantwort, J-Protein-Assoziation, Anti-Blutgruppen-Ig
IgE	Parasitenabwehr, gesteigert bei Allergien

Tab. 9.2 Eigenschaften von Immunglobulinen (Igs)

	IgG	IgA	IgM	IgD	IgE
Gehalt im Serum in % (bezogen auf Gesamt-Ig)	70–80	10–20	5–10	1–3	0,002
H-Kette	γ	α	μ	δ	ε
L-Kette	λ oder $\varkappa$	λ oder $\varkappa$	λ oder $\varkappa$	λ oder $\varkappa$	λ oder $\varkappa$
Kilo-Molekulargewicht	150	160	900	180	200

Abb. 9.11 **Kreation und Expression eines Immunglobulin-Gens.** Unarrangierte DNA für leichte (links) und schwere (rechts) Ketten enthalten in Blutstammzellen und im nicht-lymphatischen Gewebe Bibliotheken von Exons für die variable Region (V_L-V_H), für die Junktionsregionen (J_L-J_H), die Diversitätsregionen (D_H) und die konstanten Regionen (C_L-C_H). Den V_L-Exons geht jeweils ein Exon für die Leadersequenz (L_L) voraus. Durch Rekombination werden in Lymphocyten einzelne Exons jeder Gruppe beliebig hintereinander geschaltet zum eigentlichen Gen. Transkription und Splicing führen zur reifen mRNA, die an Ribosomen des RER translatiert wird. Die Polypeptidketten werden gereift und in Folge glycosiliert und zum fertigen Immunglobulin zusammengesetzt.

Molekülmasse in der Größenordnung von 10^{12}. Der DNA-Bedarf entspräche also dem gesamten DNA-Gehalt der menschlichen Zelle, und es würde keinen Platz mehr für die vielen anderen Gene geben. Eine andere Möglichkeit wäre die vieler verschiedener variabler Bereiche, sowohl bei den schweren als auch bei den leichten Ketten, die immer an die konstanten Teile ankoppeln. Dann muss nur eine große Heterogenität bei den variablen Teilen der schweren und der leichten Kette vorausgesetzt werden. Der variable Teil enthält jeweils ca. 110 Aminosäuren, und damit erniedrigt sich der Bedarf für codierende DNA auf ein Drittel. Wir können außerdem verschiedene Kombinationen verschiedener Teile aus dem variablen Teil vornehmen, und schließlich können wir diesen Kombinationen unterschiedliche hypervariable Teile anhängen, um das entsprechende Segment an den konstanten Teil anzufügen. Dadurch vermindert sich der Bedarf an codierender DNA noch einmal ganz erheblich. In der Tat folgt die Natur diesem Prinzip. So liegen die Genloci für die beiden leichten und die schweren Ketten beim Menschen auf 3 verschiedenen Chromosomen: ϰ-Kette auf Chromosom 2, λ-Kette auf Chromosom 22 und H-Ketten auf Chromosom 14. Dabei ist bemerkenswert, dass die **Anordnung der Information** für variable und konstante Regionen der einzelnen Ketten in den Blutstammzellen und in nicht-lymphatischen Zellen grundsätzlich anders ist als in den Lymphocyten. In Letzteren liegen die Exons für variablen und konstanten Teil dicht beieinander, im Ersteren sind sie weit voneinander entfernt. Und nicht nur das. Betrachten wir zunächst die Verhältnisse bei den **leichten ϰ-Ketten** (Abb. 9.11).

Beim Menschen gibt es ca. 150 verschiedene Exons für den **variablen Teil** ($V_ϰ$ in ihrer Gesamtheit als Bibliothek bezeichnet), denen in 5'-Richtung je ein Exon für eine **Signalsequenz** vorangestellt ist ($L_ϰ$), die die Synthese der Immunglobuline am RER ermöglicht. Die $V_ϰ$-Exons codieren nicht für die gesamte variable Region, sondern nur für 95 der insgesamt 108 Aminosäuren. Die restlichen Aminosäuren werden von Exons, die weiter stromabwärts liegen, den fünf ebenfalls polymorphen **Junktionsregionen** ($J_ϰ$), geliefert. Sowohl zwischen den einzelnen $V_ϰ$ und $J_ϰ$ als auch zwischen der $V_ϰ$- und der $J_ϰ$-Bibliothek als auch zwischen dieser und dem stromab gelegenen Exon für die konstante Region liegen unterschiedlich lange untranslatierte Regionen.

Während der Differenzierung der lymphatischen Zellen wird durch **intrachromosomale Rekombination** ein für jede Zelle individuelles Gen arrangiert. Dabei wird im Falle der ϰ-Kette eine beliebige LVϰ-Region an einer der 5 Jϰ-Regionen angefügt.

Diese Rekombination findet an speziellen Erkennungssequenzen statt, die am 3'Ende der Vϰ-Region bzw. am 5'Ende der Jϰ-Region liegen und die spiegelbildlich zueinander **Palindrome** bilden. So folgt der Vϰ-Region (und geht der Jϰ-Region voraus) eine Sequenz von 7 Nucleotiden (Heptamer). Dieser folgen 12 bzw. gehen 23 nicht-komplementäre Nucleotide voraus, um jeweils wieder in eine komplementäre Sequenz von 9 Nucleotiden (Nonamer) einzumünden. Für den **intrachromosomalen Rekombinationsprozess** lagern sich komplementäre Sequenzen zu einer **Stamm-Schleifen-Struktur** aneinander und bringen dadurch die jeweilige Vϰ- und Jϰ-Region eng zusammen. Die Verbindung erfolgt immer etwas unpräzise, eine Tatsache, die zu einer weiteren Variabilität der variablen Region um Aminosäure 96 beträgt (hypervariable Stelle). Auch in einer bereits rearrangierten DNA können durch somatische Mutation noch Basen ausgetauscht werden. Die Mutationsrate ist mit 10^{-3} Basenaustausch/Nucleotid/Zellgeneration sehr hoch und erhöht die Variabilität der variablen Region.

In B-Lymphocyten der nächsten Generation wird die rearrangierte DNA zur **hnRNA** transkribiert, die durch **Spleißen** von allen nicht-translatierten Sequenzen befreit wird, wodurch die **LV$\varkappa$J$\varkappa$-Region** an die **konstante Region (C$\varkappa$)** angefügt wird. Der Translation steht nun nichts mehr im Wege. Allerdings können nur diejenigen Transkripte zu einer funktionstüchtigen leichten Kette führen, deren Leserahmen intakt aus dem Manöver hervorgegangen sind. D. h. es werden so lange neue Rearrangements ausprobiert, bis eine Zelle ein brauchbares Transkript enthält. Sollte das in keiner der Zellen gelingen, werden die Genorte der λ-Kette rearrangiert, die ebenfalls für eine leichte Kette codieren und die beim Menschen in 50% der Antikörper zu finden ist.

Nach dem gleichen Prinzip werden auch die **Gene für die schweren Ketten** aus einer Vielzahl von möglichen Gensequenzen zusammengestellt. Allerdings ist hier die **Variationsmöglichkeit** noch größer. Im Unterschied zu den leichten Ketten, die nur eine konstante Region besitzen, gibt es bei den schweren Ketten 8 Regionen, entsprechend den Antikörperklassen IgM, IgD, IgG$_{1-4}$, IgE und IgA. Für den variablen Teil gibt es 3 statt 2 Bibliotheken, wobei eine **Diversitätsregion** (D$_H$ < 12 Segmente) zwischen die V$_H$-Region (~ 250 Segmente) und die J$_H$-Region (4 Segmente) eingeschoben ist. Die Rekombination der variablen Elemente verläuft wie bei den leichten Ketten über Verbindungssequenzen und kann auch hier zu Ungenauigkeiten führen (Abb. 9.**11**).

Noch nicht genug der Variabilität bei den schweren Ketten. Ein spezielles Enzym, die **terminale Desoxynucleotidyl-Transferase,** kann an den Verbindungsstellen zusätzliche Nucleotide einfügen, wodurch sog. **N-Regionen** entstehen, die zu Hypervariabilität in der Complementarität-determinierenden Region führen.

Die Wahl der konstanten Region erfolgt während der Transkription und schreibt den Antikörper einer bestimmten

---

> **R** 9.5 **Module von Antikörper-Genen beim Menschen**
>
> **Leichte Kette:** Variabler Teil (108 Aminosäuren)
> - V$_L$-Region: ca. 150 Exons, jeweils mit Leadersequenzen
> - J$_L$-Region: 5 Exons
>   Konstanter Teil (110 Aminosäuren)
> - C$_L$-Region: 1 Exon
>
> **Schwere Kette:** Variabler Teil (110 Aminosäuren)
> - V$_H$-Region: 250 Exons, jeweils mit Leadersequenzen
> - D$_H$-Region: mehr als 12 Exons
> - J$_H$-Region: 4 Exons
>   Konstanter Teil (330 Aminosäuren)
> - C$_H$-Region: 8 Exons

Klasse und damit einer bestimmten Funktion zu. So wird im jungfräulichen B-Lymphocyten für den ersten Membran-ständigen Antikörper die konstante Region für die H$_\mu$-Kette transkribiert, gemeinsam mit 2 zusätzlichen Exons für eine Transmembranregion (Rep. 9.**5**).

Nach der Synthese der Immunglobuline müssen sie maturiert werden

Nach Synthese von schweren und leichten Ketten an Ribosomen des RER (s. Kap. **2**) werden diese kombiniert und an den entsprechenden Stellen S-S-Brücken ausgebildet. In weiteren Reifungsprozessen erhalten die schweren Ketten in der Region der Komplementdomäne Kohlenhydrate. Die Zahl der Zucker ist charakteristisch für das entsprechende Ig. IgG z. B. hat weniger Kohlenhydrat als die anderen Immunglobuline. Die Aufgabe dieser Kohlenhydrate scheint es zu sein, das Antikörpermolekül für die Sekretion zu präparieren. Diese Kohlenhydrate werden im Golgi-Apparat stufenweise angefügt. Wenn das Molekül gereift ist, wenn die richtige Kombination zwischen schweren und leichten Ketten erfolgt ist, wird das Immunglobulin von der Zelle nach außen entlassen bzw. im Fall eines Membran-ständigen IgMs in die Plasmamembran integriert.

9.3 Eine funktionierende Immunabwehr erfordert das Zusammenspiel hoch differenzierter Zellen

Die **Antikörpersynthese** findet in spezifischen Lymphocyten, den **B-Lymphocyten,** bzw. in Zellen, die sich aus diesen B-Lymphocyten entwickeln, den **Plasmazellen,** statt (s. Abb. 9.**2**). Diese Lymphocyten entwickeln sich ihrerseits aus **Stammzellen** im Knochenmark, die **omnipotent** sind. Während der Reifung gelangen diese Stammzellen bzw. deren Abkömmlinge in das **Bursasystem,** das bei Vögeln die Bursa Fabricii ist, ein Organ in der Nähe des Enddarms. Beim Menschen findet die B-Lymphocyten-Entwicklung wahrscheinlich in den **Peyerschen Plaques** am Darm statt. Diese B-Lymphocyten, die in unserem Blut zirkulieren und

über den Lymphkreislauf immer wieder durch den gesamten Organismus transportiert werden, sind relativ Stoffwechsel-inert. Ihre Aufgabe ist es, auf ein Antigen zu warten, um dann die Antikörperproduktion erheblich anzukurbeln. Die Rekombinationsprozesse, die zur Kreation eines Ig-Gens führen, ereignen sich bereits in der frühen Entwicklung der B-Lymphocyten. Dabei werden viele Lymphocyten mit unterschiedlichen Ig-Produktionsprogrammen hergestellt. Diese Millionen verschiedener Lymphocyten, von denen jeder sein spezifisches Programm trägt, sind im Organismus vorhanden. Sie produzieren

9 Immunbiologie

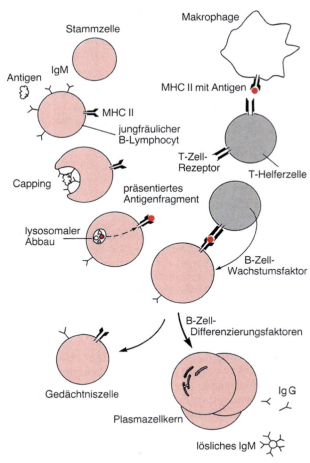

Abb. 9.**12** **B-Zell-Aktivierung zur Antikörperproduktion.** Treffen Antigenmoleküle auf passende IgMs in der Membran eines jungfräulichen B-Lymphocyten, so können die Komplexe zu einem Capping führen. Die Antigen-Antikörper-Komplexe werden endocytiert, in Lysosomen abgebaut und Antigenfragmente an MHC-II-Proteinen präsentiert. Bindet ein passender T-Zell-Rezeptor einer T-Helferzelle, dann fördert dieser durch Faktoren das Wachstum und die Differenzierung des B-Lymphocyten zur Plasmazelle, die lösliche IgM-Pentamere sezerniert. Einige Zellen werden zu Gedächtniszellen. Die schemenhafte Darstellung eines Antigen-präsentierenden Makrophagen verdeutlicht die Verknüpfung von humoraler und zellulärer Abwehr durch T_H-Zellen.

Masse der anderen Lymphocyten selektiert. Durch diese Antigen-Erkennung wird der Lymphocyt als Ausgangszelle für einen Lymphocytenklon vorgesehen (**klonale Selektion**).

Jetzt erfolgt die Auslösung eines komplexen Vorganges: die **Stimulierung** der Lymphocyten. Am Anfang steht die Bindung des Antigens an das Oberflächen-Ig, am Ende eine starke Vermehrung dieses das Antigen erkennenden B-Lymphocyten. Es werden viele Nachkommen dieses speziellen Lymphocyten gebildet, die alle in der Lage sind, den spezifischen Antikörper zu produzieren. Die Voraussetzung für die Proliferation ist jedoch erst gegeben, wenn mehrere Antigenmoleküle an zahlreiche IgMs des Lymphocyten binden und diese dank der Fluidität der Plasmamembran an einem Zellpol zusammenziehen (**Capping**, s. Kap. **1**). Dieses Käppchen wird durch Endocytose internalisiert, das Antigen im Zellinneren zerlegt und gegebenenfalls antigene Strukturen, an MHC-II-Proteine gekoppelt, wieder auf der Zelloberfläche präsentiert (Abb. 9.**12**).

Diese MHC-gekoppelten Antigene werden ihrerseits von Rezeptoren der T-Helferzellen erkannt, die einen **B-Zell-Wachstumsfaktor** beisteuern. Auch Makrophagen stimulieren das B-Zell-Wachstum durch einen **B-Zell-aktivierenden Faktor.** Mit Hilfe dieser Faktoren vermehrt sich der selektionierte B-Lymphocyt. Sein Ziel, Antikörper zu sezernieren, erreicht er aber erst, nachdem er zu einer Plasmazelle differenziert ist. Hierzu tragen wiederum Proteine der T-Helferzellen, sog. **B-Zell-Differenzierungsfaktoren,** u. a. das Interferon γ, bei. Die reife Plasmazelle sezerniert zunächst IgM, indem sie alle Exons der Hμ-Kette mit Ausnahme der für die Transmembransequenz zuständigen translatiert. Im weiteren Verlauf kann eine derartige Plasmazelle Antikörper mit einer anderen Effektorregion sezernieren: Durch Rekombination der variablen Region an die Exons einer anderen Klasse (δ, γ ε oder α) unter Ausschaltung aller übrigen findet ein **Klassenwechsel** statt.

Die B-Zell-Differenzierungsfaktoren hemmen ihrerseits wieder die Proliferation. Nach intensiver Antikörperproduktion stirbt die Plasmazelle ab, es sei denn, sie geht in eine Gedächtniszelle über (Rep. 9.**6**).

T-Lymphocyten sind eine andere Klasse der Lymphocyten. Sie entstehen aus derselben Stammzelle, reifen allerdings nicht im Bursa-, sondern im **Thymussystem,** deshalb der Name T-Zellen.

B- und T-Zellen gleichen einander äußerlich. Man muss ein Rasterelektronenmikroskop zu Hilfe nehmen, um morphologische Unterschiede zu erkennen, aber beide Zelltypen haben unterschiedliche Funktionen. Während B-Lymphocyten für die Antikörpersynthese zuständig sind, sind die T-Zellen für die zelluläre Immunreaktion verantwortlich. Diese zelluläre Immunreaktion zeigt sich besonders beim Abstoßen körperfremden Gewebes, z. B. bei der Transplantation (zelluläre Immunantwort, S. 271). Reagieren bei der **humoralen** Immunabwehr die **Antikörper** mit für sie spezifischen Antigenen, dann erfüllen Proteine aus der Immunglobulin-verwandten Superfamilie, die **T-Zell-Rezeptoren,** diesen Dienst bei der **zellulären Immunabwehr.** Auch sie bestehen aus variablen und konstanten Regionen, deren codierende DNA-Sequenzen in

auch ohne Stimulus eine geringe Menge Antikörper. Dieses Ig vom Typ IgM befindet sich nicht nur im Inneren, sondern auch auf der Oberfläche des jeweiligen Lymphocyten.

9.3.1 Lymphocytenstimulierung erfolgt durch Bindung des Antigens an das spezifische Oberflächen-Ig von B-Lymphocyten

Die Lymphocyten werden aus dem Knochenmark ins Blut oder in die Lymphe ausgeschleust. Hier gehen sie nach einigen Tagen zugrunde, es sei denn, es bindet an einen von ihnen ein passendes Antigen, das diesen dadurch aus der

9.3 Eine funktionierende Immunabwehr erfordert das Zusammenspiel hochdifferenzierter Zellen **281**

R 9.6 **Vom Antigen zum Antikörper**

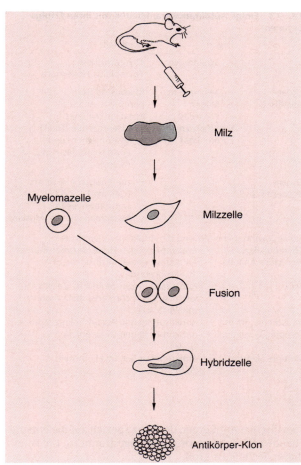

Abb. 9.**13 Monoklonale Antikörper.** Näheres s. Text.

den Stammzellen der T-Lymphocyten während deren Reifung im Thymus aus V-, D- und J-Regionen rearrangiert werden müssen. Diese Proteine enthalten eine Transmembran-Sequenz, mit der sie in die Membran der T-Helferzellen und der cytotoxischen T-Lymphocyten (CTL) eingelassen werden. Sie erkennen, anders als frei im Blut schwimmende Antikörper, nur antigene Strukturen, die Membran-gebunden in Assoziation mit MHC-Proteinen auf Zellen auftreten.

9.3.2 Die Proliferation eines Lymphocyten führt zu monoklonalen Antikörpern

Monoklonale Antikörper haben in der Immunologie und in der Biochemie ganz neue Perspektiven eröffnet. Eines der Handikaps bei der Herstellung von Antikörpern war, dass jedes Antigen eine Unzahl von Antigen-Determinanten hatte, und jede Antikörperpräparation ergab deshalb eine Mischung von vielen verschiedenen Antikörpern gegen die unterschiedlichen Antigen-Determinanten. Diese Schwierigkeit wird durch die Technik der Herstellung von monoklonalen Antikörpern eliminiert. Ziel ist es dabei, Lymphocytenklone zu bekommen, die nur einen Antikörper produzieren.

Man injiziert einer Maus ein Antigen (Abb. 9.13). Dadurch werden die Lymphocyten stimuliert, Antikörper gegen alle vorhandenen Antigen-Determinanten zu produzieren, jeder Lymphozyt gegen eine einzige Determinante. Nachdem die Maus diese Immunantwort gegeben hat, wird die Milz entfernt; die B-Lymphocyten, die in großen Mengen in dieser Milz enthalten sind, werden gewonnen und mit transformierten Zellen fusioniert. Diese Zellhybriden können in vitro vermehrt werden. In der Praxis verschmilzt man die B-Lymphocyten mit Plasmocytomzellen (Krebszellen). Jede **Hybridzelle** (Hybridomazelle) hat nun von der Krebszelle die Eigenschaft übernommen, unbegrenzt zu wuchern. Von dem B-Lymphocyten hat sie die Eigenschaft erworben, ein spezifisches Antikörperprogramm zu realisieren. Es gibt natürlich eine Menge von verschiedenen Hybridzellen. Jede enthält ein individuelles Programm gegen eine der antigenen Determinanten. Aus den individuellen Zellen werden **Klone** gezogen, d. h. Zellen, die jeweils nur von einer Zelle abstammen. Es wird getestet, gegen welche antigene Determinante eines Antigens ein Klon reagiert. Ein derartiger Klon bildet gezielt einen

Tab. 9.3 Einige Autoimmunkrankheiten mit ihren Erfolgsorganen

	Organ	Krankheit
Organspezifisch	– Schilddrüse	Thyreotoxikose Thyreoiditis Hashimoto
	– Nebenniere – Magen – Pankreas rheumatischer Formenkreis	Morbus Addison perniciöse Anämie juveniler Diabetes – Sklerodermie (Haut) – systemischer Lupus erythematodes = SLE (Niere)
Organunspezifisch		– rheumatische Arthritis (Gelenke) – Dermatomyositis – Myasthenia gravis (Muskel)

Bei einigen Krankheiten sind die Antikörper identifiziert:

Thyreotoxikose	=	Antikörper gegen Hormonrezeptoren
Perniciöse Anämie	=	Antikörper gegen intrinsic factor (B$_{12}$-Resorption!)
SLE	=	Antikörper gegen zahlreiche Zellstrukturen, u. a. DNA, chromosomale Proteine, snRNA (S. 47)
Myasthenia gravis	=	Antikörper gegen Acetylcholinrezeptoren
Pemphigus vulgaris	=	Antikörper gegen Desmoglein (S. 24)
Multiple Sklerose	=	Antikörper gegen Myelinprotein (S. 6)

spezifischen Antikörper, der ganz speziell auf die entsprechende antigene Determinante abgestimmt ist. Die Potenz dieser Technik ist groß.

Beispiel: Nehmen wir den Fall eines Proteins, das wir aus technischen Gründen nicht reinigen können, wie Interferon. Da die Mengen Interferon, die die Zellen synthetisieren, verschwindend gering sind, gab es über viele Jahre größte Schwierigkeiten, Interferon zu reinigen. Mit monoklonalen Antikörpern ist es schließlich gelungen. Nach einer ersten Vorreinigung wurden mit dem unreinen Protein Mäuse injiziert. Es wurden Klone hergestellt, die gegen die vielen Proteine, die in der Mischung waren, Antikörper produzierten. Und in mühseliger Kleinarbeit wurden tausende von Klonen auf Interferon-Antikörper-Produktion hin getestet. Solch ein Klon wurde gefunden, und damit hatte man Antikörper, die ganz spezifisch gegen dieses Inferferon gerichtet waren. Man kann diese Hybridomazellen eines solchen Klons wieder einer Maus injizieren. Die Zellen sind potenzielle Krebszellen, sie produzieren in der Maus einen Krebs, ein Antikörper produzierendes Myelom, dessen einzelne Zellen spezifische Interferon-Antikörper bilden. Auf diese Weise war es möglich, größere Mengen Interferon-Antikörper zu produzieren. Diese Interferon-IgGs können sehr einfach mit ihrem schwer-schweren Stamm an eine Matrize gekoppelt werden. Füllt man damit eine Säule und trägt ein Interferon-haltiges Proteingemisch auf, so werden alle Proteine durch diese Säule hindurchlaufen, außer den Interferonmolekülen, die spezifisch von der Antikörpersäule festgehalten werden. Sorgfältig wird mit Puffer gewaschen und schließlich bleibt praktisch reines Interferon an dem Antikörper hängen. Die Antigen-Antikörper-Bildung, die ja nicht kovalent ist, kann durch Erhöhung der Salzkonzentration des Eluats gelöst werden. Damit wird das Antigen, in diesem Fall Interferon, vom Antikörper getrennt und kann auf diese Weise gewonnen werden (Affinitäts-Chromatographie).

9.3.3 Pathologische Veränderungen des Immunsystems führen zu ernsten Krankheiten

Von besonderer medizinischer Bedeutung ist die Fähigkeit des Immunsystems, gegen körpereigene Strukturen tolerant zu sein. Nimmt diese **Toleranz** ab (im Alter oder bedingt durch genetische Defekte), kann es zu **Autoimmunkrankheiten** kommen mit Antikörperproduktion gegen alle möglichen Körperstrukturen. Dabei sind zu unterscheiden die Bildung von **Autoantikörpern** gegen Bestandteile eines einzigen Organs (organspezifisch) und solche gegen verschiedene Gewebe (organunspezifisch) (Tab. 9.3).

Wie es zum Unterlaufen der Toleranz kommt, ist nicht geklärt. Normalerweise wird die Entwicklung auto-aggressiver T_H-Klone im Thymus abgebrochen. Die auffällige Assoziation bestimmter Autoimmunkrankheiten mit bestimmten HLA-Typen (Humanleukocyten-assoziierte Antigene, MHC-Klasse-II-Proteine) lässt vermuten, dass einige Allele für Peptide codieren, die den klonalen Entwicklungsabbruch nicht optimal induzieren.

Krebsige Entartung der Lymphocyten führt zu akuter und chronischer Leukämie. Ein Retrovirus, Human-T-Lymphotropes Virus (HTLV), verursacht **T-Helferzell-Leukämie,** ein anderes, Human-Immuno-Deficiency-Virus (HIV), führt zum Zusammenbruch des Immunsystems durch **Abtöten** der T-Helferzellen und hat **AIDS** zur Folge (s. Kap. **11**).

Genetische Defekte mit Auswirkung auf das Immunsystem können im schwersten Fall zu einem lebensbedrohlichen Abfall der B- und T-Lymphocyten führen. Von **schwerer kombinierter Immundefizienz (SCID)** spricht man, wenn zelluläre und humorale Immunabwehr vollständig fehlen. Derartige Defekte können autosomal-rezessiv oder X-chromosomal vererbt werden. Die Symptomatik ist dadurch gekennzeichnet, dass im Alter von 3–6 Monaten Gedeihstörungen und opportunistische Infektionen auftreten. Völlig sterile Lebensbedingungen waren bisher lebensverlängernd. Inzwischen werden Knochenmarkstransplantationen durchgeführt. Bei dieser Krankheit wird intensiv an einer Gentherapie gearbeitet, wobei die leicht zugänglichen Patienten-Lymphocyten über einen viralen Vektor (S. 335) das intakte Gen zur Produktion intakter Adenosindesaminase erhalten. 25% der SCID-Fälle (ca. 70 Patienten weltweit!) sind in der Tat durch Mutationen des Gens für **Adenosindesaminase** bedingt. Fehlt das Enzym, so steigt der Adenosin- und Desoxyadenosingehalt besonders in Lymphocyten stark an. Ein hoher Spiegel von Desoxy-ATP ist die Folge, der die Ribonucleotid-Reduktase hemmt und damit auch die Bildung der drei anderen für die DNA-Synthese notwendigen Desoxyribonucleotide.

Neuerdings konnten einige Erkrankungen auf **Mutationen** in der **Signaltransduktion am T-Zell-Rezeptor** zurückgeführt werden. Dieser Rezeptor ist an seiner cytoplasmatischen Seite eng mit Proteinkinasen assoziiert, die über Phosphorylierung der Tyrosine diverser Proteine (s. Proliferationskette) in Zellaktivitäten eingreifen. Eine solche Tyrosinkinase ist z. B. ZAP 70, die eng mit einer cytoplasmatischen Untereinheit des T-Zell-Rezeptorkomplexes interagiert. Mutationen in einem Intron des Gens für ZAP 70 führen durch Addition von 3 Aminosäuren zu einer Spleißstelle und damit zu einem defekten Protein.

9.3 Eine funktionierende Immunabwehr erfordert das Zusammenspiel hochdifferenzierter Zellen **283**

Eine Überreaktivität des Immunsystems führt zu **Überempfindlichkeitsreaktionen** (Typ I-Typ IV) mit Schädigung von körpereigenem Gewebe und Entzündungsreaktionen.

Typ I–III: **Sofortreaktion** unter Beteiligung der humoralen Immunabwehr.

Typ IV: **Reaktion vom verzögerten Typ** unter Beteiligung der zellulären Immunabwehr.

Zum **Typ I (anaphylaktischer Typ)** zählen Allergien, wie sie durch Umweltantigene (Pollen, Hausstaub) ausgelöst werden können. Hierbei werden von Antigen-stimulierten Plasmazellen IgEs auf Schleimhautoberflächen sezerniert. Mastzellen binden mit spezifischen Rezeptoren die Fc-Effektorregion der Antikörper. Bindet Antigen an diese IgEs, so schütten die Mastzellen Mediatoren, u. a. Histamin, aus, und Asthma, Heuschnupfen, Ekzeme und Juckreiz sind die Folge. Genetische Disposition verstärkt diese Reaktionen.

Die **Typ-II-Überempfindlichkeit (cytotoxischer Typ)** ist Folge der Zerstörung von Zellen, die wegen ihres Antigenbesatzes von Komplement oder Killerzellen zerstört oder nach Antigen-Antikörper-Reaktion durch Phagocytosezellen angegriffen werden. Hierbei kann es, sind die zu phagocytierenden Zellen zu groß, zur Ausschüttung von lysosomalen Enzymen ins Gewebe kommen (s. Kap. **1**). Auch Transfusionsreaktionen und Rhesusunverträglichkeiten gehören hierher.

Typ III-Überempfindlichkeiten werden durch ein Zuviel an Immunkomplexen hervorgerufen und führen zur **Immunkomplexkrankheit** (S. 270).

Typ IV zeichnet sich im Gegensatz zu den drei anderen durch eine Überempfindlichkeitsreaktion vom verzögerten Typ aus. Vier verschiedene Arten werden, entsprechend dem Zeitpunkt ihres Auftretens (24 Stunden bis 14 Tage nach Kontakt mit dem Antigen!), unterschieden.

Besonders zu betonen ist die **Kontaktallergie,** die nach ca. 48 Stunden an der Kontaktstelle zu einem Hautekzem führt. Allergene sind Nickel, Acrylate oder Verbindungen im Gummi Haptene, die an sich keine Reaktion hervorrufen können. Sie scheinen aber die Haut zu durchdringen und sich an körpereigene Proteine zu koppeln. Derartige Antigene werden besonders von Langerhansschen Zellen der Epidermis aufgenommen, die antigene Determinanten präsentieren und auf diese Weise die Monocyten anlocken, die dann ein sichtbares Zellinfiltrat hervorrufen.

Weiterführende Literatur

Abbas, A. K., A. H. Lichtman, J. S. Pober: Zellular and Molecular Immunology. Saunders, Philadelphia 1991

Kayser, F. H., K. A. Bienz, J. Eckert, R. M. Zinkernagel: Medizinische Mikrobiologie. 9. Aufl. Thieme, Stuttgart 1998

Keller, R.: Immunologie und Immunpathologie. 4. Aufl., Thieme, Stuttgart 1994

Roitt, I.: Essential Immunology. 7th ed. Blackwell, London 1991

Roitt, I. M., J. Brostoff, D. K. Male: Kurzes Lehrbuch der Immunologie. 3. Aufl. Thieme, Stuttgart 1995

Immunbiologie

9

10 Mikrobiologie

→ Zu den Mikroorganismen werden in der Mikrobiologie neben den Bakterien auch Viren, Pilze und unter Umständen auch größere Parasiten gerechnet. Mikroorganismen erlangen immer größere Bedeutung als **Produzenten** von wichtigen Wirkstoffen, als Komponenten der **ökologischen Gleichgewichte,** bei der Entwicklung der modernen **Biotechnologie,** aber auch für die **Pathologie** (Tab. 10.1). Wie aus dem Namen ersichtlich, beschäftigt sich die Mikrobiologie mit den Mikroorganismen (Abb. 10.1). Ganz sicher gehören dazu die **Bakterien.** Schon bei den **Viren** ist die Definition fraglich, da Viren keine autonomen Organismen sind. Trotzdem wird die Virologie zur Mikrobiologie gerechnet. Auch **Pilze** gehören hierher und **Algen.** Bei den Pilzen gibt es einige, die eine beträchtliche Größe errei-

Tab. 10.1 **Gruppen von Mikroorganismen mit medizinischer Bedeutung**

Einzeller	Mehrzeller	Viren
– Bakterien	– Pilze	
– intrazelluläre Parasiten: Rickettsien Chlamydien Mycoplasmen	– mehrzellige Parasiten Würmer Insekten	– DNA-Viren – RNA-Viren – Tumorviren
– Protozoen: Amöben Flagellaten Ciliaten Sporozoen		

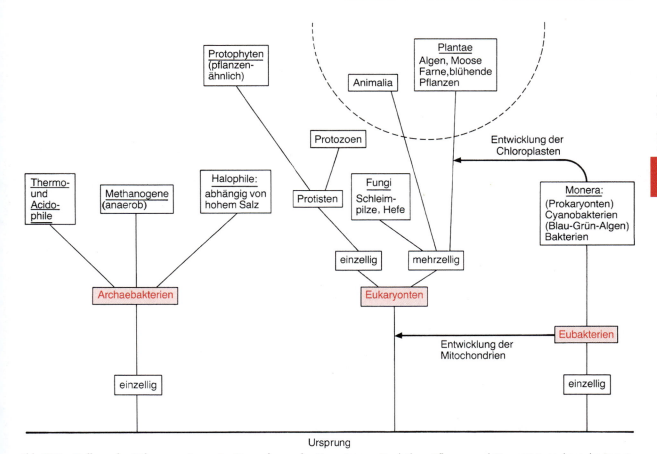

Abb. 10.1 **Stellung der Mikroorganismen im Stammbaum der Organismen.** Nur höhere Pflanzen und Tiere mit Ausnahme der Parasiten gehören nicht zur Mikrobiologie.

chen können. Einzellige Algen können bis 20 cm groß sein (*Acetabularia major*). Auch Mehrzeller können zur Mikrobiologie gehören. Da viele der bisher erwähnten Organismen Parasiten des Menschen sind, die Größe eines Organismus aber kein gutes systematisches Kriterium ist, werden häufig auch die großen **Parasiten** der Mikrobiologie zugeschlagen (z. B. der Rinderbandwurm, der mehr als 10 Meter lang werden kann). Diese Zugehörigkeit wird auch dadurch dokumentiert, dass in fast allen Instituten für Mikrobiologie Abteilungen für Parasitologie existieren. Wegen der wachsenden Bedeutung der Parasitologie, auch im Zusammenhang mit Infektiologie und Tropenmedizin, wurde diesem Gebiet im vorliegenden Buch ein eigenes Kapitel gewidmet.

10.1 Prokaryonten sind kernlose Zellen

Bakterien und Cyanobakterien (Blaugrünalgen) haben keinen Zellkern und werden **Prokaryonten** genannt. Organismen, deren Zellen Kerne besitzen, heißen **Eukaryonten**. Auch in anderen zellulären Strukturen unterscheiden sich diese beiden Gruppen von Organismen (Rep. 10.1), und biochemisch z. B. in ihrer Empfindlichkeit gegen einige Antibiotica.

10.1.1 Die Bakterienzellen haben Murein-haltige Zellwände

Charakteristisch für die **Bakterienzelle** (Abb. 10.2, 10.3) ist die **Zellwand** (Tab. 10.2, Abb. 10.5) und in ihr ein zweidimensionales, sackartig die Zelle umgebendes Makromolekül, das **Murein** (Abb. 10.4). Beim Murein sind Kohlenhydratketten über Peptide miteinander verbunden. Die Kohlenhydratketten bestehen alternierend aus ***N*-Acetylglucosamin** und ***N*-Acetylmuraminsäure**. Die Peptidketten enthalten neben den üblichen Aminosäuren L-Lysin und Glycin auch D-Isoglutamin und D-Alanin, wobei die biolo-

R 10.1 **Vergleich zwischen Prokaryonten und Eukaryonten**

	Prokaryonten	Eukaryonten
DNA im Zellkern	nein	ja
Membran-begrenzte Organellen (Mitochondrien, Chloroplasten)	nein	ja
Nucleosomen	nein	ja
Zellwand	ja	nein

Tab. 10.**2** **Strukturen der Zellwand**
- Antigene
- Rezeptoren
- Sexpili
- Bewegungsorganellen
- Proteine für Oberflächenadhärens

Abb. 10.**2** **Aufbau der Bakterienzelle.** Aufgaben einiger Bestandteile:
- Flagellum: Fortbewegung
- Pili: Anheftung an Oberflächen
- Sexpili: Parasexualität
- Mesosom: Anheftungsstelle der DNA bei der Replikation, Konzentration von Nährstoffen
- Plasmamembran-Innenseite: Atmungsenzyme, *DNA-Polymerase*

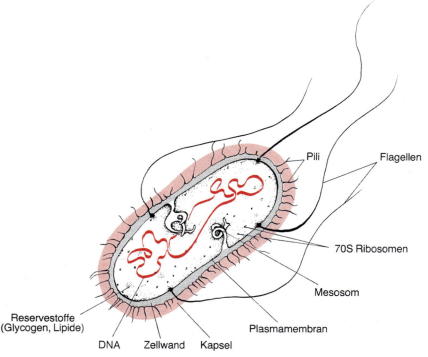

10.1 Prokaryonten sind kernlose Zellen **287**

Abb. 10.3 Bakterien im Elektronenmikroskop
a Gramnegatives Bakterium *(Escherichia coli)* mit Flagellen und Pili; dazu Lambda-Viren (Aufnahme: B. Menge, K. G. Lickfeld, Basel; M: 2 cm ≙ 0,5 μm).
b Grampositive Bakterien *(Bacillus subtilis)* (Aufnahme: J. C. Benichon, Basel; M: 2 cm ≙ 0,5 μm).

Abb. 10.4 Murein
a Aufbau des Mureins: Kohlenhydratketten, die aus *N*-Acetylglucosamin und *N*-Acetylmuraminsäure bestehen, sind über Peptidbrücken zu einem zweidimensionalen Gerüst verbunden.
b Chemische Strukturen im Murein.
c Isolierte Mureinsacculi von *Escherichia coli*. Sie spiegeln die Gestalt der Zelle wider, aus der sie isoliert wurden. Die Sacculi zeigen in der Zellmitte einen scharfen Einschnitt – Resultat des lokalen Abbaus der Zellwand durch zelleigene Enzyme unter Einwirkung von Penicillin G (Aufnahme: H. Frank und U. Schwarz, Tübingen; M: 1,2 cm ≙ 1 μm).

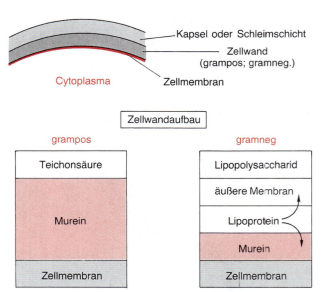

Abb. 10.**5 Aufbau der Zellwand.** Der Aufbau der Zellwand unterscheidet sich bei verschiedenen Bakterien. Grampositive: Eine Schicht aus einem Polysaccharid, der Teichonsäure, ist für Ionentransport und Antigenität verantwortlich. Eine mehrlagige Mureinschicht bietet mechanischen Schutz. Die Zellmembran, eine Phospholipid-Doppelschicht, bildet den Anschluss zum Cytoplasma hin. Bei den gramnegativen Bakterien übernimmt eine Schicht aus Lipopolysacchariden die Schutzfunktion, vermittelt Antigenität und enthält Toxine. Eine äußere Phospholipid-Doppelschicht wird über Lipoproteine mit der einlagigen Mureinschicht verankert. Alle drei äußeren Schichten behindern das Eindringen von Substanzen wie z. B. Penicillin oder Farbstoffe.
Der Zellwand kann (nicht obligat) durch Sekretion eine Kapsel oder Schleimschicht aufgelagert werden, die Schutz vor Phagocytose bietet, wodurch das Bakterium seine Virulenz erhöht (s. z. B. Pneumokokken).

Abb. 10.**6 Aufbau der Wand der gramnegativen Bakterien**

gisch unübliche D-Aminosäuren das Murein wohl vor dem Zugriff von Peptidasen schützen sollen.
Diese komplexe Struktur wurde von dem deutschen Biochemiker Weidel aufgeklärt, der dem Sacculus den Namen Murein gab. Grampositive Bakterien besitzen neben einer besonders dicken, mehrschichtigen Mureinschicht **Teichonsäure,** ein ebenfalls komplexes Makromolekül (Abb. 10.**5**). Sie trägt die antigenen Eigenschaften der Bakterien. Die Aufgaben der Zellwand (Tab. 10.**3**) sind es, die Zelle zu schützen, die äußere Struktur der Zelle zu fixieren und sehr differenziell bestimmte Stoffe hineinzulassen und andere auszuschließen. Auch der osmotische Druck und die Ionenkonzentrationen im Inneren der Zelle werden durch die Zellwand aufrechterhalten.
Während die mechanischen Schutzfunktionen von dem Murein ausgeübt werden, sind für die differenzielle Aufnahme bzw. Abgabe von Stoffen die Zellmembranen verantwortlich. Besonders deutlich werden die Aufgaben der **Membranschichten** in gramnegativen Zellen (Abb. 10.**6**). Die Phospholipid-Doppelschicht der Membranen ist praktisch undurchgängig für alle polaren Verbindungen wie auch z. B. für Ionen. Für deren Durchtritt gibt es in der **äußeren Membran Poren** und in der **inneren Membran** spezifische **Transportproteine,** die unter Energieverbrauch die notwendigen Stoffe aufnehmen bzw. abgeben.

Bakterielle Proteine, die durch die innere Membran in den periplasmatischen Raum transportiert werden sollen, folgen ähnlichen Prinzipien wie die der Eukaryonten: die Peptide sind durch eine Signalsequenz markiert und werden im ungefalteten Zustand unter ATP-Verbrauch mittels eines Translocons transloziert. Einen speziellen Mechanismus haben pathogene Bakterien entwickelt: sie sind in der Lage, Toxine durch die innere und die äußere Membran durch eine „Röhre", die u. a. von Pili gebildet wird, hinauszutransportieren. Proteine am äußersten Pilusende ermöglichen dann, z. B. beim Pestbakterium, den Kontakt zur Membran von Makrophagen, die durch das Toxin inaktiviert werden.

Zwischen beiden Membranen liegt der **periplasmatische Raum,** in dem sich das Murein befindet. Ein **Lipoprotein** verankert die äußere Membran an dem Murein. Der Lipidanteil ist in die lipophile Schicht der Phospholipid-Doppelschicht eingelagert und der Proteinteil ist mit dem Murein verbunden. Auf der äußeren Seite der äußeren Membran sind **Lipopolysaccharide** (LPS) fixiert. Ein solches Lipopolysaccharid ist z. B. das **Endotoxin,** das die Bildung von **Pyrogen** induziert und dadurch Fieber hervorruft.

Das beim Zerfall der Bakterien frei werdende Endotoxin reagiert als **exogenes Pyrogen** mit Rezeptoren der Makrophagen, die auf diesen Reiz hin **endogenes Pyrogen,** das **Interleukin I,** ausschütten. Interleukin I setzt die Empfindlichkeit des Temperatur-Regulationszentrums im Hypothalamus herab, was zur Fieberreaktion führt.

Noch weiter außen kann sich zum weiteren Schutz der Zelle eine Schleimschicht aus Polysacchariden oder Polypeptiden auflagern. **Kapseln** aus Polysaccharid-haltigen Schleimen oder manchmal aus Polypeptiden können Bakterien dem Zugriff des Wirtes entziehen. Sie können die Phagycytose verhindern (Abb. 10.**5**).
Beim **Wachsen** der Bakterien müssen natürlich auch die Schichten der Wand mitwachsen. Bei den Membranen werden neue Phospholipide eingelagert. Für die Vergröße-

Abb. 10.7 Schematischer Aufbau einer Bakterienflagelle

rung des Murein-Sacculus müssen das zweidimensionale Netz geöffnet und neue Elementarstrukturen eingesetzt werden. Penicillin und ähnliche Antibiotica dieser Gruppe verhindern das Einsetzen der Elementarstrukturen, indem sie die Bildung der verknüpfenden Peptidbindungen unmöglich machen (Hemmung der *Transpeptidase*). Berücksichtigt man diese Tatsache, dann werden einige Besonderheiten der Wirkung von Penicillin klar: Nur Prokaryonten werden gehemmt, denn nur diese besitzen Murein. Nur wachsende Zellen sind Penicillin-empfindlich, denn nur diese öffnen das Murein. Sporen und metabolische Ruheformen sind unempfindlich, ebenso sogenannte zellwandlose L-Formen und Mycoplasmen (Rep. 10.2).

10.1.2 Die bakterielle Zellwand trägt Kapsel, Pili und Flagellen

Neben der Möglichkeit, Kapseln zu bilden, finden sich bei einigen Bakterien Strukturen besonderer Art (Tab. 10.4), z. B. die **Pili**. Diese fadenförmigen Ausläufer dienen der Anheftung an Oberflächen. So beginnen Bakterien die Infektion einer Zelle, indem sie bakterielle Proteine, die **Adhäsine**, an spezifische zelluläre Moleküle heften. E.- coli-Bakterien z. B., die Harnwegsinfektionen beim Menschen hervorrufen, tragen an der Spitze ihrer beweglichen Pili ein spezifisches Adhäsin. Dieses bindet an spezielle Zuckergruppen, die von Epithelzellen des Harntraktes exponiert werden. Pili mit spezifischer Aufgabe sind die **Sex-Pili**. Sie werden von den „männlichen" Bakterien gebildet und sind Proteinrohre, die für die Konjugation notwendig sind. Bewegliche Bakterien bilden **Flagellen** (Geißeln) aus (Abb. 10.7). Das sind lange Proteinstrukturen aus **Flagellin**, die entweder einzeln an einem Zellpol (monotrich) oder als polares Büschel (lophotrich) oder über den ganzen Zellkörper (peritrich) verteilt angeordnet sind. Die Geißeln sind an ihrer Basis in der Zellwand verankert. Vier Ringe sind von außen nach innen fest installiert (Basalkörper: L, P, S, M): der L-Ring in der äußeren Membran, P im Murein und S und M in der inneren Membran. Wie in ei-

10.2 Die Zellwand als Angriffspunkt beim Kampf gegen Bakterien

Lysozym wirkt besser auf grampositive als auf gramnegative Bakterien sowohl in der Wachstums- als auch in der stationären Phase
- es zerstört glycosidische Bindungen des Mureins
- die Zellwand löst sich auf
- die Zellmembran bleibt zunächst intakt (Protoplast bzw. Sphäroplast)
- Zellmembran platzt infolge Osmose (Lyse)

Penicilline töten bevorzugt grampositive Bakterien in der Wachstumsphase
gramnegative Bakterien: Die äußeren Zellwandschichten behindern den Zutritt des Penicillins!
- Penicilline verhindern das Vernetzen der Peptidbrücken des Mureins (Hemmung der *Transpeptidase*)
- sie zerstören dadurch die Zellwand

Zellwandlose Bakterien, wie z. B. Mycoplasmen oder L-Formen, werden von Penicillin nicht angegriffen

Tab. 10.3 Funktionen der Zellwand
- Schutz
- Gestaltgebung
- Osmoregulation
- Selektive Stoffaufnahme und -abgabe

Tab. 10.4 Aufgaben der Organellen des Bakteriums

Flagelle	Fortbewegung
Pili	Anheftung an Oberflächen
Sex-Pili	Parasexualität
Mesosom	Anheftungsort der DNA bei Replikation, Konzentration von Nährstoffen, Enzyme der Photosynthese
Plasmamembran	Atmungskette, *DNA-Polymerase III*, *ATP-Synthetase*

Abb. 10.**8 Aufbau einer Spore.** Bazillen und Clostridien sind Sporenbildner. Bei Absinken der Energieversorgung und fallendem GTP-Gehalt werden Sporulationsgene angeschaltet. Die Plasmamembran zeigt Invaginationen, die schließlich zusammenfließen und zur Ausbildung eines kleinen Kompartimentes, der sog. Vorspore, führen. In dieser Vorspore befinden sich die DNA und weitere lebensnotwendige Bestandteile. Die Sporenmembranen synthetisieren die Sporenwand und die Spore wird nach dem Tod der Mutterzelle freigesetzt. Sporen sind außerordentlich resistent gegen Hitze, Tiefsttemperaturen, Austrocknen, chemische Agenzien und Strahlen.

nem aus Ringen gebildeten Köcher wird die stäbchenförmige Achse der Geißel gehalten. Der Antrieb der Geißeln erfolgt mit Hilfe der **Protonengradienten.** An jeder bakteriellen Zelle existiert zwischen außen und innen ein Konzentrationsunterschied an Protonen (innen niedriger als außen), Protonengradient genannt. Die Protonen haben das Potenzial, dem Konzentrationsgefälle folgend, bergab in die Zelle zu fließen. Die **Energie** kann entweder in chemische Energie (ATP) umgewandelt werden oder in Konzentrationsgradienten anderer Ionen (z. B. K$^+$: innen hohe Konzentration, außen niedrig) oder in mechanische Arbeit wie z. B. Bewegung transformiert werden. Der Geißelmotor arbeitet nach dem Prinzip einer Wasserturbine.

10.1.3 Bazillen und Clostridien sind Sporenbildner

Einige Gruppen von Bakterien haben die Möglichkeit, in „schlechten Zeiten" besonders widerstandsfähige Umhüllungen zu bilden. Bazillen und Clostridien bilden **Sporen.** Die Sporulation wird eingeleitet, sobald die Lebensbedingungen ungünstig sind (Abb. 10.8). Die Auskeimung zu einer vegetativen Zelle erfolgt erst wieder, wenn die Konditionen sich gebessert haben. Auslöser der **Sporulation** ist das Absinken der **GTP**-Konzentration – ein Indikator für den Energiegehalt der Zelle. Wie bei einem echten Differenzierungsprozess werden vegetative Gene ab- und Sporulationsgene angeschaltet. Die Zellmembran stülpt sich ein und „umwächst" das **Core.** Dieses Core enthält eine eiserne Reserve der Zelle: DNA, Ribosomen. Die Zellwand bildet eine Doppelstruktur, von der ausgehend die äußerst resistente **Sporenwand** synthetisiert wird. Da die Sporen sehr wenig Wasser enthalten, sind sie besonders hitzeresistent. Diese **Resistenz** – auch gegen Gefrieren – wird unterstützt durch den hohen Gehalt an **Calciumdipicolinat** (5 bis 15%). Außer einer Sporenwand (Murein) hat die Spore eine **Rinde,** die aus weniger vernetztem Murein besteht, und den **Mantel,** der aus stark Disulfid-verknüpften keratinartigen Proteinen besteht. Außen lagert sich dann noch die verkittende Schicht des **Exosporiums,** eine Lipoproteinmembran, auf. So können Sporen äußeren Einwirkungen wie Hitze, Strahlung oder Chemikalien über lange Zeit widerstehen (Rep. 10.3).

Für die Auskeimung der Sporen ist der entscheidende Schritt der autolytische Abbau der Wasser undurchlässigen Murein-Rinde. Diese **Autolyse** wird ausgelöst, wenn das spezifische Substrat, das der Zelle die besseren Lebensbedingungen anzeigt, aufgenommen wird. Das Substrat kann Adenosin, Glucose oder eine Aminosäure sein. Wenn die Rinde aufgelöst ist, wird Wasser aufgenommen, die Diaminopimelinsäure (Abbauprodukt der Dipicolinsäure) ausgeschieden und dadurch das vegetative Wachstum eingeleitet (Rep. 10.4).

R 10.4 Germination (Sporenauskeimung)

Lebensbedingungen verbessern sich:
Glucose, Adenosin oder Aminosäuren } dringen ein
- Autolyse der Murein-Rinde
- H_2O-Einstrom
- Ausscheidung von Dipicolinsäure
- Wiederaufnahme des Metabolismus
- vegetatives Wachstum

10.1.4 Bakterien synthetisieren ihre Bestandteile aus einfachen Bausteinen

Bakterien sind in der Regel **autonome Organismen,** die alle chemischen Verbindungen ihrer Zellen aus den Grundstoffen aufbauen können (Rep. 10.6, Abb. 10.9). Natürlich brauchen sie dazu **Energie.** Einige Bakterien können die Energie des Sonnenlichtes ausnützen. Die meisten Bakterien müssen die benötigte Energie allerdings mit organischen Verbindungen aufnehmen. Dafür kommen **Zucker** wie Glucose, Milchzucker, Fructose usw. oder Aminosäuren, aber auch **Fette** usw. in Frage. Wird die Energie aus Kohlenhydraten bezogen, bedarf die Zelle zusätzlich einer **Stickstoff-Quelle,** mit deren Hilfe sie Aminosäuren und andere Stickstoff-haltige Verbindungen synthetisieren kann. Außerdem braucht die Bakterienzelle die **essenziellen Ionen** wie K^+, Cl^-, Sulfat, Phosphat und einige **Spurenelemente** wie Eisen u. a. Ein künstliches Medium könnte z. B. aus Glucose, NH_4Cl, PO_4^{3-}, KCl, SO_4^{2-} und einer Spur Fe^{2+} bestehen. In einem solchen Minimalmedium wachsen die Bakterien relativ langsam. Die **Generationszeit,** die Periode zwischen zwei Zellteilungen, verkürzt sich, wenn das Medium angereichert wird und die Zellen nicht mehr alles selbst synthetisieren müssen (Tab. 10.5). Verkürzte Wachstumszeiten sind erwünscht beim Testen von Antibiotica-Sensitivitäten oder in der Wissenschaft. Neben den angeführten Substanzen brauchen die meisten Bakterien **Sauerstoff zur Energiegewinnung durch Atmung.** Alternativ können viele Bakterien ihre Energie über **anaerobe Glycolyse** gewinnen. Je nachdem, ob Sauerstoff essenziell ist oder schädlich, gibt es obligate Aerobier, fakultative Anaerobier oder obligate Anaerobier. Zur letzten Gruppe gehören z. B. die Clostridien (Rep. 10.5, 10.6, Tab. 10.6).

10.1.5 Spezielle Bedürfnisse einzelner Bakterienstämme können für „biologische quantitative Tests" ausgenutzt werden

Bakterien synthetisieren auch die **essenziellen Faktoren,** die für den Menschen Vitamin-Charakter haben, selbst. Durch Mutation kann die Fähigkeit, eine spezifische Verbindung zu synthetisieren, verloren gehen. Im natürlichen Biotop existiert ein starker Selektionsdruck gegen diese Bakterien mit der eingeschränkten Synthesekapazität, denn die spezifische Struktur wird nicht oder in nicht ausreichender Konzentration im Medium vorhanden sein. Diese Tatsache lässt sich z. B. für quantitative Bestim-

Abb. 10.9 Züchtungsmethoden für Bakterien
a Herstellung größerer und kleinerer Bakterienmengen.
b Herstellung einer Bakterienreinkultur.
c Bakterienkolonien auf einer Agarplatte (Aufnahme: B. Auer, Innsbruck).

Tab. 10.5 Wachstumsmedien

Minimalmedium

Substanz	Konzentration (mol/l)	pH
Na$_2$HPO$_4$ ⎫ ← Puffer[1]	0,06	7,0
KH$_2$PO$_4$ ⎭		
NaCl	0,01	
NH$_4$Cl	0,02	
MgSO$_4$	0,0001	
Glucose	0,04	
erweitert: CaCl$_2$	0,0001	
Fe^{III}	10^{-6}	

In diesem Medium synthetisieren Mikroorganismen andere Bestandteile (z. B. Aminosäuren) selbst! Verdopplungszeit von *E. coli* ≈ 45 min

Vollmedium

Substanz	Konzentration (g/l)
Pepton oder Trypton[2]	10
NaCl	5
Agar (bei Festmedium)[3]	15

Verdopplungszeit von *E. coli* = 20 min

[1] Puffer ist nötig, da die Bakterien Protonen abscheiden und das Medium ansäuern.
[2] Gewonnen durch Pepsin- oder Trypsin-Verdau von Fleisch- oder Milcheiweiß.
[3] Natürliches Kohlenhydrat.

Tab. 10.6 Medien zur Stammselektion

1. **Differenzierungsmedien:**
   Verschiedene Bakterien können auf derselben Platte unterschieden werden.
   – Beispiel: Blutagarplatten
     Kolonien Blutzell-zerstörender Bakterien zeigen einen hämolytischen Hof.
2. **Selektionsmedien:**
   Bedingungen werden so gewählt, dass nur der gesuchte Stamm wachsen kann.
   – Beispiel: Tbc-Diagnose-Medien

Medium nach	Kirchner	Sauton	Dubos
Substanz	Konzentration (in mol/l)		
Asparagin	0,0226	0,03	0,0075
PO$_4^{3-}$	0,0757	0,00872	0,0517
Mg^{2+}	0,005	0,005	0,005
Natriumcitrat	0,014	0,0093	0,007
NH$_4$Cl	0,093	–	–
Fe(NH$_4$)(SO$_4$)$_2$	0,00038	0,00019	–
Glycerin	0,2174	0,6522	–
Indikator	0,0013% Malachitgrün 10% Rinderserum	–	0,005 Twen 80 0,2–0,3% Rinderserum

10.5 Physikalische Faktoren für das Wachstum von Bakterien

Temperatur
Psychrophile   0 °C–20 °C
Mesophile   30 °C–40 °C
Thermophile   50 °C–70 °C (bis 100 °C)

Ionen-Milieu
(pH-Wert)
wenige   pH < 4,0   sauer
viele   pH = 6,8–8,0   neutral
wenige   pH > 8,0   alkalisch

Osmotischer Druck
muss in tolerierbaren Grenzen sein; wenn er zu hoch ist → Plasmolyse → Wachstumsstopp.

0,9% NaCl   10% NaCl

Plasmolyse: Plasmamembran löst sich von der Zellwand

Nur halophile Bakterien tolerieren einen hohen Salzgehalt (bis 10%) im Medium. Daher ist eine Konservierung von Lebensmitteln durch hohe Salz- und Zuckerkonzentrationen möglich.

10.6 Chemische Faktoren für das Wachstum von Bakterien

Wasser	– 80–90%
Kohlenstoff- bzw. Energiequelle	– organische Materialien (Protein, Kohlenhydrat, Fett) – essenziell für Heterotrophe – Autotrophe beziehen ihre Energie aus dem Licht und reduzieren CO$_2$
Stickstoffquelle	(15% der Zelltrockenmasse sind Stickstoffverbindungen) – Proteine, Aminosäuren – Ammoniak (NH$_4^+$) – Nitrate (NO$_3^-$) – Luftstickstoff (N$_2$), Nitratfixierung (z. B. Symbiose mit Leguminosen!)
Schwefel	(3% der Zelltrockenmasse) Sulfat-Ionen (SO$_4^{2-}$) – Schwefelwasserstoff (H$_2$S) – Methionin, Cystein
Phosphor	– Phosphat-Ionen (PO$_4^{3-}$)
Spurenelemente	– Eisen (Fe) – Kupfer (Cu) – Zink (Zn)
Sauerstoff	– Aerobier – obligate (z. B. *Mycobacterium tuberculosum*) – Anaerobier – fakultative (*E. coli*; Hefe) – Anaerobier – Aerotolerante – Anaerobier – obligate (*Clostridium*, Katalase-Mangel!)

mungsmethoden von Vitaminen ausnutzen. Nehmen wir als konkretes Beispiel die Bestimmung von **Pantothensäure** (Abb. 10.10). Sie ist Vitamin für den Menschen und bereits in sehr geringen Konzentrationen aktiv. Konventionelle chemische Methoden sind nicht geeignet, ultrakleine Mengen von Pantothensäure zu messen. Mit einem **mikrobiologischen Test** ist das jedoch ohne großen apparativen Aufwand möglich. Für die Bestimmung benötigt man einen Bakterienstamm, für den Pantothensäure zum Wachsen essenziell ist. Die Menge des Vitamins im Medium bestimmt dann das Wachstum des Bakteriums. Unter Standardbedingungen ist die Masse an Bakterien proportional der Menge an Pantothensäure.

Der Teststamm muss zunächst selektiert werden. Ein nichtpathogener Laborstamm, z. B. ein *Escherichia-coli*-Stamm, wird in künstlichem Medium aufgezogen. Die Bakterienpopulation wird mit Mutations-auslösenden Stoffen, wie z. B. Nitrit, behandelt. Anschließend wird die Kultur zur Selektion der Pantothensäure-defizienten Mutanten in einem Medium ohne Pantothensäure aufgezogen. Dem Medium ist Penicillin beigegeben, ein Antibioticum, das alle Zellen tötet, die sich im Wachstum befinden. Da sich die Pantothensäure-Mangelmutanten in Abwesenheit von Pantothensäure nicht vermehren, werden sie von Penicillin nicht angegriffen. Alle Wildtypzellen werden eliminiert. Die Kultur wird anschließend stark verdünnt, sodass das Antibioticum unter seine Wirkkonzentration kommt und die verbliebenen Bakterien mit Medium, das Pantothensäure enthält, kultiviert. Dieser Cyclus kann mehrfach wiederholt werden, bis ein reines Kollektiv von Pantothensäure-Mangelmutanten resultiert. Das Wachstum dieser Mutanten hängt von dem Gehalt an Pantothensäure im Medium ab. Das Gewicht der Bakterien bzw. die Anzahl ist ein direktes Maß dafür.

In ähnlicher Weise, wenn auch nur qualitativ, können Wachstumsbedürfnisse von Bakterien als Indikator für Stoffwechselstörungen ausgenutzt werden. Auf einem solchen Prinzip beruht der Guthrie-Test als Nachweis einer erblichen Phenylketonurie (S. 162).

10.1.6 Bakterien vermehren sich unter optimalen Bedingungen exponentiell

Bei ausreichender Nährstoff- und Sauerstoff-Zufuhr vermehren sich die Bakterien durch Zweiteilung (Tab. 10.7). Aus einer Zelle werden 2, dann 4, 8, 16 usw. Das Wachstum ist **exponentiell**. Der graphische Auftrag des Logarithmus der Zellzahl gegen die Zeit ergibt eine Gerade. Diese Phase des Wachstums wird deshalb **logarithmische Wachstumsphase** genannt (Abb. 10.11, Rep. 10.7).

Abb. 10.10 Prinzip des mikrobiellen, quantitativen Tests. Biologischer Test auf kleinste Mengen eines Wirkstoffes am Beispiel der Pantothensäure.

Abb. 10.11 **Wachstumsphasen einer Bakterienkultur**
Lag-Phase = Verzögerungsphase = Anwachsphase; Ursache: schlechter Zellzustand aus der letzten Züchtung.
Log-Phase = Wachstumsphase, gleichmäßige Zellverdopplung
Stationäre Phase = Reduktion des Bakterienwachstums bis zum Einstellen jeder Vermehrung; Ursache: Nahrungsmangel, Toxine, Erschöpfung der Sauerstoff-Versorgung.
Sterbe-Phase = Zelltod; Ursache: Sterilisation, extremer Sauerstoff-Mangel; diese Phase ist nicht bei allen Bakterien obligat.

Tab. 10.7 Bestimmungsmöglichkeiten der Zellzahl

Zählkammer	mikroskopische Bestimmung
Koloniebildung	auf Agarplatten werden einzelne Zellen immobilisiert, vitale Zellen bilden Klone (Kolonien)
Trübungsmessung	wachsende Bakterien trüben das Medium; Absorption von Licht entspricht der Zelldichte; optische Dichte (OD-Messung, Eichkurve)
Trockenmassebestimmung	aus Zellmasse über Eichkurve Zellzahl
Messung der metabolischen Aktivität	z. B. O_2-Verbrauch

R 10.7 Bakterienwachstum

Wachstum: Vermehrung durch Zweiteilung – exponentielles Wachstum

$$1 \to 2 \to 4 \to 8 \to 16 \to 32$$
$$2^0 \quad 2^1 \quad 2^2 \quad 2^3 \quad 2^4 \quad 2^5$$

Basis: 2
Exponent: Anzahl der Teilungsschritte

Die Vermehrung ist proportional der Zellzahl N.
Die Zellzahl N zur Zeit t ist abhängig von der Zellzahl N_0 zur Zeit $t = 0$ und der Vermehrungskonstanten k (k ist abhängig von Zellart und Umgebung):

$$k \cdot N = \frac{dN}{dt} \to N = N_0 \cdot e^{kt}$$

$$k = \frac{1}{t}(\ln N - \ln N_0)$$

Wachstumskurven von Bakterien:
im halblogarithmischen Maßstab aufgetragen;
N gegen t;
Steigerung der Geraden = k

Aus der Rate des Zu- bzw. Abflusses kann dann die Wachstumsgeschwindigkeit der Kultur ermittelt werden, die Aufschluss über die Physiologie der Bakterienkultur gibt.

Dieser Phase vorgeschaltet wird häufig bei Wachstumskurven nach dem Animpfen (Überführen von Bakterien in Wachstumsmedium) eine Verzögerungsphase (**Lag-Phase**) beobachtet, die eine Folge des Zellzustands aus der letzten Züchtung ist. Stammen die Bakterien z. B. aus der stationären Phase oder kommen sie aus einer Kultur, in der die Nährbedingungen limitiert waren, so müssen die Enzymsysteme erst an die neuen Wachstumsbedingungen adaptiert werden. Entsprechend fehlt eine derartige Verzögerungsphase, wenn aus einer gut wachsenden Kultur angeimpft wird. Ist das Milieu nicht geeignet, die angeimpften Bakterien entsprechend ihren genetischen Möglichkeiten wachsen zu lassen, vermehren sich nur spontane Mutanten. Da nur sehr wenige Bakterien eine entsprechende Mutation tragen, dauert es längere Zeit, bis diese Mutanten zu einer dichten Population aufgewachsen sind. Ein typisches Beispiel für ein derartiges Verhalten ist die **Antibiotica-Resistenz:** Ein wirksames Antibioticum tötet in einer Bakterienkultur fast alle Zellen ab – nur die wenigen, spontan zur Resistenz mutierten überleben und überwuchern nach einiger Zeit alle anderen. Die Wachstumskurve zeigt scheinbar eine Verzögerungsphase.

Bei hoher Zellzahl kommt es zum Mangel an Nährstoffen oder Sauerstoff. Auch ausgeschiedene Toxine sind verantwortlich für den Übergang vom logarithmischen Wachstum zur **stationären Phase.** Die Zellvermehrung wird stark verlangsamt, und schließlich werden nur in dem Maße neue Zellen entstehen, wie andere absterben. Die Kultur ist stationär.

Wenn die Lebensbedingungen über längere Zeit ungünstig bleiben, können Bakterienzellen absterben (**Sterbephase).** Bazillus-Arten wie z. B. *Bacillus subtilis* lysieren, wenn, besonders in der spätstationären Phase, Sauerstoff-Mangel entsteht. Einige Bazillus-Arten, wie *B. brevis* oder *B. megaterium*, sporulieren. Zelltod bedeutet für die Bakterien Verlust der Fähigkeit zur Vermehrung und Beendigung des Zellstoffwechsels. Der Zelltod ist keine im Lebenscyclus der Zelle notwendige Konsequenz. Unter günstigen Bedingungen wächst und vermehrt sich ein Bakterium praktisch unbegrenzt.

Das Absterben von Bakterien wird gemessen und angegeben durch den Verlust der Fähigkeit, auf Agarmedien Kolonien zu bilden. Bei halblogarithmischer Darstellung ergibt eine Abtötungskurve in der Regel eine abfallende Gerade. Damit lässt sich praktisch ermitteln, wie lange oder mit welcher Dosis eine Bakterienkultur misshandelt werden muss, um sie vollständig abzutöten. Diese Information ist für die Desinfektion bzw. die Sterilisation, also für die Vernichtung von Keimen wichtig.

10.1.7 Mikroorganismen werden durch Desinfektion oder Sterilisation abgetötet

Desinfektion ist die Tötung von pathogenen Keimen, ohne die biologische Umgebung zu schädigen. **Sterilisation** ist das Abtöten jeglicher lebender Zellen. Sterilisation bedeutet also gleichzeitig totale Desinfektion, während **Desin-**

Die logarithmische Wachstumsphase kann artifiziell über eine sehr lange Periode aufrechterhalten werden, wenn gleichzeitig neues Medium hinzugefügt und Teile der Kultur entfernt werden. Zu- und Abfluss können z. B. durch automatische Messung der durch die Bakterien verursachten Lichtstreuung (Chemostat) kontrolliert werden.

10.1 Prokaryonten sind kernlose Zellen — **295**

R 10.8 Möglichkeiten zum Abtöten von Bakterien

Desinfektion: Tötung von pathogenen Keimen, ohne die biologische Umgebung zu schädigen

Sterilisation: Abtöten aller lebenden Zellen

Methoden der Sterilisation
1. Physikalische Mittel
   - Autoklavieren: feuchte Hitze ($> 120\,°C$; $1{-}2 \cdot 10^5$ Pa; > 15 min) (bakteriocid)
   - Sterilisieren: trockene Hitze ($180\,°C$; > 1 h) (bakteriocid)
   - Pasteurisieren: z. B. Milch ($> 72\,°C$; > 15 s) (bakteriostatisch)
   - Filtrieren: Membranfilter kleiner Porengröße (bakteriocid)
   - Bestrahlen: Ionisierend (Röntgen-, γ-Strahlen) nicht-ionisierend (UV) (bakteriostatisch)

2. Chemische Mittel (meist bakteriostatisch)
   - Detergenzien: Lösen Zellmembranen auf
   - Alkylanzien: Formaldehyd (Formalin 35%ig), Glutaraldehyd
   - Phenole: Zerstören Membranen, denaturieren Proteine
   - Alkohole: Isopropanol, Ethanol
   - Oxidationsmittel: Jod, Chlor, Hypochlorid, H_2O_2
   - Schwermetall-Ionen: Silber (1%ige Silbernitrat-Lösung); Kupfer (Kupfersulfat); Quecksilber-Salze

3. Antibiotica und Chemotherapeutica s. Rep. 10.**9**

---

fektion keineswegs Keimfreiheit, also Sterilität, bedeutet. Häufig werden während dieser Vorgänge Bakterien nicht abgetötet **(bakterizide Wirkung)**, sondern nur im Wachstum gehemmt **(bakteriostatische Wirkung)**. Dem befallenen Organismus wird durch die Eindämmung des Schädlings Gelegenheit gegeben, die pathologischen Keime mit körpereigenen Mitteln zu bekämpfen.

Sterilisation kann durch physikalische Mittel erfolgen

Am häufigsten wird Hitze für die Sterilisation eingesetzt. Siedetemperatur des Wassers reicht, um in wenigen Minuten die meisten Keime zu töten. Sporen und vegetative Dauerformen sind hitzeresistenter. Temperaturen von mindestens $120\,°C$ müssen länger als eine Viertelstunde zu ihrer Sterilisation einwirken. Diese Bedingungen werden am besten mit Dampf unter Druck (1 bis $2 \cdot 10^5$ Pa Überdruck) erreicht. Bei trockener Hitze muss bei $180\,°C$ sterilisiert werden.

Milchprodukte werden z. B. kurze Zeit hohen Temperaturen ausgesetzt und dadurch **pasteurisiert.** Dieser Vorgang wirkt bakteriostatisch. Auch tiefe Temperaturen (Einfrieren) oder Exsiccation (Austrocknen) führen zur Bakteriostase.

Auch andere physikalische Mittel, die lebende Zellen schädigen, können zum Sterilisieren eingesetzt werden, wie z. B. Strahlung. UV- oder Röntgen-Strahlen in ausreichend hohen Dosen töten Zellen ab. Auch besonders **harte Strahlung** aus radioaktivem Zerfall wird zum Sterilisieren eingesetzt, z. B. zur Haltbarmachung von Lebensmitteln.

Chemische Mittel eignen sich zur Sterilisation

Wie bei den physikalischen Mitteln kann auch jedes chemische Mittel, das Keime tötet, zum Sterilisieren benutzt werden (Rep. 10.**8**). Jede aggressive chemische Verbindung (wie z. B. konzentrierte Schwefelsäure) sterilisiert. Da aber gleichzeitig die zu sterilisierenden Gegenstände angegriffen werden, sind Sterilisationsmittel praktisch nur diejenigen, die hauptsächlich gegen Keime gerichtet sind. Bewährt haben sich:

- **Detergenzien:** Stoffe mit lipophilen und hydrophilen Gruppen, die die lipidhaltigen Zellwände auflösen.
- **Alkylanzien:** Verbindungen, die Alkylgruppen auf labile Funktionen, wie sie in biologischem Material vorkommen, übertragen. Bewährt haben sich besonders Formalin (37% Formaldehyd) und Ethylenoxid.
- **Phenol:** Durch seinen Benzolring und die OH-Gruppe hat es sowohl Eigenschaften eines Detergens als auch eines Wasserstoffbrücken-Brechers.
- **Alkohole:** Ähnlich wirken auch die aliphatischen Alkohole. Bewährt haben sich hochkonzentriertes Ethanol oder Isopropanol: $(CH_3)_2CHOH$
- **Oxidationsmittel:** Jod, Hypochlorit, Chlor, H_2O_2:
- **Schwermetall-Ionen:** Viele Schwermetall-Ionen sind stark toxisch für Zellen, so z. B. Silbernitrat als Gonorrhoe-Prophylaxe. Früher wurden Quecksilber-Salze eingesetzt. Ihr Gebrauch ist heute zweifelhaft bzw. nicht angebracht.

Antibiotica und Chemotherapeutica sind spezifisch gegen pathogene Keime gerichtet

Die Mittel der Sterilisation töten generell Zellen. Gezielt, d. h. spezifisch, gegen bestimmte Gruppen von pathogenen Keimen sind Antibiotica bzw. Chemotherapeutica gerichtet. Die Einführung des Salvarsans (ein Arsen-Derivat zur Bekämpfung der Syphilis) durch **Paul Ehrlich** bzw. die Erfindung der **Sulfonamide** durch **Domagk** eröffneten das Zeitalter der **Chemotherapie** und die Entdeckung des Penicillins durch **Fleming** das der **Antibiotica.** Die gesetzlich vorgeschriebene Behandlung der Augen aller Neugeborenen, z. B. mit 1%iger Silbernitrat-Lösung als Gonorrhoe-Prophylaxe, war in den Industrienationen ein Durchbruch im Kampf gegen die gonorrhoeische Erblindung.

Chemotherapeutica bzw. Antibiotica interferieren mit zentralen biochemischen Reaktionen von Mikroorganismen (Rep. 10.**9**, 10.**10**). Sie tun dies teilweise sehr spezifisch. Das klassische Beispiel ist die **kompetitive Hemmung** (Konkurrenz) der Folatsynthese durch die Sulfonamide.

Die wirksame Grundstruktur dieser Klasse ist die p-Aminophenylsulfonsäure, die in ihrer Struktur der p-Aminobenzoesäure sehr ähnlich ist (Abb. 10.**14**).

Tetrahydrofolat ist ein notwendiger Cofaktor bei der Übertragung von **C_1-Bausteinen,** wie sie z. B. bei der Synthese von Pyrimidin- und Purinbasen, den Bausteinen der Nucleinsäuren, notwendig sind. Die **Sulfonamide,** die der **p-Aminobenzoesäure** ähnlich sind, hemmen die Bildung der Folsäure der Mikroorganismen, die dadurch nicht mehr lebensfähig sind. Der Mensch synthetisiert keine Folsäure. Sie wird über den Darm aufgenom-

Mikrobiologie

10

Abb. 10.12 Rolle von Tetrahydrofolat bei der Thymidin-Synthese. Tetrahydrofolat überträgt die Methylgruppe und überführt dadurch UMP in TMP.

Abb. 10.13 Hemmer der *Folatreductase*

Abb. 10.14 Wirkung der Sulfonamide. Sulfonamide wirken als kompetitive Hemmer der *p*-Aminobenzoesäure und verhindern damit die Folat-Synthese.

men. Damit sind Sulfonamide spezifisch gegen Mikroorganismen gerichtet. Noch an einer anderen Stelle greifen chemische Substanzen in die C$_1$-Übertragung ein. Um C$_1$-Bruchstücke übertragen zu können, wird die Folsäure in Tetrahydrofolsäure überführt (Abb. 10.12). Die für diesen Schritt notwendige *Reductase* wird durch **Trimethoprim** (Amethopterin, Abb. 10.13) gehemmt. Da in diesem Fall auch der Mensch, nicht nur Mikroorganismen, diese Reaktion durchführt, werden auch seine Zellen von Trimethoprim geschädigt. Dieses Chemotherapeuticum ist ein unspezifischer Inhibitor.

Infolge der Hemmung der Synthese bzw. der Reduktion kommt es zu einem Mangel an Tetrahydrofolsäure (Abb. 10.12–10.14). Die Nucleotide, die Vorstufen der Nucleinsäure, werden nicht ausreichend gebildet, und damit wird indirekt die **Synthese von Nucleinsäure gehemmt**. Dies kann durch verschiedene Antibiotica auch direkt erfolgen. **Rifamycin** (bzw. Rifampicin) bindet z. B. an prokaryontische DNA-abhängige *RNA-Polymerase* und blockiert dadurch die RNA-Synthese. Eukaryontische *RNA-Polymerase* wird durch Rifamycin nicht gehemmt. Dieses Antibioticum ist somit spezifisch gegen Bakterien gerichtet. Es wird besonders bei Tuberkulose und Lepra angewandt. Im Gegensatz zu Rifamycin hemmt α-**Amanitin**, ein Gift des Knollenblätterpilzes *Amanita phalloides*, die *RNA-Polymerase II* des Menschen, nicht aber bakterielle Enzyme. Auch andere Enzyme, die im Nucleinsäure-Stoffwechsel eine Rolle spielen, können gehemmt werden, z. B. die *Topoisomerase*, die durch **Novobiocin** oder **Nalidixinsäure** inhibiert wird. Alternativ gibt es Wirkstoffe, die mit DNA direkt reagieren und dadurch die Nucleinsäure-Synthese hemmen (**Actinomycin D, Adriamycin, Mitomycin**) (Rep. 10.10).

Ein weiterer zentraler Angriffspunkt für Antibiotica ist die Proteinsynthese **(Translation)**. Auch dabei gibt es Wirkstoffe, die spezifisch die bakterielle Proteinsynthese blockieren **(Chloramphenicol, Erythromycin, Lincomycin, Tetracyclin, Neomycin, Streptomycin).** In letzter Zeit macht ein neuartiges Antibioticum von sich reden (Linezolid). Sein Wirkungsmechanismus besteht darin, dass es die Assoziation der großen und der kleinen ribosomalen Untereinheit zum aktiven 70S-Komplex verhindert und damit gegen anderweitig resistente grampositive Keime eingesetzt werden kann. Unspezifisch wirkt dagegen **Puromycin.**

Antibiotica können ihre Wirkung auch gegen die **Zellmembranen** richten. Polymyxine (aus *Bacilluspolymyxa*. Starke nephrologische Nebenwirkungen!) stören spezifisch prokaryontische Zellmembranen, während Polyene besonders die Zellmembranbildung von Pilzen hemmen. Diese Möglichkeit zur Spezifität bei der Wirkungsweise an Membranen resultiert aus der unterschiedlichen chemischen Zusammensetzung der Membranen.

Das **Murein** der bakteriellen Zellwand ermöglicht eine weitere spezifische Schädigung, da nur Bakterien Murein besitzen. Die Synthese der zweidimensionalen Murein-Struktur kann durch **Penicillin-Abkömmlinge** gehemmt werden. Beim Zellwachstum und der damit verbundenen Murein-Vergrößerung werden lokal Bindungen geöffnet, die, nach Einsetzen weiterer Bausteine, wieder geschlossen werden müssen. Penicillin inhibiert dieses Schließen (*Transpeptidase*-Hemmung). Zu dieser Gruppe gehören **Vancomycin, Cephalosporine** und **Bacitracin.**

Resistenz ist eine Gefahr der Anwendung von Antibiotica

Ebenso vielfältig wie die Wirkungsmechanismen sind die Möglichkeiten der Entwicklung von Antibiotica-Resistenz. Von größter Bedeutung sind dabei die **genetisch bedingten Resistenzen.** Durch spontane Mutation können in einer Population ein oder einige Individuen mutieren, was eine Veränderung des Angriffspunktes des Wirkstoffs zur Folge hat. Alle nicht mutierten Bakterien werden dann durch das Antibioticum gehemmt. Die wenigen mutierten Zellen wachsen weiter. Unter diesem Selektionsdruck werden resistente Bakterien selektioniert. Die bedenkenlose Anwendung von Antibiotica ist immer mit der Gefahr der Aufzucht von resistenten Bakterien verbunden. Routinemäßige Beimischungen von Antibiotica zum Viehfutter oder in Zahnpasta sind deshalb gemeingefährlich! Der hohe Prozentsatz resistenter Stämme ist ein Resultat unbedachter Anwendung von Antibiotica. Grundsätzlich müssen Antibiotica deshalb in genügend hohen Dosen gegeben werden, damit die Konzentration im Organismus hoch genug ist, um die Bakterien zu töten! Kombination von zwei oder mehreren verschiedenen Antibiotica ist empfehlenswert, weil dadurch auch die Mutanten getötet werden.

Noch gefährlicher als chromosomale Mutanten sind Antibiotica-Resistenzen, die durch **Resistenz-Faktoren** übertragen werden. Das sind extrachromosomale genetische Elemente, Plasmide, also DNAs, die meistens Resistenzen gegen mehrere Antibiotica-Gruppen gleichzeitig hervorrufen. Diese Resistenz-Plasmide können nicht nur durch

10.9 Chemotherapeutica und Antibiotica

Wirkungsprinzip	Störung zentraler biochemischer Prozesse der Mikroorganismen **ohne** Schädigung des Wirtes
Gefahren	Resistenzausbildung, Überempfindlichkeiten – Allergien, Schädigung der normalen Bakterienflora: – Haut wird anfällig für Pilzinfektionen – im Darm mangelnde Vitaminproduktion
Bakteriozid	Abtötung der Keime; hohe Dosierung; kurze Behandlung!
Bakteriostatisch	Hemmung des Keimwachstums; Organismus überwindet inzwischen aus eigener Kraft die Infektion; lange Behandlung!

10.10 Chemotherapeutica und Antibiotica

Name	Wirkungsmechanismus
Hemmer der Translation	
– Chloramphenicol	bindet an 50S-Untereinheit der Prokaryonten-Ribosomen, Vorsicht: Mitochondrien-Ribosomen
– Erythromycin (Makrolid)	
– Tetracyclin	bindet an Ribosomen
– Lincomycin	bindet an Ribosomen
– Streptomycin	
– Neomycin	(Aminoglycoside)
– Kanamycin	
– Gentamycin	
– Puromycin	Kettenabbruch! Lagert sich statt Tyrosyl-tRNA in die A-Stelle der Ribosomen ein
Antimetaboliten	
– Sulfonamide (synthetisch)	hemmen die Folat-Synthese
Membran- und Zellwand-aktive Antibiotica	
– Penicillin	verhindert Murein-Neusynthese
– Bacitracin (Polypeptid)	Änderung der Permeabilität
– Polymyxin B (Polypeptid)	Anlagerung an Phospholipide
– Gramicidin	Änderung der Permeabilität
– Nystatin	Schädigung der Plasmamembran der Pilze
DNA-Stoffwechsel-Inhibitoren	
– Nalidixinsäure (synth.)	verhindert bakterielle DNA-Synthese (*Topoisomerase II*)
– Novobiocin	
– Trimethoprim (synth.)	stört Nucleotidsynthese
– Mitomycin	Schädigung der DNA
Hemmer der RNA-Synthese	
– Rifampicin	bindet an prokaryontische *RNA-Polymerase*
– Actinomycin D	bindet an DNA

10.11 Antibiotica-Resistenz

1. Antibiotica-haltiges Medium selektioniert die Resistenzmutanten
   Mutationsrate: 10^{-3}–10^{-9} (spontan), d. h. eine resistente Mutante pro 10^5–10^9 Zellen führt z. B. nach 12 Stunden zu 1000 Zellen!
   deshalb: Möglichst mehrere Antibiotica gleichzeitig nehmen

2. Resistenz-Faktoren:
   – Plasmide mit Genen für Resistenz gegen ein oder mehrere Antibiotica oder Chemotherapeutica
   – horizontale Weitergabe durch Konjugation

3. Mechanismen der Resistenzen:
   a) Veränderung der Zellwand
      – die Aufnahme wird eingeschränkt
   b) Modifikation der Antibiotica
      – Abbau bzw. Spaltung des Antibioticums
      – Kopplung an Phosphat (aus ATP)
      – Kopplung an Acetat (aus Acetyl-CoA)

4. Resistenzbestimmung:
   – Bakterienrasen auf Agarplatte aufwachsen lassen
   – Auflegen von Filterpapierchen mit Antibiotica
   – Hofbildung durch Abtötung der Bakterien, falls diese nicht resistent sind

---

Zellteilung, sondern auch horizontal von Zelle zu Zelle weitergegeben werden. Das erfolgt entweder über Transduktion mittels eines Phagen oder durch die bakterielle Sexualität, die Konjugation.

Antibiotica-Resistenz kann durch Inaktivierung der Antibiotica oder durch Veränderung des Wirkungsziels erfolgen

Bei der Resistenzbildung durch chromosomale Mutation wird meistens der Angriffspunkt des Wirkstoffs verändert. Gibt man z. B. zu einer Population von 10^8 Bakterien Rifampicin, so wird nach einiger Zeit die Kultur resistent gegen Rifampicin sein. Die resistenten haben die abgetöteten empfindlichen Zellen überwuchert. Die biochemische Analyse dieser resistenten Kultur ergibt zwei Bakterientypen: Der eine nimmt Rifampicin nicht mehr auf (bzw. nur, wenn die Konzentration wesentlich erhöht wird), der andere verfügt über eine mutierte *RNA-Polymerase*. Rifampicin bindet nicht mehr (oder viel weniger) an dieses bakterielle Enzym. Bei näherer Untersuchung zeigt sich, dass die Untereinheit β', die den hemmenden Wirkstoff bindet, eine veränderte Proteinkette hat. Der durch Mutation erfolgte Aminosäure-Austausch kann direkt nachgewiesen werden. Bei dem resistenten Bakterien-Typ mit verminderter Antibiotica-Aufnahme ist die Zellwand verändert, sodass der Wirkstoff nicht mehr in die Zelle gelangen kann. Eine derartige Mutation zur Resistenz ist generell bei jedem Antibioticum möglich (Rep. 10.11).

Ein weiterer **Resistenz-Mechanismus** besteht darin, das in die Zelle gelangte Antibioticum durch ein eigenes, zu diesem Zwecke gebildetes Enzym zu **modifizieren** und damit für die Zelle unschädlich zu machen. Zur Modifikation gibt es mehrere Möglichkeiten: entweder spezifischer Abbau (z. B. Spaltung der Penicilline durch β-*Lactamase*) oder Kopplung mit Phosphat aus ATP, mit ADP-Ribose aus NAD bzw. mit Acetat aus Acetyl-CoA:

Chloramphenicol + AcetylCoA → Acetylchloramphenicol + CoA

Auf diesem Weg wird von resistenten Mikroorganismen das Antibioticum Chloramphenicol entgiftet. Das Enzym, die *Chloramphenicolacetyl-Transferase*, wird von einem Resistenz-Plasmid codiert. Entsprechend sind die anderen Modifikationsreaktionen Produkte derartiger Plasmide.
Auch gesteigerte Ausscheidung führt zu Resistenz.

Bestimmung der Antibiotica-Resistenz erfolgt über Wachstumshemmung

Aus klinischer Sicht ist es wichtig zu wissen, gegen welche Antibiotica eine Kultur empfindlich ist. Im einfachsten Fall werden entsprechende Wirkstoffe zu wachsenden Kulturen gegeben, und nach einiger Zeit wird gemessen, ob sich die Zellen vermehrt haben. Das kann meistens schon an der Trübung des Mediums abgelesen werden. Um gleichzeitig mehrere Antibiotica zu testen, werden auf einer Petrischale gleichmäßig die zu testenden Bakterien ausgesät und kleine Filterpapierstücke, die mit jeweils einem Wirkstoff getränkt sind, aufgelegt. Um diese Schnitzel entstehen Höfe, aus deren Größe, der Wachstumsgeschwindigkeit der Bakterien und der Konzentration des Antibioticums gewisse Abschätzungen über die Empfindlichkeit der Bakterien vorgenommen werden können.
Auch die Bestimmung des mutierten Gens (z. B. β-*Lactamase*) kann gentechnologisch durchgeführt werden.

Die Anwendung von Antibiotica hat auch Gefahren

Neben der Selektion von resistenten Bakterienstämmen besteht die Gefahr der Ausbildung von Überempfindlichkeiten und Allergien. Deshalb sollte in Zweifelsfällen immer geprüft werden, ob eine **Antibiotica-Unverträglichkeit** gegeben ist (s. Rep. 10.9).
Komplikationen bei der Verabreichung von Antibiotica können in Nebenwirkungen bestehen, die durch **eingeschränkte Spezifität** verursacht werden. Ein klassisches Beispiel dafür ist Chloramphenicol, das in der prokaryontischen Translation wirkt. Es hemmt aber auch die mitochondriale Proteinsynthese. Allerdings muss es dazu erst durch die Zellmembran und durch das Cytoplasma bis in die Mitochondrien gelangen. Trotz des komplizierten Weges hat das Chloramphenicol speziell in hohen Dosierungen Nebenwirkungen, die sich besonders negativ auf die Blutbildung auswirken. Es kann zur Ausbildung aplastischer Anämie kommen.
Vernachlässigt werden darf auch nicht der schädigende Einfluss auf die normale **Bakterienflora** des Menschen. Bei oraler Gabe von Antibiotica kann die normale Darmflora abgetötet werden. Da aber die Symbiose mit den „normalen" Darmbakterien für den Menschen notwendig ist, muss nach Absetzen der Therapie für die Reetablierung einer gesunden Darmflora Sorge getragen werden. Die

Darmbakterien versorgen den Menschen mit einigen wichtigen Produkten, die Vitamin-Charakter haben, wie z. B. dem „intrinsic factor", der für die Resorption des Vitamins B$_{12}$ essenziell ist, und mit Vitamin K.
Ebenso besteht bei der Abtötung der physiologischen Bakterienflora auf der Haut die Gefahr der Ausbreitung von pathogenen Keimen, z. B. von Pilzen.

Bakterien synthetisieren auch Antibiotica und Toxine

Einige Bakterien bilden stark wirksame Substanzen, **Toxine** bzw. Antibiotica, die gegen andere Mikroorganismen oder auch gegen die Wirtsorganismen gerichtet sein können (Rep. 10.**12**). Streptomyceten aus der Gruppe der Actinomyceten bilden viele der bekannten Antibiotika. Ein Teil der Antibiotica wird von Bakterien, ein anderer von Pilzen (*Penicillium notatum, Aspergillus, Cephalosporium* etc.) synthetisiert. **Gegen Bakterien** sind die Oligopeptide Tyrocidin *(Bacillus brevis)*, Bacitracin *(B. licheniformis)*, Gramicidin S *(B. brevis)* und Enniatin *(Fusarium oxysporum)* gerichtet. Diese Peptide werden nicht auf dem Weg üblicher Protein-Synthese gebildet, sondern nicht-ribosomal an Multienzymkomplexen. Diese Substanzen haben Antibiotica-Charakter. Sie wirken über die Störung der Membranen, indem sie Ionenkanäle für z. B. Kaliumionen bilden (Ionophore).

Von *Escherichia coli* (Darmbakterien) werden die **Colicine** gebildet, die für andere Bakterien giftig sind. Einige **Colicine** (E1, Ia, K) wirken, indem sie in die Membran der Bakterien inserieren und dort Ionen-Kanäle bilden. Dadurch werden diese Zellen getötet. *Colicin E3* ist eine sehr spezifische *RNAase*, die die 16S-RNA der Ribosomen spaltet und damit die Proteinsynthese inaktiviert. *Colicin E2* ist eine spezifische *Endo-DNAase*, die die DNA der Zielzelle zerstört. Ähnliche Toxine wie die Colicine werden auch von anderen Bakterien produziert. Die Anwendung von Colicinen als Antibiotica steht noch bevor.

Bakterielle Toxine werden entweder von den lebenden Bakterien produziert und ausgeschieden **(Exotoxine)** oder sind Bestandteile der Zellwand **(Endotoxine)**. Sie werden erst bei deren Zerstörung freigesetzt, z. B. als Folge der Abwehrreaktion des Organismus. Diese Endotoxine sind zumeist Lipopolysaccharide, die relativ hitzestabil sind.
Die **Exotoxine** sind **krankheitsspezifisch** und ursächlich am entsprechenden Krankheitsbild beteiligt: **Diphtherie-Toxin** ist ein Exotoxin, das vom *Corynebacterium diphtheriae* produziert wird, wenn es einen lysogenen Phagen trägt, wobei es das pathogene Prinzip der Diphtherie darstellt.

Es ist ein Polypeptid mit einer rel. Molekularmasse von 62 000, das proteolytisch in zwei Fragmente (A-24 000 und B-38 000) gespalten wird, die über eine S-S-Brücke verbunden bleiben. B vermittelt den Transport von A in die Zelle, in der es dann den eukaryontischen Elongationsfaktor eEF2 der Translation durch ADP-Ribosylierung inaktiviert. Dabei wird aus dem Nicotinamidadenindinucleotid (NAD) das Nicotinamid abgespalten und der Rest Ribose-P-P-Ribose-A auf den Elongationsfaktor 2 übertragen. Sehr ähnlich wirkt das Toxin von *Pseudomonas aeruginosa*, ein Bakterium, das u. a. in Verbindung mit Hospitalismus gefürchtet ist.

Cholera-Toxin ist das Exotoxin von *Vibrio cholerae*, und wie beim Diphtherie-Toxin ist das enzymatische Prinzip eine

10.12 Bakterielle Toxine gegen andere Mikroorganismen

ADP-Ribosyl-Transferase. Das Cholera-Toxin setzt den Inaktivierungsmechanismus der *Adenylatcyclase* außer Kraft. Dadurch wird unter dem Einfluss des Toxins von der Zelle maximal cyclisches AMP, ein Regulatormolekül, synthetisiert. Die Folgen der hohen Konzentration an cyclischem AMP sind eine gesteigerte Ausscheidung von Wasser im Darm und Störungen im Ionenhaushalt, die als Diarrhoe in Erscheinung treten.
Einige Stämme von *Escherichia coli* und von *Salmonella typhimurium* bilden sehr ähnliche Toxine.
Botulinum-Toxin wird von *Clostridium botulinum*, einem strengen Anaerobier, produziert. Es hemmt die präsynaptische Ausschüttung des Neurotransmitters Acetylcholin und führt dadurch zu motorischen Lähmungen. **Tetanus-Toxin** stammt von *Clostridium tetani*, das sich anaerob im infizierten Gewebe vermehrt und ein starkes Neurotoxin produziert. In diesem Falle wird die Ausscheidung von Acetylcholin nicht gehemmt. Dadurch kommt es zur Dauererregung der motorischen Endplatten (s. S. 29).
Gasbrand-Toxin von *Clostridium perfringens* ist primär gegen einen Zellmembran-Bestandteil gerichtet, das Lecithin. Es zerstört die Membranen des Wirtes und zersetzt dadurch progressiv das befallene Gewebe.

Bakterien können auch Enzyme ausscheiden (Exoenzyme)

Einige Mikroorganismen **scheiden Enzyme aus,** die ähnlich wie Toxine für die Pathogenität eine ursächliche Rolle spielen. Als Beispiel sollen Streptokokken und Staphylokokken dienen. Streptokokken sind kugelförmig, zumeist in Ketten angeordnet und gehören zur normalen menschlichen Flora. Einige Stämme sind Erreger von Krankheiten, wie z. B. Endokarditis mit ihren indirekten Folgen wie rheumatischem Fieber und Glomerulonephritis, der Streptokokken-Angina oder der Sepsis. **Streptokokken** können pathogen verschiedene Enzyme ausscheiden, u. a.

- *Streptokinase:* Sie aktiviert das Fibrin-abbauende System
- *Erythrogenes Toxin:* Es ruft das Scharlachexanthem hervor und wird von einem lysogenen Virus codiert
- *Hämolysin:* Es lysiert Erythrocyten
- *Streptodornase:* Es ist eine *DNAase*
- *Hyaluronidase:* Dieses Enzym spaltet die Kittsubstanz des Bindegewebes, die Hyaluronsäure

Staphylokokken sind ebenfalls kugelförmig, aber unregelmäßig angeordnet. Sie verursachen Furunkel und lokale Abszesse. Besonders gefürchtet ist die Osteomyelitis. Auch an schweren Aknen sind Staphylokokken häufig beteiligt.

10.13 Bakterielle Toxine gegen Wirtsorganismen

Exotoxine: Hoch wirksame Gifte, die **krankheitsspezifisch** sind
- Diphtherie-Toxin *(Corynebacterium diphtheriae)*
  Polypeptid: Fragment A;
  Fragment B inaktiviert Elongationsfaktor eEF II der eukaryontischen Proteinbiosynthese
- Botulinum-Toxin *(Clostiridium botulinum)* hemmt präsynaptische Ausschüttung des Neurotransmitters Acetylcholin → motorische Lähmung
- Gasbrand-Toxin *(Clostridium perfringens)* wirkt gegen Lecithine der Zellmembran → gewebszerstörend
- Tetanus-Toxin *(Clostridium tetani)* hemmt Inhibition der Abgabe von Acetylcholin → Dauererregung der motorischen Endplatten
- Entero-Toxin (Staphylokokkus) wirkt auf das Zentralnervensystem → Erbrechen, Diarrhoe
- Cholera-Toxin *(Vibrio cholerae)*
  verhindert Inaktivierung der *Adenylatcyclase*, cyclisches AMP ↑↑ : H_2O wird aus dem Darm ausgeschieden → Störung im Ionenhaushalt → Diarrhoe

Endotoxine sind nicht krankheitsspezifisch! Verantwortlich für allgemeine Symptome wie: Fieber, Schwäche, Schmerzen, Schock. Bestandteile der Zellmembran: Lipide, Kohlenhydrate, z. B. Pyrogen: Lipopolysaccharid; werden erst freigesetzt, wenn die Zellstruktur zerstört wird

Exoenzyme werden von Bakterien ausgeschieden (Vorbereiter der Invasion)

Streptokokken
- *Streptokinase* aktiviert Fibrin-abbauendes System und erleichtert somit die Krankheitsausbreitung
- *Erythrogenes Toxin* ruft Scharlach-Erythem hervor
- *Hämolysin* lysiert Erythrocyten
- *Streptodornase* hat *DNAase*-Aktivität
- *Hyaluronidase* ⎫
- *Kollagenase* ⎭ zerstören das Bindegewebe

Staphylokokken
- *Leukocidin* zerstört die weißen Blutzellen
- *Coagulase* fördert die Blutgerinnung, Fibrin maskiert Bakterien
- *Hyaluronidase*
- *Staphylokinase*
- *Lipasen*
- *Proteinasen*

10.14 Was bewirkt die Pathogenität von Bakterien?

Pathogenität: Fähigkeit, Krankheiten zu erzeugen

Virulenz: Stärke der Pathogenität (z. B. durch Zahl der eindringenden Mikroorganismen)
- Antigenwirkungen der Zellwandbestandteile
- Ausscheiden toxischer Stoffe: Exotoxine, Exoenzyme
- Freisetzung toxischer Stoffwechselprodukte und Endotoxine nach dem Zelltod
- Kapseln und spezifische Oberflächenproteine

10.15 Parasexualität: Möglichkeiten der interbakteriellen Übertragung von genetischem Material
- Transformation
  DNA wird von kompetenten Zellen aufgenommen und exprimiert
- Transduktion
  Transfer von Genen mit Hilfe eines transduzierenden Phagen
- Konjugation
  Transfer von Genen über Sexpili

Aber auch Eiterherde in anderen Organen werden durch sie hervorgerufen, wie z. B. Meningitis, Pneumonie oder Endokarditis. Andererseits gehören gewisse Staphylokokken-Stämme zur gesunden Flora. Wie Streptokokken scheiden Staphylokokken eine Reihe von Exoenzymen aus: *Hyaluronidase, Staphylokinase, Lipase, Proteinase*. Daneben bilden sie auch Enzyme, die wegen ihrer Toxizität Toxine genannt werden: *Leukocidin* tötet Leukocyten. *Exotoxin* verursacht Nekrosen und hat hämolytische Wirkung. *Enterotoxin* wirkt auf das Zentralnervensystem (Brechreiz). *Coagulase* führt zur Blutgerinnung, auch in Abwesenheit von Ca^{2+}. Mit dem präzipitierten Fibrin können sich die Staphylokokken maskieren und sind dann dem immunologischen Abwehrsystem des Wirtes nicht mehr zugänglich (Rep. 10.13).

Das Zusammenspiel der oben erwähnten bakteriellen Eigenschaften macht deren **Pathogenität** aus (Rep. 10.14). Neben den **Adhäsionen**, die spezifisch die Haftung der Keime am Wirtsorganismus vermitteln (S. 289), kann die Ausbildung einer Kapsel (s. Pneumokokken S. 80) die Pathogenität verursachen. Als **Antiphagocytose-Faktoren** verhindern derartige Strukturen die Phagocytose pathogener Bakterien durch Makrophagen. Auch Enzyme, die von den Bakterien ausgeschieden werden, können antiphagocytisch wirken. So zerstört u. a. das *Leukocidin* die Makrophagen, *Koagulase* maskiert die antigenen Strukturen der Bakterien mit Fibrin, und das Protein A der *Koagulase*-positiven Staphylokokken bindet das Fc-Fragment der am Bakterium haftenden Immunglobuline, sodass dieses nicht mehr an die Rezeptoren von Makrophagen binden kann (S. 21). Exoenzyme bereiten die Invasion der Keime vor (Invasions-Faktoren), und die Toxine schädigen das befallene Gewebe. Die Information für die Virulenzfaktoren liegt auf dem Bakteriengenom oder auf einem Stück Virus-DNA, das in das bakterielle Genom als lysogenes Virus (S. 315) integriert ist (Beispiel Diphtherie-Toxin).

10.1.8 Die genetische Konstellation von Bakterien kann durch DNA-Transfer verändert werden

Bakterien haben die Möglichkeit zum Austausch genetischer Information. Mehrere Mechanismen sind bekannt (Rep. 10.15).

Bei der Transformation wird DNA künstlich eingeführt

Bei der **Transformation** wird eine genetische Eigenschaft durch isolierte DNA auf ein Bakterium übertragen. So wurde z. B. mit dem Pneumokokken-Experiment erstmals bewiesen, dass DNA der Träger genetischer Information ist (s. Kap. **2**). Die Transformation ist ein häufig angewandtes Prinzip, um Bakterien – und nicht nur diese! – genetisch zu verändern. Sie ist ein Mittel zum Studium der genetischen Konstitution von Zellen. Durch Cotransformation kann z. B. die Kopplung von Genen untersucht werden. Dieser Vorgang hat besondere Bedeutung für genetische Studien an Mikroorganismen gewonnen, die für andere Techniken nur schlecht zugänglich sind. In neuerer Zeit hat die Transformation größte Bedeutung erlangt, da auch künstliche bzw. fremde Gene, die über Gen-Technologie erhalten wurden, eingeführt werden können.

Die Aufnahme von DNA hängt von der **Kompetenz** der Zellen ab. Nur eine kleine Fraktion einer Bakterienkultur ist jeweils kompetent. Dieser Zustand ist vom Teilungszustand abhängig. Die Biochemie der Kompetenz ist noch ungeklärt.

Bei der Transduktion wird ein DNA-Fragment von einer bakteriellen Zelle in eine andere übertragen

Ein lysogenes Virus kann ein DNA-Fragment aus seiner letzten Wirtszelle auf eine nächste übertragen. Bei der **spezifischen Transduktion** wird jeweils ein gleiches Stück DNA-Region des Wirtes übertragen. Bei der **generalisierten Transduktion** wird mit Zufallsverteilung jede DNA-Region des Wirtes übertragen (Rep. 10.**16** und 10.**17**). Im Regelfall ist die Transduktion ein seltenes Ereignis. Unter 10^5 bis 10^6 Viren transduziert eines. Das zu übertragende Wirtszellen-DNA-Fragment ersetzt jeweils ein Stück Virus-DNA. Dadurch entstehen **defekte Viren,** die sich im neuen Wirt häufig nicht mehr vermehren können. Bei gleichzeitiger Infektion einer Zelle mit einem defekten und einem normalen Virus hilft das gesunde Virus dem defekten bei der Vermehrung. Das defekte Virus vermehrt das Wirtszellen-DNA-Fragment gemeinsam mit seiner eigenen DNA. Im Zell-Lysat finden sich dann 50% defekte Viren mit Wirtszellen-DNA-Fragmenten und 50% intakte Viren. Dieses Viren-Gemisch ist in der Lage, in neue Wirtszellen in einem hohen Ausmaß zu transduzieren (hochfrequente Transduktion).

Bei der Sexduktion wird DNA durch Konjugation übertragen

Die größte Bedeutung für die Bakterien-Genetik (wie auch generell für die Bakterien) hat der Transfer genetischer Information mittels der **Sex-Faktoren,** die besonders intensiv bei *E.-coli*-K12-Stämmen untersucht wurden. Zellen, die den Sex-Faktor F **(Fertilitäts-Faktor)** besitzen, werden F$^+$ genannt und sind männlich. Fehlendes F wird als F$^-$ markiert. Der F-Faktor liegt auf extrachromosomaler DNA, einem **Plasmid,** das in seltenen Fällen (10^{-5}) durch „crossing-over" in das Hauptchromosom eingebaut wird. Alle Abkömmlinge dieser Zellen (Klon) mit einem inserierten Sexfaktor werden bei der Sexduktion mit hoher Frequenz

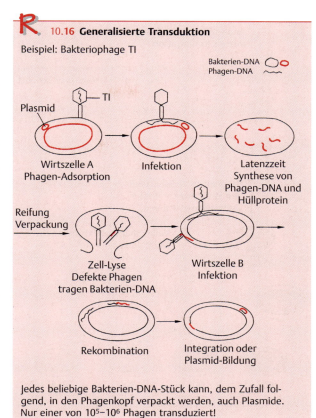

10.16 Generalisierte Transduktion
Beispiel: Bakteriophage TI

Jedes beliebige Bakterien-DNA-Stück kann, dem Zufall folgend, in den Phagenkopf verpackt werden, auch Plasmide. Nur einer von 10^5–10^6 Phagen transduziert!

10.17 Spezifische Transduktion

10.18 Analyse der Anordnung von Genen mittels Konjugation

10.19 Konjugation

Wirtsgene übertragen (**Hfr: Hohe Frequenz des Gen-Transfers**). Der Prozess der F-Faktor-Integration ist reversibel, sodass mit der Zeit aus Hfr-Stämmen wieder F⁺-Stämme werden. Wird beim Ausbau des F-Faktors Wirtszell-eigenes Material mit ausgebaut, so bezeichnet man einen solchen F-Faktor als F'.

Das **F-Faktor-Plasmid** trägt eine Reihe von Genen (**Tra-Gene**), die für die Konjugation notwendig sind. TraA codiert z. B. für das Protein der Sex-Pili, jene langen geißelförmigen Strukturen der F⁺- bzw. Hfr-Zellen. Andere Gene verursachen die Inkompatibilität (Unverträglichkeit), die dafür sorgt, dass jede Zelle nur einen F-Faktor enthält.

Für den Transfer des Sex-Faktors, gleichgültig, ob er als Plasmid oder in integrierter Form vorliegt, wird zunächst der DNA-Doppelstrang in der Donorzelle durch eine *Endo-DNAase* in einem Strang geöffnet. Durch einen Sex-Pilus hindurch wird dieser DNA-Einzelstrang geschoben und gleichzeitig von der weiblichen Empfänger-Zelle zum Doppelstrang aufsynthetisiert. In der Donorzelle wird der verbleibende Einzelstrang ebenfalls zu doppelsträngiger DNA aufrepliziert (Rep. 10.**19**). Ist der F-Faktor ins Chromosom integriert, so wird im Anschluss an den F-Faktor der DNA-Transfer mit chromosomaler DNA fortgesetzt. Dadurch gelangen in linearer Reihenfolge chromosomale Gene in die Empfängerzelle. Da bei einem Hfr-Klon der F-Faktor in allen Zellen an der gleichen Stelle in die Wirts-DNA integriert ist und die Transfer-Richtung immer die gleiche ist, ist die Reihenfolge des Transfers von Genen von deren Anordnung auf dem Chromosom abhängig.

Der Transfer der Gene kann durch Lösung des Sex-Pilus-Kontaktes, z. B. durch Schütteln, jederzeit unterbrochen werden.

Aus dem zeitlichen Verlauf des Gentransfers lassen sich die **Genorte** auf dem Chromosom bestimmen. Mit Hilfe der Konjugation ist das Chromosom von *Escherichia coli*, dem populärsten Labor-Organismus, genetisch bestens charakterisiert worden (Abb. 10.**16**).

Wie sieht ein praktisches Experiment aus?
1, 2, 3, 4 seien z. B. Gene zur Synthese bestimmter Aminosäuren (Rep. 10.18). Es können alternativ auch Gene des Zuckerabbaus oder chromosomal codierte Antibiotica-Resistenz-Gene benutzt werden.
Im Experiment werden Hfr-1⁺2⁺3⁺4⁺-Zellen mit F⁻-1⁻2⁻3⁻4⁻-Zellen gemischt. Nach verschiedenen Zeiten werden Aliquots der Kultur entnommen, stark geschüttelt, um die Zellen zu trennen, und die Zahl der Rezipienten-Zellen bestimmt, die Gene erhalten haben. Außerdem wird festgestellt, ob die Zellen Gen 1, Gen 1 und 2, Gen 1 und 2 und 3 oder alle Gene bekommen haben (Abb. 10.15). Dazu müssen Donor- von Akzeptorzellen unterschieden werden. Das geschieht z. B. mittels Streptomycin-Resistenz. Ist die Hfr-Zelle sensibel, die F⁻-Zelle aber resistent, so werden nach Streptomycin-Beimischung nur die Rezeptorzellen überleben. Die Zellen werden demnach auf Streptomycin-haltigen Agarplatten ausgesät. Die aufgewachsenen Kolonien werden mittels eines Samtstempels „Replika-plattiert", d. h. der Samtstempel wird einer frischen Agarplatte aufgedrückt. Diese enthält ein Medium, dem jeweils eine der Aminosäuren, für die die Gene 1, 2, 3, 4 codieren, fehlt. Es wachsen auf dem Mangelmedium nur die Kolonien der F⁻-Zellen, die aus der Hfr-Zelle Gene erhielten, die ihnen die Synthese der benötigten Aminosäure ermöglichen. So werden auf der Platte 1 nur diejenigen Kolonien wachsen, die beim Gentransfer aus der Hfr-Zelle Gen 1 bekommen haben, usw.

Abb. 10.**15 Konjugation.** Die Anordnung von Genen auf einem Genom kann mit Hilfe der Konjugation bestimmt werden. Die relative Lage der Gene zum Start des Transfers bestimmt das Erscheinen der entsprechenden Genproduktion in der Akzeptorzelle.

Resistenz-Faktoren werden durch Konjugation übertragen

Die **Resistenz-Faktoren** sind den F-Faktoren sehr ähnlich (Rep. 10.**20**). Die Transfer-Gene sind sogar in der Lage, sich gegenseitig zu ersetzen. Auch die R-Faktoren bilden Hfr-Stämme. Am effizientesten erfolgt der Gen-Transfer bei der Sexduktion innerhalb des gleichen Bakterienstammes, also z. B. bei *Escherichia coli K12*. Aber auch zwischen verwandten gramnegativen Bakterien erfolgt Gentransfer durch Konjugation. Z. B. können *E. coli, Shigella, Klebsiella, Pseudomonas* und *Citrobacter* oder *Salmonella* untereinander Gene mittels Konjugation übertragen.

Ein einmal angereicherter Resistenz-Faktor kann sich dadurch nicht nur im eigenen Stamm ausbreiten, sondern quer durch die Bakterienarten. Es bedeutet eine demnach große Gefahr, wenn ein Resistenzfaktor aus einem harmlosen *E.-coli*-Bakterium auf einen hochpathogenen *Salmonella-Stamm* übertragen wird!

Anmerkung: F- oder R-Faktoren sind extrachromosomale DNA-Elemente. Sie sind große Plasmide mit Inkompatibilität. Jede Zelle enthält nur ein derartiges Plasmid. Kleine Plasmide, deren DNA-Größen im Bereich von einigen Millionen rel. Molekülmasse liegen, können in vielen Kopien in der Zelle vorliegen. In Gegenwart von Chloramphenicol reichern sich die kleinen Plasmide in der Zelle an. Diese Tatsache wird ausgenutzt, um künstlich eingeführte Gene in einer Zelle stark zu vermehren (s. Kap. **12**).

Bewegliche genetische Elemente, Transposons, sorgen für Mobilität der Gene innerhalb des Genoms

Die Verlagerung von genetischem Material innerhalb eines Chromosoms, aber auch von einem Chromosom auf ein Plasmid und vice versa wird von sog. **transponierbaren Elementen** bewerkstelligt. Diese Elemente finden sich in allen Organismen. Die Prokaryonten transponieren meist die DNA direkt. Eukaryonten beschreiten diesen Weg oder be-

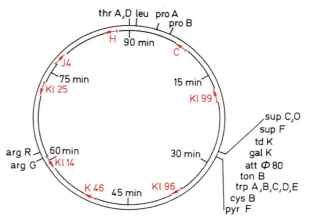

Abb. 10.**16 Konjugation.** Startpunkte und Transferrichtungen einiger Hfr-Stämme sind am inneren Ring, der das in 90 Minuten unterteilte, ringförmige *E.-coli*-Chromosom darstellt, eingetragen. Auf dem Außenring sind einige Gen-Orte angegeben. So wird z. B. bei der Konjugation mit HfrC im Gegenuhrzeigersinn erst Prolin (pro), dann Leucin (leu), Threonin A, D (thr) und dann Arginin (arg R. G.) übertragen. Die Region zwischen Sup C-pyr F ist gespreitet. Es sind hier einander benachbarte Gene eingetragen, um zu zeigen, wie dicht das Chromosom mit Genen besetzt ist.

R 10.20 Resistenzfaktoren

R-Faktoren = Resistenzplasmide

Sie tragen:

TRA-Gene + Resistenzgene + Inkompatibilitätsgene
↓ ↓ ↓
nötig zur oft mehrere nur 1 R-Plasmid pro Zelle!
Replikation gleichzeitig
und zum
Transfer
(Transposase)

→ bilden Hfr-Stämme
→ können zwischen verschiedenen Bakterienspezies übertragen werden; daher:
 R-Plasmid von *E. coli* → *Salmonella* oder *Shigella*

Ein pathogenes Bakterium kann auf diese Weise therapieresistent werden!

R 10.21 Bewegliche, genetische Elemente

Insertions-Sequenzen (IS)

Lage	z. B. *E-coli*-Chromosom F-Plasmide R-Plasmide
Struktur	DNA-Transposons Insertions-Sequenzen (IS) mit Transposase-Gen Ca. 20 bei Bakterien, 5–10 pro Chromosom Länge: 1 bis 2 kb Inverted Repeats (IR) Direkte Repeats aus Ziel-DNA
Transposition	Selten! Meist Schneide-Klebe-Weg Sonst Replikation und Integration des Replikats

Wirkung	– Inaktivierung eines Gens
	  (durch Transkriptions-Stopsignale)
	– Polarität der Gen-Expression in einem
	  Operon
	– Anschaltung von Genen
	  (durch Einführen von Promotorstrukturen)
	– Deletionen bzw. Inversionen in angrenzen-
	  der DNA

Transposons

Lage	meistens auf Plasmiden
Struktur	Größe: 2500–20 500 Basenpaare repetitive, in- vertierte Sequenzen; „inverted repeats" (IR) flankieren Gene bzw. Gengruppen (z. B. Antibiotica-Resistenz-Gene) IR können auch IS (z. B. IS$_1$) sein
Transposition	En-bloc-Bewegung der eingeschlossenen Gene z. B. auf andere Plasmide bzw. Chromosomen
Wirkung	z. B. sehr effektiver Transfer von Antibiotica- Resistenzen

Transposase, ein Protein, das für die Transposition benötigt wird. An beiden Seiten dieser Region liegen gegenläufige Sequenzen, **inverted repeats (IR)**, an die sich am äußersten 3'- und 5'-Ende **direct repeats**, kurze Sequenzen mit gleichgerichteter Orientierung, anschließen. Sie entstehen durch Verdoppelung der Stelle der Wildtyp-Sequenz, in die das mobile Element „springt". Die direkte Transposition erfolgt durch einen „Schneide-Klebe-Weg" (cut and paste) mit Unterstützung der *Transposase*, die die DNA mit „glatten" Enden ausschneidet und „ausgefranste" Enden in der Ziel-DNA produziert. Der Einbau erfolgt mit Hilfe von Rekombinationsenzymen „illegitime Rekombination" (Rep. 10.**21**).

Derartige IS finden sich auf dem Bakterienchromosom, aber auch auf F- und R-Plasmiden. So geht z. B. die Integration des F-Faktors ins Bakterienchromosom zur Bildung einer Hfr-Zelle über Rekombination zwischen gleichen IS vonstatten.

Werden IS in Gene eingebaut, so werden diese häufig inaktiviert. Transkriptions-**Stop-Signale** sind in den Insertions-Sequenzen häufig und führen zum Abbruch der Transkription. Aber auch **Promotor-Sequenzen** finden sich auf den transponierbaren Elementen und können gegebenenfalls ruhende Gene anschalten. Werden sie in ein Operon eingebaut, führen sie zu polaren Effekten in der Ausprägung der Strukturgene. Die an IS-Elemente angrenzende DNA wird auch häufig durch Deletionen oder Inversionen verändert.

Eine Sonderform derartiger transponierbarer Elemente bilden die **Transposons.** Sie sind größere Einheiten (zwischen 2500 und 20 500 bp lang) und liegen primär **auf Plasmiden,** können aber auf das Bakterienchromosom oder über Bakteriophagen-DNA übertragen werden. Die IRs rahmen dann allein oder zusätzlich zur IS eine einfache DNA-Sequenz ein, die z. B. für das Gen des *E. coli Enterotoxins* oder für ein oder mehrere Resistenzgene codieren kann. Große Transposons können mehrere Resistenz-Gene gleichzeitig enthalten. Die „inverted repeats" können auch Insertions-Sequenzen sein. So rahmen z. B. IS$_1$-Sequenzen das Gen für Chloramphenicol-Resistenz ein und machen es beweglich. Diese Transposons liegen auf Plasmiden, können aber auf das Bakterienchromosom transponiert werden und bilden ein erhebliches Problem bei der Antibiotica-Resistenz. Transposons sind demnach Gengruppen, die durch Insertions-Sequenzen flankiert sind und en bloc bewegt werden.

nutzen RNA-Zwischenstufen. Auf diese Vorgänge wird im Zusammenhang mit Retroviren eingegangen (S. 327).

Die ersten mobilen DNA-Elemente wurden bei *E. coli* als **Insertions-Sequenzen (IS)** beschrieben. Ca. 20 derartige Sequenzen sind bekannt mit Längen zwischen 800 bis 2000 bp. Pro *E. coli*-Chromosom existieren nur wenige Kopien, und die Transpostion ist ein äußerst seltenes Ereignis (1/~ 10^6 Zellen).

Die Struktur der IS beinhaltet eine zentrale Sequenz wechselnder Länge mit einer translatierbaren Information für die

---

10.2 Spezielle Bakteriologie: Die Einteilung der Bakterien kann unter den verschiedensten Gesichtspunkten erfolgen

10.2.1 Bakterien werden nach ihrer Färbbarkeit in grampositiv und gramnegativ eingeteilt

Auf der Basis der **Färbbarkeit** ist eine Grobeinteilung in **grampositive, gramnegative** und **säurefeste** Bakterien möglich. Da die Gramfärbbarkeit mit der Verwandtschaft korreliert, ist auch heute noch diese Einteilung gebräuch-

lich. Zunächst werden die Bakterien mit Kristallviolett und Jod angefärbt. Praktisch lassen sich damit alle Stämme färben (Rep. 10.**22**). Gramnegative Bakterien werden durch anschließende Alkoholbehandlung entfärbt, während grampositive Zellen gefärbt bleiben. Die Ursache für diese Reaktion ist im Wandaufbau zu suchen.

Säurefeste Bakterien behalten auch nach Behandlung mit alkoholischer Salzsäure ihre Färbung.

R 10.22 Unterschiedliche Reaktion von Bakterien auf die Gram-Färbung

1 Färben mit Gentiana-Violett

2 Differenzierung mit Jod-Kaliumjodid

3 Entfärben mit Alkohol ⟶ säurefeste Bakterien entfärben nicht mit alkoholischer Salzsäure

4 Gegenfärben mit Fuchsin

↓

grampositiv   gramnegativ

1 und 2 bilden einen Komplex, der im Murein gefangen wird
3 und 4 sind blockiert

3 Alkohol löst Lipoproteine auf → Entfärbung
4 Bakterium nimmt Fuchsin auf

nicht entfärbbar = grampositiv

entfärbbar = gramnegativ

10.2.2 Bakterien können auch nach Gestalt oder nach physiologischen Kriterien eingeteilt werden

Einteilung nach
– ihrer Gestalt: **Kokken** (kugelförmig), **Stäbchen** oder **Schrauben**
– der Möglichkeit, **Sporen** zu bilden oder nicht
– auch die **Begeißelung** bzw. die Beweglichkeit charakterisiert Bakterien (Tab. 10.8, Rep. 10.23)

Mehr Aufwand erfordert die Charakterisierung durch
– **physiologische Leistungen** wie verschiedene Stoffwechselleistungen
– die **Serologie** oder
– die Rolle des **Sauerstoffs** für die Zelle: Man unterscheidet **Aerobier** (Sauerstoff-abhängig) von **Anaerobiern** (nicht Sauerstoff verbrauchend). Bei den Anaerobiern gibt es fakultative, die wahlweise mit oder ohne Sauerstoff leben können, und obligate Anaerobier, die von Sauerstoff getötet werden.
– Gentechnologische Methoden (RFLPs, Pulsgelelektrophorese etc.) können zur Analyse des bakteriellen Genoms und damit zur Diagnose der „Herkunft" einer Infektion dienen. So können z. B. Resistenzen festgestellt werden und der Ursprung der gefürchteten **nosokomialen Infektionen** (im Krankenhaus erworbenen) eruiert werden.

Tab. 10.8 Einteilung der Bakterien

1. Gramnegative Bakterien

Bezeichnung	Bemerkungen	Pathogenität
Kokken		
Neisseria	– meist paarweise (Diplokokkus, unbeweglich, nierenförmig. Aerobier)	– normale Flora im Respirationstrakt
N. gonorrhoeae (Gonokokkus)	– AgNO$_3$-Prophylaxe	– Gonorrhoe – G. neonatorum – Meningitis
Stäbchen	– Endotoxine, die zur Pyrogenfreisetzung führen (Fieber)	
Coli-Gruppe *Klebsiella* *Escherichia coli*	– dicke Stäbchen – Colicine – Hauptdarm-Bakterien	– Pneumonie – Darmstörungen
Serratia marcescens	Ursache fürchterlicher Pogrome im Mittelalter (Hostien-Verfärbung)	
Citrobacter proteus		– Gastroenteritis Sepsis – Harnwegs-infektionen
Enterobacter aerogenes *Pseudomonas-Gruppe*	– beweglich, dicke Stäbchen – starke Farbstoffe werden ausgeschieden	
P. aeruginosa	– Exotoxine wie Diphtherie-Toxin	– normale Flora – pathogen, wenn am „falschen Ort" – blaugrüner Eiter – Meningitis – Harnwegsinfektion
	– fluoreszierender Urin	– Pneumonie, Sepsis
Salmonella	– beweglich, aerob – dicke Stäbchen	
S. typhii S. parathyphii S. typhimurium	– viele nicht-pathogene Laborstämme	– Typhus – Paratyphus – Gastroenteritis
Shigella S. dysenteriae	– hitzelabiles Toxin	– normale Darmflora – Bakterienruhr
Vibrio	– gekrümmte Stäbchen beweglich, eine Geißel	
V. cholerae *Pasteurella*	– Toxin – kurze Stäbchen, wie Sicherheitsnadeln	– Cholera – führen meist zu Sepsis!
Yersinia (*Pasteurella*) *pestis*	– Wirt: Nagetiere, z. B. Ratte, Floh Überträger auf Mensch	– Pest
Haemophilus H. influenzae	– kurze kokkoide Ketten	– normale Flora – Infekte des Respirationstraktes
	– gute Fähigkeit zur Transformation	– Meningitis
Bordetella pertussis	– Endotoxin → Lymphocytose, Epithelreiz	– Keuchhusten

10 Mikrobiologie

Tab. 10.8 (Fortsetzung)

2. Grampositive Bakterien

Bezeichnung	Bemerkungen	Pathogenität
Kokken		
Staphylo-kokken	– unregelmäßige Haufen	– normale Flora
	– unbeweglich	– Furunkel
	– Exotoxin	– herdförmige Eiterungen
	– *Enterotoxin*	
	– *Leukocidin*	
	– *Hyaluronidase*	
	– *Staphylokinase*	
	– *Coagulase*	
Streptokokken	– in Ketten angeordnet	– normale Flora
	– Aerobier, fakultative oder auch obligate Anaerobier	– Sepsis, Erysipel
	– *Streptokinase*	– Angina
	– *Streptodornase (DNAase)*	– Endokarditis
	– *Hyaluronidase*	– Harnwegsinfektion
	– Toxin, *Hämolysine*	– Glomerulonephritis
		– rheumatisches Fieber
Str. pneumoniae	– paarweise (Diplokokken)	– Pneumonie
	– Phagocytose-resistente Kapsel	– tödliche Pneumokokkenbakteriämie
Stäbchen		
Anthrax	– Bacillus, aerobes Toxin	– Milzbrand bei Rind, Pferd, Schaf, selten Mensch
Clostridien	– Anaerobier, Bacillen	
Cl. botulinum	– Sporen	– Nahrungsmittelvergiftung durch Toxin, hohe Letalität
	– hitzeresistent	
	– Toxin	
Cl. tetani	– Tennisschlägerform	– Tetanus, 50% Letalität
	– Tetanus-Toxin	
	– Impfschutz !	
Cl. des Gasbrandes	– Toxine	– Gasbrand
	– *DNAase*	
	– *Hyaluronidase*	
	– *Collagenase*	
Coryne-bakterien	– charakteristische Form: keulenförmig	
C. diphtheriae	– Toxin: *ADP-Ribosyltransferase:* EF 2 wird modifiziert und blockiert	– Diphtherie

Tab. 10.8 (Fortsetzung)

3. Säurefeste Bakterien

Bezeichnung	Bemerkungen	Pathogenität
Mycobacterium tuberculosis	– stäbchenförmig	– Tuberkulose
	– Wachshülle, dadurch schwer angreifbar	
	– viele Lipide incl. Wachse	
	– Tuberkulinreaktion	
M. leprae	*wie M. tuberculosis*	– Lepra
	– empfindlich gegen Rifampicin, Streptomycin	

4. Spiralige Bakterien (Spirochäten)

Bezeichnung	Bemerkungen	Pathogenität
Treponema pallidum	– dünne Schrauben	– Syphilis
	– Infektion durch die Placenta möglich	
	– serologische Diagnostik	
	– Salvarsan – frühe Chemotherapie	
Borrelia recurrentis	– unregelmäßige Spirale	– Rückfallfieber
	– Überträger: Kleiderlaus	
	– seine Entdeckung im menschlichen Blut 1868 in Berlin eröffnete die Ära der Bakteriologie	
Leptospiren	– schlanke Spiralen	– Leptospirosen (Leptospirämie + akutes, generalisiertes Fieber)
	– häufig hakenförmiges Ende	
Spirillum minus	– klein, starr	– Rattenbissfieber

10.2.3 Obligat parasitäre Bakterien (bakterienähnliche, prokaryonte Mikroorganismen) können sich nicht unabhängig vermehren

Bakterien wurden als autonome prokaryonte Organismen definiert. Sie vermehren sich auf Nährmedien. Eine Gruppe von Organismen braucht für ihre Vermehrung jedoch lebendige Zellen. Wegen der Abhängigkeit von funktionsfähigen Zellen und ihrer geringen Größe wurden diese Organismen früher zu den Viren gerechnet. Heute wissen wir, dass es sich um **obligat parasitäre Bakterienähnliche prokaryonte Mikroorganismen** handelt. Eine Reihe von Gründen beweist das:

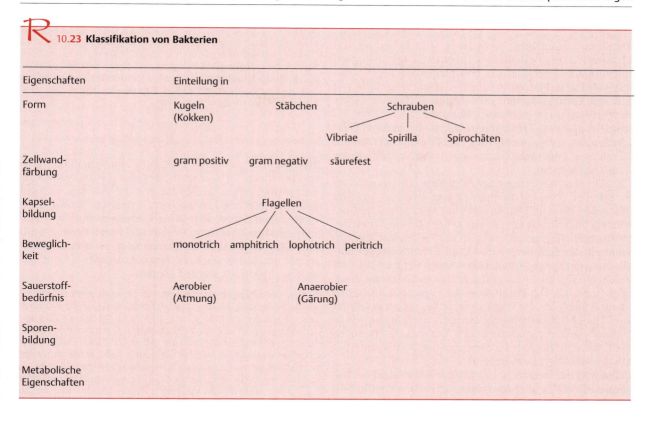

R 10.23 Klassifikation von Bakterien

- Antibiotica, die spezifisch gegen Prokaryonten wirken, inhibieren auch ihre Vermehrung
- Sie besitzen die für Bakterien charakteristischen Zellbestandteile, Ribosomen, RNA und DNA, Murein und die Enzyme des Energiestoffwechsels
- Sie vermehren sich durch Teilung

Rickettsien sind Überträger von Fleckfieber, Rocky-Mountain-Fieber und Fünftagefieber

Mit dem Namen wird der Rickettsien-Forscher **H. T. Ricketts** (1871–1910), der an einer Infektion mit seinem Arbeitsobjekt starb, geehrt. Der häufigste Vertreter dieser Gruppe wurde nach dem Forscher Stanislaus **v. Prowazek** (Hamburg 1875–1915), der ebenfalls ein Opfer seiner Arbeit wurde, *Rickettsia prowazeki* genannt.
Rickettsien leben bevorzugt **in Arthropoden:** Zecken, Milben, Insekten sowie höheren Tieren. Häufig rufen die Rickettsien in den Arthropoden keine Krankheiten hervor, sind jedoch für den Menschen pathogen! Sie verursachen das **Fleckfieber** (Überträger sind Laus und Floh), **Rocky-Mountain-Fieber** mit verschiedenen Varianten (Zecken), **Zecken-Fieber** und **Fünftagefieber** (Kleiderlaus).
Alle diese Krankheiten sind mit **Fieber** verbunden. Die Rickettsien befallen bevorzugt die Endothelzellen der Blutkapillaren, die stark geschädigt werden, platzen und nekrotisieren. Jede der geplatzten Endothelzellen setzt eine große Anzahl von Nachkommen-Parasiten frei und außerdem Toxine, die für die pathologischen Folgen der Infektion verantwortlich sind. Die Infektion erfolgt über die Atemwege oder durch die Ausscheidungen der Insekten. Fleckfieber z. B. wird indirekt durch die Blutmahlzeit der Kleiderlaus übertragen (s. Kap. **13**). Die Rickettsien werden dabei mit den Faeces der Laus ausgeschieden; die Faeces werden bei der Blutmahlzeit abgelegt. Ausgelöst vom Juckreiz, wird durch Kratzen die Haut verletzt, und die Erreger infizieren den Menschen. Beißt eine rickettsienfreie Laus einen infizierten Menschen, so wird sie infiziert, und die Rickettsien vermehren sich im Darm. Die **Prophylaxe** gegen Rickettsieninfektionen richtet sich deshalb auf die Eliminierung der übertragenden Arthropoden, im Falle des Fleckfiebers der Kleiderlaus. Das Wiederauftauchen von Läusen in jüngster Zeit ist deshalb nicht nur ein bedauerlicher Indikator für vernachlässigte Hygiene, sondern auch ein Anlass zu berechtigten Sorgen.

Chlamydien sind Sulfonamid-empfindlich

Sie stehen den gramnegativen Bakterien nahe und unterscheiden sich von den Rickettsien u. a. durch ihre Sulfonamid-Empfindlichkeit. Zwei Typen von Zellen treten während der Entwicklung der **Chlamydien** auf: kleine Zellen, „**Elementar-Körperchen**", die infektiös sind und ein Nucleoid besitzen, die dann zu doppelt bis dreifach so großen „**Initialkörpern**" ohne Nucleoid heranwachsen. Die Initialkörper vergrößern sich und teilen sich mehrfach. Diese Vermehrung erfolgt in Vakuolen der Wirtszelle. Eine Vakuole, die mit Nachkommen gefüllt ist, persistiert als Einschlusskörper. Schließlich werden die kleinen Zellen entlassen und beginnen einen neuen Infektionscyclus von ein bis zwei Tagen.

Chlamydien können in den Wirtsorganismen über lange Zeiträume unauffällig persistieren. Zur Befreiung von Chlamydien sind deshalb sehr langwierige Behandlungen mit Antibiotica erforderlich. Da Chlamydien Vögel befallen, werden in Plätzen besonderer Infektionsgefahr, wie z. B. auf Geflügelfarmen, dem Futter Antibiotica beigemischt! (Gefahr: s. Antibiotica-Resistenz!)

Zwei Gruppen von Chlamydien sind von Bedeutung: *Chlamydia psittaci,* die Einschlusskörper ohne Glycogen produzieren, und *Chlamydia trachomatis* mit glycogenhaltigen Einschlusskörpern.

Ch. psittaci ist der Erreger der **Psittakose (Ornithose).** Der Erreger, der Vögel befällt und sich dort vermehrt, infiziert Menschen bei häufigem Kontakt mit Vögeln und tritt besonders über die Atemwege ein. Die Psittakose ähnelt der Pneumonie. Sie beginnt plötzlich mit Fieber, starkem Unwohlsein, Kopfschmerzen und kann zu herdförmiger Entzündung der Lunge führen. Unbehandelt liegt die Letalität bei 20 bis 30%. Im Zeitalter der Antibiotica beträgt sie nur noch 1 bis 2%. Die **Prophylaxe** der Ornithose muss sich hauptsächlich auf die Vögel richten. Besonders gefährdet sind künstliche Einheitspopulationen von Vögeln, wie in Hühner- oder Putenfabriken oder Taubenansammlungen auf Innenstadtplätzen, die eine unnötige permanente Gefahr für den Menschen bedeuten.

Chlamydia trachomatis ist der Erreger des **infektiösen Trachoms.** Etwa 10% aller **Menschen,** d. h. mehr als 400 Millionen, sind mit diesem Parasiten infiziert, und bereits **20 Millionen sind erblindet** – eine erschütternde Bilanz! *Ch. trachomatis* ist ganz auf menschliche Schleimhäute, besonders die der Augen, orientiert. Trachom ist eine chronische Keratokonjunktivitis, die besonders in tropischen und subtropischen Regionen sozial unterprivilegierte Schichten befällt. Die Übertragung erfolgt direkt, begünstigt durch gemeinsamen Gebrauch von Handtüchern, ungewaschene Hände usw. Neben dem Trachom werden auch die Einschlusskonjunktivitis des Neugeborenen und die venerische Krankheit Lymphopathia venerea von *Chlamydia trachomatis*-Stämmen verursacht.

Neuere Untersuchungen lassen vermuten, dass Infektionen mit *Chlamydia trachomatis* an der Ausbildung arteriosklerotischer Plaques beteiligt sein könnten. Chlamydieninfektionen wurden bereits mit kardiovaskulären Erkrankungen, mit Herzmuskelentzündungen und Herzinfarkten in Zusammenhang gebracht. Offensichtlich produziert dieser Parasit ein Peptid, das dem Myosin im Herzmuskel ähnlich ist.

Mycoplasmen sind für Zellkulturen gefährlich

Mycoplasmen sind auch unter dem Synonym PPLO (pleuropneumonia like organisms) bekannt. Es sind **wandlose,** sehr kleine, intrazelluläre Parasiten, die sich aber auch auf zellfreien Nährmedien züchten lassen. Da sie nur Zellmembranen haben, aber **keine Bakterienwand** (kein Murein), sind sie ohne feste Gestalt und gegen Penicillin unempfindlich. *Mycoplasma pneumoniae* verursacht Pneumonie und Infektionen der Atmungsorgane, die mit Tetracyclin behandelt werden können.

Neben ihrer Pathogenität haben die Mycoplasmen besonders große Bedeutung bei der Kultivierung höherer Zellen gewonnen. Diagnose und Erforschung vieler menschlicher Krankheiten erfolgen mit Hilfe von Zellkulturen (z. B. der Amnionzellkultur). Mycoplasmen infizieren die Zellen der Kultur. Da die Parasiten sehr klein sind, werden sie häufig nicht entdeckt. Zellen von Mycoplasmen zu kurieren ist sehr schwierig. Oft müssen die Kulturen vernichtet werden. Ein einmal verseuchtes Labor ist nur mit großen Schwierigkeiten wieder Mycoplasma-frei zu bekommen. Da viele Menschen Träger von Mycoplasmen sind, ist eine Restriktion des Zutritts zu Zellkulturlabors unbedingt notwendig. Neben einer Empfindlichkeit gegen bestimmte Antibiotica kann man sich die Sensitivität der Mycoplasmen gegen feuchte Hitze zunutze machen. Um sterilisationsempfindliche Medien Mycoplasma-frei zu machen, müssen sie durch ultraenge Filter filtriert werden.

10.3 Pilze

Zu mikrobiologischen Organismen gehören auch die **Pilze,** wenngleich sie deutlich größer sind. Während Bakterien einen Durchmesser von etwa 1 μm haben, sind Pilze 5–6 μm groß oder größer und können eine Reihe von unangenehmen Mycosen verursachen. Pilze haben einen Zellkern, mehrere Chromosomen, führen Mitosen durch, haben Mitochondrien und sind wie andere Eukaryonten unempfindlich gegenüber Antibiotica, die gegen Prokaryonten wirksam sind. Dementsprechend sind sie aber empfindlich gegen Cycloheximid, einen Hemmer der eukaryontischen Translation. Viele einzelne Zellen können gemeinsam lange Fäden, **Hyphen,** bilden, die sich ihrerseits zu einem Geflecht, **Mycel,** verzweigen. Pilze können aber auch als Einzelzellen, als Hefe, leben. Die Vermehrung dieser Hefen verläuft **sexuell oder asexuell.** Die asexuelle Vermehrung erfolgt durch Sprossung. In der Zellwand bildet sich eine Ausbuchtung, in die ein neu gebildeter Kern einwandert. Die Sprosse vergrößert sich und schnürt sich von der Mutterzelle ab. Daneben gibt es bei Hefen auch sexuelle Vermehrung. Zwei Zellen gegensätzlichen Paarungstyps, die morphologisch nicht unterscheidbar sind, kopulieren, nachdem sie die Meiose durchlaufen haben, und bilden eine Zygote, die ihrerseits durch Sprossung Nachkommen erzeugt.

Auch bei den Pilzen mit Hyphen gibt es sexuelle und asexuelle Fortpflanzung.

10.3.1 Pathogene Pilze haben besonders in der Dermatologie Bedeutung

Als **pathogene Pilze** haben *Candida, Cryptococcus, Aspergillus, Mucor* und *Dermatophyten* besondere Bedeutung. Das spezielle Problem bei pathogenen Pilzen ist ihre Behandlung. Als Eukaryonten sind sie nur gegen Antibiotica und Chemotherapeutica empfindlich, die auch die menschlichen Zellen schädigen. Derartige Mittel sind deshalb toxisch, was sich speziell bei Langzeittherapien unangenehm auswirkt. Für die innere Anwendung kommen nur Amphotericin B und 5-Fluorcytosin in Frage, die beide toxisch sind und unter anderem zu Nierenschäden führen. Für die äußere Anwendung stehen Nystatin und Sulfonamide zur Verfügung.

Pilze synthetisieren die verschiedensten Pilzinhaltsstoffe (Tab. 10.**9**). Von den mikroskopischen Pilzen ist das Aflatoxin (s. Kap. 2) am gefährlichsten, das von *Aspergillus flavus*, einem Schimmelpilz, gebildet wird. *Aspergillus flavus* befällt besonders häufig Nüsse und Nussprodukte, Obstkerne, Getreide und Getreideprodukte. Aflatoxin ist das stärkste bisher bekannte Kanzerogen. Schon 10^{-9} Mol sind sehr toxisch für den Menschen! Deshalb ist der Verzehr von Nahrungsmitteln mit Schimmelbefall äußerst gefährlich! Andere Pilze produzieren z. B. Halluzinationsdrogen, u. a. Ergotamin!

10.3.2 Pilze mit großem Fruchtkörper synthetisieren viele eigenartige, teilweise giftige Verbindungen

Giftige Pilzinhaltsstoffe spielen besonders bei Pilzen mit großem Fruchtkörper eine Rolle. Diese Pilzgifte sind häufig Ursache für Vergiftungen, die immer wieder tödlich enden. Eine Reihe von Pilzen sind nicht lebensbedrohend giftig, wie Birkenreizker, Tigerritterling, Speitäublinge, Blasse Koralle, Satanpilz, Netzstieliger Hexenröhrling und Kartoffelbovist.

Gefährlich sind **Knollenblätterpilze** (Abb. 10.**17**) (*Amanita phalloides* und *Amanita virosa*). *Amanita phalloides* wird im Volksmund mit Grund „Grüner Mörder" genannt. Charakteristisch ist die knollige Verdickung am unteren Stielende, die zumeist im Boden steckt und beim Sammeln abgebrochen wird. Oberhalb der Knolle ist der Stiel schlank, nach oben dünner werdend. Er ist weißlich „genattert". *Amanita phalloides* wächst besonders in Laubwäldern, selten im Nadelwald.

Amanita phalloides (auch *virosa*) enthält hochgiftige cyclische Oligopeptide, die seltene Aminosäuren enthalten und dadurch resistenter gegen *Peptidasen* sind. Eines unter ihnen, das α-Amanitin, ist besonders giftig. Es hemmt die DNA-abhängige *RNA-Polymerase II* eukaryontischer Zellen, die für die Synthese von mRNA zuständig ist. Gleiche Wirkung hat das β-Amanitin, ein nah verwandtes Derivat von α-Amanitin.

Phalloidin, ein weiteres Gift von *Amanita phalloides*, greift die Cytoplasmamembran besonders der Leberzellen an. Die Membran wird durch Phalloidin Ionen-durchlässig, K$^+$ strömt aus, Na$^+$ fließt hinein. Der osmotische Druck der Zelle bricht zusammen. Das Heimtückische bei Vergiftung mit *Amanita phalloides* ist die lange Zeit, die verstreicht, bevor die ersten Krankheitszeichen bemerkt werden. Meistens erst nach einem Tag beginnen heftige Brechdurchfälle. Nach einer ersten Phase, die ein bis zwei Tage dauert, beginnt eine scheinbare Besserung. Nach einem weiteren Tag kommt es zu den typischen Zeichen von Leberinsuffizienz, die durch schwere Lebernekrose hervorgerufen wird. Todesursache ist dann ein Leberkoma mit allen Begleiterscheinungen, wie Sepsis, Urämie und Versagen der Gerinnung. Noch bis vor kurzem war die Letalitätsrate sehr hoch. In den letzten Jahren scheint sich die Prognose wesentlich verbessert zu haben.

Tab. 10.**9** Pilze – eine tödliche Gefahr für den Menschen

Pilz	Inhaltsstoff	Wirkung
Schimmelpilz	Aflatoxin	starkes Karzinogen
Claviceps purpurea (Mutterkorn)	Secale-Alkaloide (Ergotamin)	Kontraktion glatter Muskulatur (Gefäße, Lunge, Uterus)
Knollenblätterpilz	cyclische Oligopeptide: α-Amanitin	hemmt DNA-abhängige *RNA-Polymerase*
	β-Amanitin	hemmt DNA-abhängige *RNA-Polymerase*
	Phalloidin	greift intrazelluläre Mikrofilamente (Actin) an → Cytoplasmamembran der Leberzellen wird durchlässig für Ionen
Ziegelroter Risspilz	Muscarin	blockieren synaptische Erregungsübertragung
Pantherpilz	Muscimol	
Fliegenpilz	Muscarin	

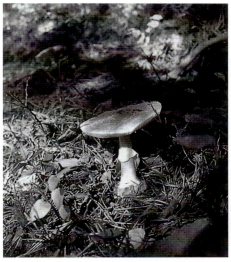

Abb. 10.**17** Knollenblätterpilz *(Amanita phalloides)* im natürlichen Habitat. (Aufnahme: B. Auer, Innsbruck).

(Bei Vergiftungen mit *Amanita phalloides* beraten z. B. das Max-Planck-Institut für Medizinische Forschung in Heidelberg und das Institut für Mikrobiologie der Universität Innsbruck.)

Extrem giftig sind weiterhin der **Ziegelrote Risspilz** *(Inocybe patouillardi)* und seine Verwandten, z. B. der **Pantherpilz** *(Amanita pantherina)*. Der **Fliegenpilz** *(Amanita muscarina)* ist vergleichsweise harmlos. Sie enthalten **Muscarin** und **Muscimol.**

Diese Analoga des Acetylcholins blockieren die synaptische Erregungsübertragung. Die Muscarin-Vergiftung äußert sich in extrem verstärkter Darmtätigkeit (Koliken, Erbrechen) sowie Tränenfluss, Schweißausbruch, Pupillenverengung und Speichelsekretion. Der Blutdruck fällt ab, der Puls wird schwach und langsam. Die Symptome treten sehr bald nach der Pilzaufnahme ein. Gegen Muscarin-Vergiftung helfen hohe Atropindosen. Da *Amanita pantherina* selbst Atropin-ähnliche Inhaltsstoffe hat, kann in diesen Fällen kein Atropin gegeben werden! Allerdings verlaufen Vergiftungen mit Pantherpilz in der Regel nicht tödlich.

Hier wurden nur die wichtigsten tödlichen Pilzgifte erwähnt. Es gibt unzählige Pilzinhaltsstoffe, viele sind für den Menschen giftig oder schädlich. Für die Zubereitung von Pilzgerichten sollten daher nur Pilze verwendet werden, die von einem Pilzkenner eindeutig als essbar eingestuft wurden!

Weiterführende Literatur

Kayser, F. H., K. A. Bienz, J. Eckert, R. M. Zinkernagel: Medizinische Mikrobiologie. 10. Aufl. Thieme, Stuttgart 2001

Hahn, H., D. Falke, S. H. E. Kaufmann: Medizinische Mikrobiologie und Infektiologie. 4. Aufl. Springer, Berlin, Heidelberg 2001

11 Virologie

Viren sind makromolekulare Strukturen mit der Fähigkeit, sich auf Kosten von Wirtszellen zu vermehren. Sie sind obligate Parasiten, die für die Produktion ihrer Nachkommen voll auf die Ausnützung der Wirtszelle angewiesen sind.

Entsprechend dem Wirtsbereich gibt es bakterielle Viren, eukaryontische tierische Viren, die kernhaltige Zellen befallen, und pflanzliche Viren. Wesentlicher Bestandteil eines Virus ist das genetische Material, das entweder Desoxyribonucleinsäure (DNA) oder Ribonucleinsäure (RNA) sein kann. Die Nucleinsäuren der Viren können je nach Virusart einzelsträngig oder doppelsträngig sein (Tab. 11.1). Wesentliche Bestandteile von Zellen fehlen den Viren, wie z. B. zelluläre Strukturen und Ribosomen sowie ein eigener Stoffwechsel. Zur Vermehrung bemächtigen sie sich Zellen, deren Stoffwechsel, Replikations-, Transkriptions- und Translationsapparat sie zur optimierten Produktion von Virusnachkommen benutzen. Viren sind extreme Parasiten, die ihre eigenen Bestandteile auf ein Minimum re-

Tab. 11.**1**   **Virusbestandteile**

Nucleinsäure:	RNA: einzelsträngig ↑ doppelsträngig (alternativ) ↓ einzelsträngig DNA: doppelsträngig
Proteine	Strukturproteine, u. a. Glycoproteine; Kapselbestandteile; antigene Determinanten Enzyme (fakultativ), z. B. *Reverse Transkriptase*
Lipide	Kapselbestandteile bei einigen Viren, Lipidmembran

duziert haben, zu Nucleinsäure und einer Schutzkapsel, die aus Proteinen und in einigen Fällen zusätzlich aus Lipiden besteht. Eine Zusatzfunktion der Schutzhülle ist es, geeignete Zellen zu erkennen und das effektive Eindringen der Nucleinsäure zu garantieren.

11.1   Bakterielle Viren (Bakteriophagen) sind ausgezeichnete Modelle für die Molekularbiologie

Bakterielle Viren wurden zu Beginn des Jahrhunderts von **Twort** (1915) und **D'Herelle** (1917) als Bakteriophagen („Bakterienfresser", kurz „Phagen" genannt) entdeckt. Sie waren für die Entwicklung der Molekularbiologie und Genetik von großer Bedeutung. So hat sich z. B. die moderne Gentechnologie aus der Forschung an bakteriellen Viren entwickelt. Proteinsynthese *in vitro* und die Mechanismen von Replikation und Rekombination sind an Bakterien-Viren-Systemen erforscht worden. Auch heute noch haben diese Systeme große Bedeutung.

11.1.1   Grundtechnik der Phagenforschung ist die Plaquebildung auf einem Bakterienrasen

Bakteriophagen vermehren sich in Bakterienzellen, die sie am Ende ihrer Entwicklung lysieren. Eine durch Bakterien getrübte Kultur wird durch **Lyse** der Zellen klar. Die einzelnen Viren können trotz ihrer winzigen Dimension sehr einfach gezählt werden.

Zunächst wird das Lysat verdünnt, z. B. in 1 : 10-Schritten. Ein Aliquot der verdünnten Phagen-Suspension (0,1 ml) wird mit Bakterien versetzt und auf einer Petri-Schale auf festem Medium (Agar) ausgebreitet. Die Bakterien wachsen zu einem dichten „Rasen". Die Viren infizieren je ein Bakterium (infektiöses Zentrum), das lysiert wird. Die benachbarten Zellen werden durch die frei werdenden Viren infiziert etc. Es bildet sich, ausgehend von einer infizierten Zelle, ein Loch im Rasen **(Plaque)**. Die Anzahl der Plaques, multipliziert mit dem Verdünnungsfaktor, ergibt den Phagen-Titer. Mit dieser Plattierungstechnik kann z. B. das Schicksal der Viren während der Infektion verfolgt werden (Abb. 11.1).

Wird eine Kultur mit Viren infiziert, so gibt das Verhältnis von infizierenden Viren zu infizierbaren Zellen die **Multiplizität der Infektion,** abgekürzt: moi (multiplicity of infection), an. So bedeutet moi = 0,1, dass jeweils 10 Zellen ein Virus zugesetzt wurde.

In einem solchen Fall kann angenommen werden, dass theoretisch jedes Virus eine Zelle infiziert. Eine von einem Virus infizierte Zelle bildet ein **infektiöses Zentrum** (s. o.: Erklärung der Plattierungstechnik).

Abb. 11.1 **Virusentwicklung**
a Grundexperiment: Einstufenkurve. Zellen werden mit Viren infiziert und nach verschiedenen Zeiten werden Aliquote entnommen, in Zehner-Schritten verdünnt und mit einem Überschuss nichtinfizierter Zellen auf Agarplatten ausgesät. Aus den infizierten Zellen werden Viren entlassen, die ihrerseits die benachbarten Zellen infizieren und damit „auffressen". Im Bakterienrasen entsteht an der Stelle der Zell-Lyse ein Loch (Plaque). Die **Kurve A** zeigt im ersten Teil die Zahl der infizierten Zellen an (infektiöse Zentren). Der Anstieg der Kurve entspricht der Vermehrung der Viren. Aus der Zahl der infizierten Zellen und der Anzahl der produzierten Viren kann die Nachkommenzahl pro Zelle (Wurfgröße) ermittelt werden.

Unmittelbar nach der Infektion sind alle Viren an Zellen absorbiert. Jede Zelle bildet mit den angehefteten Viren ein infektiöses Zentrum.
Werden infektiöse Zentren mit Chloroform behandelt, so entlassen sie vorzeitig Viren **(Kurve B).** Sind in der Zelle noch keine reifen Viren gebildet worden, finden sich keine infektiösen Zentren, da die Zellen vom Chloroform zerstört wurden. Die Zeitspanne zwischen dem Beginn der Infektion und der Fertigstellung der ersten Viren in der Zelle heißt Eclipse. Die Zeitspanne zwischen Beginn der Infektion und dem Auftreten freier Viren ist die Latenzperiode.
b Plaques des Phagen

Die Zeit, die von der Infektion bis zur Freisetzung der Phagennachkommen vergeht, heißt **Latenzzeit** (Abb. 11.1). Plattiert man während dieser Zeit die infektiösen Zentren, so wird ihre Zahl immer gleich bleiben. Erst wenn Phagen durch Zell-Lyse freigesetzt werden, beginnt der Phagentiter zu steigen. Er steigt kontinuierlich an, bis ein bestimmtes Plateau erreicht ist, nämlich dann, wenn alle Phagennachkommen freigesetzt worden sind. Das Verhältnis der neu entwickelten Viren zu den primär eingesetzten ergibt die **Wurfgröße,** die einige Hundert pro Bakterium betragen kann.
Will man die Vorgänge während der Latenzzeit verfolgen, kann man mit Hilfe von Chloroform die Phagen künstlich aus ihren Zellen befreien. Chloroform zerstört die Bakterienzelle, greift aber die Viren nicht an. Chloroformiert man infizierte Bakterien kurz nach der Infektion und plattiert infektiöse Zentren, dann werden keine solchen nachweisbar sein. Die Phagen sind in die Zelle eingedrungen und haben sich zum Zwecke der Vermehrung entkleidet. Solche Phagen sind nicht in der Lage, infektiöse Zentren zu bilden. Diese Periode wird **„Eclipse"** genannt. Am Ende der Eclipse tauchen intrazellulär die ersten reifen Phagen auf, die aber unter physiologischen Bedingungen erst bei der Zell-Lyse freigesetzt werden (Abb. 11.2).

11.1.2 Viren sind Nucleinsäure-Protein-Komplexe

Die Viren bestehen aus einer **Nucleinsäure,** die entweder **DNA oder RNA** sein kann, und einer Reihe von **Proteinen.** In speziellen Fällen kann das Virus auch Membranen enthalten (PM2). Die DNA kann doppelsträngig oder einzelsträngig vorliegen. Entsprechend werden bakterielle Viren eingeteilt in DNA-Viren mit Doppelstrang (T1–T7) oder DNA-Viren mit Einzelstrang (ψX 174, fd, M 13) bzw. RNA-Viren (M 12, Qβ, fr).
Die Nucleinsäure ist bei den Viren in einem Proteinmantel verpackt. Daneben besitzen sie Strukturen, die für die Infektion notwendig sind. Bei den „großen" Bakteriophagen befindet sich die DNA im **Kopf,** an dem ein sehr komplex aufgebauter **Schwanz** sitzt (Abb. 11.3). Am Ende des Schwanzes können sich noch weitere Hilfsstrukturen befinden wie **Schwanzfibern** und **Schwanzspikes.** Der Schwanz ist bei einigen bakteriellen Viren kontrahierbar. Diese Schwanzstrukturen dienen der Infektion, genauer gesagt der Injektion der Nucleinsäure in den Wirt.
Von besonderem Interesse ist die Art der Organisation der DNA im Phagenkopf. Wahrscheinlich ist das Prinzip der Organisation ähnlich dem bei Eukaryonten in Nucleosomen. Das Haupt-Kopf-Protein des Phagen Lambda (D-Protein) hat eine Aminosäure-Sequenz, die homolog zu der eines chromosomalen Proteins der höheren Zellen ist. Es liegt nahe, dass nicht nur die Strukturen dieser Proteine, sondern auch deren Funktion eng verwandt sind. Das wie-

derum bedeutet, dass die Organisation der DNA beim Phagen der der Chromosomen gleicht.

11.1.3 Ein spezifisches Methyl-Muster der DNA (Modifikation) ermöglicht es der Zelle, Fremd-DNA zu erkennen

Mit der erfolgreichen Injektion seiner DNA hat das Virus sein Opfer noch nicht überwältigt, denn dieses verfügt über Abwehrmechanismen. So wird Fremd-DNA erkannt und durch spezifische Enzyme, *Nucleasen,* abgebaut (**Restriktion**). Die Unterscheidung der Fremd-DNA von der eigenen Zell-DNA erfolgt über das **Methylierungs-Muster der DNA**. Spezifische Enzyme übertragen Methylgruppen auf Adenin, das zum 6-Methyladenin wird, und auf Cytosin, das zum 5-Methylcytosin wird.

Diese **Modifikationsenzyme** erkennen spezifische Adenine und Cytosine, die jeweils Teil einer längeren DNA-Sequenz sind. Über die Spezifität der Sequenz hat jeder Bakterienstamm die Möglichkeit, seine eigene DNA mit einem spezifischen Modifikationsmuster zu versehen. Ein komplementäres Enzym kann dann alle DNAs angreifen, die nicht das zelleigene Muster tragen. Diese Enzyme, die *Restriktions-Endonucleasen* genannt werden, erkennen nur die nicht-modifizierten Sequenzen.

Ein Beispiel: Das Bakterium *Escherichia coli RY 13* methyliert in der DNA-Sequenz GAATTC ein Adenin. Die entsprechende *Restriktions-Endonuclease „Eco R 1"* spaltet neben G. Die Sequenz des Gegenstranges der DNA ist spiegelbildlich. Lautet die Sequenz GAATTC auf dem eigenen Strang, dann ist die auf dem anderen CTTAAG.

Beim Schneiden einer Fremd-DNA (sie ist in dieser Sequenz nicht methyliert) werden die beiden Stränge nicht an der gleichen Stelle geschnitten, sondern um vier Nucleotide verschoben. Die Spezifität der Erkennung von DNA-Sequenzen und das damit verbundene Schneiden wird in der Gentechnologie (s. Kap. 12) ausgenutzt.

Zur erfolgreichen Infektion haben bakterielle Viren verschiedene Strategien entwickelt. Das *E.-coli*-Virus Lambda z. B. benützt während seiner Entwicklung die wirtspezifischen *DNA-Methyltransferasen* dazu, seine eigene DNA mit dem Wirts-Modifikationsmuster zu tarnen. Bei der Infektion der nächsten Wirtszelle kann die Lambda-DNA somit nicht mehr als fremd erkannt werden.

T7 codiert für ein Protein, das die *Restriktions-Endonuclease* des Wirtes hemmt. Eine weitere Taktik hat z. B. T1 entwickelt. Dieses Virus synthetisiert eine *„Supermodifikations-Methyltransferase"*. Dieses Enzym tarnt die T1-DNA durch starke Methylierung gegen die verschiedenartigsten Spezifitäten von *Restriktions-Nucleasen*. T3 schließlich sorgt für die Synthese eines Enzyms, das das Substrat für die Methylierung, das *S-Adenosylmethionin,* spaltet. Mit diesen Taktiken unterlaufen bakterielle Viren die Abwehrmechanismen der Zellen.

Das nächste Ziel muss die Behinderung der Gen-Expression des Wirtes sein. Nur so ist gewährleistet, dass die Viren alle Bausteine für Virus-RNA- bzw. -Proteinsynthese zur Verfügung haben.

Abb. 11.2 Die Entwicklung des Virus T4, im Elektronenmikroskop dargestellt
0 Minuten (nach Beginn der Infektion): Die *E.-coli*-Zelle sieht unverändert aus. Die zentralen weißen Flächen zeigen das Nucleoid, die organisierte zelluläre DNA. Die kernförmigen Strukturen sind Ribosomen.
5 Minuten: Das Nucleoid ist vom Virus fast vollständig zerstört worden. Die DNA wurde abgebaut. Die Nucleotide werden zur Synthese von Virus-DNA herangezogen.
15 Minuten: Die ersten Virus-Partikel sind in der Zelle sichtbar. Der Zusammenbau des Virus aus den Einzelbestandteilen und seine Reifung brauchen etwa 7 Minuten. In jeder Minute werden ca. 5 Viren fertig gestellt. Zunächst werden Vorstufen der Köpfe, die „preheads", angefertigt (Einschub rechts), die dann mit DNA gefüllt werden. Die hellen Flächen zeigen große Mengen der Virus-DNA.
30 Minuten: Mehr Viren sind fertig gestellt. Es ist nur ca. ein Zwanzigstel der tatsächlich in der Zelle vorhandenen Viren zu sehen. Zu diesem Zeitpunkt befinden sich ca. 300 Nachkommenviren in der Zelle (Aufnahmen: B. Menge, J. v. d. Broek, H. Wunderli, K. Lickfeld, M. Wurtz, E. Kellenberger, Basel).

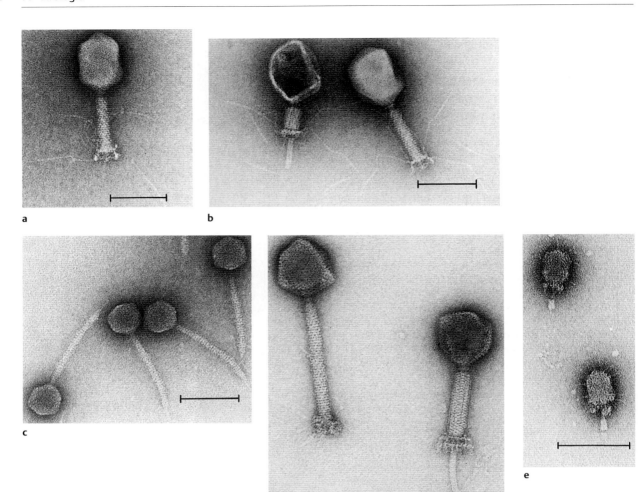

Abb. 11.3 „Große" bakterielle Viren
a T4 *(E. coli).* Der kontraktile Schwanz ist mit dem Kragen am Kopf befestigt. Am Schwanzende befinden sich Grundplatte und Schwanzfibern, Vorrichtungen zur Anheftung an die Zelle (Aufnahme: B. Ten Heggeler, Basel; M: 2,2 cm ≙ 100 nm).
b T4 *(E. coli).* Neben einem intakten Virus ein T4-Virus mit kontrahiertem Schwanz, das seine DNA ausgestoßen hat (leerer Kopf) (Aufnahme: H. Wurtz, Basel: M: 2,2 cm ≙ 100 nm).
c Lambda *(E. coli).* Der Schwanz zeigt keine besonderen Strukturen zur Anheftung (Aufnahme: J. Katsura, Basel).
d SP105 *(B. subtilis).* Bei dem Virus mit kontrahiertem Schwanz ist die Struktur der Grundplatte mit Zähnen zu sehen (Aufnahme: B. Ten Heggeler, Basel).
e Φ29 *(B. subtilis).* Ein Virus mit 12 Fortsätzen (Aufnahme: M. Wurtz, Basel).

11.1.4 Viren haben raffinierte Strategien entwickelt, um die Gen-Expression umzusteuern

Das Ziel des Virus ist es, sich selbst möglichst effektiv zu vermehren. Bei den kurzen Entwicklungszeiten einiger Viren ist es aus ökonomischen Gründen wichtig, die **Gen-Expression des Wirtes** zu **blockieren** und alle Bausteine für die Synthese von Virus-Bestandteilen zu benutzen. Andere Viren, die sich relativ langsam entwickeln, können es sich leisten, den Wirt weiter Proteine synthetisieren zu lassen. Sie zweigen nur einen Teil für die Virussynthese ab. Da der Wirt so längere Zeit intakt bleibt, werden viele Viren gebildet. Zur Gruppe der Schnellentwickler gehören die T-Phagen. Sie blockieren die Wirts-Gen-Expression sowohl in der RNA-Synthese als auch in der Proteinsynthese.

Zur Umschaltung der RNA-Synthese wird die *RNA-Polymerase* des Wirtes verändert. T7, T3 und T1 synthetisieren ein Enzym, das aus ATP Phosphat auf Proteine überträgt *(Kinase)*. Bei T7- (Abb. 11.4) und bei T3-infizierten Zellen ist eine Untereinheit der *RNA-Polymerase* Phosphat-Akzeptor. Dadurch wird das Wirtsenzym verändert. Das Startvermögen wird reduziert und die DNA-Übersetzung auf einen Teil des T7-Genoms, die sog. **frühe DNA-Region,** beschränkt. In dieser frühen DNA-Region ist neben der Information für das Phosphat übertragende Enzym *(T7-Kinase)* auch die für eine Virus-*RNA-Polymerase* lokalisiert. Diese Virus-*RNA-Polymerase* liest die späte DNA ab. Sie findet keine Startpunkte auf der Wirts-DNA. In der „späten" T7-DNA findet sich eine Sequenz, die für ein weiteres Kontrollprotein, den Transkriptionsinhibitor, codiert. Dieses Protein verbindet sich mit der Wirts-*RNA-Polymerase* und blockiert sie. Von diesem Zeitpunkt an wird nur noch „späte" T7-DNA abgelesen. Zu den späten Virusinformationen gehören u. a. alle Strukturproteine des Virus und eine Reihe von Enzymen, die für die Virusentwicklung notwendig sind. U. a. wird ein *DNAase*-System synthetisiert, das die Wirts-DNA zu Nucleotiden abbaut. Diese Nucleotide werden dann für den Aufbau von Virus-DNA benutzt.

In der „späten" Phase der Phagenentwicklung werden auch die Bedingungen geschaffen, die nötig sind, um die reifen Viren aus der Zelle zu befreien. Im einfachsten Fall werden *Lysozyme* synthetisiert, Enzyme, die das Murein der Zellwand lysieren können (s. Kap. **10**). Andere Phagen, z. B. der kleine Phage M 13, schleust seine Nachkommen durch die intakte Zellwand aus. Die freigesetzten Viren können, wenn sie eine neue, geeignete Wirtszelle finden, einen neuen lytischen Cyclus beginnen.

11.1.5 Das Genom einiger Viren kann in das Wirtsgenom einrekombiniert werden und so persistieren, bis es wieder ausgeschnitten wird: Lysogenie

Einige Viren haben sich besonders stark an die Wirtszellen angepasst. Nach der Injektion der Nucleinsäure in die Zelle kann entweder eine **lytische** Entwicklung eingeleitet oder das Virusgenom über Rekombination in das Genom des Wirtes inseriert weden **(Lysogenie).** Die Folge davon ist, dass der Wirt bei der Replikation seiner eigenen DNA auch die Nucleinsäure des jetzt lysogenen Phagen (Prophagen) vermehrt. Der lysogene Zustand kann über viele Generationen stabil sein. Die Wirtszellen vermehren sich dabei unbehindert. Erst wenn die Lebensbedingungen für die Zellen schlecht werden, wird die lytische Entwicklung des Virus eingeleitet. Die Lysogenie wird von einem bewundernswerten Kontrollsystem reguliert. Besonders gut studiert wurde es am Phagen Lambda.

Das für die Insertion des Phagengenoms verantwortliche Enzym, die *Integrase* (int.), wird synthetisiert, wenn Wirts-*RNA-Polymerase* vom Startpunkt P$_L$ (Promotor P$_L$) aus dem linken Teil des Lambda-Genoms transkribiert (Abb. **11.5**). Gleichzeitig werden auch der rechte Teil (von P$_R$ aus) und der zentrale Teil (von P aus) abgelesen. Auf dem rechten Teil des Phagengenoms liegen wichtige Funktionen für die lytische Virusentwicklung. Bevor jedoch genügend von diesen Genen transkribiert werden können, ist das Produkt des Gens CI synthetisiert worden. Dies ist ein Repressor, der an P$_L$ und P$_R$ bindet und damit die Transkription des Phagengenoms (bis auf die CI-Region) blockiert. Durch die *Integrase* wird das Virusgenom in die Wirts-DNA einrekombiniert. Unter ungünstigen Lebensbedingungen induziert der Wirt die Synthese eines SOS-Systems für Rettungsaktionen. Eine dabei gebildete spezifische *Protease* spaltet den Lambda-Repressor. Die Promotoren werden frei und die lytische Entwicklung wird eingeleitet. Es werden reife Viren gebildet, die die Zelle lysieren und freigesetzt werden.

Für die Einrekombination besitzt das virale Genom Sequenz-Homologie mit dem Wirtsgenom. Deshalb wird das lysogene Virus an ganz bestimmten Stellen inseriert. Sind derartige Insertionssequenzen sehr häufig auf dem Wirtsgenom vertreten, wie z. B. beim Phagen Mu, kann an vielen Stellen inseriert werden.

Bei der Einleitung der lytischen Entwicklung können beim Herausschneiden der Phagen-DNA Fehler gemacht wer-

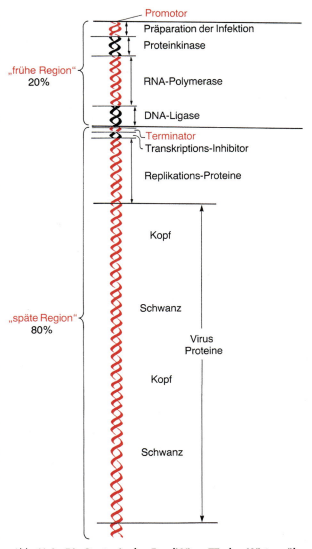

Abb. 11.4 Die Strategie des *E.-coli*-Virus T7, den Wirt zu überwältigen und optimal Nachkommen zu zeugen. Die Strategie der T7-Infektion: Die Infektion der Phagen-DNA in die Wirtszelle beginnt mit dessen früher Region. Zunächst gelangt nur das erste Stück DNA in die Zelle. Jetzt werden, vermittelt durch die *RNA-Polymerase* des Wirtes, Proteine synthetisiert, die die weitere Infektion vorbereiten. So wird unter anderem die Wirtsrestriktion ausgeschaltet. Die Wirts-*RNA-Polymerase* transkribiert die frühe Phagen-DNA-Region. Auf ihr liegen die Gene für eine *Proteinkinase*, eine phageneigene *Polymerase* und eine *DNA-Ligase*. Die Aufgabe der *Kinase* ist es, Phosphat aus ATP auf einige kritische Wirtsproteine zu übertragen und damit die Überwältigung des Wirtes fortzusetzen. Die *RNA-Polymerase* des Phagen erkennt ausschließlich Promotoren der späten T7-DNA-Region. Am Terminator (T) wird die Transkription der frühen Region weitgehend beendet. Dicht hinter diesem Terminator liegt ein Gen für einen Transkriptionsinhibitor, der die Wirts-*RNA-Polymerase* blockiert. Jetzt kann nur noch mit Hilfe der *T7-Polymerase* „späte T7-DNA" übersetzt werden. Die Wirtszelle ist wehrlos, und das Virus kann in Ruhe seine Nachkommen zeugen.

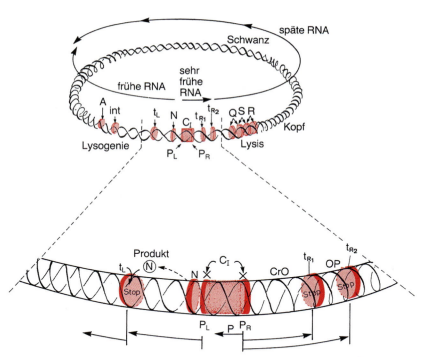

Abb. 11.5 **Das Genom des *E.-coli*-λ, Regulation der Gen-Expression bei λ.** Die Kontrollregion des Virus λ ist der CI-Abschnitt der DNA. Von den Promotoren P_L und P_R beginnt die Transkription nach rechts und nach links. Außerdem beginnt von einem Promotor neben P_r aus auch die Transkription des CI-Gens. CI codiert für einen Repressor, der P_L und P_R blockiert und damit die weitere Transkription stilllegt. Erst wenn der CI-Repressor inaktiviert wird, kann die DNA uneingeschränkt abgelesen werden. Die Transkription erfolgt durch die Wirts-*RNA-Polymerase*. An den Terminationssignalen t_{R1}, t_{R2} und t_L stoppt die Transkription. Das Genprodukt von N hebt diese Termination auf, so dass die „frühen RNAs" gebildet werden können. Das Q-Genprodukt ist für die „späte" Transkription notwendig. Das cro-Genprodukt ist ein Repressor der CI-Region, sodass sich ein Gleichgewicht zwischen CI, das die Transkription des cro-Gens blockiert, und dem cro-Genprodukt, das die Synthese des CI blockiert, einstellt. Unter diesen Bedingungen kann das Phagengenom nicht repliziert werden. Als Folge davon wird die DNA in das Wirtsgenom mit Unterstützung von „Att" (A) und „int" einrekombiniert und in der Folge gemeinsam mit dem Wirtsgenom repliziert (Lysogenie). Der Übergang zum lytischen Entwicklungscyclus (Virusentwicklung) findet statt, wenn der Repressor CI inaktiviert wird. Dazu kommt es, wenn in der Zelle eine spezifische *Protease*, die *SOS-Protease*, aktiviert wird. Diese spaltet CI. Die *SOS-Protease* wird von der Zelle als natürliche Notreaktion immer dann mobilisiert, wenn diese durch Nahrungsmangel, Strahlung oder Noxen geschädigt wird. Die Genprodukte von O und P werden für die Virusreplikation gebraucht, S und R sind für die Lyse zuständig.

den, so dass auf Kosten eines Stückes Virus-DNA Wirts-DNA ausgeschnitten und in der Phagenhülle verpackt wird. Auf diesem Weg kann die Information für ein Bakterienenzym von einer Zelle über lysogene Viren in eine andere Zelle gelangen (**Transduktion;** s. Kap. **10**).

Lysogenie bedeutet nicht nur eine optimale Anpassung eines Virus an die Wirtszelle, sondern häufig bringt das lysogene Virus auch große Vorteile für diese mit sich. Während Lysogenie einer Symbiose entspricht, verkörpert die lytische Entwicklung natürlich extremen Parasitismus.

Ein Beispiel für eine derartige **Symbiose** bietet das Diphtherie-Bakterium, *Corynebacterium diphtheriae*. Es ist nur dann pathogen, wenn es einen lysogenen Phagen trägt (S. 299). Auf dem Phagengenom liegt die Information für das Diphtherie-Toxin. Dieses Toxin schädigt den infizierten Organismus und ermöglicht dadurch die starke Vermehrung des Corynebakteriums. Entsprechendes gilt für *Streptococcus* bei Scharlach, *Clostridium botulinum* bei Lebensmittelvergiftungen und für *Streptococcus mutans* bei Karies. Auch Viren höherer Organismen können in das Wirtsgenom inseriert werden, wie z. B. Adenovirus, SV 40 oder Tumorviren.

11.2 Tierische Viren haben große praktische Bedeutung

11.2.1 Viren können in Tieren oder in Zellkultur gezüchtet werden

Sehr einfach lassen sich bakterielle Viren im Laboratorium vermehren (Tab. 11.**2**). Ein nicht Menschen-pathogener Bakterienstamm kann leicht bis zu 10^{11} Viren pro ml in 30 Minuten produzieren. Wesentlich langwieriger ist in der Regel die Zucht pflanzlicher und tierischer Viren. Aus menschlicher Sicht haben die animalen Viren besondere Bedeutung. Sie werden im Labor durch Infektion von Tieren vermehrt. Dazu eignen sich besonders weiße Mäuse, Ratten, Meerschweinchen, Hamster, Kaninchen, Hühner und in einigen Fällen auch Affen. Primaten werden immer dann gebraucht, wenn kein leichter zu haltendes Labortier für das spezifische Virus empfänglich ist (Beispiel: Virus des Marburg-Fiebers, das sich in grünen Meerkatzen vermehrt, und AIDS).

Viele Viren (auch menschliche) können auf Hühner-Embryonen vermehrt werden. Ein klassisches Beispiel ist das Influenza-Virus. Angebrütete Hühnereier werden nach 7–14 Tagen durch die eröffnete Schale infiziert. Einige Viren verbreiten sich nur an der Eihaut, andere entwickeln sich im gesamten Embryo.

In neuerer Zeit werden animale Viren erfolgreich in Zellkulturen vermehrt. Das ermöglicht die Züchtung menschlicher Viren auf menschlichen Zellen.

Zellen, die aus einer winzigen Hautstanze gewonnen werden, können in Petri-Schalen mit synthetischem Medium, dem 5 bis 15% Serum zugesetzt wird, kultiviert werden. Nachdem eine Platte vollgewachsen ist, werden die Zellen von der Unterlage abgelöst und auf weiteren Platten ausgesät. Normale Zellen tolerieren bis zu 50 solcher Passagen. Die Zellkultur-Zellen können unter weitgehend definierten Bedingungen infiziert werden. Die Virusinfektion der Zellen bewirkt meistens charakteristische Schädigungen (cytopathische Effekte). Diese Effekte ergeben für die Diagnostik wichtige Hinweise auf das infizierende Virus. Die Möglichkeit der Virusinfektion in Zellkultur beschleunigte die Fortschritte auf dem Gebiet der Virologie außerordentlich.

11.2.2 Viren können wie große Proteine gereinigt werden

Die **Reindarstellung** von Viren ist aufgrund ihrer geringen Dimensionen durch differenzielle Zentrifugation möglich. Aus der Zellkultur, aus infizierten Hühnerembryonen, Körperflüssigkeit infizierter Tiere oder sonstigen Quellen werden grobe Partikel durch Zentrifugation entfernt. Die Viren können dann, vergleichbar einem Riesenenzym, konzentriert werden, z. B. durch Fällung mit Ammonsulfat oder Polyethylenglycol. Die virushaltige Flüssigkeit kann auch im Vakuum eingedampft werden. Die konzentrierten Viren werden anschließend durch Dichtegradienten- oder Zonen-Zentrifugation gereinigt. Auch andere Techniken der Enzymologie wie Säulenchromatographie oder Elektrophorese können zur Virus-Reinigung herangezogen werden.

Tab. 11.2 Virenzucht

Bakterielle Viren	– apathogene Bakterienstämme
Tierische Viren	– Mäuse, Ratten, Meerschweinchen, Hamster, Kaninchen, Hühner, Affen – Hühnerembryonen – Zellkulturen
Pflanzliche Viren	– Pflanzen – Zellkulturen

Tab. 11.3 Charakterisierung von Viren

Größe	– Elektronenmikroskopie – Sedimentationsverhalten
Struktur	– Elektronenmikroskopie
Chemische Zusammensetzung	– Nucleinsäureanalyse (nach Phenolisierung) – Basensequenzierung – Proteinanalyse (nach Detergenzien) – Gel-Elektrophorese
Verhalten gegen schädigende Agenzien	– Strahleninaktivierung – Hitze-Kälte-Resistenz – Stabilität gegen Salzkonzentrationen – Etherempfindlichkeit lipidhaltiger Viren

11.2.3 Viren werden wie Makromoleküle charakterisiert

Die gereinigten Viren können nach **Größe, Struktur** und **Zusammensetzung** charakterisiert werden (Tab. 11.**3**). Da alle Viren zu klein sind, um mit gewöhnlichen Hilfsmitteln, z. B. Mikroskopen, betrachtet zu werden, muss ihre Größe entweder unter technischem Aufwand mit dem Elektronenmikroskop oder über ihr Sedimentationsverhalten bestimmt werden. Die Dimensionen können zwischen den Extremen zehn nm (Picorna, Parvo) bis zu mehreren hundert nm (Pocken) variieren. (Im Vergleich: Bakterien etwa 1000 nm; einfache Proteine 10 bis 20 nm.) Auch die Strukturen der Viren sind sehr unterschiedlich. Viele bakterielle Viren sind gegliedert in Kopf, Hals und Schwanz. Eine derartige Gliederung gibt es bei animalen Viren nicht, viele von ihnen sind schlicht rund. Andere besitzen eine feine, sichtbare Architektur wie z. B. Adeno-Viren (s. Abb. 11.**10 a**).

Zur weiteren Charakterisierung kann die Analyse der chemischen Zusammensetzung dienen. Proteine und Nucleinsäuren können z. B. durch wässriges Phenol getrennt werden. Es bleibt dann die *Nucleinsäure* in der wässrigen Phase zurück. Die Differenzierung zwischen DNA und RNA ist mit Hilfe der Enzyme *DNAase* bzw. *RNAase* möglich (Tab. 11.**4**). Die Größen der Nucleinsäuren können durch Sedimentationsanalyse oder mittels Elektronenmikroskopie bestimmt werden. Sie liegen für RNAs zwischen einer Million (Bromga-Mosaik) und 15 Millionen (Reo), für DNAs zwischen 1,5 (Papova) und 160 Millionen (Pocken) molekularer Masse (M_r). Mit modernen Methoden können die Basensequenzen der viralen Nucleinsäuren festgestellt werden. Für eine Reihe von Viren sind die kompletten Sequenzen bekannt.

Abb. 11.6 „Knospung" von Rous-Sarkoma-Virus (Oncorna). (Aufnahme: Institut für Virologie, Gießen).

Tab. 11.4 Einteilung der Viren

RNA-Viren

1. Einzelsträngig
   a) RNA nicht segmentiert
   – Retro: Tumorviren, Oncornaviren
   – Lentiviren
     Human immunodeficiency virus (HIV),
     Acquired immune deficiency syndrome (AIDS)
   – Picorna: Poliomyelitis, Maul- und Klauenseuche
   – Toga: Gelbfieber, Dengue, Zeckenencephalitis, Pferdeencephalitis, Semliki-Forest-Krankheit
   – Corona: respiratorische Infekte beim Menschen
   – Paramyxo: Mumps, Masern, Röteln
   – Rhabdo: vesikuläre Stomatitis
   b) RNA segmentiert
   – Arena: Lassa-Krankheit
   – Bunya: Nairobi-Schlafkrankheit, Encephalitis California
   – Orthomyxo: Influenza
2. Doppelsträngig
   – Reo: Colorado-Zeckenfieber

DNA-Viren

1. Einzelsträngig
   – Parvo: akute, nicht-bakterielle Gastroenteritis
2. Doppelsträngig
   – Papova: Papilloma, Polyoma, SV40
   – Adeno: Respirationstrakt-Infektionen
   – Herpes: H. zoster, H. simplex, infektiöse Mononucleose, Cytomegalie
   – Pocken: Pocken

Bisher wurde davon ausgegangen, dass die Nucleinsäure eines Virus aus einem einzigen Molekül besteht. Bei einigen RNA-Viren besteht das Genom jedoch aus mehreren **Segmenten.** In diesen Fällen ist es ein ungeklärtes Geheimnis, wie bei der Virusverpackung die richtige Kollektion von RNAs in eine Virushülle gepackt wird. Die RNA einiger Viren fungiert sowohl als Genom als auch als mRNA. Hier ist die reine RNA (ohne Proteinassoziation) auch infektiös (Picorna, Toga). Bei anderen Viren ist die Genom-RNA komplementär zur mRNA (Influenza). Diese reinen RNAs sind nicht infektiös. Zunächst muss die RNA durch eine *RNA-Polymerase,* die im Virus mitgebracht wird, in mRNA transkribiert werden. Schließlich wird an ihr im Verlauf der Entwicklung ein Gegenstrang synthetisiert, der in das Nachkommen-Virus eingepackt wird.

Die **Virusproteine** können durch Elektrophorese analysiert werden. Dazu wird das Virus durch ein Detergens wie Natriumdodecylsulfat dissoziiert und durch Elektrophorese in einem grobmaschigen Gel, z. B. aus polymerisiertem Acrylamid, analysiert. Den größten Anteil liefern die Strukturproteine. Ihre Aufgabe ist es, die schützende Hülle zu bilden. Aber sie sind auch für die Organisation des Genoms notwendig. Neben den Strukturproteinen besitzen viele Viren Proteine, die nur in wenigen Kopien vorhanden sind und Enzymfunktion haben: Retro-Viren besitzen die *Reverse Transkriptase,* die in der Zelle aus RNA DNA synthetisieren kann. Pocken-Viren bringen ein ganzes Arsenal von Enzymen mit. An der Außenseite von Viren gelegene Proteine können in einigen Fällen **Kohlenhydrate** tragen. Diese Glycoproteine werden als antigene Determinanten erkannt.

Lipide in Viren sind für deren Ether-Empfindlichkeit verantwortlich. Phospholipide können in den Viren eine Membran bilden. Diese Lipidmembran entsteht bei der Freisetzung der Viren aus Zellen durch Knospung. Dabei wird ein Teil der zellulären Membran vom Virus mitgenommen (Abb. 11.6).

Viren können auch anhand ihrer Inaktivierung durch schädigende Einflüsse charakterisiert werden. Viren mit großem Genom werden bei kleineren Dosen Röntgenstrahlen inaktiviert als kleine Genome, da bei Letzteren der Trefferbereich kleiner ist. Ähnliches gilt auch für UV- und γ-Strahlung. Die meisten Viren werden bei Temperaturen zwischen 50 °C und 60 °C stark inaktiviert. Das **Hepatitis-Virus** ist wesentlich hitzestabiler. Nicht ausreichend sterilisierte Spritzen bergen deshalb die Gefahr der Hepatitisübertragung. Niedrige Temperaturen, auch unterhalb des Gefrierpunktes, werden von den meisten Viren toleriert. Einige Viren überstehen Gefriertrocknung.

Hohe Salzkonzentrationen stabilisieren Viren, sodass sie höhere Temperaturen zur Inaktivierung brauchen.

Schließlich wurde schon erwähnt, dass Lipid-haltige Viren Ether-empfindlich sind. Auch das hilft bei ihrer Charakterisierung. Ether-unempfindlich sind Adeno, Papova, Parvo, Picorna und Reo.

11.2.4 Viren sind phylogenetisch mit Zellen verwandt

Über die Entwicklung von Viren hat man erst in allerjüngster Zeit einen klaren Hinweis erhalten. Das sicherste **Verwandtschaftsmerkmal** zellulärer Organismen ist die Nucleotidsequenz der ribosomalen RNA (s. Kap. 7). Da Viren keine Ribosomen haben, ist dieses Kriterium nicht anwendbar. Eine andere Möglichkeit, Verwandtschaftsverhältnisse bei zellulären Organismen aufzuklären, bieten die Sequenzen von Proteinen, die in allen Organismen vorkommen und in ihrer Sequenz relativ konstant (konservativ) sind. Besonders geeignet sind das Cytochrom C und das Hämoglobin (s. Kap. 7). Diese beiden Proteine sind in Viren nicht enthalten. Deshalb ließen sich Viren lange Zeit nicht in den phylogenetischen Stammbaum einordnen. Einen Anschluss der Viren an die Phylogenie der höheren Organismen und an die Bakterien brachte die Entdeckung, dass eines der Strukturproteine des bakteriellen Virus Lambda, das Protein D, immunologisch kreuzreagiert mit den Histonproteinen H2a und H2b höherer Organismen, u. a. des Menschen. Aus der Aminosäure-Sequenz dieses Proteins ergab sich in der Tat eine Verwandtschaft zu einem chromosomalen Protein. Damit ist zumindest für das Virus Lambda bewiesen, dass es zum gemeinsamen phylogenetischen Stammbaum gehört. Inzwischen wurden auch andere virale Proteine gefunden, die Verwandtschaften zu chromosomalen Proteinen zellulärer Organismen zeigen. Das Gesamtbild wird dann ergeben, an welcher Stelle des Stammbaums die Viren einzuordnen sind. Der Nachweis, dass Viren mit den zellulären Organismen in der Phylogenie verbunden sind, zeigt, dass Viren eine Entwicklung zum extremen Parasitismus hinter sich haben und dabei alle zellulären Strukturen inklusive der Ribosomen über Bord geworfen haben.

11.2.5 Die Virusentwicklung hat eine Frühphase, in der der Wirt entmachtet wird, und eine späte oder Replikationsphase

Animale Viren, speziell diejenigen, die Lipide in ihrer Hülle haben, gelangen durch Rezeptor-vermittelte **Endocytose** in die Zelle. (So benutzen z. B. RNA Erkältungsviren (Rhinoviren), das interzelluläre Zell-Adhäsions-Molekül ICAM1 als Eintrittspforte.) Dabei verschmilzt ihr Lipid mit der Zellmembran und der „harte Kern" des Virus (Genom und Protein) gelangt in die Zelle. Im nächsten Schritt wird das Virus ausgekleidet. Dies geschieht im Lysosom. Das Genom, an den Ort seiner Vermehrung – entweder Kern oder Cytoplasma – gelangt, steuert nun alle wesentlichen Stoffwechselvorgänge der Zelle in Richtung optimale Virusvermehrung. Die Information des Virus wird in mRNA umgesetzt. Bei einigen Viren dient die Virus-RNA direkt als mRNA. Andere Viren transkribieren ihre RNA durch eine mitgebrachte RNA-abhängige *RNA-Polymerase* in mRNA, andere, wie z. B. Pockenviren, transkribieren ihre DNA mit der mitgebrachten DNA-abhängigen *RNA-Polymerase*, und wieder andere, wie z. B. Adeno oder Herpes, benützen die *RNA-Polymerase* des Wirtes. Entsprechend sind die Techniken der Replikation sehr unterschiedlich. RNA-Viren können über *Reverse Transkriptase* (s. Kap. 2) zunächst DNA synthetisieren und dann schließlich wieder Virus-RNA (Retroviren). Oder sie synthetisieren an der Virus-RNA zunächst eine *RNA-Polymerase* (Polio). DNA-Viren benützen den Replikationsapparat des Wirtes. Alle Taktiken gleichen sich im zeitlichen Verlauf. In einer „frühen Phase" werden die Vorbereitungen für die Synthese der Virus-Bestandteile getroffen und der Wirt wird entmachtet. In der **„späten Phase"** der Entwicklung wird repliziert, die Strukturproteine werden gebildet und die Viren zusammengesetzt (Abb. 11.**7**, 11.**8**).

Die fertig gestellten Viren verlassen die Zelle wiederum mit unterschiedlichen Techniken (Abb. 11.**9**). Lipidmembran-haltige Viren verlassen die Zelle über **Exocytose.** Sie wandern an die Zellmembran, binden an ein Protein der

Abb. 11.**7 Mammalia-Viren werden in der Zelle in großer Zahl gebildet.** Kristallin angeordnete Adenoviren im Kern der Wirtszelle (Aufnahme: W. Hecker, Basel).

Abb. 11.**8 Mammalia-Viren werden in der Zelle in großer Zahl gebildet.** Poliomyelitis; kristallin angeordnete Poliomyelitis-Viren im Cytoplasma der Wirtszelle (Aufnahme: J. Meyer, Basel).

Abb. 11.9 **Ausschleusung von Influenzavirus (Myxovirus) in Fibroblastenzellen**
a 80 000-fache
b 120 000-fache
c 160 000-fache Vergrößerung
(Aufnahmen: Institut für Virologie, Gießen).

Tab. 11.5 Infektionen durch Langzeit-Viren bzw. Prione beim Menschen

Krankheit	infektiöses Agens	Inkubationszeit	Symptome
Subakute, sklerosierende Panencephalitis (SSP)	Masern-Virus	2–20 Jahre	Lähmungen, Ataxie, Krämpfe
Kuru-Kuru	Prion?	1–20 Jahre	Lähmungen, Tremor, Ataxie, geistiger Abbau
Creutzfeldt-Jakob	Prion?	4 Monate bis Jahre	Lähmungen, Tremor, Ataxie, geistiger Abbau
(new variant BSE)	Prion?	4 Jahre	
Gerstmann-Sträussler-Scheinker	Prion?	2–6 Jahre	Lähmungen, Tremor, Ataxie, geistiger Abbau
Fatale familiäre Insomnie	Prion?	1 Jahr und mehr	Schlaflosigkeit, geistiger Abbau

Membran und werden vorübergehend Bestandteil der Membran. Die Lipid-Doppelschicht schließt sich um das Virus, und das Virus wird mitsamt der es umgebenden Lipidmembran nach außen entlassen. Manche Viren zerstören die Wirtszelle und erlangen dadurch die Freiheit, wieder andere Viren werden **aktiv** ausgeschleust.

Genauso unterschiedlich wie die Taktiken bei der Vermehrung sind die **Entwicklungszeiten.** Einige schnelle Viren sind in 20 Minuten oder in wenigen Stunden fertig, andere benötigen sehr lange Perioden bis hin zu den extrem langsamen Viren **(slow virus).**

Langzeitviren (slow virus) haben extrem lange Latenzzeiten

Die **Inkubationszeiten** für Krankheiten, die im Verdacht stehen, durch Langzeitviren übertragen zu werden, d. h. die Zeiten zwischen der Infektion und dem Auftreten der Symptome, können Jahre bis Jahrzehnte betragen. Dadurch ist die Identifizierung des Erregers erschwert. Bei den Langzeitvirus-Erkrankungen des Menschen ist neben der sehr langen Inkubationszeit der chronisch-progressive Verlauf über relativ lange Zeitperioden charakteristisch. Meistens enden sie tödlich. Alle bisher gesicherten Langzeitvirus-Erkrankungen manifestieren sich im Zentralnervensystem (Tab. 11.5).

11.2 Tierische Viren haben große praktische Bedeutung

Das die **„Progressive multifokale Leukencephalopathie"** verursachende Virus wurde aus befallenem Gehirn isoliert und gehört zu den kleineren Papovaviren. Es treten Gedächtnisschwund, Desorientierung und zentraler geistiger Abbau durch Demyelinisierung des Gehirns auf. Die **„Subakute Sklerosierende Panencephalitis"** wird durch ein **Masern-Virus** verursacht. Die Inkubationszeit beträgt 2 bis 20 Jahre. Symptome sind Lähmungen, Tremor, Ataxie und Krämpfe. Auf je 200 000 Masernerkrankungen entwickelt sich eine subakute sklerosierende Panencephalitis. Möglicherweise handelt es sich hier um einen Langzeit-Entwicklungscyclus des Masern-Virus.

Auch nach **Rötelninfektion** im Verlauf einer Schwangerschaft kann als Spätfolge nach mehr als 10 Jahren in einigen Fällen eine **progressive Panencephalitis** auftreten, die möglicherweise auf eine Langzeitvirus-Form des Rötelnvirus zurückzuführen ist.

Neben einigen wenigen Krankheiten, bei denen das infizierende Virus nachgewiesen werden konnte, gibt es eine größere Gruppe **neurodegenerativer Syndrome,** die man als virale Infektionskrankheiten verdächtigt, solange keine andere eindeutige Ursache gefunden worden ist. Hierher gehören Multiple Sklerose, Morbus Parkinson, Alzheimer-Erkrankung und die Amyotrophe Lateralsklerose.

Multiple Sklerose mit disseminierter chronischer Entzündung des ZNS zählt zu den Autoimmunkrankheiten.
Beim **Morbus Parkinson** (progrediente chronische Erkrankung der Stammganglien) scheint eine Reparaturdefizienz von Schäden durch Sauerstoffradikale insbesondere der mitochondrialen DNA vorzuliegen.
Die **Alzheimer-Erkrankung,** bei der es sporadische und erbliche Formen gibt, geht mit einer progredienten Hirnatrophie mit nicht therapierbarem geistigem Abbau einher. Die familiären Formen haben einen frühen Krankheitsbeginn. Kandidatengene sind kürzlich auf Chromosom 14 und Chromosom 1 gefunden worden, die für Membranproteine codieren, deren Funktion noch unbekannt ist. Von der sporadischen Form werden ca. 1% aller über 65-Jährigen befallen. Patienten mit dieser Krankheit zeigen post mortem amyloide Plaques im Gehirn und neurofibrilläre Tangles in den Neuronen. Vermutlich wird der Untergang der Neuronen durch Ablagerungen eines kleinen β-Amyloid-Proteins in β-Faltblattstruktur bewirkt. β-Amyloid ist ein Spaltprodukt eines größeren Amyloid-Vorläufer-Proteins, eines Membran-gebundenen Glycoproteins mit unbekannter Funktion, dessen Information auf dem Chromosom 21 liegt. Die neurofibrillären Tangles bestehen aus gepaarten helicalen Proteinfasern, die ein abnormal phosphoryliertes Protein Tau enthalten. Tau ist normalerweise ein Bestandteil der Mikrotubuli (s. Kap. 1) des Cytoskeletts, das durch die pathologischen Ablagerungen aus den Fugen gerät und mit zum Absterben der Neurone beiträgt. Ähnliche Veränderungen finden sich auch in den Gehirnen von Patienten mit Trisomie 21 (Down-Syndrom).
Bei einigen Patienten mit **Amyotropher Lateralsklerose,** die mit einer fortschreitenden Schädigung der Vorderhornzellen einhergeht, wurden Missense-Mutationen im Gen der Cu^{2+}/Zn^{2+}-Superoxiddismutase auf Chromosom 21 gefunden, die eine wichtige Rolle im Radikalstoffwechsel spielt.
Abgesetzt von den Langzeitvirus-Infektionen sind die **„transmittierbaren spongiformen Encephalopathien",** die sowohl bei Tieren (weit verbreitet) als auch bei Menschen (seltener) vorkommen. Eine spongiöse Degeneration der Grauen Substanz, Neuronenverlust und Ausbildung von amyloiden Plaques ähnlich wie bei Alzheimer werden gefunden. Die erste, schon vor ca. 200 Jahren beschriebene Erkrankung ist der **Schafswahnsinn** (Scrapie). Die Tiere verlieren die Fähigkeit zur Koordination der

Bewegungen und werden von unerträglichem Juckreiz geplagt. In jüngster Zeit macht der so genannte **Rinderwahnsinn** (mad cow disease) oder BSE (bovine spongiforme Encephalopathie) von sich reden. Hier wurde offensichtlich durch Verfütterung von an Scrapie erkrankten Schafkadavern die Speziesbarriere zwischen Schaf und Rind durchbrochen. Das wiederum führte zu großer Unruhe bei den Konsumenten, die sich vor infiziertem Rindfleisch fürchten. Der mögliche Erreger befällt das ZNS und macht Neuronen-haltiges Gewebe (z. B. das Gehirn, Rückenmark, Liquor und Cornea) außerordentlich infektiös. Aus diesem Grund sollte, schon rein prophylaktisch, der Genuss von Gehirn jeglicher Art vermieden werden! Die menschlichen Krankheiten dieses Formenkreises sind selten.

„Kuru-Kuru" ist die wohl bekannteste Krankheit dieser Gruppe. Sie wird durch den Verzehr rohen Menschengehirns übertragen. Verbreitet war Kuru-Kuru bis in die jüngere Vergangenheit im Hochland von Neu-Guinea, wo, verursacht durch Mangel an tierischem Eiweiß, Kannibalismus gebräuchlich war. Die Inkubationszeit dieser Krankheit beträgt 1 bis 20 Jahre. Die Krankheitserscheinungen dauern 5 bis 10 Monate und enden meist tödlich: Lähmungen, Tremor, Ataxie und schließlich geistiger Abbau (Tab. 11.**5**).
Die **„Creutzfeldt-Jacob-Krankheit"** (CJK) verhält sich sehr ähnlich – wenn nicht, mit Ausnahme des Übertragungsmodus, identisch. In beiden Fällen lässt sich das nicht klassifizierte infektiöse Prinzip auf Schimpansen übertragen. Die Inkubationszeit beträgt vier Monate bis mehrere Jahre. Diese Krankheit tritt weltweit, auch sporadisch in Europa, auf. Man unterscheidet 3 Formen: die spontane **sporadische** (ca. $\frac{1}{10^6}$, etwa 80% der Fälle), die **autosomal dominant erbliche** (ca. 100 Großfamilien bekannt, 10 bis 15% der Fälle) und die **iatrogene** (durch medizinische Einwirkung) übertragene (ca. 80 Fälle). So wurde CJK vereinzelt von Mensch zu Mensch über unzureichend desinfizierte Gehirnsonden, über Corneatransplantationen und über die Verabreichung von Wachstumshormon, das vor der gentechnologischen Ära aus den Gehirnen Verstorbener gewonnen wurde, übertragen. Eine andere direkte Übertragung von Mensch zu Mensch ist nicht bekannt! Noch seltener als CJK ist das **Gerstmann-Sträussler-Scheinker-Syndrom (GSS).** Angehörige dieser Krankheit (ca. 50 Großfamilien bekannt) wurden zuerst von Gerstmann in Österreich beschrieben. In allerneuester Zeit wurde ein weiteres sehr seltenes Krankheitsbild (ca. 9 Großfamilien), die **Fatale familiäre Insomnie (FFI)** mit progredienter Schlaflosigkeit und Beeinträchtigung des autonomen Nervensystems, dieser Gruppe zugeordnet.

Auf der Suche nach dem auslösenden Agens fand man erstaunlicherweise in dem infektiösen Material bisher keinerlei Nucleinsäure, sondern nur ein Protein. Dieses Protein, **Prion** genannt, könnte ein völlig neues infektiöses System darstellen, in dem Proteine, offensichtlich durch **Änderung ihrer Sekundärstruktur,** höchste Infektiosität erlangen können. Das Prion kommt in normalen Zellen als Membran-ständiges Protein vor, wo es von einem einzigen Gen, das beim Menschen auf dem kurzen Arm von Chromosom 20 liegt, codiert wird. Das **zelluläre Prion-Protein (PrP^c)** ist *Protease*-sensitiv und **löslich.** In kranken Zellen findet sich dieses Prion ebenfalls, nur ist seine α-helicale Sekundärstruktur hier in eine β-helicale convertiert. Letzteres Prion, nach seiner Entdeckung in Scrapie-Schafen **PrP^{Sc}** genannt, ist *Protease*-unempfindlich, **unlöslich** und fällt aus. Zwischen den Nervenzellen bilden sich Prion-haltige amyloide Plaques.

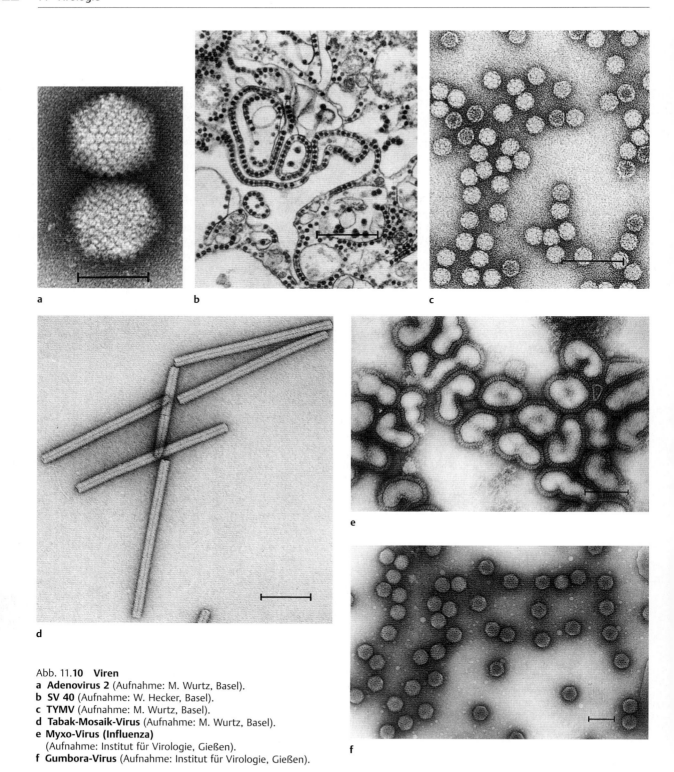

Abb. 11.**10 Viren**
a **Adenovirus 2** (Aufnahme: M. Wurtz, Basel).
b **SV 40** (Aufnahme: W. Hecker, Basel).
c **TYMV** (Aufnahme: M. Wurtz, Basel).
d **Tabak-Mosaik-Virus** (Aufnahme: M. Wurtz, Basel).
e **Myxo-Virus (Influenza)**
   (Aufnahme: Institut für Virologie, Gießen).
f **Gumbora-Virus** (Aufnahme: Institut für Virologie, Gießen).

Innerhalb der Neurone füllt das ausgefallene Protein die Lysosomen und zerstört die Zellen. Es kommt zu einem nicht entzündlichen Prozess im ZNS ohne Immunantwort. Wie kann es zu einer derartigen **Convertierung** kommen? Es sieht so aus, als könne ein pathologisch strukturiertes Prion einem gesunden seine Form, möglicherweise im Verlauf einer Membran-gebundenen Dimerisierung, aufzwingen (Abb. 11.**11**). Diese Convertierung verläuft umso leichter, je ähnlicher die interagierenden Prione in ihrer Form sind. Auf diese Weise entstehen immer neue konvertierte Prione, bis schließlich keine intakten zellulä-

11.2 Tierische Viren haben große praktische Bedeutung

Abb. 11.**10 g** **NDV-Newcastle-Disease-Virus** (Paramyxovirus) (Aufnahme: Institut für Virologie, Gießen).

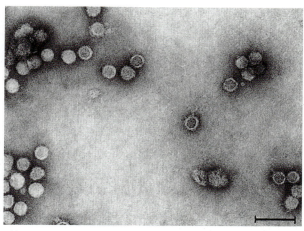

Abb. 11.**10 h** **WN-Flavi-Virus** (Aufnahme: Institut für Virologie, Gießen).

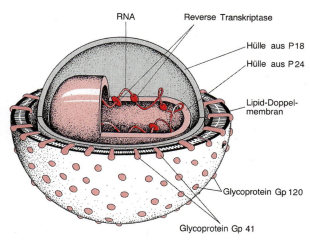

Abb. 11.**10 i** **Human Immunodeficiency Virus (HIV),** Erreger von AIDS (schematische Darstellung).

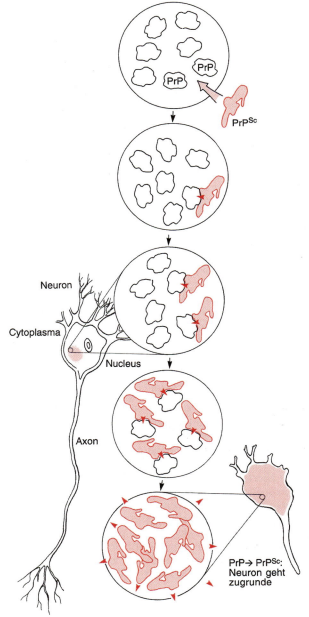

Abb. 11.**11** **Prione sind die Erreger transmittierbarer, spongiformer Encephalopathien.** Das infektiöse Agens einiger Erkrankungen mit Manifestation im ZNS scheinen Proteine zu sein, die in löslicher *Protease*-verdaubarer Form normale Zellbestandteile sind (PrP). Durch Mutation der genetischen Information oder durch Kontakt mit pathologischen Prionen (PrP^{Sc}) kommt es zu einer Änderung der Sekundärstruktur (Convertierung). Dabei oktroyieren die PrP^{Sc} den PrP ihre β-Faltblattstruktur auf. Dieser Prozess folgt einer Kettenreaktion, bis alle intakten Prione umkonfiguriert sind. Dieser Vorgang spielt sich hauptsächlich in Neuronen ab und führt zu einem progressiven Absterben von Nervenzellen.

ren mehr da sind. Woher kommt aber das erste Scrapie-PrP? Entweder wurde es durch infektiöses Material übertragen, z. B. iatrogen, oder es ist durch Mutation im Prion-Gen entstanden. Bei sporadischem Auftreten kann es auch durch somatische Mutation im Gen einer Zelle bzw. durch homozygotes Vorliegen eines speziellen Polymorphismus im Prion-Codon 129 entstanden sein. In diesem Polymorphismus liegen die Aminosäuren Valin oder Methionin vor, die das Prion-Protein besonders anfällig für eine spontane, aber auch induzierte Convertierung machen. Die Empfänglichkeit für Prion-Krankheiten wird also wesentlich durch die **genetisch bedingte Convertierfreudigkeit** der zellulären Wirts-Prionen mitbestimmt.

In den letzten Jahren gab es eine Häufung von Creutzfeldt-Jakob-Erkrankungen, besonders in England, die einer Infektion durch den Verzehr von BSE-haltigem Rindfleisch zugeschrieben wurde. Diese Erkrankung wird als „neue Variante" (nvCJK) bezeichnet, weil u. a. viel jüngere Patienten betroffen sind. Sie alle sind am Codon 129 homozygot für Methionin, was für eine Disposition durch diesen Polymorphismus spricht!

Persistierende und latente Virus-Infektionen haben für das Fortbestehen von Reservoiren Bedeutung

Virusinfektionen können akut, klinisch offensichtlich (apparent) oder auch unbemerkt (inapparent) verlaufen. Das Krankheitsbild ist zeitlich begrenzt, das Virus wird vermehrt und ausgeschieden, der Wirt produziert Antikörper und erwirbt eine Immunität. Werden nach der akuten Phase nicht alle Viren eliminiert, kann der Verlauf latent (nicht produktiv) oder persistierend (langsam produktiv) werden. Latent Infizierte können weiterhin eine Ansteckungsquelle sein, und die Krankheit kann plötzlich wieder aufflammen (Tab. 11.**6**). So führt z. B. pränatale Röteln-Infektion häufig zu einer persistierenden Virus-Infektion. Während der postnatalen Entwicklung wird durch das Immunsystem die persistierende Infektion beendet.

Ein klassisches Beispiel für eine **persistierende latente Virus-Infektion** (Tab. 11.**7**) ist die Tollwut-Infektion der Fledermäuse. Die Tiere sind durch die Infektion nicht beeinträchtigt, d. h. die Infektion ist latent und dauert in der Regel lebenslang an, sie ist persistierend. Infizierte Fledermäuse (daneben auch Fuchs, Hund und Katze) sind deshalb ein ständiges **Reservoir** für Tollwut. (Blut saugende Fledermäuse als Reservoir gibt es nur in Südamerika!) Einige Arten, die ein Reservoir bilden, sind Blutsauger und übertragen bei der Blutmahlzeit das Tollwut-Virus auf Warmblüter wie Rind oder Wild. Persistierende latente Virus-Infektionen haben als Virus-Reservoir generell eine große Bedeutung. Neben der Tollwut sollen zwei weitere Beispiele angeführt werden: Zecken-Encephalitis und Influenza (Tab. 11.**7**). Die Viren der **Zeckenencephalitis** haben ein **Reservoir in latent persistierend infizierten Zecken.** Die Zecken infizieren ihre Nachkommen transovarial. Beim Zeckenbiss wird das Virus auf Vögel, Nagetiere, Wild, Ziegen, Rinder und andere Haustiere oder auf den Menschen übertragen. Im Menschen verursacht das Virus, das zur Toga-Familie gehört, Encephalitis.

Reservoirs sind eine Quelle der Antigen-Variation bei Influenza. Influenza-Viren haben Reservoirs in verschiedenen Tieren wie z. B. dem Schwein. Das Genom der Influenza-Viren besteht aus acht Segmenten. Bei Mischinfektionen entstehen Viren aller möglichen Kombinationen. Wenn ein latent persistierend infiziertes Schwein mit einem In-

fluenza-Virus des Menschen infiziert wird, entstehen **Neu-Rekombinanten,** u. a. Viren, die vorwiegend Genomsegmente des Virus vom Menschen mit Antigen-Struktur des Virus vom Schwein haben. Dieses Virus findet im Menschen keine Antikörper vor und kann deshalb eine Infektion verursachen, die sich über ganze Länder und Kontinente ausbreiten kann **(Pandemie).** Dieser plötzliche Antigen-Wechsel **(antigenic shift)** wird begleitet von Antigen-Veränderung **(antigenic drift),** verursacht durch Mutationen. Diese Antigenitäts-Veränderungen erfolgen nicht nur im Menschen, sondern auch in den Reservoirs, sodass immer neue Antigene für Antigenitäts-Wechsel zur Verfügung stehen. Antigen-Wechsel und -Veränderung komplizieren außerordentlich die Impfstoff-Herstellung.

11.2.6 Schutzimpfung ist das beste Mittel gegen Virusepidemien

Impfungen brachten den entscheidenden Durchbruch bei der Bekämpfung von Viruserkrankungen (Tab. 11.**8**). Viren, die zu großen Epidemien führen, die viele Menschen dahinrafften, schienen bis zum Auftreten von AIDS an Bedeutung verloren zu haben. **Pocken,** einst eine der meist gefürchteten Volksseuchen, gelten (jedenfalls nach der Deklaration der Weltgesundheitsbehörde) als ausgerottet. Seit einigen Jahren gibt es keine Pockenerkrankungen mehr. Die Pockenimpfung wurde von Edward **Jenner,** einem britischen Arzt, um 1800 entwickelt. Er hatte entdeckt, dass Kuhpocken den Menschen zwar infizieren, aber nur zu einer sehr leichten Pockenform führen. Nach durchgemachten Kuhpocken erkrankten die Menschen nicht mehr oder nur sehr leicht an Pocken. Jenner infizierte Menschen (zunächst sich selbst) mit Kuhpocken und schützte sie dadurch vor dem Pockentod. Bis vor wenigen Jahren war die Pockenschutzimpfung in den Industrienationen gesetzliche Pflicht. Das Virus der Kuhpocken (Vaccina) ist sehr ähnlich dem Pockenvirus, führt aber nur zu einer schwachen Infektion. Impfungen mit **abgeschwächten Viren** werden auch gegen Poliomyelitis, Masern, Mumps, Röteln, Gelbfieber und Adeno angewandt. Die Menschen entwickelten gegen diese Viren natürliche Immunität. Es besteht bei einer derartigen **aktiven Immunisierung** ein geringes Risiko der Reversion zur Wildtypform. Die abgeschwächten Impfviren werden meist in Zellkultur hergestellt. Zwar besteht bei diesem Kultivierungsvorgang die Gefahr zusätzlicher, unerwünschter Virusinfektionen, diese Gefahren sind jedoch minimal im Verhältnis zum Nutzen der Schutzimpfung. Auch **inaktivierte Viren** werden zum Impfen herangezogen: Influenza, Tollwut und Zecken-Encephalitis. Die erzeugte Immunität ist relativ kurzlebig und muss periodisch aufgefrischt werden.

In jüngster Zeit wird mit einzelnen gereinigten viralen Proteinen oder **Protein-Bruchstücken** immunisiert. Solche Proteine oder deren Bruchstücke werden über gentechnologische Verfahren gewonnen (s. Kap. **12**). Ein klassisches Beispiel sind **Hepatitis-Viren,** die nicht in ausreichenden Mengen isoliert werden können. Deshalb wurde Hüllprotein kloniert, in Bakterien produziert und zum Immunisieren verwendet. Bislang war gegen Hepatitis nur **passive**

11.2 Tierische Viren haben große praktische Bedeutung

Tab. 11.6 Viren und ihre Organe, in denen sie latent oder persistierend überdauern

Virus	latent	persistierend
Cytomegalie*	Knochenmark	Speicheldrüsen
Hepatitis B		Leberzellen
Herpes simplex	Neuronen des Nervus trigeminus	
Herpes zoster	Neuronen der Spinalganglien	
Papova		Basalzellen der Haut
Adeno		Tonsillen

* Etwa 50% der Erwachsenen sind CMV-positiv durch intrauterine oder postnatale Infektion oder durch Transfusionen. Bei Immunschwächung kann es zur Erkrankung kommen.

Tab. 11.7 Persistierende latente Virus-Infektionen und ihre Reservoirs

Virus	Reservoir	Endwirt	Krankheit
Tollwut-Virus	Fledermäuse	Warmblüter	Tollwut
Toga-Virus	Zecken	Tiere und Mensch	Encephalitis
Influenza-Virus	u. a. Schwein	Mensch	Influenza

Tab. 11.8 Schutzimpfungsmöglichkeiten

Aktive Immunisierung	Passive Immunisierung
– Abgeschwächte Viren – Virusproteine – Virusprotein-Bruchstücke – Abgetötete Viren – Bakterientoxine	– Antikörper-haltige Seren

Immunisierung möglich. Dabei werden Immunglobuline von Menschen gewonnen, die eine Hepatitiserkrankung überstanden und dabei Antikörper gebildet haben.
Impfung kann auch mit Hilfe künstlich abgeschwächter Toxine gegen Toxine von Diphtherie, Botulismus, Cholera oder Typhus erfolgen.

11.2.7 Virusinfektionen während der Schwangerschaft können zu Missbildungen führen

Infektionen von Schwangeren mit Röteln-, Varicellen-, Herpes-simplex-, Cytomegalie-, Coxsackie- und anderen Viren führen häufig zu Missbildungen des Föten **(Embryopathien)**. Die Missbildungen können so stark sein, dass es zum Abort kommt. Besonders Röteln führen zu Missbildungen.
Infektionen während des ersten Schwangerschaftsmonats haben in 80% der Fälle missgebildete Föten zur Folge. **Congenitale Röteln-Missbildungen** betreffen das Herz und die Augen und führen zu Taubheit. Dazu kommen noch wech-

selnde, unspezifische Missbildungen. Selbst bei zunächst normal wirkenden Neugeborenen können Röteln-Missbildungen noch später auftreten. Besonders heimtückisch ist eine latente Röteln-Infektion der Schwangeren, da auch sie zu Missbildungen des Föten führen kann.
Um eine Röteln-Infektion während der Schwangerschaft zu verhindern, werden Mädchen noch vor der Pubertät gegen Röteln geimpft.

11.2.8 Interferone sind zelleigene Abwehrproteine

Interferone sind zelluläre **Abwehrproteine**, die als Antwort auf eine Virusinfektion gebildet werden. Als Induktoren wirken auch andere Organismen und Substanzen wie Chlamydien, Rickettsien, bakterielle Endotoxine, Protisten, Lectine und doppelsträngige RNAs. Interferone unterdrücken die Virusentwicklung. Über den Mechanismus der Wirkung herrscht noch weitgehend Unklarheit. Interferone sind hitzestabile Glycoproteine mit einer rel. Molekülmasse von 13 000 bis über 100 000. Sie sind streng **Spezies-spezifisch,** d. h. menschliche Interferone wirken nur in menschlichen Zellen. Der Mensch bildet mindestens drei verschiedene Interferone α, β, γ. Die Interferone scheinen auch unterschiedliche Angriffspunkte zu haben: Sie verändern die Zellmembranen, induzieren die Synthese eines Translationshemmers und ebenso die Synthese eines exotischen Nucleotids. Wegen ihrer Wirkung auf die Virusentwicklung sind menschliche Interferone besonders interessant. Mit gentechnologischen Methoden wurden Interferon-Gene isoliert und in bakterielle Plasmide eingebaut. Gesteuert von diesen Plasmiden, synthetisieren Bakterien Interferon, das so in technischem Maßstab produziert wird. Menschliche Interferone befinden sich in der klinischen Erprobung. γ-Interferon z. B. ist aktiv gegen Haarzell-Leukämie. Es besteht die Hoffnung, dass Interferone auch gegen virusbedingte Tumoren wirksam sein können.

11.2.9 Tumorviren

Retro-Viren sind RNA-Viren, die *Reverse Transkriptase* und häufig ein Oncogen besitzen

In tierischen Systemen ist erwiesen, dass Viren Tumoren erzeugen können (Tab. 11.9). Klassische Beispiele sind das **Mäuse-Mamma-Tumorvirus** (MMTV, Bittner) sowie die **Vogel-Sarkom-** (ASV) bzw. **Leukämie-Viren** (ALV). Ähnliche Viren gibt es bei Affen, Rind, Ratte, Hamster, Katze und Viper. **Beim Menschen** konnten nur zwei RNA-Viren als Verursacher von Erwachsenen-Leukämien nachgewiesen werden: HTL V1, das die adulte T-Zell-Leukämie auslöst, und HTL V2, das zur Haarzell-Leukämie führt. Diese und die tierischen Viren sind **RNA-Tumorviren,** die zur Gruppe der **Retroviren** gehören. Retroviren besitzen auf ihrer RNA im Wesentlichen die Information für folgende Proteine: **gag,** das Gruppen-spezifische Antigen, das eine Gruppe von Strukturproteinen beinhaltet, **env,** ein Strukturprotein der Virushülle, und **pol,** eine *Reverse Transkriptase.* Die mit

Virologie

11

Hilfe dieses Enzyms an der RNA des Virus synthetisierte DNA kann in das Wirtsgenom einrekombiniert werden, so wie es bei den lysogenen bakteriellen Viren der Fall ist. Am 3'- und 5'-Ende des RNA-Genoms befinden sich lange repetitive Sequenzen (**long terminal repeats, LTR**), die ihre Funktion als Promotor für die *RNA-Polymerase* und bei Replikation und Einrekombination ins Wirtsgenom haben (Tab. 11.**10 a**). Werden Retroviren zu RNA-Tumorviren (auch **Oncorna-Viren** genannt; zusammengezogenes Wort aus Onco [Krebs] und RNA), dann sind dies meistens defekte Viren, die ein sog. **Oncogen** enthalten. Dieses codiert z. B. auf Kosten des gag für ein Genprodukt, das für die Transformation der Zelle in eine Tumorzelle verantwortlich ist (Tab. 11.**10 b**).

Das **Oncogen-Produkt** kann z. B. eine *Kinase*-Aktivität haben, d. h. eine Enzymaktivität, die Phosphat von ATP auf Proteine überträgt. Dadurch können einige kritische Proteine so verändert werden, dass die Zelle, meist über mehrere Stufen, **„transformiert"** wird. Die transformierten oder Tumorzellen unterscheiden sich von nicht-transformierten Zellen durch mehrere Kriterien (Tab. 11.**11**):

- Transformierte Zellen sind nicht kontaktinhibiert. Diploide normale Zellen vermehren sich in Kultur auf dem Boden von z. B. Petrischalen nur so lange, bis sie sich berühren. Der Zellkontakt hemmt das weitere Wachstum. Da Tumorzellen nicht kontaktinhibiert sind, wachsen sie nicht nur zu einer einschichtigen Lage aus, sondern sie schieben sich auch übereinander und bilden Zellhaufen.
- Transformierte Zellen haben keinen oder einen stark eingeschränkten Serumentzugsblock. Diploide Zellen brauchen, um sich vermehren zu können, einen Zusatz von Serum (10 bis 20%) zum Medium. Wenn der Serumgehalt herabgesetzt wird, wird das Wachstum eingestellt, nicht so bei transformierten Zellen.
- Nur Tumorzellen wachsen auch in Suspensionskultur.
- In der Regel ist die Aufnahme von Glucose in transformierten Zellen stark gesteigert, und diese Zellen vollziehen anaerobe Glycolyse, obwohl Sauerstoff vorhanden ist.

Neben diesen besonders augenfälligen Veränderungen als Folge der Transformation gibt es noch weitere, die besonders die Zellmorphologie und die Zelloberfläche betreffen. Zentraler Schalter ist hierbei das Oncogen des Tumor-Virus. Interessanterweise hat sich in jüngster Zeit herausgestellt, dass auch die nicht transformierten Zellen Gene besitzen, die den Oncogenen sehr verwandt sind. Normalerweise werden diese **zellulären Oncogene** kaum in Genprodukte exprimiert, weil der zuständige Promotor schwach ist. Es gibt wahrscheinlich bei der Tumorentstehung einmal die Möglichkeit, dass das Tumor-Virus sein Oncogen in die Zelle bringt und diese dadurch transformiert, zum anderen, dass das Virus, indem seine DNA in das Wirtsgenom einrekombiniert wird, dem zellulären Oncogen einen starken Promotor gibt.

Tab. 11.9   Tumorviren

	Gruppe	Wirt	Wirkungsmechanismus
RNA	Retro- (bzw. Oncorna-) Viren	Mäuse-Mamma-Tumor-Virus (MMTV), Vogel (Avian-) Sarkoma-Virus (ASV), Vogel-Leukämie-Virus (ALV)	Transformation der Zelle durch – Oncogen-übertragung – Ein-Rekombination und Eröffnung eines starken Promotors für das zelluläre Oncogen
DNA	**Papova:** Papilloma (Wanzenvirus)	Mensch, Urogenitalkrebs	
	Polyoma	Maus, Huhn	
	SV40	Affe	Ein-Rekombination
	Adeno	Nager (Mensch?)	Ein-Rekombination?
	Herpes	Frosch, Mensch	Ein-Rekombination
	H. simplex Epstein-Barr	Cervixcarcinom Burkitt-Tumor (Afrika), Nasopharyngeal-Tumor (Asien)	
	Hepatitis B	Mensch Lebercarcinom	Ein-Rekombination

Tab. 11.10 a   Elemente der Retroviren

1. Hüllprotein (env)	⟶	Strukturprotein
2. *Reverse Transkriptase (pol)*	⟶	*Polymerase*-Aktivität RNA ⟶ DNA
3. Gruppen-spezifisches Antigen (gag)	⟶	innere Strukturproteine
4. Long terminal repeats (LTR)	⟶	Replikation, Rekombination Promotorfunktion

Tab. 11.10 b   Die drei Proteine der RNA-Tumorviren

1. Hüllprotein (env)	⟶	Strukturprotein
2. *Reverse Transkriptase (pol)*	⟶	*Polymerase*-Aktivität RNA ⟶ DNA
3. Oncogenprodukt (onc)	⟶	*Kinase*-Aktivität

Tab. 11.11   Eigenschaften transformierter und normaler Zellen

	Nicht transformiert	Transformiert
Kontaktinhibition	ja	nein
Serumentzugsblock	ja	nein
Wachstum in Suspension	nein	ja
Glucoseaufnahme	normal	gesteigert
Unsterblichkeit	nein	ja

AIDS wird durch ein Retrovirus verursacht

Von besonderer Aktualität sind Retro-Viren, die zu den Lentiviren gehören. Sie besitzen Informationen für gag, pol und env sowie zahlreiche andere Regulationsgene, u. a. für eine *Protease* und eine *Integrase*. Sie befallen Lymphocyten und führen zur Immundefizienz (Human Immunodefizienz-Viren, **HIV**). Die entsprechende Krankheit, **AIDS (Acquired Immune Deficiency Syndrome),** hat seit ihrer ersten Beschreibung 1981 erschreckende Verbreitung gefunden. Bis 1997 waren 40 Millionen Menschen infiziert, 12 Millionen bereits gestorben. Allein 1997 wurden 6 Millionen Menschen neu infiziert, d. h. 16 000/Tag! 2,3 Millionen Menschen starben in diesem Jahr an AIDS, 460 000 davon waren Kinder! In Haiti und Zentralafrika ist jeder 4. Erwachsene infiziert, wobei die Ansteckungsquelle u. a. in der Verwendung unausgetesteter Blutkonserven bei Frauen und Kindern zu suchen ist. Zu den weiterhin besonders betroffenen Gebieten zählen Osteuropa, Südafrika, Indien, Thailand, Vietnam und China. Nach den bisherigen Erfahrungen ist zu befürchten, dass die meisten infizierten Patienten an der Krankheit sterben werden. Charakteristisch für AIDS sind der **Zusammenbruch des T-Zell-abhängigen Immunsystems** und die daraus resultierenden „opportunistischen Infektionen" wie z. B. die durch das Protozoon *Pneumocystis jirovecii* (vormals *carinii*) verursachte Pneumonie (Abb. 11.**12**). AIDS modifiziert, beschleunigt und erschwert auch die Verläufe anderer Infektionen, z. B. der Tuberkulose und der Lues. Auch das Zentralnervensystem wird betroffen. Es kommt zur pathologischen Proliferation der Gliazellen und Degeneration der weißen Substanz. Das Virus überwindet die Blut-Hirn-Schranke wahrscheinlich eingeschlossen in Makrophagen. Diese tragen wie T-Lymphocyten und Monocyten auf ihrer Oberfläche das **CD4-Antigen,** das für das Virus als **Rezeptor** dient. Das HIV bindet an CD4 mit seinem **Glycoprotein Gp 120** (s. Abb. 11.**10 i**), und über Rezeptor-vermittelte Endocytose wird das Virus von der Zelle aktiv aufgenommen. In der Zelle wird das Virus ausgepackt und die Virus-RNA durch die *Reverse Transkriptase* in DNA umgeschrieben. Die Virus-DNA wird als Provirus in das Zellgenom einrekombiniert, wo es für lange Zeit persistieren kann. Bei Stimulation des infizierten T-Lymphocyten wird die Virusentwicklung ausgelöst, und der T-Lymphocyt zerfällt unter Freisetzung der neugebildeten Viren. Ebenso wie die CD4-tragenden T-Lymphocyten werden die CD4-spezifischen Makrophagen und die CD4-Monocyten von der HIV-Infektion zerstört. Die T-Zell-abhängige Antikörperbildung und die zelluläre Immunität brechen zusammen und damit die Tumorabwehr. Es entstehen bei AIDS-Patienten gehäuft **Tumoren:** Kaposi-Sarkome, Karzinome und B-Zell-Lymphome. (Kaposi-Sarkome sind maligne Tumoren der Blutgefäße, besonders der Haut und der inneren Organe.)

Das HIV des AIDS ist relativ empfindlich, sodass es außerhalb des Organismus sehr geringe Überlebenschancen hat. Deshalb wird es nur durch **intensiven Körperkontakt** übertragen. Das Virus befindet sich bei AIDS-Patienten auch im Ejakulat. Zur Infektion sind kleine Verletzungen, in die das Virus eindringen kann, notwendig. Da solche Verletzungen im Analbereich häufig auftreten, sind homosexuelle Männer besonders infektionsgefährdet. Auch Blutübertragungen sind geeignet, das Virus zu übertragen, ebenso benutzte Kanülen, wie sie häufig von Süchtigen verwendet werden. Momentan gibt es noch wenig Therapie, nur Möglichkeiten der **Prophylaxe:** Intensivierung der Gesundheitserziehung, Verwendung von Kondomen bei homo- und heterosexuellem Geschlechtsverkehr, ausschließlich Übertragung von auf Virus-Antigen kontrollierten Blutkonserven und Blutderivaten etc.

An **Heilmitteln** gegen AIDS wird intensiv gearbeitet. Grundsätzlich wird versucht, spezifische Funktionen des HIV auszuschalten. So werden neuerdings Kombinationspräparate verabreicht, die Inhibitoren gegen die *Reverse Transkriptase,* gegen die *Protease* und die *Integrase* mit einer Blockierung der Fähigkeit zur Bindung an CD4 verbinden. Leider kommt es immer wieder zu Resistenzen durch Mutationen im Virus. Außerdem kostet die neue Therapie viel und ist damit für die Dritte Welt unerschwinglich. Die Hoffnungen liegen auf der gentechnologischen Herstellung von AIDS-Immunogenen zur aktiven Vakzination.

Endogene Retroviren sind der Ursprung mobiler Elemente im Genom

Wie bei den Bakterien (S. 303), so finden sich auch bei den Eukryonten bewegliche, genetische Elemente. **DNA-Transposons** gibt es ungefähr 300 000, das entspricht in etwa 3 % der menschlichen DNA. Weit mehr Kopien gibt es von **Retroposons.** Diese Elemente gleichen in ihrem Aufbau den Retroviren, allerdings besitzen sie kein env-Gen für

Abb. 11.**12 Pneumocystis jirovecii:** Nachweis der Cysten (7–10 μm) im Sputum durch Immunfluoreszenz (Aufnahme: K. Schweiger, Heidelberg).

eine Virushülle und können deshalb den Wirt auch nicht mehr verlassen. Zwei große Gruppen werden unterschieden: Retroposons **mit und ohne LTR**.

LTR-Retroposons machen 8 % der humanen DNA aus. Sie sind in den DNA-Doppelstrang, begrenzt von kurzen, direkten repeats, integriert und werden vor der Transposition mit Hilfe der *RNA-Polymerase*, die am linken LTR startet, in RNA umgeschrieben. In der codierenden Region des Transposons befinden sich Gene für die *Transposase*, eine *Integrase* und die *Reverse Transkriptase*. Diese schreibt die RNA inklusive der LTRs in DNA um, die an Insertionsstellen des Wirtsgenoms über einen „Kopier-Klebe-Weg" integriert wird (copy and paste). Die **nichtviralen** Retroposons ohne LTR werden ebenfalls in RNA-Zwischenstufen umgeschrieben. Entsprechend ihrer Länge werden zwei große Gruppen unterschieden (S. 52). LINE und SINE machen zusammen 34 % der Gesamt-DNA aus.

Die Retroposons waren **evolutionär** von großer Bedeutung. Durch homologe Rekombination kam es zu Duplikationen und Rearrangements, die zu Genfamilien führten. Durch ungleiches Crossing over gelangten Exons von einem DNA-Strang auf einen anderen: Es bildeten sich neue Gene durch „Umschaufeln von Exons". Mobile Elemente konnten als Enhancer fungieren: es enstanden Regulationsstellen. Diese Tatsache kompensiert ihr parasitäres Dasein und die Gefahr für tödliche Mutationen, die durch ihre unberechenbare Integrationsfähigkeit ständig gegeben ist.

DNA-Tumor-Viren werden in das Wirtsgenom inseriert

In die Gruppe der **DNA-Tumorviren** gehören **Papova**, **Adeno** und **Herpes**. Papova ist die Abkürzung für **Papilloma-** und **Polyoma-** und **SV 40-Viren**. Sie alle sind sehr kleine Viren, deren Genome nur einige Millionen rel. Molekülmasse haben. Human Papilloma Viren (HPV) sind hüllenlose DNA-Viren, die einerseits in der Haut zu gutartigen Läsionen in Form von **Warzen** führen, andererseits bösartige Veränderungen wie das **Cervixcarcinom** der Frau und andere Formen der Urogenitalkrebses (Vulva, Penis) hervorrufen können. Cervixcarcinom ist weltweit der dritthäufigste Krebs der Frau (99,7 % aller Cervixcarcinome entstehen auf der Basis von HPV). Drei der 10 viral codierten Proteine sind Oncogene, die u. a. die Tumorsupressorgene p53 und pRb ausschalten. In Vorsorgeuntersuchungen sollte nach den Risiko-reichen HPV16 und HPV18 gefahndet werden. Polyoma-Viren induzieren bei Maus und Huhn Tumoren, so wie das Simian-Virus (SV 40) bei Affen. SV 40 wird in das Wirtsgenom (vergleichbar einem lysogenen bakteriellen Virus) einrekombiniert, ebenso verhalten sich *Adeno* und wahrscheinlich auch Herpes. Tumorinduktion durch chemische Kanzerogene könnte dann durch Induktion der latenten Proviren oder Teile von ihnen zustande kommen. Der Einbau des Virus in das Wirtsgenom kann auch zu Chromosomenbrüchen und Translocationen mit nachfolgender Aktivierung von Oncogenen führen (S. 187, s. u.). So wird ein Herpes-Virus, das Epstein-Barr-Virus, das in Europa der Auslöser für die Mononukleose (Pfeiffersches Drüsenfieber) ist, in Afrika für das Burkitt-Lymphom und in Asien für das Nasopharyngeal-Carcinom verantwortlich gemacht. Das Hepatitis-B-Virus führt bei chronischer Infektion zum Lebercarcinom (s. Tab. 11.**9**).

11.2.10 Oncogene aktivieren die Proliferationssignalkette

Die Entdeckung der **Oncogene** (v-onc) bei einigen **Tumorviren** leitete eine Entwicklung ein, die uns sowohl dem Verständnis der Regulation der Zellproliferation als auch der unkontrollierten Proliferation der Krebszelle näher brachte. Die gezielte Suche nach Oncogenen in Tumoren führte zur Entdeckung weiterer Oncogene: DNA von verschiedenen Tumorzellen wurde in normale Zellen eingeführt und jene Zellen, die transformiertes Wachstum zeigten, selektioniert. Aus diesen Zellen wurden dann die DNA-Abschnitte, die für die Transformation verantwortlich waren, isoliert. Sie waren Oncogene. Es zeigte sich, dass diese Oncogene bereits in normalen, nicht transformierten Zellen vorhanden sind. Die Äquivalente zu Oncogenen in normalen Zellen werden deshalb **Proto-Oncogene** oder zelluläre Oncogene **(c-onc)** genannt. Diese Proto-Oncogene sind ubiquitär, hoch konserviert und mit den viralen Oncogenen verwandt. Sie haben ihre Funktion in Signaltransduktion und Genexpression im Dienste der normalen Zellproliferation (Abb. 11.**13**). Sie können entsprechend ihrer Lokalisation in der Zelle gruppiert werden (Tab. 11.**12**).

Verschiedene Mechanismen können dazu führen, dass das **Genprodukt** eines Proto-Oncogens **unkontrollierte Aktivität** erhält und damit zum Oncogenprotein wird. Das kann einmal dadurch geschehen, dass das Proto-Oncogen von einem Tumorvirus aufgegriffen wird, durch die Transduktion mutiert und so zum **v-onc** wird. Neben den durch Punktmutationen oder Deletionen von Exons bedingten Veränderungen kann das Produkt des Proto-Oncogens auch dann vermehrt synthetisiert werden, wenn dem Proto-Oncogen durch retrovirale Sequenzen (LTRs) ein **starker Promotor** sowie Transkriptionssignale **(Enhancer)** vorgeschaltet werden. Alternativ kann ein Proto-Oncogen einen starken Promotor aus dem eigenen Zellgenom durch **Chromosomen-Translocationen** erhalten. Das ist z. B. der Fall bei einer Gruppe von Tumoren, bei denen das Proto-Oncogen **„myc"** durch Translocation einen Promotor der Immunglobulin-Gene erhält und dadurch intensiv transkribiert wird. Diese Chromosomenumlagerung kann cytogenetisch sichtbar gemacht werden. Klassisches Beispiel ist die Translocation des endständigen Teils des langen Arms des Chromosoms 8, der myc trägt, auf den langen Arm von Chromosom 14 mit dem Immunglobulin-Gen IgG. Die Bruchlinie liegt bei dem entstandenen Translocations-Chromosom zwischen Immunglobulin-Gen und myc. Das Vorliegen dieser Translocation kann für die Diagnose ausgenutzt werden. Sie ist charakteristisch für **Burkitt-Lymphome**. Ähnlich liegen die Verhältnisse beim **Philadelphia-Chromosom** (s. Abb. 5.**32**), wo eine reziproke Translocation das Proto-Oncogen **abl** aktiviert und eine **chronisch-myeloische Leukämie** auslöst. Derartige Translocationen sind die Folge von Brüchen, die durch Viren, aber auch durch Strahlung, Chemikalien und Zellalterung hervorgerufen werden können.

Eine weitere Möglichkeit, die aus einem Proto-Oncogen ein Oncogen macht, ist die **Stabilisierung** des Genproduktes. Als Beispiel sei das Virus SV 40 angeführt. Das von ihm

Abb. 11.13 Signalkette für die Wirkung von Wachstumsfaktoren bzw. Oncogenen

Tab. 11.**12** Einteilung einiger Proto-Oncogenprodukte nach ihrer Lokalisation in der Zelle

Lokalisation	Funktion	Bezeichnung
Zellaußenseite	Wachstumsfaktor	sis
Membran	Wachstumsfaktor-Rezeptor	src, abl, erbB, fms, ras
Cytoplasma	Wachstumsfaktor-Äquivalent	mos
Kern	Regulator für Gen-Expression, Replikation, Zellcyclus	myc, myb, fos, jun

synthetisierte „mittlere T-Antigen" stabilisiert das Protein, das vom Proto-Oncogen src (sarc) codiert wird. In der normalen Zelle wird das **src**-Genprodukt nach 30 Minuten wieder abgebaut, im Komplex mit „mittlerem T-Antigen" erst nach 25 Stunden.

Das **ras**-Genprodukt hat GTP-bindende *GTPase*-Aktivität. (Man vermutet einen ähnlichen Mechanismus wie beim G-Protein der *Cyclase*. Dieses aktiviert nach Hormonstimulation unter Mitwirkung von GTP die *Cyclase,* inhibiert aber selbst durch seine eigene *GTPase*-Aktivität diese Stimulation. Ras gehört zur Klasse der „kleinen" G-Proteine, die im Gegensatz zu den klassischen heterotrimeren G-Proteinen, die die *Cyclase* regulieren, als Monomere fungieren.) Durch **Mutation** kann dieser Inaktivierungsmechanismus ausfallen – dann wird aus dem Proto-Oncogen das entsprechende Oncogen.

Eine andere Form von Mutation in einem Proto-Oncogen führt folgendermaßen zur Bildung eines entsprechenden Oncogens: Bei „**erb B**" ist neben vermehrter Genprodukt-Synthese durch Ausbildung eines stärkeren Promotors auf der Basis von Virusintegration das Produkt des Oncogens verstümmelt. „erb B" ist ein **verkürzter Rezeptor** für den Epidermalen Wachstumsfaktor (epidermal growth factor = EGF). Der veränderte EGF-Rezeptor sitzt als erb B in der Membran und signalisiert permanent in die Zelle, dass EGF gebunden ist, sodass die Zelle unkontrolliert proliferiert. Das Oncogen „neu" entspricht ebenfalls einem **Rezeptor,** ohne dass bekannt ist, welches der dazugehörige natürliche Ligand ist. „erb A" entspricht dem natürlichen **Rezeptor** für das Schilddrüsenhormon. „**fms**" ist ein **veränderter** Rezeptor für den Kolonie-stimulierenden Faktor (CSF) der mononucleären Phagocyten.

Oncogene können nicht nur Rezeptoren, sondern auch Wachstumsfaktoren imitieren, wobei der Abbau derselben auf der Basis von strukturellen Veränderungen reduziert ist. „**sis**" ist z. B. ein Teil des **PDGF** (Plättchen-Wachstumsfaktor). In Tab. 11.**13** sind einige Proto-Oncogene, der Prozess, der sie zu Oncogenen macht, und die resultierenden menschlichen Tumoren angeführt.

Zum Verständnis der Funktion der Oncogen-Produkte ist die Kenntnis der **Zellproliferations-Signalkette** notwen-

Tab. 11.13 **Menschliche Tumoren als Folge aktivierter Proto-Oncogene**

Proto-Oncogen	Gen-Veränderung	Tumor
abl	Translocation	chron. myeloische Leukämie
erbB	Amplifikation, Mutation	Squamosa-ZellCa*, Glioblastom
myc	Translocation, Amplifikation	Burkitt-Lymphom Kleinzelliges LungenCa MammaCa, CervixCa
ras	Punktmutationen	Colon-Lungen-PankreasCa akute Leukämien, Urogenital-Ca, SchilddrüsenCa

* Ca=Carcinom

dig: Wachstumsfaktoren wie EGF, PDGF etc. binden an spezifische Rezeptoren und aktivieren über ein GTP-bindendes G-Protein die *Phospholipase C* (Abb. 11.12). Dieses Enzym spaltet den Membranbestandteil Phosphatidylinositol-bis-phosphat in **Diacylglycerol** und **Inositol-tris-phosphat**. Beide Substanzen sind als „second Messenger" aktiv in der Signalkette. Das Inositol-tris-phosphat aktiviert die Ca^{2+}-Freisetzung aus dem Endoplasmatischen Reticulum. Dadurch wird die Zelle zur Proliferation gebracht. Das Diacylglycerol aktiviert die *Proteinkinase C*, die auf einige Proteine Phosphat aus ATP überträgt. Unter anderem wird ein Protonen-Na^+-Translocator aktiviert. Durch die ausgeschiedenen H^+-Ionen wird der pH-Wert erhöht. Dadurch wird ebenfalls die Zelle zur Proliferation gebracht. Die *Proteinkinase C* kann auch direkt durch den Tumorpromotor Phorbolester aktiviert werden. Diese von **Hecker** entdeckten Verbindungen simulieren Diacylglycerol, unterliegen aber nicht seinem Stoffwechsel. Die **Oncogen-Produkte** haben ihre **Funktion in dieser Signalkette**. „src" und „ros" haben *Phosphatidyl-Inositol-Kinase*-Aktivität. „sis" fungiert als Wachstumsfaktor, „erb B" ist ein dauernd aktiver EGF-Rezeptor. „ras" enthemmt die Aktivierung der *Phospholipase C* dadurch, dass seine *GTPase*-Aktivität defekt ist, und schließlich gibt es eine Reihe von Oncogen-Produkten wie „myc", „myb" und „fos", die im Zellkern die Zellproliferation enthemmen (Rep. 11.1).
Alternative Wege der **Signaltransduktion** laufen über *Kinase*-Kaskaden (Abb. 11.14). Bei diesem Typ besitzt der Rezeptor eine endogene *Tyrosinkinase*, die durch Ligandenbindung aktiviert wird.

Der autophosphorylierte Rezeptor aktiviert über das Adaptermolekül Grb2 den GDP/GTP-Austauscher Sos, der seinerseits Ras, das erste Glied der Kinasen-Kaskade, aktiviert. Ras-GTP phosphoryliert Raf, welches sozusagen als *MAPKK-Kinase* wirkt (*MAPK* steht für *Mitogen-aktivierte Proteinkinase*). Die nächsten Kinase-Stufen sind *MAPKK* und *MAPK*. Letztere aktiviert schließlich die Transkriptionsfaktoren c-myc, c-jun, c-fos und ATF2 durch Phosphorylierung.

Abb. 11.14 **Signaltransduktion über Ras, Raf und MAP-Kinasen.** Kinase-Kaskaden bilden alternative Wege der Signaltransduktion. Eine durch Ligandenbindung ausgelöste Phosphorylierungskaskade führt zur Aktivierung von Transkriptionsfaktoren sowie zur direkten Aktivierung verschiedener Stoffwechselenzyme und Strukturproteine. Weitere Erklärungen im Text.

11.2 Tierische Viren haben große praktische Bedeutung

> **R 11.1 Proliferationssignalkette und Oncogene**
>
> Kriterien der transformierten (Tumor-)Zelle:
> – keine Kontaktinhibition
> – unendliche Lebensfähigkeit
> – kein Serumsentzugsblock
> – gesteigerte Glucose-Aufnahme, Glycolyse
> – Wachstum in Agar
>
> Oncogene: Gene, die für Zelltransformation zuständig sind
> Proto-Oncogene: Gene der normalen Zelle, die zu Oncogenen werden können
> Funktion einiger Oncogene:
> – **sis** – Wachstumsfaktorderivat
> – **fms** – veränderter Rezeptor für CSF der Phagocyten
> – **erbB** – Rezeptorabkömmling
> – **ras** – defektes G-Protein
> – **myc, myb, fos** – nucleäre Oncogene
> Signalvermittler: „second Messenger"
> – Inositol-tris-phosphat (IP3)
> – Diacylglycerol (DAG)

MAPK aktiviert aber auch den Glycogenstoffwechsel über *MAP-KAF-Kinase 2* bzw. über p90^{rsk} sowie in direkter Form Zellbestandteile wie z. B. Talin, Lamine, MAP2 und MAP4. Durch Aktivierung der Transkription wird *MAP-Kinase-Phosphatase (MKP-1)* induziert, welche die *MAP-Kinase* inaktiviert. Dieser Schritt beendet die Kaskade.

Mit der beginnenden Entschlüsselung der Proliferations-Signalkette und der Rolle der Oncogen-Produkte ist die Krebsforschung zu einem der aufregendsten Gebiete der modernen Naturwissenschaft geworden.

11.2.11 Tumorsuppressorgene bremsen die Tumorentstehung

Tumorsuppressorgene sind entscheidend an der Tumorentwicklung beteiligt. Beispielsweise führen Mutationen des **Retinoblastom-Gens (Rb)** zum Retinoblastom, einem Tumor der Retina, der sich bereits im Kindesalter, meistens an beiden Augen, ausbildet. Mutationen in einem Allel führen zur Anlage für Retinoblastom, fehlen beide Allele kommt es zur Tumorausbildung.

Das Gen liegt mit seinen 200 000 bp auf Chromosom 13 (13q14.2) und codiert eine mRNA von 47 000 b. Durch die enorme Größe des Gens sind Mutationen entsprechend häufig. In einigen Retinoblastom-Fällen wurde keine Mutation im Rb-Gen gefunden, dafür aber eine Übermethylierung seiner Promotor-Region mit Inaktivierung des Gens (keine mRNA-Synthese) (Imprinting).
Das Gen kommt in jeder menschlichen Zelle vor. Mutationen im Rb-Gen werden in verschiedensten Tumoren gefunden. Das **Rb-Protein** ist an der **Regulation des Zellcyclus** beteiligt. Gemeinsam mit Cyclin A stimuliert es *cdc-2-Kinasen,* welche die Replikation einleiten (s. Kap. 1). Wenn der Übergang von G$_1$ in die S-Phase vollzogen ist, wird das Rb-Protein von Cyclin-abhängigen *Kinasen* phosphoryliert und kann dann das Cyclin nicht mehr binden. Bei Ausschalten der Zellcyclus-regulierenden Funktion des Rb-Proteins können durch gleichzeitige Oncogen-Aktivierung Tumoren entstehen.

Das Gen der **Neurofibromatose** (NF: Neurofibrome, „café-au-lait"-Flecken, knöllchenförmige, gutartige Neurotumoren, die in maligne Formen übergehen können) ist häufig mutiert (300/Mill.), kartiert auf 17q11.2, ist 130 000 bp lang und wird in eine 13 000 b mRNA transkribiert, welche die Synthese von **Neurofibromin** (2483 Aminosäuren) vermittelt. Es ist wie Rb-Protein ein **rezessiver Tumorsuppressor** und wird in allen Geweben synthetisiert. Bei verschiedenen malignen Tumoren werden Mutationen in NF gefunden.
Neurofibromin ist ein **GAP (GTPase-Aktivierungs-Protein).** Die GAPs spalten das an G-Proteine gebundene GTP zu GDP und inaktivieren dadurch das G-Protein. Da das Ras-Protein ein oncogenes G-Protein ist, das durch GAPs inaktiviert wird, fällt die Inaktivierung bei Ausfall des Neurofibromins weg. Damit wird Ras zum entzügelten Oncogen.
WT1 ist ein Tumorsuppressor, dessen Ausfall zum Wilms-Tumor führt (Nieren-Tumor, etwa 8% aller kindlichen malignen Tumoren). WT1 ist ein **Transkriptionsfaktor** und enthält 4 „**Zinkfinger**" (Zn^{2+}-haltige Schleifenstrukturen) zum Binden an DNA. In der Nachbarschaft (11p13/11p15) liegt **WT2**, ein weiteres Gen für einen Tumorsuppressor.
p53 ist der wichtigste **Tumorsuppressor.** Das Protein hat eine molekulare Masse von 53 000 (393 Aminosäuren). Bei vielen Tumoren (wenn nicht sogar bei den meisten) ist das p53-Gen mutiert.

Beim **Kleinzell-Lungencarcinom** ist p53 stets mutiert. Ebenfalls ein p53-Defekt verursacht das **Li-Fraumeni-Syndrom,** eine seltene erbliche Krankheit mit starker Häufung von Tumorentwicklung. Die Mutation liegt im 3. Exon am Beginn des 3. Introns des Gens. Mutationen des p53-Gens außerhalb dieser Region dürften während der Embryonalentwicklung letal sein.

p53 wirkt als ein **Transkriptionsfaktor,** der an spezifische DNA-Sequenzen bindet. p53 schaltet die Transkription einer Gruppe von Genen an. So z. B. das p21, das cyclinabhängige *Proteinkinasen* (S. 57) und damit den Zellcyclus hemmt. DNA-Schäden induzieren Transkription und Translation von p53, und dieses induziert seinerseits Gene, die DNA-Schäden beseitigen sollen. p53 ist verantwortlich für das Pausieren der DNA-Replikation während der **Reparatur** und für die **Apoptose.**

Ein zur Proliferation gegenläufiger Prozess ist die Apoptose

Um in einem vielzelligen Organismus ausgeglichene Zellpopulationen zu gewährleisten, gibt es neben der Proliferation auch Vorgänge der Differenzierung und des Zelltodes. Der **„programmierte Zelltod"** wurde zunächst bei B-Lymphozyten beobachtet, die mit Glucocorticoiden behandelt worden waren. Diese Zellen schrumpfen und zerschneiden mit *Endonucleasen* ihr stark kondensiertes Kern-Chromatin zu gleichmäßigen Fragmenten von einigen Nucleosomen Länge (Abb. 11.15). Anschließend zerfällt die Kernmembran und die Zellreste werden phagocytiert. Apoptotische Zellen scheiden keine Substanzen nach außen ab. So führt die Apoptose auch nicht zu Entzündungserscheinungen.

Die wiederum können Folge einer **Nekrose** sein, – dem Absterben von Zellen infolge einer Zellschädigung. Hierbei zerfällt das

Virologie

11

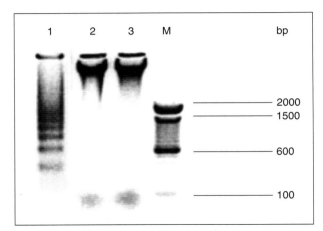

Abb. 11.**15 DNA-Fragmentierung als Folge von Apoptose-Induktion.** Auf ein 1,2%iges Agarosegel wurden DNA-Proben (10 µg DNA/Spur) aufgetragen und einer Elektrophorese unterworfen. Dabei trennen sich die DNA-Moleküle ihrer Größe nach auf. Zur Größenbestimmung wurde ein 100 bp-Marker (M, 5 µg/Spur) gleichzeitig aufgetragen. die DNA wurde anschließend im Gel durch Anfärbung mit Ethidium Bromid sichtbar gemacht.
Spur 1: Durch Staurosporin induzierte Apoptose führt bei HL60-Zellen zu einer internucleosomalen Fragmentierung der DNA (Leiterbildung). **Spuren 2, 3:** DNA-konfluenter Fibroblasten (unbehandelt) zeigt im Wesentlichen nur eine Bande einer Größe. **Spur M:** molekularer Größen-Marker (M. H. Ramirez, M. Schweiger, Berlin).

Chromatin (Karyorhexis), der Kern kondensiert (Karyopyknose) oder löst sich auf (Karyolyse), die Zelle bläht sich auf und platzt. Der freiwerdende Zellinhalt schädigt umliegende Zellen und kann zu Entzündungsreaktionen führen.

Eine derartige **Apoptose** findet sich auch bei Nicht-Blutzellen, z. B. während der Embryonalentwicklung (s. Kap. **8**) oder bei der Reduktion von Hormon-regulierten Organen (z. B. Uterus). Auch im Thymus wird u. a. gegen autoaggressive T-Lymphocyten mit Apoptose vorgegangen (S. 282). Apoptose findet sich weiterhin in Zellen mit irreparablen DNA-Schäden (s. DNA-Reparatur, S. 100), wobei p53 als Schadenskontrolleur wirkt. Der Vorgang der **Apoptose,** wegen der Regelmäßigkeit seines Ablaufs als genetisch programmiert erkannt, kann ganz allgemein durch Fehlen bestimmter trophischer Faktoren (Regulatoren) ausgelöst werden. Transmembrane Rezeptoren agieren dabei als Adaptermoleküle und stellen den Kontakt her zwischen Regulatoren und Effektoren. In Vertebraten sind als solche mehr als 15 Protein-spaltende Enzyme (wegen der Spezifität der Spaltstellen *Caspasen* genannt) bekannt, die sich (aus *Procaspasen*) gegenseitig in einer ausgeklügelten Kaskade spalten und dadurch aktivieren müssen. Diese Art der Kontrolle gewährleistet, dass keine Zelle fahrlässig in Apoptose geschickt wird. Die endgültigen Zielproteine der Caspasen sind diverse Proteine, u. a. Proteine der Kernmembran und des Cytoskeletts. Apoptose kann aber auch durch sog. Todessignale ausgelöst werden. Hierher gehört der **Tumor Necrose Faktor (TNFα),** der von Makrophagen z. B. infolge einer chronischen Entzündung ausgeschieden wird. Oder der **Ligand Fas.** Er ist ein Oberflächenprotein auf aktivierten Killerzellen und cytotoxischen T-Lymphocyten (S. 280). Auf diese Weise werden Virus-infizierte Zellen, Tumorgewebe, Fremdgewebe oder Autoimmun-Antikörper-produzierende Lymphocyten der Apoptose zugeführt.

In diesem hochgradig kontrollierten Prozess der Apoptose gibt es natürlich auch **anti-Apoptose** Regulatoren. Dazu gehört ein Oncogen, das für das **Protein bcl2** codiert. Dieses allerdings verhindert nur den Zelltod, stimuliert die Zellen aber nicht zur Proliferation. Eine Überproduktion von bcl2 macht Zellen unempfindlicher gegen DNA-schädigende Mittel, wie z. B. Bestrahlung und cytotoxische Drogen; bcl2 ist somit ein echtes Oncogen-Produkt.

11.2.12 Viroide

Viroide sind eine Klasse von Viren, die hauptsächlich bei **Pflanzen** studiert wurden, aber möglicherweise auch für das Tierreich Bedeutung haben. Es wird vermutet, dass die Langzeit-Viren mit ihnen verwandt sind. Viroide bestehen ausschließlich aus einer **kleinen RNA** (etwa 360 Nucleotide lang), die ringförmig geschlossen ist. Durch interne Basenpaarung entsteht ein Stäbchen. Würde die Gesamt-RNA für Protein codieren, entspräche das 120 Aminosäuren oder einem Protein mit einer rel. Molekülmasse von etwa 13 000, also einem kleinen Protein. Es ist unklar, wie eine derartig kleine RNA für seine eigene Replikation sorgen und außerdem die Überwältigung des Wirtes, die sich ja in dessen pathologischen Veränderungen manifestiert, zustande bringen kann. Eine Erklärung könnte es geben, wenn die Viroid-RNA die komplementäre Struktur eines Promotors enthielte, ebenso wie die Signale für Ein-Rekombination, Amplifikation und Aus-Rekombination. Diese **Signalstrukturen** können kurz sein und würden die Wirtszelle zwingen, das Viroid ständig zu replizieren. Damit würden Viroide den Oncorna-Viren sehr nahe stehen. Als Krankheitserreger in Kartoffelpflanzen, Citruskulturen, Hopfen und Kokospalmen besitzen Viroide große wirtschaftliche Bedeutung.

Weiterführende Literatur

Grunicke, H. H.: Signal Transduction mechanisms in cancer. Springer 1995
Kayser, F. H., K. A. Bienz, J. Eckert, R. M. Zinkernagel: Medizinische Mikrobiologie. 10. Aufl. Thieme, Stuttgart 2001

12 Gentechnologie

Die Entwicklung der Gentechnologie, auch Rekombinanten-DNA-Technik oder Klonieren genannt, hat in den vergangenen Jahren zu einer wahren Revolution der Biologie und der Medizin geführt. Es ist nicht absehbar, welche Perspektiven diese neue Disziplin noch eröffnen wird.

Durch die Gentechnologie werden Gene oder Signale auf der DNA in ausreichenden Mengen zugänglich, um sie zu sequenzieren. Indirekt können so auch die Sequenzen von Proteinen bestimmt werden.

Eukaryontische Gene können mit entsprechenden Signalstrukturen in Bakterien gebracht werden und die Bakterien produzieren dann die eukaryonten Proteine.

Defekte Gene können durch intakte kompensiert werden. So können z. B. erbliche Defekte in Zellen geheilt werden. Intensive Versuche werden unternommen, **somatische Gentherapie** auch beim Menschen erfolgreich anzuwenden.

Was versteht man unter DNA-Klonierung? Ein Zellklon beinhaltet alle Zellen, die durch Zellteilung aus einer Stammzelle hervorgegangen und deshalb untereinander identisch sind. Analog bezeichnet „klonierte DNA" die durch Replikation von einer Ausgangs-DNA hergestellten identischen Kopien. In diesem Sinne liefert jede lytische Infektion einer Bakterienzelle durch ein Virus einen DNA-Klon: Die Virus-Nachkommen enthalten alle replikative Kopien der Stamm-DNA. Das Beispiel verdeutlicht auch gleich eines der praktischen Ziele der Klonierungstechniken, nämlich die Vermehrung der zu untersuchenden DNA um viele Größenordnungen. Wir möchten z. B. spezifische Abschnitte eukaryontischer DNA untersuchen. Aus der Bakteriengenetik kennen wir das Phänomen der transduzierenden Viren (s. Kap. **10**). Unter Verlust eines Teils der eigenen DNA nimmt ein solches Virus ein kurzes Stück des Bakteriengenoms mit auf die Reise, wenn es aus dem Wirtsgenom herausgeschnitten wird. Diese neu erworbene DNA bleibt fester Bestandteil der Virus-DNA. Transduzierende Viren sind für die Genetiker von Interesse, weil die mitgenommene DNA oft komplette Gene oder ganze Operons enthält. So gibt es Lambda-Phagen, die das Lactose-Operon aus *E. coli* tragen. Vom Standpukt des lac-Operons aus gesehen fungiert die Virus-DNA bei diesem Vorgang lediglich als Träger oder als Vehikel, das für den Transport und die Vermehrung der lac-DNA als **Passagier oder Mitfahrer** sorgt. Wir sprechen von der Lambda-DNA als **Vektor oder Vehikel.** Prinzipiell ist es möglich, anstelle der lac-DNA beliebige fremde DNA-Stücke durch Reaktion im Reagenzglas in den Lambda-Vektor einzuführen. Das wäre einer In-vitro-Rekombination vergleichbar – und damit verstehen wir auch die häufig benutzte Bezeichnung „Rekombinanten-DNA-Technik".

12.1 Die Strategie der Klonierung beinhaltet das Einsetzen der Passagier-DNA, das Einschleusen des beladenen Vektors und seine Vermehrung

Dies erlaubt uns, eine allgemeine Strategie für DNA-Klonierung zu formulieren. Im Einzelnen sind folgende Teilschritte zu durchlaufen:

1. Isolierung der Passagier-DNA,
2. Wahl eines geeigneten Vektors,
3. Einbau der Passagier-DNA in den Vektor,
4. Einschleusen des Vektors mit der Passagier-DNA in eine geeignete Zelle.
5. Replikation der Rekombinanten-DNA in der Zelle,
6a. Isolierung der Rekombinanten-DNA,
6b. eventuell Produktion des Genproduktes – oder
6c. Sequenzierung der DNA.

12.1.1 Isolierung der Passagier-DNA

Zwei grundlegende Taktiken können befolgt werden: Entweder wird das Gen (bzw. der DNA-Bereich), das kloniert werden soll, zunächst isoliert, oder alle Fragmente einer DNA werden kloniert, und anschließend wird für die gewünschten Sequenzen selektioniert.

Isolierung von Genen

Die **Isolierung von Genen** ist in manchen Fällen relativ einfach: Die Globin-Gene des Hämoglobins z. B. können über die mRNAs gewonnen werden. In Reticulocyten, den Vorstufen der Erythrocyten, wird fast nur Hämoglobin synthetisiert. Entsprechend besteht die mRNA fast ausschließlich aus Globin-mRNA.

Abb. 12.1 **Präparation von Messenger-RNA.** mRNA hybridisiert mit seinem charakteristischen Poly-A-Schwanz an Poly-T, das an eine Säulenmatrix fixiert ist. tRNA und rRNA laufen durch die Säule hindurch. Durch Erhöhung der Temperatur bzw. durch hohe Salzkonzentrationen kann die Messenger-RNA eluiert werden.

Abb. 12.2 **Präparation von komplementärer DNA (cDNA).** An mRNA wird mit einem Oligo-T-Starter durch *Reverse Transkriptase* cDNA synthetisiert. Der RNA-Strang wird z. B. durch alkalische Hydrolyse entfernt. Der zweite DNA-Strang wird durch *DNA-Polymerase* gebildet und die entstandene Haarnadelstruktur wird enzymatisch geöffnet.

Abb. 12.3 **Selektion einer spezifischen mRNA mit Hilfe eines spezifischen Starters.** Statt wie in Abb. 12.2 die cDNA-Synthese mit einem Oligo-T-Starter beginnen zu lassen, kann als Starter für die *Reverse Transkriptase* auch ein komplementäres DNA-Oligonucleotid dienen. Diese DNA-Sequenz entspricht einer Region auf einem spezifischen Gen und selektioniert aus den zahlreichen mRNA-Molekülen die entsprechende mRNA heraus, die bevorzugt in cDNA übersetzt wird.

Das Experiment sieht wie folgt aus: Kaninchen (oder andere Tiere) werden zur Bildung von Reticulocyten angeregt, z. B. durch wiederholte Blutabnahmen. Die Blutzellen werden abzentrifugiert und die roten von den weißen Blutkörperchen abgetrennt. Die roten Blutkörperchen werden lysiert (in Wasser) und die Gesamt-RNA wird durch mehrfaches Ausschütteln der wässrigen Phase mit Phenol isoliert. Zur Entfernung des Phenols kann die RNA durch Ethanol gefällt werden. Die mRNA muss jetzt noch von der ribosomalen und der tRNA getrennt werden. Die mRNA besitzt an ihrem 3'-Ende einen Poly-A-Schwanz, an dem sie durch Poly-T-Säulen herausgezogen werden kann (Abb. 12.1).
Die mRNA wird durch das Enzym *Reverse Transkriptase* in den komplementären DNA-Strang, die **cDNA,** übersetzt (Abb. 12.2). Im alkalischen Milieu wird der RNA-Strang hydrolysiert. An dem verbleibenden cDNA-Strang wird mit *DNA-Polymerase I* von *E. coli* der fehlende DNA-Strang synthetisiert. Diese DNA, die fast ausschließlich für Globin codiert, kann als Passagier-DNA eingesetzt werden.

Die Fälle, dass die Natur eine fast reine mRNA präsentiert, sind selten. Meistens ist die gewünschte mRNA begleitet von einer Majorität anderer RNAs. Sehr oft macht eine mRNA nur 0,01 bis 1% der Gesamt-Poly-A-RNA aus. Die Anreicherung gestaltet sich dann schwieriger.
Eine Verbesserung der Strategie geht von der spezifischen Hybridisierung von DNA-Sequenzen mit der mRNA aus. Voraussetzung ist, dass ein Stück Sequenz des Gens, z. B. aus der Proteinsequenz, bekannt ist (Abb. 12.3). Ein synthetisches Oligonucleotid des Gens wird als Starter für die *Reverse Transkriptase* benutzt. Gesamt-mRNA (Poly-A-RNA) wird präpariert und mit dem Starter-Oligonucleotid hybridisiert. Die *Reverse Transkriptase* startet bevorzugt an RNA, die das Starter-Oligonucleotid hat, d. h. es wird bevorzugt von der gewünschten RNA transkribiert. Das Resultat ist eine starke Anreicherung der gewünschten cDNA.

Klonierung der Gesamt-DNA

Bei sog. **Schrotschuss-Klonierungen,** d. h. das gesamte Genom wird kloniert (Abb. 12.4), kommt es darauf an, das Genom in möglichst einheitlich lange DNA-Fragmente zu zerlegen. Die Länge der Fragmente richtet sich einerseits nach der Länge der Sequenzen, die man untersuchen möchte, andererseits hängt die Länge des Passagiers auch vom Vektor ab.

DNA-Stücke von 20 Kilobasenpaaren (1 kbp = 1000 bp) entstehen durch mehrmaliges Passieren durch eine enge Kanüle. Die Anzahl der nötigen Passagen muss empirisch ermittelt werden. Die Brüche erfolgen statistisch entlang der DNA. Hierbei entstehen viele „ausgefranste", d. h. einzelsträngige Enden. Die Einzelstrangbereiche werden mit Hilfe der Einzelstrang-spezifischen *Nuclease S 1* beseitigt, sodass stumpfendige DNA (glatte Enden) entsteht.
Eine bessere Methode ist der Einsatz von **Restriktionsenzymen** wie z. B. *Hae III* und *Alu I*.

Abb. 12.4 Schrotschuss-Klonierung

Beide *Nucleasen* haben eine Erkennungssequenz von vier Nucleotiden (Tab. 12.1). Bei gleichem Vorkommen aller vier Basen ist zu erwarten, dass etwa nach allen $4^4 = 256$ Nucleotiden eine Schnittstelle für diese Enzyme auftaucht. In der Realität bedeutet dies eine relativ geringe durchschnittliche Fragmentlänge. Führen wir bei gleichzeitiger Anwesenheit beider *Nucleasen* die Verdauung jedoch so durch, dass nur an einem Bruchteil der möglichen Schnittstellen gespalten wird (Teilverdauung, engl.: limited digest), so kann durch die Reaktionsbedingungen die Fragmentlänge der DNA recht genau auf eine gewünschte Länge eingestellt werden. Damit ist mit hoher Wahrscheinlichkeit jedes beliebige Stück der DNA unter den Bruchstücken vorhanden und die erhaltene Kollektion von Bruchstücken des Genoms (**Genombibliothek**) komplett.

12.1.2 Der Vektor muss autonom replizieren, Passagier-DNA aufnehmen und in Wirtszellen eingeschleust werden können

Ein geeigneter **DNA-Vektor** muss drei Bedingungen erfüllen:

- Er muss unabhängig vom Hauptgenom der Wirtszelle replizieren, also ein **selbstständiges Replikon** bilden. Von Vorteil ist dabei, wenn die Vektorreplikation von der des Hauptgenoms abgekoppelt werden kann, so dass eine hohe Kopienzahl der klonierten DNA pro Wirtszelle erreicht wird
- Der Vektor muss die **Passagier-DNA** aufnehmen können, unter Umständen unter Austausch gegen einen Teil seiner eigenen DNA
- Der Vektor sollte mit hoher Effizienz in die Wirtszelle eingeführt werden können, etwa durch **Transformation** (auch als Transfektion bezeichnet) oder durch Infektion nach Verpackung in Virushüllen

Sowohl **Plasmide** wie **Viren** erfüllen diese Bedingungen und finden deshalb als Vektoren Verwendung.
Zweckmäßigerweise ist der Vektor so konstruiert, dass nach dem Einschleusen in die Zelle kontrolliert werden kann, ob er tatsächlich in der Zelle vorhanden ist. Dafür eignet sich z. B. **ein Gen für Antibiotica-Resistenz**. Wenn Antibiotica-sensitive *E.-coli*-Zellen Empfänger des Vektors mit dem Resistenz-Gen sind, werden diese gegen das betreffende Antibioticum resistent. Außerdem muss ersichtlich sein, dass der Vektor Rekombinanten-DNA trägt. Dafür eignet sich ebenfalls ein Gen für eine andere Antibiotica-Resistenz. In dieses Gen wird die Passagier-DNA eingesetzt und damit das Gen für diese Resistenz inaktiviert. Die Zellen, die mit einem beladenen Vektor transformiert wurden, sind resistent gegen das Antibioticum 1 und sensitiv gegen Antibioticum 2, während Zellen mit unbeladenem Vektor gegen beide resistent sind.
Als Beispiel sei das Plasmid **pBR 322** (Abb. 12.5) angeführt. Es ist ringförmig und trägt Gene für Resistenz gegen Ampicillin und Tetracyclin. Beide Gene können wechselseitig

Tab. 12.1 Restriktionsendonucleasen mit den spezifischen Erkennungssequenzen

Name der Restriktionsendonuclease	Herkunftsorganismus	Spezifische Sequenz
Alu I	Arthrobacter luteus	-AG'CT-
Bam HI	Bacillus amyloliquefaciens H	-G'GATCC-
Bgl I	Bacillus globigii	-GCC(N$_4$)'N-GGC-
Cla I	Caryphanon latum L	AT'CGAT-
Dpn I	Diplococcus pneumoniae	-GMA'TC-
Eco R I	E. coli BS5	-G'AATTC-
Eco RV	E. coli J62	-GAT'ATC-
Hae III	Haemophilus aegyptius	-GG'CC-
Hind III	Haemophilus influenzae	-A'AGCTT-
Hpa I	Haemophilus parainfluenzae	-GTT'AAC-
Hpa II	Haemophilus parainfluenzae	-C'CGG-
Msp I	Moraxella	-C'CGG-
Pst I	Providencia stuartii	-CTGCA'G-
Sal I	Streptomyces albus	-G'TCGAC-
Sau I	Streptomyces aureofaciens	-CC'TNAGG-
Sau 3A I	Staphylococcus aureus 3A	-'GATC-
Sma I	Serratia marcescens S$_b$	-CCC'GGG-
xho I	Xanthomonas holcicola	-C'TCGAG-
xho II	Xanthomonas holcicola	-PuGATCPy-

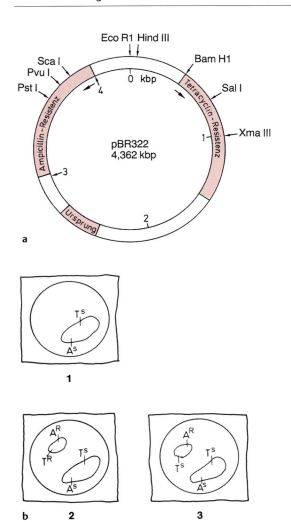

Abb. 12.6 **Plasmid pUR 222.** Das Plasmid pUR222 ist 2,7 Kilobasenpaare lang, besitzt ein Resistenz-Gen für Ampicillin, das Gen für β-*Galactosidase* mit Promotor P und Operator sowie einen Ursprung der Replikation. Am Innenring sind die Nucleotidpositionen in Kilobasenpaaren und die Transkriptionsrichtungen angegeben. Außen sind einige „einmalige Schnittstellen" eingezeichnet.

◁ Abb. 12.5 **Verwendung von Vektoren in der Gentechnologie**
a Das Plasmid pBR322 hat 4,362 Kilobasenpaare (kbp), 2 Resistenz-Gene, Tetracyclin und Ampicillin, einen Ursprung der Replikation und sog. einmalige Schnittstellen (Eco RI, Hind III, Bam HI, Sal I, Xma III, Pst I, Pvu I, Sca I). Am Innenring sind die Nucleotidpositionen in Kilobasenpaaren und die Transkriptionsrichtung angegeben.
b Antibiotica-Resistenz als Nachweis für ein intaktes Resistenz-Gen: Der Wirt (**1**) ist empfindlich gegen beide Antibiotica, Ampicillin (A^S) und Tetracyclin (T^S). (**2**) Transformation mit dem Plasmid pBR 322, das die beiden Resistenz-Gene (A^R, T^R) trägt, resultiert in Resistenz gegen beide Antibiotica (A^R, T^R). (**3**) Transformation einer Zelle mit einem Plasmid, das in dem Tetracyclin-Resistenz-Gen einen Passagier trägt, macht die Zelle resistent gegen Ampicillin, aber die Zelle bleibt empfindlich gegen Tetracyclin (A^R, T^S).

für die Einrekombination von Passagier-DNA ausgenutzt werden. Sowohl im Ampicillin-Gen als auch im Tetracyclin-Gen gibt es einmalige Schnittstellen (s. u.) für *Restriktionsendonucleasen*.
Statt einer Antibiotica-Resistenz kann auch jedes andere Gen ausgenutzt werden. Im Plasmid **pUR 222** (Abb. 12.**6**) befindet sich ein Teil des Lactose-Operons mit Promotor, Operator und dem Gen für β-*Galactosidase.* In diesem Gen liegen einige einmalige Schnittstellen für *Restriktionsendonucleasen.* Eine **einmalige Schnittstelle** ist gegeben, wenn auf dem gleichen DNA-Molekül für die spezifische *Nuclease* keine weitere Schnittsequenz existiert. Wird in den Vektor pUR 222 im Gen für β-*Galactosidase* DNA hineinrekombiniert, wird das Gen inaktiviert. Wenn die Empfängerzellen kein Gen für β-*Galactosidase* trägt, bleibt sie nach Transformation mit beladenem pUR 222 in einer Farbreaktion negativ. Diese Zellen lassen sich mit spezifischen Farbagarplatten technisch sehr einfach erkennen. Zur Selektion der Zellen, die ein Plasmid aufgenommen haben, eignet sich die Ampicillin-Resistenz. Die transformierten Zellen werden auf Ampicillin-haltigen Platten kultiviert, die den Farbindikator enthalten. Kolonien, die beladenes pUR 222 enthalten, sind sofort an ihrer Farblosigkeit zu erkennen (Abb. 12.**6**).
Die Plasmide pBR 322 und pUR 222 eignen sich nicht zum Klonieren großer DNA-Stücke. Für diese Aufgabe wurden die **Cosmide** entwickelt. Cosmide sind Hybride zwischen Plasmiden und Sequenzen vom Phagen Lambda. Von den Plasmiden haben sie die Strukturen für die autonome Replikation sowie Gene für Antibiotica-Resistenzen, und von Lambda haben die Cosmide die spezifischen DNA-Sequenzen, die der Phage für die Verpackung der DNA in die Phagenhülle braucht (Cos-Stellen). Damit besitzen die Cosmide die Vorteile von Plasmiden wie die autonome Replikationsfähigkeit und Gene für Selektion sowie Vorteile von Lambda wie die Möglichkeit der Verpackung in Phagenhüllen. Durch die Möglichkeit, verpackt zu werden, können Cosmide gezielt aus einem DNA-Gemisch isoliert werden. Cosmide lassen sich dann mit hoher Ausbeute in neue Empfängerzellen infizieren (Abb. 12.**7**).

12.1 Die Strategie der Klonierung beinhaltet das Einsetzen der Passagier-DNA

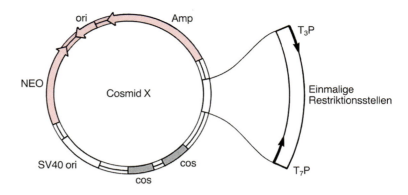

Abb. 12.7 **Cosmid X.** Das Cosmid X besitzt die Resistenz-Gene für Ampicillin (Penicillin) und Neomycin sowie den „Ursprung der Replikation" von einem E. coli Plasmid (gefärbt) und die „Cos"-Stellen des bakteriellen Virus λ zum Verpacken in λ-Hüllen (grau). Daneben hat es einen „Ursprung der Replikation" des Virus SV40 zur Vermehrung in höheren Zellen und eine Klonierungskassette mit „einmaligen Schnittstellen" zum Einsetzen von Passagier-DNA. An den Enden der Kassette können starke Promotoren wie hier von T7 bzw. T3 sein, um diese Region besonders intensiv in Genprodukt übersetzen zu können.

Eine andere Möglichkeit, große DNA-Fragmente zu klonieren, sind die kleinen, einsträngigen, bakteriellen Viren wie **M13** (Abb. 12.8) und **fd**. Bei diesen Viren wird nicht eine vorgefertigte Virushülle mit DNA gefüllt, wobei aus räumlichen Gründen nur eine bestimmte DNA-Menge verpackt werden kann, sondern die DNA wird durch das Hüllprotein zu einem Filament geformt. Je länger die DNA ist, desto länger wird das Filament. Diese Viren lysieren ihre Wirte nur unter besonderen Umständen. Normalerweise werden die Viren von den Zellen fortlaufend „ausgeschwitzt". Dadurch werden hohe Titer erzielt. Besonders geeignet sind diese Vektoren zum Sequenzieren klonierter DNA-Fragmente, weil auf diese Weise leicht große Mengen Einzelstrang-DNA gewonnen werden können. M13 kann auch zu Klonierungszwecken mit dem Gen für β-*Galactosidase* kombiniert werden.

Ein besonders raffinierter M13-Vektor enthält im Gen für β-*Galactosidase* eine einmalige Schnittstelle und in unmittelbarer Nähe eine Basendeletion. Die Basendeletion bewirkt Rasterverschiebung. Das entstehende Protein ist inaktiv, da stromabwärts falsche Aminosäuren eingebaut werden. Wird an der einmaligen Schnittstelle eine Passagier-DNA eingesetzt, wird diese im Anschluss an das erste Stück der β-*Galactosidase* in Protein übersetzt. Am Ende der eingesetzten DNA kann sich für den Rest der β-*Galactosidase* der richtige Leseraster wieder ergeben. Aktive β-*Galactosidase* wird nur gebildet, wenn der Leseraster durch eingesetzte DNA korrigiert wird. Kolonien mit beladenem Vektor können so an der Synthese von β-*Galactosidase* erkannt werden. Diese Zellen haben dann auch die Passagier-DNA ausgeprägt. Die Wahrscheinlichkeit, dass der Leseraster für diese DNA korrekt ist, ist zu einem Drittel bedingt durch die Triplettkonstruktion. Durch zusätzliche Basendeletionen stromaufwärts entstehen Vektoren, die die Passagier-DNA jeweils in einem der drei möglichen Leserahmen in Protein übersetzen. Diese Vektoren werden **Expressionsvektoren** genannt. Entsprechend gibt es auch Expressionsvektoren für eukaryontische Zellen.

Für die Klonierung besonders großer DNA-Fragmente von mehreren hundert kbp eignen sich die **YACs** (yeast artificial chromosomes = künstliche Hefechromosomen). Sie bestehen aus künstlich zusammengefügten Zentromeren, Telomeren und ARSs (autonom replizierende Sequenzen – Ursprung der Replikation) (Abb. 12.9). An der einmaligen Restriktionsstelle wird die Passagier-DNA hineinkloniert. Nach Behandlung mit der *Restriktionsendonuclease* Bam H1 fällt das Segment zwischen den Telomeren heraus, so-

Abb. 12.8 **Der Vektor M13.** Grundlage ist das bakterielle Virus M13, dessen DNA einzelsträngig ist. Während der Entwicklung wird eine doppelsträngige DNA (RF = replikative Form) gebildet.

dass ein künstliches Chromosom entsteht mit endständigen Telomeren, einem Zentromer und einem ARS. Dieses künstliche Chromosom wird in der Zelle wie ein natürliches behandelt und vermehrt. Das riesige Fassungsvermögen an Passagier-DNA ermöglicht das Klonieren von großen Genen wie das der Duchenne-Muskeldystrophie (> 1000 kbp) oder das Gen für Faktor VIII, das bei der Hämophilie A defekt ist (186 kbp). Auch für die Charakterisierung von Abschnitten auf Chromosomen durch „chromosomales Wandern" ist das YAC-System geeignet.

Beim **chromosomalen Wandern** (chromosome walking) werden große DNA-Fragmente kloniert und durch überlappende Klone eine längere DNA-Strecke überwunden. Größere Distanzen lassen sich mit dem **chromosomalen Springen** (chromosome jumping) überbrücken (Abb. 12.11). Durch partielle Spaltung von DNA durch eine *Restriktionsendonuclease* werden große Fragmente erzeugt, die mit einem Pilot-Gen zirkulär zusammengefügt werden. Das Pilot-Gen markiert die Stelle des Ringschlusses und damit die Enden des DNA-Fragmentes. Mit einer anderen *Restriktionsendonuclease* werden die Ringe zerschnitten und in einem geeigneten Vektor kloniert. Klone, die das Leit-Gen, flankiert von Passagiersequenzen, tra-

338 12 Gentechnologie

Abb. 12.**9 YACs (yeast artificial chromosomes – artifizielle Hefechromosomen).** Aus Zentromeren, Telomeren und ARSs (autonom replizierende Sequenzen – Ursprung der Replikation) zusammengesetzte Vektoren zum Klonieren großer DNA-Fragmente.

Abb. 12.**10 a–c Fiber-FISH diverser Cosmide eines Contigs vom Chromosom 21.** Cosmide mit einklonierter DNA aus dem menschlichen Chromosom 21 wurden mit Digoxygenin 11-dUTP bzw. mit Biotin 16-dUTP markiert und mit Anti-Digoxygenin-Cy3 (rot) bzw. Avidin-FITC (grün) detektiert. Die Aufnahme wurde mit einem Zeiss- Epifluoreszenz-Mikroskop in 630-facher Vergrößerung gemacht. **10 a** und **10 b** zeigen größere und kleinere aneinander grenzende Cosmide, **10 c** zeigt Überlappungsstellen (gelb) (Marie-Laure Yaspo, Berlin).

gen, werden isoliert. Auf der einen Seite des Leit-Gens befindet sich die „Startsequenz", auf der anderen das Ende des ursprünglich großen DNA-Fragmentes, das als Startsequenz für den nächsten chromosomalen Sprung dient. Auf diese Weise erhält man **Klon-Contigs**. Ein Contig (von contiguous = angrenzend) beinhaltet überlappende, identifizierbare DNA-Klone (z. B. Cosmide oder YACs), die eine zusammenhängende Region des Genoms abdecken.

Um die Anordnung bestimmter Gene auf der DNA festlegen zu können, gibt es die Möglichkeit, Cosmid-Contigs eines einzelnen menschlichen Chromosoms herzustellen, sie zu klonieren, nicht-radioaktiv zu markieren und mit Fluoreszenzfarbstoffen zu detektieren. Unter Einzelstrangbedingungen werden diese Cosmide dann an DNA hybridisiert, die auf Objektträger in Form von lang gestreckten DNA-Fäden (Fibern) aufgebracht worden ist. Solche Proben werden am Ort komplementärer Basen hybridisieren und über Fluoreszenzfarbstoff-tragende Antikörper detektiert (**FISH** = **F**luoreszenz-in-**s**itu-**H**ybridisierung S. 150). Werden die einzelnen Cosmide mit unterschiedlichen Farbstoffen angefärbt, so kann ihre Position zueinander im Fluoreszenzmikroskop ausgemacht werden, wobei überlappende Stellen durch Farbinterferenz deutlich werden (Abb. 12.**10 a–c**).

Polymerase-Kettenreaktion (PCR). Für die Sequenzierung von DNA ist die Klonierung nicht Voraussetzung. Über eine Vervielfältigungstechnik, die Polymerase-Kettenreaktion, können auch geringste Mengen DNA der Sequenzierung ohne vorherige Klonierung unterworfen werden. Das Prinzip der Polymerase-Kettenreaktion ist die wiederholte Synthese spezifischer DNA-Teile (Abb. 12.**12**, 12.**13**). Die Spezifität wird erzielt durch die Hybridisierung der Starter-Oligonucleotide an die denaturierten DNA-Stränge. Praktisch verläuft die cyclische DNA-Synthese über die Stufen Schmelzen der DNA durch Temperaturerhöhung, Hybridisierung der Starter-Oligonucleotide und Synthese der komplementären DNA-Stränge. Für den Start des nächsten Cyclus wird die Temperatur wieder erhöht. Temperaturunempfindliche *DNA-Polymerase (Taq-Polymerase)* übersteht die Temperaturerhöhungen ohne Inaktivierung. Die vervielfältigten DNA-Stränge können direkt sequenziert oder kloniert werden. Es kann auch von mRNA ausgegangen werden, die dann in einem ersten Schritt mit *Reverser Transcriptase* in DNA umgeschrieben wird (RT-PCR). PCR hat sich zu einer äußerst wichtigen Methode entwickelt, da kleinste Mengen von Nucleinsäure-haltigem Ausgangsmaterial bereits zu Analysen ausreichen. In der Klinik wird diese Methode mittlerweile routinemäßig angewandt. Neben Mutationsanalysen in der Humangenetik (z. B. Nachweis der häufigen ΔF508 Deletion im cystische Fibrose Gen) können in der Infektionologie bakterielle und virale Erreger nachgewiesen werden (z. B. HIV-Infektion). Spektakuläre Anwendung findet sie in der Kriminalistik. Aus kleinsten Spuren von Blut, Samenzellen oder Speichel kann die DNA über PCR vervielfältigt werden, sodass über DNA-Muster nach Restriktionsverdau Individual-Zuordnungen getroffen werden können.

Abb. 12.**11 Chromosomales Springen.** Um die Nachbarschaft von bekannten Sequenzen der DNA zu ergründen, wird in beide Richtungen „gesprungen". DNA wird fragmentiert. Die Stücke werden mit einem „Leit-Gen" (Pilotsequenz) verbunden und zirkularisiert. Die Ringe werden durch *Restriktionsendonucleasen* zerkleinert. Fragmente, die das Leit-Gen und die bekannte Startsequenz haben, werden analysiert. Dem Leit-Gen benachbart ist die Endsequenz des ursprünglichen DNA-Fragmentes.

Abb. 12.**12 Darstellung des PCR-Produktes der Promotorregion eines Gens in der Agarose-Gel-Elektrophorese.** Aus genomischer DNA wurde über PCR eine 600bp große Promotorregion des Gens für ein Enzym des Radikalstoffwechsels amplifiziert und parallel zu einem Größenmarker auf ein Agarosegel aufgetragen. Nach Anfärbung mit Ethidium-Bromid wurde die Bande des DNA-Fragments bei 600bp sichtbar. **Spur 1:** 1ug DNA, **Spur 2:** 0.5ug DNA, **Spur M:** 100bp Marker (M. Kontou, M. Schweiger, Berlin).

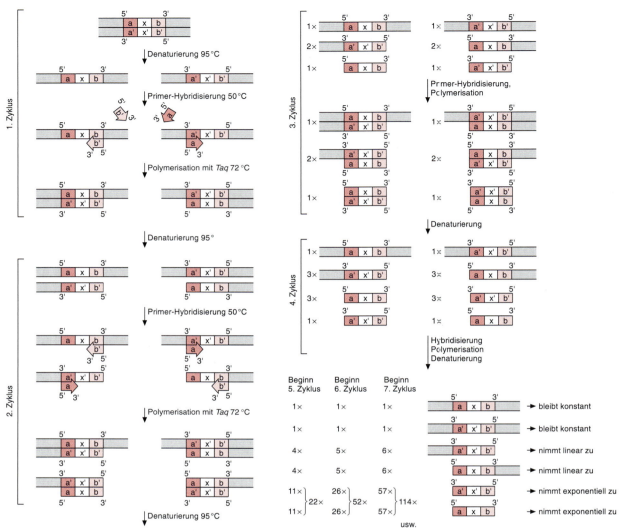

Abb. 12.**13 Polymerase-Kettenreaktion (PCR).** Die Sequenz des Genabschnitts x bzw. x' soll amplifiziert werden. Zu diesem Zweck wird der DNA-Doppelstrang durch Hitze in einzelsträngige DNA überführt. Kurze Oligonucleotid-Primer (in unserem Fall a und b'), komplementär in ihrer Sequenz zu der 5'- bzw. 3'-Nachbarregion von x/x', binden derart an b bzw. a', dass eine spezielle *Polymerase (Taq)* in 5'-3'-Richtung an beiden Einzelsträngen einen neuen Strang synthethisieren kann. Die entstehenden Doppelstränge werden anschließend ebenfalls denaturiert. An allen vier Einzelsträngen binden wiederum die Primer, und ein neuer Synthesecyclus findet statt. Die Reaktionen: Denaturierung, Primerbindung und Polymerisation können im Eintopfverfahren durch Temperaturanpassung automatisiert gesteuert werden, da die *Taq-Polymerase* ein hitzestabiles Enzym ist. Im rechten Teil der Skizze ist die Anzahl der verschiedenen Produkte verzeichnet, die im Laufe der Cyclen akkumulieren. Es wird deutlich, dass die gewünschte Sequenz x/x' zusätzlich der angrenzenden Primersequenzen exponentiell angereichert wird.

12.1.3 Entscheidend ist der gezielte Einbau der Passagier-DNA in den Vektor

Soll eine Passagier-DNA in einen Vektor eingebaut werden, dann müssen die Enden der beiden beteiligten DNAs zugeschnitten werden. Das Zuschneiden erfolgt mit Hilfe von *Restriktionsendonucleasen* (S. 313), die in streng spezifischer Weise DNA-Sequenzen erkennen und schneiden. Als Beispiel sind in Tab. 12.**1** eine Reihe derartiger Enzyme aufgeführt, und es ist ersichtlich, dass einige die gleichen Spezifitäten besitzen.

Einige *Restriktionsendonucleasen* werden durch Methylierung eines DNA-Einzelstranges, manche nur durch Doppelstrang-Methylierung, wieder andere überhaupt nicht gehemmt. Diese Unterschiede in der Methylierung können zur Aufspürung von Methylierung an bestimmten Stellen der DNA-Sequenz ausgenutzt werden, ein Umstand, der an Interesse gewinnt wenn man bedenkt, dass methylierte Basen in der DNA als Signale benutzt werden.

Die Methylierung der Cytosine in eukaryonten DNAs erfolgt in der Sequenz 5'C$_m$G3'. Diese Sequenz ist z. B. Teil der Erkennungssequenz der beiden *Restriktionsendonucleasen HpaII und MspI*: CCGG. *HpaII* wird gehemmt, wenn das zentrale Cytosin methyliert ist, während *MspI* in seiner Aktivität durch diese C-Methylierung nicht beeinträchtigt wird. Ein Paar von *Restriktionsendonucleasen*, die die gleiche Erkennungssequenz besitzen, aber unterschiedlich empfindlich gegen Methylbasen sind, werden **Isoschizomere** genannt. Mit verschiedenen Paaren von Isoschizomeren kann die Methylierung in spezifischen DNA-Regionen studiert werden.

Verbindungsstücke und künstliche Schwänze ermöglichen das Einsetzen bei „glatten" DNA-Enden

Die Schnittstellen für die *Restriktionsendonukleasen* können in beiden Strängen des DNA-Doppelstranges an der gleichen Stelle liegen, sodass glatte Enden entstehen, oder sie können versetzt liegen, dann resultieren überstehende Enden.
Glatte DNA-Enden sind ungünstig für das Einsetzen in Vektoren. Diese Schwierigkeit kann durch Anhängen von Schwänzen oder von Verbindungsstücken behoben werden. Durch das Enzym *Terminale Nucleotidtransferase* können an das 3'-Ende Guanin-Nucleotide bzw. Cytosin-Nucleotide gehängt werden. Es entstehen dann Oligo-G- bzw. Oligo-C-Schwänze, je nachdem, ob in der Reaktion GTP oder CTP angeboten wird (Abb. 12.**14**).

Am günstigsten ist es, die Passagier-DNA mit G-Schwänzen und die Vektor-DNA mit C-Schwänzen zu versehen – oder umgekehrt. Da immer G mit C basenpaart, aber nicht G mit G oder C mit C, ist sichergestellt, dass die Passagier-DNA mit Vektor-DNA und nicht Passagier-DNA miteinander oder Vektor mit Vektor verbunden wird.

Schwänze können nicht nur an glatte DNA-Enden gehängt werden, sondern auch an überstehende. Das ist immer dann notwendig, wenn Passagier- und Vektor-DNA mit verschiedenen *Restriktionsnucleasen* geschnitten wurden, die Enden bilden, die nicht zueinander passen. Nach dem Anhängen der Schwänze muss mit *DNA-Polymerase* aufgefüllt werden.
Alternativ zu den Schwänzen können auch mit *DNA-Ligase* **Verbindungsstücke** angefügt werden. Dazu benutzt man synthetische Oligonucleotide, die in ihrer Sequenz zu gewünschten Restriktionsenden passen. Nach dem Ankoppeln der Gegen-DNA wird mit *DNA-Polymerase* aufgefüllt und mit *DNA-Ligase* die kovalente Bindung hergestellt.

Der kovalente Einbau der Passagier-DNA in den Vektor erfolgt durch *DNA-Ligase*

Genauso wie für den Schneidevorgang sind auch für **das Verschweißen** der DNAs von Vektor und Passagier geeignete Enzyme notwendig. Dazu gehören die *DNA-Ligasen*, zu deren natürlichen Aufgaben die Reparatur von Einzelstrangbrüchen gehört (s. Kap. 2).

Diese Enzyme können dazu gebracht werden, im Reagenzglas untypische Reaktionen durchzuführen. So ist die Ligation stumpfendiger DNAs eine unphysiologische Reaktion. Ihre Durchführbarkeit *in vitro* eröffnet jedoch vielfältige experimentelle Möglichkeiten, da dadurch beliebige DNA-Fragmente li-

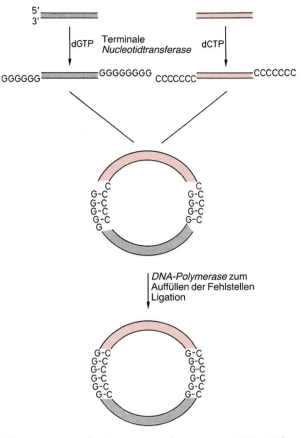

Abb. 12.14 G-C-Schwänze zur Kombination von DNA-Stücken mit glatten Enden (Homopolymeren-Ligation)

giert werden können. Ähnliches gilt für die *RNA-Ligase*, die, wie die gebräuchliche *DNA-Ligase*, vom Genom des Phagen T4 codiert wird. Ergänzend zu diesen beiden Enzymen sei die *Terminale Nucleotidtransferase* erwähnt, die zur Anheftung einzelsträngiger Enden verwendet und auch für die Nucleinsäure-Sequenzierung eingesetzt wird.
Die **Zirkularisierung** linearer bakterieller Virus-DNA liefert ein Beispiel für eine In-vitro-Ligation. Hierbei werden komplementäre (kohäsive) Enden benutzt. Da viele Restriktionsenzyme ebenfalls, wenn auch kurze, kohäsive Enden erzeugen, kann dies bei der In-vitro-Ligation ausgenützt werden. Kohäsive Enden lassen sich mit Hilfe homopolymerer 3'-Einzelstrangschwänze auch nachträglich einführen. Unter bestimmten Umständen bleibt dabei sogar die Erkennungssequenz für das Restriktionsenzym erhalten, sodass das klonierte Fragment später wiedergewonnen werden kann. Durch stumpfendige Ligation haben wir darüber hinaus die Möglichkeit, kurze DNA-Adaptorfragmente anzuhängen. Diese Fragmente enthalten eine oder auch mehrere Restriktionsschnittstellen, die durch entsprechende Enzyme freigelegt werden können. Diese Methode wird benutzt, wenn die Passagier-DNA etwa durch mechanisches Scheren gewonnen wurde. Ein wichtiger Gesichtspunkt bei der In-vitro-Ligation von Vektor und Passagier ist die Wahl geeigneter Reaktionsbedingungen, um unerwünschte Nebenprodukte zu unterdrücken. Dazu gehören die Zirkularisierung des Vektors ohne Passagier, die Ring- oder Polymerenbildung der Passagierfragmente und andere Kombinationen.

12.1.4 Einschleusen des Vektors mit der Passagier-DNA in die Wirtszelle erfolgt durch DNA-Transformation, Infektion oder Elektroporation

In den meisten Fällen wird die Rekombinanten-DNA in *Escherichia coli* vermehrt. Die höchste Effizienz beim Einschleusen haben Vektoren, die sich von *E.-coli*-Viren ableiten, wie Lambda-Abkömmlinge, Cosmide oder *M 13* bzw. *fd*. Die DNA wird in einer In-vitro-Reaktion in Virus-Hüllprotein verpackt und dann über **Infektion** eingeschleust. Plasmide werden in **kompetente Zellen** transfiziert: Durch entsprechende Vorbehandlung wird erreicht, dass möglichst viele Zellen DNA aufnehmen. Die Effizienz der **DNA-Transformation** ist um mehrere Zehnerpotenzen geringer als bei der Infektion.

In höhere Zellen wird DNA durch **Copräzipitation** mit Calciumphosphat eingeschleust. Das Copräzipitat von DNA und Calciumphosphat wird von Zellkultur-Zellen über Phagocytose aufgenommen. Die Fraktion von Zellen, die DNA aufnimmt, ist gering und liegt meistens unterhalb 0,1 %. Vektoren auf viraler Basis können auch in höhere Zellen über Infektion eingeschleust werden.

Eine bessere Effizienz der DNA-Aufnahme konnte durch die **Feldsprung-Methode** (Elektroporation) erreicht werden. Die DNA wird zu den Zellen gegeben und kurzfristig ein hohes elektrisches Feld angelegt. Die Membran wird für kurze Zeit permeabel und die DNA kann in die Zellen gelangen. DNA auch durch Fusion mit DNA-beladenen Liposomen in höhere Zellen eingeschleust werden. **Liposomen** sind kleine Bläschen aus Phospholipiden, die mit der gewünschten DNA beladen werden können. Sie haben die Tendenz, mit Membranen, die ebenfalls aus Phospholipiden bestehen, zu verschmelzen und ihren Inhalt in das Zellinnere zu entleeren. Liposomen können durch Ultraschall in einer wässrigen DNA-Phospholipid-Suspension gebildet werden. Alternativ können Liposomen nach dem Prinzip von Seifenblasen entstehen. Dabei wird eine etherische Lösung von Phospholipiden durch eine Kapillare in eine wässrige Lösung gepumpt. Die austretenden Phospholipide bilden dann die Liposomenbläschen und schließen jeweils etwas von der wässrigen Lösung ein. Enthält die wässrige Lösung DNA, werden die Liposomen mit DNA beladen.

12.1.5 Die Vermehrung von beladenen Vektoren erfolgt als Plasmid oder als Virus

Im Wirt wird der Vektor entweder als Plasmid oder wie ein Virus vermehrt. In jedem Fall handelt es sich um eine sehr unphysiologische Situation, und die Zelle versucht, die parasitäre DNA loszuwerden. Deshalb reicht es nicht aus, einen beladenen Vektor in die Zelle zu bringen, sondern es muss mit **Selektionsdruck** dafür gesorgt werden, dass sich nur Vektor-haltige Zellen vermehren. Dafür sind z. B. die Antibiotica-Resistenzen der Vektoren geeignet. Entsprechend kann über β-*Galactosidase* – durch Wachstum auf Lactose – das Überleben des Vektors begünstigt werden. Häufig wird ein Vektor in einem gewünschten Wirt nur ineffizient vermehrt. Dieses Problem wird durch

die Ausstattung des Vektors mit den zur Replikation in einem anderen Wirt notwendigen Genfunktionen gelöst. So können Hefevektoren in *E. coli* oder auch pflanzliche Vektoren in Bakterien oder Vektoren von menschlichen Zellen in Prokaryonten vermehrt werden. Dadurch werden die Systeme sehr flexibel.

Die **Proliferation** von Passagier-DNA in geeigneten **eukaryontischen Vektoren** verläuft analog den bei Bakterien benutzten Techniken. Der bisher gängigste Vektor, das *SV 40*-Virus, kann bis zu 2 kbp an Passagier-DNA aufnehmen, wenn komplette Viruspartikel in einem lytischen Cyclus gebildet werden sollen. Durch Cotransfektion mit einem Helfervirus, das die durch Passagier-Insertion verlorenen Funktionen beisteuert, werden auf einem konfluenten Rasen geeigneter Zellen Plaques erzeugt. Die Plaques werden auf die Anwesenheit des gesuchten DNA-Klons hin getestet und dann weiter proliferiert.

Nicht Proliferation, sondern permanente Einführung eines fremden DNA-Stückes wird mit der **stabilen Transformation** der Wirtszelle selbst verfolgt. Hierbei dient das virale Vektorgenom nur dazu, die Passagier-DNA in die Wirtszelle hineinzulotsen. Es gibt inzwischen, wie unter 12.1.4 ausgeführt, zahllose Möglichkeiten, Fremd-DNA in Zellen zu transfizieren. Sind die Umstände günstig, wird das Passagierfragment durch Rekombination in das Wirtsgenom stabil integriert und exprimiert. Durch ein geeignetes selektives Medium werden die Transformanten angereichert. Diese Form der Genmanipulation hat große Bedeutung im medizinischen Anwendungsbereich gewonnen.

12.1.6 Die Selektion für spezifische, klonierte DNAs kann über die DNA oder die Genprodukte erfolgen

Nach der Vermehrung von beladenen Vektoren müssen die spezifischen Klone identifiziert und isoliert werden (Tab. 12.2). Häufig liegt hier das Hauptproblem für das Klonieren einer DNA. Wenn das Ausgangsmaterial für die Passagier-DNA eine angereicherte, aber nicht einheitliche RNA war, oder bei „Schrotschuss-Klonierungen" (Abb. 12.4) ist die Selektion unbedingt notwendig.

Selektion durch Enzymkompensation

Im einfachsten Fall soll ein Gen kloniert werden, das dem Wirt fehlt und für das selektiert werden kann, wie z. B. Enzyme zum Verdauen von spezifischen Substraten. Wenn das spezifische Substrat als einzige Kohlenstoff-(oder Stickstoff-)Quelle angeboten wird, wachsen nur die Zellen, die das fehlende Gen erhalten haben. Diese Selektion ist auch für eukaryonte Gene in *E. coli* möglich. Die Passagier-DNA muss von mRNA als cDNA gewonnen werden. Durch einen Expressionsvektor wird dann das Gen in Bakterien in Protein übersetzt, das nunmehr das fehlende Gen kompensieren kann. In gleicher Weise kann auch in Eukaryonten-Zellen selektiert werden. Wenn ein Cosmid als Vektor benutzt wird, kann die Cos-haltige DNA-Sequenz durch In-vitro-Virusverpackung spezifisch isoliert und anschließend in *E. coli* vermehrt werden.

Selektion mit Antikörpern

Spezifische Gene können über ihre **Genprodukte** (die in diesem Fall bekannt sein müssen) mit Hilfe von Antikörpern identifiziert werden (Abb. 12.**15**). Diese Technik eignet sich auch zur Massenselektion. Dazu wird cDNA (oder auch geschnittene Genom-DNA) in einen Expressionsvektor, z. B. pUR 222 (oder den Lambda-Abkömmling λgt 11), eingesetzt. Diese Vektoren enthalten das Gen für β-*Galactosidase* mit „einmaligen Schnittstellen", in die die cDNA eingesetzt wird. Ausgehend von den Startsignalen des Lac-Operons, wird Protein synthetisiert, das von den eingesetzten Sequenzen codiert wird. Das Antigen kann durch spezifische Antikörper sichtbar gemacht werden. Dazu werden die Plasmid-haltigen Bakterien bzw. die infizierten Zellen auf Agar plattiert. Es bilden sich Kolonien, die mit Detergenzien lysiert werden: Im Falle von λgt 11 entstehen Phagenplaques. Mit **Nitrocellulosefiltern** wird ein „Abklatsch" angefertigt, der anschließend mit den spezifischen Antikörpern inkubiert wird. An Stellen, an denen sich das gesuchte synthetisierte Antigen befindet, wird der Antikörper gebunden. Dieser kann durch einen markierten Antikörper, der seinerseits gegen den ersten Antikörper gerichtet ist, sichtbar gemacht werden. Zur Markierung des **Anti-Antikörpers** eignen sich radioaktives Jod oder ein Enzym, das eine Farbreaktion katalysiert, oder Biotin, das Avidin binden kann. Von angefärbten Flecken auf den Filtern kann dann auf das Vorliegen einer Kolonie (oder Plaque), die das spezifische Antigen synthetisiert hat, geschlossen werden.

Selektion durch DNA-DNA-Hybridisierung

Für Massenfahndung nach einem spezifischen Gen eignet sich die **DNA-DNA-Hybridisierung** (Abb. 12.**16**, 12.**17**). Teilsequenzen des gesuchten Gens können z. B. aus der Aminosäure-Sequenz des Genprodukts abgeleitet werden. Die gewünschte DNA-Sequenz wird chemisch synthetisiert. Für die Synthese von DNA-Sequenzen gibt es automatisch arbeitende Maschinen. Die vorhandene Teilsequenz wird für die Klonsuche radioaktiv markiert. Dies kann über **Nick-Translation** erfolgen (Abb. 12.**18**).
Dabei werden durch *DNA-Polymerase I*, die an Einzelstrangbrüchen startet und Teile des alten Stranges durch Neusynthese ersetzt, radioaktive Nucleotide eingebaut. Die so radioaktiv markierte DNA-Sequenz kann für die Suche nach Klonen, die komplementäre DNA-Sequenzen enthalten, eingesetzt werden. Von den ausgesäten Zellen, die beladenen Vektor enthalten, wird mit Nitrocellulose-Papier eine Abdruckplatte hergestellt. Einige Zellen aus jeder Kolonie bleiben hängen. Diese Zellen werden lysiert. (Die Zellen der Meisterplatte bleiben intakt.) Die frei werdende DNA wird an die Nitrocellulose gebunden. Der ganze Filter wird mit der markierten DNA bei höheren Temperaturen inkubiert und anschießend wird die nicht gebundene DNA weggewaschen. Nur dort wo die radioaktiv markierte DNA komplementäre Sequenzen zum Hybri-

Abb. 12.15 Strategie zur Klonierung: Immunscreening. Zellen, die das gesuchte Gen in exprimierbarer Form enthalten, werden auf Agarplatten plattiert. Abzüge dieser Kolonien werden mit Antikörpern versetzt. Der Antikörper bindet nur an die das spezifische Antigen produzierende Kolonie. Durch einen markierten Anti-Antikörper wird der gebundene Antikörper sichtbar gemacht. Die im Nachweis aufscheinende Kolonie wird auf der Meisterplatte als gesuchter Klon identifiziert.

Tab. 12.2 Strategien zur Identifizierung menschlicher Gene

Identifizierung auf dem DNA-Niveau: Hybridisations-Selektion
- Verwendung einer spezifischen tierischen cDNA-Probe zur Identifizierung des betreffenden menschlichen cDNA-Klons
- Isolierung einer spezifischen mRNA aus hoch spezialisierten Zellen und Anlegen eines cDNA-Klons
- Hybridisierung einer cDNA-Bank mit radioaktiver mRNA, die von Zellen gewonnen wurde, die aufgrund ihres Differenzierungszustandes oder eines genetischen Defektes eine bestimmte mRNA nicht bilden; Isolierung des nicht-markierten cDNA-Klons
- Verwendung synthetischer Oligonucleotide zur Identifizierung des betreffenden cDNA-Klons
- cDNA-Selektion durch Starter für *Reverse Transkriptase*

Selektion über das spezifische Genprodukt
Nachweis durch Komplementation
- in *E. coli*
- in eukaryontischen Zellen

Immunoselektion

disieren gefunden hat, bleibt Radioaktivität an den Filter gebunden. Nach der Autoradiographie können die positiven Kolonien durch Schwärzung identifiziert werden (Abb. 12.**16**, 12.**17**).

12.1.7 Präparation der klonierten Passagier-DNA

Nach der Identifizierung von Zellklonen, die die gesuchten Sequenzen tragen, soll die klonierte DNA präpariert werden. Das ist einfach, wenn sich der Vektor vom Virus

Abb. 12.16 Strategie zur Klonierung. Das Protein, dessen Gen kloniert werden soll, wird gereinigt und nach proteolytischem Abbau ein Stück Partialsequenz ermittelt. Das sich aus dieser Sequenz ergebende Oligonucleotid wird bei der Synthese radioaktiv markiert. Über Hybridisierungstechnik werden Klone mit homologen Sequenzen gesucht. Dazu wird die DNA der Klone an Nitrocellulose-Filter fixiert. Homologe Sequenzen hybridisieren mit dem markierten Oligonucleotid, das dadurch seinerseits an den Filter fixiert wird. Die radioaktive Markierung wird durch Schwärzung des Filmes sichtbar (autoradiographische Methode) und lässt Kolonien, die homologe Sequenzen tragen, in Erscheinung treten.

Abb. 12.17 Klon-Selektion durch DNA-DNA-Hybridisierung. Auf Agarplatten wachsende Kolonien, die Plasmide enthalten, die Gene einer Genbank als Inserte tragen, werden mit Nitrocellulose „gestempelt" (Replika plattiert). Die Zellen werden mit Hilfe von Detergens auf den Nitrocellulose-Blättern geöffnet und die DNA an die Nitrocellulose gebunden. Diese Blätter werden in ein Bad mit radioaktiv markierter DNA gegeben und bei erhöhten Temperaturen getempert. Homologe Sequenzen hybridisieren und binden damit an die Nitrocellulose. Nach Waschen und Trocknen werden die Filter autoradiographiert. Schwarze Flecken entstehen auf dem Film an Stellen mit homologen DNA-Sequenzen. Auf der „Meisterplatte" kann ein entsprechender Klon identifiziert werden.

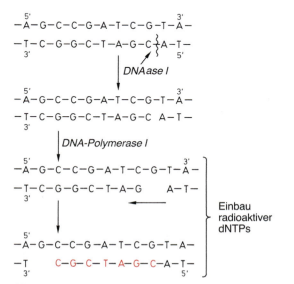

Abb. 12.18 Markierung von DNA durch Nick-Translationen. An Strangbrüchen innerhalb der DNA startet die DNA-*Polymerase I* von *E. coli* in 5'-3'-Richtung und ersetzt Nucleotide durch neue, die radioaktiv markiert sein können. Dadurch erhält man markierte DNA.

Lambda ableitet. Die Cos-haltigen Sequenzen werden durch das Lambda-Verpackungssystem verpackt und können als **Pseudo-Lambda** über Zentrifugation gereinigt werden. Alternativ kann die **ringförmige** Vektor-DNA von der Passagier-DNA über differenzielle Zentrifugationen abgetrennt werden. Nach dieser Methode werden auch die Plasmid-Vektoren präpariert. Die Passagier-DNA kann vom Vektor durch Herausschneiden mit einer *Restriktionsendonuclease* getrennt werden. Meistens wird diejenige zum Schneiden benutzt, die bei der Öffnung des Vektors zur Konstruktion der Beladung dient. Vektor und Passagier-DNA können elektrophoretisch getrennt werden.

Häufig soll die klonierte DNA charakterisiert werden. Dafür wird sie in einen anderen Vektor **umkloniert,** der für die Charakterisierung besser geeignet ist. Wichtig ist diese Prozedur für das Umklonieren in Einzelstrang-Phagen wie M 13: die klonierte DNA kann dann anschließend sofort sequenziert werden (S. 345).

12.2 Die durch Gentechnologie gewonnene DNA kann analysiert und als Matrize für die Produktion spezifischer Genprodukte benutzt werden

12.2.1 Charakterisierung von Genen und der dazugehörigen Signale

Es ist besonders interessant, von spezifischen Genen zu erfahren, wo sie Introns haben und wie lang diese sind. Mit dem klonierten Gen können diese Fragen relativ einfach beantwortet werden.

Introns-Exons-Analyse

Je nachdem, ob für die Klonierung von genomischer DNA (GesamtDNA) oder von cDNA ausgegangen wurde, sind die Intron-Sequenzen vorhanden oder nicht (Abb. 12.19). cDNA enthält keine Intron-Sequenzen mehr, da sie bei der Reifung der mRNA herausgeschnitten worden sind. Wenn klonierte cDNA vorhanden ist, kann die genomische DNA durch Hybridisierung aus der fragmentierten Gesamt-DNA isoliert werden. Bei der neuerlichen Hybridisierung der beiden DNA-Typen finden sowohl die Intron-Sequenzen als auch die Nucleotide der Poly-A-Kette der mRNA keine Partner. Die letzteren Sequenzen werden als nicht-hybridisierende Schwänze im Elektronenmikroskop sichtbar, während die Introns einzelsträngige Ösen (loops) bilden. Aus der Lage der Öse(n) zum Poly-A-Schwanz (Poly-T) ergibt sich die Lokalisation der Introns im Gen. Die Größe der Öse entspricht der Größe eines Introns. Zur weiteren Charakterisierung des Introns kann die nichthybridisierte Einzelstrang-DNA durch Einzelstrang-spezifische *Nuclease S1* (von *Aspergillus oryzae*) abgebaut werden. Gleichzeitig werden nicht-hybridisierte Schwänze entfernt. Bei der anschließenden denaturierenden Elektrophorese werden drei Banden erhalten: die intakte Kette, die der cDNA entspricht, und mindestens zwei Teilketten (Einzelstrangstücke, entstanden durch Herausschneiden des Introns). Die Länge der Teilketten ergibt wieder die Lage des Introns. Wenn genomische DNA kloniert vorliegt, ist die Situation komplementär. Es kann dann mit mRNA hybridisiert werden. Genauere Informationen über die Introns in dem spezifischen Gen erhält man über Sequenzierung.

DNA-Sequenzierungen

Zum Sequenzieren von DNA gibt es zwei Methoden, die nach ihren Grundprinzipien Dideoxy-Methode und Endgruppentechnik genannt werden.
Bei der **Dideoxy-Methode (Sanger-Methode)** wird von Einzelstrang-DNA und einer kurzen Sequenz komplementärer DNA ausgegangen. Diese doppelsträngige DNA dient als Starter für *DNA-Polymerase,* die die angebotenen markierten Triphosphate einbaut (Abb. 12.20). Der besondere Trick dabei ist, den Nucleosidtriphosphaten eine kleine Menge eines Dideoxynucleosidtriphosphats beizumischen. Jede Kette, bei der ein Molekül dieses Dideoxynucleotids eingebaut wird, kann nicht weiter verlängert werden, da kein 3'-OH vorhanden ist. Die Konzentration muss

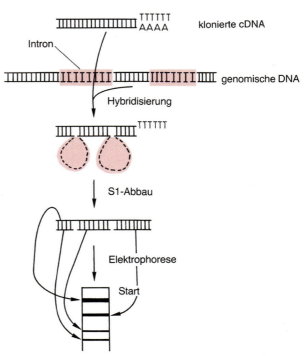

Abb. 12.**19 Analyse von Introns.** Introns sind nur in genomischer DNA enthalten. Hybridisierung mit klonierter cDNA ergibt Einzelstrangschleifen im Bereich der Introns, weil keine entsprechenden Sequenzen in der cDNA vorhanden sind. Wenn die genomische DNA markiert war, können nach Abbau der Einzelstrangschleifen nach Gel-Elektrophorese und Autoradiographie die entsprechenden Fragmente identifiziert werden.

so gering gehalten werden, dass ein Kettenabbruch selten ist. Die Ketten werden Gel-elektrophoretisch getrennt. In parallelen Ansätzen wird das gleiche Experiment jeweils mit DideoxyATP, DideoxyGTP, DideoxyCTP und DideoxyTTP durchgeführt und die Ansätze auf dem Gel nebeneinander aufgetragen (Abb. 12.21). Das Gel trennt die Ketten ihrer Länge nach auf. Die Bahn, die das nächstgrößte Fragment zeigt, trägt am Ende das Nucleotid, an dem der Kettenabbruch erfolgte. So lässt sich aus dem Gel die Sequenz direkt ablesen. In der Praxis ist die Technik für den Laborbedarf sehr stark standardisiert worden. Die DNA, die sequenziert werden soll, wird mit *M13RF*-Vektor (bzw. *fd RF*) kloniert und in *E. coli* vermehrt. Die entstehenden Phagen enthalten die DNA einzelsträngig. Käufliche Starter-DNAs binden komplementär an die *M13*-DNA. Die Sequenzanalyse verläuft parallel zur Synthese des komplementären Stranges.

Die **Endgruppen-Technik (Maxam-Gilbert-Technik)** markiert die DNA am Ende (Abb. 12.22). Die endmarkierte DNA wird dann durch chemische Agenzien partiell an verschiedenen Stellen ge-

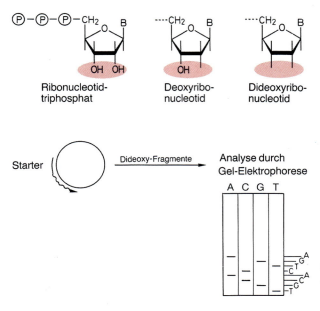

Abb. 12.20 DNA-Sequenzierung nach der Dideoxy-Methode. Zugabe von kleinen Konzentrationen von Dideoxyribonucleotiden führt während der DNA-Synthese durch *DNA-Polymerase I* zu Kettenabbruch, da im Dideoxynucleotid in der 3'-Position kein freies OH vorhanden ist. Zu vier verschiedenen Ansätzen wird jeweils eine kleine Konzentration eines der vier Dideoxynucleotide, das radioaktiv markiert ist, zugesetzt. Da ein Überschuss an entsprechenden Deoxyribonucleotiden während der Reaktion vorhanden ist, wird so lange polymerisiert, bis es wieder zu einem Abbruch durch Einbau von Dideoxynucleotid kommt. Es entstehen somit unterschiedlich lange Ketten. Diese Fragmente können Gel-elektrophoretisch aufgetrennt und durch Autoradiographie identifiziert werden. Werden die Ansätze mit Abbrüchen in T, G, C und A nebeneinander in der Gel-Elektrophorese aufgetragen, so kann die Sequenz direkt abgelesen werden. Am einfachsten funktioniert diese Methode, wenn die zu sequenzierende DNA in einen M 13-Vektor eingesetzt wird. Die Phagen-DNA ist einzelsträngig und somit kann die eingesetzte Fremd-DNA auch einzelsträngig sein. Als Starter für die *DNA-Polymerase* dient ein Oligonucleotid, das komplementär zu einem Stück M 13-DNA ist, das unmittelbar der eingesetzten DNA benachbart ist. Auf diese Weise kann theoretisch von beiden angrenzenden M 13-DNA-Regionen in das zu analysierende DNA-Stück hineinsequenziert werden.

Abb. 12.22 DNA-Sequenzierung mit Endgruppenmarkierung und chemischer Spaltung. Die Grundlage für diese Technik ist die partielle chemische Spaltung an A, G, C oder an Pyrimidinen. Die Endgruppenmarkierung erfolgt mit Hilfe der *Polynucleotidkinase* und ^{32}P-ATP. Gel-Elektrophorese und Autoradiographie ermöglichen das Ablesen der Sequenz.

Abb. 12.21 DNA-Sequenz-Gel (Dideoxymethode). Die linken vier Bahnen zeigen die sequenzielle Auftrennung nach Synthese mit *DNA-Polymerase*.

spalten. Die Spaltprodukte werden Gel-elektrophoretisch getrennt. Die radioaktiv markierten Bruchstücke werden durch Autoradiographie sichtbar gemacht. Ähnlich wie bei der Sanger-Technik lässt sich die Sequenz direkt ablesen. Für die Endgruppenmarkierung werden endständige Phosphatgruppen mit *alkalischer Phosphatase* abgespalten, und an die nackten Enden wird ^{32}P-markiertes Phosphat aus ATP durch *Polynucleotid-Kinase* angehängt.

Entweder werden die beiden Einzelstränge getrennt, oder das DNA-Fragment wird durch eine *Restriktionsendonuclease* gespalten und die Produkte getrennt. Die DNA-Stränge werden chemisch partiell gespalten. Spaltreaktionen für G, für Purine (A + G), für Pyrimidine (C + T) oder für C werden parallel durchgeführt, und die Spaltprodukte der Reaktionen werden im Gel nebeneinander getrennt. Der Vorteil dieser Technik ist, dass von beiden Seiten einer DNA aus sequenziert wird.

Mit den Sequenzierungs-Techniken werden natürlich Gene nicht nur in Bezug auf ihre Introns und Exons, sondern auch auf ihre Signale hin charakterisiert. Inzwischen ist das menschliche Genom durchsequenziert worden.

Genetischer Polymorphismus

Für viele Fragestellungen ist die routinemäßige Sequenzierung von Genen zu aufwendig. **Genetische Polymorphismen** können für die Identifikation von Mutationen, zur Kartierung von Genen über Kopplungsanalysen oder zur Analyse genetischer Verwandtschaften herangezogen werden. Polymorphismen sind unterschiedliche Formen der gleichen Grundstruktur. Sieht man die DNA-Sequenz der „Wildtyp-Allele" (S. 139) als genetische Grundstruktur an, dann kann jede Veränderung eines Nucleotids zu einem genetischen Polymorphismus führen, Voraussetzung, diese „Mutation" findet sich in mehr als 1–2 % der Individuen einer Population. Liegen solche Polymorphismen in codierenden Bereichen des Genoms, dann können, müssen sie sich aber nicht in mutierten Proteinen (z. B. Isoenzymen) zu erkennen geben. Auch „stille" Mutationen, die sich auf Grund des degenerierten Codes nicht in einer Veränderung der Aminosäure-Sequenz niederschlagen, führen zu einem Polymorphismus. Außerhalb der codierenden DNA-Sequenzen kommt es wegen des verminderten Selektionsdrucks besonders häufig zu Polymorphismen. Genetische Polymorphismen können über das Entfallen bzw. über neues Auftreten von Schnittstellen für spezifische *Restriktionsendonucleasen* nachgewiesen werden. Dabei sind die Längen der Restriktions-Fragmente polymorph: **„Restriktions-Fragmentlängen-Polymorphismus", RFLP.** Als Beispiel für die praktische Analyse eines genetischen Polymorphismus kann die pränatale Diagnose der Sichelzellanämie dienen: Bei dieser Krankheit ist in der β-Globin-Kette die sechste Aminosäure durch Mutation ausgetauscht (s. Abb. 12.**23**). Statt Glutaminsäure steht Valin, da in der DNA im codierenden Strang ein „A" durch ein „T" ersetzt ist. Dadurch entfällt an dieser Stelle eine spezifische Erkennungssequenz für eine *Restriktionsendonuclease* (DdeI: –CCTGAG– → –CCTGTG–). An dieser Stelle wird nicht mehr geschnitten. Die Analyse erfolgt durch Präparation von DNA aus Kultur-Amnionzellen und Schneiden der DNA mit der spezifischen *Restriktionsendonuclease* (DdeI). Die entstandenen DNA-Bruchstücke werden elektrophoretisch aufgetrennt und die Fragmente von Interesse durch Hybridisierung mit markierter β-Globin-DNA sichtbar gemacht.

Für die Hybridisierung werden die im Agarosegel aufgetrennten Gesamt-DNA-Fragmente auf ein Nitrocellulose-Papier übertragen. Das ist technisch einfach. Auf das Gel werden die Nitrocellulose und darüber mehrere Schichten Filterpapier gelegt. Die Filter saugen durch die Nitrocellulose Wasser auf. Die DNA bleibt an der Nitrocellulose hängen. Alternativ kann die DNA durch Elektrophorese transferiert werden. Der DNA-Transfer in Nitrocellulose wird **„blotting"** (Abb. 12.**23 b**) genannt. Die Nitro-

cellulose trägt einen direkten „Abklatsch" des Elektrophorese-Gels. Die DNA ist gebunden. Das ganze Nitrocellulose-Papier wird mit der radioaktiven Indikator-DNA unter Hybridisierungsbedingungen inkubiert. An vorhandene komplementäre DNA hybridisiert die Indikator-DNA. Ungebundene DNA-Überschüsse werden herausgewaschen, das Nitrocellulose-Papier wird getrocknet und mit einem Röntgenfilm im Dunkeln autoradiographiert. Die Schwärzungen auf dem Film entsprechen den β-Globin-Fragmenten aus der untersuchten DNA.

Anhand der Fragmentlängen kann identifiziert werden, ob die entsprechende Schnittsequenz vorlag oder nicht. Liegt die Schnittstelle für einen RFLP innerhalb der Sequenz, die für das zu untersuchende Gen codiert, dann kann man anhand der Fragmentlängen **direkt** eine Mutation nachweisen. Liegen die Schnittstellen außerhalb im nicht-codierenden Bereich, dann wird der Nachweis der Genmutation **indirekt** über die Kopplung der RFLP-Marker an das gesuchte Gen geführt. Die Analyse der Restriktions-Fragmentlängen ist technisch sehr einfach durchzuführen und eignet sich für große Untersuchungsreihen, wie z. B. Familienuntersuchungen. Hierbei gibt die Überprüfung der **Haplotypen** (sehr eng an einen Genlocus gekoppelte und mit diesem gemeinsam vererbte DNA-Marker) Aufschluss über heterozygote Genträger. Bei ihnen treten „Wildtyp"-Fragmentlängen neben mutierten Formen auf. Restriktions-Fragmentlängen-Polymorphismen (RFLP) wurden über alle Chromosomen verteilt gefunden, sie haben große Bedeutung für die Kartierung von genetischen Defekten und anderen Mutationen. Es wird empirisch nach Kopplung des Merkmals mit RFLPs gesucht und über Kopplungsanalyse die Lage auf dem Chromosom bestimmt. So wurden die Gene für Chorea Huntington, Duchenne-Muskeldystrophie, Cystenniere und cystische Fibrose lokalisiert und dann identifiziert.

Hypervariable Polymorphismen

Bei den Restriktions-Fragmentlängen-Polymorphismen (RFLP) treten durch das Entfernen von Restriktionsstellen durch Mutation zwei Möglichkeiten auf: Entweder es kann an der spezifischen Stelle geschnitten werden oder nicht. Entsprechend gibt es zwei unterschiedlich lange DNA-Fragmente. Bei den hypervariablen Polymorphismen treten bis zu 15 unterschiedliche Fragmentlängen an derselben Stelle auf. **Hyperpolymorphe Stellen** treten u. a. in der Nähe des Insulin-Gens, des Harvey-ras-Oncogens, des Zeta-Globinpseudo-Gens und des Myoglobingens auf. Sie bestehen aus Tandem-Wiederholungen von DNA-Sequenzen (tandem repeats). Entsprechend werden diese Hyperpolymorphismen auch **VNTR** (variable number of tandem repeats) genannt (Abb. 12.**24**). Die DNA-Sequenzen haben Längen von 11 bis 60 Basenpaaren. Die Länge der Restriktionsfragmente richtet sich nach der Anzahl der Wiederholungen (repeats). Die VNTRs sind hoch informativ, da bis zu 15 Allele an der gleichen Stelle auftreten können. Zusätzlich gibt es sich stark ähnelnde „Wiederholungen", die über das gesamte Genom verteilt und ihrerseits hypervariabel sind (S. 52). Daraus ergibt sich bei der Analyse ein ganzes Muster, **„Fingerprint"** genannt, das für jedes Individuum charakteristisch ist. Die VNTRs werden vererbt. Sie haben zur Identifikation von Individuen eine große Bedeutung erlangt, wie z. B. der Abstammungsidentifikation (Abb. 12.**25 b**). Durch die Muster der VNTRs kann eine fragliche Vaterschaft eindeutig geklärt werden (Abb. 12.**25 a**, Abb. 12.**25 c**).

Erstmalig wurden hypervariable Restriktions-Fragmentlängen-Polymorphismen herangezogen, um Abstammung festlegen zu können (Abb. 12.**25**). Während der argentinischen Diktatur wurden Kinder ermordeter Widerständler von Mitgliedern der Geheimpolizei aufgezogen. Nach der Beseitigung der Diktatur konnten einige Kinder ihren Großeltern bzw. anderen Verwandten zugeordnet werden. In der Kriminalistik sind auf der Basis von VNTR-Mustern Verbrechen geklärt worden.

Punktmutationen können ohne Sequenzierung erkannt werden

Auch Punktmutationen, die nicht zu Veränderungen im RFLP-Muster führen, können ohne aufwendige Sequenzierung erkannt werden. Grundlage der Analyse ist das veränderte Hybridisierungsverhalten von zwei DNA-Einzelsträngen, wenn die Komplementarität der Basen an einer Stelle unterbrochen ist. Mehrere Testmöglichkeiten bieten sich an:

Ist die Normalsequenz eines Gens bekannt, werden kleine, komplementäre **Allel-spezifische Oligonucleotide (ASO)** synthetisiert, die man z. B. Fluoreszenz-markiert und mit denaturierter Einzelstrang-DNA des Gens hybridisieren lässt. Enthält die Gensequenz keine Mutation, dann hybridisieren die Oligonucleotide problemlos und geben ein deutliches Signal. Liegt eine Punktmutation vor, kann an dieser Stelle eine Base des Oligonucleotids nicht komplementär paaren. Es kommt zu einem „**Mismatch**" und das Hybrid ist instabil. Tragen beide DNA-Stränge die gleiche Mutation (homozygot), gibt es kein Signal, bei Heterozygotie ein abgeschwächtes Signal.

◁ Abb. 12.**23 Analyse eines genetischen Polymorphismus am Beispiel der Sichelzellanämie**
a Strategie des Vorgehens. Normale DNA und solche eines Patienten mit Sichelzellanämie wird durch *Restriktionsendonucleasen* in typische Fragmente geschnitten. Diese Fragmente werden mit Hilfe von Agarose-Elektrophorese der Größe nach aufgetrennt, durch die Blotting-Technik auf Nitrocellulosefilter übertragen und mit einer radioaktiv markierten DNA-Probe, die Fragmente bestimmter Größe sichtbar macht, hybridisiert. Autoradiographie lässt die hybridisierenden Fragmente erkennen. Die Lage der Sichelzell-DNA-Fragmente unterscheidet sich von der aus normaler DNA dadurch, dass ein Nucleotidaustausch in der Sichelzell-DNA das Schneiden einer *Restriktionsendonuclease* verhindert hatte.
b Blotting-Technik. Übertragung von DNA oder anderer Makromoleküle aus einem Elektrophorese-Gel auf Papier, Nitrocellulose-Filter oder Ähnliches. Das Prinzip besteht darin, dass aus dem Gel die Moleküle in die Filter hineingesogen werden, in denen sie dann hängen bleiben.

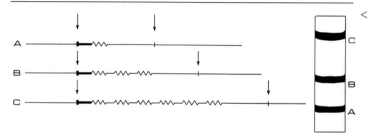

◁ Abb. 12.**24 Hypervariable Polymorphismen (variable number of tandem repeats-VNTR).** An spezifischen Stellen der DNA befinden sich wiederholende Sequenzen (tandem repeats), deren Anzahl bei den drei Individuen A, B und C unterschiedlich sein kann. Nach Schneiden der DNA mit einer *Restriktionsendonuclease* (Pfeile) ergeben sich entsprechend unterschiedlich lange DNA-Stücke, die durch Elektrophorese und anschließende DNA-Hybridisierung nachgewiesen werden.

12.2 Die DNA kann analysiert und als Matrize für Genprodukte benutzt werden

Aufnahme: Dr. Kattner, Hamburg

Abb. 12.25 a Paternitätsbestimmung mittels des genetischen Fingerprints. Es sollte die Frage beantwortet werden, welcher von zwei Brüdern der Vater eines Kindes ist. Bei der Hybridisierung mit der Sonde MS 43 a (A) zeigte sich, dass die beiden Brüder (B1 und B2) jeweils ein Allel besitzen, welches annähernd die gleiche Größe hat wie das zweite kindliche Allel. Aus diesem Grund wurden zwei DNA-Gemische (Kind + B1 und Kind + B2) untersucht. Nach der Hybridisierung mit der Sonde MS 43 a ließ sich immer noch nicht klären, ob besagtes Allel der Männer die gleiche Größe hat wie das entsprechende Allel des Kindes. Ein eindeutiges Ergebnis ließ sich durch Hybridisierung mit den Sonden MS 31 (B) und G 3 (C) erzielen: Im DNA-Bandenmuster des Kindes stimmt keines der Allele mit dem Allel der potenziellen Väter überein. Somit konnten die Männer B1 und B2 von der Vaterschaft ausgeschlossen werden (H. Pöche, Berlin).

b DNA-Fingerprint bei Vierlingen. Eine Hormonstimulation führte zu einer Vierlings-Schwangerschaft, bei der ein Junge und drei Mädchen geboren wurden. Dabei waren zwei Mädchen hochgradig diskordant, bezogen auf das Geburtsgewicht im Vergleich zu ihren Geschwistern. Die Bestimmung der Eiigkeit sollte die Frage klären, ob es sich hier um ein fetofetales Transfusionssyndrom (möglich bei eineiigen Zwillingen) handelte. Nach der Hybridisierung mit der Sonde MS 43 a (A) zeigte sich, dass sowohl die Mutter als auch der Vater den drei Mädchen das gleiche Allel vererbt hatten. Auch durch Hybridisierung mit MS 31 (B) war die Eiigkeit der drei Mädchen nicht zu klären, denn sowohl die Mutter als auch der Vater hatten das gleiche Allel an alle drei Mädchen vererbt. Erst durch Hybridisierung mit der Sonde G 3 (C) konnte eindeutig nachgewiesen werden, dass die Mädchen 1 und 2 eineiige Zwillinge sind. Obwohl Mädchen 3 hochgradig diskordant, bezogen auf das Geburtsgewicht, war (1000 g gegenüber 1600 g bei Mädchen 2), konnte ein fetofetales Transfusionssyndrom ausgeschlossen werden, da es sich bei den Mädchen 2 und 3 nicht um eineiige Zwillinge handelte (H. Pöche, Berlin).

Abb. 12.**25 c** ▷

Abb. 12.**25 c DNA-Fingerprint zum Nachweis, dass ein Zwillingspärchen zwei verschiedene Väter haben kann.** Bei einer Vaterschaftsuntersuchung unmittelbar im Anschluss an eine Zwillingsgeburt stellte sich durch Hybridisierung mit den Sonden MS1 (A), MS31 (B), MS43 (C), MS205 (D), LH1 (E), G3 (F) heraus, dass der untersuchte Vater nur mit dem Mädchen ein Allel (durch Pfeile gekennzeichnet) gemeinsam hat. Der Zwillingsbruder stammte von einem anderen Vater, der zum Fingerprint leider nicht zur Verfügung stand (H. Pöche, Berlin).

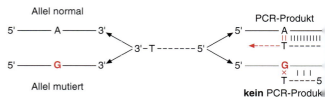

Abb. 12.**26** Zur Aufdeckung von Punktmutationen in einem Allel können Allel-spezifische Oligonucleotide benutzt werden. Nur exakt zur fraglichen Sequenz komplementäre Oligonucleotide führen zu einer ausreichend stabilen Bindung an die einzelsträngige Gensequenz. Weicht eine Base durch Mutation von der Normalsequenz ab, bindet der Primer nicht mehr. In diesem Fall kann der Primer auch nicht als Startpunkt für eine PCR dienen. Es handelt sich um eine Amplifikations-resistente Mutation.

Die **Allel-spezifische PCR** bedient sich ebenfalls der Tatsache, dass nur einwandfrei komplementäre Oligonucleotide an eine Einzelstrangsequenz binden und Ausgangspunkt für eine PCR sein können. Ist eine Normalsequenz durch eine Mutation in einer Base verändert, wird das „normale" Oligo nicht ausreichend binden, um eine PCR starten zu lassen. Es liegt eine **Amplifikations-resistente Mutation (ARMS)** vor (Abb. 12.26). Auch können Punktmutationen die Laufeigenschaften von Einzelstrang-DNA in der Gel-Elektrophorese derart verändern, dass Mutationen offensichtlich werden: **single strand conformational polymorphism (SSCP).**

12.2.2 Produktion schwer zugänglicher Proteine

Durch die Gentechnologie entstand die Möglichkeit, eukaryontische Gene durch Klonierung in Bakterien zur Expression der entsprechenden Genprodukte zu bringen. Die Gene werden dazu in ein bakterielles Gen eingesetzt. Das gebildete Protein kann allerdings als Fremdprotein erkannt und abgebaut werden. Um das zu vermeiden, wurden *Escherichia-coli*-Mutanten isoliert, die bezüglich der entsprechenden *Proteasen* defekt sind. Zusätzlich kann man die Gene mit Signalsequenzen für die Sekretion versehen. Dann synthetisieren die Bakterien das Genprodukt und exportieren es nach außen. Das gewünschte Protein, das in großen Mengen ins Medium abgegeben wird, kann isoliert werden. Die Gentechnologie ist sehr segensreich durch die Produktion eukaryontischer Proteine, im Folgenden werden zwei Beispiele aufgeführt.

Synthese menschlichen Wachstumshormons. Das Wachstumshormon (Somatotropin) ist für die normale Entwicklung notwendig. Bei genetisch bedingtem Defizit entsteht Zwergwuchs, der extrem sein kann. Diese Defizienz kann in der Kindheit durch Hormonzufuhr kompensiert werden. Die Wachstumshormone sind artspezifisch. Beim Zwergwuchs kann nicht, wie etwa beim Diabetes, durch Rinder- oder Schweine-Insulin substituiert werden. Das Wachstumshormon wird im Hypophysenvorderlappen synthetisiert und stimuliert in der Leber die Bildung der Somatomedine, einer Klasse von Proteinen, die das

Wachstum von Knochen und Muskeln veranlassen. Sie greifen in die Regulation von Ca^{2+}- und Phosphat-Haushalt ein. Somatotropin ist ein Protein von 191 Aminosäuren, also zu lang, um im großen Maßstab chemisch synthetisiert zu werden, obwohl die Synthese prinzipiell möglich ist. Da das Hormon artspezifisch ist, beim Menschen also nur menschliches wirksam ist, war bisher die einzige Quelle der Mensch. Da es nur aus menschlicher Hypophyse frisch Verstorbener gewonnen werden kann, gab es einen Engpass, und es konnte nicht ausreichend Somatotropin isoliert werden, um allen Patienten zu helfen. Das Gen für menschliches Wachstumshormon ist kloniert worden, und es kann nun gentechnologisch in Bakterien in theoretisch beliebigen Mengen produziert werden.

Herstellung von Antigen zur Impfstoffgewinnung. Für einige Viren war es bisher nicht oder nicht in ausreichendem Maße möglich, Antigen für Impfstoffe auf konventionellem Wege zu isolieren. In besonderem Maße trifft das für Hepatitis-Viren zu. Außerdem sind diese Viren stark infektiös und deshalb besonders gefährlich. Gentechnologisch können seit neuerer Zeit **Hepatitis-Virus-Antigene** produziert werden. Das Verfahren hat außerdem den großen Vorteil, dass es ungefährlich ist. Da jeweils nur Virus-Teilsequenzen kloniert sind, entstehen keine infektiösen Viren. Auf diesem Weg sind neben Hepatitis-Virus- auch Maul-und-Klauen-Seuche-Impfstoffe und solche gegen einige andere Viren hergestellt worden. Der gentechnologische Weg ist die Wahl der Zukunft.

Die Zahl der gentechnologisch produzierten Proteine steigt laufend an. Es sollte darüber hinaus nicht vergessen werden, dass klonierte Gene defekte Gene kompensieren können. Der Humangenetik wird dadurch die Möglichkeit zur Heilung von Erbkrankheiten eröffnet **(Gentherapie).**

12.2.3 Transgene Tiere zeigen die funktionelle Rolle eines Gens

Die Ermittlung der funktionellen Rolle von individuellen Genprodukten ist mit Hilfe von **transgenen Tieren** möglich. Besonders eignet sich die Maus. Häufig werden Mäuse mit einem homozygoten Gendefekt erzeugt **(Knock-out Maus)**, um die Auswirkungen des Ausfalls eines bestimmten Gens zu studieren.

Grundlage ist die Entnahme von **Blastocysten** einer schwangeren Maus, Injektion von totipotenten, embryonalen Stammzellen (ES), die während ihrer in vitro Kultivierung genetisch verändert wurden und Reimplantation der Blastocysten in den Uterus einer scheinschwangeren Maus (Abb. 12.**27 a**). Die hinzugefügten Zellen können sich an der Embryonalentwicklung beteiligen und so genetisch **chimäre Mäuse** entstehen lassen (Chimären sind Individuen, deren Gewebe aus einer Mischung von Zellen unterschiedlicher Herkunft und daher unterschiedlicher Genotypen bestehen). Das kann optisch sehr eindrucksvoll sein, wenn z. B. eine Blastocyste von weißen Eltern mit Zellen einer schwarzen Maus ergänzt wird. Dann entsteht eine im Fell schwarz-weiß gemusterte Maus (Abb. 12.**27 b**). Dieser Effekt kann ausgenutzt werden, um im Experiment unter den Nachkommen die Chimären zu selektionieren. Die Zellen, die den Blastocysten zugesetzt werden, müs-

Abb. 12.27 a–c Transgene Mäuse
a Totipotente Stammzellen der Maus können in Zellkultur propagiert werden wie andere Zellkulturen auch. Durch Mikroinjektion lassen sie sich in Blastocysten, die aus schwangeren Mäusen gewonnen werden, einbringen. Die reimplantierte Blastocyste entwickelt sich zu einer Maus, die sowohl aus den Zellen der Blastocyste als auch aus den injizierten Stammzellen hervorgegangen ist.
b Derartige chimäre Mäuse sind z. B. schwarz-weiß gescheckt, wenn die Blastocyste von reinrassig weißen Eltern und die Stammzellen von schwarzen Mäusen stammen. Rückkreuzungen der F1-Nachkommen führen zu weißen und schwarzen Mäusen. Bei Letzteren haben die „schwarzen" Stammzellen die Keimbahn gebildet (Konstrukt und Foto: E. Wagner, Wien).

Abb. 12.**27 c** ▷

Abb. 12.**27c** Die „schwarzen" Stammzellen können in der Zellkulturphase genetisch verändert werden. Z. B. kann ein Gen spezifisch zerstört werden. In vitro wird das entsprechende Gen kloniert, durch eine spezifische *Restriktionsendonuclease* geöffnet und ein DNA-Fragment durch einen Selektionsmarker, z. B. ein Antibiotica-Resistenzgen, ersetzt. Das Wildtyp-Gen wird dadurch inaktiviert, sodass kein ursprüngliches Genprodukt mehr synthetisiert werden kann. Dieses Genkonstrukt mit dem Resistenzgen wird in Stammzellen transfiziert. Durch Einrekombination des Konstrukts tritt das defekte Gen an die Stelle eines der beiden Wildtyp-Gene. Aufgrund des Resistenzgens ist die Zelle permanent z. B. Neomycin-resistent. Die heterozygot negative Zelle wird in eine entsprechende Blastocyste transferiert. Später wird bei den „schwarzen" F2-Nachkommen nach heterozygot negativen Mäusen gesucht. Durch anschließende Kreuzungen können homozygot negative Individuen gezüchtet werden („k.o.-Maus" oder „Doppelt-Null"-Maus).

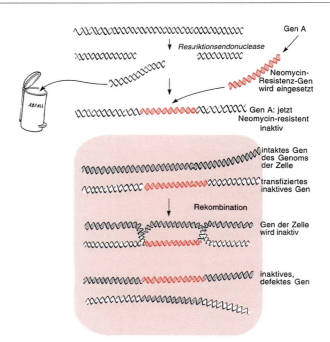

sen **totipotent** sein, sich also potenziell in alle Gewebe differenzieren können. Das ist z. B. bei **embryonalen Stammzellen** der Fall. Sie können in Zellkultur vermehrt, in flüssigem Stickstoff konserviert und in jeder Hinsicht wie andere In-vitro-Zellen gehandhabt werden. U. a. lassen sich auch durch Transfektion oder Injektion Gene bzw. DNA-Stücke in sie einführen.

Wenn es sich dabei um ein Gen derselben Spezies (in unserem Fall von der Maus) handelt, kann dieses durch Rekombination im Genom das entsprechende ursprüngliche Gen ersetzen. Soll das ursprüngliche Gen völlig ausgeschaltet werden, wird das hinzugesetzte Gen entsprechend präpariert. Ein Stück des Gens wird z. B. entfernt und durch ein anderes Stück DNA ersetzt (Abb. 12.**27c**). Ein häufig verwendetes Insert ist das Resistenzgen gegen Neomycin. Jetzt haben wir ein Konstrukt, das zum größten Teil aus dem Gen besteht, das im Mausgenom ausgeschaltet werden soll, mit einer internen Unterbrechung durch das **„Neo-Gen"**. Dieses Gen bringt der Zelle Neomycinresistenz, aber kein aktives Genprodukt des ursprünglichen Gens. Nach Einbringen der DNA in die embryonalen Stammzellen wird für Neomycinresistenz selektioniert. Nur die Zellen, die das DNA-Konstrukt einrekombiniert haben, sind permanent resistent. Sie sind zunächst heterozygot. Die beschriebene Prozedur kann nun mit einem anderen Resistenzgen wiederholt werden. Zellen, die beide Resistenzgene einrekombiniert haben, sind homozygot negativ für das Gen, das ausgeschaltet werden sollte. Die homozygot negativen Zellen werden in eine Blastocyste injiziert und die F1-Generation auf Chimären untersucht (erkennbar am Fell, s. o.). Die Chimären werden gekreuzt und unter den Nachkommen diejenigen mit der Fellfarbe des Spenders der embryonalen Stammzellen selektioniert. Bei diesen Individuen ist die behandelte Stammzelle und damit auch das doppelt negative Gen in die Keimbahn aufgenommen worden.

Alternativ kann man eine heterozygot negative Stammzelle in die Blastocyste geben. Dann muss unter den F2-Nachkommen nach homozygot negativen Individuen gesucht werden (25% der Tiere mit der Fellfarbe des Spenders). Analog kann man auch Gene hinzufügen usw.

Die Herstellung transgener Mäuse ist u. a. durch die sehr kostspielige Mäusehaltung und starke Reglementierungen relativ aufwendig. Eine Alternative, um transgene Tiere zu erhalten, bietet *Drosophila*.

In letzter Zeit hat die Klonierung des Schafs „Dolly" viel von sich reden gemacht (Abb. 12.**28**): Die DNA eines Tieres (z. B. Maus, Rind oder hier Schaf) wird durch Kerntransplantation aus einer tierischen Zelle in eine Eizelle transferiert. Diese wird dann in einem Muttertier, dessen natürliche Schwangerschaft beendet wurde, zur Entwicklung gebracht. Ursprünglich wurde diese Technik mit embryonalen Stammzellen durchgeführt (s. Abb. 12.**27a**), und es galt lange Zeit als sicher, dass sich zum Klonieren wegen ihrer Totipotenz nur embryonale Zellen eignen würden. Die Klonierung des Schafs „Dolly", das aus Milchdrüsenzellen aus der Zellkultur (linker Ast des Bildes) kloniert wurde, zeigt, dass auch Zellen eines erwachsenen Tieres zur Klonierung herangezogen werden können. Eine immer noch offene Frage ist, ob die aus Somazellen klonierten Nachkommen eines bereits erwachsenen Individuums eine verkürzte maximale Lebensspanne haben, oder ob im Laufe des Klonierens die „Uhr" zurückgestellt wurde. Messungen z. B. der Telomerlängen (S. 90) haben bisher widersprüchliche Ergebnisse gebracht. Ebenso ist die Frage nach einem korrekten Imprinting (S. 174) ungeklärt.

12.2.4 Stammzellen – ein mögliches Therapeutikum?

Seit einigen Jahren erregt eine Entwicklung auf dem Gebiet der medizinischen Forschung größtes Aufsehen: die Kultivierung, Klonierung und eventuelle therapeutische Anwendung von **Stammzellen**.

Im Kapitel 8 wurden die Phasen der Embryonalentwicklung dargelegt und die Bildung der drei Keimblätter Ektoderm, Entoderm und Mesoderm aus dem **Embryoblast** als Ausgangspunkt für die verschiedensten Gewebe beschrieben. Die Ausbildung eines komplexen menschlichen Organismus ist nur möglich durch die Existenz und Proliferationsfähigkeit von Stammzellen, deren Charakteristikum darin besteht, dass sie, neben ihrer unbegrenzten Teilungsfähigkeit, im Laufe der Entwicklung ihre generellen Fähigkeiten immer mehr zugunsten differenzierter Eigenschaften einschränken.

Die befruchtete Eizelle ist dabei die Ur-Stammzelle, die sich „symmetrisch" teilt. Im 8-Zell-Stadium der Maus sind noch alle Zellen **totipotent,** d. h., jede einzelne ist in der Lage, sich zu einer kompletten Maus zu entwickeln. Solche **embryonalen Stammzellen (ES)** können inzwischen in Zellkultur gezüchtet werden. Sie bilden **„Blasteme"** (Gewebe) und büßen dort, genauso wie in vivo, im Verlauf von weiteren Teilungen immer mehr von ihrer Totipotenz ein: sie werden **pluripotent**. Die Teilungen erfolgen „asymmetrisch": aus einer Stammzelle geht neben einer neuen Stammzelle eine weitere Zelle mit eingeschränktem Potential hervor. Letztere teilt sich wiederum asymmetrisch und bringt dabei eine im Potential noch eingeschränktere **Vorläuferzelle** hervor, aus der sich schließlich eine endgültig differenzierte Zelle abteilt. Diese Zellen teilen sich nicht mehr und haben oft eine limitierte Lebensdauer. In den ausdifferenzierten Geweben bleiben als Folge der asymmetrischen Teilung pluripotente Stammzellen als abrufbare Reserve erhalten. Mit ihrer Hilfe **regeneriert** sich z. B. Muskel- oder Lebergewebe (S. 253). Die Epidermis erneuert sich alle 2–4 Wochen aus Keratinocyten. Das Dünndarmepithel benutzt Stammzellen aus der Tiefe der Dünndarmkrypten, um alle 2–3 Tage die Zellen bis in die Spitzen der Mikrovilli (S. 75) auszutauschen. Auch für die diversen Blutzellen existieren pluripotente hämatopoetische Stammzellen im Knochenmark. Im Gegensatz zu den totipotenten embryonalen Stammzellen spricht man in den Geweben von pluripotenten **adulten Stammzellen**. Die Möglichkeit, ES in Kultur zu vermehren und sie in die verschiedensten Gewebe differenzieren zu lassen, hat die Hoffnung genährt, auf diesem Wege Gewebszellen und sogar künstliche Organe für Transplantationen gewinnen zu können (**tissue engineering**).

Da die Züchtung von Stammzellen aus menschlichen Embryonen oder aus künstlich befruchteten Eizellen in Deutschland stark eingeschränkt ist, hat man Methoden entwickelt, ES zu **klonieren**. Dafür gewinnt man, ähnlich wie beim Schaf Dolly, befruchtete Eizellen, entfernt den Kern und ersetzt ihn durch den Kern einer adulten Somazelle (z. B. Haut). Entstammt diese Zelle einem Patienten, dann werden die Oberflächenproteine der geklonten Zellen mit denen des Patienten übereinstimmen: es kommt im Falle einer Transplantation zu keinen Abstoßungsreaktionen. Man hofft, mit Hilfe dieses **„therapeutischen Klonens"** Zellen zu gewinnen, die, nach Transfer in den Menschen, bestimmte Gewebsdefekte ausgleichen. Ihr Einsatz erscheint möglich bei Nervenkrankheiten (Querschnittslähmung, Parkinson, Alzheimer, Schlaganfall, Epilepsie, Multiple Sklerose), Herz-Kreislauferkrankungen, Diabetes mellitus, Blut- und Knochenmarkdefizienzen u. a. m. Aber auch das therapeutische Klonen wird in Deutschland abgelehnt. Bleibt die letzte Möglichkeit, **adulte Stammzellen** aus Geweben zu gewinnen und sie in Zellkultur zu **reaktivieren** und zu vermehren. In der Tat scheint es zu gelingen, die Stammzellen eines Gewebes in Zellen eines anderen zu überführen. Je mehr man über die Eigenschaften adulter und embryonaler Stammzellen lernt, umso wahrscheinlicher wird es, unter Umgehung der schwerwiegenden ethischen Bedenken, diese flexiblen Zellen zum Wohle der Patienten einsetzen zu können.

Abb. 12.**28 Klonierung des Schafes „Dolly"**. Somatische Zellen aus Schafeuter werden in Zellkultur vermehrt (links oben). Der diploide Kern einer dieser Zellen wird in eine ebenfalls in Kultur genommene enucleierte Eizelle eines Schafes (rechts oben) transferiert. Durch Elektroschock wird diese Zelle zur Teilung angeregt. Die Blastocyste wird in ein Schaf implantiert, das die Schwangerschaft als „Leihmutter" austrägt.

12.2.5 Microarrays – eine neue Methode zum Verständnis der differenziellen Genexpression

Die Methoden der Gentechnologie werden gegenwärtig immer mehr der Aufgabe angepasst, den enormen Informationsreichtum – und dabei besonders den des Menschen – in all seinen Netzwerken möglichst umfassend und in endlicher Zeit zu verarbeiten. Das alles wäre nicht möglich ohne den Einsatz von Computertechnologie, Bioinformatik und Automatisierung, worunter man u. a. den Einsatz von Roboter-unterstützten Experimenten versteht. Die Sequenzierung des Genoms allein, so großartig diese Leistung ist, steht ganz am Anfang unseres Interesses. Es geht vielmehr darum, die Information (**Genomics**) zu verstehen, die Genprodukte zu analysieren (**Proteomics**) und ihre Regulationsprinzipien und Funktionen zu erkennen (**Funktiomics**). Eine Möglichkeit, dem Verständnis der Funktion eines Gens näher zu kommen, ist der Vergleich mit homologen, evolutionär zwischen Tier und Mensch konservierten Genen. Hierzu bieten sich Organismen an wie die Hefe als einfachster Eukaryont, besonders aber *Drosophila*, Nematoden, der Zebrafisch und die Maus. An diese Modellsysteme können Fragen über Entwicklung, Altern, molekulare Krankheitsursachen oder Krebsentwicklung gestellt werden. Transgene Tiere bieten einen anderen, wenn auch sehr mühsamen Weg, Rückschlüsse auf die Situation beim Menschen zu ziehen: ein menschliches Gen auf dem Hintergrund eines tierischen Genotyps verhält sich oft anders, als erwartet. Menschliche Zellen in Kultur und Überexpression einzelner transfizierter Gene mit anschließender Analyse von Lokalisation und Funktion der entsprechenden Proteine ist schwierig aber vielversprechend. Eine Methode, mit der ein Überblick über die Genexpression eines Organismus entweder zu bestimmten Zeiten seiner Entwicklung oder als Reaktion auf bestimmte Stimuli erhalten werden kann, ist die Anfertigung eines **Microarrays**. Das Prinzip beruht auf der Tatsache, dass mit Hilfe von Robotern z. B. die gesamten codierenden DNA-Sequenzen aus menschlichen Zellen nach Amplifikation über PCR auf einem Objektträger fixiert werden können (mehrere Zehntausende auf wenigen Quadratcentimetern mit bekannter Position!). Zur Analyse der Genexpression wird dann aus menschlichen Zellen Gesamt-mRNA isoliert (sie resultiert aus zum Zeitpunkt der Analyse aktiv transkribierten Genen) und diese in eine mittels Fluoreszenzfarbstoff markierte cDNA umgeschrieben. Diese cDNA wird auf die DNA des Objektträgers unter geeigneten Bedingungen hybridisiert, nicht hybridisierte cDNA weggewaschen und die verbliebene Fluzoreszenz unter dem Mikroskop analysiert. Überall dort, wo leuchtende „Spots" auftauchen, handelt es sich um „transkribierte" Gene. Nun kann man den Zeitpunkt der Analyse verändern oder Zellen verschiedener Gewebe anschauen etc. Besonders interessant wird die Frage nach differenzieller Genexpression. Dazu werden die mRNAs z. B. von Tumorgewebe und normalem Gewebe in cDNAs umgeschrieben, die mit verschiedenen Fluoreszenzfarbstoffen markiert werden (z. B. rot und grün). Die cDNAs werden im gleichen Verhältnis gemischt und wieder auf Gesamt-DNA Microarrays hybridisiert. Je nachdem, welche Gene in welchen Zellen transkribiert wurden, wird rote oder grüne cDNA hybridisieren. Die Gene, die in beiden Zellarten gleichermaßen exprimiert wurden, werden beide cDNAs binden. Die Fluoreszenzen überlagern sich und der Spot erscheint gelb (Abb. 12.**29**). Die Möglichkeit, über Genexpressions-Muster gesunde von kranken Zellen zu unterscheiden, bzw. die Reaktionen von Zellen auf gegebene Situationen (z. B. Therapeutika) zu erkennen, hat große Bedeutung für die Medizin.

Weiterführende Literatur

Ibelgaufts, H.: Gentechnologie von A bis Z. Verlag Chemie, Weinheim 1990

Kirby, L. T.: DNA Fingerprinting. Stockton Press, New York 1990

Winnacker, E. L.: Gene und Klone, eine Einführung in die Gentechnologie. Verlag Chemie, Weinheim 1984

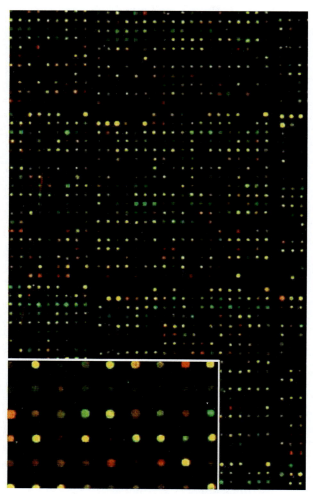

Abb. 12.**29 Komplexe Hybridisierung auf Glas Microarrays.** Vergleich der Expressionsmuster von Tumor und Tumorzelllinie aus glialen Tumoren des Gehirns. Die Tumor-RNA ist mit Cy3 (grün), die Zelllinien-RNA mit Cy5 (rot) markiert. Der Microarray wurde mit einem Axon 4000B Fluoreszenz-Laserscanner eingelesen und mit der GenePix 4.0 Software dargestellt (Klaus Steiner/Rainer Will, DKFZ Heidelberg).

13 Parasitologie

13.1 Allgemeine Parasitologie

13.1.1 Mehr als eine Milliarde Menschen leiden unter Parasiten

Die Bedeutung der Biologie für die Medizin wird besonders bei der Betrachtung der Parasiten deutlich. **Mehr als eine Milliarde Menschen leiden unter tierischen Parasiten.** Dabei sind die anderen großen Gruppen des Parasitismus wie bakterielle, virale oder Pilzinfektionen noch ausgeklammert. In den westlichen Industrieländern spielen Parasiten durch Rückgang der Hygiene (Läuse, Flöhe), Anstieg des Tourismus (tropische Parasiten), sexuelle Freizügigkeit (Filzlaus, Aids) und veränderte Lebensgewohnheiten bezüglich der Hundehaltung (Hundebandwurm) eine steigende Rolle.

Zugleich ist Parasitismus aus biologischer Sicht sehr interessant, da evolutionäre Anpassung und ökologische Entwicklung ausgeprägt sind. **Evolutionäre Anpassung** manifestiert sich sowohl in der Rückbildung von Organen wie Rückbildung des Darms (z. B. bei *Taenia*, dem Bandwurm) oder der Bewegungsorgane (z. B. Flügel beim Floh) oder der Sinnesorgane: Viele Parasiten sind blind. Daneben gibt es Spezialanpassungen. Die Mundwerkzeuge werden bei parasitären Insekten zu Saug-Stech-Organen umgewandelt. Bei den Siphonaptera (Flöhen) wird das Saug-Stech-Organ zu einem komplexen 2-Kanal-System. Während durch einen Kanal ein Gerinnungshemmer injiziert wird, kann durch den anderen Blut abgesaugt werden.

Die Entwicklung des ökologischen Systems hat bei den Parasiten ein Extrem erreicht. Die Übergänge von der Lebensgemeinschaft (z. B. Mensch/Darmflora) über ausgeprägte gegenseitige Nützlichkeit in Form der **Symbiose** bis hin zum **Parasitismus** sind fließend. Bei der Symbiose haben beide Partner einen essenziellen Nutzen: So beherbergen die Wiederkäuer im Pansen und Netzmagen eine große Anzahl von Ciliaten (bis 10^6 pro ml bei Ziegen oder Schafen). Die Aufgabe dieser Einzeller ist es, Pflanzenmaterial aufzuschließen, das dann von Bakterien vergoren werden kann. Die Ciliaten ernähren sich von den Gärprodukten und verwandeln gemeinsam mit den Bakterien das pflanzliche Material, das von dem Wirt nicht verdaut werden kann, in tierisches Eiweiß. Zusammen mit dem Nahrungsbrei kommen Ciliaten in den Blätter- und Labmagen, werden abgetötet und im Darm verdaut. Das heißt, zu-

13.1 Einteilung der Parasiten

nächst ernährt der Wiederkäuer die Ciliaten und anschließend die Ciliaten den Wiederkäuer. Einer wäre ohne den anderen nicht in der Lage zu existieren. Wenn der Vorteil sich zugunsten eines Partners verschiebt, entsteht Parasitismus.

Eine andere Möglichkeit zur Entwicklung von Parasiten demonstrieren die Turbellarien. Viele von ihnen sind Saprozoa (Aasfresser). Ihnen dient der Pharynx (Schlund) zum Festsaugen an der Fischleiche. Sie können auch bereits geschädigte, kranke Tiere befallen. Bei einigen Arten gibt es jedoch eine Spezialisierung mit Saugnäpfen zum Anhaften an gesunde Tiere. Damit sind diese Arten zu Parasiten geworden.

Parasiten können den Wirt äußerlich befallen: **Ektoparasiten.** Einige tun dies ständig, **permanent** (z. B. Läuse), andere nur zeitweise, **temporär** (z. B. Mücken). Der Befall kann auch innerlich erfolgen **(Endoparasiten),** einerseits im Darm **(Darmparasiten),** andererseits im Blut **(Blutparasiten)** oder in Geweben **(Gewebsparasiten)** (Rep. 13.1). Jedes Organ, jedes Tier und jede Pflanze kann von Parasiten befallen sein. Im weiteren Verlauf werden nur Parasiten des Menschen besprochen.

13.1.2 Die sexuelle Vermehrung der Parasiten erfolgt im Endwirt, die asexuelle im Zwischenwirt

Bei Befall oder Infektion mit Parasiten treten die ersten pathologischen Symptome erst nach einer gewissen Inkubationszeit auf (Rep. 13.2). Die ersten Entwicklungsstadien

13.2 Patenz und Präpatenz bei Parasiten

13.3 Einteilung der Parasiten nach dem Wirtsverhalten

13.4 Parasitenwirte

Hauptwirt:	Bevorzugter Wirt
Nebenwirt:	Weniger begehrter Wirt
Reservoirwirt:	Wirt, der Parasiten für weiteren Befall bereithält
Zwischenwirt:	Wirt während eines Entwicklungsstadiums des Parasiten
Transportwirt:	Sowohl Reservoir- als auch Zwischenwirt, wenn er Parasiten über Distanzen transportiert
Endwirt:	Wirt, in dem bei Generationswechsel die sexuelle Vermehrung erfolgt
Fehlwirt:	Wirt, aus dem weitere Vermehrung nicht stattfindet

13.5 Pathogenitätsmechanismen der Parasiten

Wirkungsweise	Parasit	Folgeerscheinung
Entzug essenzieller Nahrungskomponenten	Fischbandwurm	Vitamin-B_{12}-Mangel perniciöse Anämie
Produktion giftiger Stoffwechselprodukte	Malariaparasit	Malariafieber
Gewebszerstörung – Gewebsverdrängung	Hundebandwurm	Leberschädigung
Auslösung von Gewebsentartung	Großer Leberegel	Malignom
Virus- bzw. Bakterienübertragung	Zecken Läuse Flöhe	Encephalitis Fleckfieber Pest

des Parasiten bzw. die Ausscheidung von Eiern können nach der **Präpatenz** nachgewiesen werden (Zeitraum zwischen Infektion und Sichtbarwerden von Larven bzw. Eiern im Stuhl etc.). Von diesem Zeitpunkt an bis zum Erlöschen der Ausscheidung rechnet die **Patenz**. Die Patenz kann sehr kurz (wenige Tage) bzw. lang (viele Jahre bei *Taenia*) sein. Häufig durchlaufen Parasiten einen Generationswechsel, d. h. sexuelle und asexuelle Generationen, die außerordentlich unterschiedlich in Gestalt und Wirtsbeziehungen sein können, wechseln einander ab. Die Entwicklung kann in mehreren Wirten **(heteroxen)** wahlweise **(fakultativ)** oder notwendigerweise **(obligat)** oder nur in einem Wirt **(monoxen)** ablaufen (Rep. 13.3). Bei Generationswechsel ist der Wirt, in dem die sexuelle Vermehrung erfolgt, der **Endwirt** (Rep. 13.4). Die asexuellen Generationen werden im **Zwischenwirt** vermehrt. Viele Parasiten befallen verschiedene Tiere. Wird ein Wirt bevorzugt **(Hauptwirt)**, so tragen **Nebenwirte** seltener diesen Schmarotzer, unter Umständen, weil er sich in diesen weniger gut entwickeln kann. Auf Mensch und Tier können sich oft die gleichen Parasiten vermehren, sodass die Schmarotzer der Tiere ein Reservoir für die Infektionen des Menschen darstellen. Das entsprechende Tier ist der **Reservoirwirt**. Ein Zwischenwirt oder auch ein Reservoirwirt transportiert der Parasiten oft über größere Distanzen: **Transportwirt**. Befällt der Schmarotzer einen Wirt, auf dem er sich entweder nicht vermehren kann oder von dem die Nachkommen nicht freikommen, so spricht man von **Fehlwirt**.

13.1.3 Die Pathogenitätsmechanismen der Parasiten sind sehr unterschiedlich

Die Strategie des Schmarotzers muss es sein, einerseits seinen Wirt möglichst gut und lange funktionstüchtig zu erhalten, andererseits muss die Abwehr des Wirtes so geschwächt werden, dass er sich seiner Parasiten nicht entledigen kann. Gut adaptierte Schmarotzer, die ein gutes System zum Unterlaufen der Wirtsabwehr haben, wie z. B. einige *Taeniae* (Bandwürmer), coexistieren mit ihrem Wirt über lange Zeiträume, ohne diesen ernsthaft krank zu machen. Der Befall eines Menschen manifestiert sich dann nur in Gewichtsverlust (Rep. 13.5).

Deutlich krank wird der Mensch, wenn der Parasit ihm **essenzielle Komponenten** der Nahrung entzieht. So entzieht z. B. *Diphyllobothrium latum* (Fischbandwurm) dem Menschen das lebenswichtige Vitamin B_{12}. Dadurch entwickelt sich eine charakteristische perniciöse Anämie. Diese Diphyllobothriasis spielt eine Rolle in Gegenden, wo roher Fisch gegessen wird: in Japan, Mikronesien und früher auf der Kurischen Nehrung.

Stärkere Krankheitssymptome zeigen auch Patienten, wenn Parasiten **giftige Stoffwechselprodukte** produzieren. So wird z. B. das hohe Fieber bei Malaria durch Abbauprodukte des Häms aus dem Hämoglobin hervorgerufen, einer essenziellen Nahrungsquelle des Malariaparasiten.

Zu schweren Krankheitserscheinungen kommt es ebenfalls durch **Gewebszerstörung** oder -verdrängung. Auf diese Weise schädigt z. B. *Echinococcus* (Hundeband-

wurm) erheblich (letal) die Leber des infizierten Menschen. Das Wachstum eines Parasiten kann auch entartetes Gewebswachstum hervorrufen, z. B. Malignomauslösung durch *Fasciola hepatica* (großer Leberegel).
Große medizinische Bedeutung haben Parasiten durch die Übertragung von Viren, Rickettsien oder Bakterien. **Überträger** finden sich besonders zahlreich unter den Arthropoden (Gliederfüßlern). Als Beispiele seien genannt: Zecken → Encephalitis, Läuse → Fleckfieber, Flöhe → Pest.
Der Mensch kann auch durch **Sekundärinfektionen,** die mit dem Parasitenbefall assoziiert sind, erkranken. *Ascaris lumbricoides* z. B. beinhaltet in seiner Entwicklung eine Lungen-Pharynx-Passage, die häufig Ausgangspunkt von Pneumonie-artigen Sekundärinfektionen ist.

13.1.4 Um den Wirt ausnutzen zu können, müssen die Abwehrmechanismen überlistet werden

Der Wirt setzt nach dem Parasitenbefall seine **Abwehrmechanismen** wie humorales und zelluläres Immunsystem in Gang (s. Kap. **9**). Entsprechend haben die Schmarotzer raffinierte Wege entwickelt, den Wirt zu überlisten (Rep. 13.**6**).
Kleine Parasiten können sich in Zellen des Wirtes flüchten und sind dann immunologisch nicht mehr zugänglich. Als Beispiel: Malariaparasit in Erythrocyten (Abb. 13.**1**). Häufig bleibt dem Wirt gegen intrazelluläre Parasiten kein anderes Mittel, als den befallenen Bereich abzukapseln. Diese Cystenbildung wird dann oft von den Parasiten ausgenutzt, um sich ungestört zu vermehren (siehe z. B. *Trichinella*).
Eine andere parasitäre Strategie ist die **systematische Irreführung des Wirtes.** Hat ein Wirt nach einiger Zeit des Parasitenbefalls seine Immunabwehr aufgebaut, können sich verschiedene Parasiten häuten. Die neue Haut hat dann eine neue antigene Struktur und wird vorerst von den bereitgestellten Antikörpern nicht erkannt. Es müssen neue Antikörper gebildet werden. Die alten reagieren statt gegen den Parasiten gegen seine abgelegte Haut (Arthropoden – Insektenlarven). Alternativ kann auch die antigene Struktur des Mantels selber gewechselt werden. Trypanosomen z. B. haben an ihrer Oberfläche als antigene Hauptdeterminanten Proteoglycane, komplexe Strukturen aus Proteinen, die viele Kohlenhydratketten tragen. Die Anordnung der Zucker in den Ketten wird ständig variiert, sodass der Wirt nicht schnell genug spezifische Antikörper produzieren kann.
Parasiten können auch von einer derartig dicken und resistenten Cuticula (Mantel) umgeben sein, dass sie entweder schlecht oder gar nicht immunologisch erkannt bzw. nicht angegriffen werden können (Arthropoden – Insekten).

Abb. 13.**1** **Malariaparasiten im Erythrocyten.** *Plasmodium falciparum* (Aufnahme: Bauer, F. Wunderlich, Düsseldorf; M: 3,5 cm ≙ 1 µm).

R 13.6 Parasitäre Methoden zur Überlistung der Wirtsabwehr

Methode	Parasit
Intrazelluläre Entwicklung	Malariaparasit
Wechsel der Außenhaut und der antigenen Determinanten	Insektenlarven
Veränderung der antigenen Determinanten	Trypanosomen
Ausbildung einer dicken Cuticula	Insekten

13.1.5 Der Nachweis des Parasitenbefalls erfolgt direkt oder über serologische und immunologische Techniken

Der sicherste und direkte **Nachweis** erfolgt über ausgeschiedene Eier bzw. andere Formen verschiedener Entwicklungsstadien, z. B. bei *Taeniae* (Bandwürmern) oder *Ascaris* (Spulwurm; Rep. 13.**7**) oder über Sichtbarmachung des Parasiten (Malaria). Häufig stößt das auf große Schwierigkeiten. Deshalb erhalten immunologische Ver-

Abb. 13.2 **Komplementbindungstest.** Die Ausbildung eines Antigen-Antikörper-Komplexes kann dadurch nachgewiesen werden, dass ein Komplement an diesen Komplex bindet und damit nicht mehr für die Indikatorreaktion, nämlich die Lyse von Schaf-Erythrocyten, zur Verfügung steht.

Abb. 13.3 **Doppeldiffusionstest.** Antikörper und Antigen werden in je einer Aushöhlung auf eine Agarplatte gegeben. Beide Substanzen diffundieren in den Agar. Erkennt der Antikörper das Antigen, so bildet sich an der Stelle, an der beide in Kontakt treten, eine Präzipitationsbande.

13.7 Nachweismethoden für Parasiten	
Direkte Methode	Indirekte Methode
Darstellung des Parasiten	Komplementbindungsreaktion
Nachweis ausgeschiedener Eier oder anderer Entwicklungsstadien	
Immunologische Tests: – Doppeldiffusionstest – Fluoreszenzmethode – Radio-Immun-Assay	

fahren immer mehr Bedeutung. Wohl am bekanntesten ist die **Komplementbindungsreaktion** (Abb. 13.2). Als Indikatorsystem dient die Komplement-abhängige Lyse von Schaf-Erythrocyten durch einen hämolysierenden Antikörper. (Komplement ist ein Serumfaktor, der für die Zell-Lyse nach Antikörperbindung an die Fremdzellen verantwortlich ist.) Für den Test auf Parasiten-Antigen bzw. -Antikörper wird die Probe mit spezifischem Antiserum bzw. Antigen des Parasiten versetzt. Ist der Gegenpartner vorhanden, wird eine Antigen-Antikörper-Reaktion stattfinden und Komplement gebunden. Dadurch gibt es dann nicht mehr ausreichend Komplement für die Indikatorreaktion: Die Schaf-Erythrocyten werden nicht hämolysiert (positiver Komplementbindungstest). Dies lässt sich einfach mit freiem Auge feststellen. Fehlt in der Testreaktion ein Partner, wird kein Komplement gebunden. Dann steht das Komplement für die Indikatorreaktion zur Verfügung, und der hämolysierende Antikörper lysiert (mit Komplement) die Schaf-Erythrocyten (negativer Komplementbindungstest).

Auch direkte immunologische Tests werden zum Nachweis von Parasiten-Antigen bzw. spezifischen Antikörpern angewandt. Im **Doppeldiffusionstest** (Abb. 13.3) werden auf einem mit einer Agarschicht bedeckten Objektträger in zwei voneinander entfernten Löchern Antigen und Antikörper gegeneinander aufgetragen. Beide diffundieren in den Agar. An der Stelle, an der sie aufeinander stoßen, entwickelt sich durch Präzipitation des Antigen-Antikörper-Komplexes eine Trübung, die mit bloßem Auge sichtbar ist. Die Antigen-Antikörper-Reaktion kann auch direkt durch die Präzipitation getestet werden. Um die Empfindlichkeit erheblich zu steigern, wird an den spezifischen Anti-Parasiten-Antikörper ein fluoreszierendes Molekül, z. B. Fluorescein, gekoppelt. Im manchmal unsichtbaren Sediment des Antigen-Antikörper-Komplexes können durch die Fluoreszenz noch Antigenspuren nachgewiesen werden.

Noch empfindlicher für den Nachweis von Parasiten-Antigen bzw. spezifischen Antikörpern sind Tests mit radioaktiven Isotopen. Beim **Radio-Immun-Assay** (RIA; Abb. 13.4) ist die Indikatorreaktion die Bindung eines radioaktiv markierten (meistens gereinigten) Parasiten-Antigens an die vorgelegten Antikörper. Der Antigen-Antikörper-Komplex wird ausgefällt und die Radioaktivität gemessen. Wird zu der Indikatorreaktion eine zu bestimmende Menge unmarkierten Parasiten-Antigens hinzugefügt, konkurriert dieses mit dem radioaktiv markierten vorgelegten Antigen. Je mehr zu bestimmendes Antigen angeboten wird, desto weniger Radioaktivität wird gebunden. Sehr empfindlich ist der Nachweis von Parasiten-Antigen bzw. -Antikörper über radioaktiv markiertes Protein A. Protein A wird von dem Bakterium *Staphylococcus aureus* produziert und lässt sich relativ einfach reinigen. Es bindet spezifisch an Antikörper (an das F_{ac}, s. Kap. 9).

Mit radioaktiv markiertem Protein A kann gebundener Antikörper nachgewiesen werden (Abb. 13.5). Im eigentlichen Test wird das Antigen auf ein Nitrozellulose- (oder Zellulose-)Blatt aufgetüpfelt und fixiert, z. B. durch Säurebehandlung. Das Blättchen wird dann in einer Lösung mit Antikörper gebadet, mit Wasser gewaschen und anschließend mit Protein A inkubiert, das mit radioaktivem Jod markiert ist. Protein A bindet an den Antikörper, der mittels Antigen an das Zelluloseblatt gebunden ist. Nach der Entfernung überschüssigen Proteins A wird das Blättchen getrocknet, anschließend mit einem Film überzogen und im Dunkeln inkubiert. Der entwickelte Film zeigt durch das Maß seiner Schwärzung die Menge Radioaktivität und damit die Menge gebundenen Proteins A an. Damit kann quantitativ die Antikörperbindung bestimmt werden.

Abb. 13.**4** **Radio-Immun-Test.** In einer Indikatorreaktion wird eine bestimmte Menge radioaktiv markiertes Antigen mit einer vorgelegten Menge Antikörper zur Reaktion gebracht. Das zu bestimmende, unmarkierte Antigen konkurriert um die Bindung an den Antikörper. Aus der Abnahme der vom Antikörper gebundenen Radioaktivität kann auf die Menge unmarkierten Antigens geschlossen werden.

Abb. 13.**5** **Protein-A-Test.** Ein Antikörper bindet auf einem Filter an sein spezifisches Antigen. Radioaktiv markiertes Protein A bindet seinerseits an den Antikörper. Auf diese Weise kann über Autoradiographie die Menge des gebundenen Antikörpers bestimmt werden.

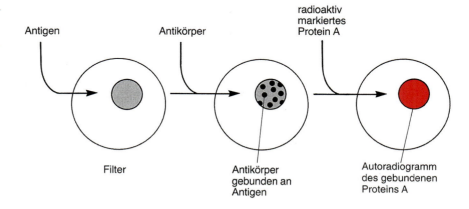

Für immunologische Bestimmungen sind Antigen- und Parasiten-spezifische Antikörper kommerziell erhältlich. Oft wird jedoch ein Parasitenbefall von dem behandelnden Arzt erst gar nicht in Erwägung gezogen. Deshalb werden Parasitenkrankheiten häufig nicht erkannt, obwohl die Diagnose möglich, manchmal sogar trivial ist. Dem angehenden verantwortungsbewussten Arzt sei deshalb empfohlen, sich die menschlichen Parasiten besonders gut einzuprägen.

13.2 Spezielle Parasitologie

13.2.1 Einteilung

Die Parasiten sind fast ausschließlich drei Tierstämmen zuzuordnen: Protozoen (Einzeller), Plathelminthes, Nemathelminthes (Würmer) und Arthropoden (Gliederfüßler) (Tab. 13.**1**).

13.2.2 Parasitäre Protozoen (Einzeller)

Flagellaten (Geißeltiere)

Zu den Flagellaten gehören die für den Menschen pathogenen *Trypanosoma*, *Leishmania* und *Trichomonas* (Tab. 13.**2**).

▬ *Trypanosoma brucei* **ist der Überträger der Schlafkrankheit.** Trypanosomen machen einen obligaten Wirtswechsel durch, der mit einem ausgeprägten morphologischen Wechsel einhergeht. Die Vermehrung erfolgt durch Teilung in der Längsrichtung.
Pathogen sind: *Trypanosoma brucei gambiense, T. brucei rhodesiense* und *T. cruzi*. Daneben gibt es etliche wichtige pathogene Trypanosomen für Großtiere.
Trypanosoma brucei gambiense und *T. brucei rhodesiense* sind die Erreger der **Schlafkrankheit.** Beide und das *Trypanosoma brucei brucei,* der Erreger der Nagana-Seuche vieler Großtiere (Pferde, Wiederkäuer, Nager, Schweine), sind morphologisch nicht unterscheidbar. Es sind genetische Varianten, die von *Glossina*-Arten (Tsetsefliegen: *G. tachinoides, G. palpalis, G. morisitans*) durch Stich übertragen werden. Charakteristisch für die Schlafkrankheit sind die schlafähnlichen Absencen in den fortgeschrittenen Stadien und extrem hohes Fieber. Die Infektion wird durch den Stich der *Glossina* gesetzt. An der Einstichstelle kommt es durch Sekundärinfektion häufig zur Ausbildung

360 13 Parasitologie

Tab. 13.1 Einteilung der Parasiten

Protozoen (Einzeller)

- Flagellaten (Geißeltiere) — Trypanosomen, Leishmanien, Trichomonaden
- Rhizopoden (Wurzelfüßler) — Amöben
- Sporozoen (Sporentierchen) — Toxoplasmen, Plasmodien
- Ciliaten (Wimperntierchen) — Balantiden

Plathelminthen (Plattwürmer)

- Trematoden — Schistosomatiden
- Cestoden (Bandwürmer) — *Echinococcus* (Hundebandwurm), *Diphyllobothrium latum* (Fischbandwurm), *Taenia saginata*, *Taenia solium*

Nemathelminthen (Rundwürmer)

- *Ascaris*, Hakenwürmer, *Trichinella spiralis*, *Trichuris* (Peitschenwurm), *Strongyloides* (Zwergfadenwurm), *Dracunculus* (Drachenwurm), Filarien

Arthropoden (Gliederfüßler)

- Chelicerata (Spinnenartige) — Zecken, Milben
- Insekten: Hemimetabole (unvollkommene Verwandlung) — Phthiraptera (Tierläuse), Heteroptera (Wanzen)
- Insekten: Holometabole (vollkommene Verwandlung) — Diptera (Zweiflügler) (Mücken, Fliegen, Bremsen), Siphonaptera (Flöhe)

Tab. 13.2 Flagellaten (Geißeltiere)

Art	Überträger	Wirt	Krankheit bzw. Symptome
Trypanosoma gambiense	Tsetse-Fliegen: *Glossira palpalis*, *Glossira tachinoides*	Mensch Affe	Schlafkrankheit milde Form: Absencen, Fieber, Encephalomeningitis
Trypanosoma rhodesiense	*Glossira morsitans*	Mensch Ratte	Schlafkrankheit akute Form
Trypanosoma cruzi	Wanzen	Mensch Haustiere	Chagas-Krankheit Herztod
Leishmania donovani	Sandmücken: *Phlebotomus*	Mensch	Kala-Azar Splenohepatomegalie
Leishmania major L. tropica L. mexicana L. brasiliensis	*Phlebotomus*	Mensch	Hautleishmaniasis (Orientbeule)
Trichomonas vaginalis		Mensch	Urethritis Kolpitis
Trichomonas intestinalis		Mensch	Enterocolitis

von Eiterherden. Die Nackenlymphdrüsen schwellen – es kommt zur Ödembildung. Die Vermehrung der Parasiten im Blut führt zu Fieberanfällen und Drüsenentzündungen. Nach etwa 12 Wochen passiert der Parasit die Hirn-Liquor-Schranke und verursacht die charakteristische Encephalomeningitis. *Trypanosoma brucei gambiense* und *T. brucei rhodesiense* sind geographisch unterschiedlich lokalisiert. Das Erstere ist in Westafrika weit verbreitet. *T. brucei rhodesiense* tritt besonders in Ostafrika auf und verläuft akut. Ohne Therapie tritt der Tod bei dieser Form nach etwas mehr als einem halben Jahr ein. Die Trypanosomiasis brucei gambiense verläuft wesentlich milder. Der Tod tritt ohne Therapie erst nach Jahren ein. Mehr als 1,2 Millionen Menschen sterben pro Jahr an Schlafkrankheit! *Trypanosoma cruzi* ist der Erreger der **Chagas-Krankheit.** Überträger (Vektoren) sind Wanzen, die mit ihrem Kot die Trypanosomen verbreiten. Diese siedeln sich in Nestern in den Muskeln an – besonders im Myocard. Der Herzmuskel wird dadurch geschwächt und neigt nach vielen Jahren chronischer Erkrankung zum plötzlichen mechanischen

Versagen (Herztod). Die Chagas-Krankheit ist **sehr häufig.** Etwa **15 Millionen Menschen** leiden in Südamerika an ihr, weitere 40 Millionen sind von ihr bedroht.

Die Trypanosomen haben zahlreiche Reservoirwirte. *T. brucei gambiense* und *rhodesiense* vermehren sich auch auf anderen Mammalia (Säugetieren) wie z. B. Affen und Ratten. *T. cruzi* befällt auch Haustiere.

Der Wirtswechsel Mensch – Insekt ist obligat und außerordentlich bemerkenswert, weil die Trypanosomen unter Umständen einen **Proteoglycan-Mantel** haben können, der ständig die antigenen Eigenschaften wechseln kann. Dieser Mantel wird aber nur synthetisiert, wenn er benötigt wird, d. h. wenn der Parasit für das menschliche (bzw. sonstige Mammalia-) Immunsystem erreichbar ist. Das ist nur dann der Fall, wenn sich der Parasit im Serum befindet. Der Mantel wird nicht gebraucht, solange die Trypanosomen im Insekt sind oder wenn *Trypanosoma cruzi* zwar im Menschen (oder in anderen Mammalia) sitzt, aber wohl verborgen innerhalb des Muskelsyncytiums kein Problem mit dem Immunsystem des Wirtes hat. In dieser Situation erspart sich der Parasit die Produktion des Proteoglycan-Mantels. Allerdings wird dieser Mantel sofort erzeugt, wenn die Trypanosomen im Verlauf ihrer Reifung im Insekt für den Menschen (oder ein anderes Säugetier) infektiös werden. Diese Stufe der Reifung erfolgt in der Speicheldrüse des Insekts, dem Warteraum des Parasiten für seinen Transfer in den Menschen.

Außerdem durchlaufen die Trypanosomen während ihrer Entwicklung sehr bemerkenswerte **Transformationen des biochemischen Apparates,** die die raffinierte Anpassung dieser Parasiten zeigt: Während der Vermehrungsphase der Trypanosomen im menschlichen (oder sonstigen Mammalia-)Serum steht ausreichend Glucose (100 mg pro 100 ml) zur Verfügung. Der Parasit optimiert seinen Stoffwechsel. Er setzt Glucose glycolytisch zu Pyruvat um, das ausgeschieden wird. Dabei wird aus 1,3-Glyceratbisphosphat sowie aus Phosphoenolpyruvat jeweils ein ATP gebildet. Da sowohl bei Umsetzung von Glucose als auch bei Fructose ATP verbraucht wird, dann aber viermal ATP (zweimal

13.2 Spezielle Parasitologie

über 1,3-Glyceratbisphosphat, zweimal über Phosphoenolpyruvat) erzeugt wird, bleibt eine Bilanz von zwei produzierten ATPs pro verbrauchter Glucose. Der Parasit kann sich diesen ineffizienten Luxus leisten. Er schert sich nicht um die Energiebilanz des Wirtes, der über oxidative Phosphorylierung aus Glucose die 18fache Menge Energie gewinnen könnte (s. Lehrbücher der Biochemie). Dabei hätten die Trypanosomen auch diese Möglichkeit. Ihre DNA enthält jedenfalls die Informationen für alle Enzyme des Citrat-Cyclus und der Atmungskette. Aber beim feinen Leben im Glucose-reichen Mammaliaserum spart sich der Parasit die Synthese dieser Enzymsysteme und lebt auf großem Fuß auf Kosten des Wirtes. In dieser Phase sind die **Mitochondrien** des Parasiten klein, sie haben keine Cristae und sind degeneriert.

Im Insekt geht es dem Parasiten lange nicht so gut. Hier steht ihm hauptsächlich Prolin zur Verfügung. Substrat-Phosphorylierung ist unmöglich. In diesem Entwicklungsstadium sind die Mitochondrien groß und reich an Cristae. Die Enzyme des Citrat-Cyclus und der Atmungskette sind vorhanden, der Parasit gewinnt seine Energie über oxidative Phosphorylierung. Wann erfolgt diese Umstellung der Mitochondrien? Schon während der Reifung im Menschen (bzw. im Reservoirwirt) werden Cristae im Mitochondrium angelegt, und der Parasit stattet sich mit *Pyruvatdehydrogenase* aus, dem Enzym, das durch oxidative Decarboxylierung aus Pyruvat Acetyl-Coenzym-A macht. Damit sind alle Vorbereitungen für den Citrat-Cyclus getroffen. Nur diese gereiften Trypanosomen mit Mitochondrien-Cristae und *Pyruvatdehydrogenase* überstehen den Transfer in den Insektenwirt. Wenn das Insekt ein gereiftes Trypanosom aufgenommen hat, muss der Parasit die Enzyme für den Citrat-Cyclus produzieren. Dazu ist notwendig, dass er in den Kropf des Insekts gelangt und dort mindestens eine Stunde verweilen kann. Gleichzeitig schwellen die Mitochondrien. Noch haben diese Mitochondrien keine funktionierende Atmungskette. Diese wird erst in den nächsten beiden Tagen der Reifung im Darm synthetisiert. Jetzt ist der Parasit in der Lage, mit hoher Effizienz Energie über oxidative Phosphorylierung zu gewinnen und sich im Insekt optimal zu entwickeln und zu vermehren.

▬ Leishmanien verursachen Kala-Azar und Orientbeule. Leishmanien sind mit den Trypanosomen eng verwandt und ihnen in vielen Aspekten ähnlich. Im Menschen halten sich die Parasiten zumeist intrazellulär auf. Sie sind sehr klein ($1/10$ der Trypanosomen, 2 bis 6 μm). Leishmanien lassen sich gut in Zellkultur züchten. Überträger sind *Phlebotomus*-Arten (Sandmücke). **Kala-Azar** wird von *Leishmania donovani* verursacht. Dieser Parasit setzt sich in den Endothelzellen der Blut- und Lymphgefäße von Milz, Leber, Knochenmark, Lunge und Niere fest. Die resultierende Splenohepatomegalie führt (ohne Behandlung) zum Tode. Kala-Azar ist besonders in Indien, im Nahen Osten und in Südamerika verbreitet. *Leishmania infantum* verursacht Kala-Azar bei Kindern im Mittelmeerraum. Leishmanien sind auch die Erreger der Hautleishmaniasis oder Orientbeule. Je nach geographischer Verbreitung ist es: *L. major* – Nordiran, *L. tropica* – Mittlerer Osten, *L. mexicana* – Mittelamerika oder *L. brasiliensis* – Brasilien, Südamerika. Wichtigste Reservoirwirte sind Hunde und Nagetiere.

▬ Trichomonaden sind lästig, aber relativ harmlos. Trichomonaden sind ebenfalls Flagellaten. Charakteristisch sind eine undulierende Membran, vier oder fünf vordere und eine hintere Flagelle. Sie sind sehr weit verbreitet, aber relativ harmlos. Dieser Parasit durchläuft keinen

Tab. 13.3 Amöben

Art	Wirtsgewebe	Krankheit
Entamoeba histolytica	menschliches Darmgewebe	Amöbenruhr
Naegleria gruberi	apathogen	
Naegleria fowleri *Naegleria aerobia* *Naegleria invadens*	menschliches Zentralnervengewebe	Amöben-Encephalomeningitis

Wirtswechsel. Infektion erfolgt nur durch direkten Kontakt, da er sehr empfindlich gegen Austrocknung und Lufteinwirkung ist. Da *Trichomonas vaginalis* hauptsächlich durch Geschlechtsverkehr übertragen wird, handelt es sich praktisch um eine **Geschlechtskrankheit,** die sich als Urethritis oder Kolpitis äußern kann.

Zu den Trichomonaden gehören auch eine Reihe harmloser Darmflagellaten, die besonders im Dickdarm angesiedelt sein können. *Trichomonas intestinalis* kann Enterocolitis hervorrufen.

Amöben

Die **Amöben** gehören zu den Rhizopoden (Wurzelfüßlern; Tab. 13.3). Sie entwickeln **Pseudopodien** (Scheinfüße) zur Fortbewegung und Nahrungsaufnahme. Das sind Plasmaaustülpungen, mit deren Hilfe sie die Nahrung umfließen können (s. Kap. 1). Einige Amöben leben unauffällig im Darm, z. B. *Entamoeba coli, E. hartmanni* und *Naegleria gruberi. Entamoeba histolytica, Naegleria fowleri, N. aerobia* und *N. invadens* sind hingegen pathogen. Die Vermehrung erfolgt über Zweiteilung. Aus den vegetativen Zellen können Cysten gebildet werden, die durch eine resistente Wand geschützt sind. Die Cysten können einen (*Naegleria*), vier (*Entamoeba histolytica*) oder acht (*Entamoeba coli*) Kerne enthalten. *Entamoeba histolytica* verursacht die tropische **Amöbenruhr.** Aus unklarem Anlass können die Amöben in das Darmgewebe eindringen. An den Stellen des Eindringens kommt es zu bakteriellen Sekundärinfektionen, die zu Abszessen führen und kolikartige Diarrhoen zur Folge haben. Nach dem Eindringen von *Entamoeba histolytica* in das Darmgewebe entwickelt sich der Parasit aus der **Minuta-Form** zur sog. **Magna-Form,** die über das Gefäßsystem in Lunge, Leber und Gehirn gelangt. Die Diagnose erfolgt über die Ausscheidung von Cysten im Kot. *Naegleria gruberi* und *N. fowleri* sind die Erreger menschlicher **Encephalomeningitiden.** Diese Parasiten sind sehr wenig charakterisiert.

Sporozoen (Sporentierchen)

Charakteristisch für diese Gruppe ist die Bildung von **Sporen oder Sporencysten.** Die menschlichen Parasiten unter ihnen entwickeln sich alle intrazellulär in drei Phasen mit Generationswechsel (Rep. 13.8). Durch einfache Zellteilung vermehren sie sich ungeschlechtlich **(Schizogonie).** Die **Schizonten** vermehren sich zu **Merozoiten,** danach wird eine sexuelle Entwicklungsphase **(Gamogonie)** durchlaufen. Dabei teilt sich der männliche **Mikrogamont**

13.8 Entwicklungsschema von Sporozoen, intrazellulärer Generationswechsel

öfter und bildet viele begeißelte Mikrogameten, der weibliche Makrogamont bildet einen **Makrogameten**. Je ein Mikrogamet befruchtet einen Makrogameten. Aus der entstandenen **Zygote** bilden sich durch Zellteilung, also ungeschlechtlich, im Verlauf der Sporogonie die Sporozoiten, die für den nächsten Wirt infektiös sind.

■ ***Toxoplasma gondii* ist pathogen für den Menschen, Haupt-Endwirt ist aber die Katze.** Bei der für den Menschen pathogenen **Toxoplasmose** sind die Sporozoiten als Sporocysten mit einem resistenten Mantel umgeben. Sie werden mit dem Kot abgegeben, überleben Perioden von Monaten bis Jahren und bleiben durch diese Resistenz lange Zeit für neue Wirte infektiös.

Endwirt für *Toxoplasma gondii* ist ausschließlich die Katze. Allerdings sind die Zwischenwirte sehr unspezifisch. Alle Mammalia, aber auch Vögel können durch Sporocysten, die von den Katzen abgeschieden werden, infiziert werden. In Katzen-Exkrementen schnüffelnde Hunde tragen häufig die Sporocysten zum Menschen. Im unspezifischen Zwischenwirt kommt es dann zur ungeschlechtlichen Vermehrung. So vermehrt sich *Toxoplasma gondii* im Zwischenwirt in den lymphatischen Zellen. Es bilden sich intrazelluläre Cysten, besonders im Muskelsyncytium, aber auch im Gehirn, die mit Merozoiten angefüllt sind. Diese Merozoiten sind nicht nur infektiös für den Endwirt, die Katze, sondern auch für andere Zwischenwirte, die durch die Aufnahme von rohem Fleisch, das Toxoplasma-Gewebscysten enthält, infiziert werden. Kommen derartige Gewebscysten, z. B. durch Genuss einer infizierten Maus, in den Endwirt, die Katze, dann bilden sich, nach geschlechtlicher Vermehrung des Parasiten, infektiöse Sporocysten aus, die von den Katzen ausgeschieden werden.

Bei der menschlichen Toxoplasmose wird das **Lymphknotensystem** geschädigt. Wichtig ist die **congenitale Toxoplasmose** (embryonale T.). Sie führt zu starker Schädigung des menschlichen Embryos (Hydrocephalus, Entwicklungsstörungen). Das Toxoplasma gelangt diaplazentar zum Embryo, wenn sich die Mutter im 6. bis 9. Monat der Schwangerschaft infiziert. Bei früherer Infektion entwickelt die Mutter einen immunologischen Schutz, der das Kind schützt. Die Durchseuchung der Mitteleuropäer mit Toxoplasma ist sehr hoch. Die Majorität der Bevölkerung hat Antikörper als Zeichen einer durchgemachten Infektion.

■ **Plasmodien sind Erreger der Malaria (Wechselfieber).** Die Malaria erlangt in letzter Zeit wieder eine stark zunehmende Bedeutung, da die Bekämpfung des Insektenwirtes durch DDT praktisch eingestellt worden ist und immer mehr Plasmodien gegen die gängigen Mittel der **Malariaprophylaxe** resistent werden. 300 bis 500 Millionen Menschen sind an Malaria erkrankt und jährlich sterben bis zu 3 Millionen an dieser Krankheit (selbst in Deutschland gibt es 1000 Erkrankungen/Jahr und 20 Todesfälle). Die meisten Opfer fordert *Plasmodium falciparum*. Im Kampf gegen Malaria wurden immer **neue Therapien** entwickelt. So ist momentan Lariam noch aktiv, macht aber erhebliche Nebenerscheinungen. Große Hoffnung wird im Augenblick auf das Antibiotikum Fosidomycin gesetzt, das mit einem völlig **neuartigen Wirkungsmechanismus** die bisherigen Resistenzen umgeht. Es blockiert ein Enzym des essenziellen Isoprenoid-Synthesewegs, der bei *Plasmodium falciparum*, anders als beim Menschen, nicht über Mevalonsäure verläuft (der Mensch synthetisiert Isoprenoide, wie u. a. Cholesterol, über Mevalonat). Damit ist Fosidomycin ein kraftvolles Mittel gegen Malariaparasiten. **Plasmodien** haben einen obligaten heteroxenen Generationswechsel (Abb. 13.6). Überträger ist *Anopheles* (Mücke). In der Speicheldrüse der infizierten *Anopheles* befinden sich Sporozoiten. Beim Stich injiziert die Mücke zusammen mit gerinnungshemmendem Speichel die Sporozoiten in den Menschen. In den **Endothelzellen** des Reticulo-Endothelialen Systems wachsen sie heran, und jeder Sporozoit teilt sich in etwa 20 Merozoiten. Sind diese reif, lysiert die Endothelzelle und entlässt die Merozoiten, die sich anschließend in **Erythrocyten** weiter vermehren. Die Erythrocyten zerfallen, wenn die nächste Merozoiten-Generation reif ist. Damit werden Abbauprodukte des Häms frei, die als Pigment für den Wirt toxisch sind und zu **Fieber** führen. Die Merozoiten-Vermehrung erfolgt synchron, sodass die befallenen Erythrocyten gleichzeitig zerfallen und es zu periodischen Fieberanfällen kommt (Wechselfieber). Einige der Merozoiten differenzieren zu weiblichen oder männlichen Gamonten, die sich aber erst im Darm von *Anopheles* zu reifen Gameten entwickeln. Die Merozoiten können sich also im Menschen immer weiter vermehren (bis zum Tod des Wirtes!), und parallel dazu werden für die Weitergabe der Infektion Gamonten gebildet. Diese gelangen beim Stich zurück in den *Anopheles*-Darm und die dort gereiften Gameten (Makro- und Mikrogameten) verschmelzen (1 : 1). Die entstandene Zygote dringt in die Darmwand ein und bildet hier eine Oocyste, in der durch Teilungen bis zu 10 000 Sporozoiten entstehen können. Die Oocysten platzen, wodurch die Sporozoiten in die Leibeshöhle entlassen werden. Von hier wandern sie in die Speicheldrüse des Insekts und reifen zur Infektiosität heran. Eine neue Infektion kann durch den Stich der *Anopheles* gesetzt werden.

13.2 Spezielle Parasitologie **363**

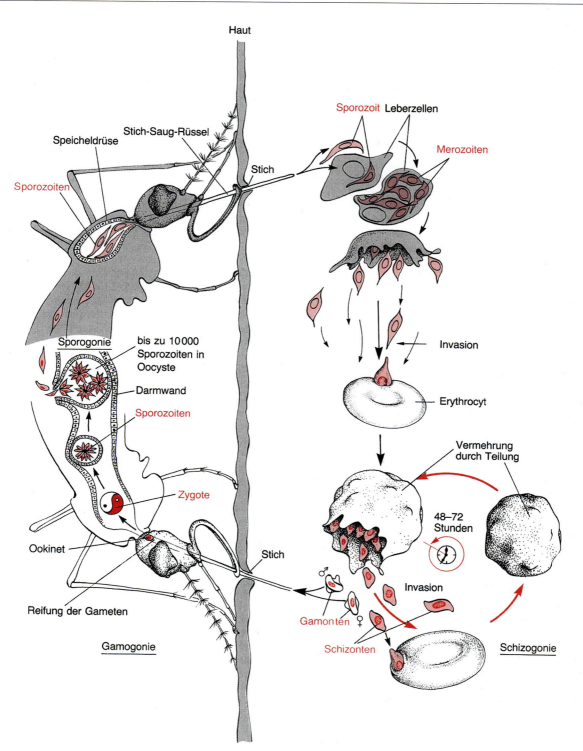

Abb. 13.6 Heteroxener Generationswechsel bei Malariaplasmodien. Beim Stich von *Anopheles* gelangen Sporozoiten in die Blutbahn des Menschen und dringen in Endothelzellen ein. Dort vermehren sie sich zu Merozoiten, die ihrerseits Erythrocyten infizieren und sich dort vermehren. Die befallenen Erythrocyten brechen auf und lassen die Merozoiten frei, die neue Erythrocyten infizieren. Während dieses Vorganges werden Fieber erregende Stoffe, Pyrogene, frei und führen im 48- bis 72-Stunden-Rhythmus zu den charakteristischen Fieberschüben. In einigen Erythrocyten werden Mikro- und Makrogametocyten gebildet, die bei einem *Anopheles*-Stich in ein Insekt gelangen können. Im *Anopheles*-Darm entwickeln sich dann Mikro- und Makrogameten, die miteinander zur Zygote verschmelzen, in das Darmepithel eindringen, Sporozoiten produzieren und in der Speicheldrüse von *Anopheles* heranreifen, um gegebenenfalls auf den Menschen übertragen werden zu können.

Nach der Periodik der Fieberanfälle und dem spezifischen Erreger wird unterschieden: **Malaria tertiana** *(Plasmodium vivax, P. ovale);* alle 48 Stunden kommt es zu einem Fieberschub. Bei **Malaria quartana** *(P. malariae)* kommt es nach je 72 Stunden zu Fieberanfällen. Bei **Malaria tropica** *(P. falciparum)* gibt es sowohl Fieberanfälle nach 48 Stunden als auch unregelmäßiges, hohes Fieber. Die Malaria tropica ist die bösartigste Form, sie verläuft unbehandelt mit Sicherheit letal. Ihre Diagnose ist durch das unregelmäßig auftretende Fieber kompliziert (Tab. 13.**4**).

Menschen, die **heterozygote Träger von Sichelzellanämie** sind, besitzen Immunität gegen die Entwicklung der Malaria-Plasmodien (s. Kap. **4**). Sporozoiten werden zwar von *Anopheles* beim Stich injiziert, es bilden sich auch Merozoiten in den Endothelzellen. Aber diese Merozoiten können sich in den Erythrocyten nicht weiter vermehren, da die Blutzellen vorzeitig lysieren. Diese Malaria-Immunität bei heterozygoten Trägern von Sichelzellanämie äußert sich in einem positiven Selektionsdruck (Heterosis). Deshalb finden sich bei Populationen in Malariagebieten (meist Schwarze) überdurchschnittlich viele Träger der Sichelzellanämie.

Ciliaten (Wimpertierchen)

Viele der **Ciliaten** leben als Kommensalen (Fressgenossen). Pathogen für den Menschen ist nur *Balantidium coli,* der Erreger der **Balantidienruhr.** Häufigster Wirt von *B. coli* ist das Schwein. Cysten werden im Kot ausgeschieden, durch den sich der Mensch infizieren kann. Daher tritt Balantidienruhr als Berufskrankheit von Bauern, Tierärzten und Fleischern auf. Die Parasiten greifen die Darmwand an. Bakterielle Sekundärinfektionen rufen dann das typische Krankheitsbild hervor.

13.2.3 Plathelminthes (Plattwürmer) und Nemathelminthes (Schlauchwürmer)

Zu den gefährlichsten menschlichen Parasiten gehören die Würmer, die sich gleichermaßen auf die beiden Hauptstämme Plathelminthen (Plattwürmer) und Nemathelminthen (Schlauchwürmer) verteilen.

Plathelminthen (Plattwürmer)

Die **Plathelminthen** (Tab. 13.**5**) sind in charakteristischer Weise ventro-dorsal abgeplattet. Somit wird die Nahrungsaufnahme durch die Oberfläche erleichtert. Der Darm hat keinen After. Auch die Exkretionsorgane sind als Protonephridien rudimentär. Sie verfügen über ein primitives Nervensystem mit Ganglien am Vorderende und längs verlaufenden Nervensträngen. Sie sind **Hermaphroditen** (Zwitter). Ausgeprägte Saugnäpfe sind bei Trematoden (Saugwürmern) vorhanden.

■■■ **Trematoden (Saugwürmer) – zu ihnen gehören die Schistosomatidae (Pärchenegel), die Verursacher der Schistosomiasis (Bilharziose).** Schistosomatidae (Pärchenegel) sind Erreger einer der wichtigsten tropischen Parasitenkrankheiten, der Schistosomiasis **(Bilharziose). Mehr als 250 Millionen Menschen** leiden an ihr. Betroffen sind

Tab. 13.4 Sporozoen

Art	Überträger	Wirt	Krankheit bzw. Symptome
Plasmodium vivax (Plasmodium ovale)	Mücke: *Anopheles*	Mensch	Malaria tertiana (48-Stunden-Fieber)
Plasmodium malariae	*Anopheles*	Mensch	Malaria quartana (72-Stunden-Fieber)
Plasmodium falciparum	*Anopheles*	Mensch	Malaria tropica (48-Stunden-Fieber und unregelmäßige Intervalle)
Toxoplasma gondii	Mensch (Zwischenwirt) Gewebscysten congenitaler Befall		Lymphknotenerkrankung Hydrocephalus Entwicklungsstörungen

Tab. 13.5 Plathelminthen (Plattwürmer)

Art	Zwischenwirt	Wirtsgewebe	Krankheit
Trematoden *Schistosomatidae* (Pärchenegel)	Schnecke	menschlicher Darm- u. Urogenitaltrakt (Leber)	Bilharziose
Cestoden			
Echinococcus granulosus bzw. *multilocularis* (Hundebandwurm)	Hund	menschliche Leber, seltener Gehirn, Lunge etc.	Echinococcose, Lebercysten
Diphyllobothrium latum (Fischbandwurm)	Cyclops Fisch	Darm des Menschen	z. B. Vitamin-B_{12}-Mangel
Taenia saginata (Rinderbandwurm)	Rind	Darm des Menschen; Finnen in Gehirn, Muskulatur, Leber	Magen-Darm-Störungen; Gewebsverdrängung
Taenia solium (Schweinebandwurm)	Schwein	Darm des Menschen; Finnen in Gehirn, Muskulatur, Leber	Magen-Darm-Störungen; Gewebsverdrängung

besonders Darm und Urogenitalsystem und manchmal die Leber. Die Larven der Schistosomen (Cercarien; Abb. 13.**7**) leben frei im Wasser (Süßwasser!) und dringen aktiv in den Endwirt Mensch ein. In den Tropen birgt jede Berührung mit Süßwasser (sogar Spritzer) die Gefahr der Schistosomiasis in sich! Immer häufiger treten

13.2 Spezielle Parasitologie **365**

Abb. 13.7 **Entwicklungskreislauf der Schistosomatidae.** Die Infektion des Menschen erfolgt durch verseuchtes Wasser, in dem die Cercarien schwimmen. Diese Larven wandern in die Venen und gelangen über Lunge und Herz in die Leber, in der sie ihre Geschlechtsreife erreichen. Die Paarung der Schistosomen (Pärchenegel) erfolgt in den Darmvenen. Durch die Eiablage in Venen und Gewebe kommt es zu Entzündungen und Reizungen. Die Eier reifen im Darmlumen zu Miracidien und werden mit dem Stuhl ausgeschieden. Im Wasser schlüpfen die Miracidien (Larven) bei Temperaturen über 25 °C und suchen sich Wasserschnecken. Hier bilden sich nach zwei Sporocystenstadien Cercarien, die den Zwischenwirt durch die Atemöffnung verlassen und für einen weiteren Befall von Menschen bereit sind.

Krankheitsfälle, bedingt durch Fernreisen, auch in Europa auf.

Die **Cercarien** wandern in die Lunge, wachsen heran und gelangen dann über die Vena porta in die Venen des Darms und des Urogenitalsystems. Die geschlechtsreifen Schistosomen leben paarweise ineinander verschlungen **(Pärchenegel).** Das Weibchen wird durch die Paarbildung geschlechtsreif. Das Männchen ist besonders flach gebaut und hat an den seitlichen Rändern Noppen und Haken, mit denen es eine Röhre bildet (Canalis gynaecophorus), in der sich das wesentlich kleinere Weibchen permanent aufhält. Das Weibchen produziert nach der Befruchtung Eier mit Stacheln, die in den Darm oder in die Blase abgegeben werden und mit den Faeces bzw. dem Urin nach außen gelangen (geeignet für Diagnose). Die Läsionen der Darm- oder Blasenwand, die für die Eiablage notwendig sind, sind Ursache von bakteriellen Sekundärinfektionen und Blutungen, die häufig zum Tode führen. Eier können aber auch im Gewebe abgelegt werden. Es bilden sich Cysten **(Pseudotuberkel),** die durch Reizung zu **Malignomen** führen können. Wenn die Leber betroffen ist, werden Eier im Lebergewebe abgelegt, und es entsteht **Leberfibrose.**

Die nach außen ausgeschiedenen Eier entwickeln sich im Wasser zu **Miracidien.** Diese Entwicklung findet bei einer optimalen Temperatur von 25 bis 30 °C statt, d. h. Schistosomen in diesem Stadium entwickeln sich nur in warmen Ländern (Tropen).

Das Miracidium hat Cilien zur Fortbewegung im Wasser und einen Augenfleck. Durch Chemotaxis wird der Zwischenwirt, Schnecken, die im Wasser leben, gefunden. Die Larve dringt aktiv in die Schnecke, in der sich das Miracidium zur **Sporocyste** differenziert. Die Sporocyste bildet viele Tochtersporocysten, die beim Zerreißen der Muttersporocyste frei werden und den Wirt überfluten. Die Sporocysten bilden dann schließlich eine neue Larvengeneration, die Cercarien. Diese verlassen aktiv den Schneckenwirt und gehen im Wasser schwimmend auf die Suche nach einem geeigneten Endwirt, z. B. einem Menschen, in den sie eindringen, und ein neuer Entwicklungscyclus kann beginnen.

Je nach Art der Schistosoma können Affen, Haustiere und Nagetiere befallen werden.

■ **Cestoden (Bandwürmer) sind auch in Europa weit verbreitet.** Die Cestoden sind ganz flach gebaut, und ihre Organe, so z. B. der Darm, sind vollständig oder fast völlig zurückgebildet, ebenso das Nervensystem und die Muskulatur. Sie sind Hermaphroditen mit charakteristischem Aufbau aus **Kopf (Scolex), Proliferationszone** (Hals oder Wachstumsregion) und der **Gliederkette** (Strobila), die aus den **Proglottiden** besteht (s. Abb. 13.9). Der Scolex ist sehr klein und trägt Sauggruben (Bothrien) oder Saugnäpfe (Acetabula) sowie einen Hakenkranz, der bei *Taenia saginata* (Rinderbandwurm) fehlt. Die Proglottiden imponieren erst im distalen Abschnitt der Cestoden als abgegrenzte Segmente. Im proximalen Teil wird die Segmentierung nur durch Hautfalten angedeutet. Die Anzahl der Proglottiden ist sehr unterschiedlich. Während *Echinococcus granulosus* (granulöser Hundebandwurm) nur drei Proglottiden hat und maximal 6 mm groß wird, hat *Diphyllobothrium latum* (Fischbandwurm) bis 4000 Proglottiden und wird bis zu 20 m lang!

Alle Nährstoffe werden durch die Oberfläche aufgenommen. Die Haut, das Tegument, ist ein Syncytium mit **Mikrotrichen** (ähnlich den Mikrovilli des Mammaliadarms, die zur Oberflächenvergrößerung dienen). Nach außen schließt sich eine Schicht Proteoglycane zum Schutz des Parasiten an.

▬▬▬ **1. Der *Echinococcus*** (Hundebandwurm) ist besonders gefährlich. Größte medizinische Bedeutung unter den Cestoden hat der *Echinococcus granulosus* bzw. *multilocularis* (Hundebandwurm), der auch in Zentraleuropa aufgrund der Wohlstands-bedingten vermehrten Hundehaltung in Städten eine zunehmende Gefahr darstellt. Die Majorität der verwilderten Hunde in Süd- und Südosteuropa sowie in Südostasien trägt *Echinococcus*, sodass er auch ständig nach Zentraleuropa neu eingeschleppt wird. Ein vernünftiges Mittel gegen menschliche *Echinococcus*-Infektionen wäre die **Restriktion der Hundehaltung** in Städten. Endwirt ist der Hund, manchmal auch Fuchs oder Katze (bei *Echinococcus multilocularis)*. Die ausgeschiedenen Eier (frühes Larvenstadium) dringen, wenn sie vom Menschen aufgenommen werden, nach 12 Stunden durch die Darmwand und gelangen über die Vena portae in die Leber, manchmal (viel seltener) ins Gehirn, in die Lunge oder in andere Organe. Dort entwickeln sich die **Cysten**. Beim *Echinococcus granulosus* bildet sich eine prall mit Flüssigkeit gefüllte Blase, die bis zu 20 cm groß werden kann. Innen liegt die Keimschicht, umgeben von einer relativ derben Bindegewebsschicht, die vom Wirt beigesteuert wird. Die innere Schicht bildet viele **Scolices (Protoscolices)** in Tochterblasen. Die großen Blasen führen zu Druckatrophie der befallenen Organe. Deshalb müssen die Blasen operativ entfernt werden, was technisch wegen der klaren Abkapselung möglich ist. Doch wehe, wenn die *Echinococcus*-Blase während der Operation verletzt wird! Von den vielen frei werdenden Protoscolices entwickelt sich jede zu einer neuen Blase! Daneben besteht die akute Gefahr eines anaphylaktischen Schocks.

Bösartiger ist *Echinococcus multilocularis*. Meistens in der Leber, aber auch in Gehirn oder Lunge entwickeln sich die Cysten, diese aber nicht als gut abgegrenzte Blasen. Vielmehr bildet die Keimschicht nach beiden Seiten Protoscolices, die sich ihrerseits vielfach vermehren und so das gesamte Gewebe infiltrieren. Dadurch gleicht diese Echinococcose einem malignen Tumor mit vielen Metastasen. Eine erfolgreiche Operation ist nicht möglich, der Patient ist nicht zu retten. Der Preis der menschlichen Echinococcose mit fatalem Ende ist für das unnötige Hundehalten in der Stadt zu hoch! Denn nicht nur der Hundehalter ist gefährdet!

Da auch der Fuchs für den *Echinococcus multilocularis* Endwirt ist, sind Menschen besonders in fuchsreichen Gebieten, wie z. B. Tirol oder Kärnten, betroffen. Hier kommt der fünfgliedrige Bandwurm bei einer Durchseuchung von 50–60% endemisch vor. Da die Bandwurmeier mit dem Kot ausgeschieden werden und sehr resistent sind, kann eine Infektion auch über bodennahes Gemüse (z. B. Pilze), Fallobst oder Beerenobst erfolgen – nicht nur die Jäger sind betroffen. Beim leisesten Verdacht auf eine Infektion (Oberbauchbeschwerden, Gelbsucht, Aufenthalt in Ende-

miegebieten) wird der Versuch einer Frühdiagnose unternommen, z. B. im Hygiene-Institut in Wien. Die Nachweismöglichkeiten sind gut, da schon nach wenigen Wochen Antikörper vorhanden sind. Eine genetische Komponente für die Empfänglichkeit gegenüber dieser gefährlichsten Parasitose Mitteleuropas kann nicht ausgeschlossen werden.

▬▬▬ **2. *Diphyllobothrium latum* (Fischbandwurm) wird durch rohen Fisch übertragen.** Mit *Diphyllobothrium latum* (Fischbandwurm), und zwar der Larvenform, infiziert sich der Mensch beim Genuss von **rohem Fisch,** wie er besonders am Kurischen Haff beliebt war und in Asien noch beliebt ist. Neben dem Menschen können auch Hunde und Katzen infiziert werden. Im Menschen entwickelt sich die geschlechtsreife **Cestode** (Abb. 13.**8**). Die Eier gelangen mit dem Kot in das Wasser, in dem sich die Eier zum **Coracidium** (Sechshakenlarve) entwickeln. Mittels eines Flimmerepithels sucht sich diese Larve einen **Cyclops** (sehr kleiner Wasserkrebs), in den sie eindringt und das **Procercoid** (Finne) bildet. Der Cyclops wird als Nahrung von einem Fisch aufgenommen. Im Darm wird die Larve befreit, wandert dann durch die Darmwand in die Fischmuskulatur und entwickelt sich hier zum **Plerocercoid** (2. Finnenstadium). Durch Aufnahme dieser Plerocercoide mit dem rohen Fischfleisch infiziert sich der Mensch, in dem sich nun der eigentliche Bandwurm entwickelt. Er ist gigantisch (bis 20 m) lang und besitzt bis zu mehreren Tausend Proglottiden. Bezeichnend ist, dass er ein Nahrungskonkurrent für den befallenen Menschen ist. Besonders Vitamin B_{12} wird der Nahrung entzogen. Der Patient entwickelt eine ausgeprägte B_{12}-Hypovitaminose, die **perniziöse Anämie**. Darum sollte bei jedem B_{12}-Mangel auch an die Möglichkeit des Befalls mit *Diphyllobothrium latum* gedacht werden!

▬▬▬ **3. Bei *Taenia saginata* und *Taenia solium* (Rinder- und Schweinebandwurm) sind die Eier gefährlich.** *Taenia saginata* (Rinderbandwurm) und *Taenia solium* (Schweinebandwurm) spielen nur in Gegenden mit **mangelnder Hygiene** eine Rolle (Abb. 13.**9**). Ernsthaft pathogen sind Infektionen mit *Taenia*-Eiern, die mit dem menschlichen Kot ausgeschieden werden! Besonders *Taenia solium* ist gefährlich. Die Eier sind etwa zwei Monate im Freien lebensfähig. Werden sie mit verunreinigter Nahrung aufgenommen, entwickelt sich im Darm die Larve, die durch die Darmwand über den Blutweg in das Gehirn, die Muskulatur oder in die Leber gelangt, wo die **Finne** eine Blase mit einwärts gerichtetem Scolex entwickelt. Je nach dem Ort dieser Entwicklung richten die Finnen durch Gewebszerstörung und -verdrängung großen Schaden an.

Für die Entwicklung der *Taeniae* selbst werden die vom Menschen ausgeschiedenen Eier vom Schwein *(T. solium)* und vom Rind *(T. saginata)* aufgenommen. Der Mensch infiziert sich durch Aufnahme des **rohen, finnenhaltigen Fleisches.** Im Darm wird die Finne durch Teilverdauung befreit. Der Scolex sucht sich eine geeignete Darmfalte, heftet sich fest und beginnt seinen bis zu 20 (sogar 30) Jahre währenden Kommensalismus

13.2 Spezielle Parasitologie

Abb. 13.8 **Entwicklungskreislauf von *Diphyllobothrium latum* (Fischbandwurm).** Die Übertragung erfolgt durch Genuss von **rohem Fisch,** mit dem die Plerocercoide in den Menschen gelangen. Im Dünndarm des Menschen entwickelt sich der geschlechtsreife Bandwurm, der bis zu 20 Meter lang werden und aus mehreren tausend Proglottiden bestehen kann. Die Bandwurmeier werden im Stuhl ausgeschieden und gelangen ins Wasser, wo sie sich zum Coracidium (1. Larvenform) entwickeln. Der erste Zwischenwirt ist der Cyclops (Wasserkrebs). In ihm entwickeln sich die Proceroide, die die Fische zusammen mit dem Cyclops aufnehmen. In der Fischmuskulatur bilden sich die Plerocercoiden aus und der Kreislauf beginnt von neuem.

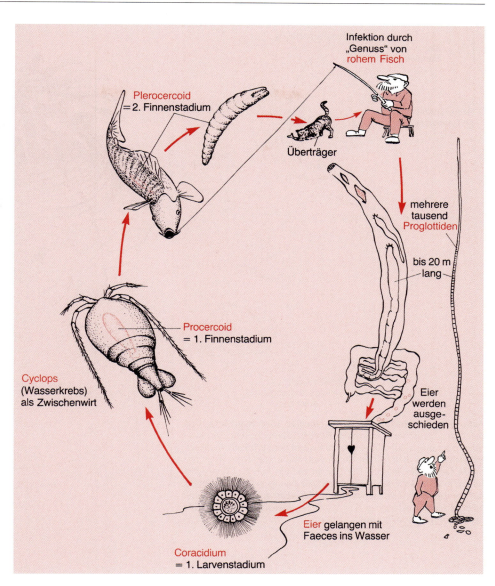

(Fressgemeinschaft). Die **Taeniose** ist relativ **harmlos:** Gewichtsverlust (nicht immer von Nachteil!) und leichtere Magen-Darm-Störungen sind die Folge. Die Gefahr der *Taeniae* lauert in den Eiern, wenn der Mensch zum Zwischenwirt wird, wie bei *Taenia solium* (*T. saginata*, Mensch nicht Zwischenwirt!).

Nemathelminthen (Schlauchwürmer)

▬ ***Ascaris* verursacht die häufigste Parasitose in Europa.** *Ascariasis* (Spulwurmbefall) tritt auch in Zentraleuropa sehr häufig auf. Es ist eine der meist verbreiteten Parasiten-Krankheiten, die von *Ascaris* hervorgerufen wird (Tab. 13.6). Das geschlechtsreife Weibchen erzeugt im Darm des Wirtes eine riesige Anzahl von Eiern: 100 000 bis 1 Million pro Tag während 500 bis 600 Tagen, der gesamten Lebensspanne des reifen Weibchens.

Die Eier reifen im Freien, und erst diejenigen, die nach über einem Monat mehrere Furchungen durchlaufen haben, sind infektiös **(Larve I;** Abb. 13.**10).** Die mit dem menschlichen Kot ausgeschiedenen und derartig gereiften Eier können den Menschen über die Nahrungsaufnahme infizieren. Speziell bei mangelhafter Hygiene oder durch Düngung mit menschlichen Fäkalien, z. B. von Erdbeeren oder Salat, kommt es zu Infektionen. Das reife Ei wird im Darm angedaut und dadurch die Larve freigesetzt **(Larve II).** Sie dringt durch die Darmwand und gelangt über die Vena portae in die Leber, wo ein weiteres Larvenstadium gebildet wird **(Larve III).** Nach einer Verweildauer von einer Woche in der Leber wandert die Larve III in die Lunge, wo die **Larve IV** entsteht, die die Alveolenwand durchbohrt und in die Bronchien gelangt. Durch Husten wird die Larve IV passiv in den Rachenraum befördert und geschluckt. Nach etwa einem

Abb. 13.9 **Entwicklungsweg der *Taeniae* (Bandwürmer).** Der Befall des Menschen kann durch Genuss rohen, verseuchten Fleisches oder durch Aufnahme von Bandwurmeiern erfolgen. In dieser Möglichkeit zur Reinfektion durch Aufnahme von Eiern liegt die große Gefahr der *Taeniae*. Die Eier entwickeln sich zu Finnen und führen in verschiedenen Organen zu Schädigungen. Zur Ausbildung der *Taeniae* ist ein Zwischenwirt (Rind, Schwein) notwendig. Finnenhaltiges Fleisch gelangt in den Darm des Menschen, wo sich der Bandwurm entwickeln kann.

Monat ist aus dem aufgenommenen *Ascaris*-Ei über den beschriebenen Entwicklungsweg ein geschlechtsreifer *Ascaris* im Darm geworden. Die Weibchen setzen dann wieder viele Eier ab. Damit beginnt ein neuer Cyclus. Während des Durchtritts der Larven durch die Darmwand können bakterielle Sekundärinfektionen mit entsprechenden Komplikationen entstehen. Der Durchtritt durch die Alveolarwand führt bei Masseninfektionen zur *Ascaris*-Pneumonie.

■ **Die Hakenwürmer *Ancylostoma duodenale* und *Necator americanus* brauchen für die Eientwicklung höhere Temperaturen, ähneln aber *Ascaris*.**

Praktisch den gleichen Entwicklungsweg durchlaufen *Ancylostoma duodenale* (Hakenwurm) und *Necator americanus* (Hakenwurm; Tab. 13.**6**). Die Larve I entwickelt sich im Freien nur bei **höheren Temperaturen.** Optimal sind 25–30 °C. Deshalb ist dieser Parasit hauptsächlich zwischen den Wendekreisen verbreitet. In Europa entwickelt sich die Larve I in Bergwerken, die untertags hohe, konstante Temperaturen haben **(Gruben-** wurm). Der Kopf hat charakteristische Zähne (Ancylostoma) bzw. eine Schneideplatte (Necator, Grubenwürmer). Die geschlechtsreifen Nematoden schmarotzen im menschlichen Darm an der Mucosa und saugen Blut. Bei Massenbefall ist der **Blutverlust** beträchtlich (0,3 bis 0,5 l pro Tag). Die Folgen sind schwere Anämie und intensive Darmbeschwerden, häufig mit fatalem Ausgang. **Fast eine Milliarde Menschen** leiden an diesen Parasiten!

■ **Die Trichinose ist durch Fleischbeschau stark zurückgedrängt.** Trichinose wird durch *Trichinella spiralis* hervorgerufen (Tab. 13.**6**). Dank der gesetzlich vorgeschriebenen Trichinenbeschau spielt die Trichinose in Zentraleuropa nur noch eine untergeordnete Rolle. Aber in anderen Ländern (sogar Industrienationen) mit weniger strengen Hygienevorschriften findet sich eine starke Durchseuchung der Bevölkerung. Zum Beispiel wiesen mehr als 80% der Bevölkerung von New York Ende der sechziger Jahre als Zeichen für eine durchgemachte Trichinella-Infektion Antikörper gegen *Trichinella spiralis* auf. Die Infektion er-

13.2 Spezielle Parasitologie **369**

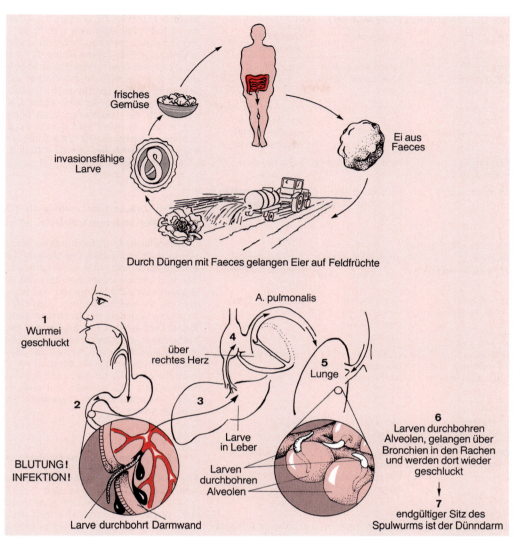

Abb. 13.**10 Entwicklungskreislauf von** *Ascaris*. Der Befall des Menschen erfolgt durch Aufnahme befruchteter Eier, z. B. durch ungewaschenes, rohes Gemüse. Im Dünndarm schlüpfen die Larven, durchbohren die Darmwand und gelangen über Leber und Herz in die Lunge, durchbrechen die Alveolenwände und befallen die Atemwege. Durch Abhusten gelangen die Larven in den Rachenraum und von dort durch Verschlucken zurück in den Darm, wo sie sich ansiedeln und zur Geschlechtsreife heranwachsen. Ihre Eier werden befruchtet mit dem Kot ausgeschieden. In der Außenwelt reifen die Eier zu Larven heran, die wieder von Menschen aufgenommen werden können.

folgt durch Genuss **trichinösen Fleisches.** Innerhalb einer Woche werden die aufgenommenen Larven im Darm des Wirtes geschlechtsreif. Das Weibchen erzeugt dann 1000 bis 2000 Larven, die durch die Darmwand in die Muskulatur wandern und dort eingekapselt werden. Im Muskel sind die encystierten Larven infektiös, solange der Wirt lebt. Als Wirte kommen alle Fleisch-fressenden Mammalia in Frage, also neben dem Menschen Ratte, Schwein, Hund, Fuchs usw. Der Cyclus hin zum Menschen verläuft meist über Ratte und Schwein. Der Mensch ist dann Endstation (Fehlwirt), da sein Fleisch in der Regel nicht von Mammalia gefressen wird. Die meisten Trichinella-Infektionen bleiben unerkannt. Hauptsymptome sind **Darmbeschwerden,** bedingt durch den massenweisen Durchtritt der Larven durch die Darmwand, mit allerdings selten letalem Ausgang, hohem Fieber und starken Ödemen. In der chronischen Phase treten durch die encystierten Larven Muskelbeschwerden auf (Schmerzen und Leistungsminderung). Bei Befall des Herzmuskels (Myocarditis) besteht sogar Lebensgefahr.

■ **Der Peitschenwurm,** *Trichuris,* **wird häufig aus den Tropen eingeschleppt.**

Trichuriasis (*Trichuris*- bzw. Peitschenwurmbefall) ist besonders in den Tropen weit verbreitet und wird nicht selten nach Zentraleuropa eingeschleppt (Tab. 13.**6**). *Trichuris* sitzt in der Darmschleimhaut des Menschen oder anderer Mammalia. Über mehr als ein Vierteljahr produziert das Weibchen viele Eier, die mit

Tab. 13.6 Nematoden (Fadenwürmer)

Art	Wirtsgewebe	Krankheits-symptome
Ascaris (Spulwurm)	Larven in menschlicher Leber, Lunge, Darm	Ascariasis
Ancylostoma duodenale (Hakenwurm)	menschlicher Darm	Darmbeschwerden, schwere Eisenmangel-Anämie, Herzinsuffizienz
Necator americanus	menschlicher Darm	s. *Ancylostoma duodenale*
Trichinella spiralis	Darmwand des Menschen, Muskulatur	Darmbeschwerden, Fieber, Ödeme, Muskelbeschwerden, evtl. Herzversagen
Trichuris (Peitschenwurm)	menschlicher Darm	schwere Entzündungen des Enddarms
Strongyloides (Zwergfadenwurm)	menschlicher Darm, Larven in menschlicher Lunge	Diarrhöen, Pneumonie
Dracunculus medinensis (Drachenwurm)	Unterhautbindegewebe der Beine (Mensch-spezifisch!)	eiternde Wunden
Filarien:		
Wuchereria bancrofti	menschliche Lymphgefäße	Elephantiasis
Onchocerca volvulus	Bindegewebe der Unterhaut, Lymphgefäße des Auges	Knotenbildungen Flussblindheit

dem Kot ins Freie gelangen, wo sie reifen (bei höheren Temperaturen). Reife Eier werden mit kontaminierter Nahrung aufgenommen. Die im Darm geschlüpften Larven entwickeln sich innerhalb von vier bis zehn Wochen zu geschlechtsreifen Peitschenwürmern. Starker *Trichuris*-Befall führt zu schweren Entzündungen des Enddarms.

▬ Der *Strongyloides* (Zwergfadenwurm) reguliert seine Erscheinungsform über den Chromosomensatz.

Strongyloidiasis, der Befall mit *Strongyloides* (Zwergfadenwurm), ist nicht nur aus pathologischer, sondern auch aus biologischer Sicht interessant (Tab. 13.**6**). Die Individuen können haploid (1n), diploid (2n) oder triploid (3n) sein. Je nach **Chromosomensatz** variiert ihre Aufgabe! Im Darm leben parthenogenetisch (Jungfernzeugung) entstandene Weibchen, die triploid sind und Eier produzieren, die 3n-, 2n- oder 1n-Chromosomensätze haben. 95 bis 99% sind triploid, nur 1 bis 5% haploid oder diploid. Haploide Eier reifen zu freilebenden Männchen, diploide Eier werden zu freilebenden Weibchen. 3n-Individuen werden wieder zu parthenogenetisch sich vermehrenden Weibchen. Die relative Verteilung von triploiden zu haploiden und diploiden Eiern hängt von den jeweiligen Bedingungen im Darm ab. Wenn das im Darm lebende, zur Parthenogenese befähigte Weibchen optimale Bedingungen vorfindet, werden fast ausschließlich 3n-Eier abgelegt. Bei suboptimaler Situation werden

vermehrt Eier (1n, 2n) erzeugt, die zu frei lebenden Formen führen, d. h. die Nachkommen werden auf die Reise geschickt. Die frei lebende, getrenntgeschlechtliche Generation produziert triploide Eier, die Larven bilden. Diese dringen aktiv durch die Haut in einen neuen Wirt (Hund oder Mensch), gelangen nach einer Herz-Lungen-Schlund-Passage in den Darm und entwickeln sich dort zu (parthenogenetischen) Weibchen. Nach zwei Wochen werden wieder Eier abgelegt. Beim Durchtritt der Larven durch die Lungenalveolaren entsteht die *Strongyloides*-Pneumonie. Entsprechend kommt es zu Darmaffektionen mit schweren Diarrhoen. Oft verläuft die Strongyloidiasis letal. Der Parasit ist **sehr häufig.** Zwischen 10 und 25% der tropischen Bevölkerung leidet an ihm!

▬ Der *Dracunculus medinensis* (Drachenwurm) verursacht unter anderem infizierte, eiternde Wunden.

Dracunculiasis, der Befall mit *Dracunculus medinensis* (Drachenwurm), ist spezifisch für den Menschen (Tab. 13.**6**). Die Infektion erfolgt durch Aufnahme eines Larven tragenden **Cyclops** (kleiner Wasserkrebs) meistens über das **Trinkwasser.** Die Larven dringen durch die Darmwand und wandern in die Lymphknoten, wo die weitere Reifung stattfindet. Die geschlechtsreifen Parasiten besiedeln das **Unterhautbindegewebe** besonders der **Beine.** Dort werden Eier produziert, die sich gleich an Ort und Stelle zu Larven entwickeln. Das Weibchen durchbricht die Haut und entlässt die Larven, die sich im Süßwasser einen Cyclops suchen – ein neuer Cyclus beginnt. Wo die Haut durchbrochen wird, kommt es zu bakteriellen Sekundärinfektionen. Aus der Wunde lässt sich mitunter mit einer Pinzette das bis zu 1 m lange Weibchen ziehen. *Dracunculus* ist in den Tropen relativ weit verbreitet.

▬ Filarien verursachen Elephantiasis.

Filariasis wird von Filarien hervorgerufen (Tab. 13.**6**), die obligat von Insekten übertragen werden, deren Weibchen Mikrofilarien im Körper des Menschen absetzen. Bei der **Elephantiasis** (Erreger: *Wuchereria bancrofti*) erfolgt die Infektion durch einen Stich der Parasiten tragenden Mücken (*Anopheles, Culex* oder *Aedes*) Innerhalb eines Jahres entwickeln sich die Larven zu geschlechtsreifen Würmern, die sich bevorzugt in Lymphgefäßen ansiedeln und zu **riesigen Schwellungen** der befallenen Gliedmaßen führen! Die Weibchen legen nachts Mikrofilarien, die von Mücken aufgenommen werden können. In den Mücken reifen die Larven unter mehrfacher Häutung und können schließlich durch einen Stich den nächsten Menschen infizieren. Sehr ähnlich ist die **Flussblindheit** (Onchocerciasis-Erreger: *Onchocerca volvulus*), an der mehr als **50 Millionen Menschen** leiden. Wenn sich die Parasiten in den Lymphgefäßen des Auges ansiedeln, kommt es zur Blindheit. Ein neues Medikament (Mectizan) ist gegen die Mikrofilarien gerichtet und tötet diese ab, nachdem sie von einer Fliege unter die Haut des Opfers injiziert worden sind. Das Medikament, das die Firma Merck entwickelt und den Entwicklungsländern kostenlos zur Verfügung stellt, könnte das Reservoir an Mikrofilarien allmählich reduzieren.

13.2.4 Arthropoden (Gliederfüßler)

Die Arthropoden sind der arten- und individuenreichste Tierstamm. Darunter befinden sich einige menschliche Parasiten **(meistens Ektoparasiten),** die als Überträger ernster Krankheiten Bedeutung haben (Tab. 13.**7**).

Zecken und Milben

Sie gehören in die Klasse der Chelicerata (Spinnenartige)

■ **Zecken sind als Überträger von Krankheiten besonders gefürchtet (Abb. 13.11).** Sie können die Erreger der **Zeckenencephalitis (Virus),** der **Frühsommer-Meningo-encephalitis (FSME),** der **Borreliose (Lyme-Krankheit),** der **Tularämie** (Bakterium **Pasteurella tularensis**), des **Rocky-Mountain-Fiebers (Rickettsien)** oder solche von anderen Wirbeltierkrankheiten **(Protozoen-Parasiten)** tragen. Die Erreger werden vom Weibchen auch an die Eier weitergegeben, wodurch die Verbreitung der Krankheiten gewährleistet ist. Die häufig letal verlaufende Zeckenencephalitis ist in letzter Zeit stark gehäuft aufgetreten. Interessanterweise gibt es geographisch umgrenzte Gebiete in Mitteleuropa, in denen Zeckenencephalitis endemisch ist. Zecken sind bis zu 2 mm groß. Beim **Blutsaugen** kann das Körpervolumen auf ein Mehrfaches anwachsen. Die Zecken beißen zum Blutsaugen eine Grube in die Haut des Wirtes, die voll Blut läuft und dann genussvoll immer wieder ausgeschlürft wird. Dadurch verliert der befallene Wirt beträchtliche Mengen Blut. Dies führt häufig zu Anämie. Durch Eingraben sind die Zecken, die überdies Haken besitzen, fest im Wirt verankert. Speziell wenn das Körpervolumen des Parasiten durch Blutsaugen angeschwollen ist, ist er nicht oder kaum vom Wirt zu trennen. Nur nach Betäubung, z. B. mit Alkohol, kann die Zecke vollständig entfernt werden. Abdeckung mit Öl verschließt die Stigmen und die Zecke erstickt. Dann kann sie entfernt werden. Sofern kein Alkohol oder Öl zur Hand ist, kann man die Zecke durch vorsichtiges Herausdrehen auch mechanisch entfernen. Während des Blutrausches findet, durch aufgenommene Hormone induziert, die Begattung statt. Das Weibchen legt dann mehrere tausend Eier ab. Jedes Entwicklungsstadium, Larve, Nymphe und Imago, muss einmal für mehrere Tage einen Wirt zum Blutsaugen aufsuchen. Mit dem **Speichel,** der Antikoagulanzien (Gerinnungshemmer) und manchmal auch Krankheitserreger enthält, werden von einigen Zeckenarten dem Wirt **Neurotoxine** injiziert, die die aufsteigende **Zeckenlähmung** hervorrufen. Zunächst werden die Beine und dann aufsteigend die anderen Muskeln befallen. Auch Herz- und Atemmuskeln können gelähmt werden. Ob eine Schutzimpfung gegen die Frühsommer-Meningoencephalitis sinnvoll ist, wird derzeit noch kontrovers diskutiert.

Zecken haben häufig einen interessanten **Wirtswechsel.** So durchlaufen z. B. die Encephalitis übertragenden **Schildzecken** (Ixodidae) in ihrer Entwicklung drei Wirte (Abb. 13.**11**). Vor jeder der drei Häutungen, die jeweils auf dem Boden erfolgen, muss Blut aufgenommen werden. Nach jeder Häutung wird ein größerer, neuer Wirt gesucht, z. B. Maus – Katze – Mensch. Die Gesamtentwicklung dauert (je nach Temperatur) zwischen einigen Monaten und Jahren. Zecken gehören zu der Ordnung der Milben (Acari).

■ **Milben verursachen Krätze.** Milben übertragen nur in **seltenen Fällen** Krankheiten auf den Menschen: **Encephalitis (Virus)** und **Tsutsugamushi-Fieber (Rickettsien).** Ei-

Tab. 13.7 Arthropoden

Gruppe Art	Krankheits-folge direkt	Überträger von	Krankheitsfolge indirekt
Chelicerata (Spinnenartige)			
Zecken	Anämie	Viren, Bakterien, Rickettsien	Encephalitis, Frühsommer-Meningoencephalitis (FSME), Tularämie, Borreliose, Rocky-Mountain-Fieber
Milben	Bäckerkrätze (Trugkrätze)	Viren, Rickettsien	Encephalitis, Tsutsugamushi-Fieber
Grabmilbe	Krätze		
Insekten: Hemimetabola			
Läuse	Dermatosen	*Rickettsia prowazeki,*	Fleckfieber
		Spirochaeta recurrentis,	Rückfallfieber
Wanzen	Haut-irritationen	*Trypano-soma cruzi*	Chagas-Krankheit
Insekten: Holometabola			
Flöhe	Haut-irritationen	obligat:	
Rattenfloh		*Yersinia pestis* unspezifisch: Viren	Pest
		Bakterien	u. a. Tularämie
		Rickettsien	u. a. Fleckfieber
Sandflöhe	Haut-irritationen		
Diptera (zweiflügelige Insekten)			
Mücken			
Aedes	Hautirritationen	Viren	Gelbfieber
Anopheles	Haut-irritationen	Protozoen Nematoden	Malaria u. a. Elephantiasis
Phlebothomus (Sandmücke)	Haut-irritationen	Protozoen	Leishmaniosen
Fliegen			
Musca		Viren Bakterien	Poliomyelitis u. a., Cholera, Typhus
Muscalarven			Myiasis
Glossina		Protozoen	Schlafkrankheit
Bremsen			
Crysops	Haut-irritationen	Bakterien	Tularämie

nige Arten leben mit Vorliebe in **Mehl** und rufen bei Menschen, z. B. Bäcker, die mit dem Mehl in Kontakt kommen, Reizungen hervor **(Bäckerkrätze oder Trugkrätze).** Die Reizung erfolgt durch die für Milben charakteristische Behaarung sowie durch alte Milbenhäute. Die eigentliche Krätze wird von der **Grabmilbe** Sarcoptes scabiei erzeugt. Diese Milbe gräbt **Kanäle** in die menschliche Epidermis, in denen die bis zu einem halben Millimeter großen Parasiten leben. Männchen und Weibchen treffen sich für das Sexualleben an der Oberfläche. Nach der Befruchtung er-

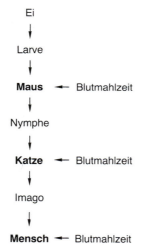

Abb. 13.**11 Zecken**
a Nymphe der Taubenzecke (*Argas reflexus;* M: 1,3 cm ≙ 0,1 mm).
b Hundezecke *(Ixodes ricinus)* (Aufnahme: W. Peters, Düsseldorf; M: 2 cm ≙ 150 µm.
c Wirtswechsel der Schildzecke.

folgt die letzte Häutung. Nach einigen Tagen startet die Eiproduktion (etwa ein Dutzend jeden zweiten Tag). Die Kanäle sowie resultierende Sekundärinfektionen rufen starken **Juckreiz** (Pruritus), **Eiterungen** und **Verhornung** (Letztere vor allem an den Ohren) hervor. Menschliche Krätze ist bevorzugt zwischen den Fingern und Zehen lokalisiert.

Hemimetabole Insekten

Bis auf eine Ausnahme sind die Parasiten unter den Insekten **Ektoparasiten.** Nur der **Sandfloh** ist ein **Endoparasit.** Die Atmung der Insekten erfolgt über das Tracheensystem, ein Röhrensystem, das den ganzen Organismus durchzieht. Der Körper ist in Kopf, Thorax und Abdomen gegliedert. Der **Kopf** ist mit einem Paar **Antennen** und den Mundwerkzeugen, einem Paar **Mandibeln,** einem Paar **Maxillen** und einem unpaaren Labium ausgestattet. Die beiden **Facettenaugen** können bei den Parasiten rudimentär sein. Der **Thorax** trägt an den drei Segmenten je ein Paar fünfgliedrige Extremitäten. Die beiden Flügelpaare sind meistens rückgebildet. Das **Abdomen** hat keine Extremitäten, dafür Geschlechtsorgane und Drüsen.

■ **Läuse können Indikatoren für mangelnde Hygiene sein.** Läuse sind Überträger des **Fleckfiebers** (*Rickettsia prowazeki*). Die Erreger werden mit den Läusefaeces ausgeschieden und gelangen dann zur Aufnahme. Auch **Rückfallfieber** (Erreger: *Spirochaeta recurrentis*) und **Wolhynisches Fieber** werden auf diese Weise übertragen. Die Auswirkungen des Läusebefalls selbst sind zwar äußerst lästig, aber nicht lebensbedrohend. Es treten **Hautschädigungen** auf und häufig bakterielle Sekundärinfektionen, die zu Dermatosen führen können. **Kleider-** und **Kopflaus** sind eng verwandt und deshalb auch kreuzbar. Die **Filzlaus** setzt sich etwas von ihnen ab und parasitiert in der Schambehaarung. Kleider- und Kopfläuse sind relativ beweglich und gehen dadurch schnell auf das nächste Individuum über. Filzläuse sind viel stationärer und werden fast nur bei Intimkontakten, ähnlich einer Geschlechtskrankheit, übertragen. Kopfläuse werden häufig durch die Eier **(Nissen)** bei Benutzung ein und desselben Kammes, Kleiderläuse durch Kleidertausch weitergegeben. Läuse sind in Zentraleuropa wieder stark im Vormarsch.

Läuse sind **ungeflügelt**, und ihre Beine sind in typische Klammerorgane umgebildet (Abb. 13.**12 e**). Auch ihre Facettenaugen sind zurückgebildet. Die Mundwerkzeuge sind stark an die parasitäre Lebensweise angepasst, sie sind Stechsauger. Läuse sind auf häufiges Blutsaugen angewiesen. Nach wenigen Tagen des Fastens sind sie nicht mehr lebensfähig (Quarantäne, z. B. der Kleider!). Das Weibchen legt nach der Begattung täglich einige Nissen ab, die an die Haare geklebt werden und den charakteristischen Läusefilz ergeben. Abhängig von der Temperatur schlüpft nach ein bis zwei Wochen die ebenfalls blutsaugende Nymphe, die sich über drei Häutungen zu dem Imago entwickelt (1 bis 2 Wochen).

Biologisch gesehen sind Läuse äußerst interessant durch ihre **Symbiose** mit dem Mikroorganismus **Mycetom,** von dem ihr Stoffwechsel abhängig ist und das sie an ihre Eier vererben.

■ **Wanzen haben den charakteristischen „Wanzengestank".** **Raubwanzen** übertragen *Trypanosoma cruzi* (Chagas-Krankheit). Sie werden bis zu 3 cm groß und ihre Stiche sind sehr unangenehm. Bettwanzen übertragen nur in Ausnahmefällen Krankheiten. Durch die lästigen Stiche sowie ihren penetranten **„Wanzengestank"** aus ihrer Stinkdrüse sind Bettwanzen sehr widerwärtig. Ihre Stiche sind schmerzhaft, stark juckend mit erheblichen **Hautirritationen.** Es wird dem Wirt verhältnismäßig viel Blut entnommen, denn Wanzen fressen auf Vorrat. Sie können bis zu sechs Monate fasten, wodurch ihre Bekämpfung erschwert ist.

Holometabola (Insekten mit vollkommener Umwandlung)

■ **Flöhe sind Überträger der Pest.** Flöhe übertragen das **Pestbakterium** (*Yersinia pestis*). Der **Rattenfloh** (*Xenopsylla*

Abb. 13.**12 Insekten**
a Kopf der Tsetsefliege, *Glossina morsitans,* Überträger der Schlafkrankheit (M: 1,1 cm ≙ 0,1 mm).
b Kopf der Gelbfiebermücke, *Aedes aegypti* (M: 2,5 cm ≙ 50 µm).

Abb. 13.**12 c–f** ▷

Abb. 13.**12 c–g**
c Nagerfloh von schräg oben (M: 1,5 cm ≙ 0,2 mm).
d Kopf eines Nagerflohs (M: 2,5 cm ≙ 33 µm).
e Kopf der Kriebelmücke, *Odagmia ornata* (M: 2,2 cm ≙ 0,1 mm)
f Kleiderlaus mit Ei (Nisse; M: 2,5 cm ≙ 0,1 mm).
(Aufnahmen: W. Peters, Düsseldorf).
g Kopflaus (*Pediculus humanus capitis;* M: 1,5 cm = 0,2 mm)
(Aufnahme ; K. Schweiger, Heidelberg).

cheopsis) lebt auf Nagetieren (Abb. 13.**12 c, d**), vorzugsweise auf der **Ratte,** aber auch, wenn kein Nagetier vorhanden ist, auf dem Menschen. In Kalifornien ist die Pest immer noch endemisch. Der Floh lebt dort auf einem Wüstennager. Ratten (und andere Nager) werden ebenfalls von *Yersinia pestis* infiziert. Wenn eine Rattenpopulation durch Pestbefall ausgestorben ist, wird ein anderer Wirt von den dann hungernden Flöhen gesucht und im Menschen gefunden – Ursache für die mittelalterlichen Pestepidemien.

Flöhe können auch **Zwischenwirte für Parasiten** sein: Rattenbandwurm, Zwergbandwurm etc. Außerdem können noch eine Reihe nicht spezifisch an Flöhe gebundene Erreger übertragen werden: Tulärämie-Erreger, Salmonellen, Shigellen, Rickettsien, Fleckfiebererreger etc.

▬ **Sandflöhe** sind teilweise **Endoparasiten.** Die Weibchen bohren sich in die menschliche Haut und entwickeln sich dort. Das Hinterende mit der Geschlechtsöffnung bleibt an der Oberfläche und wird vom Männchen, das frei auf dem Menschen lebt, begattet. Etliche tausend Eier werden nach außen abgelegt. Flöhe sind flügellos (zurückgebildet). Das Mundwerkzeug zeigt eine ausgeprägte Anpassung an das parasitäre Leben. Es hat sich ein zweikanäliges Stechorgan entwickelt, durch das gleichzeitig Speichel mit Antikoagulanzien injiziert und durch ein größeres Rohr Blut gesaugt werden kann. Zur Fortbewegung ist das dritte Beinpaar besonders stark ausgebildet. Die Flöhe sind mit ihren Wirten nicht wählerisch. Praktisch alle Mammalia können befallen werden. Hunde in den Städten sind häufig Träger von Flöhen, die auf Menschen übergehen können. Sie erhöhen damit dessen Gesundheitsrisiko.

■■■ Die fliegenden Insekten – Mücken, Fliegen und Bremsen – sind zweiflügelig.

Die Vorderflügel sind groß und erscheinen wie durchsichtige Membranen. Die Hinterflügel sind zurückgebildet. Mücken haben mindestens sechsgliedrige Antennen, Fliegen und Bremsen dreigliedrige, wobei die der Bremsen an den Antennen Borsten tragen.

Mücken (Abb. 13.**12 b**), zu denen **Stechmücken** *(Culicidae)*, **Kriebelmücken** *(Simuliidae)* (Abb. 13.**12 f**) und **Sandmücken** *(Phlebotomidae)* gehören, sind wichtige Überträger menschlicher Parasiten und anderer Krankheiten (s. Tab. 13.**7**).

Interessant ist bei den **Mücken,** dass nur die **Weibchen Blutsauger** sind! Bei den *Culicidae* braucht das Weibchen Blut für die Entwicklung der Eier. Die Männchen leben von pflanzlichen Produkten. Die Eier werden im Wasser abgesetzt, wo nach wenigen Stunden oder längstens einem Tag die blinden Larven schlüpfen. Die Atemöffnung ist am Hinterende und steht aus dem Wasser heraus, wobei *Anopheles* parallel zur Oberfläche liegt, die anderen Mücken schräg an der Wasseroberfläche hängen. Innerhalb von zwei Wochen bildet sich über mehrere Larvenhäutungen die Puppe, die nach einigen Tagen zum Imago wird. Neben der Bedeutung als Parasitenüberträger sind Mücken lästige Ektoparasiten.

■■■ Fliegen sind ebenfalls wichtiger Überträger von Krankheiten, sowohl parasitärer als auch bakterieller oder viraler Art. Bei den Fliegen sind sowohl Weibchen als auch Männchen Blutsauger!

Die wichtigsten Fliegen sind aus medizinischer Sicht die *Glossina-Arten* (Tsetsefliegen; s. Tab. 13.**7**, Abb. 13.**12 a**), die Trypanosomen übertragen und sie in der Funktion eines Zwischenwirtes auch vermehren können. Charakteristisch für die *Glossinae* ist, dass sich in der Ruheposition die Flügel vollständig decken (Zungenform: **Zungenfliegen**), während bei allen anderen Fliegen die Flügel auseinander stehen. *Glossinae* legen keine Eier ab, sondern entwickeln intrauterin einzelne Larven bis fast zum Puppenstadium. Die Puppe ist sehr unempfindlich und nicht auf Nahrungsaufnahme angewiesen. Nach knapp einem Monat schlüpft dann die fertige Fliege, die etwa drei Monate lang lebt und etwa zehn Nachkommen hervorbringt.

Die *Muscidae* **(Hausfliege)** bieten ein Gesundheitsrisiko durch die vielfältigen Übertragungsmöglichkeiten von Krankheiten! Fliegen können auch als **Endoparasiten** bzw. stationäre Ektoparasiten auftreten und zu **Myiasis** führen. Eier oder Larven werden an entsprechenden Stellen (Wunden, Augen, Schleimhäuten – auch im Körperinneren wie Darm etc.) deponiert. Die geschlüpften Larven ziehen dann als fußlose Maden an die Plätze, wo sie sich entwickeln, und kommen erst kurz vor der Verpuppung wieder hervor. Besonders im Zusammenhang mit begleitenden Sekundärinfektionen ist Myiasis lebensbedrohlich.

Weiterführende Literatur

Despommier, D. D., Gwartz, R. W., Hotez, P. J.: Parasitic diseases. 3rded., Springer, New York, Berlin 1995

Dönges, J.: Parasitologie. 2. Aufl. Thieme, Stuttgart 1988

Kayser, F. H., K. A. Bienz, J. Eckert, R. M. Zinkernagel: Medizinische Mikrobiologie. 10. Aufl. Thieme, Stuttgart 2001

Piekarski, G.: Medizinische Parasitologie in Tafeln. 3. Aufl. Springer, Berlin 1987

14 Ökologie

Ökologie, so wie sie 1866 von Ernst Haeckel definiert wurde, ist die Lehre von den Wechselbeziehungen zwischen den Lebewesen und ihrer Umwelt. Da die Umwelt wiederum u. a. aus Organismen besteht, befasst sich die Ökologie auch mit den Wechselbeziehungen der Organismen untereinander und deren Stoff- und Energiehaushalten und -flüssen. Die Intensivierung der Forschung auf diesem Gebiet, ebenso wie ein ausreichendes Wissen um die bereits belegten Gesetzmäßigkeiten, hat in jüngster Zeit außerordentlich an Bedeutung gewonnen. Schon seit der Steinzeit hat der Mensch in die Vorgänge der Natur willkürlich eingegriffen: Er hat Wälder gerodet, Ackerbau und Viehzucht betrieben, Bodenschätze gewonnen und Abfall produziert. All diese Unternehmungen waren kompensierbar, solange sich die Bevölkerungszahl nahezu konstant hielt und der Mensch einzig und allein auf seine eigene Arbeitskraft angewiesen war. Eine grundsätzliche Änderung der Situation brachten einerseits die **Industrialisierung** in der zweiten Hälfte des 19. Jahrhunderts, andererseits die **Fortschritte in Wissenschaft und Medizin** Anfang des 20. Jahrhunderts. Ein exponentieller Anstieg im Wachstum der Bevölkerung (Senkung der Kindersterblichkeit, Anstieg der Lebenserwartung) zwang zu erhöhter Produktivität. Der Einsatz von Maschinen ermöglichte eine systematische Veränderung der Natur: Bau von Großstädten und Industrieanlagen, Beschaffung ausreichender Nahrungsmittel durch

künstliche Bodenanreicherung (Düngung) und Ausrottung unerwünschter Organismen (Schädlingsbekämpfung), Anlegen ausgedehnter Monokulturen und Dezimierung des Baumbestandes, Deckung des ständig steigenden Energiebedarfs durch Plünderung der Bodenschätze, gedankenlose Produktion von unverrottbaren Materialien, die als Abfallprodukte die Natur belasten, und industriebedingte Verunreinigungen von Luft und Wasser haben zu ungeahnten Problemen geführt. Umweltschutz ist zur Überlebensfrage geworden. Gerade für angehende Mediziner ist es deshalb erforderlich, sich mit den Grundlagen der Ökologie auseinander zu setzen, um Verständnis für Nutzen und Gefahren bei menschlichen Manipulationen ökologischer Gleichgewichte zu entwickeln. Sie sind aufgerufen, mittels ihres medizinischen Wissens einem unkontrollierten und für die Menschheit verheerenden Bevölkerungswachstum entgegenzusteuern. Anhand ihrer Patienten werden sie täglich mit den gesundheitsschädigenden Folgen eines unreflektierten Eingreifens in unsere Umwelt konfrontiert, in die wir alle unausweichlich durch naturgegebene Wechselbeziehungen fest eingebunden sind.

Es gibt verschiedene Standpunkte, von denen aus man ökologische Beziehungen betrachten kann:
- Autökologie
- Ökosystemforschung
- Populationsökologie

14.1 Die Autökologie analysiert die Wechselwirkung des Einzelorganismus mit der Umwelt

Die **Autökologie** stellt das Individuum (bzw. Individuen einer Art) in den Mittelpunkt ihrer Betrachtungsweise und beobachtet seine Funktionen in Beziehungen zu einzelnen Umweltfaktoren bzw. seine Reaktionen auf Veränderung derselben.

14.1.1 Die Umwelt setzt sich aus belebten (biotischen) und unbelebten (abiotischen) Faktoren zusammen

Zu **biotischen Faktoren** zählen Lebewesen pflanzlicher oder tierischer Art, die als Nahrung dienen, und solche, mit denen eine Beziehung aufgenommen werden muss:

Konkurrenten um den Lebensraum, Feinde, Symbionten, Geschlechtspartner oder bei den Pflanzen Tiere, die Bestäubung und Samenausbreitung garantieren.

Abiotische Faktoren sind z. B. Bodenbeschaffenheit (Minerale), das Klima, das durch die jahreszeitlichen Schwankungen der Temperatur, der Feuchtigkeit, der Luftbewegungen und der Lichteinstrahlung bestimmt wird, sowie Sauerstoff- bzw. Kohlendioxidgehalt der Luft (Rep. 14.**1**).

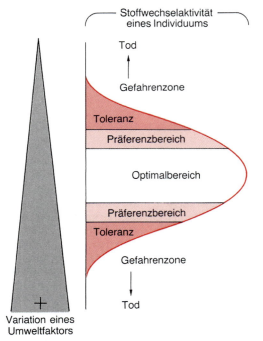

Abb. 14.1 Idealisierter Verlauf der Stoffwechselaktivität eines Organismus als Reaktion auf Umweltfaktoren (Temperatur, Licht etc.). Sowohl ein Zuwenig als auch ein Zuviel eines bestimmten Umweltfaktors gefährdet das Überleben. Toleranz-, Präferenz- und Optimalbereich sind Bereiche wachsenden Wohlgefühls.

14.1.2 Biotop und Biozönose bilden das Ökosystem

Die im Hinblick auf ihre physikalischen und chemischen Eigenschaften abgrenzbaren Lebensräume bilden ein Biotop (Tümpel, Meer, Sumpf etc.). Die dieses Biotop bewohnenden Lebensgemeinschaften bilden eine Biozönose. Biotop und Biozönose bilden mit ihren Wechselbeziehungen ein **Ökosystem**. Alle Ökosysteme zusammengefasst versteht man als Ökosphäre bzw. Biosphäre (Rep. 14.2). Dieser belebte Raum umfasst alle Bereiche der Ökosysteme: Atmosphäre (Lufthülle der Erde: tiefere Schicht = Homosphäre mit N_2, O_2, CO_2 und H_2O-Dampf, obere Schicht = Heterosphäre mit atomarem Sauerstoff, H_2 und Ozon), Hydrosphäre (festes, flüssiges und gasförmiges Wasser: 97% Meerwasser, 3% Süßwasser, davon ~ 70% Eis und Schnee), Pedosphäre (oberste Bodenschicht bis in 5 m Tiefe), Lithosphäre (Gesteinsanteil der Erde).

14.1.3 Organismen, die an enge Bedingungen gebunden sind, sind stenopotent (stenök), anpassungsfähige nennt man eurypotent (euryök)

Die Lebensbedürfnisse der Organismen sind ausschlaggebend dafür, welche Biotope sie sich als Wohnstätte auswählen können. Solche, die an streng definierte Bedingungen gebunden sind, nennt man **stenopotent (stenök)**, jene mit großer Anpassungsfähigkeit an unterschiedliche Außenbedingungen **eurypotent (euryök)**. Sind derartige Organismen in der Lage, große Temperaturschwankungen zu tolerieren, dann sind sie **eurytherm**. Können sie unter verschiedenen Sauerstoffbedingungen existieren, so sind sie **euryoxibiont**. Zu derartigen eurypotenten Lebewesen zählt der Mensch, der als **Ubiquist** die verschiedenen Umweltbedingungen tolerieren kann. (Allerdings ist er von Natur aus durch seine Temperaturempfindlichkeit stenotherm und wurde erst nach Einführung warmer Kleidung „eurytherm".) Der **Toleranzbereich** (Abb. 14.1) gegen Schwankungen der Umweltfaktoren ist genetisch fixiert. Er kann relativ weit gefasst sein und besagt nur, dass Veränderungen der Umweltbedingungen in diesem Rahmen mit dem Leben vereinbar sind. In der Praxis werden die Individuen bestrebt sein, sich in einem kleineren Teilbereich aufzuhalten, dem **Präferenzbereich**. Er fällt mit dem **Optimalbereich** zusammen; das ist jener Bereich, in dem die Lebensvorgänge des Individuums optimal ablaufen. Dabei ist optimal für einen Organismus immer jener Zustand, in dem zur Aufrechterhaltung seines Stoffwechsels die geringste Energiemenge aufgewendet werden muss.

Häufig müssen zur Anpassung an Umweltbedingungen **Adaptationsprozesse** durchgeführt werden. Ein viel zitiertes Beispiel ist die **Akklimatisation** an große Höhen. Um dem geringen Sauerstoffgehalt der Luft entgegenzuwirken, wird zunächst das Schlagvolumen des Herzens erhöht (gesteigerte Pulsfrequenz), anschließend kommt es zu einer Erhöhung des Hämoglobingehaltes der Erythrocyten und schließlich sogar zu einer Vermehrung der roten Blutkörperchen selbst.

14.1.4 Tiere mit konstanter Körpertemperatur sind homoiotherm, die mit wechselnder poikilotherm

Besonders interessant sind die Vorgänge bei der **Anpassung** der Organismen **an die Temperatur.** Stoffwechselprozesse ändern ihre Raten in Abhängigkeit von der Temperatur. Es wird zum lebenswichtigen Problem, die Körpertemperatur auch bei schwankender Außentemperatur konstant zu halten. Außer bei Vögeln und Säugern hängt bei allen anderen Lebewesen die Stoffwechselrate von der Außentemperatur ab. Sie sind **wechselwarm (poikilotherm)** und können nur mit Hilfe ihrer Färbung Wärme vermehrt abstrahlen oder speichern bzw. durch Ortswechsel Einfluss auf ihre Körpertemperatur nehmen. **Vögel und Säuger sind homoiotherm,** das heißt, sie sind in der Lage, im gewissen Rahmen die Temperatur ihres Körperkerns konstant zu halten (Rep. 14.**3**). Das Temperaturregulationszentrum liegt im Hypothalamus. Steigt die Körperinnentemperatur an, so wird in der Peripherie vermehrt Wärme abgegeben (Gefäßerweiterung und verstärkte Durchblutung, Schwitzen, Hecheln bei Hunden, Bewegung großer Elefantenohren). Sinkt die Körperinnentemperatur, wird vermehrt Wärme konserviert (Gefäßverengung in der Peripherie) bzw. produziert (Kältezittern). Allerdings sind auch dieser Regulation Grenzen gesetzt: Der Mensch kann über beschränkte Zeit große Temperaturschwankungen tolerieren (–50 bis +100 °C), wenn auch oft nicht ungestraft (Erfrierungen). Steigt allerdings die Temperatur seines Körperkerns (normal 37 °C) über +44 C° oder sinkt sie unter +21 °C, dann tritt der Tod ein.

Eine weitere Möglichkeit, Temperaturschwankungen zu begegnen, bieten je nach der Jahreszeit wechselnde **Fell- und Federbekleidungen,** beim Menschen Sommer- und Winterkleidung. Auch die Evolution hat dazu beigetragen, die Lebewesen bestimmter Temperaturzonen von vornherein winter- bzw. sommerfest zu machen. Da die Fähigkeit zur Wärmeproduktion durch Anregung von Stoffwechselvorgängen umso größer ist, je größer das **Körpervolumen** eines Individuums ist, treten in kälteren Gegenden größere Exemplare einer Tierart auf als in wärmeren. Zwar vergrößert sich bei ihnen auch die Wärme abgebende Oberfläche. Da das Volumen jedoch in der dritten Potenz, die Oberfläche nur in der zweiten zunimmt, bleibt ein positiver Effekt erhalten. Einige Tiere haben einen weiteren Anpassungsmodus an tiefe Temperaturen entwickelt. Sie halten **Winterschlaf.** Eine extreme Herabsetzung aller Stoffwechselvorgänge ermöglicht eine schadlose Senkung der Körperinnentemperatur.

14.3 Temperaturkonstanz bei homoiothermen Tieren

Homoiotherme Organismen (Vögel, Säuger) versuchen, die Temperatur ihres Körpers konstant zu halten durch:
- verstärkte Wärmeabgabe:
  Gefäßerweiterung
  vermehrte Durchblutung
  Schwitzen
  Hecheln etc.
- verminderte Wärmeabgabe:
  Gefäßverengung
- Konstruktion von Bauten (Höhlen, Erdlöcher etc.)
- wechselnde Fell- und Federbekleidung
- evolutionäre Anpassung des Körpervolumens
- Winterschlaf
- Veränderung der Wärmeerzeugung:
  braunes Fettgewebe
- gesteigerte Muskelbewegung (Kältezittern)

14.1.5 Ein weiterer lebensnotwendiger abiotischer Faktor ist das Sonnenlicht

Ohne Sonnenlicht wäre ein Leben auf dieser Erde nicht denkbar, ist es doch für grüne Pflanzen zur **Photosynthese** unerlässlich. Auch die im Sonnenlicht enthaltene **UV-Strahlung** hat große Bedeutung. Einerseits wird sie zur Überführung des Provitamins D_3 in Vitamin D_3 benötigt. (Mangelnde Sonneneinstrahlung im Kindesalter führte früher zu schweren rachitischen Veränderungen!) Andererseits muss der Organismus vor UV-Strahlung geschützt werden wegen ihrer schädigenden Wirkung auf die DNA (s. Kap. **2**). Eine Schutzreaktion gegen UV ist die Pigmentierung der Haut, der Haare oder der Federn. In die Zellen wird ein Pigment, **Melanin,** eingelagert, das beim Menschen induzierbar und für die so begehrte Sonnenbräune verantwortlich ist. Genetisch fixiert ist die Haut- bzw. Fellfarbe: In Gegenden intensiver Sonneneinstrahlung ist die Haut von vornherein dunkelbraun pigmentiert. Wie außerordentlich schädigend auf die Haut und den Gesamtorganismus UV-Strahlen wirken können, zeigen Erkrankungen bei Menschen, deren DNA-Reparatursystem defekt ist. In der heutigen Zeit bleiben allerdings die Krankheits-induzierenden Schäden nicht auf die relativ wenigen Individuen beschränkt, die homozygot einen Reparaturdefekt tragen. Die Luftverschmutzung hat bereits derartige Formen angenommen, dass Dunstglocken über Industriestädten den größten Teil des UV-Lichts absorbieren. Die menschlichen Zellen werden durch den Mangel an UV-Strahlung weder zur Melaninbildung noch zur DNA-Reparatur angeregt. Der Wunsch nach Sonne ist verständlicherweise gerade in solchen Populationen außerordentlich groß, und Fernreisen in den sonnigen Süden bringen die Menschen innerhalb von Stunden in Gegenden höchster UV-Strahlung. Der Melaninschutz ist nicht gegeben, das Reparatursystem ist untrainiert, und schwere Schädigungen sind häufig die Folge.

14.2 Biotische Faktoren regulieren die Populationen des Ökosystems (Synökologie)

Zahlreich sind die **biotischen Faktoren,** die das Zusammenleben einzelner Individuen miteinander, aber auch ganzer Populationen (Mitglieder einer Art, die in einem fest umschriebenen geographischen Areal eine Fortpflanzungsgemeinschaft bilden) untereinander bestimmen.

14.2.1 Konkurrenz führt zur Einnischung

Dazu gehört das **Konkurrenzverhalten.** Lebewesen, die auf gleiche Umweltfaktoren (Nahrung, Nistplätze, Temperatur etc.) angewiesen sind, geraten in Konkurrenz, sobald bei wachsenden Populationen einer dieser Faktoren verknappt. Die eine Art muss die andere aus dem Felde schlagen, will sie überleben.
Um derartigen Konkurrenzen auszuweichen, ist es für jede Art notwendig, die für ihre Bedürfnisse am besten geeignete ökologische Nische zu finden. Da deren Zahl beschränkt ist, werden diejenigen Veränderungen einer Art bevorzugt selektiert, die durch eine leichte Variation ihrer Ansprüche mit anderen ein und dasselbe spezifische Biotop nützen und somit der Konkurrenz entgehen können.
Ökologische Nischen (Rep. 14.4) können demnach einerseits unterschiedliche Biotope sein, andererseits durch Nutzung ein und desselben Biotops entstehen. Die ökologische Nische ist also nicht rein räumlich zu verstehen. Sie beinhaltet vielmehr auch Beziehungen einer Art zu ihrer Umwelt, ihre Fähigkeit, den ihr zur Verfügung stehenden Lebensraum zu nützen. Zur unterschiedlichen **Einnischung** innerhalb ein und desselben Biotops gibt es verschiedene Möglichkeiten:

1. Zeitliche Verschiebung der Aktivitäten
   – Tag-aktive und Nacht-aktive Arten
   – unterschiedliche Zeiten sexueller Aktivität
2. Unterschiedliche Nahrungsbedürfnisse
   – Ort der Nahrungssuche
     (z. B. Boden, Baumstamm, Baumkrone)
   – Größe der Nahrung
   – Beweglichkeit der Nahrung
     (fliegende Insekten, Larven, Würmer, Schnecken)
3. Unterschiedliche Schlafplätze
   (Baumstämme, Baumkronen etc.)

14.2.2 Endogene Rhythmen sind wichtige biotische Faktoren

Bei der gemeinsamen Ausnutzung eines Biotops ist die strikte Einhaltung eines Rhythmus, z. B. Zeiten des Wachseins, Zeiten der Nahrungssuche, Zeiten des Brütens, Zeiten der Fortpflanzung, eine wichtige Voraussetzung. Diese **Rhythmik** (Rep. 14.5) ist **endogen** für jedes Individuum vorgegeben und wird als **innere Uhr** bezeichnet.

R 14.4 Einnischung

Einnischung zweier Konkurrenten

in unterschiedliche Biotope

im gleichen Biotop:
– zeitlich verschobene Aktivitätsphasen (Rhythmik)
– unterschiedliche Nahrungsbedürfnisse
– unterschiedliche Schlafplätze
– abweichendes Sexualverhalten

Die Längen biologischer Zeitmessung sind unterschiedlich. Der Mensch besitzt einen 24-Stunden-Rhythmus, den circadianen Rhythmus

Wohl das interessanteste biologische Kontrollphänomen, dessen molekulare Grundlage immer noch wenig bekannt ist, ist die **periodische Zeitmessung.** Nicht nur Vögel, wie schon lange bekannt, sondern auch Menschen haben einen erstaunlich genauen Mechanismus zur Messung von Zeiten. Auch dann, wenn äußere Zeitgeber, wie z. B. Tag und Nacht, nicht vorhanden sind, d. h. unter **absolut konstanten Bedingungen,** durchläuft der menschliche Organismus eine **24-Stunden-Periode,** die sich z. B. in Schwankungen der Körpertemperatur, in der Ausschüttung von Steroidhormonen oder in der Empfindlichkeit gegenüber Arzneimitteln zeigt.
Jeder lebende Organismus, der untersucht wurde, besitzt eine solche periodische Zeitmessung; unter anderem auch Einzeller wie das Pantoffeltierchen *Paramecium,* die Alge *Euglena, Gonyaulax* (Leuchtalgen) oder *Chlamydomonas.* Lediglich Prokaryonten, d. h. Zellen ohne Zellkern, haben keinen Tagesrhythmus. Neben der **Periodenlänge** von ungefähr 24 Stunden **(circadian)** gibt es auch Periodizitäten anderer Längen in der Biologie, wie z. B. **Brutcyclen.** Als Beispiel sei eine Stechmücke genannt, deren Eier bei Tiefstebbe gelegt werden und die erst bei der nächsten Tiefstebbe, d. h. nach 28 Tagen, schlüpfen. Erstaunlich da-

R 14.5 Biologische Rhythmen

Länge	Bemerkungen
Minuten	Taufliege *(Drosophila)*
ca. 24 Std.	circadianer Rhythmus
28 Tage	circalunarer Rhythmus
1 Jahr	Vogelmigration

Eigenschaften circadianer Rhythmen:
– endogen, also auch ohne äußeren Zeitgeber wirksam
– Temperatur-kompensiert: Temperaturveränderung beeinflusst den Rhythmus nicht oder nur wenig
– Hemmer der Translation beeinflussen die Periode
– Trainierbarkeit der Phasendauer
– erblich

bei ist, dass die kleinen Mücken nach 28 Tagen exakt zur entsprechenden Tageszeit schlüpfen. An diesem Objekt zeigt sich der ungeheure Selektionsvorteil, den eine solche Zeitmessung bietet. Nachdem die Eier am Ende der Tiefstebbe abgelegt wurden, sind sie in den folgenden 28 Tagen für die zahlreichen Feinde auf dem Lande und in der Luft nicht erreichbar. Dass die Nachkommen erst bei der nächsten Tiefstebbe schlüpfen, beweist, dass diese Stechmücke nicht nur einen 28-Tage-Rhythmus, sondern auch innerhalb der 28 Tage den Stundenrhythmus misst. Ein **Jahresrhythmus** wird z. B. bei Vögeln gemessen, die auch unter konstanten Dauerbedingungen nach einem Jahr ihre sog. Zugunruhe zeigen. Es ist zu vermuten, dass es in der Biologie noch wesentlich längere bzw. kürzere Periodenlängen gibt.

Abb. 14.**2** **Der Verlauf eines circadianen Rhythmus.** Der endogene Rhythmus der einzelligen Alge *Acetabularia* wurde unter konstanten Bedingungen (Licht und Temperatur) anhand der Sauerstoffentwicklung gemessen.

Circadiane Rhythmen sind endogen, erblich, zeigen phasenabhängige Umstimmbarkeit und sind temperaturkompensiert

Um einen circadianen Rhythmus von zufälligen periodischen Veränderungen in einem Organismus abgrenzen zu können, muss nach den charakteristischen Eigenschaften eines circadianen Rhythmus gefragt werden. Wichtigstes Kriterium ist, dass die Periodizität auch unter endogenen, d. h. äußerlich absolut konstanten Bedingungen beibehalten wird. Als äußere Zeitgeber sind dabei nicht nur Hell-Dunkel-Schwankungen, sondern auch Temperaturen oder Luftdruckveränderungen zu berücksichtigen. Charakteristisch für einen circadianen Rhythmus ist der ungefähre 24-Stunden-Ablauf (Abb. 14.**2**), mit einem Schwankungsbereich zwischen 22 und 26 Stunden. Ein Individuum mit einem relativ kurzen Rhythmus, z. B. 22 Stunden, wird diesen ebenso über lange Zeit bei konstanten Bedingungen beibehalten wie ein Individuum mit langer Periodizität. Das heißt, die **Länge der Periodizität** ist sehr charakteristisch für das Individuum und wird als solche **vererbt.** Werden zwei Individuen mit einem besonders kurzen Rhythmus gepaart, so haben die Nachkommen wieder die kurze Periodizität. Somit folgt auch die Vererbung der circadianen Rhythmik den **Mendelschen Gesetzen.** Daraus muss der Schluss gezogen werden, dass dem Zentrum des biologischen Uhrwerks nur ein oder höchstens einige wenige Gene zugrunde liegen. Der Nachweis eines einfachen Mendelschen Erbgangs schließt multifaktorielle Vererbung für die biologische Uhr aus (s. Kap. **3**).

Die Phase der Periode kann durch eine Trainingsperiode umgestimmt werden. So kann z. B. die ursprüngliche Nachtphase zur Tagesphase werden, wenn man über eine längere Zeit den Tag-Nacht-Rhythmus verschiebt. Eine Tatsache, die jedem Fernreisenden bekannt ist.

Besonders interessant ist die **Temperaturkompensation.** Während wir von jeder chemischen Reaktion gewohnt sind, dass eine Erhöhung der Temperatur um 10 °C in der Regel zu einer Beschleunigung der Reaktion um den Faktor 2 bis 3 führt, ist das bei circadianen Rhythmen nicht der Fall. Diese sind von der Temperatur fast völlig unabhängig. Ja, es wird mitunter sogar ein paradoxes Phänomen beobachtet, dass bei Temperaturerhöhung die Phasen verlängert werden.

Einzellige Algen sind sehr gute Modellsysteme für das Studium des circadianen Rhythmus

Bei der Frage nach der **molekularen Basis** für die biologische Zeitgebung haben besonders **einzellige Organismen** große Bedeutung. So zeigt der Flagellat *Gonyaulax* eine Reihe von periodischen Parametern. Diese Einzeller, die in den Meeren leben, strahlen besonders bei Reizung der Zellen durch Turbulenzen Lumineszenz aus, die als sog. Meeresleuchten bekannt ist.

Interessanterweise sind die Zellen nur während ihrer Nachtphase in der Lage, dieses Licht auszusenden, d. h. die Lumineszenz durchläuft eine 24-Stunden-Periode. Dieser Rhythmus erfüllt alle Kriterien eines circadianen Rhythmus. Die Photosyntheseleistung von *Gonyaulax* verläuft mit genau entgegengesetzter Phase: maximale Aktivität in der Tagphase und minimale in der Nachtphase. Auch die Teilung dieses Organismus findet nur zu ganz bestimmten Tageszeiten statt. Mit **Lumineszenz, Photosynthese** und **Zellteilung** liefert dieser Flagellat drei verschiedene periodische Parameter, die sich experimentell leicht verfolgen lassen. Mit *Gonyaulax* in Zellkultur kann die Frage gestellt werden, ob es Mittel gibt, die die Periodenlänge beeinflussen, und welche Zellstrukturen Ziel dieser Einflüsse sind.

Ein anderer Einzeller, der sich besonders für Studien an der biologischen Uhr eignet, ist *Chlamydomonas,* der in Massenkultur gezogen werden kann und die Möglichkeit für erfolgreiche Genetik bietet. Der Nachteil beider Objekte ist, dass man es jeweils mit ganzen Zellkollektiven zu tun hat, sodass Interferenzen zwischen den einzelnen Zellen der Population nicht auszuschließen sind. Dieses Problem wird bei Untersuchungen an der einzelligen **Alge** *Acetabularia* umgangen (Abb. 14.**3**). *Acetabularia* besteht aus einem sog. **Rhizoid,** in dem sich der einzige Kern befindet, einem **Stiel** und einem darauf aufgesetzten **Hut.** Diese einzelligen Algen können zum Teil beträchtliche Größen erreichen. So ist *Acetabularia major* bis zu 15 cm groß. Damit eröffnen diese Riesenzellen die Möglichkeit,

Der circadiane Rhythmus ist durch Translation an 80S-Ribosomen und Membranen bedingt

Sowohl die Periodenlänge als auch die Phasenlänge sind genetisch festgelegt und werden von den Eltern auf die Nachkommen **vererbt.** Damit steht fest, dass der **Kern,** in dem sich die genetische Information befindet, für den circadianen Rhythmus entscheidend ist. In der Tat kann ein Kern einem Cytoplasma seine Phase und Periode aufprägen. Dazu wurden von zwei in der Phase entgegengesetzten *Acetabulariae* die Kerne und die Cytoplasmen ausgetauscht. Es zeigte sich, dass das Cytoplasma die Periode des eingefügten Kernes übernimmt. Überraschend ist die Tatsache, dass die entkernte Zelle, die im Falle von *Acetabularia* durchaus für eine lange Periode überleben und sich normal fortentwickeln kann, den ihr einmal aufgeprägten circadianen Rhythmus behält. Die Phase dieser entkernten Zelle wird aber sofort umgestimmt, wenn ein neuer Kern eingesetzt wird. Diese Experimente zeigen, dass es die Aufgabe des Kerns ist, die Periodizität zu installieren, dass die Periodizität dann aber vom Cytoplasma fortgesetzt werden kann. Daraus resultiert, dass die Information für die Periodizität entweder als RNA oder als Protein in der kernfreien Zelle vorliegt. Die Frage, ob RNA oder Protein, kann durch Inhibitoren der Translation entschieden werden. Pulse von Cycloheximid, einem Inhibitor der Translation am eukaryontischen Ribosom, zeigen, dass die Phase durch derartige Pulse tatsächlich verschoben werden kann. Das bedeutet, dass die **Translation** am 80S-Ribosom für die Beibehaltung des Rhythmus **notwendig** ist. Parallel kann gezeigt werden, dass eine Reihe von Verbindungen, die die Struktur der Membranen beeinflussen, auch einen Einfluss auf die Periodizität ausüben können. Das heißt, der circadiane Rhythmus braucht sowohl Translation am 80S-Ribosom als auch Membranen.

Bei *Acetabularia* tritt ein Uhrenprotein in periodische Wechselwirkung mit der Membran und verändert diese rhythmisch

Will man diese Befunde zu einem Modell zusammenfügen, dann wäre Folgendes denkbar: Ein essenzielles Uhrenprotein wird am 80S-Ribosom synthetisiert, in die Membran eingebaut und verändert diese so, dass eine Rückkopplung zur Synthese dieses essenziellen Proteins an dem 80S-Ribosom stattfindet. Das in die Membran eingebaute essenzielle Uhrenprotein verändert seinerseits die Eigenschaften der Membran nachhaltig, sodass die Sauerstoffentwicklung in der Photosynthese und andere, von dieser abhängige Parameter periodisch erscheinen. Das Uhrenprotein selbst unterliegt in der Membran offensichtlich einem spontanen Umsatz, sodass es schließlich unter den Schwellenwert gerät und seine Neusynthese an dem 80S-Ribosom wieder erfolgen kann. Damit kann eine neue Periode beginnen.

Das **Uhrenprotein** ist inzwischen isoliert worden. In absehbarer Zeit wird es wahrscheinlich kloniert sein, sodass man zumindest für die einzelligen Pflanzen eine Möglichkeit haben wird, eine Aussage über den molekularen Mechanismus der circadianen Periodizität zu machen.

Komplizierter wird die Situation bei den Vielzellern, wie z. B. dem Menschen, weil hier noch eine Koordination der Zelle die Periodizität überlagert. Vermutlich gibt es im Zentralnervensystem, in der Gegend der Epiphyse, einen übergeordneten Bereich, der die Uhr des Gesamtorganismus steuert.

Diese periodischen Phänomene gewinnen umso mehr an Interesse, je klarer ihre Bedeutung für Schichtarbeit, Fernreisen oder Empfindlichkeit des Organismus gegen Arzneimittel wird.

Abb. 14.3 *Acetabularia major*
a Einzellige Grünalge mit Schirm, Stiel und Rhizoid.
b Rasterelektronenmikroskopische Aufnahme eines Hutes (Aufnahmen: S. Berger, H. G. Schweiger, Heidelberg).

an einzelnen Zellen den circadianen Rhythmus zu studieren. Als **Messparameter** bieten sich an: der Sauerstoffverbrauch bzw. die Sauerstoffabgabe bei der Photosynthese, die sog. Chloroplastenmigration und das elektrische Feld dieser Zellen. Bei der Chloroplastenmigration wird die Wanderung der Chloroplasten vom Hut in Richtung Rhizoid beim Übergang von der Tag- in die Nachtphase und in umgekehrter Richtung beim Übergang von der Nacht- in die Tagphase gemessen. Bei dem elektrischen Feld wird die Spannung zwischen dem Rhizoid und dem Hut bestimmt, ein Parameter, der dem circadianen Rhythmus unterliegt.

14.2 Biotische Faktoren regulieren die Populationen des Ökosystems 383

Abb. 14.**4 Räuber-Beute-Beziehung** (schematisiert). Eine wachsende Zahl von Räubern dezimiert die Beute bis zu dem Punkt, an dem die Beutetiere zur Ernährung der Räuber nicht mehr ausreichen. Die Räuber nehmen ab, die Beutetiere wieder zu. Diese Beziehung missachtet, dass die Ökosysteme offen und die Räuber meistens oligophag sind.

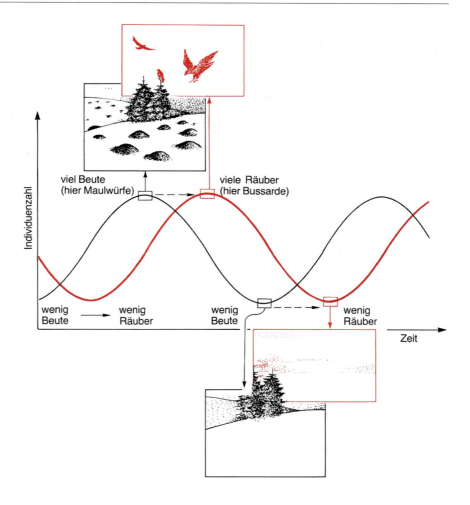

14.2.3 Das Räuber-Beute-Prinzip ist eine Grundlage des Ökosystems und Beispiel für ein biozönotisches Gleichgewicht

Eine der offensichtlichsten Beziehungen in einem Ökosystem bildet das **Räuber-Beute-Verhältnis. Heterotrophe Organismen,** dazu zählen alle Tiere, können sich, im Gegensatz zu **autotrophen Organismen** (Pflanzen), nur von organischen Stoffen ernähren. Um diesen Bedarf zu decken, sind sie darauf angewiesen, andere Organismen zu töten: Größere die Kleineren, Schnellere die Langsameren, Kräftigere die Schwächeren. Dabei gilt als Beute alles Fressbare, als Räuber alles, was frisst.

Die Beziehung zwischen Räubern und Beutetieren führte zu zahlreichen Analysen und zu mathematischen Formulierungen ihrer Gesetzmäßigkeiten. Unterstützt durch Untersuchungen an den Populationsschwankungen bei Schneehasen und Luchsen in Kanada wurden, stark vereinfacht, folgende Abhängigkeiten formuliert (Abb. 14.**4**): In einem Ökosystem bildet sich zwischen Beutetieren und Räubern ein Kreislauf mit regelmäßigen dynamischen Schwankungen aus: Zunahme der Beutepopulation führt zu einer Zunahme der Zahl der Räuber, die reichlich Nahrung vorfinden. Die wachsende Räuberpopulation ihrerseits dezimiert die Beutepopulation, und mit einer gewissen Verzögerungsphase nehmen die Räuber wieder an Zahl ab. Dieses Modellsystem – vorausgesetzt, bestimmte Umweltbedingungen sind gegeben – führt zur Einstellung eines biologischen Gleichgewichts, das selbstregulierend und charakteristisch für jedes Ökosystem ist. Ein derartiges Gleichgewicht wird durch Verknüpfung aller am Ökosystem beteiligten Faktoren (nicht nur Räuber-Beute-Beziehung) erreicht und deshalb auch als **biozönotisches Gleichgewicht** bezeichnet. Ein derartiger Gleichgewichtszustand ist nur dann stabil, wenn das Ökosystem offen ist, d. h. mit anderen Ökosystemen in Verbindung steht, wie es in allen natürlichen Ökosystemen tatsächlich der Fall ist. Auch wird sich ein Räuber-Beute-Verhältnis selten auf zwei Arten beschränken: Räuber sind meist oligophag, sie ernähren sich von unterschiedlichen Organismen. Ein biozönotisches Gleichgewicht wird umso stabiler sein, je mehr Arten an seinem Zustandekommen beteiligt sind. Gerade eurypotente Arten sind dabei von Nutzen. Sie können durch Anpassung ihrer Bedürfnisse an die gegebene Umweltsituation zur Aufrechterhaltung des Gleichgewichtszustandes beitragen. Oft greift der Mensch willkürlich in dieses System ein, vernichtet z. B. einseitig die Räuber, weil er sie als unbequem oder schädlich erachtet. Dadurch kann die Population der Beutetiere überhand neh-

14 Ökologie

Abb. 14.**5** **Symbiose bei Seeanemone und Clownfisch.** Die giftige Seeanemone schützt den Clownfisch, der seinerseits zur Nahrungsbeschaffung beiträgt. Aufgenommen auf den Malediven.

men und sich ihrerseits unter Umständen schädigend für den Menschen auswirken.

14.2.4 Symbiosen sind Lebensgemeinschaften zum gegenseitigen Nutzen

Neben Räuber-Beute-Beziehungen charakterisieren **Symbiose** (Mutualismus = Symbiose verschiedener Tierarten), **Kommensalismus** und **Parasitismus** das Zusammenleben von Arten. Bei der Symbiose finden sich Individuen zweier Arten zu gemeinsamem Nutzen zusammen.

Einige Beispiele mögen diese Form der gegenseitigen Abhängigkeit veranschaulichen (Rep. 14.6): Die Wiederkäuer, die sich ausschließlich von Pflanzen ernähren, selbst aber keine *Zellulase* haben, beherbergen in ihrem Pansen Zellulose abbauende Ciliaten. – Auch der Mensch ist auf Symbiose mit Mikroorganismen angewiesen. Die Darmbakterien produzieren für ihn die lebenswichtigen Vitamine K und E. Wird die Darmflora zerstört, kann es zu Avitaminosen kommen. – Ebenso sind Symbiosen zwischen Tieren und Pflanzen bekannt. Termiten stellen besondere Gärtner ab, die auf Beeten im Inneren des Termitenbaus Pilzkulturen anlegen, die Pilze düngen und pflegen, die ihrerseits den Termiten wichtige Vitamine liefern. – Ein Beispiel besonderer Art für die Symbiose zwischen pflanzlichen Organismen sind die Mycorrhizen, z. B. Birkenpilz und Birke – eine Symbiose zwischen Baum und Pilz. Beide sind aufeinander angewiesen. Algen und Pilze bilden in Form der Flechten eine Symbiose: Die Algen liefern Photosyntheseprodukte, die Pilze haben Stützfunktion und versorgen die Algen mit Mineralien.

Eine weitere Symbiose findet sich bei den Fischen des Korallenriffs. Die sog. Putzerfische befreien ihre Kunden von Parasiten, die sich auf deren Haut angesiedelt haben, und ernähren sich auf diese Weise. Auch das Zusammenleben von Clownfisch und Seeanemone ist von gegenseitigem Nutzen geprägt (Abb. 14.5).

14.2.5 Beim Parasitismus ist der Nutzen einseitig

Leben beim Kommensalismus zwei Organismen zusammen, ohne sich gegenseitig zu nutzen oder zu schaden (Fressgemeinschaft), wird beim Parasitismus eine Art auf Kosten und zum Nachteil der anderen ausgenutzt. **Parasiten** sind Organismen, die in oder auf einem anderen Organismus leben und diesen Wirt sowohl als Lebensraum (Habitat) als auch als Nahrungsquelle (Energielieferant) benutzen und ihm dadurch schaden.

Die Parasiten sind grundsätzlich nicht daran interessiert, ihren Wirt umzubringen, denn natürlich möchten sie möglichst lange von der Situation profitieren. Trotzdem entsteht dem Wirt z. B. durch den Dauerentzug wichtiger Nährstoffe ein permanenter Schaden. Häufig entwickeln sich Parasiten innerhalb eines Wirtes und benötigen zu ihrer Freisetzung den Tod der Wirtszelle (s. Phagenentwicklung, Kap. **11**). Alle Arten, sowohl Pflanzen als auch Tiere, können von Parasiten befallen werden. Wegen der eminenten Bedeutung menschlicher Parasiten für den Arzt wurde diesem Themenkreis ein eigenes Kapitel gewidmet (s. Kap. **13**).

14.3 Im Ökosystem sind die Organismen durch Kreisläufe der Energie und von Stoffen, die abgegeben und aufgenommen werden, miteinander verbunden

Zahlreiche Wechselbeziehungen zwischen den verschiedensten Tier- und Pflanzenarten (biozönotischer Zusammenhang) innerhalb eines Biotops charakterisieren ein Ökosystem. Steppe, Meer, Teich, Fluss, Stadt etc. bilden ihr eigenes Ökosystem. Jedes Einzelne wäre der gesonderten Besprechung wert. Hier sollen jedoch nur einige grundlegende Prinzipien besprochen werden, die das Aufeinanderabgestimmtsein beleuchten. Besonders erwähnenswert ist der Kreislauf von Energie und von Stoffen, die, aufgenommen und wieder abgegeben, die Lebewesen eines Ökosystems vielfältig miteinander verbinden.

14.7 Nahrungskette und Energiequellen eines Ökosystems

14.3.1 Der Kreislauf der Energie geht von den autotrophen Pflanzen über die heterotrophen Konsumenten und Destruenten

Alle grünen Pflanzen (auch die Algen) können dank ihres Chlorophylls aus Wasser und Kohlendioxyd unter Zuhilfenahme des Sonnenlichtes organische Substanz (Zucker) und Sauerstoff bilden. Außerdem entnehmen sie dem Boden wichtige Mineralien, wie Phosphor und Stickstoff, zur Bildung von Nucleinsäuren und Eiweißen. Da ausschließlich grüne Pflanzen zur Produktion organischer Verbindungen befähigt sind **(autotroph)**, werden sie als **Produzenten** bezeichnet (Rep. 14.7). Tiere sind darauf angewiesen, organische Verbindungen aufzunehmen **(heterotroph)**, und gelten deshalb als **Konsumenten**. Die Konsumenten wiederum werden in Konsumenten 1. Ordnung (**Primärkonsumenten**, Pflanzenfresser = Herbivore) und Konsumenten 2. Ordnung (**Sekundärkonsumenten**, Fleischfresser = Carnivore) unterteilt. Konsumenten 2. Ordnung können wieder von größeren Tieren, den Konsumenten 3. Ordnung, gefressen werden. Dabei werden die Nährstoffe auf dem Wege einer **Nahrungskette** von Glied zu Glied weitergegeben. Alle Konsumenten, die sich auf einer Ebene als Verbraucher in die Nahrungskette einschalten, ganz gleich, welcher Art sie angehören, stehen auf dem gleichen **trophischen Niveau** (z. B. Fuchs und Mensch). Leichen der Produzenten und Konsumenten ermöglichen eine Rückgewinnung der Grundsubstanzen. **Destruenten** (Bakterien und Pilze) bauen die organischen Substanzen ab und führen Mineralien dem Boden sowie CO_2 der Luft zu, sodass diese Stoffe neuen Produzenten zur Verfügung stehen.

Ändern sich in einem Ökosystem Umweltfaktoren gravierend, seien es abiotische oder auch biotische (durch die Organismen selbst herbeigeführt), so müssen sich die bestehenden Biozönosen auf diese neuen Gegebenheiten einzustellen versuchen. Die dabei ablaufenden Vorgänge nennt man **Sukzession**. Sukzessive siedeln sich Lebewesen, den gegebenen Umständen entsprechend, an, bilden eine Lebensgemeinschaft, verändern das Biotop und ermöglichen damit weiteren Pflanzen und Tieren entweder die Wiederherstellung des alten oder den Aufbau eines neuen Ökosystems. Muss ein Ökosystem von Grund auf neu gebildet werden (z. B. Geröllfeld nach Lawinenabgang), dann handelt es sich um eine **Primärsukzession,** die, da sie von autotrophen Organismen ausgehen muss, auch **autotrophe Sukzession** genannt wird. Je artenreicher das Ökosystem wird, umso stabiler wird die Biozönose. Schließlich wird die Klimax, eine Dauergesellschaft im Fließgleichgewicht, erreicht.

Wird ein Ökosystem nur stark geschädigt, ohne zerstört zu werden, so wird es im Verlauf einer Sekundärsukzession umgebaut. Ein Beispiel dafür ist die Abholzung eines Waldgebietes. Nach einigen Jahrzehnten hat sich durch Sukzession ein neuer Wald gebildet – übrigens in mitteleuropäischen Breitengraden die stabilste Klimaxgesellschaft überhaupt. Stehen bei einer Sukzession abbauende Prozesse im Vordergrund, z. B. die Besiedelung eines verfaulenden Baumstammes, spricht man auch von **heterotropher Sukzession.**

Sukzession ist ein generelles Phänomen bei der Entstehung jedes Ökosystems. Durch die Änderung biotischer oder abiotischer Faktoren, herbeigeführt durch die Existenz der Organismen selbst, wird neu hinzukommenden Pflanzen- oder Tierformen das Leben ermöglicht, die ihrerseits aber die vorhandenen nicht gänzlich verdrängen. Schließlich erreicht die Biozönose ein Gleichgewicht. Der Endzustand der Sukzession, die Klimax, ist erreicht.

14.3.2 Kreisläufe der Elemente Stickstoff, Kohlenstoff und Sauerstoff sind wichtig für die Biomasse

Neben Wasser, Sauerstoff und Kohlendioxyd – Stoffe, die meistens ausreichend zur Verfügung stehen – werden zum Wachstum und zur Vermehrung wichtiger Minerale

Abb. 14.**6** **Energieweitergabe im Ökosystem**
a Erst die zur Nettoprimärproduktion dezimierte Bruttoprimärproduktion kann zum Aufbau der Biomasse verwendet werden.
b Die von den Produzenten mit Hilfe der Sonnenenergie angereicherte Biomasse wird unter Energieverlust von den Konsumenten auf den verschiedenen Ernährungsstufen aufgenommen und weitergegeben.

wie Phosphor und Stickstoff, aber auch Spurenelemente wie Kobalt und Mangan benötigt, die, falls nicht ausreichend vorhanden, wachstumslimitierend sein können. Stickstoff, obwohl fast zu 80% an der Zusammensetzung der Atemluft beteiligt, kann nur durch wenige spezialisierte Mikroorganismen (Bakterien und Blaualgen) als molekularer Stickstoff verwendet werden. Zur **Stickstoff-Fixierung** sind z. B. **Knöllchenbakterien** befähigt, die in Symbiose mit **Leguminosen** (Schmetterlingsblütler) leben. Alle anderen Pflanzen können Stickstoff nur als Nitrat oder Ammoniak aus dem Boden aufnehmen. Ammoniak wird durch Destruenten (Fäulnisbakterien) aus organischen Materialien freigesetzt und ebenfalls durch Bakterieneinwirkung zu Nitrit und Nitrat umgesetzt. Die Überführung von einem Teil des Nitrits in molekularen Stickstoff ist ebenso Bakterien zuzuschreiben. Der Mensch versucht, durch künstliche Dünger den Stickstoffkreislauf zu umgehen, der durch das Zusammenwirken so vieler Mikroorganismen notgedrungen störanfällig ist.
Indem anorganische und organische Substanzen einem dauernden Kreislauf unterworfen sind, stehen sie den Produzenten unvermindert zur Verfügung (Rep. 14.8).

14.3.3 Jede Konsumentenstufe reduziert die Energieausbeute auf ein Zehntel

Wie verhält es sich mit dem Energiehaushalt in einem Ökosystem? Die Pflanzen sind als Produzenten die Einzigen, die Sonnenenergie durch Photosynthese binden und in **Organismenmasse (Biomasse)** umsetzen können. Dabei werden ca. 3% der eingestrahlten Energie ausgenutzt. Die übrige Energie wird reflektiert bzw. absorbiert oder geht als Wärme verloren. Diese Stoffproduktion, die **Bruttoprimärproduktion,** steht den Konsumenten nur noch zu einem Teil zur Verfügung. Der übrige Teil wird von der Pflanze selbst als Energie für ihre Stoffwechselprozesse verbraucht und geht als Wärmeenergie (Atmung) verloren. Die verbleibende **Nettoprimärproduktion** kann von den Konsumenten 1. Ordnung aufgenommen werden (Abb. 14.6a). Auch sie verwenden nur einen Teil der Nahrungsenergie zur Vergrößerung ihrer eigenen Biomasse. Als grober Richtwert mag gelten, dass im Verlauf einer Nahrungskette auf jedem trophischen Niveau nur $1/10$ der konsumierten Masse als Biomasse für die nächsten Konsumenten konserviert werden kann. $9/10$ der Energie geht verloren (Abb. 14.**6**).

Dieser Tatsache muss man sich bewusst sein, will man über Welternährungsprobleme diskutieren. Ein Einschleusen des Menschen als eines Primärkonsumenten am Anfang der Nahrungskette wäre vom Standpunkt der Energiegewinnung das

Vorteilhafteste. Können mit dem Ertrag eines Maisfeldes 100 Menschen ernährt werden, so reduziert sich diese Zahl auf 10, verfüttert man den Mais an Rinder und bietet den Menschen (die daraus gewonnene) Fleischnahrung an. Allerdings ist die rein pflanzliche Erährung des Menschen z. B. in Hungergebieten außerordentlich problematisch. Aus dieser Sicht werden Überlegungen unverständlich, dem Hunger auf der Welt durch Nahrung aus dem Meer zu begegnen: Große Fische stehen weit hinten in einer Nahrungskette und sind deshalb nur geeignet, wenige Individuen zu ernähren. Konsum von Algen wäre energetisch außerordentlich günstig. Diese müssten allerdings unter künstlichen Bedingungen in großem Maßstab ohne große Kosten gezüchtet werden, und dafür gibt es bisher keine experimentelle Grundlage.

Eher noch droht Gefahr aus dem Meer. **Giftstoffe**, wie z. B. Quecksilber, werden von Algen aufgenommen und an die Kleinfische weitergegeben, die die fettlöslichen organischen Quecksilber-Verbindungen häufig in spezifischen Organen wie Leber und Niere speichern. Größere Fische, die zu ihrer Ernährung viele kleine Fische fressen müssen, akkumulieren das Gift, und zwar umso mehr, je spätere Glieder der Nahrungskette sie bilden. Der Verzehr dieser Fische gefährdet den Menschen hochgradig. So führt die tägliche Aufnahme von 4 µg/kg Körpergewicht des äußerst giftigen Methyl-Quecksilbers (Plazenta- und Gehirngängig!) zu lebensbedrohlichen Vergiftungen.

14.4 Die Bedingungen im Ökosystem regulieren die Population (Populationsökologie)

Angehörige einer Art, die in einem begrenzten Biotop leben, bilden eine Population. Mit der Reaktion derartiger Populationen als Folge der Wechselwirkungen mit Individuen der eigenen Art oder mit denen anderer Populationen befasst sich die **Populationsökologie**.

14.9 **Charakteristika einer Population**
Größe
Dichte
Struktur: Sozialstruktur
Sexualindex
Altersstruktur

14.4.1 Die Populationsgröße wird von dichteunabhängigen (abiotischen) und dichteabhängigen (biotischen) Faktoren bestimmt

Populationen werden beschrieben durch ihre **Größe,** darunter versteht man die Zahl der Individuen während eines bestimmten Zeitraums und ihre **Dichte,** die bestimmt wird durch die Zahl der Individuen pro Areal Lebensraum (Rep. 14.9). Populationen sind **offene Systeme,** deren Größe sich durch Zu- und Abwanderung, Geburt und Tod verändern kann. Größe und Dichte einer Population werden im natürlichen Ökosystem durch **Dichte begrenzende Faktoren** (Gedrängefaktor) reguliert. Diese Faktoren können erstens Dichte-unabhängig sein:

- Abiotische Faktoren, Verknappung an Wasser und Nahrung durch Dürre, Verknappung der Schlafplätze durch Waldbrand; das Klima, das mit extremen Trockenperioden, besonderen Kälteeinbrüchen oder Unwettern eine Population unabhängig von ihrer Dichte dezimieren kann
- Biotische Faktoren. Hierzu gehören Parasitenbefall, Seuchen, Konkurrenzverhalten und Räuber-Beute-Verhältnis.

Zweitens können die erwähnten Faktoren auch in Abhängigkeit der Dichte die Populationsgröße beeinflussen. Ihre Wirkung setzt als direkte Folge der zunehmenden Dichte einer Population ein: Steigende Zahl der Räuber führt zu einer Dezimierung der Beute und einer Nahrungsverknappung, die ihrerseits die Dichte der Räuber reguliert. Außer der Nahrung können Dichte-abhängige (Dichte begrenzende) Faktoren z. B. der auftretende Mangel an Wasser oder Schlafstellen sein sowie Krankheiten, die bei großer Populationsdichte zu Epidemien ausarten.

Größen- und Dichteschwankungen, denen Populationen unterworfen sind, bezeichnet man als **Populationsdynamik.** Manche Populationen durchlaufen derartig charakteristische Populationswellen, dass sie von Kennern vorausberechnet und z. B. bei der Schädlingsbekämpfung berücksichtigt werden können.
Eine weitere Charakterisierung von Populationen kann anhand ihrer **Strukturen** erfolgen. Beziehungen der Individuen untereinander (Gruppenbildungen, Aufbau von Hierarchien, Familiengründungen) machen die Sozialstruktur aus. Der **Sexualindex** macht eine Aussage über die Verteilung der Geschlechter innerhalb der Population (Rep. 14.9).

14.4.2 Populationspyramiden geben Aufschluss über die Struktur der Population

Wesentlich für die Beurteilung einer Population ist die **Altersstruktur.** Derartige Informationen werden graphisch in **Populationspyramiden** (Abb. 14.7) dargestellt. Hierbei wird der Prozentsatz der Individuen verschiedener Altersklassen (1 bis 100 Jahre) nach Geschlechtern getrennt aufgetragen. Solche Pyramiden lassen Rückschlüsse zu auf Geburten- und Sterberaten, auf Bevölkerungsdezimierung durch Kriege, Lebenserwartung von Männern und Frauen oder Zahl der Frauen im gebärfähigen Alter und auf Fortpflanzungsgewohnheiten.

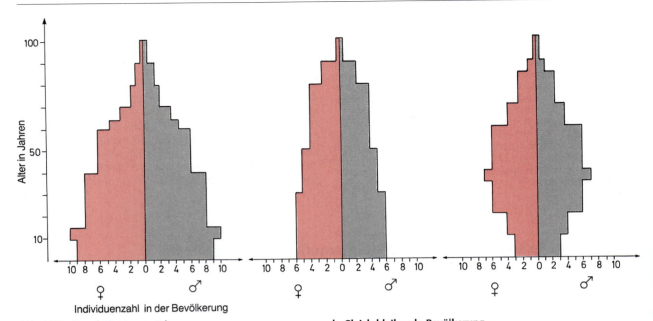

Abb. 14.**7 Populationspyramiden**
a Wachsende Bevölkerung. Die breite Basis zeigt den großen Anteil junger Menschen in der Population.
b Gleich bleibende Bevölkerung.
c Abnehmende Bevölkerung. Der Anteil der Alten in der Population überwiegt den der Jungen.

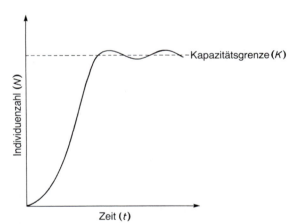

Abb. 14.**8 Isolierte Wachstumskurve einer Population.** Wachstum der Population bis zum Erreichen der Umweltkapazität und Oszillation um die Kapazitätsgrenze.

14.4.3 Die natürlichen Faktoren versagen, um die menschliche Population zu regulieren

Betrachtet man die menschliche Population, so fällt auf, dass in den letzten 100 bis 200 Jahren ein langsames **Wachstum** in ein **exponentielles** übergegangen ist, das mit einer jährlichen Zuwachsrate von 2% die Weltbevölkerung von ca. 500 Millionen auf ca. 6 Milliarden hat ansteigen lassen und immer noch steigen lässt. Wo liegen die Gründe für diese beängstigende Entwicklung? Früher lag die durchschnittliche Lebenserwartung selbst bei hochstehenden Kulturen bei 30 Jahren. Die Sterberate war hoch und hielt der Geburtenrate die Waage; Kriege, Seuchen und Hungersnöte wirkten außerdem dichteregulierend. Wurde dennoch die Populationsdichte in einer Gegend zu hoch, kam es zu Auswanderungen in dünner besiedeltes Land. Auch gewisse Formen der Geburtenregelung wurden, besonders bei Inselvölkern, deren Ausdehnungsmöglichkeiten limitiert waren, praktiziert. Sie reichten von Konzeptionsverhütung bis hin zu rituell sanktioniertem Neugeborenenmord.

Mit dem ständig wachsenden Fortschritt auf dem Gebiet von Wissenschaft und Medizin (Antibiotica-Aera, verbesserte Hygiene) wurde die Sterberate gesenkt, was sich besonders bei der Säuglingssterblichkeit bemerkbar macht. Die Lebenserwartung ist auf mehr als das Doppelte angehoben. Es ist heute schon abzusehen, dass trotz aller Rationalisierung die Nahrungsbeschaffung mit dem Bevölkerungswachstum nicht Schritt halten kann. In manchen Gebieten ist die Populationsgröße schon längst nicht mehr der Umweltkapazität angepasst. Dabei bezeichnet die **Umweltkapazität** die Zahl an Individuen, die ein Gebiet gerade noch verkraften kann. In einem gut funktionierenden Ökosystem wird das Wachstum einer Population dauernd an die Umweltkapazität selbstregulierend angepasst (z. B. Räuber-Beute-Beziehung; Abb. 14.**8**). Da der Mensch keine natürlichen Feinde hat und alles daran setzen muss, dass er sich selbst nicht zum Feind wird, d. h. Völker reduzierende Kriege unter allen Umständen verhindert werden müssen, jeder Einzelne von uns auf eine hohe Lebenserwartung ein Anrecht hat, ist der einzige Ansatzpunkt, ein Regulativ für den Bevölkerungsboom zu finden, die Geburtenrate. Hierbei sind die Mediziner aufgerufen, mit modernen Mitteln der **Geburtenkontrolle** die aus den Fugen geratene Populationsdynamik wieder in natürliche Bahnen zu lenken.

14.4 Die Bedingungen im Ökosystem regulieren die Population **389**

14.4.4 Die Bevölkerungsexplosion gefährdet die Ökosphäre

Neben der drohenden Nahrungsverknappung hat die **Übervölkerung** weitere erhebliche **Nachteile.** Der Mensch ist gezwungen, immer nachhaltiger die Ökosysteme zu beeinflussen. Sein steigender Nahrungsbedarf zwingt ihn dazu, Teichen, Flüssen und Meeren Fische aller Altersklassen zu entnehmen und damit die natürliche Reproduktion zu stören. **Nahrungsbeschaffung** veranlasst den Menschen auch, vermehrt Wälder zu roden, um großflächige Monokulturen anzulegen. Dabei zerstört er eines seiner wertvollsten Ökosysteme. Durch die **Dezimierung des Baumbestandes** gefährdet der Mensch hochgradig den Sauerstoffgehalt seiner Atemluft, der hauptsächlich den Assimilationsprozessen der Wälder zuzuschreiben ist. Darüber hinaus verschuldet er die Vertreibung und Ausrottung ganzer Tier- und Pflanzenpopulationen, die ihr Biotop verlieren. Andere Tierarten vermehren sich dadurch extrem stark und werden zu Schädlingen. Die **Schädlingsbekämpfung** ihrerseits richtet, wird sie ohne Rücksicht auf das Ökosystem betrieben, großen Schaden an. So führte das heute in den Industrieländern verbotene **DDT** nicht nur zur Ausbildung resistenter Arten, sondern wurde, im Fettgewebe gespeichert, in den Nahrungsketten angereichert. **Chemische Schädlingsbekämpfungsmittel** vernichten durch ihren Radikalismus oft nicht nur den Schädling, sondern, seiner Beute beraubt, auch den biologischen Räuber. Diese Tatsache machen sich **biologische Schädlingsbekämpfungsmittel** zunutze, die besonders Pflanzenschädlinge durch Einsetzen ihrer biologischen Feinde bekämpfen. Eine elegante Methode bietet die Anwendung von **Sexuallockstoffen (Pheromonen),** die entweder die Schädlinge in eine Falle locken oder sie an gezielter Paarung hindern sollen.

Durch Abholzung von Wäldern wird darüber hinaus das Klima maßgeblich beeinträchtigt. Der Boden, des natürlichen Stoffkreislaufs beraubt, verarmt. Am Beispiel vieler Länder wird klar, dass unkontrollierte Nutzung des Bodens als Weideland zur Abtragung der Humusschicht durch Wind und Regen und schließlich zur Erosion und Verwüstung der Landschaft führt (Rep. 14.**10**).

In jüngster Zeit kündigt sich mit dem **Waldsterben** eine größtenteils zivilisationsbedingte Katastrophe an. Der ständig wachsende Energiebedarf wird zu einem großen Teil über Erdölverbrennung gedeckt. Die Schwefeldioxidhaltigen **Abgase** von Raffinerien, Elektrizitätswerken und Haushalten werden ungefiltert in die Luft geleitet und tragen, zusammen mit den Stickoxid-haltigen Abgasen der Kraftfahrzeuge, wesentlich zur Luftverschmutzung bei. Im Niederschlag gelöst werden diese Substanzen zum **„sauren Regen",** dessen pH-Wert von 3 bis 4 mit dem von Essigsäure vergleichbar ist. Die **mutagene Wirkung** von salpetriger Säure (HNO_2) wurde bereits im Rahmen der Molekularbiologie besprochen. Bisher ist noch nicht bekannt, ob der saure Regen allein für das Waldsterben verantwortlich ist oder ob zusätzlich eine Virusinfektion die geschädigten Bäume erfasst hat. Eine weitere Theorie macht das starke Abholzen ohne entsprechende Nachdüngung dafür mitverantwortlich.

> **R** **14.10 Übervölkerung ruiniert die Ökosysteme**
> – Unökologische Ausbeutung von Meeren und Wäldern
> – Abholzung der Wälder zugunsten von Monokulturen
> – Bodenverarmung
> – Beeinträchtigung des Klimas
> – Luft- und Wasserverunreinigung

Die **Luftverschmutzung** über den Städten hat zur Folge, dass sich Dunstglocken bilden, die die UV-Strahlen der Sonne absorbieren. UV-Strahlung ist notwendig für die Vitamin-D_3-Produktion der Haut, für Pigmentbildung und Reparaturinduktion und zur Abtötung von Krankheitskeimen. Besonders über Industriegebieten, die in Talkesseln liegen, kann sich der sog. **Smog** entwickeln. Diese besondere Nebelart tritt auf, wenn bei Hochdruckeinfluss in Tallagen eine Kaltluftschicht von warmen verunreinigten Luftmassen überlagert wird. Schädliche Gase können eine derart hohe Konzentration erreichen, dass Smogalarm gegeben wird, um die Produktion von Rauch und Abgasen zu verringern.

14.4.5 Die katastrophale Verschmutzung der Gewässer zeigt die ruinöse Wirkung der menschlichen Population auf die Ökosysteme

Durch Abgase wird die Luft, durch **Abwässer** das Wasser verunreinigt. Fabriken, landwirtschaftliche Betriebe und Haushalte leiten Abwässer, die stark mit organischen Substanzen angereichert sind, in Flüsse und Seen. Einer der Hauptbestandteile ist **Phosphat,** das in Dünger und Waschmitteln reichlich vorhanden ist. Gewässer, in denen Phosphat normalerweise in eher wachstumslimitierenden Konzentrationen vorkommt, werden mit diesem Nährstoff angereichert. Man spricht von **Eutrophierung** (Abb. 14.**9**), die zu einem verstärkten Algenwachstum führt. Durch Zunahme der Produzenten vermehren sich auch die Konsumenten. Absterbende Organismen werden zunächst von Destruenten unter Sauerstoffverbrauch beseitigt. Eine Selbstreinigung findet statt, deren Kapazität aber bald nicht mehr ausreicht, da die Produzenten nicht mehr genügend Sauerstoff nachliefern können. Dieser verknappt, in tieferen Bereichen verschwindet er ganz. Nicht abgebaute organische Substanz reichert sich besonders am Boden an. **Anaerobier** (polysaprobische Organismen, d. h. solche, die an O_2-Mangel angepasst sind) übernehmen die Verstoffwechselung unter **Giftgasproduktion** (Methan, Schwefelwasserstoffe). Es bildet sich **Faulschlamm.** Kommt es durch diese Gifte zum Absterben aller Lebewesen, dann ist das System „umgekippt". Gelingt es den in höheren Bereichen des Gewässers verbliebenen Produzenten, Sauerstoff nachzuliefern, so beginnt eine langsame **Selbstreinigung.** Die Art der auftretenden Organismen gibt, wie ein Indikatorsystem, Aufschluss über den Reinheitsgrad des Wassers **(Saprobiensystem der Wasserqualität).** α-mesosaprobische Organismen (aerobe Bakterien und Algen) lösen die Polysaprobien ab. Weitere Sauerstoffproduktion und we-

Ökologie

14

Abb. 14.9 **Folgen der Eutrophierung eines Gewässers.** Zufluss von nährstoffreichem Abwasser erhöht in einem Gewässer zunächst das Wachstum der Produzenten. Eine steigende Zahl von Konsumenten führt zu einer Zunahme von Destruenten, die unter Sauerstoffverbrauch vermehrt anfallende organische Substanz abbauen müssen. Zunehmende Sauerstoffverarmung des Gewässers führt zur Anreicherung von Anaerobiern, zur Methangasbildung und Faulschlammentwicklung. Die Art der im Wasser vorhandenen Lebewesen gibt Aufschluss über den Reinheitsgrad des Wassers.

nig organische Substanz führt zum Aufkommen β-mesosaprobischer Organismen (Algen und Fische). Ein Wasser höchster Reinheit ist kühl und sauerstoffreich. Oligosaprobien zeigen diese Reinheit an.

Durch **Kläranlagen** werden Abwässer im großen Maßstab gereinigt. Neben einer mechanischen und einer chemischen **Reinigungsstufe** bedient sich die **biologische** diverser Mikroorganismen (Bakterien, Ciliaten, Würmer, Insektenlarven etc.), die organische Abwasseranteile in anorganische Endprodukte zerlegen.

So wie sich der Mensch bei der Abwasseraufbereitung bereits am Vorbild der natürlichen Selbstreinigung orientiert, so wird uns nur die exakte Kenntnis ökologischer Gesetzmäßigkeiten und ihre genaue Befolgung bei allen Eingriffen in natürliche Abläufe davor bewahren, uns eines Tages durch eigenes Verschulden unserer Existenzgrundlagen restlos zu berauben.

14.4.6 Die Ozonschicht der Stratosphäre schützt vor kurzwelligem UV

In den höheren Schichten der Atmosphäre wird durch die energiereiche UV-Strahlung der molekulare Sauerstoff gespalten:

$$O_2 \xrightarrow{h\nu \; (\lambda < 242 \text{ nm})} O + O$$

Der aktive atomare Sauerstoff verbindet sich mit molekularem Sauerstoff zu **Ozon (O_3)**:

$$O + O_2 \longrightarrow O_3$$

Gleichzeitig wird Ozon durch atomaren Sauerstoff zu molekularem Sauerstoff abreagiert:

$$O_3 + O_2 \longrightarrow 2 O_2$$

Licht spaltet Ozon zu molekularem und atomarem Sauerstoff:

$$O_3 \xrightarrow{h\nu \; (\lambda < 310 \text{ nm})} O_2 + O$$

Diese Reaktionen führen zu einem Gleichgewicht des Ozons in der Stratosphäre in 20 bis 30 km Höhe. Das Ergebnis ist, dass ultraviolettes Licht abgefangen wird und nur zu einem geringen Maß die Erdoberfläche erreicht.
In den letzten Jahren nimmt der Ozonfilter ab. In der Antarktis wird ein sich vergrößerndes **„Ozonloch"** beobachtet. Aber auch in unseren Breitengraden nimmt der UV-Filter des Stratosphären-Ozons ab (Abb. 14.10). Mit hoher Signifikanz wurde eine Erhöhung der UV-Einstrahlung in den letzten 10 Jahren gemessen.

Abb. 14.**10** **Zunahme der UV-Strahlung auf der Erdoberfläche als Folge der Abnahme der Ozonschicht in der Stratosphäre.** Die Zunahme der Häufigkeit von Hautkrebs läuft streng parallel. Die Abweichungen der Messpunkte werden zum größten Teil durch Schwankungen der UV-Strahlung, wie sie z. B. durch Sonnenflecken verursacht werden, hervorgerufen. Die Messpunkte wurden freundlicherweise von Doz. Dr. Blumenthaler, Innsbruck, erhoben.

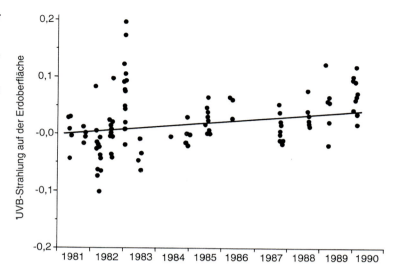

Der Abbau des stratosphärischen Ozons erfolgt durch **Fluor-Chlor-Kohlenwasserstoffe (FCKW):**

FCKW --- $\overset{h\nu}{-\!-}$ → Cl + andere Abbauprodukte
Cl + O_3 ---- → ClO + O_2
ClO + O ---- → Cl + O_2

Das entstandene atomare Chlor wirkt katalytisch auf die Zersetzung des Ozons. Fluor-Chlor-Kohlenwasserstoffe werden in großem Umfang produziert und benutzt. Es ist Treibgas in Spraydosen und Kühlmittel in Kühlschränken. Trotz des Wissens um die Zusammenhänge war es bisher nicht möglich, ein internationales Abkommen zum Verbot von FCKW zu erreichen. In der Langfristigkeit der vorgesehenen Einschränkungen ist zu erwarten, dass die Schäden für viele fatal sein werden. Die **Melanom-Rate** steigt jährlich um etwa 5%! – Ein Teil dieser Melanomraten ist auf den abnehmenden Schutz durch das Ozon zurückzuführen. Unterstützend wirkt aber auch das unüberlegte Freizeitverhalten vieler Menschen. Da unsinnigerweise gebräunter Teint angestrebt wird, exponieren sich immer mehr Menschen in ihrer zunehmenden Freizeit ungeschützt der Sonneneinstrahlung (z. B. Germanengrill!).

14.4.7 Bodennahes Ozon ist ein starkes Gift

Auf der Basis von zunehmenden Konzentrationen an Luftverunreinigungen entsteht in bodennahen Schichten der Atmosphäre zunehmend stark **giftiges Ozon.** Besonders die **Stickoxide der Autoabgase** verursachen die Entstehung des Ozons:

NO_2 ---- → NO + O
O + O_2 ---- → O_3
O_3 + NO ---- → NO_2 + O_2
___
NO_2 + O_2 ---- → NO + O_3

Stickstoffmonoxid, das Ozon abreagieren kann, wird von Sauerstoff oxidiert und steht dann nicht mehr zur Abreaktion des Ozons zur Verfügung. Die Bildung von Ozon überwiegt.

> **14.11 Bevölkerungsexplosion führt direkt bzw. indirekt zu Umweltkatastrophen**
>
> - Ausrottung vieler Arten
> - Akkumulation von Schadstoffen, z. B. DDT
> - Waldsterben und saurer Regen
> - Luftverschmutzung
> - Gefährdung des Grundwassers
> - Verschmutzung der Gewässer
> - Abbau der Ozonschutzschicht
> - Ozon in bodennahen Schichten der Atmosphäre
> - Treibhauseffekt
>
> Notwendigkeit der Regulation der menschlichen Populationsdichte durch Geburtenregelung, u. a. durch Kontrazeptiva!

14.4.8 Das zunehmende CO_2 der Atmosphäre verursacht den Treibhauseffekt

Das Kohlendioxid der Atmosphäre reflektiert die Wärmestrahlung. Bei Erhöhung der CO_2-Konzentration wird immer mehr Wärme in Bodennähe festgehalten, sodass die Wärme der Sonne eingestrahlt, aber weniger abgestrahlt wird. Durch die ständig steigende Verbrennung fossiler Energien wie Erdöl (Benzin, Heizöl) und Kohle steigt die CO_2-Konzentration in der Atmosphäre an. Dadurch wird eine Erhöhung der erdnahen Temperaturen verursacht. Als Folge ist ein Schmelzen der Polkappen und Gletscher zu befürchten, sodass der Meeresspiegel ansteigen und niedrig gelegenes Land überschwemmen könnte. Ob es wirklich zu diesem Horrorszenario kommen wird, ist nicht sicher. Es gibt noch die Möglichkeit, dass das Verbrennen der fossilen Energieträger eingeschränkt wird, entweder über Energiesparen oder durch Eröffnen alternativer Energien wie Sonnen- oder Windenergie bzw. Zugänglichkeit von Fusionsenergie. Außerdem ist zu erwarten, dass die komplexen Regulationsmechanismen das globale System im Gleichgewicht halten. Dabei ist die Erhöhung der Effizienz der Photosynthese durch größere CO_2-Partialdrucke wichtig. Effektivere Photosynthese bedeutet mehr CO_2-Fixierung, also größeren CO_2-Verbrauch. Die Rate der Photosynthese wird durch CO_2 gesteigert, weil die Konkurrenz von O_2 (Photorespiration) und CO_2 (Photosynthese) um das Ribulose-1,5-bisphosphat verschoben wird. Notwendig dafür ist ausreichende Vegetation. Wenn es möglich wäre, das unsinnige Abbrennen der Urwälder zu stoppen, sollte ausreichend Photosynthesekapazität vorhanden sein, um den Treibhauseffekt zu kompensieren (Rep. 14.**11**).

Weiterführende Literatur

Edmunds, jr. L. N.: Cellular and Molecular Bases of Biological Clocks, Models and Mechanismus for Circadian Timekeeping. Springer, Berlin 1988
Heinrich, D., Hergt, M.: dtv-Atlas Ökologie. 2. Aufl. dtv, 1991
Kalusche, D.: Ökologie. 3. Aufl. Quelle & Meyer, Heidelberg 1999
Schubert, R.: Lehrbuch der Ökologie. 3. Aufl. Fischer, Jena 1991
Streit, B.: Ökologie. Thieme, Stuttgart 1980
Vogel, G., M. Angermann: Taschenatlas der Biologie. Bd. 2: Physiologie und Ökologie. 5. Aufl. Thieme, Stuttgart 1990
Winfree, A. T.: The Timing of Biological Clocks. Scientific American Library, New York 1987

Glossar

Abiotische Faktoren. Einflüsse, die durch die unbelebte Umwelt auf einen Organismus wirken

Acrania. Schädellose, Unterstamm der Chordaten

Actin. Protein der dünnen Filamente des Muskels, kommt auch in vielen Nicht-Muskelzellen vor

Adaptive Radiation. Evolutionäre Artaufspaltung, die an besondere Situationen angepasst wird

Adenylatcyclase. Membrangebundenes Protein, dessen enzymatische Aktivität die Bildung von cyclischem AMP aus ATP bewirkt

ADP-Ribosylierung. Modifikation von Proteinen durch Übertragung eines oder mehrerer Moleküle ADP-Ribose aus NAD mithilfe einer *Transferase*

Aerobier. Organismen, die molekularen Sauerstoff im Stoffwechsel verwerten; obligate A. können ohne Sauerstoff nicht leben, fakultative A. können auf andere Stoffwechselwege ausweichen

Agammaglobulinämie. Fehlen der γ-Globuline, Defekt des Immunsystems

Akrosom. Spermium-Lysosom, das kappenförmig dem Spermium aufsitzt und dessen Enzyme den Durchtritt durch die Eimembran ermöglichen

Akrozentrische Chromosomen. Chromosomen mit extrem exzentrisch gelegenem Zentromer und dadurch äußerst kurzen p-Armen

Albinismus. Rezessiv erbliche Stoffwechselstörung, hervorgerufen durch einen Defekt im Phenylalanin-Tyrosin-Stoffwechsel

Alkan. Aliphatischer Kohlenwasserstoff

Allel. Eine von zwei oder mehr alternativen Formen eines Gens, das sich am selben Genlocus zweier homologer Chromosomen befindet; die Unterschiede liegen in der Nucleotidsequenz

Allergie. Überempfindlichkeit

Ames-Test. Ein für eine Aminosäure heterotropher Salmonellastamm wird nach Behandlung mit einem mutagenen Agens durch Mutation für diese Aminosäure wieder autotroph

Aminoacyl-tRNA. Mit einer Aminosäure beladene tRNA

Aminoacyl-tRNA-Synthetase. Eines von mindestens 20 verschiedenen Enzymen, das eine spezifische Aminosäure mithilfe von ATP aktiviert und sie in einem weiteren Schritt auf die entsprechende tRNA überträgt

Amitose. Bildung von Tochterzellen durch Durchschnürung der Zelle und des Zellkerns ohne vorherige Ausbildung einer Teilungsspindel

Amniocentese. Punktion der Amnionhöhle; Vorgehen zur Gewinnung von Amnionzellflüssigkeit zur Diagnose von genetischen Veränderungen des Föten

Amnion. Innere Eihaut von Mammalia, Vögeln und Reptilien; gefüllt mit Amnionflüssigkeit, in der sich der Embryo entwickelt

Amniota. Tiere, die für die Keimesentwicklung ein Amnion entwickeln

Amöboide Bewegung. Fähigkeit von Einzelzellen, sich durch Ausstülpung von Fortsätzen (Pseudopodien) fortzubewegen

Amphibien. Wirbeltierklasse, die im Wasser und auf dem Land lebt

Anaerobe Glycolyse. Energiegewinnung ohne Sauerstoffverbrauch aus Zucker

Anaerobier. Ohne Sauerstoff lebender Organismus; fakultativ – wahlweise, obligat – Sauerstoff schädigt ihn

Analogie z. B. von Organen: verschiedener Bau, gleiche Funktion, Gleichwertigkeit in funktioneller Beziehung

Anaphase. Phase der Zellteilung, in der Chromosomen bzw. Chromatide an die Zellpole gezogen werden

Anaphylaxie. Überempfindlichkeitsreaktion eines sensibilisierten Organismus nach erneutem Kontakt mit dem Antigen

Aneuploidie. Abweichung von der normalen Zahl des euploiden Chromosomensatzes einer Zelle

Angelman-Syndrom. Genetische Erkrankung mit mentaler Retardierung. Deletion von Sequenzen auf dem maternalen Chromosom 15 bzw. beide Chromosomen 15 sind paternalen Ursprungs

Anhydride. Entstehen aus Säuren oder Basen durch Wasserentzug

Anisogamie. Beide Gametentypen unterscheiden sich morphologisch

Antennapedia (Ant-C)-Genkomplex. s. Homeotische Gene

Antibiotica. Biologische Wirkstoffe gegen Bakterien

Anticodon. Die drei Nucleotide an einem Arm der tRNA, die die komplementären drei Nucleotide auf der mRNA erkennen und mit ihnen paaren

Antigen. Eine körperfremde Substanz, die die Zellen des Immunsystems zur Produktion eines spezifischen Antikörpers anregt

Antikörper. Ein Protein (Immunglobulin), das als Reaktion auf ein fremdes Molekül (Antigen) vom Immunsystem höherer Organismen gebildet wird und das sein spezifisches Antigen bindet

Aorta. Größte Körperarterie

Apocytose. Exocytosevorgang durch Abschnürung von Membranvesikeln samt Inhalt
Unspezifisch: z. B. Knochenkalzifikation
Spezifisch: z. B. Abschnürung von Viruspartikeln aus infizierten Zellen

Apoptose. Programmierter Zelltod

Aquaporine. Wasser-Kanal-Proteine, die die Durchlässigkeit der Membran für Wasser erhöhen

Archaeopteryx. Urvogel

Art. Kollektiv von Individuen, die miteinander unter natürlichen Bedingungen Nachkommen zeugen können

Arteria pulmonalis. Lungenarterie

Arthropoden. Gliederfüßler

Ascus. Ein Sack, der die Ascosporen enthält, Meioseprodukte bei Pilzen, wie z. B. *Neurospora*

Asialo-Glycoprotein-Rezeptoren. Transmembrane Rezeptorproteine, die glycosylierte Proteine, die ihre endständige Neuraminsäure verloren haben, binden und aus dem Verkehr ziehen

ASO. Allel-spezifisches Oligonucleotid

Atmungskette. In der Mitochondrienmembran lokalisiertes Enzymsystem, das Wasserstoff stufenweise unter Sauerstoffverbrauch zu Wasser oxidiert und dadurch einen Protonengradient errichtet

ATP. Adenosintriphosphat – energiereiche Verbindung, die zentral im Energiehaushalt der Zelle ist

Atrium. Herzvorhof

Atrophie. Abnahme eines Organs durch Verringerung der Zellzahl

Attenuator. Nucleotidsequenz auf der DNA, den Strukturgenen in einigen Operons vorgelagert, an der die *RNA-Polymerase* bei einer entsprechenden Sekundärstruktur der wachsenden mRNA am Weiterlesen gehindert wird

Ausgefranste DNA. DNA mit überstehenden Enden

Autökologie. Ökologie der Einzelorganismen; untersucht die Beziehung der Individuen einer Art zu Umweltfaktoren

Autophagosom. Zusammenschluss von primärem Lysosom mit einem Phagosom zum Verdau zelleigenen Materials

Autosom. Ein Chromosom, das kein Geschlechtschromosom ist

Autotrophe Organismen. Organismen, die in der Lage sind, organische Substanzen selbst aufzubauen, z. B. Pflanzen

Baktericid. Bakterien abtötend

Bakteriophage. Kurzform Phage = bakterielles Virus

Bakteriostase. Hemmung des Wachstums und der Vermehrung bei Bakterien

Barr-Körperchen. Auch in der Interphase stark färbbares Körperchen, meist an der Innenseite der Kernmembran, das dem kondensierten X-Chromosom entspricht (Geschlechtschromatin, X-Chromatin)

Basalkörper. Ein Organell aus Mikrotubuli, das an der Basis von Cilien bzw. Geißeln im Cytoplasma liegt; der Aufbau ist identisch mit dem des Zentriols

Basalmembran. Schicht zwischen Epithelzellen und Bindegewebe

Befruchtungsmembran. Membran, die nach dem Eindringen des ersten Spermiums in die Eizelle den Zutritt für weitere Spermien verhindert

Beta-Galactosidase. Ein Enzym, das die Hydrolyse von Lactose zu Glucose und Galactose katalysiert

Bicoid-Gen. Entwicklungsgen bei *Drosophila melanogaster;* Genprodukt ist die anteriore Determinante. Transkriptionsfaktor

Bifunktionelles Alkylanz. Chemische Substanz, die Methyl-, Ethyl- oder andere Alkylgruppen gleich zweifach übertragen kann; bifunktionelle Alkylanzien führen zu DNA-Kettenvernetzung

Biogenetische Grundregel. Die Ontogenese ist eine kurze Rekapitulation der Phylogenese (Haeckel)

Biomasse. Organismenmasse als Trocken- oder Frischgewicht

Biosphäre. Belebter Teil der Erdrinde

Biotische Faktoren. Einflüsse, die durch andere Lebewesen auf einen Organismus ausgeübt werden

Biotop. Abgrenzbarer, in seinen physikalischen und chemischen Gegebenheiten klar definierbarer Lebensraum einer Lebensgemeinschaft

Biozönose. Lebensgemeinschaft aller zueinander in Beziehung stehender Pflanzen und Tiere, die in Folge ihrer Umweltansprüche in einem Biotop überleben

Biozönotisches Gleichgewicht. Einstellung eines Gleichgewichtszustandes in einem natürlichen ungestörten Ökosystem unter Beteiligung aller Faktoren unter Erhaltung der Artenvielfalt

Bithorax (bx-C)-Genkomplex. s. Homeotische Gene

Bivalent. Gepaarte homologe Chromosomen während der Reduktionsteilung der Meiose

Blastem. Zusammenschluss von Stammzellen

Blastocoel. Hohlraum der Blastula

Blastocyste. Embryonalstadium von Mammalia im etwa 64-Zell-Stadium, implantiert sich in die Uterusschleimhaut

Blastula. Vielzelliges Embryonalstadium vor der Gastrula, gekennzeichnet durch einen Hohlraum, das Blastocoel

bp. Abkürzung für Basenpaare der DNA; häufig als kbp = Kilobasenpaare = 1000 bp oder Mbp = Megabasenpaare = 10^6 bp angegeben

Bruttoprimärproduktion. Durch Produzenten in einem bestimmten Zeitraum gebildete organische Substanz

Bukett-Stadium. Stadium während der Prophase I der Meiose, in dem die homologen Chromosomen mit ihren Telomeren an die Lamina interna der Kernmembran angeheftet sind

C-Bandierung. Spezifische Färbemethode zur Darstellung heterochromatischer Abschnitte auf dem Chromosom, z. B. konstitutives Heterochromatin im Zentromer

Cadherine. Familie von Adhäsionsmolekülen, die an Zellkontakten (z. B. Desmosomen) beteiligt sind

CAMs. Zell-Adhäsions-Moleküle

Carnivor. Fleischfressender

Carrier. s. Transporter

Caveolae. An Cholesterol und Sphingomyelin reiche Mikrodomänen in der Plasmamembran, in denen sich Rezeptoren und Signalproteine häufen

cDNA. Zur mRNA komplementäre DNA, die durch *Reverse Transkriptase* synthetisiert wird

Cercarien. Larven der Schistosomen

Cestodes. Bandwürmer

CFTR. Cystische-Fibrose-Transmembran-Regulator. Ein Protein, das einen Cl-Kanal im apikalen Teil von Endothelzellen reguliert

Chaperone. Proteine, die durch Bindung an entfaltete Proteine für deren korrekte Faltung sorgen

Chemische Synapse. Kontaktstelle eines Nervs mit seinem Erfolgsorgan. Überbrückung des synaptischen Spaltes durch Neurotransmitter

Chemotherapeutica. Therapeutisch wirksame chemische Verbindungen, wie z. B. Sulfonamide

Chiasma. Cytologisch erkennbarer Bereich des Crossing-over im Bivalent; Überkreuzungsstelle der Nicht-Schwesterchromatide

Chlorophyll. Grünes Pigment der pflanzlichen Photosynthese

Chloroplast. Von Membran umschlossenes Organell im Cytoplasma von Pflanzenzellen, das Chlorophyll enthält und damit die Pflanze zur Photosynthese befähigt

Chorda dorsalis. Rückensaite, primitives Rückgrat der Chordata, wird in der späteren Entwicklung durch Wirbelsäule ersetzt

Chordata. Chordatiere; Schädellose und Vertebraten

Chorion. Äußere Eihaut, mit Zotten versehen, über die die Ernährung des Embryos erfolgt

Chromatid. Eine Hälfte eines replizierten Chromosoms, das durch die Zentromerregion mit dem anderen Chromatid verbunden ist

Chromatin. Kernmaterial, aus dem die Chromosomen bestehen; besteht aus DNA, Histonen, Nicht-Histonproteinen und etwas RNA; es kann durch seine Färbeeigenschaften im Kern sichtbar gemacht werden

Chromosom. Das während der Mitose zu sichtbaren Strukturen kondensierte Chromatin des Zellkerns, es enthält Gene in linearer Anordnung

Chromosomenaberration. Pathologische Veränderung der Chromosomenzahl oder der Chromosomenstruktur

Chromosomenbanden. Für jedes Chromosom charakteristische helle und dunkle Querbänderung nach Anwendung spezieller Färbetechniken

Glossar 395

Chromosomenkondensation. Starkes Aufspiralisieren des Chromatins während der Mitose. Dadurch Übergang des Euchromatins in Heterochromatin und Möglichkeit der Sichtbarmachung der Chromosomen durch Anfärben

Cilium. Fadenförmiges Organell an Zelloberflächen, das in großer Zahl auftritt und Einzelzellen zur Bewegung befähigt oder als Flimmerepithel in Körperhöhlen zum Transport von Stoffen dient

Circadianer Rhythmus. Endogener Tagesrhythmus

Clathrin. Hauptprotein der Stachelsaumvesikel

Coated vesicles. s. Stachelsaumvesikel

Code, genetischer. Übersetzungsschlüssel für die in der DNA in Nucleotidsequenzen gespeicherte Information in die Aminosäuresequenz der Polypeptidketten

Codominanz. Ein Gen liegt im diploiden Organismus in zwei verschiedenen Allelen vor; die Genprodukte beider Allele werden voll exprimiert und tragen in gleicher Weise zum Phänotyp bei

Codon. Die Aufeinanderfolge von drei Nucleotiden (Triplett) in der mRNA, die die Information für eine Aminosäure oder als Stopcodon die Information zum Abbruch der Polypeptidkette tragen

Coelenterata. Hohltiere

Colchizin. Auch Colchicin. Ein Alkaloid der Herbstzeitlosen, das an Tubulin bindet und die Aggregation zu Mikrotubuli verhindert

Colicine. Von Bakterien, z. B. E. coli, produziertes Toxin, das gegen andere Bakterien gerichtet ist

Connexin. Protein mit sechs Untereinheiten, das in den Kommunikationskontakten röhrenförmige Verbindungen (Porengröße 1,5 nm) zwischen den Innenräumen zweier Zellen herstellt

Contig. Überlappende, identifizierbare DNA-Klone, die eine zusammenhängende Region des Genoms abdecken

Coracidium. Sechshakenlarve des Fischbandwurms

Corpus luteum. Gelbkörper; nach Platzen des Graafschen Follikels Hormonproduzent

Cosmid. Plasmid mit Verpackungssequenzen des E.-coli-Virus Lambda

CpG-reiche Inseln. CpG-Wiederholungen (Cluster) in der 5'-Region vor einem Gen, die auf die Nähe eines codierten Gens aufmerksam machen

Cranioten. Schädeltiere

CRE. cAMP responsive element; Consensus-Sequenz in Promotoren eukaryonter Gene, an die cAMP gebundenes Protein bindet

CREB. CRE-Bindungsprotein; Transkriptionsfaktor

Crossing-over. Überkreuzungsereignisse zwischen den gepaarten Chromatiden homologer Chromosomen während der Meiose und Austausch homologer DNA-Abschnitte

Cystische-Fibrose-Transmembran-Regulator (CFTR). Transmembranprotein, das einen Chloridkanal in Endothelzellen bilden kann; Mutation führt zum Krankheitsbild der Cystischen Fibrose

Cytokinese. Zellteilung

Cytoplasma. Zellplasma; in den Organellen als Endoplasma bezeichnet

Cytoplasmatische Vererbung. s. extrachromosomale Vererbung

Cytoskelett. Strukturelle Bestandteile der Zelle im Cytosol aus Actin, Myosin und Tubulin

Cytosol. Der unstrukturierte Anteil des Cytoplasmas, in dem sich die Organellen befinden

Cytotoxische T-Lymphocyten. Untergruppe der T-Lymphocyten. Erkennen mit MHC I komplexierte Fragmente von intrazellulären Antigenen und führen zur Lyse der Antigen-befallenen Zelle

Deletion. Verlust eines Chromosomenabschnittes oder eines Stücks DNA

Desinfektion. Tötung von pathogenen Keimen, ohne die biologische Umgebung zu schädigen

Desmosom. Zellkontakt, der druckknopfartig zwei Zellen verbindet und gegen mechanische Belastung widerstandsfähig macht

Desoxyribonucleinsäure (DNA). Träger der genetischen Information in Zellen, bestehend aus zwei Polynucleotid-Strängen

Destruenten. Organismen, die organische Substanzen abbauen

Deuterostomia. Tiere mit sekundärer Mundöffnung; der Urmund wird zum kaudalen After, z. B. alle Vertebraten

Dezidua. Uterusepithel

Diakinese. Letztes Stadium der Prophase I der Meiose

Diencephalon. Zwischenhirn

Differenzierung. Herausbildung spezifischer morphologischer oder funktioneller Zellstrukturen bzw. Gewebe oder Organe

Diffusion. Passiver Konzentrationsausgleich zwischen zwei Lösungen entsprechend dem Konzentrationsgefälle

Dihybride. Nachkommen reinerbiger Eltern, die sich in zwei Merkmalen voneinander unterscheiden

Diktyosom. Zisternenpaket: Untereinheit des Golgi-Apparats

Diktyotän. Vorgeburtliches Wartestadium der Oocyten, das sich dem Diplotän der Prophase I anschließt und die Meiose bis zur Ovulation des entsprechenden Eis unterbricht

Diploidie. Zellulärer Zustand mit doppeltem Chromosomensatz

Diplotän. Stadium der Prophase I der Meiose

Diskordanz. Nicht-Übereinstimmung bei Zwillingen in einem Merkmal

Disomie. Diploider Chromosomensatz aus Paaren homologer Chromosomen

Dizygote Zwillinge. Zweieiige Zwillinge entstehen durch gleichzeitige Befruchtung zweier Eizellen durch zwei Spermien

DNA-Fingerabdruck. Durch spezielle Sonden sichtbar zu machende, individuelle DNA-Fragmentmuster, die auf hypervariable Polymorphismen in der DNA zurückzuführen sind. Diese Restriktionslängen-Polymorphismen entstehen durch erbliche Tandem-Wiederholungen von DNA-Sequenzen, die bei Behandlung der DNA mit Restriktionsenzymen zu unterschiedlich langen DNA-Fragmenten führen. Wichtige Untersuchungsmethode in der forensischen Medizin

DNA-Glycosylase. Enzym, das die Abspaltung einer Base aus der DNA unter Hinterlassung einer Apurin/Apyrimidin-Stelle katalysiert

DNA-Polymerase. Enzym, das DNA aus Desoxyribonucleosidtriphosphaten an einer DNA-Einzelstrangmatrize synthetisiert

DNA-Reparatur. Reparatur von Fehlern in der DNA-Basensequenz bzw. in DNA-Einzel- oder Doppelsträngen mit Hilfe von Enzymen (wie z. B. Nucleasen, Polymerasen und Ligasen) und anhand homologer Rekombination oder End-zu-End-Reparatur

Dominant. Allel, dessen Genprodukt auch im heterozygoten Zustand den Phänotyp bestimmt

Doppeldiffusionstest. Nachweis einer Antigen-Antikörper-Reaktion durch gegenseitige Diffusion im Agarose-Gel

Doppelmembran. Membran aus zwei Schichten Phospholipiden, die ihre hydrophoben Schwänze vom Wasser weg und ihre polaren Köpfe zum Wasser hin orientieren (engl. bilayer)

Dorsal(dl)-Gen. Entwicklungsgen bei *Drosophila melanogaster*; das Genprodukt ist verantwortlich für die Dorsal/Ventral-Determination

Down-Syndrom. Mongolismus; Trisomie 21. Ursache: freie Trisomie oder Translocationstrisomie

Ductus Botalli. Während der Ontogenese des Menschen aus dem 6. Kiemen-Arterienbogen sich entwickelnde Verbindung von der Arteria pulmonalis zur Aorta, die nach der Geburt degeneriert

Duplikation. Verdopplung eines Chromosomen- oder DNA-Abschnittes

Dynein. Protein mit *ATPase*-Aktivität in den hakenförmigen Fortsätzen der Cilienmikrotubuli

Dystrophin. Protein der Spectrin-Familie, das bei der Duchenne-Muskeldystrophie defekt ist

Echinococcus. Hundebandwurm

Eclipse. Periode zwischen Infektionsbeginn und Auftreten der ersten fertigen, intrazellulären Viren

Edwards-Syndrom. Trisomie 18

Einmalige Schnittstelle. Einzige Schnittstelle für eine *Restriktionsnuclease* auf einer DNA

Eisen (iron)-Response-Element (IRE). Haarnadelförmige Schleifenstrukturen in der mRNA, an die Regulationsfaktoren binden können

Ektoderm. Äußeres Keimblatt: entsteht während der Gastrulation

Ektoparasit. Parasit, der den Wirt äußerlich befällt, z. B. Floh

Ektoplasma. Plasmagel; festere, durchsichtige Cytoplasmabeschaffenheit bei Zellen mit amöboider Bewegung

Elektrische Synapse. s. Kommunikationskontakt

Embryoblast. Innere Zellmasse der Morula, die in der Blastocyste innen liegt und den Embryo bildet

Endocytose. Aufnahme von Partikeln in die Zelle und Transport derselben in Membranvesikeln

Endomembranöses System. Intrazelluläres Membransystem: Kernhülle, Endoplasmatisches Reticulum, Golgi-Apparat

Endonuclease. Enzym, das innerhalb einer Nucleinsäurekette spaltet

Endoparasit. Parasit, der den Wirt innerlich befällt, z. B. Blutparasiten oder Darmparasiten

Endoplasma. Plasmasol; flüssige Beschaffenheit des Cytoplasmas bei Zellen mit amöboiden Bewegungen

Endoplasmatisches Reticulum (ER). Gefaltetes Membransystem in eukaryonten Zellen: raues Endoplasmatisches Reticulum (RER) besetzt mit Ribosomen; glattes (samtenes) Endoplasmatisches Reticulum (SER) ohne Ribosomenbesatz

Endoreduplikation. Chromosomenreplikation ohne anschließende Aufteilung der Schwesterchromatiden auf Tochterzellen

Endosom. Membranvesikel, die bei der Rezeptor-vermittelten Endocytose entstehen

Endosymbionten. Innere Symbiosepartner, z. B. Mitochondrien und Chloroplasten; könnten aus Endosymbiose von Bakterien mit Zellen entstanden sein

Endothel. Einschichtige, zelluläre Auskleidung der Gefäße

Endotoxin. Von Bakterien erzeugtes Gift, das fest mit dem Produzenten verbunden ist und erst frei wird, wenn dessen Struktur zerstört wird, z. B. Lipopolysaccharide der Zellwand gramnegativer Bakterien

Endwirt. Bei Parasiten mit Generationswechsel der Wirt, in dem die sexuelle Vermehrung stattfindet

Energiekonservation. Speicherung und Umformung von Energie

Enhancer. DNA-Sequenz mit Bindungsstelle für Transkriptionsfaktoren, welche die Transkription eines u. U. weit entfernten Gens beschleunigen

Entoderm. Inneres Keimblatt, entsteht während der Gastrulation

Ergastoplasma. Zellregion, die besonders reich an rauem Endoplasmatischen Reticulum ist; die in den Ribosomen enthaltene rRNA läßt sich besonders gut mit basophilen Farbstoffen anfärben

Erleichterte Diffusion. Passive, aber durch Transportermoleküle erleichterte Wanderung eines Moleküls durch eine Membran entsprechend dem Konzentrationsgefälle

Estrogen. Weibliches Sexualhormon

Euchromatin. Dekondensiertes, genetisch aktives Chromatin

Eukaryont. Organismus mit kernhaltigen Zellen

Euploidie. Zellulärer Zustand mit normalem, komplettem, für eine Art charakteristischen Chromosomensatz

Euryök. Die Eigenschaft von Organismen, durch Anpassungsfähigkeit große Schwankungen in ihren Lebensbedingungen tolerieren zu können

Eurypotent. s. Euryök

Eutrophierung. Anreicherung von Gewässern mit Nahrungsstoffen, z. B. Kunstdünger, und daraus resultierende Organismenvermehrung

Evolution. Entwicklung; biologisch: Entwicklung der Arten

Excinuclease. Enzym, das im Zuge der Nucleotid-Excisions-Reparatur bis zu 29 Nucleotide ausschneidet; setzt sich aus mehreren Enzymen zusammen

Exocytose. Abgabe von Partikeln aus der Zelle durch Abschnürung von Zellmembranvesikeln

Exotoxin. Gift, das vom Produzenten nach außen abgegeben wird

Expressionsvektor. Vektor, dessen Passagier-DNA in Genprodukte übersetzt werden kann, da die notwendigen Signale vorhanden sind

Expressivität. Die Stärke, mit der sich ein Gen manifestiert

Extrachromosomale Vererbung. Vererbung von Genen, die auf mitochondrialer oder Chloroplasten-DNA liegen, und die nicht den Mendelschen Gesetzen folgt; die Gene werden mit den Organellen auf die Tochterzellen verteilt

Extrazelluläre Matrix. Gelartige Grundmasse zwischen den Zellen, die Kollagen, Elastin, Fibronectin etc. enthält

F-Faktor. Plasmid bei Bakterien, das für Sexduktion notwendig ist = Sexfaktor; auf diesem Plasmid liegt u. a. die Information zur Ausbildung eines Sexpilus

Familie. Zusammengehörige Gattungen

Fehlpaarungs-Reparatur. Mismatch-Reparatur; Ausschneide-Reparatur fehlgepaarter Basen durch Mutator-Genprodukte

Fehlwirt. Wirt, auf dem sich ein Parasit nach Befall nicht vermehren kann oder von dem die Nachkommen nicht freikommen

Feldsprungmethode. Technik zur effizienten Transformation eukaryontischer Zellen durch wechselnde Feldstärken

Fertilisation. Befruchtung einer Eizelle

Fiber-FISH. In situ-Hybridisierung von nicht radioaktiv markierten DNA-Sonden an langgestreckte DNA-Fäden und Visualisierung derselben durch Fluoreszenzfarbstoff-tragende Antikörper

Filialgeneration. Tochtergeneration

Fitness, Darwinsche. Fähigkeit eines Individuums, sich fortzupflanzen

Fluor-Chlor-Kohlenwasserstoffe (FCKW). Treibgas in Spraydosen, in Kühlschränken. Zerstört die Ozonschicht der Stratosphäre. FCKW sind Indikator für Idiotie der Menschheit

Fossilien. Überlieferungen früherer Erdepochen

Fotoreaktivierung. Spaltung des UV-Fotoproduktes Thymin-Cyclobutan-Dimer durch Licht unter Vermittlung der *Fotolyase*

Fötus. Embryo

Frühe DNA. Abschnitt eines viralen Genoms, der in der frühen Entwicklungsphase transkribiert wird

Funktonics. Erforschung der molekularen Bestandteile einer Zelle im Hinblick auf ihre Funktion

G_1-Kontrollpunkt. Kontrolle des Zellcyclus am Übergang G_1/S-Phase; überprüft werden eventuelle DNA-Defekte und das Nährstoffangebot

G_2-Kontrollpunkt. Kontrolle des Zellcyclus am Übergang G_2/M-Phase; überprüft wird, ob die gesamte DNA repliziert ist

Gamet. Keimzelle, reife reproduktive Zelle, die mit einer Keimzelle des anderen Geschlechts eine Zygote bilden kann. Enthält den auf die Hälfte reduzierten Chromosomensatz (haploid)

Gametogenese. Entwicklung der Geschlechtszellen

Gamogonie. Sexuelle Vermehrung bei Plasmodien

Gap junction. s. Kommunikationskontakt

Gastrula. Embryonalstadium, in dem die Organogenese beginnt

Gattung. Zusammenfassung mehrerer verwandter Arten

Geißel. Bei Eukaryonten einzelstehendes Bewegungsorganell mit Mikrotubulistrukturen (9 × 2) + 2; Energie aus Mitochondrien; bei Prokaryonten: Flagellum aus Flagellin; Turbinenantrieb aus Protonengradient

Gen. Linearer Abschnitt auf einem Chromosom, dessen Nucleotidsequenz für ein Protein bzw. eine spezifische RNA codiert und die dazugehörigen Signalstrukturen (Promotor etc.)

Gen-Bank. Vektor, beladen mit einer Kollektion von Passagier-Genen

Gen-Drift. Veränderung des Gen-Pools durch Zufallswirkung; besonders relevant bei kleinen Populationszahlen

Gen-Duplikation. Verdopplung von Genen – spielt besonders in der Evolution eine Rolle

Generationswechsel. Wechsel von Generationen mit vegetativer und sexueller Vermehrung

Genfamilie. Gene, die durch Duplikation aus einem gemeinsamen Gen entstanden sind, sich aber in einigen Nucleotidsequenzen unterscheiden

Genfluss. Langsamer Austausch von Genen zwischen zwei Populationen, z. B. durch Fernreisen, auch Gen-Migration genannt

Genkonversion. Überführung eines Allels in ein anderes, wenn es beim Rekombinationsvorgang im Bereich des Heteroduplex als Folge multipler Allelie in einem der beiden elterlichen Allele zu Fehlpaarungen kommt, die vom Reparatursystem erkannt und ausgeräumt werden

Genom. Genetischer Gehalt einer Zelle oder eines Virus; häufig fälschlicherweise auf den haploiden Satz bezogen

Genom-Bibliothek. Vektor, beladen mit DNA-Fragmenten eines Genoms

Genomics. Erforschung von Struktur und Expression der Genome verschiedener Organismen

Genomische DNA. DNA eines Genoms mit Introns, repetitiven Sequenzen etc.

Genotyp. Die Gesamtheit aller genetisch festgelegten Merkmale eines Individuums

Gen-Pool. Die Summe aller Gene in einer Fortpflanzungspopulation

Gen-Prägung (Imprinting). Reversible Veränderung der genetischen Information, die Einfluss auf die Expressivität von Genen hat

Gentechnologie. Rekombinanten-DNA-Technik: Klonierung: Methode zur Vermehrung spezifischer DNA-Segmente durch *in-vitro*-Einsetzen in Plasmide oder Viren

Glycokalix. Zellmembran eukaryontischer Zellen mit Glycoproteinen und Glycolipiden

Glycosylierung. Enzymatische Anheftung von Zuckern, z. B. an Proteine oder Lipide mit Hilfe von *Glycosyltransferasen*

Glycosyltransferasen. s. Glycosylierung

Glyoxisomen. Membran-umgrenzte Organellen mit Enzymen des Glyoxalat-Cyclus in Pflanzenzellen

Golgi-Komplex. Membrankomplex im Cytoplasma, bestehend aus Stapeln von Zisternen (Diktyosom); Sekretion, Transport, Reifung von Proteinen; Beitrag zur Membrandynamik

Gonosom. Geschlechtschromosom X bzw. Y

Grampositiv, gramnegativ. Anfärbbarkeit von Bakterien, beruhend auf Zellwandeigenschaften, dient zur Einteilung der Bakterien

Gründereffekt. Gen-Drift, hervorgerufen durch die Neugründung einer Population durch wenige Individuen

Habitat. Lebensraum einer Art (meist von Tieren)

Hämoglobin. Roter Blutfarbstoff in den Erythrocyten; Protein aus 2 α- und 2 β-Ketten mit der Aufgabe, Sauerstoff zu übertragen

Hämolyse. Auflösung der Membran der roten Blutkörperchen und Austritt des roten Blutfarbstoffes (Hämoglobin)

Hämophilie. Bluterkrankheit als Folge eines Defekts in einem Gerinnungsfaktor (X-chromosomaler Erbgang)

Haploidie. Zellulärer Zustand mit einfachem Chromosomensatz, wie er in reifen Keimzellen vorliegt

Haplotypen. Sehr eng an einen Genlocus gekoppelte und mit diesem gemeinsam vererbte DNA-Marker

Hauptwirt. Von Parasiten bevorzugter Wirt

Haushaltsgene. Gene, deren Produkte zur Grundausstattung jeder Zelle gehören, und die deshalb in fast jeder Zelle exprimiert werden

Hemidesmosomen. Schweißstelle zwischen Epithelzellen und Bindegewebe

Hemizygotie. Zustand, bei dem einzelne Chromosomen im sonst diploiden Satz nur einmal vorhanden sind, z. B. die Gene des X-Chromosoms im männlichen Genotyp

Herbivor. Pflanzenfresser

Heritabilität. Das Verhältnis additiver genetischer Varianz zur gesamten phänotypischen Varianz. Ausmaß der Vererbbarkeit eines Merkmals

Hermaphrodit. Organismus, der sowohl reife männliche als auch weibliche Gameten ausbildet

Heterochromatin. Wegen seines starken Kondensierungszustandes besonders anfärbbares, genetisch inaktives Chromatin

Heterochromatin, fakultatives. Dem physiologischen Zustand bzw. Entwicklungszustand der Zellen entsprechendes Heterochromatin, z. B. inaktives X-Chromosom

Heterochromatin, konstitutives. Dauerndes Heterochromatin, auch im Interphasekern; hochrepetitive Sequenzen der DNA

Heteroduplex. Im Verlauf der Rekombination gebildeter DNA-Doppelstrang, dessen homologe Einzelstränge mütterlichen und väterlichen Ursprungs sind; Unterschiede in einzelnen Basen dieser Allele können zu Genkonversion (s. dort) führen

Heterogenie. Unterschiedliche Genotypen, die zu in einem Merkmal gleichen Phänotypen führen, z. B. Taubstummheit

Heterokaryon. Zelle, die durch Fusion aus 2 oder mehreren Zellen entsteht und deren Kerne noch nicht verschmolzen sind

Heterophagosom. Zusammenschluss von primärem Lysosom mit einem Phagosom zum Verdauen zellfremden Materials

Heteroplasmie. Das gleichzeitige Vorhandensein von Mitochondrien mit intakter und defekter DNA in einer Zelle

Heterosis. Vorteil heterozygoter gegenüber homozygoten Genotypen (Züchtungsvorteil)

Heterotrophe Organismen. Organsimen, die bei ihrer Ernährung auf die Aufnahme organischer Substanzen angewiesen sind

Heteroxen. Eigenschaft von Parasiten, die Entwicklungsstadien in verschiedenen Wirten durchlaufen

Heterozygot. Das Vorhandensein zweier verschiedener Allele an einem Genlocus homologer Chromosomen

Heterozygotentest. Test zur Ermittlung von Allelträgern für eine Stoffwechselkrankheit, die unter normalen Bedingungen phänotypisch unauffällig sind

Hfr-Stämme. Bakterien mit einrekombiniertem Sexfaktor mit hoher Frequenz der Sexduktion

Histone. Basische Proteine, die mit der DNA assoziiert sind, s. Nucleosom

HLA = Human Leucocyte Antigen System A. Histokompatibilitätssystem; Antigene auf der Oberfläche von Zellen, die für die Gewebsunverträglichkeit verantwortlich sind

HMG-Domäne. Proteindomäne in DNA-Bindungsproteinen der „high mobility group"; verantwortlich für feste DNA-Bindung

hnRNA. Heterogene nucleäre RNA – Primärtranskript im Zellkern; nur etwa *20%* der hnRNA-Moleküle werden in mRNA umgewandelt, die anderen werden innerhalb weniger Minuten hydrolysiert

Hochrepetitive Sequenzen. Sequenzen, die viele Male im Genom vorhanden sind; z. B. Tandemwiederholungen mit Satelliten-DNA, verstreute Wiederholungssequenzen (Alu-Sequenzen, Kpn-Sequenzen)

Holliday-Struktur. Durch kovalente Bindungen stabilisierte Struktur zweier komplementärer Partner-DNA-Stränge, die sich beim Vorgang der Rekombination überkreuzen

Homeobox. DNA-Consensussequenz in homeotischen Genen (s. dort). 180 bp codieren für 60 Aminosäuren der Homeodomäne. Diese kontrolliert positiv bzw. negativ die Genexpression bestimmter Gene

Homeodomäne. s. Homeobox

Homeotische Gene. Entwicklungsgene bei *Drosophila melanogaster*, die für die Segmentindividualität verantwortlich sind, z. B. Bithorax-Genkomplex und Antennapedia-Genkomplex

Hominiden. Mensch und seine direkten Vorfahren

Hominoide. Vorfahren der Hominiden

Homoiotherm. Gleichwarm; Tiere (Vögel und Säuger) mit von der Umgebungstemperatur unabhängiger Wärmeregulation

Homologe Chromosomen. Chromosomen, die in ihrer Struktur und der Anordnung der Genloci identisch sind

Homologie. Bei Organen: Gleiche Lage, gleiche Entwicklung, aber nicht gleich in Bau und Funktion

Homozygotie. Das Vorhandensein zweier gleicher Allele an einem Genlocus homologer Chromosomen

Hot spots. Ballungszentren im Genom für Mutationen, z. B. repetitive Sequenzen oder CpG Dinucleotide mit methyliertem C

Humorale Immunabwehr. Abwehr von Antigenen durch Antikörper im Serum

Hybridisierung. Bindung eines Nucleinsäure-Einzelstranges an einen komplementären anderen, z. B. DNA-DNA oder DNA-RNA

Hydrophil. Wasser anziehend, wasserlöslich

Hydrophob. Wasser abstoßend

Hyperplasie. Zunahme eines Organs durch Vermehrung der Zellzahl

Hypertrophie. Zunahme eines Organs durch Vermehrung der Zellmasse

Hyphen. Pilzfäden

Hypogenitalismus. Unterentwicklung der Genitale

Hypotrophie. Abnahme eines Organs durch Verringerung der Zellmasse

Immunglobulin. Antikörperprotein

Implantation. Einpflanzung, z. B. der Eizelle in die Uterusschleimhaut

Imprinting. s. Genprägung

Infektiöses Zentrum. Virus bzw. infizierte Zelle, die bei der Aussaat mit einem Überschuss von uninfizierten Zellen zu Plaques führen, s. Plaquebildung

Initiationskomplex. Mit Hilfe von Initiationsfaktoren exakt zusammengefügter Komplex aus kleiner ribosomaler Untereinheit mit der zu translatierenden mRNA und der in die P-Stelle eingelagerten Formylmethionyl-tRNA

Inkubationszeit. Periode vom Beginn einer Infektion bis zum Auftreten erster Symptome

Insertionssequenz (IS). Bewegliches genetisches Element; sie kann u. a. Promotor- bzw. Terminatorsequenzen für die mRNA tragen

Integrine. Transmembrane Adhäsionsmoleküle, die Zellen an extrazelluläre Matrix koppeln

Interferon. Zellulärer Abwehrstoff gegen Viren

Intermediäre Filamente. z. B. Cytokeratinfilamente wie Tonofilamente der Desmosomen oder Neurofilamente, charakteristisch für spezifische tierische Zellen

Intermediärstoffwechsel. Zwischenstoffwechsel

Interphase. Phase im Zellcyclus zwischen zwei Mitosen; die Chromosomen sind dekondensiert, daher Bedeutung für Tumordiagnostik

Inversion. Drehung eines Chromosomenstücks innerhalb eines Chromosoms um 180 Grad

Inverted repeat (IR). Wiederholung einer DNA-Sequenz mit entgegengesetzter Polarität

Inzuchtkoeffizient. Maß für die Wahrscheinlichkeit, dass zwei Allele eines Gens eines Individuums abstammungsgleich sind, d. h. durch Blutverwandtschaft von einem gemeinsamen Vorfahren stammen

Isochromosom. Chromosom, bestehend aus 2 identischen p- bzw. q-Armen

Isogamie. Morphologische Gleichheit beider Gametentypen

Isogen. Genotypisch identisch

Isolation. Gegebenheiten (geographische, physische, religiöse), die Individuen von anderen der gleichen Art absondern

Isoschizomere. *Restriktionsendonucleasen; Nucleasen,* die die gleiche DNA-Sequenz erkennen, aber unterschiedlich empfindlich gegen Methylierung dieser Sequenz sind

Karyolemm. Kernmembran, Doppelmembran, von Poren durchsetzt; äußere Membran mit Ribosomen, von innerer durch perinucleären Raum getrennt

Karyotyp. Chromosomensatz einer Zelle eines Organismus, charakterisiert durch Zahl und Struktur der Chromosomen

KDEL. Lys-Asp-Glu-Leu; Lokalisationssequenz für Proteine, die für das Endoplasmatische Reticulum bestimmt sind

Kernmatrix. Proteingemisch aus Nicht-Histon-Proteinen, an das DNA-Schleifen angeheftet werden

Kernporen. Öffnungen in der Kernmembran, an deren Rand innere und äußere Membran aufeinander übergehen. Sowohl cytoplasma- als auch karyoplasmaseitig befindet sich ein Wulst aus 8 Granula. Der ca. 40 nm große Kanal enthält häufig ein Zentralgranulum

Kinetochor. Ansatzstelle der Spindelfasern am Zentromer

Klimax. Dauergesellschaft im Fließgleichgewicht

Klinefelter Syndrom. Nummerische gonosomale Chromosomenaberration: 47, XXY

Klon. Auch Clon. Von einem gemeinsamen Ursprung abgeleitete Population; Zell-Klon, DNA-Klon, Organismen-Klon; alle Mitglieder des Klons (Zellen, DNA-Moleküle, Organismen) sind genetisch identisch

Kolonie. Räumlich abgegrenzte Population, z. B. von Bakterien (Bakterienklon)

Kommensalismus. Lebensgemeinschaft ohne gegenseitigen Nutzen; Kommensale beanspruchen vom Wirtsorganismus nur Stoffe, deren Entzug dem Wirt nicht schadet

Kommunikationskontakt. Synonyme: Nexus, gap-junction; direkte Verbindung zwischen dem Zellinneren zweier Zellen unter Überbrückung des Interzellularspaltes durch Röhren aus Proteinen (Connexin)

Kompetente Zellen. Bakterienzellen, die durch besondere Behandlung effizient transformierbar sind

Komplementationsgruppe. Mutanten der gleichen Komplementationsgruppe können sich nicht kompensieren, d. h. gleiche Komplementationsgruppe = Mutation im gleichen Gen

Komplementbindungsreaktion. Methode zum Antikörper- oder auch Antigen-Nachweis

Konduktorin. Überträgerin einer X-chromosomal gebundenen Erbkrankheit; die Konduktorin ist heterozygot für das kranke Allel, selbst phänotypisch gesund

Konjugation. Übertragung von genetischer Information zwischen Bakterien

Konkordanz. Auftreten von gleichen Krankheiten bzw. Merkmalen bei Zwillingen

Konkurrenz. Wettkampf um Nahrung, Raum oder andere ökologische Faktoren zwischen zwei Lebewesen

Konsument. Organismus, der die von Produzenten gebildeten organischen Verbindungen aufnimmt

Kontaktinhibition. Zellen, die nicht transformiert sind, stellen das Wachstum ein, sobald sie sich gegenseitig berühren

Konvergenz. Vergleichbarer Bau von Organen oder Gebilden von Organismen, die phylogenetisch entfernt sind

Kopplungsgruppe. Lineare Anordnung von Genen auf einem Chromosom, die, wenn sie nicht durch Rekombination voneinander getrennt sind, gemeinsam vererbt werden

Lamine. Intermediärfilament-Proteine (Lamin A, B und C), die an der Innenseite der Kernmembran die nucleäre Lamina bilden und die am Auf- und Abbau der Kernmembran beteiligt sind

Lampenbürstenchromosomen. Chromosomen in den Oocyten I im Diplotän der Meiose von Vertebraten, deren Chromatide regional entspiralisiert und seitlich ausgestülpt sind; hier findet RNA-Synthese statt

Latenzzeit. Periode zwischen Infektionsbeginn und Auftreten freier Nachkommen des Virus bzw. des infizierenden Agens

Lectine. Proteine, die bivalent an spezifische Zuckermoleküle binden

Leit-RNA (Guide-RNA). Kleine RNAs mit Information für die RNA-Redaktion. Übertragung von Nucleotiden aus diesen RNAs auf mRNA durch Transesterifizierung

Leptotän. Stadium der Prophase I der Meiose

Leserasterverschiebung. Durch Einfügen oder Deletieren von Nucleotiden innerhalb der Sequenz eines Gens entstandene Verschiebung im Ablesen der Tripletts der mRNA

Letalfaktor. Gene, die bei Homozygotie zum Tod des Individuums bereits intrauterin oder aber vor Erreichen der Geschlechtsreife führen

Ligase. Enzym, das das Verschließen eines DNA-Einzelstrang-Bruchs, die Verbindung zweier DNA-Ketten bewirkt

Lipid rafts. s. Caveolae

Lipophil. Löslich in Fettlösungsmitteln

Lipophob. Unlöslich in Fettlösungsmitteln, fettabstoßend

Liposom. Phospholipidvesikel

LOD-Wert. Maß für die Koppelung von Genloci: Logarithmus der Quotienten aus der Wahrscheinlichkeit der Koppelung zweier Genloci und der Wahrscheinlichkeit ihrer Zufallsverteilung

Lücke-Gen. Auch „gap". Segmentorganisationsgen bei *Drosophila*. Mutanten: Krüppel, Knirps. Transkriptionsfaktor

Lymphocyt. Weiße Blutzelle, die durch ein Antigen zur Proliferation angeregt werden kann; bedeutsam für die Immunabwehr

Lyon-Hypothese. Hypothese der Mary Lyon, dass beim Vorhandensein von mehr als einem X-Chromosom im Karyotyp in somatischen Zellen alle bis auf ein einziges inaktiviert werden

Lysat. Infolge von Virusinfektion lysierte Zellkultur

Lyse. Auflösung von Zellen, z. B. bei der Virusinfektion

Lysogenie. DNA eines Virus wird in das Wirtsgenom einrekombiniert und mit diesem repliziert; wird das Virusgenom wieder herausgeschnitten, entwickelt sich das Virus wieder lytisch

Lysosom. Vesikel, abgeschnürt von der Reifungsseite des Golgi-Komplexes, gefüllt mit Verdauungsenzymen

Macula adhaerens. s. Desmosom

Makrophage. Amöboid bewegliche Zelle, die sich durch Phagocytose an der Körperabwehr beteiligen kann

Mammalia. Säugetiere

Maternale Vererbung. s. Extrachromosomale Vererbung

Maxam-Gilbert-Technik. Methode zur DNA-Sequenzierung durch Endgruppenmarkierung

MDR-Protein. Multidrogen-Resistenz-Protein – ein Transporter, der Drogen aus eukaryontischen Zellen herauspumpt

Meiose. Teilungsvorgänge, die während der Bildung von Keimzellen zur Reduktion eines diploiden zum haploiden Chromosomensatz führen

Melanin. Pigment, das von Melanocyten produziert, in Zellen eingelagert wird und u. a. als Lichtschutz dient

Membrandynamik. Ständige Erneuerung der Membranen, nicht durch Neusynthese, sondern durch Verschiebung von Membranstücken über die Membransysteme vom Zellinnern zur Zelloberfläche und in entgegengesetzter Richtung

Menarche. Zeitpunkt des Auftretens der ersten Menstruation

Menopause. Zeitpunkt der letzten Menstruation (zwischen 47. und 52. Lebensjahr)

Merozoit. Stadium der vegetativen Vermehrung der Sporozoen

Mesencephalon. Mittelhirnbläschen der embryonalen Gehirnanlage

Mesoderm. Mittleres Keimblatt, entsteht während der Gastrulation

Mesoderm, parietales. Mesoderm, das den Eidotter bedeckt

Messenger-RNA (mRNA). Heterogene, kurzlebige RNA; Transkript eines oder (bei Prokaryonten) mehrerer Gene, dessen Information während der Proteinbiosynthese in Protein umgesetzt wird

Metamerie. Segmentierung von Körperabschnitten

Metaphase. Phase der Zellteilung, in der sich die Chromosomen in der Äquatorialebene anordnen

Metaphase-Kontrollpunkt. Kontrolle des Zellcyclus am Übergang Metaphase/Anaphase; überprüft wird, ob alle Chromosomen am Spindelfasersystem liegen

Metaplasie. Umwandlung eines Gewebes in ein anderes

Metazentrische Chromosomen. Chromosomen, bei denen durch die Lage des Zentromers der kurze und der lange Arm gleich lang sind

Metencephalon. Hinterhirn: Brücke und Kleinhirn

Methyltransferase. Enzym, das Methylgruppen überträgt, z. B. auf Basen der DNA

Microarray. Systematische Anordnung Tausender z. B. DNA-Sequenzen auf kleinstem Raum (Objektträger o. ä.) mittels Robotertechniken

Mikrocephalie. Pathologische Verkleinerung des Kopfes mit vorzeitigem Schluss der Schädelnähte; Fehlentwicklung des Gehirns

Mikrofibrille. Im Elektronenmikroskop sichtbare quer gestreifte Einheit der Kollagenfibrille

Mikrofilamente. (Myo-)Proteinfasern aus Actin bzw. Myosin in der Muskelfibrille

Mikronucleus-Test. Mutagenitätstest, in dem auftretende Instabilität (Brüche) im genetischen Material als kleine Extrakerne neben dem Hauptkern in der Zelle zu finden sind

Mikronucleus-Test. Test auf Chromosomenbruchereignisse (z. B. als Mutationsfolge) anhand der Darstellung kleiner Extrakerne im Cytoplasma

Mikrotubulus. Hohlzylinder aus 13 Protofilamenten, die aus Tubulin-Untereinheiten aufgebaut sind

Mikrotubulus-Organisationszentrum. (Synonyme: Zellzentrum, Cytozentrum, Zentrosom). Ort, an dem die Aggregation von Tubulin zu Mikrotubulin stattfindet, z. B. zu Spindelfasern

Mismatch-Reparatur. s. Fehlpaarungs-Reparatur

Mitochondrien. Zellorganellen der Eukaryonten, die die Zellatmung vollziehen

Mitose. Vorgang der Kern- und Zellteilung nach erfolgter Replikation der DNA

Modifikation. Veränderung der DNA, sodass Fremd-DNA von der Zelle erkannt werden kann

Monocyten. Weiße Blutzellen, zur Phagocytose in den Blutgefäßen befähigt

Monoklonaler Antikörper. Spezifischer Antikörper, der von einem Lymphocytenklon produziert wird

Monogenes Merkmal. Erbmerkmal, das durch ein einziges Gen vererbt wird

Monohybride. Nachkommen reinerbiger Eltern, die sich in einem einzigen Merkmal unterscheiden

Monosomie. Diploider Chromosomensatz, vermindert um ein oder mehrere einzelne Chromosomen

Monoxen. Eigenschaft eines Parasiten, der sich im gleichen Wirt entwickelt

Monozygote Zwillinge. Eineiig, entstehen durch Befruchtung eines einzigen Eis durch ein Spermium; abschließend komplette Durchtrennung des Embryos im frühen Teilungsstadium

Morgan. Längeneinheit auf der Gen-Karte, die die Entfernung von zwei Gen-Orten zueinander angibt, ermittelt aus Rekombinationshäufigkeiten

Morula. Maulbeerkeim, ein Embryonalstadium

Mosaik, chromosomales. Gleichzeitiges Vorhandensein von Zelllinien mit unterschiedlichen Chromosomensätzen in einem Individuum

Motorproteine. Proteine (Dyneine, Kinesine), die durch ATP-Hydrolyse Energie gewinnen und z. B. durch Bindung an Mikrotubuli den Transport von Vesikeln und Organellen entlang des Cytoskeletts ermöglichen

mtDNA. DNA der Mitochondrien – ringförmig; 16 569 bp lang; keine Introns; die genannte mtDNA ist doppelsträngig bis auf einen kleinen, einzelsträngigen Bereich (D-Schleife), codiert mitochondrieneigene Proteine, RNA, tRNA

Multiple Allelie. Auftreten eines Gens in mehr als zwei Allelformen in der Bevölkerung

Multiplizität der Infektion (MOI). Anzahl der Viren pro Zelle bei der Infektion

Murein. Makromolekulare Struktur der Bakterienzellwand = Sacculus = Peptidoglycan

Mutation. Veränderung des genetischen Materials (DNA)

Mutualismus. Lebensgemeinschaft verschiedener Tierarten mit stark ausgeprägten wechselseitigen Vorteilen

Mycel. Netz von Pilzhyphen

Mycosen. Durch Pilzinfektion hervorgerufene Krankheiten

Myelencephalon. Nachhirn

Myelin. Eng geschichtete Umscheidung der Axone von Nervenzellen mit Plasmamembranschichten von Gliazellen. Im peripheren Nervensystem bilden Schwann-Zellen die Myelinscheide, indem sie ihre Plasmamembran spiralförmig um das Axon wickeln. Im Zentralnervensystem wird die Myelinscheide von Oligodendrocyten gebildet

Myofibrillen. Fasern im Sarcoplasma der Muskelzelle

Myomer. Muskelsegment, z. B. bei Fischen

Myosin. Protein der dicken Filamente des quer gestreiften Muskels

Myotom. Muskelanlage im Somit

Nahrungskette. Weitergabe von Nahrungsstoffen von einem trophischen Niveau zum nächstniedrigeren

Nebenwirt. Von Parasiten nicht bevorzugter Wirt

Nematoden. Fadenwürmer

Nettoprimärproduktion. Bruttoprimärproduktion abzüglich der als Wärme verloren gegangenen Energie

Nexus. s. Kommunikationskontakt

Nissen. Eier der Laus

Non-disjunction. Nicht-Auseinanderweichen zweier homologer Chromosomen während der Meiose bzw. von Chromatiden und damit fehlerhafte Verteilung auf die Tochterzellen

Nos-Gen. Entwicklungsgen bei *Drosophila melanogaster;* Genprodukt ist die posteriore Determinante

Noxe. Schädigende Einwirkung wie Chemikalien oder Strahlung

Nucleäre Lamina. Schicht an der Innenseite der inneren Kernmembran aus fibrösem Material und drei Hauptpolypeptiden als Ansatzort der Chromosomen in der Synapsis

Nucleolus. Organell des Kerns, das am Locus der Gene für rRNA aus rRNA und unfertigen Ribosomen entsteht

Nucleolus-Organisatorregion (NOR). Unterhalb der Satelliten akrozentrischer Chromosomen gelegene DNA-Region, die Gene für ribosomale RNA enthält

Nucleosom. Abschnitt der eukaryontischen DNA, 200 bp lang, der aus einem Core (140 bp) und einer Spacer-Region besteht.

Im Core ist die DNA in 2.5 Umdrehungen um einen Histonoktaeder gewunden

Nucleotid. Baustein, aus dem sich DNA und RNA aufbauen; er besteht aus einer Ribose, einer Base und einer Phosphorsäure

Nucleus. Von einer Doppelmembran umgebenes Zellorganell eukaryontischer Zellen, in dem sich die Chromosomen befinden

Obligat parasitäre Bakterien. Bakterien, die für ihre Vermehrung auf andere Zellen angewiesen sind: Rickettsien, Chlamydien, Mycoplasmen

Ökologie. Wissenschaft von Wechselbeziehungen der Lebewesen mit ihrer Umwelt, vom Stoffhaushalt, den Energieflüssen und der Anpassung der Organismen an die Lebensbedingungen

Ökologische Nische. Einordnung einer Art ins Ökosystem unter bestmöglicher spezialisierter Nutzung des ihr zur Verfügung stehenden Lebensraumes

Ökosphäre. Die Gesamtheit aller Ökosysteme

Ökosystem. Wechselbeziehungen zwischen Biotop und Biozönose zu einem dynamischen Gefüge

Oncogen. Gen eines Tumorvirus, das für die Transformation der Zelle verantwortlich ist; auch Zellen haben Oncogene – aber in reprimiertem Zustand

Oncornaviren. Oncogene RNA-Viren

Ontogenese. Individualentwicklung

Oocyste. Zygote der Sporozoen

Oocyte. Eizelle; Oocyte 1. Ordnung: unreife Eizelle, die aus einer Oogonie entstanden ist; sie ist diploid; Oocyte 2. Ordnung: nach der Teilung in der Meiose aus Oocyte I entstanden; sie ist haploid

Oogenese. Entwicklung der Eizelle

Oogonie. Von den Urkeimzellen abstammende Ureizelle

Operator-Gen. Gen innerhalb eines Operons, dessen Sequenz durch einen Repressor verschlossen werden kann, sodass die *RNA-Polymerase* blockiert wird

Operon. Regulationseinheit auf der DNA

Optimalbereich. Lebensbereich innerhalb eines Faktorengefälles, in dem die Lebensvorgänge eines Lebewesens optimal unter geringstem Energieaufwand ablaufen

Ovar. Eierstock

Oviduct. Eileiter

Ovulation. Eisprung in der Mitte des Menstruationscyclus

Ozon. O_3, stark reaktiver Sauerstoff. Schützt vor kurzwelligem UV in der Stratosphäre. Starkes Gift in der bodennahen Atmosphäre

Paar-Regel-Gen. Auch „pair-rule". Segmentorganisationsgen bei *Drosophila*. Mutanten: Fehlen jedes 2. Segments: „evenskipped" oder „odd-skipped"

Pachytän. Stadium der Prophase I der Meiose

Panmixie. Paarung bei absolut freier Partnerwahl

Panmyelophthise. Alle Zelltypen des Blutes sind in ihrer Anzahl verringert

Parasitismus. Lebensgemeinschaft mit starkem Vorteil für einen Partner (Schmarotzertum)

Parentalgeneration. Elterngeneration

Parthenogenese. Entwicklung eines Embryos aus einer unbefruchteten Eizelle

Passagier. Mitfahrer, ein DNA-Fragment, das in einen Vektor eingesetzt wird und mitfährt

Pätau-Syndrom. Trisomie 13

Patenz. Periode vom Zeitpunkt des Erscheinens erster Larven oder Eier eines Parasiten bis zum Erlöschen der Ausscheidung

PCR. Polymerase-Kettenreaktion – Technik zum Vervielfältigen von DNA

Pendelvektor. Vektor, der sich in verschiedenartigen Zellen vermehren lässt

Penetranz. Die Häufigkeit, mit der sich ein Gen manifestiert

Periplasmatischer Raum. Bereich zwischen äußerer und innerer Zellmembran in der Zellwand gramnegativer Bakterien

Petri-Schalen. Flache Schalen aus Glas oder Plastik mit Deckel zum Züchten von Zellen

Phagocytose. Form der Endocytose – Aufnahme größerer Partikel durch dafür spezialisierte Zellen (Makrophagen, Leukocyten)

Phän. Merkmal

Phänokopie. Imitation einer genetisch bedingten Erkrankung durch äußere Einflüsse

Phänotyp. Erscheinungsbild eines Individuums, resultierend aus Genotyp und Umweltfaktoren

Pharynx. Schlund

Phenylketonurie. Autosomal-rezessive Erbkrankheit mit Defekt in der *Phenylalanin-Hydroxylase* und Abbau der angehäuften Aminosäure Phenylalanin zu Phenylbrenztraubensäure

Philadelphia-Chromosom. Chromosom 22, das eine Deletion am langen Arm trägt und sich charakteristischerweise bei chronisch myeloischer Leukämie findet

Phylogenese. Stammesentwicklung

Phytohämagglutinin. Pflanzliches Lectin, das z. B. ruhende Lymphocyten zur Teilung anregt

Pinocytose. Form der Endocytose: Aufnahme kleiner Partikel bzw. Lösungen in die Zelle

Placenta. Verflechtung von Uterusschleimhaut und fötalem Chorion, durch die der Stoffaustausch stattfindet

Plaque. Loch in einem Bakterienrasen, das durch die Vermehrung eines bakteriellen Virus und der damit verbundenen lokalen Lyse der Bakterien erzeugt wurde

Plasmalemm. Zellmembran, Plasmamembran

Plasmid. Extrachromosomale DNA in einer Zelle, die sich unabhängig vom Hauptgenom replizieren kann

Plastid. Organell der Pflanze (Chloroplast)

Plathelminthes. Plattwürmer

Pleiotropie. s. Polyphänie

Poikilotherm. Wechselwarm, Abhängigkeit der Körpertemperatur von der Umgebungstemperatur

Polkörper. Während der Oogenese entstehende, degenerierte Zelle, die sich nicht weiterentwickelt

Pollen. Männliche Samenzellen bei Pflanzen

Polygenie. Mehrere Gene führen zur Ausprägung eines einzigen Merkmals

Polymorphismus, chromosomaler. Größenvariation im konstitutiven Heterochromatin einiger Chromosomen, vermutlich ohne pathologische Bedeutung

Polymorphismus, genetischer. Das Vorhandensein multipler Allele für ein Gen in einer Population führt zur Ausprägung varianter Phänotypen

Polypeptid. Aneinanderreihung von Aminosäuren durch Ausbildung von kovalenten Peptidbindungen; Grundstruktur der Proteine

Polyphänie. Ein Gen führt zur Ausprägung mehrerer Merkmale

Polyploidie. Vervielfältigung eines haploiden Chromosomensatzes um mehr als das Doppelte (3 *n*, 4 *n* etc.)

Polysom. Struktur aus mRNA und mehreren Ribosomen

Polytäne Chromosomen. Spezielle Form von Chromosomen, u.a. in den Speicheldrüsen von Fliegenlarven; wiederholte

Replikation von Chromatiden ohne nachfolgende Kernteilung führt zur Bildung von Riesenchromosomen

Populationsdynamik. Größen- und Dichteschwankungen einer Population

Populationsökologie. Wissenschaft von den Wechselwirkungen einer Population mit Individuen der eigenen Art oder anderer Populationen

Prader-Willi-Syndrom. Genetische Erkrankung mit mentaler Retardierung. Beide Chromosomen 15 sind maternalen Ursprungs, oder es liegt eine Deletion 15q11–13 des paternalen Chromosoms vor

Präferenzbereich. Von einem Lebewesen bevorzugter Lebensbereich innerhalb eines Faktorengefälles

Präpatenz. Periode vom Beginn einer Parasiteninfektion bis zum Erscheinen von Larven oder Eiern im Stuhl

Primärfollikel. Unreife Eizelle im Ovar, umhüllt vom flachen Follikelepithel

Primaten. Affen, Menschenaffen, Menschen

Prion. Protein, auch mit Membrananker, besonders in Neuronen, α-helical und löslich; kann bei Mutationen womöglich anderen Prionen (Wildtyp-Form) seine veränderte Form aufzwingen (s. Prion-Convertierung); Gen auf Chromosom 20. Eventuell Ursache der transmittierbaren spongiformen Encephalopathie

Prion-Convertierung. Zwangsumwandlung eines löslichen in ein unlösliches Prion mit β-Faltblattstruktur durch Dimerisierung mit einem mutierten Prion

Proband. Angehöriger einer Familie, der Anlass zur genetischen Untersuchung der Sippe gibt

Probionten. Vorstufe der Lebewesen

Procercoid. Finne

Produzenten. Pflanzen, die mit Hilfe von Photo- bzw. Chemosynthese organische Verbindungen aus anorganischen bilden können

Proglottiden. Glieder des Bandwurms

Prokaryonten. Organismen, deren Zellen keine Kerne besitzen

Proliferation. Wucherung, Wachstum, Vermehrung von Gewebe

Promotor. Startsequenz auf der DNA für die Transkription, *RNA-Polymerase*-Erkennungsart

Prophase. Erste Phase der Zellteilung, in der die Chromosomen kondensieren und sichtbar werden

Prosencephalon. Vorderhirnbläschen in der Embryonalentwicklung

Prostostomia. Tiere, bei denen die Mundöffnung aus dem Urmund gebildet wird: Würmer, Insekten u. a.

Proteasom. Proteinkomplex mit *Protease*-Aktivität, der aus mehreren Untereinheiten besteht und sowohl im Kern als auch im Cytoplasma vorkommt.

Proteoglycan. Makromolekül, bestehend aus einem zentralen Protein, an dem zahlreiche Polysaccharide und deren Abkömmlinge hängen

Proteomics. Erforschung aller Proteine einer Zelle und ihrer Interaktionspartner

Protofilamente. s. Mikrotubulus

Protonengradient. Konzentrationsunterschied von Protonen beidseitig einer Membran

Protoplasma. Gesamte strukturierte lebende Substanz der Zelle

Prozessierte Pseudogene. Vermutlich durch reverse Transkription der mRNA eines Gens entstandene DNA-Moleküle ohne Introns; enthalten Stop-Codons

Pseudogene. Gene mit zahlreichen Stop-Codons

Pseudopodien. Scheinfüße bei der amöboiden Fortbewegung

Puff. Schleifenförmige Ausstülpungen dekondensierter DNA bei Riesenchromosomen an Orten genetischer Aktivität

Pyrogen. Fieber hervorrufendes Bakterientoxin (Lipopolysaccharid)

Quadrivalent. Zwei Chromosomen, die durch reziproke Translocation umgebaut worden sind mit ihren beiden homologen Partnern in der Prophase I der Meiose

Quastenflosser. Lebendes Fossil, Fischgruppe, Stammgruppe der Landtetrapoden → Amphibien

Radio-Immun-Assay. Radioaktive Bestimmungsmethode für ein Antigen mittels spezifischer Antikörper

Rasse. Unterart

Regeneration. Wiederentstehung von Geweben oder Organen

Regulator-Gen. Gen, das die Synthese von Regulatorproteinen veranlasst

Rekombination. Neukombination von Genen auf einem Chromosom als Folge eines Austausches homologer Genloci von Nicht-Schwesterchromatiden, z. B. während des Crossingover

Reparatose. Erblicher Defekt der DNA-Reparatur

Repetitive Sequenzen. DNA-Abschnitte, in denen sich kürzere oder längere Nucleotidsequenzen mehrfach wiederholen

Replikation. DNA-Synthese

Repressor. Kontrollprotein der Transkription; bindet an spezifische DNA-Sequenz (Operator) und blockiert dadurch die Ablesung eines oder mehrerer Gene

Reptilien. Kriechtiere, Klasse der Vertebraten

Residualkörper. s. Telolysosom

Resistenzfaktoren. Plasmide mit Resistenz-Genen gegen Antibiotica

Restriktion. Abbau von Fremd-DNA durch zelleigene *Restriktions-Endonucleasen*

Restriktions-Endonuclease. Spezifische *DNAase*, die spezifische DNA-Sequenzen erkennt

Retardierung. Verzögerung der geistigen Entwicklung als Folge körperlicher Schädigungen

Reticulo-Endotheliales System (RES). Funktionelle Einheit der biologisch aktiven Mesenchymzellen für Speicherung, Antikörperbildung und Phagocytose

Retroviren. RNA-Viren, die mit *Reverser Transkriptase* DNA an der RNA-Matrize synthetisieren

Reverse Transkriptase. RNA-abhängige *DNA-Synthetase*

Revertante. Rückmutation einer Mutante zum Wildtyp

Rezessives Allel. Ein Allel, dessen Genprodukt nur dann den Phänotyp prägt, wenn es homozygot vorliegt, d. h. durch kein dominantes Merkmal überdeckt wird

Reziproke Translocation. Strukturelle Chromosomenaberration durch Austausch von Chromosomensegmenten zwischen Chromosomen

RFLP. Restriktions-Fragmentlängen-Polymorphismus

Rhabdomyosarkom. Bösartiger Tumor der glatten Muskulatur

Rhizopoden. Wurzelfüßler

Rhombencephalon. Rautenhirnbläschen der embryonalen Gehirnanlage

Ribonucleinsäure (RNA). Transkript der DNA; Polynucleotidstrang (einzelsträngig); in der Zelle hauptsächlich als Messenger-RNA (mRNA), ribosomale RNA (rRNA) und Transfer-RNA (tRNA).

Ribosomale RNA (rRNA). Stabile RNAs verschiedener Größen, die ein Strukturelement der Ribosomen sind

Ribosomen. Organellen im Cytoplasma, bestehend aus rRNA und Proteinen, an denen die Proteinbiosynthese stattfindet;

die Ribosomen bestehen aus einer kleinen und einer großen Untereinheit

Ribozym. RNA mit enzymatischer Aktivität

Rinderwahnsinn (BSE). Transmittierbare spongiforme Encephalopathie; Prion-Erkrankung

RNA-Editing. s. RNA-Redaktion

RNA-Polymerase. Enzym, das DNA in RNA mit Hilfe von Ribonucleosidtriphosphaten umschreibt

RNA-Redaktion. Posttranskriptionelle Veränderung der mRNA durch Einsetzen, Deletieren oder Austauschen von Basen, vermittelt durch kleine Leit-RNAs

Sacculus. s. Murein

Sanger-Technik. Methode zur DNA-Sequenzierung durch Kettenabbruch durch Dideoxynucleosidtriphosphat-Einbau

Saprobien (alpha-, beta-, meso-, oligo.). Bakterienarten mit unterschiedlichem Sauerstoffbedürfnis, die die Reinheit des Wassers anzeigen

Saprozoa. Aasfresser

Sarcolemm. Zellmembran der Muskelzellen

Sarcoplasmatisches Reticulum. Endoplasmatisches Reticulum der Muskelzellen

Sarcomer. Kleinste kontraktile Einheit einer Muskelfibrille; enthält Actin- und Myosinfilamente

Sarcosom. Mitochondrium der Muskelzelle

Satelliten. Regionen am distalen Ende der kurzen Arme akrozentrischer Chromosomen; heterochromatisches Material

Satelliten-DNA. Tandemwiederholungen von hochrepetitiven Sequenzen. Man unterscheidet Mikrosatelliten (< 1 kb), Minisatelliten (1–30 kb) und Makrosatelliten (bis zu Megabasen)

Saurer Regen. Im Niederschlag gelöstes Schwefeldioxid und Stickoxid; pH-Wert 3 bis 4

Schafswahnsinn (Scrapie). Transmittierbare spongiforme Encephalopathie; Prion-Erkrankung

Schizogonie. Vegetative Vermehrung bei Sporozoen

Schizont. Vegetatives Stadium der Sporozoen, auch Ringstadium bei Plasmodien

Schrotschuss-Klonierung. Undifferenzierte Klonierung von DNA-Fragmenten

Schwere kombinierte Immundefizienz (SCID). Vollständiges Fehlen von zellulärer und humoraler Immunabwehr aufgrund verschiedener Defekte

Schwesterchromatid-Austausch (SCE). Austausch von homologen Stücken zwischen Schwesterchromatiden, hervorgerufen durch Crossing-over in der Mitose von Körperzellen und sichtbar in Metaphasechromosomen nach Spezialfärbung. Nachweismethode für Instabilität des genetischen Materials

Schwesterchromatide. Chromatide ein und desselben Chromosoms; Nicht-Schwesterchromatide: Chromatide homologer Chromosomen

Scolex. Kopf beim Bandwurm

Segment-Polarität-Gen. Auch „segment polarity". Segmentorganisationsgen bei *Drosophila*. Mutanten: Fehlen von Teilen eines jeden Segments

Segregationsgesetz. 2. Mendelsches Vererbungsgesetz: durch die zufällige Verteilung homologer Chromosomen in der Meiose auf die Keimzellen kommt es zu einer statistisch vorhersagbaren Aufteilung der Erbfaktoren

Sekundärfollikel. Graafscher Follikel: Eizelle mit mehrschichtigem Follikelepithel und Hohlkörper, gefüllt mit Liquor folliculi

Selectine. Transmembrane Adhäsionsmoleküle mit Bindungsneigung für Oligosaccharide an Zelloberflächen

Semipermeable Membran. Membran mit selektiver Durchlässigkeit für Stoffe

Septum. Wand, z. B. beim Herz

Serumentzugsblock. Zellkulturzellen, die nicht transformiert sind, stellen das Wachstum ein, wenn aus dem Medium das Serum entzogen wird

Sexduktion. Übertragung von genetischer Information von einem Bakterium zum anderen durch Konjugation

Sexfaktor. s. F-Faktor

Sexpilus. Bakterieller Zellfortsatz, der für die Sexduktion bzw. Konjugation notwendig ist; das für ihn codierende Gen liegt auf einem Plasmid

Sichelzellanämie. Erbkrankheit, charakterisiert durch ein verändertes Hämoglobin, das zur Sichelform der Erythrocyten führt; Ursache: Punktmutation im Gen der β-Kette des Hämoglobins

Silencer. DNA-Sequenzen auf der DNA mit Bindungsstelle für Transkriptionsfaktoren, welche die Transkription eines u. U. weit entfernten Gens verringern

Sklerotom. Wirbelanlage des Somits

SLE. Systemischer Lupus erythematodes; Autoimmunerkrankung gegen Kernkomponenten

Slow virus. Virus mit ultralanger Latenzzeit

SNAP. Soluble NSF-attachment Protein. Bindet an SNAREs und vermittelt Membranfusion

SNARE. Transmembrane Rezeptoren in Vesikel- und Zielmembranen, die enge Komplexe bilden und die Fusion der Membranen ermöglichen

snRNA. Kleine (small) nucleäre RNA; am Spleißen der RNA-Exons beteiligte, kleine RNA-Moleküle

Somit. Ursegment

Späte DNA. Abschnitt des viralen Genoms, der in der späten Entwicklungsphase transkribiert wird

Spermatid. Unreife männliche Samenzelle, haploid, nach der Meiose II entwickelt sie sich zum reifen Spermium

Spermatocyt. Unreife männliche Samenzelle; Spermatocyt 1. Ordnung: diploid, entsteht aus der Spermatogonie; Spermatocyt 2. Ordnung: haploid, nach der Meiose I

Spermatogonie. Männliche Ursamenzelle, die sich aus der Urkeimzelle bildet

Spermiogenese. Entwicklung der Spermien

Spezifischer Locus-Test. Testmöglichkeit für mutagene Wirkung von Noxen durch mutagene Behandlung von Wildtypmäusen und Kreuzung derselben mit für mehrere rezessive Gene homozygoten Spezialmäusen

Spleißen. Herausschneiden von Introns aus dem Primärtranskript (hnRNA)

Spleißosom. Komplex aus Proteinen und kleinen, nucleären RNAs (snRNA), der Consensus-Sequenzen an Exon-Intron-Übergängen erkennt und in dem die RNA als *Ribozym* Introns exakt herausschneidet

Spore. Zelle zur ungeschlechtlichen Fortpflanzung bei Pflanzen und Bazillen; aus einer Spore kann wieder ein neuer Organismus entstehen; häufig sind Sporen besonders resistent gegen Umwelteinflüsse

Sporozoit. Entwicklungsstadium der Sporozoen

Sporulation. Sporenbildung

Sprossung. Form der ungeschlechtlichen Fortpflanzung durch Abschnürung von Zellen, z. B. Hefe, oder Organismenteilen, z. B. Hydra

SRY-Gen. Für männliche Entwicklung verantwortliches Gen auf dem p-Arm des Y-Chromosoms, determiniert die Testes durch den Testes-Determinierenden Faktor (TDF)

Stachelsaumvesikel. Bei Endocytoseprozessen in die Zelle eingeschleuste membranumschlossene Bläschen, die außen von einem Netz (Clathrin) umgeben sind (coated vesicles)

Stammzellen. Totipotente Zellen (embryonale Stammzellen), die sich durch symmetrische Teilung selbst erneuern können. Nach einigen Teilungen entstehen durch asymmetrische Teilung eine Tochterzelle als neue Stammzelle und eine Zelle mit eingeschränktem Potential, die sich dann zu einer Gewebezelle weiter differenzieren kann (adulte Stammzelle)

Stenök. Organismen, die an streng definierte Lebensbedingungen gebunden sind

Stenopotent. s. stenök

Stereocilien. Spezialisierte Mikrovilli in den Haarzellen des Gehörs

Sterilisation. Abtöten jeglicher lebender Zellen

Stickstoff-Fixierung. Assimilation des Luftstickstoffs

Strobila. Gliederkette des Bandwurms

Struktur-Gene. Gene innerhalb eines Operons, deren Genprodukte Enzyme bzw. Strukturproteine sind

Sukzession. Neuzusammenstellung einer Lebensgemeinschaft nach gravierender Änderung der Faktoren in einem Ökosystem

Svedberg-Konstante (S). Maß für die Sedimentationsgeschwindigkeit eines Partikels im Schwerefeld

Symbiose. Lebensgemeinschaft verschiedener Arten mit Nutzen für beide Partner

Symptom. Krankheitsmerkmal

Synaptonemaler Komplex. Proteingerüst, das für die exakte Paarung der homologen Chromosomen in der Prophase der Meiose sorgt

Syndrom. Symptomenkomplex bei Krankheiten, die sich mit meistens gleichbleibenden Krankheitszeichen manifestieren

Syncytium. Verschmelzung von Zellen zu einer großen mehrkernigen Zelle, z. B. Muskelzelle

Telencephalon. Endhirn

Telolysosom. Residualkörper; Lysosom gefüllt mit unverdaulichem Material

Telomerase. Enzym, das der Replikations-bedingten Telomerverkürzung entgegenwirkt. Aktiv nur in Keimzellen und transformierten Zellen

Telomere. Endstücke der Chromosomen

Telophase. Phase der Zellteilung, in der sich die Zelle endgültig in zwei Tochterzellen teilt

Terminale Nucleotidtransferase. Enzym, das auf die Enden einer DNA Nucleotide transferieren kann – Kettenverlängerung ohne Matrize

Testis. Hoden

Testosteron. Sexualhormon des Mannes

Tetrade. Bivalent, bestehend aus homologen Chromosomen, die ihrerseits aus je zwei Chromatiden bestehen

Theca folliculi. Mit Theca interna und Theca externa die Grenzschicht des Ovars gegen Graafschen Follikel

T-Helferzellen. T-Zell-Rezeptoren dieser Zellen erkennen MHC-II-Oberflächenproteine und stimulieren Zellen, die Fragmente von Antigenen präsentieren, zur Proliferation

Thylakoid. Membranen im Stroma der Chloroplasten

Tight junction. s. Verschlusskontakt

T-Lymphocyten. Im Thymus gereifte Lymphocyten, beteiligt an der Immunabwehr

Toleranzbereich. Von einem Lebewesen tolerierbarer Lebensbereich innerhalb eines Faktorengefälles

Totipotenz. Möglichkeit einer Zelle, sich während der Entwicklung zu sämtlichen Gewebetypen eines Organismus zu differenzieren

Transduktion. Übertragung eines Gens bzw. DNA-Fragments durch einen lysogenen Phagen

Transfektion. Ursprünglich Initiation einer Virusinfektion durch DNA-Transformation; häufig wie DNA-Transformation benutzt

Transformation. 1. In der Bakteriengenetik: Umbildung durch von außen zugegebene DNA. 2. In der Tumorbiologie: Umbildung von Zellen in Tumorzellen bzw. „transformierte" Zellen

Transgene Tiere. Tiere, die in der DNA sämtlicher oder eines Teiles ihrer Körperzellen ein fremdes Gen tragen. Die Fremdgene werden im Allgemeinen unter Ausschaltung des eigenen Gens in Zellen des Blastocystenstadiums eingebracht

Transkription. RNA-Synthese

Translocation. Strukturelle Chromosomenaberration durch Übertragung eines Chromosomensegmentes auf eine andere Stelle desselben Chromosoms oder auf ein anderes Chromosom (s. reziproke Translocation)

Translocon. Translocationskomplex aus Proteinen in der Membran des Rauen Endoplasmatischen Retikulums, durch den die wachsende Polypeptidkette sekretorischer Proteine ins Lumen des Retikulums gelangt

Transport. Translocation einer Substanz oder eines Stoffes; biologisch: Translocation durch eine Membran

Transporter. Membranproteine, die Molekülen den Durchtritt durch eine Membran erleichtern

Transportwirt. Wirt, der einen Parasiten über längere Distanzen transportieren kann

transfer-RNA (tRNA). Überträger der Aminosäuren bei der Proteinsynthese

Transposase. Enzym, das für die Transposition beweglicher Elemente im Genom benötigt und von einem Gen innerhalb der Insertionssequenz codiert wird

Transposon. Gengruppe, die durch Insertionssequenzen flankiert ist und als Block bewegt werden kann

Treibhauseffekt. Erwärmung der Atmosphäre durch verringerte Wärmeabstrahlung durch erhöhtes CO_2

Trigeminus. Hirnnerv

Triplett. s. Codon

Triploidie. Zellzustand mit dreifachem Chromosomensatz

Trisomie. Auftreten eines zusätzlichen Chromosoms zu den beiden homologen eines diploiden Chromosomensatzes ($2n+1$), z. B. Trisomie 21

Trivalent. „Paarung" eines durch zentrische Fusion entstandenen Translocationschromosoms mit seinen beiden homologen Partnern in der Prophase I der Meiose

Trophoblast. Äußere Zellschicht der Morula bzw. Blastula, die sich später zur Placenta ausbildet

Tumorsuppressorgene. Meist rezessive Gene, die häufig Transkriptionsfaktoren codieren, welche Tumorentstehung verhindern. Mutationen führen zur Tumorentstehung

Tumorviren. Viren, die Zellkulturzellen transformieren und in Tieren Tumoren erzeugen können

T-Zell-Rezeptor. Immunglobulin-verwandtes Protein auf der Oberfläche von T-Lymphocyten. Erkennungsfunktion bei der zellulären Abwehr

Ubiquisten. Organismen, die durch ihre große Toleranz an keinen spezifischen Lebensraum gebunden sind

Ubiquitin. In Eukaryonten hoch konserviertes Polypeptid, das in mehreren Kopien auf zum Abbau bestimmte Proteine transferiert wird

Ullrich-Turner-Syndrom. Nummerische gonosomale Chromosomenaberration: 45, X0

Umweltkapazität. Zahl der Individuen, die ein Gebiet verkraften kann

Ungleiches Crossing-over. Verschiebung des reziproken Austausches zwischen homologen DNA-Abschnitten, Ursache für Duplikation in dem einen und Deletion in dem anderen Chromosom (s. Crossing-over)

Uniformitätsgesetz. 1. Mendelsches Vererbungsgesetz: Uniformität der ersten Filialgeneration bei Paarung reinerbiger Eltern

Uniparentale Disomie. Zusammentreffen zweier Chromosomen vom gleichen Elternteil (maternal oder paternal)

Uratmosphäre. Atmosphäre zur Zeit der Frühphase des Entstehens des Lebens

Urdarm. Höhle der Gastrula

Urkeimzellen. Frühembryonale Anlage für die Entwicklung der Keimzellen

Urmund. Öffnung der Gastrula

Urpeptid. Erstes Peptid, das bei der Evolution gebildet wurde

Vegetative Fortpflanzung. Ungeschlechtliche Vermehrung, Fortpflanzung durch Sporen, Sprossen, Knospen

Vektor. Vehikel: Plasmid oder Virus zur Klonierung von DNA

Ventrikel. Herzkammer

Verschlusskontakt. Synonyme: Zonula occludens, Tight junction; enge Kontaktstelle zwischen zwei Zellen unter Verschmelzung der beiden Membranen; Permeationsbarriere

Vertebraten. Wirbeltiere: Fische, Amphibien, Reptilien und Mammalia

Vesikel. Membranumschlossenes Bläschen

Viroid. Infektiöses Agens bei Pflanzen, besteht aus einer kleinen ringförmigen RNA

Virusreservoir. Vermehrung bzw. Aktiverhaltung von Viren auf einem Wirt, von dem sie wieder den Hauptwirt infizieren können; menschliche Influenzaviren z. B. haben unter anderem das Schwein als Reservoir

VNTR. Hypervariable Polymorphismen (variable number of tandem repeats)

Wilms-Tumor. Bösartiger Nierentumor des Kindesalters

Wurfgröße. Anzahl der Nachkommen pro Wurf bzw. bei Viren pro Zelle

Xenobiotika. Körperfremde Substanzen (Drogen etc.), die durch das Cytochrom-P450-System entgiftet werden müssen

YACs. Yeast artificial chromosomes – artifizielle Hefechromosomen: aus Zentromeren, Telomeren und ARSs (autonom replizierende Sequenzen – Ursprung der Replikation) zusammengesetzte Vektoren zum Klonieren großer DNA-Fragmente

Zellcyclus. Wachstumsphasen von einer Zellteilung zur anderen, bestehend aus G_1-Phase, S-Phase, G_2-Phase und Mitose; in der G_0-Phase gehen wachsende Zellen ins Ruhestadium über

Zellkommunikation. Interaktion zwischen Zellen, die u. a. durch vier Adhäsionsproteingruppen bewerkstelligt wird: Selectine, Integrine, Mitglieder der Immunglobulin-Superfamilie, Cadherine

Zelluläre Immunabwehr. Abwehr von zellgebundenen Antigenen durch Zell-Zell-Interaktion

Zentriol. Hohlzylinder aus Mikrotubuli (9×3), die paarig vorliegen und nach Verdopplung ihrer Struktur zu den Zellpolen ziehen, um dort als Ansatzstellen für die Spindelfasern zu dienen

Zentrische Fusion. Translocation der langen Arme zweier akrozentrischer Chromosomen aufeinander unter Verlust der kurzen Arme und Verschmelzung des Zentromers

Zentromer. Chromosomenregion, an der während der Mitose oder Meiose die Spindelfasern ansetzen; Zentromere halten die Chromatide eines Chromosoms zusammen, unterteilen es in einen kurzen und einen langen Arm

Zisterne. Membran-begrenztes Becken, z. B. im Golgi-Apparat

Zonula occludens. s. Verschlusskontakt

ZOO-Blot. Untersuchung der DNA verschiedener Spezies auf die Anwesenheit von Homeobox-DNA anhand von Hybridisierungsbanden

Zwischenwirt. Bei Parasiten mit Generationswechsel der Wirt, in dem sich die vegetative Generation entwickelt

Zygotän. Stadium der Prophase I der Meiose

Zygote. Diploide Zelle, die durch die Vereinigung von Eizelle und Spermium entstanden ist

Sachverzeichnis

Klinisch relevante Begriffe sind rot gekennzeichnet.

A

Aasfresser 355
A-Bande 69
AB0-Blutgruppensystem 153 ff., 205
ABC-Transporter-Superfamilie 16
Aberration, autosomale 185 f.
– Definition 181
– Diagnose, pränatale 198 f.
– gonosomale 184 f.
– Häufigkeit 185
– nummerische 179, 181 ff.
– – autosomale 185 f.
– – gonosomale 184 f.
– strukturelle 148, 179, 181, 187 ff.
– – Familienuntersuchung 190
– – Folgen 195
– – Häufigkeit 185
Abgase 389, 391
Abiotischer Umweltfaktor 377
Abort 165
Abstammungsidentifikation 348
Abstammungslehre 212, 219
– Beweise 219, 228
Abwasser 389
Abwehrprotein, zelleigenes 325
Acetabula 365
Acetabularia 381 ff.
– *major* 286, 382
– *mediterranea* 34, 40
– – Chloroplasten 42 f.
– – Golgi-Komplex 34
– – Kernmembran 45 f.
– – messengerRNA 108
– – Mikrotubuli 64 f.
– – Mitochondrien 39 ff.
– – Nucleolus 52 f.
– – rRNA-Transkription 105
Acetylcholin 28 f.
Acetylcholinesterase 29
Acetylcholin-Synthetase 28
Acetylierung 122
Achondroplasie 160
Aconitase 131 f.
Acquired Immune Deficiency Syndrome s. AIDS
Acrania 224, 234
Acrasiales 232
Acridin-Farbstoff 93
Acrylate 283
Actin 3, 29, 62, 68 ff.
– Aggregationsfähigkeit 71
– F-Actin 69, 71, 75
– G-Actin 69
Actin-bindendes Protein 75
Actin-Bindungsstelle 72 f.
Actinfaser, kontraktile 24
Actinfilament 69
– Quervernetzung 75
α-Actinin 69
Actin-Mikrofilamentbündel 23
Actinomycin 121, 296
Adaptation 378
Adaptine 19
Addition 91
Adenin 82 f.
Adenosindesaminase 282
Adenosintriphosphat 15 f., 43, 72

– Muskelkontraktion 73
Adenoviren 318, 322, 325, 328
Adenylatcyclase 13, 129
Adhäsine 21, 289
ADP-Ribose 47
ADP-Ribosylierung 122
Adrenalin 28, 130
Adrenoleukodystrophie 37
Adriamycin 296
Aedes 371
– *aegypti* 373
Aerobier 305
– obligate 291
Aflatoxin B₁ 92, 309
Agammaglobulinämie Bruton-Typ 269
Agglutination 154
Agglutinationstest 155
AIDS 318, 327 f.
Akklimatisation 378
Akrosom 37
Aktivatorprotein 127
Alanin 229
Albinismus 161 f.
Alge 285, 384, 387
– einzellige 381 f.
Algenwachstum 389 f.
Alkaptonurie 161 f.
Alkohole 295
Alkylanzien 92, 295
Alkylierung 93
Alkyltransferase 97
Allantois 252, 256 f.
Allel 139 f., 154
– dominantes 139 f., 158
– Expressivität 169
– Penetranz 169
– rezessives 139 f., 160
– Selektion 205
Allele, identische 206
– variante 139
Allelfrequenz 202 ff.
– Veränderung 204
Allelhäufigkeit 201
Allelie, multiple 139
Allel-Pool 213
Allergie 269, 276
Alterungsvorgang 100
Altweltaffen 235
Alveolarsack 259
Alzheimer-Krankheit 321
Amanita phalloides 296, 309 f.
– *virosa* 309
α-Amanitin 296, 309 f.
β-Amanitin 309 f.
Amboss 258
Ames-Test 95 f.
Aminoacyl-AMP-Komplex 113
Aminoacyl-tRNA 118 ff.
Aminoacyl-tRNA-Synthetase 113 f.
p-Aminobenzoesäure 295
α-Aminobuttersäure 229
p-Aminophenylsulfonsäure 295
Aminopterin 149
Aminosäure 113 ff.
– Modifikation 122
Aminosäure-Bindungsregion 113
Aminosäure-Erkennungsregion 112

Aminosäuresequenz, Übereinstimmung 216
Aminosäure-tRNA-Akzeptor-Stelle 117 ff.
Ammenzellen 265 f.
Ammoniak 386
Amniocentese 198
Amnion 252, 256
Amnionhöhle 249, 251, 253, 256 f.
Amnionzellen 199
Amnioten 223
Amöben 73, 285, 361 f.
Amöbenruhr 361
Amphibien 220
– Kreislaufsystem 222
– Lunge 222, 226
Amphioxus lanceolatus 250
Amphipathie 6
Amphotericin B 308
Anacystis nidulans 217
Anaerobier 305
– fakultative 292
– obligate 292
Anämie 368, 371
– aplastische 298
– perniziöse 356, 366
Anamnia 221 ff.
Anaphase 56 ff.
Anaphase I 60 f.
Anaphase II 60 f.
Anaphasebrücke 188
Anaphase-Lag 183
Ancylostoma duodenale 370
Androgenrezeptor 130
Aneuploidie 183 ff.
– gonosomale 183
Angelman-Syndrom 175 f.
Anisogamie 239
Ankyrin 11, 72
Annexine 18
Anopheles 362 ff., 370, 375
Antennapedia-Genkomplex 267
Anti-Antikörper 343
Anti-Apoptose Regulatoren 332
Antibiotica 295
– Gefahren 297
– Proteinsynthesehemmung 121 f.
– Wirkungsprinzip 295 ff.
– Wirkungsweise 120 f.
Antibiotica-Resistenz 294, 298, 335
– Bestimmung 298
– Mechanismen 121
Antibiotica-Unverträglichkeit 298
Anti-Blutgruppen-Immunglobulin 276
Anticodon 112
Antigen 269 f.
– CD4-Antigen 327
Antigen-Antikörper-Komplex 270
Antigen-bindendes Fragment 275
Antigenbindung 280
Antigenbindungsstelle 275
Antigene Determinante 269

Antigenherstellung 351
Antigenic drift 324
– shift 324
Antigenpräsentation 273
Antigen-Veränderung 324
Antigen-Wechsel 324
Antikörper 269
– Aufbau 277
– Heterogenität 277 f.
– monoklonale 274, 281
– Parasiten-spezifische 277
Antikörpersynthese 271, 279
Antimetaboliten 297
Antiphagozytose-Faktor 300
Antiport 16
α1-Antitrypsin 30
Antizipation 91
Aorta 226, 263
AP-Endonuclease 97
Apocytose 18
Apolipoprotein B 110
Apoptose 332
Appendix epididymidis 263
Aquaporine 17
Äquationsteilung 58
Äquatorialebene 56
Äquivalenzpunkt 270
Arabinose-Operon 127 f.
Arbeit 237
Archaeopteryx 219 f.
ARMS (Amplifikations-resistente Mutation) 350
Art 201
– Entwicklung 213
– Isolierung 213
– Unterkollektive 214
– Veränderung 211
– Verbreitung, geographische 220
Arteria carotis externa 263 f.
– interna 263 f.
– omphalomesenterica 262, 257
– pulmonalis 226
– umbilicalis 256, 262
Arthropoden 357, 360, 370 f.
– *Ascaris* 367, 370
– Entwicklungskreislauf 367, 369
– *lumbricoides* 357
Ascaris-Pneumonie 368
Asialo-Glycoprotein-Rezeptor 10
Asparaginsäure 229
Aspergillus 92, 299, 308
– *flavus* 308
A-Stelle 117
Astralfasern 55
Ataxia teleangiectatica 100, 197
Atmosphäre 378
Atmung 231
Atmungsenzym 286
Atmungskette 39, 41 ff., 231
Atmungsorgan 222
ATP s. Adenosintriphosphat
ATP-Speicher 71
ATP-Synthetase 39, 44
Atrium dextrum 262
– sinistrum 262
Atrophie 253
Attenuator 126 f.
AUG-Codon 116 f.

A Augenanlage

Augenanlage 252, 258
Augenbecher 260 f.
Augenblase 260
Australopithecus 235 f.
Autoantikörper 282
Autoimmunkrankheit 269, 282
Autoklavieren 295
Autökologie 377
Autolyse 290
Autophagie 36
Autophagosomen 37
Autoradiographie 148, 150
Autosomen 153, 202
Autotrophe Sukzession 385
Autotropher Organismus 285
Avitaminose 384
Axialfaden 66
Axon 6

B

Bacillus brevis 294, 299
– *licheniformis* 299
– *megaterium* 294
– *subtilis* 163, 294
Bacitracin 297, 299
Bakterien 285 f.
– Absterben 294
– Antibiotica-Synthese 299
– Differenzierungsmedium 292
– Einteilung 304 ff.
– Energiegewinnung 291
– Enzymausscheidung 299
– gramnegative 304 ff., 287
– – Zellwandaufbau 288
– grampositive 287, 304
– obligat parasitäre 306 f.
– Parasexualität 300 ff.
– Pathogenität 300, 305
– Phagocytose 21 f.
– Replikation 85
– resistente 211 f., 297
– säurefeste 304, 306
– Selektionsmedium 292
– spiralige 306
– symbiontische 231
– Verdopplungszeit 292
– Virulenz 288
– zellwandlose 289
– Züchtungsmethoden 291
Bakterienflagellen s. Flagellen
Bakterienflora, normale 298
Bakterienkultur, Wachstumspha-
sen 293
Bakterienreinkultur 291
Bakterienstamm, antibioticaresi-
stenter 211
Bakterienwachstum, exponen-
tielles 293 ff.
– Faktor, chemischer 292
– – physikalischer 292
– Lag-Phase 294
– Log-Phase 293
– stationäre Phase 293
– Sterbephase 293
– Wachstumsmedium292
Bakterienzelle, Aufbau 286
Bakteriologie, spezielle 304 ff.
Bakteriophagen s. Phagen
Bakteriostase 295
Bakterizidie 295
Balantiden 360
Balantidium coli 364
Balbiani-Ringe 49 ff.
Bande A 69
– H 69
– I 69
Bandwürmer 239, 356 ff., 365
Barr-Körperchen 51, 168, 185,
241
Basalkörper 64 ff.
Basalmembran 10
Base 82
– ψ 113
Basenanaloge 93
Basen-Excisions-Reparatur 97

Basensequenz 214
Batophora oerstedii 56
Baumbestand, Dezimierung 377
Bayes-Theorem 208 f.
Bazillen 290 f.
bcd-mRNA 265 f.
bcl 2 332
**Beckwith-Wiedemann-Syn-
drom 176**
Befruchtung 248 ff.
Befruchtungsmembran 247
Befruchtungsvorgang 248 f.
Bence-Jones-Protein 275
Benzpyren 92
Beuteltier 220 ff., 256
Bevölkerung, abnehmende 387 f.
– wachsende 387
Bevölkerungsexplosion 389, 391
Bewegung, amöboide 73
Bilayer 6 ff.
Bilharziose s. Schistosomiasis
Biogenetische Grundregel 212 f.,
220 f., 228, 263
Biogeographie 220 f.
Biologie, molekulare 79 ff., 213,
217
Biomasse 386
Biotischer Umweltfaktor 377,
380, 385, 387
Biotop 378
Biozönose 378
Biozönotisches Gleichgewicht
383
Bithorax-Genkomplex 267
Bivalent 60 f.
Blastem 251, 353
Blastocoel 249 f., 253
Blastocyste 249 ff., 351
Blastula 250
Blockmutation 91
Bloom-Syndrom 100, 197
Blotting 347
Blutbildung 263
Blütenpflanze, Entwicklungs-
kreislauf 134
Blutgerinnung 269, 300
Blutgruppe 5, 7, 10, 139, 153 ff.,
269
Blutgruppe 0 160
Blutgruppen-Allel 153
**Blutgruppenunverträglichkeit
155**
Blutgruppenvererbung 153 f.
Blut-Hirn-Schranke 23
Blutparasiten 355
Bluttransfusion 154
Blutzellen, Entwicklung 263,
270
B-Lymphocyten 270 f.
– Antikörpersynthese 279
– Stimulierung 280
Bombyx mori 213
Bordetella pertussis 305
Borrelia recurrentis 306
Borreliose 371
Bothrien 365
Botulin 29 f.
Botulinum-Toxin 299
Brachydaktylie 160
Branchiostoma 220, 224, 255
– *lanceolatum* 234
Brechreiz 300
Bremse 374 f.
5-Bromuracil 93
Bruch-Fusions-Brücke 188
Brutcyclus 380
Bruttoprimärproduktion 386
Bukett-Stadium 59, 61
Burkitt-Lymphom 328
Bursasystem 279
BSE 320 f.
B-Zell-aktivierender Faktor 280
B-Zell-Differenzierungsfaktor
280
B-Zell-Wachstumsfaktor 280

C

Cadherine 21
^{14}C, Zerfall 218
Ca^{2+}-Ionen 27, 71 f.
– Muskelkontraktion 71 f., 129
– Speicherung 39
Ca^{2+}-Ionen-Pumpe 16
Calcitonin 110
Calcium-ATPase 33
Calciumdipicolinat 290
Calmodulin 129
cAMP s. cyclisches AMP
Canalis neurentericus 252
Candida 308
Cap 108 f., 117, 119, 139
– Blockade 124
– Genregulation 128
Capping 13 f., 280
Carboanhydrase 11
**Carcinom, colorectales, nicht-
polypöses, hereditäres 99**
Carnivore 385
Carotiden 226
Carotinoide 42
Catenine 24
Caveolae 20
Caveolin 20
CD4-Antigen 327
cdc-2-Kinase 331
CdK s. *Cyclin-abhängige-Protein-
Kinase*
cDNA 334
– klonierte 345
CDR s. Complementarität-deter-
minierende Region
Cephalosporine 297
Cercarien 365
Cerebellum 260 f.
Cervixcarcinom 328
Cestoden 360, 364 f.
– Aufbau 365
Chagas-Krankheit 360, 371, 373
Chaperone 30, 41
Chelicerata 360, 371
Chemotherapeutica 295
Chiasma 61, 141, 260
Chimäre 352
Chironomus 50
Chlamydia psittaci 307
– *trachomatis* 307
Chlamydien 285, 307 f.
Chlamydomonas 231 f.
Chloramphenicol 121, 297 f.,
304
– Nebenwirkung 298
Chloramphenicolacetyl-Transfe-
rase 298
Chlorophyll 42, 385
Chloroplasten 29, 42 ff., 174,
286
– Evolution 215, 231
– Migration 382
– Photosynthese 42 f.
Choleratoxin 7, 299
Cholesterol 6 f., 31
Chorda 234, 252
– dorsalis 250, 252 f.
Chordalplatte 254
Chordaten 220, 224, 234
Chorea Huntington 91, 160, 170
– – Genprägung 176
– – Triplett-Wiederholung, ex-
pandierte 91
Chorion 257
Chorionepithel 256 f.
Choriongonadotropin 257
Chorion-Kaverne 256
Chorionplatte 256
Chorionzotte 257
Chorionzottendiagnostik 199
Chromatiden 49, 51, 55
Chromatidenüberkreuzung s.
Crossing-over
Chromatid-Fehlverteilung 64
Chromatin 44, 47, 50
– Definition 47

– Dekondensierung 49 f.
– Euchromatin 50 f.
– Heterochromatin 50 f.
– – fakultatives 51
– – konstitutives 51
– – Darstellung 185
– Kondensation 51, 55
Chromomere 49, 147
Chromoplasten 42
Chromosomal painting 151
Chromosomales Springen 337 f.
– Wandern 337
Chromosomen 47
– Addition 148, 183, 191
– akrozentrische 52, 179
– Analyse 96, 149, 179
– Anfärbung 177 f.
– Banden 147, 177 f., 180
– Bruch 187, 189 ff.
– – G_1-Phase 187
– – G_2-Phase 187
– Bruchfusionsbrücke 187
– C-Banden 177
– Dekondensierung 57
– dizentrische 188
– Duplikation 181, 189, 192 f.
– Fusion, zentrische 193 ff.
– G-Banden 177
– Harlekinmuster 197
– homologe 49, 60 ff., 139
– Instabilität 195 f.
– Inversion, parazentrische 192
– – perizentrische 181, 192
– Kondensierung 47
– Konstriktion, primäre 179
– – sekundäre 179
– metazentrische 179
– non-disjunction 175
– p-Arm 179
– polytäne 49 f., 147
– q-Arm 179
– Q-Banden 177
– Strukturveränderung 91
– – balancierte 189
– – unbalancierte 189
– submetazentrische 179
– telozentrische 193
– Translocation 328 ff.
– unineme 47
Chromosomenaberration s.
Aberration
**Chromosomenbruch-Syndrom
100**
Chromosomenkarte, genetische
147
– physikalische 147
Chromosomensatz, diploider 54,
57 ff.
– haploider 50, 58 f., 61
– hyperploider 183
– hypoploider 183
– männlicher 180
– tetraploider 181
– weiblicher 180
Chromosomentheorie 134
Chromosomenverkürzung 89 f.
Ciliaten 285, 355, 360, 364, 384
Cilien 65 f.
– nichtbewegliche 66 f.
– Querschnitt 66
Cilienbewegung 66 f.
Citrobacter proteus 303
Citronensäure-Cyclus 39
Clathrin 17, 19, 21
Clostridien 290 f.
Clostridium botulinum 29, 299 f.,
306, 316
– *perfringens* 299
– *tetani* 299 f., 306
Clownfisch 384
CO_2 11
Coagulase 300
Coated vesicles 19, 33
Coatomere 17
Cockayne-Syndrom 98
Code, genetischer s. genetischer
Code

Codominanz 139, 153 f.
– Blutgruppensystem 153
– **Sichelzellanämie 157**
Codon 115 f.
Codonerkennung 119 f.
Coelom 253
– intraembryonales 254
Colchicin 63, 178
Colicine 299
Complementarität-determinie-
rende Region 275
Connexin 25 f.
Consensus-Sequenz 103
Coracidium 366
Core 290 f.
Core-Enzym 103 f.
Co-Repressor 126
Corona radiata 245, 248
Corpus luteum 245 ff.
– – graviditatis 247
Cortison 37
Corynebacterium diphtheriae
299 f., 306, 316
– – Symbiose 316
Cosmid 336 f.
– Cosmid X 337
Cosmid-Contigs 338 f.
Cotransport 16
CRE (cAMP-response-element)
129
CREB (cAMP-response-element-
Bindungsprotein) 129
Creutzfeldt-Jacob-Krankheit
320 f.
– **nv CJK (new variant CJK)**
324
Cri-du-chat Syndrom 190 f.
Cristae 39, 361
Crossing-over 59 ff., 100, 141,
143 ff., 240
– – ungleiches 189, 193
Cryptococcus 309
Crysops 371
Culicidae 375
Curare 29
Cyanobakterien 215, 231, 286
Cycline 57 f.
– Cyclin-abhängige Protein-Ki-
nase 57
– Cyclin B 58, 123
– G_1-Cycline 58
– G_2-Cycline 58
Cyclisches AMP 127
– – – Genregulation, positive
129 f.
Cyclisches-AMP-bindendes Pro-
tein s. Cap
Cycloheximid 121, 308
Cyclops 364, 366 f., 370
Cystische-Fibrose-Transmemb-
ran-Regulator-Protein 163
Cytochemie 2 f.
Cytochrom C 216 f.
Cytochrom P450 32 f.
Cytogenetik 177 ff.
Cytokeratinfilament 62
Cytokinese 55, 57 f.
Cytoplasma 4, 29, 45
– Teilung 57
Cytoplasmakonsistenz 73 f.
Cytose 17 f.
Cytosin 82 f.
– Deaminierung 96
Cytosindimer 94
Cytosinhydrat 94
Cytoskelett 5, 18, 62 ff.
– Funktion 62
Cytosol 3 ff., 29

D

Darm 259
Darmbakterien 384
Darmknospung 259
Darmparasiten 355
Darmperistaltik 26, 72

Darwin, Charles 212
Darwinsche Tauglichkeit 204
Deaminierung 8, 98
Deletion 91, 94, 114 f., 148, 175 f.,
189 ff.
– endständige 190
– interstitielle 190
Deletionssyndrome 190 f.
– **5p-Deletion s. Cri-du-chat**
Syndrom
Demetylierung 100
Deoxynucleotidyl-Transferase,
terminale 279
Depolymerisation 56
Dermatophyten 308
Desinfektion 294
Desminfilament 62
Desmocolline 24
Desmogleine 24
Desmosomen 22 f., 26 f.
Desoxyribonucleinsäure s. DNA
Desoxyribose 82
Destruenten 385
Detergenzien 295
Deuterostomia 250
Dezidua 249
DHU s. Dihydroxyuridinschleife
Diabetes mellitus 173
Diabetes insipidus 17
Diacylglycerol (DAG)129, 330
Diakinese 61
Diaminopimelinsäure 290
Diarrhöe, kolikartige 361
Diaster 56
Dictyostelium 233
Dideoxy-Methode 345 f.
Diencephalon 260 f.
Differenzialzentrifugation 3
Diffusion 14
– erleichterte 14
Dihybride 137
Dihydroxyuridinschleife 112
Diktyosom 33
Diktyotän 61, 187, 242
Diphtherie-Bakterien 131
Diphtherie-Toxin 131, 299
Diphyllobothrium latum 356, 366
– – Entwicklungskreislauf 366 f.
Diplotän 59, 61
Diptera 360, 371
Diskordanz 173 f.
Disomie 175
Disposition 174
Disulfidbrücken 30
Diversitätsregion 279 f.
DNA 39, 41, 47, 79 ff.
– Amplifikation 124
– Basenaddition 91, 94, 114
– Basendeletion 91, 94, 114
– Basendimerisierung 94
– Basen-Excisions-Reparatur 97
– Basenpaarung 83 ff.
– – Veränderung 93
– Basensequenz 90 f., 103 f., 115 f.
– – einmalige 51
– – hochrepetitive 51 f.
– – repetitive 187
– – – unterbrochene 52
– – – verstreute 52
– – Tandemwiederholung 52
– – Verwandtschaftsbeweis 214
– Basensubstitution 91
– Bauprinzipien 83
– Copräzipitation 342
– Doppelhelix 83 ff.
– Elimination 127
– Einzelstrang-DNA 337
– Faltungsprozess 47
– Fehlpaarungs-Reparatur 99
– α-Helix 84
– klonierte, Analyse 343 f.
– – Präparation 343
– – Selektion 342
– komplementäre s. cDNA
– Methylierung 176
– Methylierungsmuster 313
– mitochondriale 41

– mutierte 58
– Nucleotide 82 f.
– Polymerase 85
– Primärstruktur 83 f.
– prokaryontische, Methylie-
rungssequenz 99
– Promotorregion 103 f.
– Reparatur 98
– Restriktion 335 f.
– Sekundärstruktur 84
– Selbstverdopplung, identische
85
– Sequenz, autonom replizie-
rende 337
– Sequenzieren 337, 339, 345 ff.
– – Endgruppen-Technik 346
– Spiralisierung 47
– Stabilität 85
– Strang, codogener 103
– Strangbruch 87
– Struktur 83 ff.
– Synthesewege 149
– Transkription 49
– Transposon 327
– UV-Schäden 95
– virale 317
– Windung 84 f.
DNA-Alkylierung 93
DNAase 80
DNA-Bindungsprotein 47, 55, 85
DNA-Deaminierung 92
DNA-DNA-Hybridisierung 343 f.
DNA-Doppelstrangbrüche (DSB)
99
DNA-Ende, glattes 341
DNA-Faden, Verkürzung 47
DNA-Fingerprint 349 f.
DNA-Gehalt, haploider 51
DNA-Glycosylase 97
DNA-Klonierung 333
DNA-Ligase 86, 89, 98 ff., 315, 341
DNA-Molekül-Länge 47
DNA-Organisation 215
DNA-Polymerase 85 ff., 97 ff., 103
– *DNA-Polymerase I* 87 ff., 101
– – Exonuclease-Aktivität 87
– *DNA-Polymerase II* 87 ff.
– *DNA-Polymerase III* 87 ff.
– Korrekturfunktion 99
– temperaturstabile 339
DNA-Region, frühe 314
DNA-Replikation 44, 53, 61, 85 ff.
– Dauer 87
– semikonservative 55, 87, 89
– Startpunkte 86 f.
DNA-Replikationsfehler 89, 99 f.
DNAse hypersensitive Stellen
(DHS) 131
DNA-Sequenz-Gel 346
DNA-Sonde 151
DNA-Stoffwechsel-Inhibitoren 297
DNA-Synthese 44, 47, 49, 54, 65
– Darstellung 2
DNA-Transfer 300 ff.
DNA-Transformation, Effizienz
342
DNA-Tumor-Viren 326
DNA-Vektor 335
DNA-Viren 285
Docking-Protein s. Signal-Erken-
nungsprotein
Dolichol 35
Domäne 48, 275 f.
Dominantes Merkmal 139
Dopamin 28
Doppel-Crossing-over 146 f.
Doppeldiffusionstest 358
Doppelhelix 83 ff.
Doppelmembran 8, 38 f., 42 ff.
Doppelschichtmembran 231
Dottersack 249 ff.
Down-Syndrom 185 ff., 194,
198, 321
Dracunculus 370
Dreifaktorkreuzung 146
Drosophila, DNA-Gehalt,
haploider 51

– DNA-Molekül-Länge 47
– Frühembryonalentwicklung 266
– Genexpression 123
– *melanogaster,* Eireifung 141,
265 ff.
– Mutanten 267
Druck, osmotischer 14
– – Messung 14
Drumsticks 185
Drüsenzellen 233
Ductus arteriosus Botallli 221,
228
Ductus omphaloentericus 257
Dünndarmepithel 23
Duplikation 51, 181, 192
– fehlerhafte 188
Duplikations-Deletions-
Syndrom 193
Dynein 55, 67 f.
Dysmorphiesyndrom 190
Dystroglycan 167
Dystrophin 72, 167

E

E605 29
Echinococcus 356, 360
– *granulosus* 364, 366
– *multilocularis* 364, 366
Eclipse 312
Edwards-Syndrom s. Trisomie
18
Effektor 129
Effektorregion 275
Ei, oligolezithales 250
– polylezithales 250
Eigenschaften, antigene 154
Eileiter 223, 245
Einnischung 220, 380
Einschlusskonjunktivitis 308
Einzeller 285, 355, 359 f.
Eireifung 266
Eisenmangel 131
Eisen-Regulations-Faktor 131
Eizelle 35, 37, 181, 202
– befruchtungsfähige 245
Ektoderm 233, 250, 252 ff.
– Organentwicklung 253, 255,
259 f.
– Organogenese 255 f.
Ektoparasiten 355, 370, 372, 375
Ektoplasma 74
Elastin 76
Elektronenmikroskop 1, 287
Elektronentransport-Kette 42
Elementar-Körperchen 307
Elemente, transponierbare 303
Elephantiasis 370
Elongation 87, 104 ff., 118 ff.
– Translation 116
Elongationsfaktoren 119, 299
Elongationshemmung 121
Embryo, Form 239
– Immunschutz 276
Embryoblast 249, 253, 353
Embryonalentwicklung 23 f.,
26 f., 220 ff., 228, 240 ff., 250 f.,
254
– Abstammung, phylogenetische
258 ff.
– Metazoen 264 ff.
Embryonalschild 253, 255
Embryopathie 325
Empfängnishügel 247
Empfängnisverhütung 246
Encephalitis 318, 324, 356 f.,
371
Encephalomeningitis 360 f.
Encephalomyopathie,
mitochondriale 41, 174
Encephalopathien,
spongiforme, transmittier-
bare 321, 324
Enddarm 252
Endgruppentechnik (Maxam-
Gilbert-Technik) 345

410 **E** Endocytose

Endocytose 14, 17 ff., 36, 280, 327
– elektronenmikroskopische
  Darstellung 20
– rezeptorvermittelte 19
Endo-(desoxy)-Ribonuclease 110
Endo-DNAase 299
Endomembransystem 29
Endomitose 181
Endonuclease 99, 101
Endoparasiten 355, 374 f.
Endopeptidase 122
Endoplasma 74
Endoplasmatisches Reticulum 7,
  29, 33
– Elektronenmikroskopie 4
– glattes 31 f.
– – Aufgaben 30 ff.
– – Hypertrophie 32
– – Vorkommen 31
– Lipidsynthese 31
– Proteinsynthese 31
– raues 30, 45, 122 f.
– – Aufgaben 31
Endoreduplikation 181
Endosomen 19 f.
Endothelzelle 21
Endotoxin 288, 299 f.
Endwirt 356
End-zu-End-Reparatur 100
Energieausbeute, Reduktion
  386 f.
Energiegewinnung 230 f., 290
Energiekonservierung 230
Energiekreislauf 385
Energielieferant 15, 42
Energieproduktion 38 f., 42
Energiequelle, fossile 391
Energiespeicher 72
Energieweitergabe 386
Enhancer 103, 328
Enniatin 299
Entamoeba coli 361
– *hartmanni* 361
– *histolytica* 361
Enterobacter aerogenes 305
Enterocolitis 360
Enterotoxin 300
Entgiftung 31
Entoderm 233, 250, 252 ff.
– Organentwicklung 253
Entwicklungsstammbaum 229
Entzündungsmediatoren 128
env 325
Enzymaktivität, Regulation 140
Enzymdefekt 160 f.
Enzyme 4, 5, 8, 29, 31 f., 35, 85
– lysosomale 36 ff.
– mitochondriale 39
Enzymmutation 161
Enzymopathie 162
Enzymsynthese, DNA-abhängige
  81
– Rückkopplungs-Inhibition 132
**Epidermolysis bullosa simplex
  62**
Epilepsie, myoklonische 41
Epiphyse 260
Epithelzellen 21 ff.
Epitop s. antigene Determinante
Epstein-Barr-Virus 326, 328
Erbfaktor s. Gene
Erbgang, autosomal-dominanter
  135, 153, 158 f.
– autosomal-rezessiver 153, 165
– X-chromosomal-dominanter
  153, 164 f.
– X-chromosomal-rezessiver
  153, 165 f.
– Y-chromosomaler 164
**Erbkrankheit, autosomal-do-
  minante 160**
– monogene 153
– multifaktorielle 173
– Risikoabschätzung, genetische
  187, 208 f.
– X-chromosomal-dominante
  164 f.

– X-chromosomal-rezessive
  165 ff.
Erblindung 295
Erbmerkmal s. Merkmal
Ergastoplasma 31
Erkennungssequenz-Rezeptor-
  komplex 36
Ernährung, pflanzliche 387
Erregungsleitung 5, 22, 26, 29
Erythrocyten, Lebensdauer 253
– Stechapfelform 17
Erythrocytenantigen 154
Erythrocytenmembran 10, 72
– Neuraminsäure-Anteil 10
– Proteine 10
Erythromycin 297
Escherichia coli 287
– – DNA-Molekül-Länge 47
– – DNA-Replikation 86
– – Genexpression 123
– – Gramfärbung 287 ff., 304 f.
– – Mureinsacculi 287
– – Ribonucleinsäuren 106
– – Toxinbildung 299
– – Verdopplungszeit 292
Escherichia-coli-Virus, Lambda
  313 ff.
Ethanolamin 6
Ethylenoxid 295
Euchromatin s. Chromatin
Euglena 380
Euglena-Chloroplasten, DNA 86
Eukaryonten 107, 286
– DNA-Molekül-Länge 47
– mRNA-Bildung 111
– Replikations-Startpunkte 86
Eukaryontenzelle 3 ff.
– Außenladung 10
– Bestandteile 4 f.
Euphorbia 38
Euploidie 183
Euryoxibionter Organismus
  378
Eurypotenter Organismus 378
Eurythermer Organismus 378
Eusthenopteron 220
Eutrophierung 389 f.
Evolution 193, 211 ff.
– Chromosomenduplikation 189,
  192 f.
– kulturelle 238
– Primaten 222, 224 f., 235, 237
– soziale 238
– Theorie 212
– Zeitmessung 218
– Zeiträume 202
Evolutionäre Anpassung 355
Exocytose 17 ff., 34, 36 f.
Exoenzym 300
Exon 51, 108 ff.
Exonuclease 47
Exopeptidase 122
Exotoxin 299 f.
Expressionsvektor 337
Expressivität 170
Extrazelluläre Matrix 72, 76 f.,
  167
Extremität 258
Extremitätenknospe 255

F

Fab-Fragment 275
Facettenauge 373
F-Actin 69 f., 71 f., 75
Fallot-Syndrom 228
Familie 214
Fanconi-Anämie 100, 197
Fasciola hepatica 357
Fäulnisbakterien 386
Faulschlamm 389
F-Body 185
Fc-Fragment 275
FCKW s. Fluor-Chlor-Kohlenwas-
  serstoffe
Fehlpaarungs-Reparatur 99 f.

Fehlwirt 356
Feldsprung-Methode 342
**Feminisierungs-Syndrom,
  testiculäres 130, 241**
Ferritin 131
Fertilitäts-Faktor 301
Fettsäure 6, 37 ff.
– ungesättigte 7, 31
Fettsäuresynthese 230
30-nm-Fiber 47
Fiber – FISH 338 f.
Fibroblasten 2, 23, 63
Fibronectin 76
Fibrose, cystische 16, 160, 163
Fieber 288, 299, 362
Filament 62
Filamin 74
Filarien 360, 370
Filopodien 74
Filzlaus 355, 373
Fingerabdruck 173
Fingerprint 349 ff.
Finne 366 ff.
Fisch 213, 220, 226 f.
– Kreislaufsystem 222
Fischbandwurm, s. *Diphyllboth-
  rium latum*
Fischverzehr 387
Fitness 204 f., 212
Flagellaten 359 f.
Flagellen (s. auch Geißeln) 75
– Aufbau 289
Flagellin 67, 289
Flechte 384
Fleckfieber 306 f., 356 f.
Flecktyphus 373
Fleischfresser 385
Flemming, Alexander 39
Fliege 375
Fliegenpilz 310
Flimmerepithel 67
Flimmertrichter 221
Flip-Flop 7
Flippase 32
Flöhe 307, 356, 373 f.
Fluidität 7, 12
Fluiditätsbestimmung 12 f.
Fluid-Mosaic-Modell 8 f.
Fluor-Chlor-Kohlenwasserstoffe
  390
5-Fluorcytosin 309
Fluoreszenz 12
Fluoreszenz-in-situ-Hybridisie-
  rung 151
Flussblindheit 370
Folatsynthese, Hemmung, kom-
  petitive 296 f.
Follikelzelle 242
Formalin 295
Formylmethionin 118
Formyl-Methionyl-tRNA 118
Fortpflanzung 239 f.
– asexuelle 308, 355
– sexuelle 233, 239, 308
– vegetative 239
Fortpflanzungsseparation, post-
  zygotische 205 f.
– präzygotische 205 f.
– zygotische 205 f.
Fortpflanzungsisolation 213
Fossilien 219 f.
Fotolyase 97
Fotoreaktivierung 97
Fötus 253
Fremd-DNA 313
Fressgemeinschaft 367
Fruchtwasser 198
**Frühsommer-Meningoence-
  phalitis 371**
**FSME s. Frühsommer-Meningo-
  encephalitis**
Fünftagefieber 306
Funktionics 354
Furunkel 299
Fusarium oxysporum 299
Fusion 12 f.

G

G-Actin 68 f., 71
gag 325
β-Galactosidase 125, 336,
  342 f.
Galapagos-Finken 220 f.
Gameten 239
Gametogenese 241, 245
Gamogonie 361 f.
GAP s. GTPase-Aktivierungs-Pro-
  tein
gap junction 22, 25 f., 28, 37
Gartenerbse 133 f.
Gasbrand 300, 306
Gasbrand-Toxin 299, 334
Gastrocoel 250
Gastrula 250
Gattung 212, 214, 217
Gauß-Kurve 171
G_1, G_2-Cycline s. Cycline
Gebiss 235
Geburtenrate 387 f.
Gedächtniszelle 271, 274
Gefrierätzung 6
Gehirnanlage 259
Gehirnbläschen 260
Geißeln (s. auch Flagellen) 63,
  65 f., 231, 247
– Antrieb 247
Geißeltiere s. Flagellaten
Gelbfieber 318, 371
Gelbfiebermücke 318, 325,
  371
Gelbkörper 245 ff.
Gelsolin 74 f.
Gen
– Amplifikation 124
– Drift 204, 214
– Expression, Blockade 314
– – konstitutive 126
– – Regulation 123
– Fluss 201
– Frequenz 201 ff.
– Pool 201 f.
– – Veränderung 204 f.
– Transfer 300 ff.
– Wirkkette 161
– Wirkketten-Aktivierung
  127
Gene 41
– abstammungsgleiche 206
– Aktivität 147
– Anzahl 123
– Charakterisierung 345
– Chromosomenzuordnung
  148 f.
– Definition 139
– Durchmischung 143
– Entfernungsmessung 146
– epistatische 169
– Expressivität 170
– funktionelle Rolle 351
– gekoppelte, Entfernung
  146
– homeotische 266
– Identifikation 343 f.
– induzierbare 126
– Isolierung 333 f.
– Klonierung 333 f.
– Kopplung 141
– – eingeschränkte 141
– Kopplungswahrscheinlichkeit
  146
– mitochondriale 41
– modifizierende 169
– Neukombination 101
– Positionseffekt 192
– reprimierbare 126
– Segregation 136
– Wechselwirkung 169
Generationswechsel 239
– heteroxener 362 f.
– intrazellulärer 362
– Parasiten 356
Genetik, Grundprinzipien 136
Genetische Entfernung 146

Genetische Information 47 ff., 79 ff.
Genetische Varianz 144
Genetischer Code 112 ff.
– – degenerierter 114 f.
– – Entzifferung 115
– – kommafreier 115
– – nicht überlappender 115
– – universeller 115
– Informationsfluss 102 f.
– Polymorphismus 347 f.
Genetisches Kombinationsquadrat 138, 141
Genfamilien 51
Genitale, Entwicklung 264
– Evolution 222 f.
– männliches 264
– weibliches 264
Genlocus 139
Genmaterial 79
Genom, Komplexität 153
Genombibliothek 335
Genomics 354
Genom-Mutation s. Aberration
Genort 302
Genotyp 92, 135 ff.
– Ableiten 153
– Ausprägung 169
– Ermittlung 153
– Häufigkeit 201 ff.
– Selektion 205
– Selten-Paarungs-Vorteil 205
Genprägung, elterliche 174
Genregulation, negative 124 ff.
– positive 124
– – bei Eukaryonten 130
Gentechnologie 333
Gerinnungsfaktoren 166
Gerinnungsstörung 166
Germination 291
Gerstmann-Sträussler-Scheinker-Syndrom 320 f.
Geschlechtsbestimmung 168, 185
Geschlechtskrankheit 361
Gewebeparasiten 355
Gewebsbildung 253
Giftgasproduktion 389
G$_1$-Kontrollpunkt 58
G$_2$-Kontrollpunkt 58
Gliafilament 62
Gliazelle 6
Gliederfüßler s. Arthropoden
Globin-Gen 130, 216
– Duplikation 216
γ-Globulin 269
Glomerulonephritis 270, 299
Glossina 359 f., 371, 373, 375
Glucose-6-phosphatase 8, 31, 33, 149
Glucose-6-phosphat-Dehydrogenase-Mangel 167
Glucose-Transport 16, 23
Glutamat 29
Glutamatrezeptor 110
Glutaminsäure 157, 229
Glycane 76 f.
Glycerin 6
Glycin 76, 229
Glycogenose 38
Glycogen-Reserve 33
Glycogenspeicherkrankheit 160
Glycokalix 9, 35
Glycolipide 6 ff.
Glycolyse, anaerobe 291
Glycophorin 10 f.
Glycoproteine 7 f., 11, 35, 323
– Reifung 35
– Rezeptorfunktion 10
Glycosphingolipidose 38
Glycosylierung 31, 33
Glycosyltransferase 35
Glyoxisomen 38
Golgi-Apparat 18, 29, 31, 33 ff.
– Aufbau 33 ff.
– Aufgabe 33 ff.
– cis-Seite 33 ff.
– trans-Seite 33 ff.

Gonaden, primordiale 239
Gonium pectorale 232
Gonorrhoe-Prophylaxe 295
Gonosomen 148, 153, 179
Gonyaulax 380
G$_0$-Phase 53
G$_1$-Phase 53
G$_2$-Phase 53
G-Protein s. Protein G
Graafscher Follikel 245 f.
Gramfärbung 304 f.
Gramicidin 297
Gray 94
Greifhand, fünfgliedrige 235
deGrouchy-Syndrom 191
Grubenwurm 368
Grünalge 232
GTP 117, 119, 290
GTPase-Aktivierungs-Protein 331
Guanin 82 f.
Guanin-Nucleotid-bindendes Protein s. Protein G
Guanosintriphosphat s. GTP
GUG-Codon 116
Gürtel-Desmosomen 21, 24
– Aufbau 24
– Aufgabe 24
Guthrie-Test 163

H

Haarzell-Leukämie 325
Haeckel, Ernst 212 f.
Haemophilus influenzae 305
Hakenwurm 360, 368, 370
Häm 131
Hammer 258 f.
Hämoglobin 11, 130, 155, 157, 214 f.
– embryonales 216
– Sequenzvergleich 216 f.
Hämoglobinsynthese 124
Hämolyse 17, 155
Hämolysin 299
Hämophilie 165
– A 166
– B 166
– Heterozygotentest 166
Haplotyp 347
Hapten 269, 283
Hardy-Weinberg-Gleichgewicht 201 ff.
Harlekin-Chromosom 96, 198
Haushaltsgene 103
Hausstaub 283
Hautekzem 283
Hautleishmaniasis 360 f.
HbA 157
H-Bande 69
HbC 157
Hb-Lepore 193
HbS 157
HCO$_3$ 11 f., 15
Hefe 217, 239, 292, 308
– Genexpression 123
Hefechromosomen 47
– artifizielle 337
Helicase 85 ff., 98
Hemi-Desmosomen 22, 24
– Aufbau 24
– Aufgabe 24
Hemimetabole 360, 371 f.
Hemizygotie 148 f., 164 f.
Heparin 77
Hepatitis-Virus 318, 324 f.
– Immunisierung 325
Hepatitis-Virus-Antigenherstellung 351
Hepatocyten 33
Herbivore 385
Heritabilität 172 f.
Hermaphroditen 364
Herpesviren 318 f., 325 ff.,
Herz, Embryogenese 222, 224 f., 252, 258

– Entwicklung 226
– Phylogenese 227, 258
Herzanlage 252
Herzmuskelzelle 24 ff.
Herzmuskulatur, Erregungsleitung 26
Herzwulst 258
Heterochromatin s. Chromatin
Heterogenie 158, 163, 164
Heterophagie 36
Heterophagolysosomen 36
Heteroplasmie 41
Heteroptera 360
Heterosis 205
Heterosomen 179
Heterosphäre 378
Heterotrophe Sukzession 385
Heterotropher Organismus 385 f.
Heterozygotenhäufigkeit 203
Heterozygotentest 161, 166
Heterozygotenvorteil 158
Heterozygotie 135 f., 139 f.
Heusersche Membran 250
Hexanucleotid 89
Hfr-Stamm 302
Hirnatrophie 321
Hirnbläschen 252
Hirnentwicklung 261
Hirnnerven 258
Histamin 283
Histaminausschüttung 276
Histidin-Operon 126 ff.
Histiocyten 36
Histocompatibilitätsgen 272 f.
Histone 47 f.
– Modifikation 47
– Synthese 47
Hitzesterilisation 295
HIV s. Human Immunodeficiency Virus
HLA-Gene 273
HMG-Domäne 240
hnRNA s. RNA, nukleäre, heterogene
Hoden 222
Hohltiere 233
Holliday-Struktur 100
Holo-Enzym 103 f.
Holometabole 373, 360, 371
Homeobox 267 f.
Homeodomäne 267
Homeotischer Genkomplex 267
Hominiden 235 f.
Hominoiden 235 f.
Homo erectus 235 f.
– habilis 235 f.
– sapiens 235 f.
Homogentisinsäure 160 f.
Homoiothermer Organismus 379
Homopolymeren-Ligation 341
Homosphäre 378
Homozygotenhäufigkeit 202
Homozygotie 136
– Testkreuz 136 f.
Hörgrube 258
Hormon, fettlösliches 129 f.
– wasserlösliches 128
hot spots 90
Hüftgelenksluxation, angeborene 174
Hüllprotein 324
Human Immunodeficiency Virus 282, 318, 323, 327
Humangenetik 153 f., 161
Human-T-lymphotropes Virus 282
Hundebandwurm s. *Echinococcus*
Huntingtin 170
Hyaluronidase 299
Hyaluronsäure 299
Hybrid 336
Hybridisierung 150 f., 214, 334, 339, 343 ff.,
Hybridzelle 149, 281
Hydra 234

Hydrosphäre 378
Hypercholesterolämie, familiäre 10, 160
Hyperplasie 253
Hyperploidie 183 ff.
Hyperpolymorphismen 324
Hypertonie 173
Hypertrophie 253
Hyphen 308
Hypophosphatämie 164
Hypoploidie 183 f.
Hypothalamus 260
Hypothalamus–Hypophysen-Gonaden-Achse 260
Hypotonie 175
Hypotrophie 253

I

I-Bande 69
I-cell-disease 36
IF s. Initiationsfaktor
IgA 276 f.
– Halbwertzeit 276
– Molekülmasse 277
– Transcytose 277
IgA-Rezeptor 277
IgD 276 f.
IgE 276
– Funktion 276 f.
IgG 276 f.
– Funktion 276
– Halbwertzeit 276
– Molekülmasse 277
IgM 276
– lösliches 276
– membrangebundenes 276
Immunabwehr, humorale 270 f.
– zelluläre 270 f., 280
Immunantwort, primäre 270 f., 276
– sekundäre 270 f., 276
Immunbiologie 269 ff.
Immundefizienz 282
– kombinierte, schwere 282
Immunfluoreszenz 2
Immunglobulin 10, 35, 269, 274 ff.
– Aufgabe 276
– Klassenwechsel 276
– Proteolyse 275
– Reifungsprozess 273 f., 279
– Reihenfolge des Auftretens 277
– Serumkonzentration 276 f.
– Struktur 275
– Subklassen 276
Immunglobulin-Gen 278 ff.
Immunglobulin-verwandtes Protein 272 f.
Immunisierung 324
Immunkomplex-Krankheit 270, 283
Immunologisches Gedächtnis 270
Immunschutz 276
Immunscreening 343
Immunsystem 269 ff., 327
– Veränderung, pathologische 282 f.
Impfstoffgewinnung 351
Impfung 324
Implantation, intradeziduale 249
– zentrale 249
Importine 46
Imprinting 174
i-Mutante 125
Inborn Errors of Metabolism 161
Incontinentia pigmenti 165
Individual-Entwicklung 220
Infektion, nosokomiale 305
Infektion, opportunistische 327
Infektionsabwehr 269
Influenza-Virus 322
Initialkörper 307
Initiation, Transkription 104
– Translation 117
Initiationsfaktoren 117, 121
30S-Initiationskomplex 117
70S-Initiationskomplex 118

I

Initiationsstörung 121
Inkubationszeit, Langzeitviren 320
Innere Uhr 380
Inositol-tris-phosphat (IP$_3$) 129, 330
Insekten 355, 357, 360
– fliegende 374, 380
– hemimetabole 371 f.
– holometabole 360, 371, 373
Insertions-Sequenz 304 f.
Insomnie, familiäre, fatale 320 f.
Insulin-ähnlicher Wachstumsfaktor 176
Integrase 315, 327
Integrine 21, 72
Interferenz 146
Interferon 131, 282, 325
– γ 280
Interkalierende Substanzen 93
Interleukine 273 ff.
Intermediärfilament 2, 24, 26, 62
Intermediärstoffwechsel 231
Intermembranöser Spalt 42 f.
Interphase 49, 51 f., 59
Interzellularraum 7, 21 f.
Intron 41, 51, 108 ff., 345
Intron-Exon-Analyse 345
Invagination 19
Inversion 181, 190, 192
– parazentrische 188, 192
– perizentrische 181, 188, 192
Inverted repeats 304
Inzucht 204, 206
Inzuchtkoeffizient 207
Ionengradient 5, 15 f.
– Zelltransport 16
Ionenpumpe 14 ff.
IR s. Inverted repeats
IS s. Insertions-Sequenz
Isochromosom 193
– Entstehungsmechanismus 193
Isogamie 239
Isolat 205
Isoschizomere 341
Isotonie 17
Isotopenmarkierung 2
Ixodes ricinus 372

J

Jahresrhythmus 381
J-Kette 276
Juckreiz 372
Junktionsregion 278

K

Kala-Azar 361
Kalium 14 f.
Kalium-Argon-Methode 218
Kannibalismus 237
Kanzerogene 92, 96, 309, 328
Kapazitation 247
Kaposi-Sarkom 327
Kapsel 289 f.
Kartagener-Syndrom 68
Karyogramm 177 ff.
– männliches 177
– Polymorphismus, chromosomaler 181
– weibliches 178
Karyoplasma 4 f. , 44 f.
Karyotyp 180
Katalase 37
Katzenschreisyndrom s. Cri-du-chat-Syndrom
Kaulquappe 226 f.
Kearns-Sayre-Syndrom 41
Keimbahn 58
Keimblätter 250, 253, 255
Keimdrüsen-Leistenband 264
Keimesentwicklung 220
Keimplasmatheorie 133
Keimscheibe 250
Keimzelle 95, 100, 136, 141, 179
– Entwicklung, geschlechtsspezifische 141
– haploide 141
– Mutation 95
– primordiale 240
– weibliche 147
Keratinfilament 24
Keratokonjunktivitis, chronische 308
Kern s. Nucleus
Kernhülle 29 f. , 44
Kernikterus 155
Kernkompartiment 5
Kernmatrix 48
Kernmembran 45 ff.
– Auflösung 58
Kernporen 45 ff.
– Aufbau 45
Kernteilung 55
κ-Kette 277 f.
Kette, leichte 274 ff.
– schwere 274 ff.
Kiemenanlage 221, 258
Kiemenbögen 220, 258
– Abstammung, phylogenetische 220 f. , 258 f.
Kiemenfurche 220, 258
Kiemengefäß 225, 263
Kiemenherz 225, 262 f.
Kiemennerv 258
Killer-Zellen s. T-Lymphocyten, cytotoxische
Kinase 57 f. , 110 f.
– *cdc-2-Kinase* 58
Kinase-Kaskade 329 f.
Kinesine 55, 68
Kinetochor 55, 179
Kinetochor-Spindelfaser 55
K+-Kanal 15
Klassenwechsel 276
Klebsiella 303, 305
Klima 377
Klimax 385
Klinefelter-Syndrom 184 f., 241
Kloake 252
Kloakenmembran 252
Kloakentier 220
Klon 171, 281
– Präparation 344
– Selektion 274, 344 ff.
Klonierung 333 ff.
– Schrotschuss-Klonierung 335
– Strategie 343 ff.
Klon-Contigs 339
Klumpfuß 175
Knochenmarkstransplantation 282
Knock-out-Maus 351
Knöllchenbakterien 386
Knollenblätterpilz 296, 309
Knorpelfisch 225
Knospung 239, 318
Kobalt 386
Kohlendioxid 377
Kohlenstoffkreislauf 386
Kokken 305 f.
Kollagen 76
Kolobom 192
Kolonie-stimulierender Faktor 329
Kolpitis 360 f.
Kommensalismus 367, 384
Kommunikation, interzelluläre 5, 21
Kommunikationskontakt 25 ff.
– Aufbau 27
– Aufgabe 27
– elektronenmikroskopische Gefrierbruchaufnahme 28
Kompartiment 5 f., 17, 29, 35
Komplementbindung 275
Komplementbindungsreaktion 358
Komplementsystem 271
– Aktivierung 276
Konduktorin 165
Konjugation 302 ff.
Konkordanz 173 f.
Konkurrenzverhalten 380, 387
Konstriktion, primäre 179
– sekundäre 179
Konsument 385
Kontaktallergie 283
Kontaktinhibition 21
– fehlende 10
Kontroll-Proteine 127
Konzentrationsgefälle 15
Kopffortsatz 255
Kopplungsgruppe 141
Kopulation 247
Korallenpolyp 233
Körpergröße 171
Körpertemperatur, konstante 379
Körpervolumen 379
Krankheit, mitochondriale 41
Krätze 371
Kreatinphosphat 71 f.
Krebs-Disposition 99
Krebsentstehung 58
Krebszelle, Kontaktinhibition, fehlende 28
Kreislauf 262
– Embryogenese 262 ff.
Kreislaufsystem, geschlossenes 224
Kretinismus, sporadischer 163
Kriebelmücke 374 f.
Kuru-Kuru 321 f.

L

Lactose-Abbau 125
Lactose-Operon 125
Lähmung 29
deLamarck, Jean 212
Lambda-DNA 312 f.
Lamellipodien 73
Lamina, nucleäre, fibröse 44
Lamine 55
Lampenbürsten-Chromosomen 49
Langerhanssche Zelle 283
Langzeitviren 320 ff.
Lanzettfischchen 220, 224
Latenzzeit 312
Lateralsklerose, amyotrophe 321
Laubfrosch 264
Laus 307, 356, 371, 373
LDL 19
LDL-Rezeptor 19
Leben, Entstehung 212, 229
Lebenserwartung 353
Leber 259
Leberegel 356
Leberfibrose 365
Leberknospe 252
Lebernekrose 309
Leberperoxisom 36, 38
Leberregeneration 253
Lebersche Hereditäre Optikus Neuropathie 41
Lectin 13
Leguminosen 386
Leishmania brasiliensis 271, 360 f.
– *donovani* 361 f.
– *infantum* 361 f.
– *major* 361 f.
– *mexicana* 361 f.
– *tropica* 361 f.
Leit-RNA 110
Leptin 129
Leptospiren 306
Leptotän 59, 61
Lesch-Nyhan-Syndrom 166
Leseaster-Mutation 93
Letalfaktor 165, 205
Leukämie 282
– chronisch-myeloische 197, 328
– – Philadelphia-Chromosom 197 f., 328
Leukämie-Viren 325
Leukencephalopathie, multifokale, progressive 321
Leukocidin 300, 305
Leukocyten, Bewegung 73
– Immunabwehr 270
– Phagocytose 36
Leydigsche Zelle 240 f.
Lichtmikroskop 1
Li-Fraumeni-Syndrom 331
Ligand 128
– Fas 332
Lincomycin 297
Linker-Region 47
Linné, Carl 212
Linsenentwicklung 262 f.
Lipase 300
Lipid-Doppelschicht 6 ff.
Lipide 7, 306, 311, 318 f.
Lipid-Mantel 230
Lipid rafts 7
Lipofuscin 37
Lipopolysaccharide 288
Lipoproteine 122
Liposomen, DNA-beladene 342
Lippen-Kiefer-Gaumen-Spalte 174
Lithosphäre 378
Locus-Test, spezifischer 95
Lod-Wert 146
Low-density-Lipoproteine s. LDL
Luftverschmutzung 389
Lumineszenz 381
Lunge, Embryogenese 259 f.
– Entwicklung 253, 255, 259
– Phylogenese 259
Lungencarcinom 331
Lungen-Emphysem 30
Lungenknospe 252
Lupus erythematodes 47, 282
Lyme-Krankheit s. Borreliose
Lymphocyten 263, 269
– Stimulierung 280 f.
Lymphocytenkultur 96
Lymphocytenreifung 271
Lymphokine 273
Lymphopathia venerea 308
Lyon-Hypothese 167
Lyse 311
Lysin 158
Lysogenie 315 ff.
Lysosomen 35 f. , 123
– Aufgabe 36
– enzymlose 38
– Fehlleistung 38
– primäre 36
– sekundäre 36
Lysozym 289

M

Macula adhaerens 22
Magnesium 15
Maispflanze 147, 179
Major-Histocompatibilitäts-Complex 272
Makrogameten 362
Makroglobulinämie 274
Makrophagen 18, 21, 270, 272 f.
– Aktivierung 271 f.
– Antigenpräsentation 273
– Endocytoseleistung 18
– Phagocytose 21, 36, 270 f.
– Stimulierung 276
Malaria 16, 158, 205, 271, 356 ff.
– Nephritis 270
– quartana 364
– tertiana 364
– tropica 364
Malaria-Immunität 362 f.
Malignom 365
Mammalia 220 ff.
– Kreislaufsystem 226
– Lunge 228
Mammalia-Viren 319

Mangan 386
Mannose-6-phosphat 36
MAP s. Mikrotubulus-assoziiertes Protein
MAPK-Kinase 330
Marfan-Syndrom 76, 160
Masern-Virus 321
Mastzelle 276, 283
Matrix, extrazelluläre 76
Matrixprotein 47
Matrixvesikel 19
Maus, transgene 351
Mäuse-Mamma-Tumorvirus 325
Maxam-Gilbert-Technik 345
Meckel-Knorpel 258
Medulla oblongata 260
Mehrfaktorkreuzung 137
Mehrzeller 233 f., 285 f.
Meiose 58 ff.
– Komplikation 194 f.
Meiose I 61
Meiose II 61 f.
Melanin 379, 160, 162
Melanocyten-stimulierendes-Hormon (MSH) 129
Melanomrate 391
Melatonin 260
Membran 5 ff.
– Aufbau 6, 288
– Deckschicht 9
– Doppelschichtmembran 7 f., 288
– Durchmesser 6
– Eigenschaften 6 f.
– Einheitsmembran 6
– Einschichtmembran 8
– Erneuerung 35
– Fluidität 12
– Fluiditätsbestimmung 12 ff.
– Funktion 5 f.
– intrazelluläre 29
– Invagination 19
– Kohlenhydrat-Gehalt 9
– Lipide 6 ff.
– Lipid-Protein-Verhältnis 8
– permeable 14
– Permeationsschranke 5, 7, 14
– Proteine 6 ff.
– Recyclisierung 36
Membrandynamik 34, 36
Membrangängigkeit 15
Membransystem, intrazelluläres 29 f.
Membrantransport 23, 30
Membranvermehrung 36
Mendel, Gregor 133 f.
Mendel-Population 201
Meningitis 300
Menstruationscyclus 244 ff.
Merkmal 133 ff., 137 ff.
– dominantes 135, 139
– multifaktoriell vererbtes 170
– quantitatives 171
– rezessives 135, 139
Meromyosin 71
Merozoiten 361
Mesencephalon 260
Mesenchym 233
Mesoderm 250, 253 ff. ,262
– Organentwicklung 253, 255
Mesosom 286, 289
Messenger-RNA 44, 105 f., 111, 117, 334
– *Acetabularia mediterranea* 108
– Bereitstellung, kontrollierte 124
– Bildung 106, 108 f.
– Halbwertszeit 106
– Präparation 334
– Proteinsynthese, Initiation 117
– schweigende 247
– Selektion 334 f.
– Veränderung, redaktionelle 110
Mess-Gen 126
Metaphase 54 ff.
Metaphase I 60

Metaphase II 60, 245
Metaphase-Kontrollpunkt 58 f.
Metaphasenchromosomen 178 f.
Metaplasie 253
Metencephalon 260 f.
Methangasbildung 389
Methionin 81, 117 f.
6-Methyladenin 313
Methylcytosin 92, 98, 313
Methylen-Tetrahydrofolat 118, 296
– Methylierung 103, 296
MHC I 272 ff.
MHC II 272 ff.
Micelle 6
Microbodies 37
Micro-RNA (miRNA) 131
Microsatelliten-DNA 52
Mikrodeletion, Nachweis 151
Mikrofilament 3, 62, 68 f.
Mikrogamet 362
β₂-Mikroglobulin 273
Mikronucleus-Test 96
Mikroorganismen 285
– prokaryonte, bakterienähnliche 306
Mikrosomenfraktion 96
Mikrotubulus 3, 62 ff.
– Aufbau 63
– Aufgabe 63
– Vorkommen 63
Mikrotubulus-assoziiertes Protein 68
Mikrotubulus-Duplett 67
Mikrotubulus-Organisationszentrum 55, 63
Mikrotubulus-Polymerisation 62 f.
Mikrotubulus-Triplett 64 f.
Mikrovilli 75 f.
Milbe 307, 360, 371
Mini-Sarcomer 68 f.
Minisatelliten-DNA 52, 89
Mirabilis jalapa 42
– – Erbgang, intermediärer 140
Miracidien 365
MIS s. Müllersche-Inhibitor-Substanz
Missbildung 325
Missense-Mutation 93
Mitochondrien 4 ff., 39 ff.
– Aufbau 39
– Autonomie 39
– Elektronenmikroskopie 40
– Energieproduktion 39 f.
– Evolution 215, 231
– Funktion 39
– Protonengradient 43
– Stammbaumeinordnung 231
– Vermehrung 39, 41
Mitochondrien-Membran 8
Mitomycin 296
Mitose 53, 55 ff.
Mitoseindex 58
Mitose-Promotor-Faktor 55, 58, 242
Mittelschmerz 245
MN-System 10
Modifikationsenzym 313
Moi s. Multiplizität der Infektion
Monaster 56
Monocyten 270
Monohybride 135
Mononucleose, infektiöse 318
Monosomie 183
– partielle 189
Morgan 146
Morula 249 f.
Mosaik 168
– triploid-diploides 181
Motorische Endplatte 29
Motorproteine 55, 68
MPF s. Mitose-Promotor-Faktor
M-Streifen 69 f.
Mücke 355, 361, 370, 375, 380 f.

Mucopolysaccharide 24, 33, 38, 77
Mucopolysaccharidose 77
Mucor 308
Mucoviszidose s. Fibrose, cystische
Müllersche-Inhibitor-Substanz 240
Müllerscher Gang 221 ff., 240 f., 263 f.
Multidrogen-Resistenz-Protein 16
Multimere 30
Multiple Sklerose 6, 282, 321
Multiplizität der Infektion 311
Multivalente 194
Murein 286
– Aufbau 286 f.
– Synthesehemmung 297
Murein-Sacculus, Vergrößerung 288
Muscalarve 371
Muscarin 310
Muscidae 375
Muscimol 310
Muskeldystrophie, myotone, Triplett-Wiederholung, expandierte 91
– Typ Duchenne 167
Muskelfaser 68
Muskelkontraktion 73 ff.
Muskelschwäche, neurogene 41
Muskulatur, glatte 68
– Metamerie 255
– quer gestreifte 68 ff.
– segmentale Anordnung 255
Mutagenität 95
Mutagenitätstest 96 ff.
Mutation 41, 62, 90 ff.
– Blockmutation 91
– Erkennung 347
– induzierte 96
– interkalierende Substanzen 93
– Leseraster-Mutation 93
– letale 91
– Missense-Mutation 93
– Nonsense-Mutation 93
– Punktmutation 91, 94
– Regulator-Gen 126
– spontane 90 f.
– stille 91, 347
– strahlenbedingte 94 f.
Mutationsauslöser 92 ff.
Mutatorgen 99 f.
Mutilation 167
Mutualismus 384
M13-Vektor 337
Mycel 308
Mycetom 373
Mycobacterium leprae 271
– *tuberculosis* 271
Mycoplasmen 285, 308
– *Mycoplasma pneumoniae* 308
Mycorrhizen 384
Mycose 308
Myelencephalon 260
Myelin 6, 8
Myelinprotein, basisches 6
Myelinscheide 6
Myelom 274
Myiasis 375
Myocarditis 369
Myocoel 254
Myofibrille 3, 68
Myofilament 68 f.
Myoglobin 216
Myosin 3, 29, 68, 70 f.
– Kopfregion, globuläre 71, 73
– Schaft, fibrillärer 71
Myosin-ATPase 73
Myosinfilament 69
Myotom 255
Myxo-Virus 322

N

Nabelstrang 252, 257 f.
N-Acetylglucosamin 286 f.
N-Acetylmuraminsäure 286 f.
Nachgeburt 257
Nachniere 222 f., 263
Naegleria aerobia 361
– *fowleri* 361
– *gruberi* 361
– *invadens* 361
Nagerfloh 374
Nahrungsaufnahme 253
Nahrungskette 385
Na⁺-Kanal 6, 15
Na⁺-K⁺-ATPase 16
Na⁺-K⁺-Pumpe 14, 16
Nalidixinsäure 296
Na⁺-Symport 16
Natrium 14 ff.
Neandertaler 219
Nebenhoden 223
Necator americans 370
Neisseria gonorrhoeae 305
Nekrose 331
Nemathelminthen 360, 367 f.
Neomycin 121 f., 297
Nephritis 270, 299
Nervengift 29
Nervenzelle 233
Nesselzelle 233
Nettoprimärproduktion 386
Neuralfalte 259
Neuralleiste 255
Neuralplatte 250, 259
Neuralrinne 259
Neuralrohr 250, 252
– Verschluss 260
Neuraminsäure 10
Neurodegeneratives Syndrom 321
Neurofibromatose 160, 331
Neurofibromin 331
Neurofilament 62 f.
Neurohypophyse 260
Neuropeptid y 129
Neurospora crassa 41
– – Tetradenanalyse 143
Neurotoxin 299, 371
Neurotransmitter 22, 28
Neurotransmitter-Rezeptor 28
Newcastle-Disease-Virus 323
Nexin 67
Nexus 22, 25 f.
Nickel 283
Nick-Translation 343 ff.
Nicotinamid-Adenin-Dinucleotid 122
Nierenentwicklung 223, 263 f.
Nisse 373
Nissl-Schollen 30
Nitrocellulosefilter 343 f., 348
Nitrosamin 92
Non-disjunction 64, 175
– meiotische 181 ff.
– mitotische, postzygotische 189
Nonsense-Mutation 93
nos-RNA 265
Novobiocin 296
N-Region 259
Nuclease 98, 313
Nucleinsäure 3, 79, 82
– Bausteine 82
– Synthesehemmung 296 f.
– Viren 312 f.
Nucleolus 4, 44, 52 f., 107
– Aufbau 52
– Auflösung 55
– Elektronenmikroskopie 4, 45
Nucleolus-Organisator-Region 107, 179, 194
Nucleoporine 45
Nucleoprotein 47
Nucleosid 82
Nucleosomen 47, 49
Nucleotide 82
– Veränderung, mutagene 92

Nucleotid-Excisions-Reparatur
97 f.
Nucleotid-Polymerisation 88
Nucleotidtransferase, terminale
341
Nucleotid-Triplett 91, 113 ff.
Nucleotidyl-Transferase 110 f.
Nucleus 29, 39 ff., 44, 47, 52
– Aufgabe 44
– Elektronenmikroskopie 4, 36
NSF (N-Ethylmalemid sensitives
Fusionsprotein) 18
nv CJK (new variant CJK) s.
Creutzfeld-Jacob-Krankheit
Nystatin 297, 308

O

Oberflächenerkennungsprotein
35
Occludin 22
Okazaki-Stücke 87, 89
Ökologische Nische 380
Ökosphäre 378
Ökosystem 378, 385
– Energiequelle 385
– Energieweitergabe 386
– Gefährdung 378, 387, 389
Oligonucleotide 230 f., 334
– komplementäre 346, 348, 350
– synthetische 340
Oligosaccharid 30, 35
Oligosaprobien 390
O-Mutante 126
Onchocerca volvulus 370
Oncogene, 326 ff.
– Funktion 326
– Proliferationssignalkette
328 ff.
– zelluläre 326
Oncogenprodukt 326, 328, 330
Oncornaviren 318, 326
Ontogenese 220 f., 239 ff., 256 ff.
Oocyte 49, 59, 60 f., 241 f.
– Gen-Amplifikation 124
– 2. Ordnung 245
– primäre 242
Oocytenchromatin 48
Oogamie 239
Oogenese 182, 242, 244
Oogonien 239, 242
Operator 125, 336
Operator-Gen, Mutation 126
Operon 125, 139, 304, 333, 336,
343
– lac-Operon 333
Organelle 3, 5, 7 f., 29 f., 289
– membranbegrenzte 36
Organische Verbindung 218, 229,
233
Organismenmasse 386
Organismus, autotropher 383
– euryoxibionter 378
– eurypotenter 378
– eurythermer 378
– heterotropher 383
– homoiotherm 379
– mesosaprobischer 389
– poikilothermer 379
– Präferenzbereich 378
– stenopotenter 378
– Toleranzbereich 378
Orientbeule 361
Ornithose 308
Oropharyngealmembran 252
Osmolarität 17
Osmose 14, 17, 289
Osteomyelitis 299
Osteosarkom 176
Östrogen 241, 246, 257
Ovar 240 ff.
Oviduct 222 ff., 245 f, 253, 265 f.
Ovulation 245 f.
Oxidase 37
Oxidation 32 f.
β-Oxidation 37 ff.

Oxidationsmittel 295
α-Oxosäure 230
Oxychinolin-Quetschtechnik 177
Ozon 390 f.
– bodennahes 391
Ozonloch 390

P

Paarung
– ausgewählte 205
– zufällige 201 f.
Pachytän 59 f.
Paläontologie 214, 219
Panencephalitis, progressive
321
– sklerosierende, subakute
321 f.
Pangenese 133
Pankreas 253, 255, 282
Pankreaszelle
– exokrine 31
Panmixie 201
Pantherpilz 310
Pantothensäure 293
Papain 275
Papovaviren 216, 317 f., 321, 325 ff.
Paralyse 29
Paramecium 170
Parasexualität 286, 289
Parasiten 158, 269 ff.
– Abwehr 276
– Cystenbildung 357
– Doppeldiffusionstest 358
– Einteilung 355, 359 f.
– – nach Wirtsverhalten 356
– evolutionäre Anpassung 355
– Generationswechsel 356
– intrazelluläre 271 ff.,285
– Komplementbindungsreaktion
358
– Nachweis 357 f.
– obligate 306
– Pathogenitätsmechanismen
356 f.
– Protein-A-Test 359
– Radio-Immun-Assay 358 f.
– Vermehrung, asexuelle 355 f.
– – sexuelle 355 f.
Parasitenabwehr 272, 276 f.
Parasitenwirt 356 f.
Parasitismus 384
Pärchenegel 365
Parkinson-Krankheit 321
Parthenogenese 239
Passagier-DNA 333
– Einbau 333, 339, 341
– Isolierung 333
– Präparation 343
Pasteurella 305
– *tularensis* 371
Pasteurisieren 295
Pätau-Syndrom s. Trisomie 13
Patenz 356
Pathogenität 299 f., 305 ff.
PCR s. Polymerase-Kettenreak-
tion
Pedosphäre 378
Peitschenwurm s. *Trichuris*
Pemphigus vulgaris 25, 282
Penetranz 170, 269
Penicillin 121, 289
– Wirkung 289, 293
Pentamer 276
Pentose 82
Pepsin 275
Peptidase 32
Peptidbindung 119
Peptidkette, Wachstumsge-
schwindigkeit 118 f.
Peptidyl-Stelle 117 ff.
Peptidyl-Transferase 111, 119
– Inhibition 121
Peptidyl-tRNA 118 f.
Perinucleärer Raum 29
Periodizität 380

Periplasmatischer Raum 288
Permeabilität, selektive 5
Permease 129
Permeationsschranke 5, 14, 22 f.
Peroxisomen 37
– Aufgabe 38
Pest 305, 356 f., 371, 373 f.
Peyersche Plaques 279
Pflanzenfresser 385
Pflanzenklonierung 265
P53-Gen 331
Phage, Lambda 80, 298, 311, 315,
333
– M13 315, 344
– T3 314
– T4 313 f.
– T7 315
Phagen 81 f., 298 ff., 301, 311, 314
Phagenentwicklung 311
Phagengenom, Insertion 315
Phagenkopf 301
Phagenplaque 311 f.
Phagenschwanz 312
Phagocytose 10, 18, 21, 22
Phalloidin 309
Phän 153
Phänokopie 163
Phänotyp 92 f., 96, 135 ff., 141,
158 f.
– Ableiten 138, 141
– Ausprägung 91, 96, 139
– Beeinträchtigung 189
– Umweltfaktor 169 f.
– Variabilität 168
– Varianz, kontinuierliche 168
Phenobarbital 32
Phenol 295
Phenylalanin 115 f.
Phenylalanin-Hydroxylase 162
Phenylketonurie 160, 162,
293
– atypische 163
– Diagnose 163
Phenylthioharnstoff 160
Pheromone 389
pH-Gradient 29
Philadelphia-Chromosom s.
Leukämie
Phlebotomus 360 f.
Phorbolester 329
Phosphat 15, 81, 89, 326, 329,
347
Phosphatidylinositol-bis-
phosphat 329
Phosphattransfer 110
Phosphodiesterase 111
Phospholipase C 129, 330
Phospholipid-Doppelschicht
288
Phospholipide 6 ff.
– molekulare Struktur 231
– Synthese 30
– Verteilung, asymmetrische 7
Phosphomonoesterase 110
Phosphor 385
Phosphorsäure 82
Phosphorylierung 33, 41, 57 f.,
100, 122, 163
Photosynthese 42 f, 215, 218,
231, 233, 379
Photosynthese-Bakterien 231
Phthiraptera 360
Phylogenese 212, 220 ff., 228,
255
– Kreislaufsystem 222
Phylogenie 262, 224 f., 256
Phytohämagglutinin 178
Picornaviren 318
Pili 286 f., 289
Pilot-Gen 337
Pilze 297, 299, 309
– pathogene 309 f.
Pilzgift 309 f.
Pinocytose 14, 18, 20
Placenta 256
– endotheliochorialis 256
– epitheliochorialis 256

– Funktion 257
– haemochorialis 256
– syndesmochorialis 256
Plaque 311
Plasmagel 74
Plasmalemm 4 f.
Plasmamembran, bakterielle
286, 289, 292, 297
Plasmasol 74
Plasmazelle 279
Plasmid 85, 297 f., 301 f.
Plasmocytom 274
Plasmodien 360, 362
– Generationswechsel, heteroxe-
ner 362
Plasmodium falciparum 16, 362
– *malariae* 362
– *ovale* 362
– *vivax* 362
Plathelminthen 360, 364 f.
Plättchen-Wachstumsfaktor
329
Plattwürmer s. Plathelminthen
Pleiotropie 158, 169
Pleodorina californica 232
Plerocercoid 366
Pleuropneumonia like organisms
308
Plexus choroideus 254
Pluripotenz 353
Pneumocystis carinii 327
Pneumonie 300, 308
Pockenimpfung 269, 324
Pocken-Viren 317 f.
Poikilothermer Organismus 379
pol 325
Poliomyelitisvirus 131
Polkörper 245
Pollen 283
Polydaktylie 160
Polygenie 153, 169 f.
Polymerase-Kettenreaktion
339 f., 350
– Allel-spezifische 351
Polymorphismus, chromosoma-
ler 180
– genetischer 347 f.
– hypervariabler 347 f.
Polymyxine 297
Polynucleotide 229
Polynucleotid-Kinase 346
Polynucleotid-Phoshorylase 115
Polypeptide 229, 233
– processing 122
Polypeptidkette 114
Polypeptid-Nucleotid-Komplex
229
Polyphänie 158
Polyphosphat 229
Polyploidie 181 f.
Polysom 121
Pons 260
Population, Sexualindex 387
– Struktur 387
Populationsdichte 387
Populationsdynamik 388
Populationsgenetik 201 ff.
Populationsgröße 387
Populationsökologie 387 f.
Populationspyramide 387 f.
Porengranula 45
Porphyrie, akute, intermittie-
rende 160
Prächordalplatte 252
Prader-Willi-Syndrom 151, 175
Prä-mRNA 108
Prämutation 91
Pränatal-Diagnostik 198
Präpatenz 356
Primärfollikel 245
Primärkonsument 385
Primärsukzession 385
Primase 87
Primaten 235
Primer 87, 340
Primitivkanal 255
Primitivstreifen 255

Prion 320 ff.
– Convertierung 324
Probionten 231
Processing 106, 122
Produzent 385
Proenzym 36
Profilin 71
Progesteron 245 f., 257
Proglottis 365 ff.
Prokaryonten 68, 87 f., 98, 104 ff., 111, 119, 231 f., 286 ff.
– DNA-Molekül-Länge 47
– photosynthetische 219
– Replikation 86
– RNA-Vorstufen 106
– Transkription 104
Proliferationssignalkette 328 ff.
Proliferations-Zell-Nucleares-Antigen (PCNA) 98
Prolin 76
Prometaphase 55 f.
Promotor 104 ff., 240, 266, 326 f.
Promotor-Sequenz 176, 304
Prophase 55
Prophase I 59 ff.
Prophase II 60 ff.
Prosencephalon 260
Protease 315 f., 327, 350
Proteasom 123
Protein 8, 10, 331
– Band-III-Protein 11
– bcl 2-Protein 332
– chromosomales 216
– D 319
– Faser bildendes 76
– G 129 f.
– Glycosylieren 31
– integrales 11
– integriertes 9 f.
– Lateraldiffusion 14
– lysosomales 35
– p53 58, 331
– Produktion, gentechnologische 350
– Reifung 31
– sekretorisches 33, 123 f.
– Sequenzübereinstimmung 216
– Signalsequenz 9, 31 f., 122
– Verwandtschaftsbeweis 216 f.
– virales 216, 311 ff., 317 ff.
– – Immunisierung 325
Proteinase 300
Protein-A-Test 359
Proteinkinase 57
Proteinkinase C 329
Proteinmodifikation 33, 35
– posttranslationale 33
Proteinsynthese 30, 102, 111 ff.
– bakterielle 297
– Blockade 121
– Elongation 119 f.
– Initiation 117 f.
– Komponenten 116
– Mechanismus 121
– Termination 119
– Triplett-Code 114
– Unterbrechung 121
– virale 131
Proteoglycane 9, 76 f.
Proteoglycan-Mantel 357, 360
Proteomics 354
Protobionten 219, 230
Protofilament 63
Protonenexport 230 f.
Protonengradient 43, 230 f., 290
– elektrochemischer 43
– Energiegehalt 231
Protoncogene 328 f.
Protoplasma 4
– Zusammensetzung 3
Protoscolices 366
Protostomia 250
Protozoen 285
– parasitäre 359 f.
Pseudogene 111
– prozessierte 111

Pseudoisochromosom 193
Pseudo-Lambda 344
Pseudomonas aeruginosa 217, 299, 303, 305
Pseudopodien 73, 361
Pseudotuberkel 365
Psittakose 308
P-Stelle 117 f., 121
Puffs 49 f., 147
Punkt-Desmosomen 21, 24
– Aufbau 24
– Aufgabe 24
Punktmutation 91, 94, 115, 157 f., 328 f., 348, 350
– HbS 157
Puromycin 121, 297
Purpurbakterien 231
Putzerfisch 384
Pylorusstenose 174
Pyrene 12
Pyrimidinhydrate 94
Pyrogen 288
Pyrophosphat 87

Q

Quastenflosser 220
Quecksilber 387
Quinacrin-Mustard 177

R

rad 94
Radiocarbon-Methode 218
Radio-Immun-Assay 270, 358
Ramapithecus 235
Rana esculenta 48
Ranvier-Schnürring 6
Rasse 211
Rattenfloh 373
Räuber-Beute-Prinzip 383 f., 387
Raum, perinucleärer 29
– periplasmatischer 288
Redox-Nucleotid 230
Reduktionsteilung 58, 61
Regen, saurer 389
Regeneration 251
Region, konstante 273
– variable 273
Regulator-Gen 125, 169
– Mutation 126
Rekombinanten-DNA-Einschleusen 342
Rekombinanten-DNA-Technik 333
Rekombination 90, 96 f., 100
– Häufigkeit 146
– homologe 99
– illegitime 304
– intrachromosomale 278
– Nachweisgrenze 147
rem 94
Reparatose 100, 160, 195
Replikation 85 f.
Replikationsapparat 230
Replikationsenzym 87 ff.
Replikations-Loops 86
Replikationsprotein RPA 98
Replikon 335
Repressor-Protein 125
– Aktivierung 126
– Inaktivierung 126
Reptilien 219 ff., 234
– Kreislaufsystem 222
– Lunge 228
RER s. Endoplasmatisches Reticulum, raues
Reservoirwirt 356
Residualkörper 19, 36
Resistenz, genetisch bedingte 297
– Sporen 290
Resistenzentwicklung 16
Resistenz-Faktor 303
– Übertragung 303

Resistenzgen 303, 335 ff., 352
Restriktion 313
Restriktions-Endonuclease 313, 335
– Hemmung 340
– Schnittstelle 336
Restriktions-Fragmentlängen-Polymorphismus 347
Retardierung, geistige 160
Reticulocyten 140
Reticulumzelle 37
Retinoblastom, erbliches 197
Retinoblastom-Gen 331
Retroposon 327
Retroviren 102, 318 f., 325 ff.
– *Transkriptase* 102
Reverse Transkription 102
Rezeptor 5, 12 f., 19 ff.
Rezeptor-Ligand-Bindung 19
Rezessives Merkmal 135 f.
Reziprozität 135
RFLP s. Restriktions-Fragmentlängen-Polymorphismus
Rhabdomyosarkom, embryonales 175
Rhesusfaktor 149, 155, 269
Rhesus-Inkompatibilität 155
Rhesussystem 155
Rheumatisches Fieber 299
Rhizoid 381
Rhizopoden 360
Rhodopsin 12
Rhombencephalon 260
Rhythmus, circadianer 380 ff.
– – Vererbung 381
– circalunarer 380
– endogener 380 f.
Ribonuclease P 111
Ribonucleinsäure s. RNA
Ribose 102
Ribosomen 30, 41 f., 111
– 30S 119 ff.
– 50S 119 ff.
– 70S 119, 297
– 80S 382
– A-Stelle 117
– Aufbau 111
– membrangebundene 30
– Proteinsynthese 111
– P-Stelle 117
Ribosomen-Cyclus 32
Ribosomenuntereinheit 52
Ribozyme 110 f.
Rickettsia prowazeki 373
Rickettsien 285, 307, 371
Riechgrube 258
Riesenchromosom 49
Rifampicin 121, 296
Rinderbandwurm s. *Taenia saginata*
Rinderwahnsinn s. BSE
Ringchromosom 188
– Entstehung 191
Risspilz, ziegelroter 310
RNA 42, 82, 87, 102
– 5S 52, 106 f.
– 16S 106 f., 117 f.
– 18S 117
– 23S 106 f.
– Aufbau 102
– bcd-mRNA 265 f.
– cap 108
– Doppelstrangbildung 89, 102
– Enzymfunktion 110
– kleine 332
– kurze Interferenz RNA (SiRNA) 131
– nucleäre, heterogene 108
– – kleine 109
– Spleißen 108, 279
– Nucleotide 82
– processing 106
– Sekundärstruktur 131
– virale 131, 311 f.
– Vorstufen 106 f.
RNA/DNA-Hybridisierung 214
RNA-Identifikation 105

RNA-Kettenverlängerung 105
RNA-Lasso-Struktur 110
RNA-Ligase 111, 341
RNA-Polymerase 103, 126, 309, 314
– Blockade 126
RNA-Polymerase II, Hemmung 296
RNA-Primer 86
RNA-Redaktion 110
RNA-Startermolekül 87
– Abbau 87, 89 f.
RNA-Synthese 105
– Hemmung 297
RNA-Tumor-Viren s. Tumor-Viren
RNA-Viren 131, 285
– Translationsregulation 131
Robertsonsche Translocation 188, 194
Rocky-Mountain-Fieber 306, 371
Röntgen 94
Röntgenstrukturanalyse 1, 84
Rötelninfektion 321
– pränatale 325
Röteln-Missbildung, congenitale 325
Rot-Grün-Blindheit 165
Rous-Sarkoma-Virus 318
rRNA 105 ff.
– *Acetabularia mediterranea* 107
– Aufgabe 111
– Sequenzvergleich 214 f.
rRNA-Gen 52
– Transkription 53
rRNA-Synthese 52
Rückenmark 234
Rückfallfieber 371, 373
Rückkreuzung 146
Ruhepotenzial 15
Rundwürmer s. Nemathelminthen

S

Saccharosegradienten-Zentrifugation 105
Sacculi 39
S-Adenosylmethionin 82
Salmonella 96 f., 271
Salvarsan 295
Sandfloh 374
Sandmücke 375
Sanger-Methode 345
Sarcolemm 68
Sarcomer 69 f.
Sarcoplasma 68
Sarcoplasmatisches Reticulum 33, 69 f.
Sarcosomen 68
Satelliten 179
Satelliten-DNA 52
α-Satelliten-DNA 52
Sauerstoff 231
Sauerstoffkreislauf 386
Sauerstoff-Radikale 41, 94, 100
Sauerstoffverarmung 390
Säuger, Genexpression 139
Sauggruben 365
Saugnäpfe 365
Saugwürmer s. Trematoden
Säure, salpetrige 389
Schädelvolumen 237
Schädlingsbekämpfung 389
Schafswahnsinn s. Scrapie
Scharlachexanthem 299
Schilddrüsenhormon 37
Schimmelpilz 145, 309
Schistosomatiden 364
– Entwicklungskreislauf 365
Schistosomiasis 364
Schizogonie 361 ff.
Schizophrenie 173
Schlafkrankheit 359

Schlauchherz 262
Schlauchwürmer s. Nemathelminthen
Schlundtasche 258
Schmetterlingsblütler s. Leguminosen
Schnabeltier 220
Schrotschuss-Klonierung 335
Schutzimpfung 324
Schutzkapsel 311
Schwachsinn 173
Schwamm, primitiver 233
Schwangerschaft 241, 245, 247, 256 ff., 321
– Virusinfektion 321, 325 ff.
Schwann-Zelle 6
Schwanzfibern 312
Schwanzspikes 312
Schwefel 292
Schweinebandwurm s. *Taenia solium*
Schwermetall-Ionen 295
Schwesterchromatid-Austausch 2, 96, 197
– Steigerung 197
Schwesterchromatiden 55, 61, 141, 179
Schwimmblase 222
Scolex 365
Scorbut 30
Scrapie 321
– Scrapie-Prion-Protein 321 f.
Second messenger 128
Sedimentationskoeffizient 105
Seeanemone 384
Segment-Polarität 266
Segregation, alternierende 194 f.
– Nachbarschafts-Segregation 194 ff.
Segregationsgesetz 135
Sehen, räumliches 235
Seitenventrikel 260
Sekret 18
Sekretion 9, 18 f., 33
Sekundärfollikel 245
Sekundärinfektion 357
Sekundärkonsument 385
Sekundärsukzession 385
Selbstbefruchtung 134
Selbstmord-*Alkyltransferase* 97
Selectine 10
Selektion 204 f., 212 ff., 233, 380
– klonale 270, 274, 280, 342
Selektionsdruck 291, 342, 364
Semidominanz 139
Separase 56
Separation 205
– akustische 213
– genetische 205 f.
– geographische 205 f.
– optische 213
– reproduktive 205 f.
Septum primum 262
– secundum 262
– transversum 252
Sequenz, autonom replizierende 336 f.
SER s. Endoplasmatisches Retikulum, glattes
Serotonin 28
Serratia marcescens 305
Sertoli-Zelle 240
Sex reversal on Y 240
Sexchromatin 51, 185 f.
Sex-Determination 165, 240 f.
Sexduktion 301 ff.
Sex-Pili 289, 300 ff.
Sexuallockstoff 389
Shigella 303
Shine-Dalgarno-Sequenz 117
Sialinsäure 10
Silbernitrat-Lösung 295
Sichelzellanämie 156 f., 205, 347 f., 362 f.
– **Diagnose, pränatale 347**
Sievert 94
Sigma-Faktor 103

Signalsequenz 9, 31 f., 122
Signaltransduction 330 f.
Signalübertragung 128
Silencer 103
Sinneszelle 233
Siphonaptera 355
Situs inversus 68
Sklerotom 255
Slow virus 320
Smog 389
SNARE-Rezeptoren 18
SNAPs (soluble NSF attachment proteins) 18
Somatomedine 350
Somatoplasma 133
Somite 254 f.
Sonnenenergie 229
Sonnenlicht 230, 291, 379, 385 f.
SOX9 241
Spalthand 160
Spectrin 10, 72
Speicherkrankheit 38
Spermatiden 58, 241
Spermatocyten 58, 241
Spermatogenese 241 ff.
Spermatogonien 239, 241
Spermatogonienbahn 241
Spermien 173, 181 f., 202, 223, 239, 241 f.
– Mittelstück 241, 248
Spermienbewegung 241, 243
Spermiengeißel 66
Spermiogenese 241
Spezies 201
Sphärocytose, hereditäre 10
S-Phase 54 f., 57 ff.
Spina bifida 198 f.
Spindelapparat 55, 58, 62 ff.
Spindelfaser, kinetochore 55
– polare 55, 65
Spirillum minus 306
Spirochaeta recurrentis 371, 373
Spirochäten 306
Spleißen 108 ff.
Spleißosom-Komplex 109
Spontanabort 165, 181, 183
Spontanmutation 90 f.
Sporen 290, 361
– Aufbau 290
– Resistenz 290
Sporenauskeimung 291
Sporenbildner 290
Sporencyste 361, 365
Sporentierchen s. Sporozoen
Sporogonie 362
Sporozoen 285, 360 f., 364
– Generationswechsel, intrazellulärer 361
Sporulation 239, 290
Sprache 237
Springen, chromosomales 337
Spulwurm s. Ascaris
5S-RNA-Gene 52
SSCP (single strand conformational polymorphism) 350
SRP (signal recognition particle) 31
SRY-Gen 149, 165, 240
– Translocation 241
Stäbchen 305
Stachelsaum-Vesikel 19, 21
Stammbaumanalyse 148, 153, 161
Stammesentwicklung 212, 219 ff.
Stammzelle 270
– adulte 353
– embryonale 353
– totipotente 352
Staphylokinase 300
Staphylokokken 299 f., 305
– *Staphylococcus aureus* 335, 358
Stechmücke 375
Steigbügel 258
Stellen, hyperpolymorphe 347
Stenopotenter Organismus 378
Stereocilien 75

Sterilisation 293 ff.
Sterilität 214, 295
Steroide, Genregulation 130
Steroidhormone, Synthese 31 f.
Stickoxide 391
Stickstoff-Ausscheidung 221
Stickstoffkreislauf 386
Stickstoffquelle 291
Stoffaustausch 14 ff.
Stoffwechseldefekt, Diagnose, pränatale 198 f.
Stop-Codon 111
– UAA 116
– UAG 116
– UGA 116
Stop-Signal 304
Strahlen, harte 91, 95
– ionisierende 95, 187
– Toleranzdosis 95
– Verdoppelungsdosis 94
– weiche 95
Strahlenbelastung 95
– natürliche 95
Strahlensensibilität 100
Strahlensterilisation 290, 295
Strahlenwirkung 95
Strahlungsenergie 386
Stratosphäre 391
Stratum 24
Streptodornase 299
Streptokinase 299
Streptokokken 299 f., 306
– *Streptococcus mutans* 316
Streptomycin 121, 297
Streptomycin-Resistenz 211
Strobila 365
Stromatolithen 219
Strongyloides 370
Struktur-Gen 125, 169
Strukturprotein 158
Sukzession 385
Sulfate 295
Sulfonamide 295
– Wirkung 296
SV-40 318, 322, 326 ff.
Svedbergeinheit 105
Symbionten 42
Symbiose 316, 355, 373, 384 ff.
Symport 16
Synapse 22, 28
– chemische 22, 28
– elektrische 22
Synapsis 60
Synaptischer Spalt 28
Synaptobrevin (v-SNARE) 28
Synaptonemaler Komplex 60, 62
Syncytium 68
Syngamie 239
Synökologie 380
Synonyme 114
Syntaxin (t-SNARE) 28

T

Tabak-Mosaik-Virus 322
Tachyglossus 223
Taenia 355 ff., 366 ff.
– Entwicklungsweg 366, 368
– *saginata* 365, 366
– *solium* 366
Tandem-repeats 179, 347
Tandemsatelliten 179
Taubstummheit 160, 164
Taufliege s. *Drosophila*
Tbc-Diagnose-Medium 292
T7-DNA, späte 314
Teichonsäure 288
Teilungsring 57
Telencephalon 260
Telolysosomen 36
Telomer 52, 59, 89 ff., 190 ff.
Telomerabbruch 190 f.
Telomerase 89 f.
Telomerlänge 90
Telophase 52, 55 ff., 179
Telophase I 61

Telophase II 61
Temperaturanpassung 378 f
Temperaturkompensation 380 f.
Temperaturregulationszentrum 379
Terminalisierung 61
Terminationsfaktor 119
– ϱ 104
Terminator 104, 315
Termiten 384
Test, mikrobiologischer 293
Testes 240 f.
Testkreuz 136 f.
Testosteron 240 f.
Tetanospasmin 29
Tetanus 29
Tetanus-Toxin 299
Tetracyclin 121, 297
Tetrade 60
Tetradenanalyse 143 f.
Tetrahydrobiopterin 163
Tetrahydrofolat 295 f
Tetraploidie 181
α, β-Thalassämie 157
Thalidomid 164
Theca folliculi 245
T-Helferzellen 270 ff.
– B-Lymphocytenaktivierung 270
T-Helferzell-Leukämie 282
Thylakoide 42
Thymin 82 f
Thymin-Cyclobutan-Dimer 97
Thymindimer 98
Thyreoglobulin 37
Tierzucht 377
Tight junction 21, 25 f
tissue engeneering 353
T7-Kinase 314
T-Lymphocyten 270 ff., 280
– CD4-tragende 327
– cytotoxische 273
– Histocompatibilitätsantigen-Erkennung 272
Toga-Virus 318, 325
Toleranz 95
Tollwut 324 f.
Tonofilament 24, 26 f.
Topoisomerase 2, 85, 296
Topoisomerase II 49
Totipotenz 264, 352, 353
Toxin 293 f.
– bakterielles 299 f.
– erythrogenes 299
– Immunisierung 325
Toxoplasma gondii 362
Toxoplasmen 271
Toxoplasmose 362
T-Phage 314
T--Schleife 112
Trachea 259
Trachom 308
Tra-Gen 303
Transacetylase 125
Transcytose 17, 276 f.
Transduktion 282, 301
– generalisierte 301
– hochfrequente 301
– spezifische 301 f.
Transfer-Gen 303
Transferrin-Rezeptor 132
Transfer-RNA 105
– Aminosäure-Bindungsregion 113
– fmet-Transfer-RNA 117 ff.
– Haarnadelstruktur 101
– leere 119
– Proteinsynthese 119
– Struktur 113
Transfer-RNA-Gen
Transformation 80, 300 f., 326 f., 335
– stabile 342
Transkription 49 f., 102 f.
– Botenfunktion 103
– Initiation 104
– Regulation 104

Yersinia pestis **Y** **417**

– Termination 104
– Vervielfältigung 103
Transkriptionsfaktor 103, 240 f., 266, 330 f.
Transkriptionshemmung 121
Transkriptionsprodukt 105
Translation 111 f., 116, 193
– Elongation 116, 118
– Hemmung 121, 297
– Initiation 116 f.
– Kontrolle 131
– Regulation 124
– 80S-Ribosom 382
– Termination 104 f., 116
Translocation 119, 185, 189 ff.
– balancierte 185, 191
– reziproke 189, 193 f.
– unbalancierte 185, 191
Translocationschromosom, metazentrisches 193
– submetazentrisches 188
Translocations-Mongolismus 193, 197
Transmembranprotein 8, 10, 15
Transmembran-Rezeptoren 128 f.
Transplantatabstoßung 272, 280
Transplantationsantigen 272 f.
Transport, aktiver 15
– passiver 14
Transporter 14 ff.
Transportprotein 288
Transportwirt 356
Transposon 304
trans-Test 125
Treibhauseffekt 391 f.
Trematoden 360, 364 f.
Treponema pallidum 306
Trichinella 357
– *spiralis* 360, 368, 370
Trichinose 368
Trichomonaden 359 f.
Trichomonas intestinalis 361
– *vaginalis* 361
Trichuris 360, 369 f.
Triglyceridsynthese 31
Trimethoprim 296
Triplett-Code 114
– Entstehung 230
Triplett-Wiederholung, expandierte 91
Triploidie 181
Triplo-X-Frau-Syndrom 184
Trisomie 181, 183, 185 f.
– partielle 188
– strukturelle 187 f.
Trisomie 13 186 f.
Trisomie 18 186 f.
– – Karyogramm 187
Trisomie 21 s. Down-Syndrom
– – Altersabhängigkeit 186 f
– – Karyogramm 186
– – Merkmal 186
Trivalente 194
tRNA s. Transfer-RNA
Trophoblast 251, 253, 256
Tropomyosin 72
α-Tropomyosin 110
Troponin 72
Trugkrätze 371
Trypanosoma brucei gambiense 359
– – *rhodesiense* 359
– *cruzi* 359, 373
Trypanosomen 357 ff.
– Leit-rRNA 110
Tryptophan-Synthese-Operon 126
Tsetsefliege 373, 375
Tsutsugamushi-Fieber 371
Tube 240 f
Tubenschwangerschaft 249
Tubulin 3, 29, 62 ff.
Tubulus 39, 63 f.
– A-Tubulus 65
– B-Tubulus 65
– C-Tubulus 65

Tularämie 371
Tumor Necrose Faktor (TNFa) 347
Tumorrisiko, erhöhtes 100
Tumorsuppressorgen 58, 331
– inaktives 176
Tumorviren 325 ff.
– RNA-haltige 102, 325
Tumorzelle 326
– Abwehr 272
– Resistenzentwicklung 16
– *Telomerase*, aktive 90
Tunnelprotein 31 f.
Turbellarien 355
Turner-Syndrom 168, 241
Tyrocidin 299
Tyrosin 282
T-Zell-Rezeptor 272 ff., 280 f.
– Signaltransduktion, Mutation 282

U

Überempfindlichkeitsreaktion, cytotoxischer Typ 283
– Soforttreaktion 283
– vom verzögerten Typ 283
Ubiquist 378
Ubiquitin 47, 58, 123
Uhrenprotein 382
Ullrich-Turner-Syndrom 183 ff., 193, 241
Ultrazentrifugation 3
Umwelt 377 ff.
Umweltfaktor, abiotischer 377
– Änderung 385
– biotischer 377
– Phänotypvarianz 170
Umweltkapazität 388
Umweltkatastrophe 391
Unabhängigkeitsregel 137 f.
Uniformitätsgesetz 135
Uracil 82 f., 102
Uracildimer 94
Uratmosphäre 229
Urdarm 250
Urethritis 360
Urkeimzelle 239
Urniere 221 ff., 263
Urnierengang 222 f.
Urnierenkanälchen 222 f.
Urnucleotide 229
Urogenitalsystem, Entwicklung 221
Urozean 229
Urpeptid 217, 230
Ursegment 255, 258
Uterus 222 f., 240
– arcuatus 225
– bicornis 225
– duplex 225
Uterusschleimhaut 245
Utriculus prostaticus 263
UUU-Codon 115
UvrA 98
UvrB 98
UvrC 98
UV-Sensitivität 98
UV-Strahlung 390
– DNA-Schäden 94
– Schutz 390

V

Vagina 222 ff., 240 f., 253 f.
Vakzination 269, 327
Vancomycin 297
Variabilität, genetische 172
– multifaktorielle 172
– der Phänotypen 171
– umweltbedingte 171 f.
Variable number of tandem repeats 347
Varianz, diskontinuierliche 169
– genetische 144

Vaterschaftsausschluss 154 f., 349
Vaterschaftsgutachten 181
V-Domäne 275
Vehikel 333
Vektor 333
– beladener, Vermehrung 333 ff.
– Einschleusen 333 ff.
– M13 337
Vektor-DNA-ringförmige 335
Vena
– cava 226
– omphalomesenterica 257
– pulmonalis 226, 262 f.
– umbilicalis 257, 262
Ventrikel 263
Verdauungsenzym 19, 36
Vererbung 133
– codominante 153 ff.
– cytoplasmatische 41 ff.
– extrachromosomale 41 ff.
– intermediäre 139 f.
– maternale 41, 174
– polygene 153, 158, 169 ff.
– – mit Schwellenwert 174
Verschlusskontakt 23 ff.
Vertebraten 216, 220 ff.
– Kreislaufentwicklung 226
Verwandtenehe 159 ff., 206
Verwandtschaft 207, 214 ff.
– Beweis 216
Verwandtschaftskoeffizient 206 f.
Vesikel 17 f.
Vibrio cholerae 299 f., 305
Vielzeller 231, 234
Villin 75 f.
Vinblastin 63
Virämie 270
Viren 269 ff., 285, 311 ff.
– abgeschwächte 325
– bakterielle s. Phagen
– Charakterisierung 317
– defekte 301
– Einteilung 318
– Entwicklungszeit 314
– Ether-empfindliche 317
– Evolution 215 f.
– inaktivierte 318, 325
– Lipid-haltige 317
– Lysogenie 315
– phagocytierte 23
– Phylogenie 318
– Reindarstellung 317
– Schutzimpfung 324 f.
– SV40 318, 322
– tierische 311, 317 ff.
– Zusammensetzung, chemische 317
Virenzucht 317
Viroide 332
Virulenz 288, 300
Virusbestandteile 311
Virus-DNA-Zirkularisierung 341
Virusentwicklung 311 f., 319
– Frühphase 319
– Replikationsphase 319
– Virusepidemie 324
Virusinfektion, latente 324 f.
– persistierende 324 f.
– Schwangerschaft 325
Virusprotein 318
Virus-Reservoir 324
Virus-RNA 103, 319
Virus-*RNA-Polymerase* 314
Virustranslation 325 f.
Vitamin B$_{12}$ 282, 299, 356, 364, 366
Vitamin D$_3$ 379, 389
Vitamin E 384
Vitamin K 299, 384
Vitamin-B$_{12}$-Mangel 364, 366
Vitamin-D-resistente-Rachitis 164
Vitellin-Hülle 265
VNTR s. Variable number of tandem repeats

Vogelmigration 380
Vogel-Sarkom-Viren 325
Vorderdarm 252
Vorkern 248 f.
Vorläuferzelle 353
Vorniere 221 ff.
Vorspore 290

W

Wachstum 292 ff.
– vegetatives 41, 291
Wachstumsfaktor, epidermaler 329
– Genregulation 130
– Zellcyclus-Kontrolle 58
Wachstumshormon 350
Wahrscheinlichkeitsrechnung 202 f.
Waldsterben 389
Wallace A. R. 212 f.
Wandern, chromosomales 337
Wanze 371, 373
Wärmeabgabe 379
Warzen-Viren 328
Wasser, Reinheitsgrad 389
Wasserstoffperoxid, Abbau 38
Wasserverschmutzung 377, 389 f.
Wechselfieber s. Malaria
Weismann, August 133
Wildtyp-Allel 139
Wilms-Tumor 110, 176
Wimperntierchen s. Ciliaten
Winterschlaf 379
Wirts-vermittelter Test 96
WN-Flavi-Virus 323
Wobble-Theorie 116
Wolffscher Gang 220 ff., 263 f.
Wolf-Hirschhorn-Syndrom 191
Wolhynisches Fieber 373
Wuchereria bancrofti 370
Wurzelfüßler 360 f.

X

X-Chromosom 148, 178
– Duplikation 193
– inaktiviertes 51, 167 ff., 185, 193, 241
Xenobiotika 32
Xenopus laevis 264
Xeroderma pigmentosum 98, 100, 197
X-Inaktivierungs-spezifisches Gen 241
45,XO-Karyotyp s. Turner-Syndrom
X-Syndrom, fragiles 91
46,XX-Karyotyp 180
XX-Mann 241
47,XXX-Karyotyp s. Triplo-X-Frau-Syndrom
47,XXY-Karyotyp s. Klinefelter-Syndrom
XY-Frau 241
46,XY-Karyotyp 180
XYY-Syndrom 185

Y

YACs s. Yeast artificial chromosomes
Y-Chromosom 149, 164, 177, 179, 240
– SRY-Gen-Lokalisation 240
Yeast artificial chromosomes 337 f.
Yersinia pestis 373

Sachverzeichnis

Z

Zahnschmelzdefekt, erblicher 164
Zecke 307, 356, 371
– Wirtswechsel 372
Zecken-Encephalitis 318, 324 f., 371
Zeckenfieber 318
Zeitmessung, periodische 380
Zeitmessungsmethode 218
Zellabbau 37
Zellbewegung 67
Zellbiologie, Methoden 2 f.
Zellcyclus 53 ff.
Zelldifferenzierung 251
Zelle, Definition 3
– Evolution 231
– kernlose 286
– merodiploide 125
– Spezialisierung 231 ff.
– Totipotenz 233 f.
– transformierte 326 ff.
Zellenergie 15 f., 42 f.
Zellgenetik, somatische 148
Zellindividualität 5, 273
Zellkern s. Nucleus
Zellklon 239
Zellkontakt 21 ff., 25 f., 251
Zellkultur, Infektion 308, 317
Zellmembran 5 ff.
Zellorganellen 5
Zellpole 56
Zellproliferations-Signalkette 329
Zellregulation 124
Zellrezeptor 270, 272
Zellteilung 55
– Kontrollpunkte 57
Zelltod 293 f.
– programmierter 331 f.
Zellulase 384
Zellverband 251
Zellvermehrung 234, 253
Zellvolumen 17
Zellwand, Aufbau 286 ff.
– mureinhaltige 286 f.
Zellwandsynthesehemmung 121
Zellweger-Syndrom 39
Zellzahlbestimmung 294
Zentralnervensystem 260 f.
Zentriol 55, 64 ff.
– Verdopplung 55
Zentromer 179
Zentromer-DNA 51
Zentrosom 63
Ziegelroter Rißpilz 310
Zigarettenrauch 92
Zona pellucida 248
Zonula adhaerens 22, 26
– occludens 9, 22, 26
Z-Streifen 69 f.
Zungenbein 221, 258
Zweiteilung 233, 239, 294, 361
Zwergfadenwurm, s. *Strongyloides*
Zwillinge, dizygote 173
– monozygote 173
Zwischenwirt 356
Zwitter 239
Zygotän 59 f.
Zygote 239, 249
– diploide 141
– Totipotenz 264
– Wanderung 249